W0263001

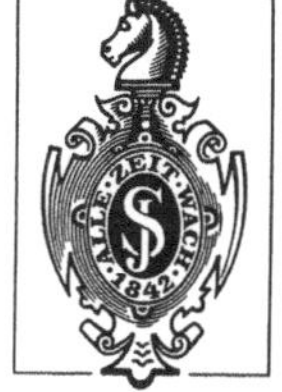

# Internistische Krebstherapie

Herausgegeben von K. W. Brunner und G. A. Nagel

Mit Beiträgen von A. C. Almendral   K. Batz   K. W. Brunner
F. Cavalli   A. J. Feldges   M. Fopp   A. Goldhirsch
S. P. Hauser   A. Hirt   V. E. Hofmann   E. E. Holdener
H. P. Honegger   R. Hünig   P. Imbach   R. A. Joss
W. F. Jungi   T. Kroner   G. Martz   P. Maurice   U. Metzger
G. A. Nagel   J.-P. Obrecht   R. Peytremann   H.-J. Plüss
T. Rufli   C. Sauter   H.-J. Senn   R. W. Sonntag   M. Varini
H. P. Wagner   W. Wey

Dritte, völlig überarbeitete Auflage

Mit 48 Abbildungen und 189 Tabellen

Springer-Verlag
Berlin  Heidelberg  New York  Tokyo

Prof. Dr. KURT W. BRUNNER
Inselspital, Institut für Medizinische Onkologie der Universität
CH-3010 Bern

Prof. Dr. GERD A. NAGEL
Medizinische Klinik und Poliklinik der Universität
Abt. für Hämatologie/Onkologie
Robert-Koch-Straße 40
D-3400 Göttingen

ISBN-13: 978-3-642-69713-5     e-ISBN-13: 978-3-642-69712-8
DOI: 10.1007/978-3-642-69712-8


CIP-Kurztitelaufnahme der Deutschen Bibliothek
Internistische Krebstherapie / hrsg. von
K. W. Brunner u. G. A. Nagel. Mit Beitr. von
A. C. Almendral ... – 3., völlig überarb. Aufl.
– Berlin ; Heidelberg ; New York ; Tokyo :
Springer, 1985.
   ISBN-13: 978-3-642-69713-5
NE: Brunner, Kurt W. [Hrsg.]; Almendral,
Alfonso C. [Mitverf.]

# Vorwort

In den letzten 5 Jahren seit Erscheinen der 2. Auflage dieses Buchs hat die Onkologie eine Reihe von Wandlungen und Neuerungen erlebt, die auf die internistische Krebstherapie nicht ohne Auswirkung geblieben sind.

Insgesamt ist die Behandlung des Krebskranken anspruchsvoller geworden, v. a. bedingt durch die Erweiterung interdisziplinärer Therapiekonzepte und die zunehmend nach Prognosefaktoren adaptierte Wahl der Therapie im Einzelfall.

Hinzugekommen sind aber auch neue Medikamente in Mono- oder Kombinationstherapien, neue Erkenntnisse über Pharmakokinetik und Pharmakodynamik von Hormonen und Zytostatika und ein allgemein besseres Verständnis der Biologie und Spontanprognose maligner Tumoren.

Glaubte man vor einigen Jahren noch, die internistische Krebstherapie schrittweise vereinfachen und sie damit mehr und mehr in die freie Praxis überführen zu können, zeigt sich heute eher ein umgekehrter Trend. Die Zunahme therapeutischer Möglichkeiten und deren gezielte Anwendung und Anpassung an verschiedene Untergruppen maligner Tumoren ein und derselben Histologie macht die Indikationsstellung zur Systemtherapie zu einer Materie, die nur noch der wirklich Erfahrene beherrschen kann. Zudem lassen sich die theoretisch möglichen Therapieergebnisse praktisch nur erzielen, wenn die immer feiner herausgearbeiteten Therapieschemata wirklich genau befolgt und an die individuelle Krankheits- und Toxizitätslage angepaßt werden. Nichtbefolgen solcher Richtlinien hat z. B. vorzeitige Resistenzentwicklung von Tumoren zur Folge, was bei potentiell heilbaren Tumoren fatal sein kann. Ähnliches gilt auch für die adjuvante Chemotherapie. Der internistische Onkologe am Zentrum hat in dieser Situation eine neue Verantwortung im Rahmen der konsiliarischen Beratung seiner nichtspezialisierten Kollegen in Krankenhaus und Praxis übernommen.

Damit soll nicht gesagt sein, daß die Aufgaben des niedergelassenen Arztes bei der Betreuung Krebskranker geringer geworden wären. Im Gegenteil: Ohne ihn als zentrale Bezugsperson, als Koordinator in Diagnostik, häuslicher Therapieüberwachung und Nachsorge wäre die z. T. sehr anspruchsvolle und den Patienten wie seine Familie belastende moderne Tumortherapie undenkbar. Der niedergelassene Arzt fügt sich ein in das spezialisierte Therapiekonzept. So ist auch dieses Buch allgemein genug gehalten, um ihm die zu seiner Funktion notwendige Basisinformation zu vermitteln.

Was auch für die beiden früheren Auflagen galt, bleibt Zielsetzung dieses Buches: Hilfestellung zu geben bei den schwerwiegenden Entscheidungen für oder wider eine Systemtherapie maligner Tumoren und bei den besonderen Begleiterkrankungen, die Krebskranke aufweisen können; Rüstzeug zu vermitteln, maßvoll und angemessen mit den Möglichkeiten der Krebstherapie in palliativen Situationen umzugehen; nicht alle Möglichkeiten der internistischen Krebstherapie synoptisch, sondern Bewährtes pragmatisch zu vermitteln.

Wir widmen diese 3. Auflage der internistischen Krebstherapie Jörg Sartorius, Koautor der beiden ersten Auflagen, der sich als pädiatrischer Onkologe den schwierigsten Anforderungen der Medizin gestellt hat und der selbst an der Krankheit, deren Bekämpfung er sein Leben widmete, sein Leben verlor.

Bern/Göttingen, Mai 1985                                    Die Herausgeber

# Inhaltsverzeichnis

# Mitarbeiterverzeichnis


ALMENDRAL, ALFONSO C., Prof. Dr. med., Leiter der gynäkologischen
Onkologie, Universitäts-Frauenklinik, CH-4000 Basel

BATZ, KLAUS, Dr. med., Spezialarzt FMH für Innere Medizin,
Spezielle Hämatologie, Bälliz 42, CH-3600 Thun

BRUNNER, KURT W., Prof. Dr. med., Direktor des Instituts für
Medizinische Onkologie, Inselspital, CH-3010 Bern

CAVALLI, FRANCO, Priv.-Doz. Dr. med., Servizio Oncologico,
Ospedale San Giovanni, CH-6500 Bellinzona

FELDGES, ANDREAS J., Dr. med., Leitender Arzt Onkologie,
Kinderspital, CH-9007 St. Gallen

FOPP, MARKUS, Dr. med., Leiter der Forschungsabteilung,
Medizinische Klinik C, Kantonsspital, CH-9007 St. Gallen

GOLDHIRSCH, ARON, Dr. med. Assoz. Direktor für klinische
Forschung, Ludwig-Institut für Krebsforschung, Inselspital,
CH-3010 Bern

HAUSER, S. P., Dr. med., Dept. für Innere Medizin, Onkologische
Abteilung, Universitätsspital, CH-8091 Zürich

HIRT, A., Priv.-Doz. Dr. med., Institut für klinisch-experimentelle
Tumorforschung. Tiefenauspital, CH-3004 Bern

HOFMANN, VICTOR E., Priv.-Doz. Dr. med., Oberarzt, Dept. für Innere
Medizin, Abteilung für Onkologie, Universitätsspital,
CH-8091 Zürich

HOLDENER, EDUARD E., Dr. med., Oberarzt, Onkologische Abteilung,
Medizinische Klinik C, Kantonsspital, CH-9007 St. Gallen

HONEGGER, HANSPETER, Dr. med., Oberarzt, Dept. für Innere
Medizin, Onkologische Abteilung, Universitätsspital,
CH-8091 Zürich

HÜNIG, REINHARD, Prof. Dr. med., Leiter der Abteilung für
Radioonkologie, Universitätsinstitut für Medizinische Radiologie,
Kantonsspital, CH-4000 Basel

IMBACH, PAUL, Priv.-Doz. Dr. med., Hämatologie/Onkologie,
Universitäts-Kinderklinik, Inselspital, CH-3010 Bern

JOSS, RUDOLF A., Dr. med., Oberarzt, Institut für Medizinische
Onkologie, Inselspital, CH-3010 Bern

JUNGI, WALTER F., Dr. med., Leitender Arzt für Onkologie,
Medizinische Klinik C, Kantonsspital, CH-9007 St. Gallen

KRONER, THOMAS, Dr. med., Leitender Arzt, Onkologische Station,
Medizinische Poliklinik, Kantonsspital, CH-8400 Winterthur

MARTZ, GEORG, Prof. Dr. med., Leiter der Onkologischen Abteilung,
Dept. für Innere Medizin, Universitätsspital, CH-8091 Zürich

MAURICE, PIERRE, Prof. Dr. med., Médecin chef de la Division
d'Onco-Hématologie, Hôpital Cantonal Universitaire,
CH-1205 Genève

METZGER, URS, Dr. med., Oberarzt, Chirurgische Klinik A,
Universitätsspital, CH-8091 Zürich

NAGEL, GERD A., Prof. Dr. med., Chefarzt und leitender Arzt,
Abteilung Onkologie, Zentrum Innere Medizin, Universität
Göttingen, D-3400 Göttingen

OBRECHT, JEAN-PAUL, Prof. Dr. med., Leiter der Onkologischen
Abteilung, Dept. für Innere Medizin der Universität, Kantonsspital
Basel, CH-4031 Basel

PEYTREMANN, RENATE, Dr. med., Médecin Consultant de la Division
d'Onco-Hématologie, Hôpital Cantonal Universitaire,
CH-1211 Genève 4

PLÜSS, HANS-JÜRG, Dr. med., Leitender Arzt für Onkologie,
Universitäts-Kinderklinik, CH-8032 Zürich

RUFLI, THEO, Priv.-Doz. Dr. med., Oberarzt, Dermatologische
Universitätsklinik, CH-4000 Basel

SAUTER, CHRISTIAN, Prof. Dr. med., Leitender Arzt, Abteilung für
Onkologie, Dept. für Innere Medizin, Universitätsspital,
CH-8091 Zürich

SENN, HANS-JÖRG, Prof. Dr. med., Chefarzt der Medizinischen
Klinik C und der Abteilung für Onkologie und Hämatologie,
Kantonsspital, CH-9007 St. Gallen

SONNTAG, ROLAND W., Priv.-Doz. Dr. med., Abteilungsleiter, Institut
für Medizinische Onkologie, Inselspital, CH-3010 Bern

VARINI, MARCO, Dr. med., Vice-primario, Servizio Oncologico,
Ospedale Civico, CH-6900 Lugano

WAGNER, HANS P., Prof. Dr. med., Abteilungsleiter für Hämatologie/
Onkologie, Universitäts-Kinderklinik, Inselspital, CH-3010 Bern

WEY, WERNER, Prof. Dr. med., Stellvertr. Direktor der
Universitätsklinik und Poliklinik für Hals-Nasen-Ohren-
Krankheiten, Kantonsspital, CH-4031 Basel

# Abkürzungen (Zytostatika, Hormone, Zytostatikakombinationen)

## Zytostatika und Hormone

| | |
|---|---|
| Act-D | Actinomycin D; Dactinomycin, Cosmegen |
| AD-32 | N-Trifluoracetyl-adriamycin-14-valerat |
| ADM | Adriamycin, Adriblastin |
| ADP | Aminopterin (Methotrexat) |
| AGL | Aminoglutethimid, Orimeten |
| Ara-C bzw. CA | Cytosin-Arabinosid, Cytarabin |
| l-Asp | s. L-ASP |
| L-ASP | L-Asparaginase, Crasnitin |
| 5-aza-C | 5-Azacytidin |
| | |
| BCNU | Carmustin, BiCNU |
| BCNU | 1,3-Bis-(2-chloräthyl)-1-nitrosourea |
| Bleo bzw. BLM | Bleomycin |
| BLM | s. Bleo |
| BUdR | Bromodeoxyuridin |
| | |
| CCNU | 1-(2-Chloräthyl)-3-Cyclohexyl-1-Nitrosourea, CiNU, CeeNU |
| CDDP bzw. DDP | Cisplatin, cis-Diammindichlorplatin, Platinol |
| CF | Citrovorumfaktor, Leucovorin |
| CLB | Chlorambucil, Leukeran |
| CTX | Cyclophosphamid, Cytoxan, Endoxan |
| | |
| DAG | Dianhydrogalactidol |
| Dauno | Daunorubicin, Cerubidin |
| DBD | Mitolactol |
| DDP | s. CDDP |
| DES | Diäthylstilböstrol |
| DEX | Dexamethason |
| DTIC | Dacarbazin |
| | |
| EMP | Estramustin, Estracyt |
| | |
| 5-FU | 5-Fluoruracil, Fluorouracil |
| | |
| Hc | Hydrocortison |
| HDMTX | Methotrexat (hochdosiert) |
| HDMTX-CF | Methotrexat (hochdosiert) + Leukovorin (Antidot, "rescue") |
| HMM | Hexamethylmelamin, Hexastat |
| HN | Hydroxyurea, Litatir |
| | |
| MAP | Medroxyprogesteronacetat, Depo Provera, Farlutal |
| Me-CCNU | Methyl-CCNU, 1-(2-Chloräthyl)-3-(4-Methylcyclohexyl)-1-Nitrosourea, Semustin |
| methyl-GAG bzw. MGBG | Methylglyoxal-bisguanylhydrazon |

| | |
|---|---|
| MGBG | s. methyl-GAG |
| MIT-C | Mitomycin-C, Mutamycin |
| 6-MP | 6-Mercaptopurin, Puri-nethol |
| MTX | Methotrexat |
| o,p'-DDD | ortho-para'-DDD, Mitotan |
| l-PAM | s. L-PAM |
| L-PAM bzw. l-PAM | Melphalan, Alkeran |
| PCZ | Procarbazin, Procarbin, Natulan |
| PRD | s. Pred |
| PRED bzw. PRD | Prednison |
| PTC | Peptichemio |
| RCM | Rufochromomycin |
| SZT | Streptozotocin, Zanosar |
| Tam | Tamoxifen, Nolvadex, Kessar |
| TdR | Thymidin |
| TEM | Triäthylenmelamin |
| 6-TG | 6-Thioguanin, Lanvis |
| ThioTEPA bzw. T-tepa | Thiotepa |
| T-tepa | s. ThioTEPA |
| VCR | Vincristin, Oncovin |
| VDS | Vindesin, Eldisine |
| VLB | Vinblastin, Velbe |
| VM, VM-26 | Tenoposid, Vumon |
| VP-16-213; VP-16 | Etoposid, Vepesid |

## Akronyme von Zytostatikakombinationen

| | |
|---|---|
| ABP | Adriamycin, Bleomycin, Prednison |
| ABVD | Adriamycin, Bleomycin, Vinblastin, Dacarbazin |
| AC | Adriamycin, Cyclophosphamid |
| ACM | Adriamycin, Cyclophosphamid, Methotrexat |
| ADIC | Adriamycin, Dacarbazin |
| ADV | Dactinomycin, Dacarbazin, Vincristin |
| ALOMAD | Vincristin, Methotrexat (hochdosiert) + Leukovorin (Antidot, "rescue"), Adriamycin, Dacarbazin, Chlorambucil, Dactinomycin |
| A-OAP | Adriamycin, Vincristin, Cytarabin, Prednison |
| BACON | Bleomycin, Adriamycin, CCNU, Vincristin, Chlormethin |
| BACOP | Bleomycin, Adriamycin, Cyclophosphamid, Vincristin, Prednison |
| BACT | Cytarabin, Cyclophosphamid, 6-Thioguanin |
| B-CAVe | Bleomycin, CCNU, Adriamycin, Vinblastin |
| BCD | Bleomycin, Cylcophosphamid, Actinomycin D |
| BVCPP | BCNU, Vinblastin, Cyclophosphamid, Procarbin, Prednison |
| CAF | Cyclophosphamid, Adriamycin, 5-Fluoruracil |
| CAMP | Cyclophosphamid, Adriamycin, Methotrexat, Procarbazin |

| | |
|---|---|
| CAP | Cyclophosphamid, Adriamycin, Cisplatin |
| CHAD | Cyclophosphamid, Hexamethylmelamin, Adriamycin, Cisplatin |
| CHAMOCA | Cyclophosphamid, Hydroxyurea, Actinomycin D, Methotrexat, Vincristin, Citrovorumfaktor, Adriamycin |
| CHAP | Cyclophosphamid, Hexamethylmelamin, Adriamycin, Cisplatin |
| ChlVPP | Chlorambucil, Vinblastin, Procarbazin, Prednison |
| CHOP | Cyclophosphamid, Adriamycin, Vincristin, Prednison |
| CHOP (P) | Cyclophosphamid, Adriamycin, Vincristin, Procarbin (Prednison) |
| CMF (P) | Cyclophosphamid, Methotrexat, 5-Fluoruracil (Prednison) |
| CMFVP | Cyclophosphamid, Methotrexat, 5-Fluoruracil, Vincristin, Prednison |
| C-MOPP | Cyclophosphamid, Chlormethin, Vincristin, Procarbin, Prednison |
| COAP | Cyclophosphamid, Vincristin, Cytarabin, Prednison |
| COMA | Cyclophosphamid, Vincristin, Methotrexat, Cytarabin |
| COMB | Cyclophosphamid, Vincristin, Me-CCNU, Bleomycin |
| COMF | Cyclophosphamid, Vincristin, Methotrexat, 5-Fluoruracil |
| COMLA | Cyclophosphamid, Vincristin, Methotrexat, Leukovorin, Cytarabin |
| COMP | CCNU, Vincristin, Methotrexat, Procarbin |
| COMPADRI I | Cyclophosphamid, Vincristin, Adriamycin, Melphalan |
| COMPADRI II | Cyclophosphamid, Vincristin, Adriamycin, Melphalan + Methotrexat (hochdosiert) |
| COMPADRI III | Cyclophosphamid, Vincristin, Adriamycin, Melphalan + Adriamycin (hochkonzentriert) |
| COP | s. CVP |
| COP-BLAM | Cyclophosphamid, Vincristin, Doxorubicin, Prednison, Procarbazin, Bleomycin |
| COPP | Cyclophosphamid, Vincristin, Procarbin, Prednison |
| CVP bzw. COP | Cyclophosphamid, Vincristin, Prednison |
| CVPP | CCNU, Vinblastin, Procarbin, Prednison |
| CYVADACT | Cyclophosphamid, Vincristin, Adriamycin, Dactinomycin |
| CYVADIC | Cyclophosphamid, Vincristin, Adriamycin, Dacarbazin |
| FAC | 5-Fluoruracil, Adriamycin, Cyclophosphamid |
| FAM | 5-Fluoruracil, Adriamycin, Mitomycin |
| FAMe | 5-Fluoruracil, Adriamycin, Me-CCNU |
| FMC | 5-Fluoruracil, Mitomycin, Cytarabin |
| FOAM | 5-Fluoruracil, Vinblastin, Adriamycin, Mitomycin |
| FOMi | 5-Fluoruracil, Oncovin, Mitomycin |
| HexaCAF | Hexamethylmelamin, Cyclophosphamid, Methotrexat, 5-Fluoruracil |
| HexaPAMP | Hexamethylmelamin, Melphalan, Cisplatin |
| LMF | Leukeran, Methotrexat, 5-Fluoruracil |
| MAC | Mitomycin, Adriamycin, Cyclophosphamid |
| M-BACOD | Methotrexat, Bleomycin, Adriamycin, Cyclophosphamid, Vincristin, Dexamethason |
| MAC | Methotrexat, Actinomycin D, Chlorambucil |
| MOB | Mitomycin, Adriamycin, Bleomycin |
| MOF-strept | Me-CCNU, Vincristin, 5-Fluoruracil, Streptozotocin |
| MOPP | Nitrogen mustard, Vincristin, Procarbazin, Prednison |
| MVPP | Nitrogen mustard, Vincristin, Procarbazin, Prednison |

| | |
|---|---|
| OAP | Vincristin, Cytarabin, Prednison |
| PROMACE-MOPP | Cyclophosphamid, Adriamycin, VP-16, Prednison, Methotrexat – Nitrogen Mustard, Vincristin, Procarbazin, Prednison |
| POMP | Methotrexat, Vincristin, 6-Mercaptopurin, Prednison |
| PVB | Cisplatin, Vinblastin, Bleomycin |
| VAB-6 | Vinblastin, Actinomycin D, Cyclophosphamid, Cisplatin, Bleomycin |
| VAC | Vincristin, Adriamycin, Cyclophosphamid |

# Allgemeiner Teil

# 1 Heutige Stellung und Besonderheiten der internistischen Krebstherapie

G. MARTZ

## Definition der internistischen Krebstherapie

Die Krebsbehandlung kennt 3 Hauptmethoden:

- Chirurgie: ⎫
- Radiotherapie: ⎬ lokale Therapiemethoden,
- Internistische Therapie: Systembehandlung.

Chirurgie und Radiotherapie richten sich in erster Linie gegen noch lokalisierte Tumoren. Ihr oft erreichtes Ziel ist die Heilung, ihr Nachteil eine häufig bleibende Schädigung von Geweben und Organen. Sie können bei weiter fortgeschrittenen Tumorstadien in vielen Situationen, zuweilen als Ergänzung zu einer Systemtherapie, auch als palliative Maßnahmen eingesetzt werden.

Primär generalisierte oder nach Lokalbehandlung ausgedehnt rezidivierende Neoplasien stellen die Indikation für eine Systemtherapie dar. Verglichen mit den lokalen Therapiemethoden führt diese seltener zu einer Heilung, hat somit vorwiegend palliativen Charakter. In letzter Zeit werden jedoch definitive Heilungen mit einer internistischen Behandlung − ggf. ergänzt durch lokale Therapiemethoden − immer häufiger erreicht. Die von der Systemtherapie verursachten Schädigungen normaler Gewebe (Knochenmarkdepression, Haarausfall etc.) sind i. allg. reversibel.

Es hat sich in den letzten Jahren gezeigt, daß eine Kombination von 2 oder von allen 3 Hauptmethoden, die sog. *multimodale Behandlung*, oft die besten Resultate liefert. Eine Kombination wird simultan oder konsekutiv eingesetzt. Die früher als etabliert geltende Reihenfolge: Chirurgie − Radiotherapie − Systemtherapie hat sich für eine zunehmende Zahl von Indikationen geändert. So wird zuweilen eine Systemtherapie heute vorgängig der Operation des Primärtumors gegeben (z. B. bei HNO-Tumoren) oder direkt nach der Primäroperation (z. B. beim Mammakarzinom als sog. adjuvante Chemotherapie). In bestimmten klinischen Situationen kann eine chirurgische Entfernung von Restmetastasen eine durch vorangehende Systemtherapie erreichte partielle Remission in eine Vollremission bzw. bleibende Heilung umwandeln (z. B. beim metastasierenden Hodenteratom). Mit immer besseren Ergebnissen wird auch die Kombination von Chemotherapie und Radiotherapie − in wechselnder Reihenfolge − angewandt, z. B. bei Leukämien und malignen Lymphomen.

Die ideale Krebstherapie wäre eine definitive, mit keinen Nebenerscheinungen verbundene, selektive Beeinflussung oder Zerstörung der entarteten Zellen auf biochemischem bzw. immunologischem Weg. Das entspräche etwa der Wirkung des Vitamins $B_{12}$ auf die „neoplastisch" wuchernden Megaloblasten der perniziösen Anämie. Dieses Ziel ist mit den heute zur Verefügung stehenden Mitteln – besonders auch mit der sog. Immuntherapie – nicht erreichbar.

Innerhalb der angebotenen Systemtherapiemethoden muß unterschieden werden zwischen Behandlungsverfahren auf streng wissenschaftlicher Grundlage und solchen, die auf pseudowissenschaftlichen, nicht beweisbaren Behauptungen, auf Mystizismus, Glaube, Ausbeutung der Krebsangst zur Bereicherung u. a. beruhen. Die Unterscheidung ist – bei oft überzeugend tönenden Ankündigungen von neuartigen Methoden und Medikamenten – für den Nichtspezialisten a priori nicht immer einfach. Sie fällt jedoch dann leicht, wenn man für jede Therapieform objektivierbare Beweise der klinischen Wirksamkeit (meßbare Rückbildung von Tumoren, Verlängerung der Überlebenszeit) fordert. Diese Forderung hat für die internistische Krebsbehandlung deshalb besondere Bedeutung, weil die heute bekannten wirksamen Medikamente und Methoden (von einer zunehmenden Zahl von Ausnahmen abgesehen)

– nur palliativ und nicht kurativ wirken,
– nur bei einem Teil der Patienten und Krebsarten zum Erfolg führen und
– i. allg. beträchtliche Nebenerscheinungen verursachen können.

Es geht nicht an, daß ein Arzt aufgrund seiner pessimistischen Einstellung, die nur allzuoft auf Unkenntnis beruht, seinem Krebspatienten eine Pro-forma-„Therapie" (Diät, Vitamine, Enzyme u. a. – s. Kap. 3) verabreicht und ihm damit eine potentiell wirksame Behandlung vorenthält. Ebensowenig darf andererseits eine internistische Therapie mit ihren Nebenerscheinungen angewandt werden ohne eine sorgfältige Kontrolle der Tumorwirkung und der toxischen Nebenerscheinungen (s. Kap. 5).

In der Praxis der internistischen Onkologie gewinnt der allgemeine therapeutische Grundsatz: *Vermeidung von Überbehandlung und von Unterbehandlung* besondere Bedeutung schon deswegen, weil die therapeutische Breite der meisten Zytostatika sehr gering ist. Dazu kommt bei jedem Patienten und in jeder klinischen Situation das genaue Abwägen des potentiellen Nutzens einer bestimmten Therapie gegenüber den zu erwartenden Nebenerscheinungen.

Die konsequente Anwendung rigoroser objektiver Kriterien bei der Beurteilung der Therapieresultate durch die internistischen Onkologen hat in den letzten Jahren vermehrt auch zu einer Überprüfung von chirurgischen und radiotherapeutischen Maßnahmen geführt, die als etabliert galten und in ihrem Wert kaum mehr angezweifelt wurden. Beispiele: radikale Mastektomie für die Primärbehandlung des Brustkrebses, prophylaktische Nachbestrahlung bei der gleichen Krebsart, Strahlentherapie bei inoperablem Bronchialkarzinom u. a. Auch hier werden jetzt die allein beweiskräftigen kontrollierten klinischen Studien nachgeholt, die man eigentlich schon zur Zeit der Einführung dieser Behandlungsindikationen hätte durchführen müssen. Es zeigte sich, daß einige dieser als Routine angewandten Therapiemethoden nicht wirksam sind. Die gesamte Krebstherapie befindet sich in einer Phase der Reevaluation, die durch Unvoreingenommenheit und durch eine zunehmende interdisziplinäre Zusammenarbeit charakterisiert ist.

# Entwicklung und Bedeutung der internistischen Krebstherapie

Krebsheilmittel sind schon im Altertum gebraucht worden, z. B. das in einem Papyrus ca. 1500 v. Chr. erwähnte Arsen. Damit ist die internistische Therapieform des Krebses wohl die älteste überhaupt. Eine medikamentöse Behandlung auf rationaler Basis gibt es jedoch erst seit etwa 35 Jahren. Damals wurde eine Weiterentwicklung des Senfgases, das sog. Stickstofflost („nitrogen mustard"), bei Patienten erprobt. Diese alkylierende Substanz und eine Reihe von Abkömmlingen erwiesen sich als äußerst wirksam und gehören heute zu den wertvollsten Zytostatika. Kurz darauf wandte Farber zum ersten Mal erfolgreich einen Folsäureantagonisten zur Behandlung von Kindern mit akuter Leukämie an. In immer rascherer Kadenz wurden in den folgenden Jahren neue zytostatisch wirkende Medikamente entdeckt und in die Klinik eingeführt.

Die internistische Krebstherapie stellte sich den beiden klassischen Behandlungsmethoden — der Chirurgie und der Radiotherapie — gerade dann zur Seite, als diese an ihre Grenzen zu stoßen schienen. Inzwischen hat es sich gezeigt, daß die systemische Behandlungsform den lokalen Therapiemethoden neue Impulse verleihen und neue Indikationen erschließen konnte: z. B. Metastasenchirurgie im Anschluß an oder als Vorbereitung zur Chemotherapie; ZNS-Bestrahlung bei der akuten Leukämie. Die internistische Therapie hat nicht als Konkurrentin, sondern als Ergänzung zu den beiden anderen Methoden ihren Platz im Gesamtbehandlungsplan der modernen Onkologie gefunden.

Die Rolle des Internisten in der Behandlung neoplastischer Krankheiten hat in den letzten Jahren an Umfang und Bedeutung ständig zugenommen. Wenn zu Beginn der 60er Jahre die bösartigen Tumoren in der Krankheitsstatistik der medizinischen Kliniken noch weniger als 10% der Diagnosen ausmachten, stehen sie heute mit 15—20% hinter den Herz- und Kreislaufkrankheiten an 2. Stelle. An manchen inner-medizinischen Abteilungen steigt der Anteil der Krebspatienten am Gesamtkrankengut nicht selten auf 40% und mehr.

Es sind aber nicht nur diese Verhältniszahlen, die sich in den letzten 20 Jahren verschoben haben und der inneren Medizin die Beschäftigung mit der Krankheit Krebs nahelegen, ja geradezu aufzwingen. Viel wichtiger ist die Tatsache, daß der Internist in zunehmendem Maß bei Krebsleiden aller Art erfolgreich einwirken kann. Sicher ist das Wissen um diese neuen therapeutischen Möglichkeiten auch der Hauptgrund dafür, daß heute Patienten zum Internisten kommen oder ihm zugewiesen werden, die früher ohne Behandlung in einem Pflegeheim oder zu Hause starben, resigniert und oft nur mit Opiaten versehen.

Obwohl dem Internisten auch in der Diagnostik neoplastischer Krankheiten eine wesentliche Aufgabe zukommt — die vielen Abklärungsuntersuchungen wegen unklarer Symptome, die schließlich zur Diagnose eines malignen Tumors führen, beweisen es — ist die internistische Onkologie in erster Linie von der Therapie her zu definieren. Ein großer Prozentsatz aller Krebspatienten — für viele Geschwulstlokalisationen die Mehrzahl der Kranken — kommt früher oder später in das Stadium der Generalisation der Krankheit und damit in den Indikationsbereich einer Systemtherapie. Es hat sich zudem gezeigt, daß auch sehr radikale lokale Therapiemaßnahmen (Chirurgie, Radiotherapie) in sog. Frühstadien der Krankheit eine Tumorausbreitung häufig nicht verhindern können, da bereits bei der Diagnose klinisch stumme Metastasen vorliegen. Daher wird eine internistische (meist zytostatische) Behandlung als „adjuvante Therapie" zunehmend schon im Anschluß an die Entfernung des Primärtumors eingesetzt.

Es ist leider eine Tatsache, daß die Internisten – im Gegensatz zu den Chirurgen und den Radiotherapeuten – mit ihren Mitteln bei Krebskranken häufig keine definitive Heilung erzielen können. Ausnahmen von dieser Regel bilden einige selten vorkommende solide Tumoren (Chorionkarzinom der Frau, kindliche Neoplasien, metastasierende Hodenkarzinome u.a.) sowie akute Leukämien und maligne Lymphome. Wenn auch die Liste der medikamentös heilbaren Tumorarten ständig langsam wächst, stehen wir doch heute noch vor der Tatsache, daß gerade die häufigsten Krebsarten (Bronchus-, Mamma-, Magen-Darm-Karzinome u.a.) im metastasierenden Stadium einer kurativen Therapie nicht zugänglich sind. Der onkologisch tätige Internist wird von Kollegen deshalb immer wieder gefragt, warum er sich mit derart therapieresistenten Krankheiten bzw. mit definitionsgemäß unheilbaren Patienten abgebe. Das müsse eine traurige Beschäftigung sein und man könne hier vernünftigerweise nur resignieren. Zu viele Ärzte ziehen eine scharfe Trennungslinie zwischen Krebsleiden und nichtneoplastischen Krankheiten. Die eine Patientengruppe wird ihrem Schicksal überlassen, für die andere rechtfertigt sich jeder diagnostische und therapeutische Aufwand. Eine solche Trennung, die eine *Diskriminierung der Krebspatienten gegenüber allen übrigen Kranken* zur Folge hat, kann heute nicht mehr begründet werden. Sie ist ungerecht und wirkt sich für unzählige Krebskranke und ihre Angehörigen psychologisch katastrophal aus. Es wird übersehen, daß die meisten innermedizinischen Krankheiten der heutigen Zeit ja auch nicht heilbar sind und – genau wie viele Krebsleiden – nach beschränktem Ansprechen auf palliative Therapiemaßnahmen schließlich zum Tod führen: Herz- und Gefäßleiden, Diabetes, Leberzirrhose, chronisches Nierenversagen u.a. Die therapeutischen Bemühungen mögen bei solchen nichtneoplastischen chronischen Leiden in einem größeren Prozentsatz der Fälle und während längerer Zeit wirksam sein, sie mögen weniger toxische Nebenerscheinungen hervorrufen als Zytostatika – sie gehören jedoch gleich wie die internistische Krebsbehandlung in das Gebiet der palliativen Therapie. Es ist möglich, Patienten z.B. mit Leukämie oder metastasierendem Mammakarzinom während langer Zeit in ähnlicher Weise medikamentös „einzustellen", wie der Internist dies bei Patienten mit Diabetes oder Hypertonie schon lange gewohnt ist. Es werden heute nachweisbar mehr Krebspatienten medikamentös definitiv geheilt als z.B. Diabetiker – eine Tatsache, die nicht nur in der breiten Bevölkerung, sondern auch von vielen Ärzten nicht realisiert wird. Eine gute Palliation ist, so lange wir noch nicht über kurative Behandlungsmethoden verfügen, sowohl für den Arzt als auch für seinen Patienten gewiß ein erstrebenswertes und befriedigendes therapeutisches Ziel. Sie ist jedoch technisch und psychologisch aufwendiger und schwieriger als eine kurative Behandlung.

Heute ist der Internist bzw. der Hausarzt in den meisten Fällen die zentrale Figur in dem oft Jahre dauernden Drama einer Krebserkrankung. Er wird bei der Behandlung von Krebskranken mit einer großen Zahl von Problemen aus allen Gebieten der inneren Medizin konfrontiert.

Eine *umfassende internistische Ausbildung* bildet deshalb auch die Grundlage für eine Spezialisierung in Onkologie. Es seien nur einige Beispiele angeführt: Neurologische Kenntnisse werden benötigt zur Diagnose und zur richtigen Interpretation der häufigen paraneoplastischen Neuropathien sowie zur Erkennung neurotoxischer Schädigungen durch gewisse Zytostatika; Kenntnis bakterieller, mykotischer und viraler Infektionen wird verlangt, weil sie bei Krebspatienten gehäuft auftreten, sei es spontan infolge einer geschwächten Abwehr (maligne Lymphome, metastasierende Karzinome), sei es als Folge einer therapieinduzierten Immunsuppression (besonders bei Leukämien). Oft sind seltene Erreger beteiligt, die bei anderen Patienten kaum beobachtet werden, wie Kryptokokken, Listerien, Pneumocystis carinii. Endokrinologische Kenntnisse sind nötig zur Diagnose paraneoplastischer Syndrome und zur Durchführung einer Hormontherapie bei gewissen Krebsarten. Wichtig ist für den internistischen Onkologen auch eine Ausbildung in Hämatologie: Erkennung und Therapie von Leukosen und malignen Lymphomen, Verhalten bei der so häufigen zytostatikainduzierten Knochenmarkdepression. Schließlich ist der onkologische Internist der Berater seiner dermatologischen, rheumatologischen und transplantationschirurgischen Kollegen für Fragen der immunsuppressiven Therapie durch Zytostatika. Der sich stetig erweiternde Indikationsbereich für die Immunsuppression verleiht dieser Tätigkeit eine wachsende Bedeutung.

Viele internistische Tumorbehandlungen sind heute noch weitgehend ein *klinisches Experiment.* Zum Verständnis der angestrebten und erreichten medikamentösen Wirkung braucht der Onkologe Kenntnisse auf den Gebieten der Molekularbiologie, Zellkinetik, Biochemie und Immunologie. Er muß auch informiert sein über die Epidemiologie, den Spontanverlauf und die Möglichkeiten der Früherkennung der verschiedenen Karzinomarten sowie − und das vor allem − über Wert, Indikation, Applikationsart, Technik, Grenzen und Nebenerscheinungen der chirurgischen und radiotherapeutischen Behandlungsmethoden.

Die meisten Krebspatienten bedürfen im Verlauf ihrer Krankheit einer Beurteilung oder Behandlung durch verschiedene Spezialisten: Chirurgen (Gynäkologen, HNO-Fachärzte, Orthopäden usw.), Radiotherapeuten, Kardiologen u.a. Die medizinische Systemtherapie muß immer wieder auf die anderen Behandlungsmethoden (Chirurgie, Radiotherapie) abgestimmt bzw. mit ihnen koordiniert werden. Deshalb soll eine multidisziplinäre Denk- und Arbeitsweise den klinischen Onkologen auszeichnen. Vielerorts übt er eine koordinierende Funktion innerhalb oder außerhalb eines Krankenhauses aus.

Neben fachlicher Kompetenz und therapeutischer Erfahrung braucht der onkologisch tätige Arzt in besonderem Maß psychologisches Einfühlungsvermögen. Er muß die oft mannigfachen, komplexen Reaktionen seiner Patienten und deren Angehörigen verstehen und richtig interpretieren können. Er muß imstande sein, seine Informationen betreffend Diagnose, Verlauf und Prognose der speziellen Situation jedes Patienten anzupassen, auf die individuellen Probleme und Ängste immer wieder einzugehen und sie abzubauen. Eine gute

Arzt-Patienten-Beziehung ist in der Onkologie möglicherweise noch wichtiger als in der übrigen Medizin. Aber auch den Beziehungen des Krebskranken zu allen anderen Betreuern − Krankenschwestern, Sozialarbeitern − kommt eine große Bedeutung zu. An manchen klinischen Tumorzentren finden deshalb regelmäßige Gruppengespräche statt, die − neben dem Eingehen auf einzelne Patientenprobleme − auch der Diskussion und Lösung von Konflikten im Behandlungsteam dienen. Solche Konflikte können erfahrungsgemäß im Umgang mit Krebskranken auftreten, die während langer Zeit vom gleichen Team intensiv betreut werden. Die sog. *Psychoonkologie* hat sich zum Ziel gesetzt, das psychologische Umfeld der Krebspatienten zu erforschen, besser verstehen zu lernen und therapeutische Hilfen zu entwickeln.

Die zunehmende Bedeutung der Krebskrankheit in der Tätigkeit jedes Internisten ruft nach einer aufwendigeren Ausbildung der Studenten und Assistenzärzte auf diesem Gebiet, als sie heute an unseren Universitäten üblich ist. Es ist nicht einzusehen, warum die Radioonkologie eine Prüfungsfach beim schweizerischen medizinischen Staatsexamen ist, nicht aber die medizinische Onkologie. In der Ausübung seiner Praxis wird jeder Arzt mit Sicherheit häufiger Kenntnisse in der medizinischen als in der radiologischen Onkologie benötigen.

Die Onkologie ist in den letzten Jahren de facto zu einer Subspezialität der inneren Medizin geworden, vergleichbar mit Gastroenterologie, Kardiologie u. a. Dieser Tatsache wurde in den Vereinigten Staaten durch die Einführung eines Spezialarzttitels Rechnung getragen. Es gibt dort heute bereits mehr als 2000 diplomierte internistische Onkologen, die sich im Krankenhaus oder als freipraktizierende Spezialisten vollzeitlich mit Krebspatienten beschäftigen. In Europa hat sich dieses Konzept noch nicht durchgesetzt.

Zusammenfassend kann die Entwicklung der Krebstherapie wie folgt schematisiert werden:

− *gestern:*       unkontrollierte individuelle Therapie − ungeordnete Empirie;

− *heute:*         kontrollierte kooperative Studien − organisierte Empirie − multimodale Behandlungspläne;

− *morgen:*      exaktere molekularbiologische und tierexperimentelle Grundlagen − kausale Therapie/Prävention.


## Palliative Krebstherapie


Die palliative Therapie unterscheidet sich in einigen Aspekten grundsätzlich von einer kurativen Behandlung. Dies wird in der Onkologie besonders augenfällig. Eine therapeutische Maßnahme, die dem Patienten die Chance einer definitiven Heilung gibt, wird durchgeführt, sobald die Diagnose feststeht. Auch relativ schwere Nebenerscheinungen oder Verstümmelungen sind für eine potentiell kurative Behandlung keine Kontraindikation. Beispiele: Pneumonektomie beim Bronchuskarzinom, intensive Strahlentherapie (gefolgt u. U. von definitiver Knochenmark- oder Lungenfibrose) beim malignen Lymphom, aplasierende Polychemotherapie bei der akuten myeloischen Leukämie.

Anders ist die Situation, wenn von vornherein feststeht, daß eine Heilung oder eine wesentliche Lebensverlängerung nicht möglich sind. Die in solchen Fällen allein übrigbleibenden palliativen Therapiemaßnahmen werden nicht unbedingt schon dann angewandt, wenn die Diagnose feststeht, sondern oft erst nach Eintritt einer Behandlungsbedürftigkeit. Zudem muß hier die mögliche Therapiewirkung besonders sorgfältig in Relation zu den Nebenerscheinungen der Behandlung gesetzt werden. Denn bei der palliativen Therapie haben die Nebenerscheinungen ein ungleich größeres Gewicht als bei der kurativen Therapie.

Im allgemeinen — hauptsächlich bei Patienten mit metastasierenden soliden Tumoren — wird die *Behandlungsbedürftigkeit* wie folgt definiert:

- Beschwerden, die durch den Tumor oder durch Metastasen bedingt sind;
- bei beschwerdefreien Patienten: Nachweis einer meßbaren Zunahme von Tumormanifestationen (z. B. Größerwerden von Metastasen), die voraussichtlich bald Beschwerden verursachen werden;
- bei beschwerdefreien Patienten: Therapie aus psychologischen Gründen, da der Kranke das Bewußtsein eines in ihm schlummernden bzw. weiter wachsenden Tumors ohne aktive Gegenmaßnahmen nicht erträgt.

Die palliative Therapie bei Patienten mit metastasierenden soliden Tumoren (z. B. Bronchialkarzinom, Mammakarzinom) kann in der in Abb. 1 skizzierten Weise schematisch wiedergegeben werden. Die Ordinate stellt den Allgemeinzustand dar, der in der Mehrzahl der Fälle von der meßbaren Tumorausbreitung abhängt. Eine Abnahme der Tumorgröße geht deshalb i. allg. mit einer

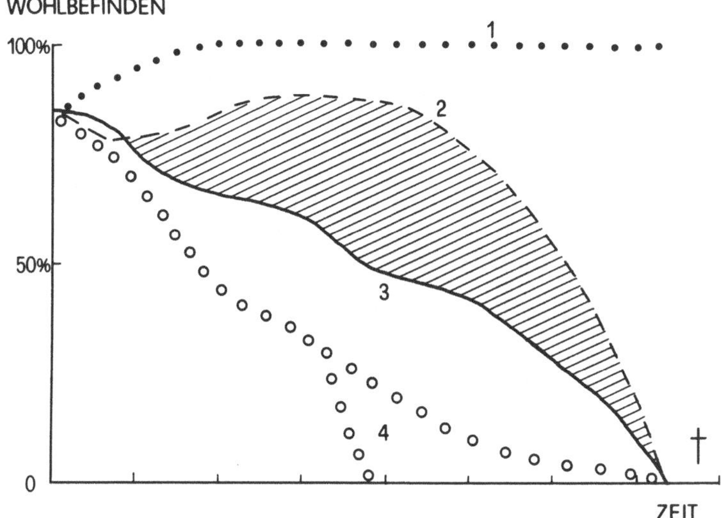


**Abb. 1.** Schematische Darstellung der *palliativen Therapie* (Erläuterungen s. Text)

Besserung des Allgemeinzustands bzw. des „Aktivitätsindex" (s. Kap. 5) einher. Die Abszisse ist die Zeit, wobei die Zeiteinheiten — je nach Tumorart oder klinischer Situation — Wochen, Monate oder Jahre bedeuten mögen. Die ausgezogene Linie (*3*), entspricht dem Spontanverlauf bei nichtbehandelten Patienten. Die punktierte Linie (*1*) wäre ein hypothetische kurative Behandlung, die es für die genannten Tumoren nicht gibt. Die gestrichelte Linie (*2*) zeigt eine für den Kranken wertvolle — mögliche und anzustrebende — gut durchgeführte palliative Behandlung[1]. Die schraffierte Fläche gibt das Ausmaß des Gewinns für den Patienten an: Je größer die Fläche, desto größer der Gewinn. Die durch Kreise angedeuteten Linien (*4*) würden den Krankheitsverlauf unter einer schlecht durchgeführten palliativen Therapie wiedergeben, die dem Patienten nicht nur keinen Gewinn, sondern (durch die Nebenerscheinungen) eine Zustandsverschlechterung und evtl. sogar eine Lebensverkürzung bringt.

Es sei betont, daß dieses Schema nicht für Leukämien, maligne Lymphome und eine Reihe solider Tumoren zutrifft, bei denen heute bereits durch internistische Behandlungsmethoden eine Lebensverlängerung oder — in steigender Zahl — eine definitive Heilung erreicht werden kann (z. B. metastasierendes Hodenteratom, osteogenes Sarkom u. a.).

Aus der Darstellung geht hervor, daß es bei der palliativen Therapie nicht so sehr um eine Lebensverlängerung geht als vielmehr um eine *Verbesserung der Lebensqualität* während der noch verbleibenden Lebensdauer (*schraffierte Fläche*). Das schließlich eintretende starke Absinken der durch die Therapie zuerst angehobenen Linie wird bei vielen Patienten im Zeitpunkt der Resistenzentwicklung gegenüber einer anfänglich wirksamen Therapie immer wieder beobachtet. Ein rascher Zerfall folgt einer Zeit relativen Wohlbefindens.

Eine gegen den Tumor gerichtete Palliativtherapie kommt dann in Frage, wenn die Diagnose histologisch oder zytologisch eindeutig gesichert ist und wenn die kurativen Behandlungsmethoden der Chirurgie und/oder der Radiotherapie nicht mehr angewendet werden können. Sind diese beiden wichtigsten Voraussetzungen erfüllt, müssen Behandlungsbedürftigkeit und Behandlungsindikation in jedem Fall geklärt werden.

Grundsätzlich sollte jeder Metastasenverdacht histologisch oder zytologisch erhärtet werden. Dieses Postulat ist allerdings in vielen Fällen nicht leicht zu erfüllen, da ein unverhältnismäßiger oder unzumutbarer Eingriff erforderlich wäre, z. B. bei Verdacht auf Lungen- oder Hirnmetastasen. Meistens muß es genügen, aufgrund von klinischer Erfahrung andere Ursachen von festgestellten metastasenverdächtigen Veränderungen auszuschließen (z. B. multiple Osteolysen bei bekanntem Mammakarzinom). Wir sehen jedoch gelegentlich Patienten mit Malignomanamnese, die — zu ihrem Nachteil — eine antineoplastische Therapie wegen falsch interpretierter gutartiger Veränderungen erhalten. Kürzlich beobachtete Beispiele: jahrelange Hormon- und Chemotherapie einer Patientin mit Brustkrebs wegen einer vermeintlichen Lungenmetastase, die sich als Bronchialadenom entpuppte; intensive Strahlentherapie (gefolgt von schweren Weich-

---

1 Ein initialer, kurz dauernder Abfall der Linie *2* unter die Linie *3* (einer vorübergehenden Verschlechterung des Allgemeinzustands entsprechend) kann bei Therapiebeginn durch die Nebenerscheinungen der Zytostatika zuweilen beobachtet werden.

teilschäden) auf eine als osteolytische Metastase angesehene Humeruszyste bei einer anderen Patientin mit geheiltem Mammakarzinom. Strahlentherapeutisch bedingte Knochennekrosen können klinisch, szintigraphisch und radiologisch als Osteolysen imponieren und zu einer unnötigen Chemotherapie Anlaß geben.

Es ist wohl die schwierigste Aufgabe des internistischen Onkologen, für jeden Patienten mit nicht mehr heilbarem Tumorleiden die wirkungsvollste und zugleich nebenwirkungsärmste palliative Therapie zum optimalen Zeitpunkt anzuwenden. Die Lösung dieser Aufgabe erfordert neben einer großen klinischen Erfahrung ein solides Wissen über den jeweils neuesten Stand der Behandlungsmöglichkeiten bei der vorliegenden Tumorart. Der Therapieentscheid ist häufig eine Ermessensfrage und muß zusammen mit dem Patienten — und auf seine Bedürfnisse abgestimmt — gefällt werden. Nur so gelingt es, das für den Krebskranken jeweils sinnvollste palliative Vorgehen zu wählen. (Die Grundsätze der Therapieindikationen werden im Kap. 5 abgehandelt.)

## Formen der internistischen Krebstherapie

Wir unterscheiden

- Hormontherapie,
- Behandlung mit Zytostatika.

Eine 3. Behandlungsmethode, die Immuntherapie, hat vorläufig noch rein experimentellen Charakter; sie ist potentiell gefährlich und soll deshalb nur im Rahmen von sorgfältig kontrollierten klinischen Studien durchgeführt werden.

Der Anwendung aller heute bekannten zytostatischen Substanzen sind durch mannigfache toxische Nebenwirkungen enge Grenzen gesetzt. Demgegenüber führen die hormontherapeutischen Maßnahmen zu weniger Nebenerscheinungen und kommen — bei den darauf ansprechenden Neoplasien — dem oben skizzierten Ideal der Tumorbehandlung am nächsten: nämlich der selektiven Beeinflussung des Krebsgewebes unter Schonung der normalen Organe. Die Zytostatika entfalten ihre Wirkung durch direkte toxische Schädigung der Zellen, greifen also den Tumor an. Die Hormone bzw. der Hormonentzug verändern das endokrine Milieu, in dem der Tumor wächst. Sie wirken somit auf den Wirt ein und beeinflussen das Geschwulstwachstum möglicherweise hauptsächlich indirekt bzw. selektiv über Hormonrezeptoren an der Tumorzelloberfläche.

### Hormontherapie

Einige Karzinomarten lassen sich durch eine Änderung des endokrinen Milieus in ihrem Wachstum beeinflussen. Es handelt sich zur Hauptsache um Neoplasien der Brustdrüse, der Prostata und des Corpus uteri. Die antineoplastische Wirksamkeit der Nebennierensteroide, besonders bei Leukämien und malignem Lymphom, beruht wahrscheinlich auf einem direkten zytostatischen Effekt der Kortikosteroide und wird deshalb nicht als Hormontherapie im engeren Sinne gewertet.

Wir unterscheiden zwischen Hormonzufuhr und Hormonentzug, wobei letzterer meistens durch die chirurgische Entfernung einer innersekretorischen Drüse erreicht wird (Kastration, Adrenalektomie, Hypophysektomie). Man kann jedoch auf medikamentösem Weg endokrine Funktionen blockieren, z. B. die Nebennierenrinde durch Kortikosteroide oder Aminogluthetimid, die Ovarien durch das „Antiöstrogen" Tamoxifen u. a.

## Zytostatische Therapie

Alle Tumorarten sind grundsätzlich einer zytostatischen Systemtherapie zugänglich, auch die genannten hormonempfindlichen Neoplasien. Kombinationen von Hormonen und Zytostatika können bei der Behandlung solcher Tumoren besonders wirksam sein.

Es ist nicht bekannt, warum die Empfindlichkeit verschiedener Tumorarten auf die zytostatische Therapie so stark variiert: Sie reicht von völliger Resistenz – z. B. Hirntumoren – bis zu einem praktisch mit Sicherheit voraussagbaren Ansprechen auf die Therapie – z. B. akute lymphatische Leukämie bei Kindern. Ebensowenig ist bekannt, warum gewisse Zytostatika bei gewissen Neoplasien gut, bei anderen schlecht oder gar nicht wirken. Auch die fast immer beobachtete Resistenzentwicklung primär sensibler Tumoren gegenüber der internistischen Systemtherapie kann nicht befriedigend erklärt werden. Am wahrscheinlichsten scheint ein zellulärer Selektionsmechanismus, ähnlich wie bei der antibiotischen Therapie bakterieller Infekte.

Zytostatika können auch zum Erreichen einer lokalen Therapiewirkung benutzt werden: regionale (venöse oder arterielle) Perfusion, topische Applikation, z. B. in Form von Salben.

Die orale oder parenterale Verabreichung radioaktiver Substanzen, z. B. Jod oder Phosphor, ist definitionsgemäß eine Systemtherapie. Sie wird i. allg. vom Radiotherapeuten durchgeführt und nur bei wenigen Indikationen angewandt, z. B. bei Struma maligna, Polyzythämie.

## Immuntherapie

Theoretisch kommen folgende Möglichkeiten in Betracht, Neoplasien auf immunologischem Wege zu beeinflussen:

– Verstärkung der Antigenizität des Tumors,
– Verstärkung der spezifischen immunologischen Abwehr des Patienten,
– Verstärkung der unspezifischen immunologischen Abwehr des Patienten.

Die ursprünglich in diese Therapieform gesetzten Erwartungen haben sich bis heute nicht erfüllt. Es scheint jedoch möglich, daß auf diesem Gebiet in den nächsten Jahren eine wesentliche Entwicklung stattfinden wird (Näheres dazu in Kap. 7).

## Experimentelle Aspekte der internistischen Krebstherapie

Für die überwiegende Zahl der Tumorarten und -lokalisationen gibt es z.Z. keine Standardbehandlung, keine zur Routine gewordene „Therapie der Wahl". Ein zuverlässiges experimentelles Modell zur Entwicklung neuer tumoraktiver Substanzen ist nicht bekannt. Zudem läßt die Übereinstimmung zwischen Tierexperiment und Klinik bei therapeutischen Versuchen zu wünschen übrig. Daraus folgt, daß die heute praktizierte internistische Geschwulstbehandlung weitgehend auf klinischer Empirie beruhen muß und daß dem klinischen Onkologen bei der Erprobung neuer Medikamente und bei der Entwicklung besserer Therapiemethoden eine besonders große Verantwortung zufällt. Auf diesem Gebiet wird der Kliniker zum Experimentator. Die exakte wissenschaftliche Arbeitsweise, die für die Durchführung von Tierexperimenten gilt, sollte daher auch bei den klinischen Therapieversuchen zur Anwendung kommen. Die Fortschritte der letzten Jahre in der Krebsbehandlung gehen auf solche klinischen Therapieversuche zurück, die heute in vielen Ländern in der weitgehend standardisierten Form von prospektiven kontrollierten, meistens kooperativen klinischen Studien mit exakter statistischer Auswertung stattfinden (s. Kap. 12).

Natürlich stellen sich bei der Durchführung solcher Therapieversuche in der klinischen Praxis auch *ethische Probleme*. Dies gilt ganz besonders für die Anwendung neuer Methoden und Substanzen. Der onkologisch tätige Internist muß sich seiner moralischen Verantwortung jederzeit bewußt sein. Er muß insbesondere Wirkungsweise und Nebenerscheinungen seiner Therapie genau kennen und seine Patienten in geeigneter Form darüber aufklären. Sollte sich im Verlauf einer protokollierten klinischen Studie je ein Konflikt zwischen der programmgemäßen Durchführung der Therapie und dem Interesse des Patienten ergeben — eine Situation, die erfahrungsgemäß nur ganz selten eintritt —, wird selbstverständlich immer das Wohl des Patienten den Vorrang haben. Claude Bernard hat geschrieben: „Parmi les expériences qu'on peut tenter sur l'homme, celles qui ne peuvent que nuire sont défendues, celles qui sont innocentes sont permises, et celles qui peuvent faire du bien sont commandées." Die internistische Tumortherapie darf immer nur der dritten Kategorie, d.h. der Klasse der für den Patienten potentiell nützlichen Versuche, angehören.

## Perspektiven der Systemtherapie maligner Tumoren

Die internistische Krebstherapie steht mitten in einer dynamischen Entwicklung. In den ca. 30 Jahren ihres Bestehens sind bei einer Reihe von Malignomarten beachtliche Resultate erreicht worden: bei den akuten und chronischen Leukämien, bei den malignen Lymphomen sowie bei einigen soliden Tumoren, wie dem Chorionkarzinom der Frau, dem Hodenteratom, dem Mamma-, dem Ovarial- und dem Prostatakarzinom u. a. Bis zum Endziel einer kurativen

Systemtherapie bzw. einer wirksamen Krebsprophylaxe ist jedoch sicher noch ein langer Weg zu gehen.

Es sollen im folgenden einige Beispiele von Forschungsgebieten genannt werden, in denen sich möglicherweise in der nächsten Zukunft therapeutisch relevante Fortschritte zeigen werden. Der seit Jahren in der Laienpresse immer wieder marktschreierisch verkündete „Durchbruch" wird jedoch kaum je eintreten. Viel eher sind allmähliche Therapieverbesserungen als Folge von kleinen Schritten zu erwarten, wie dies auch in den vergangenen Jahrzehnten zu beobachten war.

## Neue Substanzen

Obschon die Verbesserung der Behandlungsresultate in letzter Zeit häufig Folge einer kombinierten Anwendung bekannter Chemotherapeutika war — oft im Rahmen eines multimodalen Therapieplans —, beweist die erstaunliche Wirksamkeit neuerer Substanzen wie Adriamycin, Cisplatin und Etoposid (VP-16) bei verschiedenen — vor kurzem noch weitgehend therapieresistenten — Neoplasien, daß auch die Entdeckung neuer Pharmaka zu Fortschritten führen kann.

Von besonderem Interesse ist die antineoplastische Wirkung der L-Asparaginase. Dies weniger wegen der die ursprünglichen Erwartungen nicht erfüllenden klinischen Anwendbarkeit, als wegen der theoretischen Bedeutung: Die Substanz schädigt gewisse Tumorzellen, weil diese sich funktionell von normalen Zellen unterscheiden. Die Präzisierung solcher Funktionsunterschiede zwischen malignen und normalen Zellen könnte zu weiteren therapeutisch auswertbaren Erkenntnissen führen.

## Tiermodelle

Die Resultate von Tierversuchen lassen sich in der Onkologie nur schlecht auf die Klinik übertragen. In neuerer Zeit wird im Labor mehr mit spontanen Tiertumoren als — wie früher — mit transplantierten Geschwülsten gearbeitet. Es steht fest, daß solche spontanen Neoplasien die Situation in der Klinik besser widerspiegeln als künstlich übertragene. Ein Fortschritt der letzten Jahre ist die Verwendung von menschlichen Tumoren, die auf nackten Mäusen wachsen, zur Testung zytostatischer Substanzen. Diese Methode ist jedoch sehr aufwendig. Zur routinemäßigen präklinischen Testung der Chemosensibilität individueller Tumoren kann sie vorläufig nicht gebraucht werden.

Große Hoffnungen wurden in die Entwicklung und breite Anwendung der In-vitro-Züchtung menschlicher Tumorzellen gesetzt. Ähnlich wie mit den Resistenzprüfungen bei bakteriellen Infekten sollte mit dem sog. Stammzelltest für jeden Patienten die individuell angepaßte beste Therapie definiert werden. Mit der heutigen Technologie konnte dieses Ziel noch nicht erreicht werden. Weitere Verbesserungen an dem vielversprechenden Testsystem dürften jedoch in nächster Zukunft schon einen wesentlichen Fortschritt bringen.

**Humorale Faktoren**

Es ist eine ganze Reihe humoraler Faktoren bekannt, die in vitro eine Differenzierung bzw. Entdifferenzierung von Leukämiezellen verursachen. Solche Beobachtungen lassen an der Auffassung der Tumorzelle als definitiv entarteter und somit nicht mehr funktionstüchtiger Zelle Zweifel aufkommen. Möglicherweise wird eine Tumorbeeinflussung, die nicht auf eine Zellzerstörung, sondern vielmehr auf eine „Umsteuerung" der Tumorzelle hinzielt, zu neuen Forschungsimpulsen und Behandlungsresultaten führen.

**Zellkinetik**

Tierexperimentelle, in der Gewebekultur und in der Klinik durchgeführte Studien der Kinetik verschiedener Tumorarten haben in den letzten Jahren zu einem besseren Verständnis der zytostatischen Wirkungsmechanismen geführt. Die praktische Auswirkung solcher Versuche ist die heute allgemein bevorzugte intermittierende Applikation zytostatischer Substanzen. Erfolgversprechend scheint die sog. Synchronisation der Zellteilung, die auf der Ausnützung der je nach Zellteilungsphase verschiedenen Wirkung einzelner Zytostatika beruht. Die Theorie der Synchronisation ist sehr bestechend, und viele klinische Studien und Therapievorschläge wurden in der letzten Zeit darauf aufgebaut. Ob sich eine solche gezielte spezifische Wirkung zeitlich genau aufeinander abgestimmter Zytostatikaapplikationen in der klinischen Praxis wirklich erreichen läßt, ist jedoch eine offene Frage. Es ist zu hoffen, daß solche Versuche in der nächsten Zukunft zu greifbaren Resultaten führen.

**Immuntherapie**

Die Verbesserung der Immunitätslage des Tumorpatienten steht heute im Mittelpunkt des Interesses. Seitdem wir wissen, daß wahrscheinlich jeder Tumor antigene Eigenschaften besitzt, steht die Hoffnung auf die Entwicklung immunologischer Therapiemethoden auf realistischer Grundlage. Es muß jedoch betont werden, daß es heute keine auf breiter Basis anwendbare „Immuntherapie" gibt. Manipulationen am Immunsystem von Patienten in therapeutischer Absicht sollten vorerst noch kontrollierten Studien vorbehalten bleiben (Näheres s. Kap. 7).

**Entwicklung allgemein unterstützender Maßnahmen**

Fortschritte auf dem Gebiet der antiinfektiösen Therapie, des Blutersatzes, der Gnotobiose, der künstlichen Ernährung usw. haben in letzter Zeit bessere und haltbarere Resultate der antineoplastischen Behandlung ermöglicht. Gewiß wird die Weiterentwicklung solcher unterstützender Maßnahmen eine zusätzliche Resultatverbesserung zur Folge haben.

**Kontrollierte Studien**

Kontrollierte klinische Studien stellen ein Modell des Fortschritts „in kleinen Schritten" dar. In den USA wird heute schon über die Hälfte aller Krebspatienten innerhalb von genau festgelegten Protokollen behandelt. Auch in unserem Land nimmt eine zunehmende Zahl von Kranken an prospektiven kontrollierten Studien teil. Der Einschluß in eine solche Studie garantiert einerseits dem Patienten optimale Betreuung und Kontrolle und erlaubt andererseits, die klinische Erfahrung im Verlauf der Therapie für andere Patienten auszuwerten. Die beträchtlichen Fortschritte der letzten Jahre in der Behandlung von Leukämien, malignen Lymphomen und metastasierenden Karzinomen gehen auf Erkenntnisse zurück, die nur durch solche kontrollierten klinischen Studien gewonnen werden konnten. Es ist in der nächsten Zukunft mit weiteren Fortschritten aufgrund dieser Arbeitsmethode zu rechnen.


## Interdisziplinäre Zusammenarbeit


Zuweilen fragen Angehörige von Krebspatienten, wo in der Welt z. Z. die besten therapeutischen Möglichkeiten zu finden seien. Die Antwort ist einfach: überall dort, wo alle beteiligten Ärzte eng zusammenarbeiten. Es muß heute gefordert werden, daß Chirurgen, Radiotherapeuten und Internisten gemeinsam Behandlungspläne aufstellen, gemeinsam Krankheitsverläufe überwachen und sich gegenseitig regelmäßig konsultieren. Denn im Verlauf fast jeder längerdauernden Tumorerkrankung werden diagnostische und therapeutische Maßnahmen nötig, die die Mitwirkung vieler Fachärzte voraussetzen. An jedem größeren Krankenhaus sollte deshalb eine *interdisziplinäre onkologische Arbeitsgruppe* bestehen, der alle an Diagnose und Therapie beteiligten Spezialisten (insbesondere auch Pathologen) angehören. Niedergelassene Ärzte sollten für ihre Krebskranken den Anschluß an eine solche Arbeitsgruppe suchen oder ihrerseits interdisziplinäre Fallbesprechungen außerhalb des Krankenhauses organisieren. Nur auf diese Weise kann ein Patient in den Genuß der neuesten Erkenntnisse und Methoden der verschiedenen Fachrichtungen gelangen.

# 2 Gebräuchliche Zytostatika

R. W. SONNTAG und R. A. JOSS

## Entwicklung

Seitdem im Dezember 1942 Lindskog an der Universität von Yale erstmals einen Patienten mit einem weit fortgeschrittenen Lymphosarkom mit Stickstofflost behandelte und eine kurzfristige Tumorrückbildung erzielte, ist die Zahl der in der Klinik eingesetzten Zytostatika erheblich angestiegen (s. Abb. 1). Zur Zeit werden folgende Zytostatikaklassen unterschieden:

- alkylierende Substanzen (einschließlich Nitrosoharnstoffderivate, hormonelle Verbindungen mit alkylierenden Substanzen und Schwermetallzytostatika),
- Antimetaboliten,
- Antibiotika mit zytostatischer Wirkung,
- Pflanzenalkaloide und andere Spindelgifte,
- andere Substanzen.

Die nachfolgend besprochenen Zytostatika sind am Schluß dieses Abschnitts bezüglich Markennamen, Handelsformen, Applikationsweise, Richtdosen und Nebenwirkungen in Tabelle 1 dargestellt.

## Alkylierende Substanzen

Alkylierende Substanzen bilden in vivo instabile Alkylgruppen ($R-CH_2^+$), welche sich kovalent an elektronegative chemische Strukturen der Zelle, v. a. an die Desoxyribonukleinsäure (DNS) binden. Da die bifunktionellen Alkylanzien (*Stickstofflost, Melphalan, Cyclophosphamid, Ifosfamid* etc.) 2 wirksame Gruppen enthalten, vernetzen sie benachbarte DNS-Stränge durch Brückenbildung zwischen dem $N_7$ der Guaninmoleküle zweier DNS-Fäden, stören damit die DNS-Replikation sowie die RNS- und Proteinsynthese und führen schließlich zum Zelltod (Abb. 2). Die durch Alkylanzien gesetzten Defekte können durch die Amputation der betreffenden DNS-Segmente und durch die Synthese neuer Nukleinsäurestücke repariert werden. Die alkylierenden Substanzen sind während des gesamten Zellzyklus wirksam, wobei sich rasch teilende Zellen besonders empfindlich sind.

### Klassische alkylierende Substanzen

Zu den klassischen alkylierenden Substanzen gehören Stickstofflost, Thiotepa, Cyclophosphamid, Ifosfamid, Chlorambucil, Melphalan, Busulfan und die Hexitole Dibromomannitol, Dibromodulcitol und Dianhydrogalactitol.

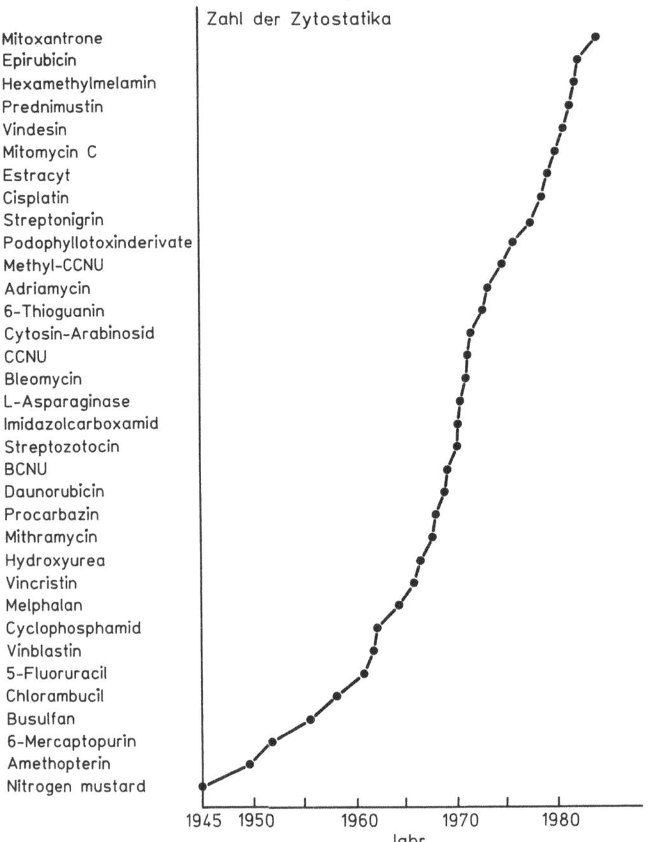



**Abb. 1.** Zunahme der klinisch verwendeten Zytostatika in den letzten Jahren

## Nitrosoharnstoffderivate

Die Nitrosoharnstoffderivate CCNU (*Lomustin*), BCNU (*Carmustin*), Methyl-CCNU (Semustin), *Chlorozotozin* und *Streptozotozin* besitzen die klassischen Stickstoffchloräthylgruppen der alkylierenden Substanzen. Nebst ihrer alkylierenden Wirkung spielt das beim Abbau der Nitrosoharnstoffe anfallende Isozyanat eine wichtige Rolle. Isozyanat hemmt verschiedene Enzyme, u.a. die Polymerasen, wodurch die Reparation der durch die alkylierende Wirkung der Nitrosoharnstoffe erzeugten DNS-Schäden unmöglich gemacht wird. Dadurch erklärt sich die häufig fehlende Kreuzresistenz zwischen Nitrosoharnstoffderivaten und klassischen alkylierenden Substanzen. Die Nitrosoharnstoffderivate sind fettlöslich und passieren die Blut-Hirn-Schranke.

## Hormonelle Verbindungen mit alkyierenden Substanzen

Nach der Theorie werden diese Substanzen in die Tumorzellen aufgenommen und erst hier enzymatisch in ihre wirksamen Komponenten Hormon und alky-

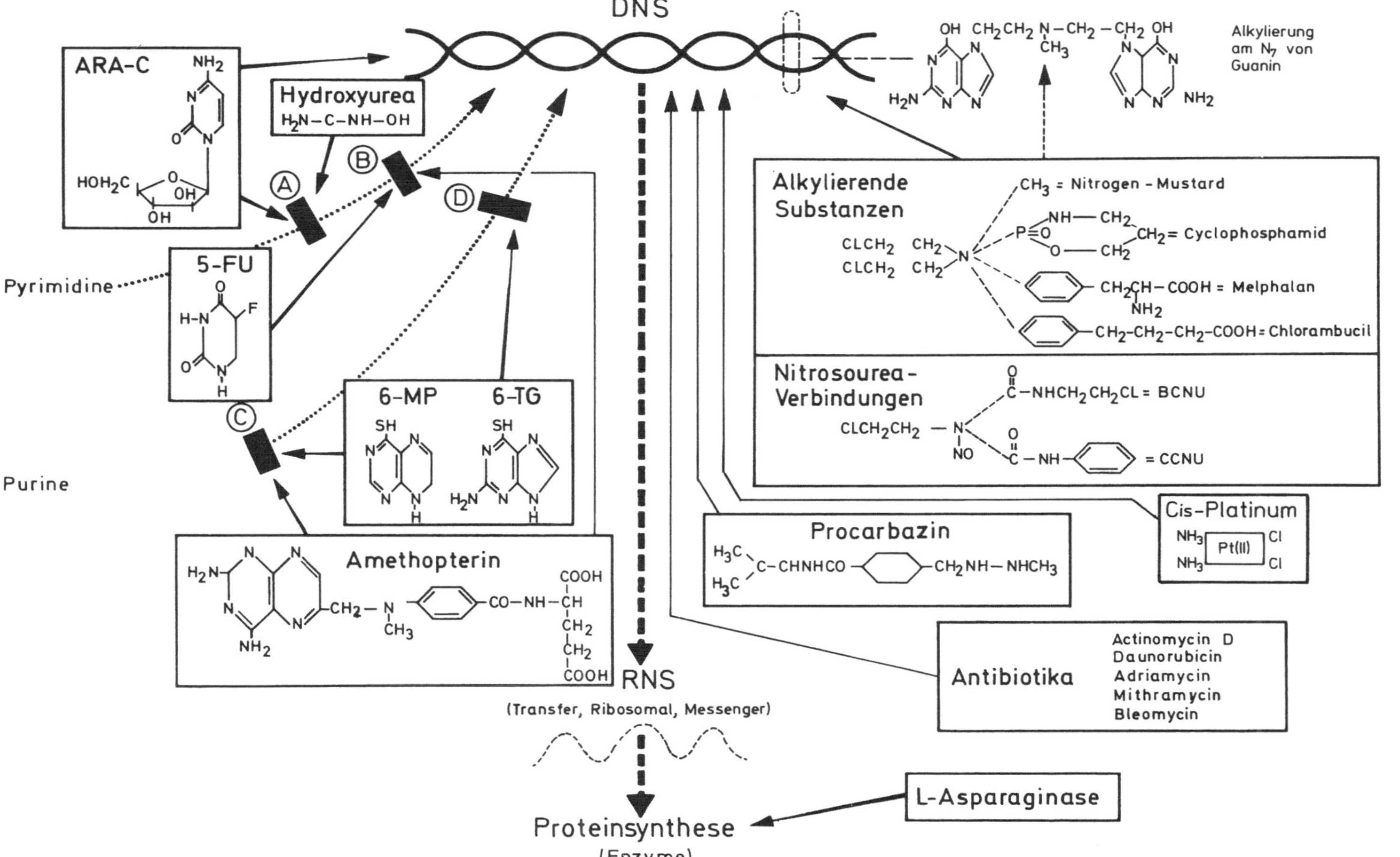


**Abb. 2.** Die wichtigsten biochemischen Angriffspunkte von Zytostatika. *A* blockiert Reduktion Cytidylsäure–Deoxycytidylsäure; *B* hemmt Methylierung Deoxyuridylsäure–Thymidylsäure; *C* blockiert Biosynthese des Purinrings; *D* hemmt Interkonversion der Purine. (Mod. nach Irwin R. Krakoff, Memorial Hospital for Cancer and Allied Diseases, New York City)

lierende Substanz gespalten. Zu diesen Medikamenten gehören Estramustin (Estracyt) und Prednimustin (Sterecyt), welche in Kap. 3 näher beschrieben werden. Ob diese Theorie zutrifft, ist mehr als fraglich.

**Schwermetallzytostatika**

Bereits vor mehr als tausend Jahren wurden Metallverbindungen zur topischen Tumorbehandlung benutzt. Um die Jahrhundertwende wurde Kaliumarsenit bei der chronischen lymphatischen Leukämie und beim Lymphosarkom systemisch verabreicht. In jüngster Zeit haben sich Platinverbindungen als sehr aktive Zytostatika erwiesen. Cis-Diammindichlorplatin (II) (*Cisplatin*, DDP) ist das erste einer Reihe von klinisch erprobten Schwermetallzytostatika. Cisplatin wirkt im Sinne eines bifunktionellen Alkylans und hemmt die DNS-Synthese, aber nur kurzfristig die RNS- und Proteinsynthese. Cisplatin wird vorwiegend an $N_7$ von Guanin und $N_3$ von Cytosin gebunden und führt zu einer Vernetzung von DNS-Strängen. Cisplatin wird renal vorwiegend durch glomeruläre Filtration, z. T. auch durch tubuläre Sekretion eliminiert. Die ausgeprägte und dosislimitierende renale Toxizität des Cisplatins muß durch eine forcierte Diurese (Flüssigkeitszufuhr, Mannitol, Furosemid) umgangen werden, um das volle therapeutische Potential dieses Zytostatikums ausschöpfen zu können. Durch Cisplatin geschädigte Nieren zeigen eine Hyalinablagerung in den proximalen und distalen Tubulusepithelien mit Degeneration und Nekrose derselben. Zusätzlich findet sich ein interstitielles Ödem und eine Lymphozyteninfiltration. Die Glomeruli sind intakt. Trotz der morphologisch ganz auf die Tubuli beschränkten Pathologie steht funktionell die Einschränkung des Glomerulumfiltrats im Vordergrund. Seltener kommt es zu einem renal tubulären Syndrom mit Magnesiumverlust. Neuere Platinderivate sowie ein weiteres Schwermetallzytostatikum, das Galliumnitrat, stehen gegenwärtig in klinischer Prüfung.

# Antimetaboliten

Die Antimetaboliten entfalten ihre zytostatische Wirkung während der S-Phase des Zellzyklus. Entsprechend wirken die Antimetaboliten am besten bei Tumoren mit einer hohen Wachstumsrate.

**Methotrexat**

Aminopterin war der erste Antimetabolit, welcher sich im Jahre 1948 in der Behandlung akuter Leukämien als wirksam erwies. Aminopterin und Amethopterin (Methotrexat) binden sich praktisch irreversibel an die Folsäurereduktase und machen dadurch die Umwandlung von Folsäure in die aktive Form, die Tetrahydrofolsäure, unmöglich. Letztere dient als Koenzym für den Transfer

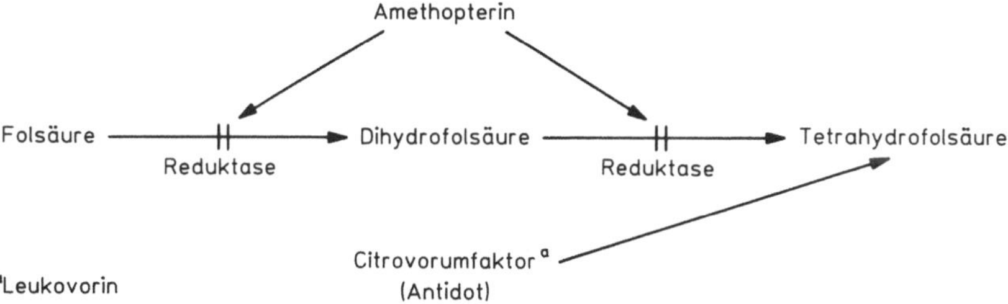


**Abb. 3.** Wirkungsmechanismus von Amethopterin (Methotrexat). Tetrahydrofolsäure ist für die Synthese von Desoxyribonukleinsäure notwendig, es liefert hierfür die Methylgruppen ($CH_3$). Methotrexat blockiert diesen Vorgang. Der Block kann durch Citrovorumfaktor (=Tetrahydrofolsäure) wieder aufgehoben werden

von Hydroxymethyl- und Formylgruppen, welche v. a. in der Synthese des Thymidins und der Purine gebraucht werden (s. Abb. 3). Amethopterin wirkt spezifisch in der S-Phase des Zellzyklus. Ruhende Zellen sind auf dieses Zytostatikum wenig empfindlich. Amethopterin weist eine 100 000mal stärkere Affinität zur Folsäurereduktase auf als die Folsäure selbst. Die Blockierung des Zellstoffwechsels kann durch die Verabreichung von Tetrahydrofolsäure in Form von Citrovorumfaktor (Leukovorin) überspielt werden. Amethopterin wird glomerulär filtriert und zusätzlich tubulär sezerniert. Drei Viertel einer Amethopterindosis werden innerhalb von 8 h unverändert im Urin ausgeschieden. Amethopterin darf deshalb nur bei normaler Nierenfunktion verabreicht werden.

Gewisse, auf gebräuchliche Amethopterindosen nicht ansprechende Tumoren können durch sehr hohe Methotrexatdosen zur Rückbildung gebracht werden. Methotrexat wird dabei als Dauertropfinfusion über mehrere Stunden verabreicht. Diese hohen, grundsätzlich letalen Dosen von Methotrexat erfordern eine anschließende Neutralisierung durch Citrovorumfaktor (Citrovorumfaktor-antidot, „rescue"). Der Wirkungsmechanismus der hochdosierten Methotrexattherapie ist nicht geklärt. Eine Hypothese basiert auf der Tatsache, daß Methotrexat und Citrovorumfaktor durch einen gemeinsamen aktiven Transportmechanismus in die Zelle aufgenommen werden. Einzelne Tumoren haben dieses Transportsystem verloren. Werden extrazellulär sehr hohe Methotrexatspiegel erzeugt, können durch passive Diffusion zytostatisch wirksame intrazelluläre Methotrexatspiegel erreicht werden. Da die neoplastischen Zellen kein aktives Transportsystem aufweisen, führt die anschließende Gabe von Citrovorumfaktor zu einer „Rettung" der normalen Zellen, während die Tumorzellen selektiv abgetötet werden. Wegen der renalen Elimination von Methotrexat erfordert die hochdosierte Therapie (Methotrexatdosen bis 750 mg/kg KG) eine einwandfreie Nierenfunktion. Da die Löslichkeit von Methotrexat im sauren Urin bei einem pH < 7 herabgesetzt ist, muß die renale Elimination nebst einer gesteigerten Flüssigkeitszufuhr durch eine Alkalinisierung des Urins mit Bicarbonat gesichert werden. Falls die Möglichkeit besteht, sollte die hochdosierte Methotrexattherapie durch die Bestimmung der Serumspiegel überwacht werden. Sinkt der Serummethotrexatspiegel innerhalb der ersten 72 h nicht unter einen Wert von $9 \cdot 10^{-7}$ mol/l, muß mit schwerwiegenden toxischen Nebenwirkungen gerechnet werden und entsprechend die Dosis des Citrovorumfaktors massiv erhöht werden.

Toxische Nebenwirkungen von Methotrexat werden v. a. bei eingeschränkter Nierenfunktion beobachtet. Seltener kommt es auch bei Pleuraergüssen oder Aszites zu einer verzögerten Elimination, weil Methotrexat in diesen Flüssigkeitsansammlungen des dritten Kompartiments gespeichert wird und dann langsam wieder zurückdiffundiert. Ähnliches gilt für wiederholte intrathekale Methotrexatgaben.


**Purinantimetaboliten**

Zu den Purinantimetaboliten gehören *Mecaptopurin, Azathioprin* und *Thioguanin.* Diese chemisch leicht abgeänderten Purine werden in vivo durch Phosphorylierung in die aktiven Monophosphatnukleotide umgewandelt. Diese falschen Metaboliten blockieren die Umwandlung von Inosinsäure zur Adenyl- und Guanylsäure. Als Triphosphatnukleotide werden Thioguanin und Mercaptopurin in die DNS eingebaut. Praktisch wichtig ist, daß Mercaptopurin und Azathioprin durch die Xanthinoxidase abgebaut werden. Wird dieses Enzym durch Allopurinol gehemmt, muß die Dosis der Zytostatika reduziert werden (Dosisreduktion von Mercaptopurin oder Azathioprin um 25% pro 100 mg Allopurinol).


**Pyrimidinanaloge**

Der klassische Vertreter dieser Antimetaboliten ist das 5-Fluoruracil. Das weniger häufig benutzte 5-Fluoruracildesoxyribosid (FUDR) weist eine dem 5-Fluoruracil vergleichbare Wirkung auf. Diese Substanzen blockieren v. a. die Synthese des Thymidin und damit der DNS. 5-Fluoruracil wird auf enzymatischem Weg in das Nukleotid 5-Fluor-2′-desoxyuridin-5′-phosphat umgewandelt (5-FduMP). Diese Substanz besitzt eine 250- bis 4000mal größere Affinität zum Enzym Thymidylatsynthetase als das normale Nukleotid Desoxyuridinphosphat. 5-Fluoruracil und 5-Fluoruracildesoxyribosid stören auch die RNS-Synthese, indem beide Substanzen als Fluoruridintriphosphate in RNS-Moleküle eingebaut werden. Wirkung und Toxizität von 5-Fluoruracil sind von der Serumkonzentration und der Dauer der einzelnen Applikationen abhängig. Die Relation ist invers: Eine rasch applizierte intravenöse Dosis ist viel wirksamer und toxischer als die gleiche Quantität, verabreicht als Dauertropfinfusion über 2–4 h. Entsprechend wird die gleiche Dosis von 5-Fluoruracil (15 mg/kg KG, s. Tabelle 1) entweder als einzelne wöchentliche Dosis direkt i. v. gespritzt oder als tägliche Dosis während 8–10 Tagen über jeweils 2–4 h infundiert. Die Wirksamkeit der beiden Applikationsarten ist vergleichbar. Für 5-Fluoruracildesoxyribosid besteht eine umgekehrte Korrelation. Die Dauertropfapplikation ist viel wirksamer und toxischer als eine direkte i. v.-Injektion von 5-Fluoruracildesoxyribosid.

Nach peroralen Gaben von 5-Fluoruracil variieren die Serumkonzentrationen sehr stark, wahrscheinlich infolge unterschiedlicher Resorption wie auch einer variablen Abbaurate bei der ersten Leberpassage. 5-Fluoruracil wird in der Leber zu Dihydrofluoruracil metabolisiert. Entsprechend führt die direkte Infusion von 5-Fluoruracil über die A. hepatica oder die Vena portae bei Lebermetastasen auch bei höheren Dosen von 30 mg/kg KG/Tag zu relativ geringen systemischen Nebenwirkungen, weil mehr als 50% der Droge während der ersten Leberpassage metabolisiert werden. Auch die direkte intraperitoneale Instillation von 5-Fluoruracil ermöglicht hohe Konzentrationen in der Aszitesflüssigkeit. Da die Resorption über das Pfortadersystem mit konsekutivem Abbau in der Leber erfolgt, bleiben die systemischen Nebenwirkungen gering, auch wenn die Aszieskonzentrationen 100 bis 1000mal höher sind als im Serum.

**Cytosin-Arabinosid**

Cytosin-Arabinosid (Ara-C) hemmt die DNS-Synthese durch eine Blockierung der DNS-Polymerase. Ara-C wird durch das Enzym Cytidindeaminase in der Leber, in den Granulozyten und im Gastrointestinaltrakt zu Uridin-Arabinosid abgebaut und renal eliminiert. Wegen der relativ hohen Konzentration von Cytidindeaminase in Leber und Gastrointestinaltrakt können therapeutische Serumspiegel nur durch parenterale Gaben erreicht werden. Die Halbwertszeit beträgt 7 – 20 min. Die wirksamste Verabreichungsform ist deshalb die Dauertropfinfusion oder häufige i. v.-Gaben alle 8 – 12 h. Mit konventionellen Dosen von Cytosin-Arabinosid werden keine therapeutischen Liquorspiegel erreicht.

In den letzten Jahren sind sehr hohe Dosen von Ara-C (3 g/m² alle 12 h während 6 Tagen) in der Behandlung der akuten myeloischen Leukämie eingesetzt worden. Die Therapieresultate sind ermutigend. Mit der hochdosierten Ara-C-Therapie wird eine 10fache Erhöhung der Liquorkonzentration erreicht, die dann im therapeutischen Bereich liegt. Allerdings werden mit der intrathekalen Administration 100- bis 200 mal höhere Konzentrationen erreicht.

## Antibiotika mit zytostatischer Wirkung

Gewisse Antibiotika sind auch hochwirksame Zytostatika. Sie unterscheiden sich in ihrem Wirkungsmechanismus deutlich voneinander. Ihnen gemeinsam ist aber, daß sie die Zellteilung durch Hemmung der Protein- oder der Nukleinsäuresynthese verhindern.

**Actinomycin D**

Actinomycin D stört die DNS-gesteuerte Synthese der Messenger-RNS. Das Medikament wird an ein Guaninmolekül der DNS-Helix gebunden. Dadurch erfolgt die Blockierung der RNS-Synthese durch DNS-abhängige RNS-Polymerasen. Zusätzlich kommt es zu Brüchen in einzelnen DNS-Strängen. Actinomycin D wird nicht metabolisiert und unverändert in Galle und Urin ausgeschieden.


## Anthrazykline

Zur Gruppe der Anthrazykline gehören *Daunorubicin* und *Doxorubicin* sowie verschiedene neuere Derivate (z. B. Epirubicin). Die Anthrazykline bestehen aus einem Anthrachinonnukleus und einem Aminozucker. Die zytostatische Wirkung der Anthrazykline beruht auf ihrer Interkalation zwischen DNS-Stränge. Als freie Radikale nehmen sie an Redoxreaktionen teil. Schließlich reagieren die Anthrazykline mit Zellmembranen und können die Membranfunktion stören. Die Anthrazykline werden in der Leber metabolisiert und durch die Galle ausgeschieden. Entsprechend muß bei einer abnormen Leberfunktion (Bilirubin > 22 µmol/l) die Dosis reduziert werden. Langfristig wird der Einsatz der Anthrazykline durch ihre kardiotoxische Wirkung limitiert. Höhere kumulative Gesamtdosen führen zu einer irreversiblen toxischen Kardiomyopathie. Die zytostatische und die kardiotoxische Wirkung der Anthrazykline scheinen aufgrund tierexperimenteller und klinischer Daten nicht gekoppelt zu sein.


## Mitoxantrone

Mitoxantrone (Dihydroxyanthracenedion, DHAD) ist ein Aminoanthrachinon, welches mit dem Ziel synthetisiert wurde, ein nichtkardiotoxisches Zytostatikum zu finden. Mitoxantrone hemmt die Nukleinsäuresynthese. Erste klinische Erfahrungen zeigen, daß Mitoxantrone aktiv ist bei Leukämien, Mammakarzinom und möglicherweise auch beim kleinzelligen Bronchuskarzinom. Die Leukopenie ist die dosislimitierende Nebenwirkung. Gastrointestinale Nebenwirkungen sind mild. In höheren kumulativen Dosen besitzt aber Mitoxantrone ebenfalls kardiotoxische Nebenwirkungen.


## Bleomycin

Bleomycin besteht aus einer Mischung von Peptiden mit einem Molekulargewicht von 1400. Der Hauptbestandteil (> 50%) ist das $A_2$-Peptid. Bleomycin bindet sich an DNS, v. a. an Guaninbasen, und führt zu komplizierten Oxidationsreaktionen mit Bildung von freien Superoxid- und Hydroxylradikalen. Dadurch entstehen Brüche in den DNS-Strängen. Bleomycin wird überwiegend in unveränderter Form renal eliminiert. Bei eingeschränkter Nierenfunktion kommt es zu einer verzögerten Ausscheidung mit entsprechenden toxischen Nebenwirkungen. Deshalb ist bei einer eingeschränkten Nierenfunktion eine Dosisreduktion um 50–75% notwendig. Bleomycin ist nicht dialysierbar. Ein

Bleomycin inaktivierendes Enzym wurde in der Leber sowie in anderen normalen Geweben und in Tumoren nachgewiesen, nicht aber in der Haut und in der Lunge. Dadurch erklärt sich zumindest teilweise die kutane und pulmonale Toxizität des Bleomycins.

**Mitomycin C**

Mitomycin C ist ein Antibiotikum, welches wahrscheinlich als alkylierende Substanz wirkt. Mitomycin wird über die Galle und die Niere ausgeschieden. Dieses Zytostatikum führt ähnlich wie die Nitrosoharnstoffe zu einer verzögerten Knochenmarktoxizität.

**Mithramycin**

Mithramycin wirkt ähnlich wie Actinomycin D. Seine Bindung an die DNS führt vorwiegend zur Hemmung der RNS-Synthese. Während Mithramycin früher häufig in der Therapie embryonaler Hodenkarzinome eingesetzt wurde, wird dieses Zytostatikum heute praktisch nur noch in kleinen und wenig toxischen Dosen zur Therapie der Hyperkalzämie gebraucht.

## Pflanzenalkaloide und andere Spindelgifte

Die Vincaalkaloide Vincristin, Vinblastin und Vindesin sowie die Podophyllotoxine Etoposid und Teniposid sind die Hauptvertreter dieser Gruppe. Sie blockieren die Mitose und weisen z. T. auch eine zytostatische Wirkung in der $G_2$- und S-Phase auf.

### Vincristin, Vinblastin und Vindesin

Vincristin und Vinblastin waren die ersten Vertreter der Vincaalkaloide. Sie unterscheiden sich chemisch nur dadurch, daß eine Methylgruppe des Vinblastins beim Vincristin durch eine Formylgruppe ersetzt ist. Obwohl das Spektrum der Antitumoraktivität beider Substanzen variiert und klinisch keine vollständige Kreuzresistenz zwischen beiden Zytostatika besteht, ist ihr Wirkungsmechanismus wahrscheinlich identisch. Beide Zytostatika blockieren die Mitose in der Metaphase. Sie binden sich an Tubulin, ein zelluläres Protein, und blockieren dessen Polymerisation zu den Mikrotubuli, welche für zahlreiche zelluläre Funktionen benötigt werden, wie axonalen Transport, Aufrechterhaltung der Zellform, Sekretion und Bildung der Mitosespindel. Vindesin (Desacetylvinblastinamid) ist ein semisynthetisches Vinblastinderivat mit ähnlichem Wirkungs- und Nebenwirkungsspektrum. Trotz der chemischen Ähnlichkeit bestehen wesentliche Unterschiede bezüglich klinischer Wirkung und Toxizität zwischen den 3 Vincaalkaloiden. Vinblastin ist vorwiegend knochenmarktoxisch, dagegen nur selten und in hohen Dosen neurotoxisch. Im Gegensatz dazu ist die dosislimitierende Nebenwirkung von Vincristin die Neurotoxizität. Vincristin ist selten und nur in geringem Ausmaß myelosuppressiv. Vindesin nimmt bezüglich des Nebenwirkungsspektrums eine Zwischenstellung zwischen Vincristin und Vinblastin ein.

## Podophyllotoxinderivate

Unter den Podophyllotoxinderivaten werden heute v. a. *Etoposid* (VP-16-213) und *Teniposid* (VM-26) klinisch gebraucht. Sie werden aus der Alraunwurzel Podophyllum peltatum gewonnen. Die Podophyllotoxine binden sich ebenfalls an Tubulin und blockieren die Mitose kurzfristig in der Metaphase. Die Podophyllotoxine führen anschließend zu einem irreversiblen Block der Zellen in der $G_2$-Phase, so daß diese nicht mehr in die Mitosephase eintreten können. Zusätzlich hemmen die Podophyllotoxine den Einbau von Nukleosiden in DNS und RNS. Aufgrund ihrer Fettlöslichkeit überschreiten Etoposid und Teniposid die Blut-Liquor-Schranke und erreichen therapeutische Konzentrationen im Liquor.

## Andere Stoffe

Die Wirkungsmechanismen der hier zu nennenden Zytostatika sind teils bekannt, teils werden sie vermutet, teils sind sie noch unbekannt.

### Procarbazin

Die genaue Wirkungsweise dieser Substanz ist nicht bekannt. Die Viskosität der DNS wird in Anwesenheit von Sauerstoff durch Procarbazin herabgesetzt. Möglicherweise spielt die Bildung von Formaldehyd und seinen Abkömmlingen für die zytostatische Wirkung eine Rolle. Procarbazin führt zu Chromatinbrüchen. Bei den anschließenden Reparationsvorgängen werden die einzelnen Fragmente häufig in abnormer Weise untereinander zusammengesetzt. Nach neueren Arbeiten ist zudem eine alkylierende Wirkung des Procarbazins anzunehmen. Procarbazin ist liquorgängig und wirkt als Monoaminooxidasehemmer.

### Hydroxyurea

Dieser Harnstoffabkömmling wird z. T. in Hydroxylamin umgewandelt, welches ein starker Katalysehemmer ist. Hydroxyurea hemmt den Einbau von

Thymidin in die DNS, es hemmt zudem die Ribonukleotidreduktase. Die RNS- und Proteinsynthese wird nicht beeinträchtigt. In der Zellkultur kommt es unter Hydroxyharnstoff zu einem Stillstand der sich teilenden Zellen in der S-Phase.

## L-Asparaginase

Dieses aus verschiedenen Bakterien isolierte Enzym hydrolysiert die Aminosäure L-Asparagin zu Asparaginsäure. Die Blutspiegel von L-Asparagin fallen rasch auf kaum meßbare Werte ab. Verschiedene Tumorzellen besitzen keine Asparaginsynthetase und sind somit unfähig, selber L-Asparagin aus Asparaginsäure zu synthetisieren. L-Asparagin ist für diese Zellen eine essentielle Aminosäure, deren Entzug zum Zelltod führt. Theoretisch sollte es beim Entzug von L-Asparagin zu keiner wesentlichen Funktionsstörung normaler Körperzellen kommen. Um so mehr überrascht deshalb das weite Spektrum der toxischen Nebenwirkungen von L-Asparaginase (s. Tabelle 1). Es ist zu vermuten, daß die verschiedenen toxischen Wirkungen der L-Asparaginase größtenteils auf Verunreinigungen mit bakteriellen Endotoxinen basieren, da, wie bereits erwähnt, L-Asparaginase aus Bakterienkulturen von Escherichia coli, Erwinia caratovora und Serratia marcescens gewonnen wird. Da Überempfindlichkeitsreaktionen in Form von Urtikaria, Larynxödem bis zum anaphylaktischen Schock bekannt sind, wird das Medikament meist nur kurzfristig über 10 – 14 Tage verabreicht. Eine immunologische Kreuzreaktion zwischen den verschiedenen Präparaten besteht nicht.

## Imidazolcarboxamiddimethyltriazen (ICDT; DTIC)

Der Wirkungsmechanismus dieses Zytostatikums ist bisher nicht vollständig geklärt. Experimentelle Daten deuten darauf hin, daß DTIC als alkylierende Substanz sowie als Antimetabolit im Sinne eines Purinantagonisten wirkt. Zudem reagiert dieses Zytostatikum mit Sulfyhdrilgruppen von Proteinen. DTIC hat eine nichtzyklusspezifische Wirkung.

## Hexamethylmelamin

Hexamethylmelamin ist ein synthetisches Zytostatikum, welches dem Alkylans Triethylmelamin nahe verwandt ist. Der exakte Wirkungsmechanismus des Hexamethylmelamins ist nicht bekannt. Hexamethylmelamin wirkt nicht als alkylierende Substanz, hemmt aber den Einbau von Thymidin und Uridin in RNS und DNS. Hexamethylmelamin wird nach peroraler Gabe rasch resorbiert und in der Leber demethyliert. Die 4 Hauptmetaboliten werden im Urin ausgeschieden und die N-Methylgruppen zu $CO_2$ oxidiert. Zwischen Hexamethylmelamin und alkylierenden Substanzen besteht keine vollständige Kreuzresistenz. Dosislimitierende Nebenwirkungen des Hexamethylmelamins sind eine mit einer Latenz von mehreren Tagen einsetzende gastrointestinale Unverträglichkeit, welche durch Dosisfraktionierung gemildert werden kann, sowie eine periphere Polyneuropathie.


### o,p′-DDD (Mitotan)

o,p′-DDD ist ein naher Verwandter des Insektizids DDT. Mitotan schädigt selektiv die Mitochondrien von Zellen der Nebennierenrinde. Entsprechend werden nicht nur Tumorzellen, sondern auch das normale Nebennierenrindengewebe geschädigt, so daß eine Subsitutionstherapie wie bei einer Nebennierenrindeninsuffizienz notwendig ist.


### Interferone

Diese artspezifischen Proteine werden in verschiedenen Zeilen produziert: α-Interferon in Leukozyten, β-Interferon in Fibroblasten und γ-Interferon in T-Lymphozyten. Die Interferonproduktion wird in diesen Zellen durch Viren, Mutagene und andere Substanzen stimuliert. Die Interferonmoleküle bestehen aus ca. 165 Aminosäuren und weisen ein Molekulargewicht von 19 000 − 20 000 auf. Mindestens 8 Untertypen des α-Interferons sind bekannt. Erste klinische Erfahrungen wurden meistens mit α-Interferon, welches aus Zellkulturen gewonnen wurde, gesammelt. Heute werden solche unreine Mischprodukte weitgehend durch biotechnisch hergestellte, reine Interferone ersetzt. Die Wirkungsmechanismen von Interferonen sind vielfältig und weitgehend unbekannt. Sie hemmen die Replikation von DNS- und RNS-Viren, bewirken verschiedene immunologische Veränderungen wie eine Zunahme der Aktivität natürlicher Killerzellen und hemmen das Zellwachstum sowohl von Tumor- als auch von normalen Zellen. Erste klinische Erfahrungen zeigen, daß Interferone bei viralen Erkrankungen, v. a. bei Herpesvirusinfektionen, erfolgreich eingesetzt werden können. Interferone erzielten bisher bei verschiedenen Neoplasien objektive Tumorrückbildungen. Die Remissionsraten entsprechen etwa denjenigen eines wirksamen Zytostatikums. In therapeutischen Dosen führen Interferone häufig zu Abgeschlagenheit und Müdigkeit, Appetitlosigkeit und Fieber. Seltener sind Knochenmarkdepression und Alopezie. Die endgültige Stellung der Interferone in der Behandlung maligner Tumoren bleibt vorderhand offen.


## Neuere in klinischer Entwicklung begriffene Zytostatika

Jährlich werden weltweit mehr als 20 000 Substanzen auf ihre krebshemmende Wirkung untersucht. Nach einer intensiven präklinischen Testphase gelangen etwa 12 − 15 dieser Substanzen in die klinische Prüfung, und nur etwa eines dieser Zytostatika bereichert schließlich das therapeutische Arsenal des Onkologen. Einerseits handelt es sich bei diesen neueren Zytostatika um vollständig neue Substanzen, andererseits um Analoge von klinisch bereits erprobten Zytostatika. Die Entwicklung von Analogen basiert auf der Hoffnung, entweder Analoge mit besserer Antitumoraktivität (bessere zytostatische Wirkung, breiteres oder anders gelagertes Spektrum der Antitumoraktivität) zu finden oder Analoge mit geringerer akuter (z. B. geringere myelosuppressive oder gastrointestinale Nebenwirkung) oder chronischer Toxizität (z. B. geringere kardiale Nebenwirkungen) zu entwickeln. Nachfolgend sollen einige Substanzen besprochen werden, für die erste vielversprechende Resultate vorliegen.

*Methylglyoxal-bisguanylhydrazon (Mitoguazon, methyl-GAG, MGBG)* versank vor 20 Jahren nach ersten klinischen Prüfungen wegen exzessiver Toxizität mit einem täglichen Verabreichungsschema in Vergessenheit. Wird Mitoguazone intermittierend alle 1–2 Wochen gegeben, so sind die Nebenwirkungen gut steuerbar. Mitoguazone hat einen bisher noch nicht völlig aufgeklärten Wirkungsmechanismus, greift aber in die Polyaminsynthese ein. Mitoguazone ist aktiv bei den akuten Leukämien, den malignen Lymphomen, den HNO-Tumoren, dem Ösophaguskarzinom und besitzt marginale Aktivität bei den nichtkleinzelligen Bronchuskarzinomen. Mit dem intermittierenden Verabreichungsschema ist eine oft schmerzhafte Myopathie dosislimitierend. Nausea, Erbrechen, Mukositis und Durchfälle werden bei etwa einem Viertel der Patienten beobachtet. Da Mitoguazone in intermittierender Form verabreicht nicht myelosuppressiv ist, bietet sich diese Droge zum Einbau in Chemotherapiekombinationen an. *4′-(9-Acridinylamino)-methansulfon-m-anisidid (Amsacrin, AMSA)* ist ein zwischen DNS-Basenpaaren interkalierendes Acridinderivat, das v. a. bei der akuten myeloischen Leukämie gute zytostatische Eigenschaft besitzt, aber auch bei den malignen Lymphomen und möglicherweise beim Mammakarzinom aktiv ist. Die Myelosuppression (v. a. Leukopenie) ist dosislimitierend. Nausea und Erbrechen, selten Phlebitiden, Stomatitis, ein juckendes makulopapulöses Exanthem, Parästhesien sowie Hepato- und Kardiotoxizität sind weitere Nebenwirkungen dieses Zytostatikums. In den letzten Jahren wurden mehrere Hundert *Platinanaloge* präklinisch geprüft, und 4 Substanzen stehen gegenwärtig in klinischer Erprobung. *TNO-6* zeigte in präklinischen Untersuchungen eine etwas bessere Antitumoraktivität und eine fehlende Kreuzresistenz mit Cisplatin. In ersten klinischen Untersuchungen zeigt TNO-6 eine myelosuppressive Wirkung, aber nur geringe nephrotoxische Nebenwirkungen. Für *CBDCA* (JM-8, Carboplatin) ist die Myelosuppression die dosislimitierende Nebenwirkung, und dieses Analog weist ebenfalls keine klinisch bedeutende Nephrotoxizität auf. Zudem ist die emetogene Potenz dieser Substanz geringer als diejenige von Cisplatin. CBDCA ist aktiv beim Ovarialkarzinom, beim kleinzelligen und wahrscheinlich auch beim nichtkleinzelligen Bronchuskarzinom. Zwei weitere gegenwärtig in klinischer Prüfung stehende Platinderivate sind *JM-9 (CHIP)* und *JM-82 (DCCP)*. Gegenwärtig stehen mehrere *Anthrazyklinanaloge* in klinischer Erprobung. *4′-Epiadriamycin (4′-Epidoxorubicin, Epirubicin)* besitzt ein quantitativ geändertes Toxizitätsspektrum gegenüber Adriamycin. 4′-Epiadriamycin weist geringere gastrointestinale Nebenwirkungen auf und wahrscheinlich auch eine geringere Kardiotoxizität. 4′-Epiadriamycin ist

**Tabelle 1.** Zytostatika in der heutigen Krebstherapie (für Synonyma der „generic names" und Markennamen s. Anhang; Erläuterungen zu [a–f]
s. Schluß der Tabelle)

| Gruppe<br>Präparat<br>Handelsform[a]<br>Zellzyklusangriffspunkt | Applika-<br>tion[c] | Anfangsrichtdosen[f] | | Frequenz | Toxizität |
|---|---|---|---|---|---|
| | | Mono-<br>therapie<br>[mg/kg KG] | Kombinations-<br>therapie<br>[mg/kg KG] | | |
| *1) Alkylierende Substanzen* | | | | | |
| Nitrogen mustard | | | | | – Knochenmark (verzögert) |
| • Mustargen[+], | Streng | 0,4–0,6 | | – Alle 4–6 Wochen | – Brechreiz und Erbrechen |
| Amp. 10 mg | i. v. | | | | – Haarverlust |
| • Gesamtzyklus | | | 0,15 | – Wöchentlich | *Cave:* bei paravenösen Gaben |
| | i. pl. | 0,2–0,4 | | – Alle 4–6 Wochen | schmerzhafte Gewebsnekrosen. |
| | i. per. | 0,3–0,4 | | – Alle 4–6 Wochen | Nur bei freien Ergüssen, nie |
| | | | | | bei abgekapseltem Erguß. |
| Triäthylenthiophosphoramid | | | | | |
| • Thiotepa[+] | i. v. | 0,3–0,4 | | – 1- bis 2mal pro Woche | – Knochenmark (verzögert) |
| Amp. 15 mg | | | 0,3–0,4 | – Wöchentlich | – Haarverlust |
| • Gesamtzyklus | i. m. | 0,3–0,4 | | – 1- bis 2mal pro Woche | |
| | i. pl. | 0,8–1,0 | | – Alle 4–6 Wochen | |
| | i. per. | 0,8–1,0 | | – Alle 4–6 Wochen | |
| | i. th. | 0,15–0,25 | | – 2mal pro Woche | Lösung 1 mg/ml |
| | Intra-<br>vesikal | 1,0 | | – Wöchentlich | Volumen: 50 ml physiologische<br>NaCl-Lösung, Instillationsdauer 2 h |
| Cyclosphosphamid | | | | | |
| • Endoxan[+] | i. v. | 15,0 | 10,0 | – Wöchentlich | – Knochenmark |
| Amp. 100, 200, 1000 mg | | | | | – Nausea und Erbrechen |
| Tbl. 50 mg | p. o. | 4,0 | 2,0–3,0 | – Täglich | – Haarausfall |
| • Gesamtzyklus | | | | | – Zystitis |
| Dibromomannitol | | | | | |
| • Myelobromol[+] | p. o. | 5,0 | | – Täglich | – Knochenmark |
| Tbl. 250 mg | | | | | – Nausea + Erbrechen (selten) |
| • Gesamtzyklus | | | | | |

| | | | | | |
|---|---|---|---|---|---|
| 1,3-Bis-(2-Chloräthyl)-1-nitrosourea,[d] Carmustin, BCNU | | | | | |
| ● BiNu[+] | Streng | 4,0 | 2,0 | – Alle 6–8 Wochen | – Knochenmark (verzögert) |
| Amp. 100 mg | i. v. | | | | – Kurz Nausea + Erbrechen |
| ● Gesamtzyklus | | | | | – Venenspasmus + Schmerz |
| | | | | | – Selten milde Lebertoxizität |
| | | | | | – Spät Nephrotoxizität |
| 1-(2-Chloräthyl)-3-cyclohexyl-1-nitrosourea,[d] Lomustin, CCNU | | | | | – Spät Lungenfibrose |
| ● CiNu[+] | p.o. | 2,0 | 1,5 | – Alle 6–8 Wochen | – Knochenmark (verzögert) |
| Kps. 10, 40 + 100 mg | | | | | – Kurz Nausea + Erbrechen |
| ● Gesamtzyklus | | | | | |
| 1-(2-Chloräthyl)-3-(4-methylcyclohexyl)-1-nitrosourea[d] | p.o. | 4,0–5,0 | 3,0–4,0 | – Alle 6–8 Wochen | – Knochenmark (verzögert) |
| – Semustin, Methyl-CCNU[−] | | | | | – Nausea + Erbrechen |
| ● Kps. 10, 50 + 100 mg | | | | | – Spät Lungenfibrose |
| ● Gesamtzyklus | | | | | |
| Glucosamin-Nitrosourea[d] Streptozotocin | | | | | |
| ● Zanosar[+] | Streng | 25,0–40,0 | 13,0–15,0 | – Wöchentlich | – Knochenmark (selten) |
| Amp. 1000 mg | i. v. | 13,0–15,0 | 9,0–12,0 | – Täglich über 5 Tage, alle 6 Wochen | – Nephrotoxizität: tubuläre Azidose, Proteinurie, Glykosurie, Anurie |
| ● Gesamtzyklus | | | | | – Nausea + Erbrechen |
| | | | | | – Hyperglykämie (mild) |
| | | | | | – ZNS: Lethargie, Verwirrtheit |
| Ifosfamid | | | | | |
| ● Holoxan[+] | i. v. | 50,0–60,0 | 30,0–40,0 | – Täglich über 5 Tage, alle 3–4 Wochen | – Knochenmark |
| Amp. 200, 500, 1000, 2000 mg | | | | | – Nausea + Erbrechen |
| | | | | | – Haarausfall |
| | | | | | Hämorrhagische Zystitis |
| ● Gesamtzyklus | | | | | – Nephrotoxizität (selten) |
| | | | | | *Cave:* nephrektomierte Patienten mit Niereninsuffizienz |

**Tabelle 1.** (Fortsetzung)

| Gruppe<br>Präparat<br>Handelsform[a]<br>Zellzyklusangriffspunkt | Applika-<br>tion[c] | Anfangsrichtdosen[f] | | Frequenz | Toxizität |
|---|---|---|---|---|---|
| | | Mono-<br>therapie<br>[mg/kg KG] | Kombinations-<br>therapie<br>[mg/kg KG] | | |
| Harnwegschutz bei Ifosfamid mit: | | | | | – Nausea + Erbrechen (selten)<br>– Venenreizung (selten) |
| Mesna | i. v. | 20% der Ifosfamiddosis sofort sowie 4 + 8 h nach Ifosfamid | | | |
| • Uromitexan[+]<br>Amp. 100, 200, 400 mg | p. o. | 40% der Ifosfamiddosis am besten 4 + 8 h nach Ifosfamid und erster i. v.-Gabe | | | |
| Chlorambucil | | | | | |
| • Leukeran[+]<br>Tbl. 2 + 5 mg<br>• Gesamtzyklus | p. o. | 0,2<br>0,5–1,0 | 0,1 | – Täglich<br>– Über 2–3 Tage, alle 4 Wochen | – Knochenmark (verzögert) |
| Busulfan | | | | | |
| • Myleran[+]<br>Tbl. 2,0 mg<br>• Gesamtzyklus | p. o. | 0,1–0,15 | | – Täglich | – Knochenmark<br>– Spät Markfibrose<br>– Lungenfibrose |
| Melphalan | | | | | |
| • Alkeran[+]<br>Tbl. 2,0 + 5,0 mg<br>Amp. 100 mg<br>• Gesamtzyklus | p. o.<br>p. o. | 0,05–0,1<br>1,0 | | – Täglich<br>– Verteilt über 5–7 Tage, alle 5–6 Wochen | – Knochenmark (verzögert)<br>– Nausea, Anorexie, wenn als Stoß über 5–7 Tage verabreicht |
| | Streng<br>i. v. | 0,3 | 0,2–0,3 | – Alle 4–6 Wochen | *Cave:* Nur in 100 mg-Ampullen erhältlich |
| cis-Diammindichlorplatin | | | | | |
| • Cisplatin, DDP<br>Platinol[+]<br>Amp. 10, 25 + 50 mg<br>• Gesamtzyklus | Streng<br>i. v.<br>30-min-<br>Infusion,<br>forcierte<br>Diurese | 2,0–3,0 | 1,5–2,5 | Alle 3–4 Wochen | – Knochenmark<br>– Nephrotoxisch: normale Nierenfunktion + obligate Hydratation<br>– Nausea + Erbrechen<br>– Ototoxisch<br>– Hepatotoxisch<br>– Peripher neurotoxisch<br>– Hypomagnesiämie |

| | | | | | |
|---|---|---|---|---|---|
| Estramustinphosphat (EMP) | | | | | |
| • Estracyt[+] | i. v. | 4,0–6,0 | | – Täglich über 3 Wochen | – Knochenmark |
| Amp. 150 + 300 mg, | | | | | – Nausea + Erbrechen |
| Kps. 140 mg | p. o. | 12,0–15,0 | | – Täglich | – Perineum- + Tumorschmerzen |
| • Gesamtzyklus | | | | | bei zu rascher Injektion |
| | | | | | – Lokale Thrombophlebitis (selten) |
| | | | | | – Gynäkomastie (selten) |
| Prednimustin | | | | | |
| • Sterecyt[+] | p. o. | 0,7–1,0 | | – Täglich | – Knochenmark |
| Tabl. 20 + 100 mg | | 2,0–3,0 | | – Täglich über 5 Tage, alle 2–3 Wochen | – Charakteristische Glukokortikoidnebenwirkungen |
| | | | 2,0 | – Täglich über 5 Tage, alle 2–3 Wochen | |
| 2) Antimetaboliten | | | | | |
| Amethopterin | | | | | |
| • Methotrexat[+] | p. o. | 0,05–0,075 | 0,05 | – Täglich | – Knochenmark |
| Tbl. 2,5 mg, | | | | | – Stomatitis, Darmulzera |
| Amp. 5,0, 50,0, 500, 1000 mg | p. o. | 0,15 | 0,1 | – Täglich über 3 Tage, alle 7 Tage | – Diarrhö |
| | | | | | – Haarverlust |
| | i. v. | 0,5–1,0 | 0,5–0,75 | – Alle 1–2 Wochen | – Nausea + Erbrechen (selten) |
| • Mexate[+] | i. th. | 15 mg Gesamtdosis | | – Alle 2–3 Tage | – Dermatitis (selten) |
| Amp. 20, 50, 100, 500, 1000 mg | | | | | – Nierentoxizität (selten) |
| • S[b] | | | | | – Pneumonitis (selten) |
| | | | | | – Hepatotoxizität (selten) |
| | | | | | *Strikte Kontraindikation:* gestörte Nierenfunktion |

– Hochdosiert mit Citrovorumfaktor (Antidot, „rescue"; s. Text)
– Als regionale Infusion

**Tabelle 1.** (Fortsetzung)

| Gruppe<br>Präparat<br>Handelsform[a]<br>Zellzyklusangriffspunkt | Applika-<br>tion[c] | Anfangsrichtdosen[f] | | Frequenz | Toxizität |
|---|---|---|---|---|---|
| | | Mono-<br>therapie<br>[mg/kg KG] | Kombinations-<br>therapie<br>[mg/kg KG] | | |
| Methotrexatantidot =<br>Citrovorumfaktor | | | | | |
| • Leukovorin[+]<br>Amp. 3 mg, | i. m. | 0,1–0,2 | | – Über 48 h alle 6 h | |
| Tbl. 15 mg | p. o. | 0,25 | | – Wie parenteral | |
| Mercaptopurin | | | | | |
| • Purinethol[+]<br>Tbl. 50 mg | p. o. | 2,5 | 1,5–2,0 | – Täglich | – Knochenmark<br>– Hämaturie – Kristallurie nur nach |
| Amp. 500 mg[–] | i. v. | 15 | 15 | | hohen i. v.-Dosen |
| • S[b] | | | (intermit-<br>tierend) | – 5 Tage nacheinander,<br>dann 2 Wochen Pause | – Lebertoxizität (selten)<br>*Cave:* Bei gleichzeitiger Allo-<br>purinoltherapie nur 1/3 der<br>Purinetholdosis geben |
| Thioguanin | | | | | |
| • Lanvis[+]<br>Tbl. 40 mg | p. o. | 2,0–3,0 | | – Täglich | – Knochenmark |
| • S[b] | | | 2,0–3,0 | – 2mal täglich über<br>5 Tage, alle 2 Wochen | |
| Cytosin-Arabinosid | | | | | |
| • Cytosar[+]<br>Amp. 100 mg | i. v. | 2,0–3,0 | 2,0–3,0<br>(5 Tage lang,<br>alle<br>2 Wochen) | – täglich als 24 h<br>– Infusion oder 2mal täg-<br>lich direkt i. v. | – Knochenmark<br>– Nausea + Erbrechen (selten)<br>– Stomatitis, Diarrhö (selten) |
| • Alexan[+]<br>Amp. 40, 100 mg | i. v. | | | | |
| • S[b] | | | | | |
| | | | – Hochdosiert (s. Kap. 13) | | |

**5-Fluoruracil**

| | | | | | |
|---|---|---|---|---|---|
| • Fluorouracil[+]<br>Amp. 250 mg | i.v. | 15 | 12 | – 1mal wöchentlich<br>oder täglich über<br>6–10 Tage als 3- bis<br>6stündige Infusion | – Knochenmark<br>– Stomatitis, Darmulzera<br>– Durchfall<br>– Nausea + Erbrechen,<br>  Anorexie |
| | | 12 | 10 | – Täglich über 5 Tage,<br>alle 3–4 Wochen | – Haarausfall (selten)<br>– Zerebelläre Symptome (selten) |
| Trinkampullen 250 mg[+], | p.o. | 15 | 12 | – 2- bis 3mal wöchentlich | |
| Kps. 250 mg[+] | p.o. | 15 | 12 | – 2- bis 3mal wöchentlich | |
| • Fluroblastin[+]<br>Amp. 500 mg | i.v. | | | | |
| • S[b] | | | | | |
| • Efudix[+]<br>5% Salbe | Lokal | | | 2mal täglich | – Lokales Erythem |

**5-Fluordeoxyuridin**

| | | | | |
|---|---|---|---|---|
| • Floxuridin[−]<br>Amp. 500 mg | | 0,5–1,0<br>– Nur als regionale Infusion | | – Wie 5-Fluoruracil |
| • S[b] | | | | |

*3) Pflanzenalkaloide und Podophyllotoxinderivate*

Vinblastin

| | | | | | |
|---|---|---|---|---|---|
| • Velbe[+]<br>Amp. 10 mg | Streng<br>i.v. | 0,15 | 0,1 | Wöchentlich | – Knochenmark<br>– Haarverlust (selten)<br>– Nausea + Erbrechen (selten)<br>  oder Fieber<br>– Milde Neurotoxizität<br>  (peripher + zentral)<br>  *Cave* paravenöse Gaben: Schmerz-<br>  hafte, langdauernde Nekrosen |
| • G2-M[b] | | | | | |

**Tabelle 1.** (Fortsetzung)

| Gruppe<br>Präparat<br>Handelsform[a]<br>Zellzyklusangriffspunkt | Applika-<br>tion[c] | Anfangsrichtdosen[f] | | Frequenz | Toxizität |
|---|---|---|---|---|---|
| | | Mono-<br>therapie<br>[mg/kg KG] | Kombinations-<br>therapie<br>[mg/kg KG] | | |
| **Vincristin** | | | | | |
| ● Oncovin[+]<br>Amp. 1,0, 2,0, 5,0 mg<br>● Leucid[+]<br>Amp. 1,0, 2,0 mg<br>● G2-M[b] | Streng<br>i. v. | 0,02–0,05 | Gleich | Wöchentlich | – Peripher neurotoxisch:<br>Parästhesien, Areflexie<br>– Fieber (selten)<br>– Muskelschwäche, paralytischer<br>Ileus<br>– Haarverlust<br>– Wenig knochenmarktoxisch<br>*Cave* paravenöse Gaben:<br>(s. unter Vinblastin) |
| **Vindesin** | | | | | |
| ● Eldisine[+]<br>Amp. 5,0 mg<br>● G2-M[b] | Streng<br>i. v. | 0,7–0,9 | 0,4–0,7 | Wöchentlich | – Knochenmark<br>– Peripher neurotoxisch,<br>zentral selten<br>– Nausea + Erbrechen<br>– Stomatitis, Myalgie, Fieber (selten) |
| **Teniposid – VM-26** | | | | | |
| ● Vumon[+]<br>Amp. 50 mg<br>● G2[b] | Streng<br>i. v.<br>30-min<br>Infusion | 1,0–1,5 | 0,8–1,0 | Alle 3–4 Tage | – Knochenmark<br>– Nausea + Erbrechen<br>– Haarausfall<br>– Diarrhö (selten)<br>– Hämaturie (selten) |

| | | | | | |
|---|---|---|---|---|---|
| Etoposid – VP-16-213 | | | | | |
| • Vepesid[+]<br>Amp. 100 mg,<br>Kps. 100 mg<br>• G2[b] | Streng<br>i. v. | 1,5–3,0 | | Täglich über 3–5 Tage,<br>alle 1–2 Wochen | – Knochenmark<br>– Nausea + Erbrechen |
| | | | 1,5–2,0 | Täglich über 3 Tage,<br>alle 3–4 Wochen | – Haarverlust<br>– Stomatitis |
| | p.o. | 4,5–5,0 | | Täglich über 3 Tage,<br>wöchentlich[e] | – Periphere Hypotonie<br>Neuropathie, Fieber, Durchfall<br>Erythem und Bronchospasmus<br>(selten) |
| | | | 3,0–3,5 | Täglich über 3 Tage,<br>alle 2–3 Wochen | |
| *4) Antibiotika* | | | | | |
| Actinomycin D<br>Dactinomycin | | | | | |
| • Cosmegen[+]<br>Amp. 0,5 mg<br>• S[b] | Streng<br>i. v. | 0,01–0,015 | | Täglich über 5 Tage,<br>alle 2–3 Wochen | – Knochenmark (verzögert)<br>– Nausea + Erbrechen<br>– Stomatitis<br>– Haarverlust<br>– Haut in Strahlenfeldern |
| | | 0,01 | | Alle 2 Tage<br>(3mal pro Woche) | *Cave:* Paravenöse Gaben |
| Daunorubicin | | | | | |
| • Daunomycin[+]<br>Amp. 20 mg | Streng<br>i. v. | 1,5 | | Über 3 Tage alle 2 Wochen | – Knochenmark<br>– Nausea + Erbrechen<br>– Haarverlust<br>– Stomatitis |
| • Cerubidine[+]<br>Amp. 20 mg<br>• G2[b] | | | 1,0–1,5 | 1–2 Tage pro Woche | – Myokardtoxisch bei Gesamtdosen<br>> 20–30 mg/kg KG Tachykardie,<br>Arrhythmien |
| Adriamycin | | | | | |
| • Adriblastin[+]<br>Amp. 10, 50 mg<br>• G2[b] | Streng<br>i. v. | 1,5–2,0<br>0,5–0,7 | 1,0<br>0,5–0,6 | – Alle 3 Wochen<br>– Über 3 Tage,<br>alle 3–4 Wochen | – Wie Daunorubicin<br>– Myokardtoxisch bei Gesamtdosen<br>> 15–17 mg/kg KG |

**Tabelle 1.** (Fortsetzung)

| Gruppe Präparat Handelsform[a] Zellzyklusangriffspunkt | Applikation[c] | Anfangsrichtdosen[f] | | Frequenz | Toxizität |
|---|---|---|---|---|---|
| | | Monotherapie [mg/kg KG] | Kombinationstherapie [mg/kg KG] | | |
| 4-Epiadriamycin<br>• Farmorubicin[+]<br>  Amp. 10, 50 mg<br>• G2[b] | Streng i.v. | 1,75–2,25 | 1,2 | – Alle 3 Wochen | – Wie Adriamycin, weniger kardiotoxisch |
| Mitoxantrone<br>• Novantron[+]<br>  Amp. 30 mg<br>• G2[b] | i.v. | 0,25–0,28 | 0,2 | Alle 3 Wochen | – Knochenmark<br>– Selten hepatotoxisch |
| Mitomycin-C<br>• Mutamycin[+]<br>  Amp. 5,0, 20 mg<br>• Gesamtzyklus | Streng i.v. | 0,3–0,5 | 0,3 | 1mal alle 4–6 Wochen | – Knochenmark<br>– Nausea + Erbrechen<br>– Mikroangiopathische hämolytische Anämie und Niereninsuffizienz<br>– Selten hepatotoxisch, lungentoxisch, Stomatitis |
| • Bleomycin[+]<br>  Amp. 5,0, 15,0 mg<br>• Gesamtzyklus | i.v.<br>i.m. | 0,5<br>0,5 | 0,3–0,5<br>0,3–0,5 | 1- bis 2mal pro Woche | – Haut, schmerzhafte Verdickungen, Bullae, Pigmentation<br>– Fieber |
| | i.v. | 0,1–0,5 | 0,1–0,5 | Täglich als 24-h-Infusion über 3–5 Tage, alle 3 Wochen | – Stomatitis<br>– Knochenmark (gering)<br>– Bei hoher Gesamtdosis pulmonale Fibrose und Pneumonie |

| | | | | | |
|---|---|---|---|---|---|
| • Mithramycin⁻ Amp. 2,5 mg • S$^b$ | Streng i.v. | 0,04–0,06 | | Alle 2 Tage (3mal pro Woche) | – Hepatotoxisch<br>– Blutungen (regelmäßige Transaminasen-, alkalische Phosphatase-, Prothrombinzeit- und Thrombozytenkontrollen)<br>– Nausea + Erbrechen<br>– Fieber<br>– Nephrotoxisch |
| • Streptonigrin⁻ Kps. 0,2 mg • S$^b$ | p.o. | 0,004 | 0,002 | Täglich | – Knochenmark (verzögert)<br>– Nausea + Erbrechen<br>– Dermatitis (selten)<br>– Stomatitis (selten) |
| *5) Andere Substanzen* | | | | | |
| Procarbazin • Natulan⁺ Kps. 50 mg • Gesamtzyklus | p.o. | 3,0–4,0 | 2,0 | Täglich | – Knochenmark<br>– Nausea + Erbrechen<br>– Alkoholunverträglichkeit<br>– ZNS: Somnolenz bis Präkoma<br>– Dermatitis |
| Hydroxyurea • Hydrea⁺ Kps. 500 mg | p.o. | 20–30 | | Täglich | – Knochenmark<br>– Nausea + Erbrechen |
| | | 80–100 | | 2mal pro Woche | – Haarausfall (selten)<br>– Stomatitis (selten)<br>– Azotämie und Hyperurikämie (selten) |
| • Litalir⁺ Kps. 500 mg • S$^b$ | | | | | |

**Tabelle 1.** (Fortsetzung)

| Gruppe Präparat Handelsform[a] Zellzyklusangriffspunkt | Applikation[c] | Anfangsrichtdosen[f] | | Frequenz | Toxizität |
|---|---|---|---|---|---|
| | | Monotherapie [mg/kg KG] | Kombinationstherapie [mg/kg KG] | | |
| L-Asparaginase | | | | | |
| ● Asparaginase[+] Amp. 10 000 + 50 000 I. E. | i. v. | 500–1000 I.E./kg KG | | Täglich über 10–14 Tage | – Hepatotoxisch, Gerinnungsstörungen, Hpofibrinogenämie, Hypoalbuminämie, Anasarka<br>– Pankreatitis – Hyperglykämie<br>– Fieber, Nausea, Anorexie |
| ● Crasnitin[+] Amp. 10 000 I. E. | | | | | – Allergie bis zum anaphylaktischen Schock<br>– Azotämie<br>– ZNS: Lethargie bis Koma<br>*Cave:* Simultane Vincristintherapie: schwere Neurotoxizität |
| Imidazolcarboxamid Dimethyl-Triazen DTIC | | | | | |
| ● Dacarbazin[+] Amp. 100, 200 mg<br>● Gesamtzyklus | Streng i. v. | 6,0–7,0 | 2,0–3,0 | Täglich über 6 Tage, alle 3–4 Wochen<br>Täglich über 5 Tage, alle 3–4 Wochen | – Knochenmark (verzögert) *Cave:* Kumulation nach 2–3 Wochen<br>– Nausea + Erbrechen<br>– Fieber<br>– hepatotoxisch |
| Hexamethylmelamin | | | | | |
| ● Hexastat[+] Kps. 50, 100 mg<br>● S[b] | p. o. | 4,0–8,0 | 3,0–4,0 | Täglich<br>Täglich über 7–14 Tage | – Knochenmark (wenig)<br>– Nausea + Erbrechen<br>– Neurotoxizität (zentral sowie peripher)<br>– Diarrhö, Haarverlust (selten) |

| o,p'-Dichlordiphenyl-dichlor-äthan: o,p'-DDD: Mitotan | | | | |
|---|---|---|---|---|
| • Lysodren[+]<br>  Tbl. 500 mg<br>• Gesamtzyklus | p.o. | 100,0–200,0 | Täglich über mindestens<br>3 Monate | – Nausea + Erbrechen<br>– ZNS, Lethargie, Sehstörungen<br>– Dermatitis<br>– Nebennierenrindeninsuffizienz |
| m-AMSA | | | | |
| • Amsacrin[−]<br>  Amp. 75 mg<br>• Gesamtzyklus? | Streng<br>i. v.<br>1-h-Infusion | 2,5–3,5 | Alle 3–4 Wochen | – Knochenmark – Anämie<br>– Nausea + Erbrechen<br>– Stomatitis – Diarrhö<br>–Arrhythmie (sehr selten)<br>– ZNS (sehr selten)<br>– Phlebitis |

[a] (+) = im Handel; – = nicht im Handel, noch im Versuchsstadium.

[b] M, G1, S. G2 = Zellzyklusphasen, s. Kap. 4.

[c] p.o. = per os; i. v. = intravenös; i. pl. = intrapleural; i. per. = intraperitoneal; i. th. = intrathekal.

[d] Obwohl dieses Präparat chemisch eine typische alkylierende Substanz ist, sind auch zusätzlich andere, evtl. antimetabolische Wirkungsmechanismen anzunehmen.

[e] Die Tagesdosis wird in 3–4 Gaben aufgeteilt.

[f] Bei Kindern ist die Dosisberechnung nach mg/m² Körperoberfläche statt nach mg/kg KG vorzuziehen. Die Körperoberfläche kann nach einem Nomogramm aus Körperlänge (cm) und Körpergewicht (kg) berechnet werden. Die Multiplikation der mg/kg-Dosis mit dem Faktor 37 ergibt annäherungsweise die Dosis in mg/m².

aktiv beim Mammakarzinom und den Non-Hodgkin-Lymphomen. *4'-Demetho-xydaunorubicin* und *4'-Deoxydoxorubicin* sind zwei weitere gegenwärtig in klinischer Erprobung stehende Analoge. Das letztgenannte Derivat ist wegen seiner tierexperimentellen Aktivität bei kolorektalen Karzinomen und der guten oralen Resorption ein attraktiver Kanditat für klinische Prüfungen.

*Bisantrene* ist ein Anthrazen-bis-hydrazon-Derivat, welches tierexperimentell größere zytostatische Aktivität als Adriamycin bei fehlender Kardiotoxizität zeigt. Bisantrene besitzt aufgrund erster klinischer Prüfungen eine gewisse Aktivität beim Mammakarzinom. Das Medikament führt aber bei der Infusion über periphere Venen zu ausgedehnten Phlebitiden, so daß dieses Zytostatikum nur über einen Zentralvenenkatheter appliziert werden kann. Die dosislimitierende Nebenwirkung ist die Leukopenie.


## Prinzipien der Kombinationschemotherapie


Die Grundlagen der Kombinationschemotherapie maligner Tumoren wurden im wesentlichen bereits bei der antibiotischen Therapie bakterieller Erkrankungen erarbeitet. Die Kombination mehrerer aktiver Zytostatika bezweckt einerseits, die Resistenzentwicklung gegen die eingesetzten Medikamente zu verhindern und andererseits, die zytostatische Wirkung zu verbessern. Hierbei sind folgende Prinzipien zu beachten:

1) In der Kombination sollten nur Zytostatika verwendet werden, die auch in der Monochemotherapie bei diesem Tumor aktiv sind.
2) Die eingesetzten Zytostatika sollten unterschiedliche Wirkungsmechanismen aufweisen.
3) Die Zytostatika müssen verschiedene Toxizitätsspektren aufweisen oder ihre Nebenwirkungen zu verschiedenen Zeitpunkten entfalten, so daß die eingesetzten Chemotherapeutika in voller oder nahezu voller Dosis gegeben werden können.

Durch die Beachtung dieser Prinzipien versucht man die folgenden Ziele zu erreichen:

1) einen additiven oder sogar synergistischen therapeutischen Effekt;
2) eine Addition der Nebenwirkungen wird trotz Einsatz der Zytostatika in voller Dosierung vermieden, da die Nebenwirkungen auf verschiedene Zeitpunkte bzw. auf verschiedene Normalgewebe verteilt werden.
3) Durch die Kombination mehrerer Zytostatika versucht man, das Problem der Resistenz zu umgehen.

Die klinische Erfahrung lehrt, daß durch die Beachtung dieser Prinzipien tatsächlich gegenüber der Monotherapie bessere Resultate erzielt werden können. Die Kombinationen basieren dabei weitgehend auf empirischen Grundlagen und können sich nur selten direkt auf Erfahrungen am Tiermodell abstützen. Weitere Hinweise zur Kombinationschemotherapie finden sich in Kap. 4. Die bei den verschiedenen Tumorarten wirksamen Chemotherapiekombinationen werden jeweils in den entsprechenden Kapiteln näher beschrieben.

## Alteration der systemischen Wirkung von Zytostatika

### Blut-Liquor-Schranke

Für die meisten gebräuchlichen Zytostatika besteht, wie für viele andere Medikamente, eine sog. Blut-Liquor-Schranke. Diese verhindert häufig bei systemischer Anwendung eines Zytostatikums eine ausreichende Konzentration desselben im Liquor und im ZNS. Primäre Hirntumoren, Hirnmetastasen und v. a. ein Tumorbefall der Hirnhäute werden deshalb durch eine systemische Chemotherapie häufig nur ungenügend oder gar nicht beeinflußt. Der Übertritt eines Zytostatikums vom Blut in den Liquorraum und in das ZNS ist von gewissen chemischen Eigenschaften abhängig: hochgradige Lipidlöslichkeit, relativ geringe Molekülgröße, geringgradige Ionisation, keine wesentliche Proteinbindung. Diese Voraussetzungen werden nur von wenigen Zytostatika erfüllt, so u. a. von den Nitrosoharnstoffderivaten BCNU und CCNU, 5-Fluoruracil, Procarbazin, Cytosin-Arabinosid und wahrscheinlich den Podophyllotoxinderivaten.

Die zytostatische Behandlung metastasierender Tumoren mit Ablegern im Bereich des ZNS und in anderen Organen ist problematisch, wenn nicht gleichzeitig mit der Einleitung einer systemischen Therapie auch der häufig prognostisch entscheidende Tumorbefall des ZNS wirksam angegangen werden kann. Folgende Möglichkeiten stehen zur Behandlung von Hirnmetastasen bzw. einem Tumorbefall der Meningen zur Verfügung:

- Strahlentherapie, meist unter gleichzeitiger Gabe von hohen Kortikosteroiddosen zur Verhinderung eines strahlenbedingten Hirnödems;
- bei einem meningealen Befall intrathekale Applikation eines Zytostatikums. Hierzu werden v. a. Amethopterin und Cytosin-Arabinosid, seltener Thiotepa benutzt (für Einzelheiten s. Kap. 14). Therapeutische Liquorkonzentrationen werden auch mit der hochdosierten Methotrexattherapie mit nachfolgendem Leukovorin (Antidot, „rescue") und mit der hochdosierten Cytosin-Arabinosid-Behandlung erreicht.
- Hirnmetastasen können durch regionale intraarterielle Injektion oder Infusion eines Zytostatikums zur Rückbildung gebracht werden.

### Gonaden

Aufgrund klinischer Erfahrungen stellen auch die Hoden einen Ort der relativen Inaktivität von Zytostatika dar. Testikuläre Rezidive nach erfolgreicher Behandlung akuter Leukämien sowie bei Hodenkarzinomen, bei denen aus irgendwelchen Gründen der primäre Hodentumor nicht entfernt werden konnte, sind besonders häufig.

### Pleuraergüsse und Aszites

Zytostatika können in Pleuraergüssen und Aszites angesammelt werden. Sie gehen dann langsam wieder ins Blut über und entfalten eine zytostatische Wirkung ähnlich derjenigen einer Dauertropfinfusion. Dies kann v. a. bei Methotrexat zu unerwarteter später Systemtoxizität führen (s. Kap. 8).


**Intraarterielle Therapie**

Die regionale Applikation von Zytostatika durch arterielle Infusionen oder isolierte Perfusionen ermöglicht hohe Dosierungen im Tumorbereich mit relativ geringer systemischer Toxizität. Mögliche Nebenwirkungen und Komplikationen der intraarteriellen Therapie sind bei den entsprechenden Tumorarten zu finden.


# Kurz- und mittelfristige Nebenwirkungen der Zytostatika


In kaum einer anderen Sparte der Medizin ist die therapeutische Breite der eingesetzten Medikamente so klein wie in der medizinischen Onkologie. Der Arzt, welcher zytostatische Behandlungen durchführt, muß deshalb über eine genaue Kenntnis der möglichen Nebenwirkungen und der Pharmakologie der eingesetzten Zytostatika verfügen. Viele schwere Nebenwirkungen sind das Resultat ungenügender Kenntnisse und des Nichtbeachtens scheinbarer Kleinigkeiten in der Therapieplanung. Die Nebenwirkungen der Zytostatika sind außerordentlich vielseitig und betreffen alle Organsysteme (Tabelle 2). Sie können akut auftreten oder chronisch verlaufen. Bezüglich Spätfolgen der Chemotherapie verweisen wir auf Kap. 9. Da Zytostatika oft in Kombinationen eingesetzt werden, kann das Bild der toxischen Nebenwirkungen außerordentlich mannigfaltig sein. Nachfolgend werden häufige kurz- und mittelfristige Nebenwirkungen eingehender besprochen.


**Knochenmarkdepression**

Die Knochenmarkdepression ist die häufigste und nicht selten lebensbedrohliche Komplikation einer Chemotherapie. Nur wenige Zytostatika besitzen keine myelosuppressive Wirkung, wie z. B. Vincristin, Bleomycin, Streptozotocin und die L-Asparaginase. Die Klinik der Knochenmarkdepression wird durch die Kinetik der geschädigten Zellinie geprägt. Die Schädigung der proliferierenden Zellen im Knochenmark führt mit einer zeitlichen Verzögerung zur Verminderung der reifen, funktionellen Elemente im Blut. Die Geschwindigkeit, mit der die peripheren hämatologischen Werte abfallen, korreliert mit der Halbwertszeit der entsprechenden Zellen, welche für die Erythrozyten etwa 120 Tage, für die Thrombozyten 5–7 Tage und für die Granulozyten 6 h beträgt. Eine Schädigung der Erythroblasten wird sich somit erst nach längerfristigen Behandlungen auswirken, während die Schädigung der myeloischen Reihe und der Megakaryozyten zu einem raschen Abfall von Leuko- und Thrombozyten führt.

**Tabelle 2.** Wichtigste Nebenwirkungen der Gebräuchlichen Zytostatika (+ + + ausgeprägt – immer, + + deutlich – häufig, + mild – selten)

| | Knochenmarksdepression | Stomatitis | Durchfall | Anorexie, Nausea, Erbrechen | Neurotoxizität | Zystitis | Hautveränderung | Haarausfall | Fieber |
|---|---|---|---|---|---|---|---|---|---|
| Nitrogen mustard[r] | + + + | | | + + + | [a] | | | + | |
| Triäthylenthiophosphoramid | + + + | | | + | | | | + | |
| Cyclophosphamid [q,p] | + + | | | + +[b] | | + + | + | + + | |
| Ifosfamid | + + | | | + + | + | + + + | | + + | |
| Chlorambucil | + + | | | + | | | | | |
| Busulfan[p] | + + | | | + | | | | | |
| Melphalan | + + + | | | + | | | | | |
| Hexamethylmelamin | + + | | | + + | + + | | | + | |
| BCNU[c,k,r] | + + + | | | + + | | | | | |
| CCNU[k] | + + + | | | + + | | | | | |
| Methotrexat[k,p] | + + + | + + | + + | + | +[d] | | + | + | +[d] |
| Mercaptopurin[f] | + + + | | | | | +[e] | | | |
| Thioguanin | + + + | | | | | | | | |
| Cytosin-Arabinosid | + + + | + | + | + | +[d] | | + | + | |
| 5-Fluorouracil | + + | + + | + + | + + | +[g] | | + | + | |
| Vinblastin[r] | + + | + | | + | + | | | + | + |
| Vindesin[r] | + + | | | + | + + | | | + | + |
| Vincristin[r] | + | | | | + + + | | | + + | + |
| Actinomycin D[r] | + + + | + + | | + + | | | [h] | + + | |
| Daunorubicin[i,r] | + + + | + + | | + + | | | | + + + | |
| Adriamycin[i,r] | + + + | + + | | + + | | | | + + + | |
| Mitomycin[k,p,r] | + + | + | | + + | | | | | |
| Mithramycin[i,r] | + | | | + + | | | | | + + |
| Streptozotocin[i,m,s] | | | | + + + | | | | | |
| Bleomycin[p] | + | + + | | + | | | + + | + + | + + |
| Procarbazin | + + | | | + + | + + | | + | | |
| Hydroxyurea[k] | + + + | + | | + + | | | | + | |
| L-Asparaginase[k,l] | | | | + | + +[l] | | | | + + |
| Imidazolcarboxamid[c] | + + | | | + + + | | | | | + |
| Podophyllotoxinderivate[c,r] | + + | + + | + | + + | + | | +[h] | + + + | |
| Cisplatin[m,o,r] | + + | | + | + + + | + +[n] | | | + | |

[a] Nur bei sehr hohen Dosen oder arterieller Perfusion. [b] Besonders bei hoher i.v.-Dosis. [c] Venenschmerz bei Injektion. [d] Selten bei intrathekaler und hochdosierter i.v.-Applikation. [e] Hämaturie (selten – nur nach hoher i.v.-Gabe). [f] Achtung bei simultaner Allopurinoltherapie. [g] Selten – fast nur bei hohen Dosen. [h] Exazerbation einer Strahlendermatose. [i] Kardiotoxizität bei hohen Gesamtdosen. [j] Hepatotoxisch – hämorrhagische Diathese. [k] Gelegentlich Nephrotoxizität. [l] Leber-, Pankreas-, ZNS-Toxizität – s. Text. [m] Nephrotoxisch. [n] Ototoxisch für höhere Frequenzen. [o] Selten Lebertoxizität. [p] Interstitielle Pneumopathie. [q] Perikard- und Myokardtoxizität, nur bei sehr hohen Dosen. [r] Streng i.v. mit trockener Nadel, sonst evtl. lokale Entzündung, Nervenschädigung oder Venenkomplikationen. [s] Hypoglykämie.

**Tabelle 3.** Richtlinien zur Anpassung der Zytostatikadosen an die hämatologischen Werte

| Leukozyten (pro mm³ Blut) | Thrombozyten (pro mm³ Blut) | Dosis [%] |
|---|---|---|
| >4 000 | >100 000 | 100 |
| 2 500 – 4 000 | 50 000 – 100 000 | 50 |
| <2 500 | <50 000 | 0 |

Eine direkte Schädigung der eigentlichen Stammzellpopulation ist relativ selten. Sie wird v. a. nach Nitrosoharnstoffderivaten, Stickstofflost, Busulphan, Melphalan und Mitomycin beobachtet. Diese Medikamente führen denn auch zu einer verzögert einsetzenden Myelosuppression mit Tiefstwerten nach 3 – 5 Wochen. Die übrigen Zytostatika führen zu einer Schädigung der proliferierenden Zellen (Myeloblast, Promyelozyt). Bei diesen Medikamenten werden die hämatologischen Tiefstwerte nach 7 – 14 Tagen beobachtet. Die Dosis der Zytostatika bestimmt das Ausmaß des Abfalls der hämatologischen Werte, kaum aber die Dauer der Myelosuppression. Dadurch wird in der Praxis die Knochenmarkdepression weitgehend steuerbar, so daß sie ohne bedrohliche Komplikationen ablaufen kann. Regelmäßige Kontrollen der hämatologischen Werte (Leukozyten, Thrombozyten) stellen hierzu eine unabdingbare Voraussetzung dar. Die hämatologischen Kontrollen haben vor jeder neuen Verabreichung eines Zytostatikums zu erfolgen. Die Häufigkeit der zwischenzeitlichen Kontrollen (meist wöchentlich) richtet sich nach der Art der Behandlung. Richtlinien zur Dosisanpassung an die jeweils bestimmten hämatologischen Werte sind in Tabelle 3 angegeben. Sie sind allerdings für gewisse Therapieformen, wie sie z. B. in der Behandlung der akuten Leukämien angewendet werden, nicht gültig. Eine wesentliche Voraussetzung für die gefahrlose Durchführung einer zytostatischen Therapie ist die genaue Kenntnis der Wirkung der eingesetzten Medikamente auf das Knochenmark. Bei den Zytostatika, welche die Stammzellen schädigen (z. B. Nitrosoharnstoffe, Mitomycin etc.) muß mit einer weiteren Therapie, auch mit anderen myelosuppressiven Zytostatika, mindestens 6 Wochen abgewartet werden, bis der Zeitpunkt der hämatologischen Tiefstwerte überschritten ist und sich die Blutwerte erholt haben.

Nebst der direkten Wirkung der Zytostatika auf das Knochenmark ist auch die Pharmakokinetik der eingesetzten Medikamente von Bedeutung. Die Verabreichung von Methotrexat bei einer – auch nur leicht – eingeschränkten Nierenfunktion, kann sehr rasch zur lebensgefährlichen Kumulation dieses Folsäureantagonisten mit konsekutiver Knochenmarkaplasie führen. Adriamycin wird bei eingeschränkter Leberfunktion (Bilirubin > 26 µmol/l) verzögert eliminiert und kann dann zur schweren Knochenmarkdepression führen. Schließlich ist die Interaktion zwischen Mercaptopurin und Azathioprin einerseits sowie Allopurinol andererseits von praktischer Bedeutung. Bei gleichzeitiger Gabe dieser Medikamente muß die Dosis des Zytostatikums reduziert werden (Dosisreduktion von Mercaptopurin oder Azathioprin um 25% pro 100 mg Allopurinol).

Das Ausmaß der Knochenmarkdepression wird schließlich durch verschiedene Patientencharakteristika wesentlich mitbestimmt:

- Ältere Patienten verfügen über geringere Knochenmarkreserven als junge Patienten und tolerieren entsprechend geringere Zytostatikadosen.
- Die Knochenmarkreserve ist nach ausgedehnter Strahlentherapie und/oder intensiver und langdauernder Chemotherapie vermindert.
- Die Tumorkrankheit kann die Toleranz des Knochenmarks verringern, sei es durch eine diffuse Knochenmarkinfiltration (z. B. maligne Lymphome, kleinzelliges Bronchuskarzinom, Mammakarzinom), sei es durch ausgedehnte Skelettmetastasen (Mammakarzinom, Prostatakarzinom etc.).
- Ausgeprägter Gewichtsverlust in den letzten Monaten vor Therapiebeginn und schlechter Ernährungszustand führen ebenfalls zu einer verminderten hämatologischen Toleranz.


**Stomatitis**

Zahlreiche Zytostatika können zu Stomatitis, Cheilosis, Glossitis, Ösophagitis und Schleimhautulzerationen führen. Bei Patienten mit gleichzeitiger Granulozytopenie ist die Schädigung der mukokutanen Barriere mit der drohenden Gefahr einer gramnegativen Sepsis eine potentiell letale Komplikation. Diese oft sehr schmerzhafte Nebenwirkung einer Chemotherapie führt nicht selten auch zu einer schweren Beeinträchtigung des Allgemeinzustands infolge verminderter Flüssigkeits- und Nahrungsaufnahme. Die Mukositis wird v. a. nach Methotrexat, 5-Fluoruracil, Cytosin-Arabinosid, Actinomycin D, Adriamycin, Daunomycin, Mithramycin in höheren Dosen, Bleomycin und Vinblastin beobachtet. Frühsymptom einer drohenden Schleimhautschädigung ist oftmals Überempfindlichkeit auf saure Getränke oder Speisen, welche 4−6 Tage nach der Zytostatikagabe beobachtet wird. Die Patienten sollten gezielt befragt und Schleimhautläsionen gesucht werden (auch unter Prothesen). Die ersten Zeichen einer Mukositis stellen eine strikte Indikation zur Therapieunterbrechung dar. Die Schleimhautläsionen sind oft Vorboten einer Knochenmarkdepression. Die zytostatische Behandlung darf erst dann wieder aufgenommen werden, wenn sich alle Manifestationen vollständig zurückgebildet haben. Eine Mukositis unter Methotrexat wird v. a. bei eingeschränkter Nierenfunktion, Pleuraergüssen, Aszites und nach wiederholter intrathekaler Therapie beobachtet. Bei den ersten Zeichen einer methotrexatbedingten Stomatitis sollte sofort mit einer Behandlung mit Citrovorumfaktor begonnen und die Methotrexatspiegel im Blut sowie die Nierenfunktion überprüft werden. Das Ausmaß einer Mukositis wird durch verschiedene Faktoren mitbestimmt:

- Patienten mit vorgängiger Strahlentherapie im Bereich von Mund, Rachen oder Ösophagus sind besonders gefährdet.
- Die Stomatitis ist häufiger bei Patienten in schlechtem Allgemein- und Ernährungszustand wie auch bei schlechter Mundhygiene.
- Patienten mit gleichzeitiger Antibiotika- oder Steroidtherapie weisen häufig eine zusätzliche Soorinfektion auf.

Die Behandlung der Mukositis besteht in:

1) Schmerzbekämpfung lokal (z. B. mit Benzydaminhydrochlorid oder lokal-
   anästhetikahaltigen Lösungen) oder systemisch (z. B. Paracetamol).
2) Antiinflammatorische und antiseptische Maßnahmen (z. B. Kamillenex-
   trakt, Hexetidin, Polyvinylpyrrolidonjod etc.), ggf. zusätzliche antimykoti-
   sche Therapie (z. B. Amphotericin oder Nystatin).
3) Ausreichende Flüssigkeitszufuhr und Ernährung, wenn nötig parenteral.


**Durchfälle**

Sie treten v. a. nach hohen Dosen von 5-Fluoruracil, dann z. T. blutig, selten
nach Methotrexat und Cytosin-Arabinosid auf. Cisplatin führt bei etwa 10%
der Patienten zu kurzfristiger Diarrhö. Für Methylglyoxal-bisguanylhydrazon
(MGBG, methyl-GAG), ein gegenwärtig in klinischer Prüfung stehendes neues
Zytostatikum, stellen Durchfälle die dosislimitierende Nebenwirkung dar. Die
Diarrhö stellt, ebenso wie die Stomatitis, eine strikte Indikation zur sofortigen
Therapieunterbrechung dar. Durchfälle werden meist von einer Knochenmark-
depression begleitet oder gefolgt.


**Inappetenz, Nausea und Erbrechen**

Gastrointestinale Nebenwirkungen werden bei zahlreichen Zytostatika beobachtet. Bezüglich der Behandlung von Nausea und Erbrechen verweisen wir auf
Kap. 8.


**Neurotoxizität**

Viele Zytostatika können zu Nebenwirkungen am Nervensystem führen. Am
häufigsten werden neurotoxische Erscheinungen unter der Behandlung mit *Vincaalkaloiden* gesehen. Für Vincristin, seltener für Vindesin und Vinblastin sind
die neurologischen Nebenwirkungen dosislimitierend. Die Vincaalkaloide führen am häufigsten zu einer peripheren Polyneuropathie, seltener sind die Hirnnerven oder das autonome Nervensystem betroffen. Wesensveränderungen,
Verwirrtheit, Delirium, Koma und Krampfanfälle unter einer Vincristinbe-
handlung sind meist Ausdruck einer Hyponatriämie infolge eines vincristinin-
duzierten Schwarz-Bartter-Syndroms und kaum je Zeichen einer direkten Schädigung des ZNS. Erstes Zeichen einer peripheren Polyneuropathie ist der Ausfall der peripheren Sehnenreflexe. Später treten − nicht selten schmerzhafte −
Parästhesien auf, die schließlich zu einer erheblichen Behinderung durch
vollständige Gefühllosigkeit führen können. Es folgt eine zunehmende Muskel-
schwäche, v. a. der peripheren Muskulatur, die sich bis zur Parese steigern
kann. Viel seltener werden laryngeale Schwäche oder Paresen der Augenmus-
keln beobachtet. Vor allem bei Kindern sind heftige Kieferschmerzen, einige

Stunden nach der ersten oder zweiten Vincalkaloiddosis, recht häufig und Ausdruck einer Neurotoxizität im Bereich des N. trigeminus. Häufigstes Zeichen neurotoxischer Nebenwirkungen im Bereich des autonomen Nervensystems sind kolikartige Abdominalbeschwerden und Obstipation bis zum Vollbild des paralytischen Ileus. Blasenatonie, Impotenz und orthostatische Hypotonie sind weitere mögliche Manifestationen im Bereich des autonomen Nervensystems. Eine spezifische Behandlung der neurologischen Nebenwirkungen der Vincaalkaloide existiert nicht. Zudem können die neurologischen Symptome auch nach Absetzen der Therapie noch sehr lange andauern und den Zustand der Patienten schwer beeinträchtigen. Regelmäßige gezielte Kontrollen der Patienten sind notwendig, um neurologische Symptome früh erkennen zu können, so daß die Dosis reduziert oder die Therapie unterbrochen werden kann. Selten führen auch die *Epipodophyllotoxine* zu einer peripheren Polyneuropathie, ähnlich derjenigen der Vincaalkaloide. Die *fluorinierten Pyrimidine* (5-Fluoruracil, Ftorafur, DFUR) führen selten zu zentralnervösen Nebenwirkungen wie Verwirrtheitszuständen, Lethargie und Kleinhirnsymptomen (Ataxie, Schwindel, verwaschene Sprache und Nystagmus). Die Symptomatik bildet sich nach Absetzen der Droge vollständig zurück.

*Methotrexat* in konventionellen Dosen peroral oder i. v. appliziert, ist nicht neurotoxisch. Dagegen können hochdosiertes, i. v. verabreichtes Methotrexat oder die intrathekale Methotrexattherapie zu schweren neurotoxischen Erscheinungen führen. Beide Verabreichungsformen führen bei < 1% der Patienten zur schweren nekrotisierenden Leukoenzephalopathie, wobei v. a. Patienten mit gleichzeitiger Hirnbestrahlung gefährdet sind. Nach intrathekaler Applikation kann es zu Zeichen einer meningealen Reizung kommen. Diese Arachnoiditis manifestiert sich klinisch mit Meningismus, Kopfschmerzen, Nausea und Erbrechen, Fieber, Lethargie und einer Pleozytose im Liquor. Passagere, aber auch irreversible Paraplegien nach intrathekaler Methotrexatgabe sind ebenfalls beobachtet worden.

Ähnliche neurologische Nebenwirkungen wie bei intrathekaler Methotrexatgabe sind auch nach intrathekaler Anwendung von *Cytosin-Arabinosid* beobachtet worden.

*L-Asparaginase* führt bei 20−60% der Patienten zu zentralnervösen Nebenwirkungen wie Depression, Somnolenz, Lethargie, Bewußtseinstrübung bis zum Koma. Diese Symptome werden wahrscheinlich durch toxische Stoffwechselprodukte der L-Asparaginase verursacht (L-Aspartat, L-Glutamat, Harnstoff).

*Ifosfamid* führt selten zu visuellen und paranoiden Halluzinationen sowie Verwirrungszuständen. *Hexamethylmelamin* verursacht bei etwa 10% der Patienten eine periphere Polyneuropathie, viel seltener auch zentralnervöse Nebenwirkungen wie Depression, Schläfrigkeit, Halluzinationen und Petit-mal-Anfälle. Ähnliche neurotoxische Nebenwirkungen werden unter *Procarbazin* beobachtet. Dieses Medikament führt zudem bei 10−20% der Patienten zu peripheren Polyneuropathien. Selten wird unter Procarbazin eine reversible Ataxie beobachtet. Schläfrigkeit, Stupor, Agitation, Halluzinationen bis zum Vollbild der Psychose werden je nach Procarbazindosierung bei 8−31% der Patienten gesehen. Schließlich werden nach Alkoholgenuß unter Procarbazin ähnli-

che Symptome wie beim Antabus-Syndrom beobachtet. *Cisplatin* führt bei
3–5% der Patienten zu einer peripheren Polyneuropathie. In Abhängigkeit von
der Dosis führt dieses Schwermetallzytostatikum bei bis zu 10% der Patienten
zu Tinnitus und Hörverlust für hohe Frequenzen (> 4000 Hz). Papillenödem,
Retrobulbärneuritis und Krampfanfälle (bei letzteren muß differentialdiagnostisch stets ein renaler Magnesiumverlust ausgeschlossen werden) sind selten.
Schließlich seien der Vollständigkeit halber noch die Steroidpsychose sowie
Somnolenz, Schwindel und Lethargie nach *Aminoglutethimid* und *o,p'DDD* erwähnt.

## Kutane Nebenwirkungen

Kutane Nebenwirkungen sind v. a. nach Bleomycin häufig. 8–20% der Patienten weisen striäartige Hyperpigmentierungen am Stamm auf. In Abhängigkeit
von der kumulativen Gesamtdosis führt Bleomycin zu schmerzhaften Hautver-
dickungen, selten zu Ulzerationen, v. a. über Druckstellen im Bereich der Hände, Füße und Ellbogen. Die letztgenannten Hautveränderungen sind häufig
Vorboten einer Lungenfibrose und stellen eine Indikation zum Therapieabbruch dar. Pathogenetisch fehlt sowohl in der Haut wie auch in der Lunge eine
Hydrolase, welche Bleomycin abbaut.

Eine Hyperpigmentierung wie beim M. Addison wird nach Busulfan, selten
nach Cyclophosphamid beobachtet. Methotrexat und 5-Fluoruracil führen zur
Photosensibilisierung der Haut mit Hyperpigmentierung der sonnenexponier-
ten Partien. 5-Fluoruracil führt selten auch zu einer eigenartigen Hyperpigmentierung der Haut über den Venen, welche zur Injektion des Zytostatikums gebraucht wurden. Eine verstärkte Hautpigmentierung wird selten nach Adriamycin und Actinomycin D beobachtet. Kortikosteroide, selten Actinomycin D und
hochdosiertes Methotrexat, können zu einer Akne führen. Verschiedene Zytostatika wirken als Radiosensibilisatoren. Werden sie während oder nach einer
Bestrahlung verabreicht, kommt es zu einer verstärkten bzw. wieder auftretenden Hautreaktion im bestrahlten Gebiet mit Erythem, Desquamation bis zur
Nekrose. Am häufigsten wird diese Interaktion nach Actinomycin, Adriamycin
und Bleomycin gesehen, seltener nach 5-Fluoruracil, Hydroxyharnstoff und
VP-16-213. Exantheme werden selten nach Methotrexat, 5-Fluoruracil, Procarbazin, hochdosiertem Cyclophosphamid und Cytosin-Arabinosid beobachtet.

## Haarverlust

Viele Zytostatika können zu Haarausfall führen. Möglichkeiten zur Alopezie-
prophylaxe werden in Kap. 8 besprochen. Der Haarausfall ist keineswegs eine
obligate Folge zytostatischer Therapien, sondern für bestimmte Zytostatika relativ spezifisch.

## Fieber – allergische Reaktionen

Am häufigsten wird eine allergische Reaktion mit Fieber nach Bleomycin beobachtet; therapeutisch bewähren sich Antipyretika oder Kortikosteroide. Sel-

tene Fälle maligner Hyperpyrexie mit disseminierter intravasaler Gerinnung, akutem Nierenversagen und irreversiblem Schock nach Bleomycin sind bekannt. L-Asparaginase führt ebenfalls bei etwa 10% der Patienten zu Fieber, so daß die Dosis reduziert oder das Medikament ganz abgesetzt werden muß. Cisplatin führt bei etwa 2% der Patienten zu einer allergischen Reaktion mit Urtikaria, Bronchospasmus und Hypotonie. Adriamycin führt selten zu ähnlichen allergischen Reaktionen wie Cisplatin. Etwas häufiger wird nach Adriamycin ein urtikarielles Exanthem entlang der zur Injektion benutzten Vene beobachtet. Die Epipodophyllotoxine führen selten zu Bronchospasmus und Hypotonie.

**Nephrotoxizität**

Cisplatin, ein anorganischer Schwermetallkomplex, ist das wichtigste nephrotoxische Zytostatikum. Wird dieses Medikament nicht unter strikter Beachtung der Vorschriften für eine forcierte Diurese oder bei eingeschränkter Nierenfunktion verabreicht, kommt es zur Tubulusnekrose. Funktionell steht allerdings die Einschränkung des Glomerulumfiltrats im Vordergrund. Klinisch manifestiert sich die renale Schädigung durch Zylindrurie, Proteinurie und Azotämie mit maximaler Ausprägung zwischen dem 8. und 14. Tag nach der Cisplatinverabreichung. Die Niereninsuffizienz ist nicht in jedem Fall reversibel. Bei der Gabe von Cisplatin ist die potenzierende nephrotoxische Wirkung folgender Substanzen oder Zustände zu beachten: nephrotoxische Antibiotika, Hypokaliämie, Hyperurikämie, Dehydratation. Ein renal tubuläres Syndrom mit Magnesiumverlust durch die Nieren wird bei etwa der Hälfte der Patienten beobachtet und kann seltener zu klinischen Zeichen der Hypomagnesiämie führen.

Cyclophosphamid in hohen Dosen und Ifosfamid können zu einer tubulären Schädigung mit akuter Antidiurese und Niereninsuffizienz führen. Die Nitrosoharnstoffe CCNU, Methyl-CCNU, BCNU, Chlorozotocin führen in hohen kumulativen Gesamtdosen ($> 1200\ mg/m^2$) zu einem fortschreitenden Untergang von Glomeruli mit konsekutiver Niereninsuffizienz. Streptozotocin schädigt die Nierentubuli und führt bei etwa 10% der behandelten Patienten zur akuten Niereninsuffizienz. Auf eine ausreichende Flüssigkeitszufuhr bei der Therapie mit dem stark emetogenen Streptozotocin muß geachtet werden. Konventionelle Dosen von Methotrexat sind nur selten, v. a. bei langdauernder kontinuierlicher Gabe, nephrotoxisch. Dagegen führt hochdosiertes Methotrexat bei ungenügender Hydrierung und Alkalinisierung des Urins zu ausgedehnten Tubulusnekrosen mit Ausfall von Methotrexatkristallen im Tubuluslumen. In der Folge kommt es wegen der verzögerten renalen Elimination von Methotrexat zu schwerster hämatologischer und gastrointestinaler Toxizität. Nach Mitomycin C wird selten eine glomeruläre Nephropathie, etwas häufiger ein hämolytisch-urämisches Syndrom beobachtet.

**Zystitis**

Eine sterile hämorrhagische Zystitis wird nach längerdauernder oder hochdosierter Cyclophosphamidtherapie sowie v. a. unter der Behandlung mit Ifosfamid beobachtet. Die Urotoxizität der Oxazaphosphorine kann durch gute Hydrierung und gleichzeitige Gabe von Mesna verhindert werden. Die Schleimhaut einer vorbestrahlten Blase ist bezüglich Urotoxizität besonders gefährdet. Die Zystitis unter Oxazaphosphorinen stellt eine absolute Indikation zur Therapieunterbrechung dar. Diese darf erst wieder aufgenommen werden, wenn sich die Symptome vollständig zurückgebildet und das Urinsediment normalisiert haben. Blasenkarzinome nach langdauernder Cyclophosphamidtherapie sind bekannt.

## Hepatotoxizität

Die Nitrosoharnstoffe BCNU, CCNU, Streptozotocin sowie Dacarbazin führen bei etwa einem Viertel der Patienten zum Anstieg der Transaminasen, welche nach Therapieunterbrechung wieder in den Normbereich zurückkehren. Ein Anstieg der Leberenzyme wird auch nach Cytosin-Arabinosid beobachtet. Bei der oralen kontinuierlichen Gabe von Methotrexat wird bei langdauerndem Gebrauch bei etwa einem Viertel der Patienten eine Leberfibrose oder eine Zirrhose beobachtet. 6-Mercaptopurin und Azathioprin können zu cholestatischem Ikterus führen. Mithramycin, in hohen Dosen täglich verabreicht, führt bei fast allen Patienten zum Anstieg der Transaminasen und in ausgeprägten Fällen zum Abfall der Gerinnungsfaktoren. Histologisch handelt es sich um eine akute Leberzellnekrose.

## Pneumopathien

Zytostatikabedingte interstitielle Pneumopathien werden in Kap. 9 besprochen. Wird bei Patienten nach einer zytostatischen Behandlung mit Bleomycin eine Operation vorgenommen, so werden beim Erwachsenen postoperativ gehäuft akute Atemnotsyndrome beobachtet. Die Häufigkeit dieser Komplikation kann durch eine möglichst restriktive Flüssigkeitszufuhr und einen niedrigen Sauerstoffpartialdruck während der Narkose ($F_IO_2 < 0,25$) verringert werden.

## Kardiotoxizität

Kardiale Nebenwirkungen der zytostatischen Therapie werden in Kap. 9 diskutiert.

## Vaskuläre Komplikationen

Patienten, welche wegen eines Hodenkarzinoms mit Bleomycin- und Vinblastinhaltigen Chemotherapien behandelt wurden, entwickeln in bis zu einem Drittel der Fälle ein Raynaud-Syndrom mit digitaler Ischämie unter Kälteexposition. Arteriographisch besteht eine diffuse Verengung der Hand- und Fingerarterien mit abrupten Gefäßabbrüchen. Eine Prophylaxe oder spezifische Behandlung dieser Chemotherapiekomplikation ist bisher nicht möglich.

Eine erhöhte Thromboseneigung ist unter additiver Hormontherapie mit Gestagenen, Östrogenen und Kortikosteroiden zu beachten. Eine leicht erhöhte Inzidenz von Phlebothrombosen wird nach einer adjuvanten Chemotherapie des operierten Mammakarzinoms mit Cyclophosphamid, Methotrexat und 5-Fluoruracil beobachtet. Schließlich können zahlreiche Zytostatika zu einer lokalen Phlebitis mit konsekutiver Obliteration der zur Injektion benützten Vene führen.

## Allgemeine Risikofaktoren

Erfahrungsgemäß tolerieren ältere, kachektische Tumorpatienten in reduziertem Allgemeinzustand eine intensive zytostatische Therapie schlecht. Wenn bei solchen Patienten überhaupt eine Indikation zur Durchführung einer zytostatischen Therapie besteht, sollte die Dosierung der Chemotherapeutika zu Beginn der Behandlung um 25–50% reduziert und anschließend bei guter Toleranz vorsichtig gesteigert werden. Risikofaktoren, welche zu stärkeren toxischen Nebenwirkungen der Zytostatika führen, sind in *Tabelle 4* zusammengestellt.

Probleme der *Fertilität*, der *Terato-* und *Karzinogenese* werden in Kap. 9 behandelt.

## Ausblick für weitere Entwicklungen

Die Zahl der klinisch verwendbaren Zytostatika ist im Lauf der Jahre immer größer geworden. Heute steht dem Chemotherapeuten eine große Auswahl aktiver Medikamente mit verschiedenen Wirkungsmechanismen zur Verfügung. Mit der zytostatischen Monotherapie werden selten bei der Mehrzahl der Patienten objektive Tumorrückbildungen erzielt, selbst wenn es sich um relativ empfindliche Tumorarten wie z. B. die akute lymphatische Leukämie oder den M. Hodgkin handelt. Zudem werden mit der Monotherapie nur selten vollständige und dauerhafte Remissionen erzielt. Zweifelsohne steckt die zytostatische Tumortherapie in manchen Beziehungen noch in ihren Anfängen und kann in Zukunft noch weiter verbessert werden. Verschiedene Wege werden hierbei z. Z. beschritten.

### Verbesserung der präklinischen Prüfung neuer Zytostatika

Wie bereits erwähnt, werden jährlich etwa 20 000 neue Substanzen auf ihre krebshemmende Wirkung geprüft. Hierbei werden mögliche neue Drogen zunächst einer Vorprüfung bei der $P_{388}$ und der $L_{1210}$-Leukämie der Maus unterzogen. Lediglich Substanzen, die eine antitumorale Wirkung in diesen von

**Tabelle 4.** Faktoren, die zu verstärkten toxischen Nebenwirkungen von Zytostatika führen

| Risikofaktoren | Risikomedikamente | Absolute Kontraindikation | Vorsichtsmaßnahmen |
|---|---|---|---|
| 1) *Allgemeinzustand* <br> – Alter <br> – Kachexie <br> – Exsikkose <br> – Fieber <br> – Infekt | Alle | Keine | Reduzierte Initialdosis |
| 2) *Reduzierte Knochen- markreserve* <br> – Diffuse Markinfiltration mit Tumor (mikroskopisch) <br> – Ausgedehnte Knochenmeta- stasen (makroskopisch) <br> – Intensive Vorbehandlung Radiotherapie–Chemotherapie (gilt nicht bei Therapie akuter Leukämien) | Alle myelosuppresiven Substanzen | Keine | Reduzierte Initialdosen, v. a. bei Zytostatika mit protra- hierter Markdepression (BCNU, CCNU, Nitrogen mustard, Melphalan, Mitomycin) |
| 3) *Niereninsuffizienz* | Methotrexat, Bleomycin, CCNU/BCNU/Streptozotocin, Cisplatin, Mithramycin | Kreatininclearance <50 ml/min | Eventuell reduzierte Dosen, verlängertes Intervall wegen Kumulationsgefahr |
| 4) *Metabolische Störungen* <br> – Hyperurikämie | alle, besonders bei Hämobla- stosen und malignen Lymphomen | Solange Harnsäure stark erhöht | Allopurinol, Flüssigkeitszufuhr, Alkalinisierung des Urins |
| – Hyperkalzämie | Zytostatika, die bei Nieren- insuffizienz kumulieren (s. unter 3) | Bis Harnstoff oder Kreatinin normali- siert (evtl. Kreati- ninclearance) | Eventuell reduzierte Initial- dosen |
| 5) *Koronare Herzkrankheit, Herzinsuffizienz, Bilateraler Schenkelblock, hämodynamisch wirksame Arrhythmie* | Daunorubicin, Adriamycin | Abnorme Ejektionsfrak- tion, bilateraler Schenkelblock, hämo- dynamisch wirksame Arrhythmie, frischer Myokardinfarkt | Kontrolle der kardialen Funktion (inkl. Ejek- tionsfraktion) |

| | Zytostatika | Kontraindikation | Maßnahmen |
|---|---|---|---|
| 6) *Leberinsuffizienz* | Daunorubicin, Adriamycin, Vincaalkaloide, VP-16-213 | Keine | Dosisreduktion: Bilirubin 26–52 µmol/l: um 50%, Bilirubin >52 µmol/l: stop |
| 7) *Vorherige oder gleichzeitige Strahlentherapie* | | | |
| – Schleimhäute (Mund, Rachen, Ösophagus, Vagina) | Methotrexat, 5-Fluoruracil, VP-16-213, Bleomycin, Adriamycin, Mitomycin C, Actinomycin D | Keine | Genaue Kontrolle |
| – Haut | Methotrexat, 5-Fluoruracil, Hydroxyurea, Adriamycin, Bleomycin, Actinomycin D | Keine | Genaue Kontrolle |
| – Blase | Cyclophosphamid, Ifosfamid, Bleomycin, Adriamycin | Keine | Genaue Kontrolle |
| 8) *Tendenz zu Ileus, frühere Abdominalbestrahlung oder chirurgische Eingriffe* | Vincaalkaloide | Ileus | Reduzierte Dosen |
| 9) *Interaktion mit anderen Medikamenten* | | | |
| – Allopurinol | Mercaptopurin, Azathioprin | Keine | Dosisreduktion um 25% je 100 mg Allopurinol |
| – Sedativa, sedierende Antiemetika | Procarbazin | Keine | Stark sedierende Medikamente vermeiden. Gefahr: Somnolenz bis Koma |
| – Salizylate, Sulfonamide, Barbiturate, Diphenylhydantoin | Methotrexat | Keine | Genaue Kontrollen, evtl. Dosisreduktion |
| 10) Pleuraerguß – Aszites | Methotrexat | Keine | Genaue Kontrollen, evtl. Dosisreduktion oder Verlängerung des Dosisintervalls |

menschlichen Tumoren z. T. sehr verschiedenen Tiermodellen entfalten, werden weitergeprüft. Entsprechend sind neue Zytostatika meist auch am besten bei menschlichen Tumoren wirksam, welche den erwähnten experimentellen Tiermodellen am nächsten stehen, so z. B. bei den akuten Leukämien, den malignen Lymphomen etc. Durch die Prüfung neuer Substanzen an transplantierbaren murinen und humanen Tumoren, welche den menschlichen soliden Tumoren bezüglich Proliferationsrate und anderen biologischen Eigenschaften näher stehen, hofft man, daß in Zukunft in vermehrtem Maß auch bei soliden Tumoren hochwirksame Zytostatika entwickelt werden können.

## Sensibilitätstestung menschlicher Tumoren

Die Empfindlichkeit menschlicher Tumoren auf Zytostatika wird heute aufgrund eines gut kontrollierten Therapieversuchs beim Patienten geprüft. Die Wahl der Zytostatika basiert hierbei auf empirischen Grundlagen. Die Therapiewahl könnte entscheidend verbessert werden, wenn durch In-vitro-Methoden die Empfindlichkeit menschlicher Tumoren auf verschiedene Zytostatika rasch und zuverlässig getestet werden könnte, so daß dem Arzt bei der Wahl der zytostatischen Therapie ein Empfindlichkeitsprofil auf Zytostatika, ähnlich demjenigen eines Antibiogramms, zur Verfügung stehen würde. Solche Sensibilitätstestungen sind heute an In-vitro-Kulturen von Tumorstammzellen möglich. Allerdings weisen diese präklinischen Testmethoden noch zahlreiche Probleme auf und stehen nicht als Routinemethoden zur Verfügung. Weitere Einzelheiten hierzu finden sich in Kap. 4.

## Entwicklung von Analogen vorhandener Zytostatika

Im Bestreben, die therapeutische Breite bekannter Zytostatika zu verbessern, werden heute in zunehmendem Maß Analoge bekannter Substanzen geprüft. Ziel ist es, die Antitumoraktivität bekannter Chemotherapeutika wie auch deren Spezifität und das Aktivitätsspektrum zu verbessern bzw. das Ausmaß dosislimitierender akuter oder chronischer Nebenwirkungen zu verringern. Beispiele für diese Bestrebungen sind:

- Fortentwicklung von Daunorubicin zu Adriamycin. Letzteres weist ein breiteres Tumorspektrum auf.
- Entwicklung von Vincristin und Vindesin aus Vinblastin. Vincristin und Vindesin weisen ein anderes Aktivitätsspektrum und unterschiedliche Nebenwirkungen im Vergleich zur Muttersubstanz auf.
- Aus Stickstofflost wurden andere, z. T. für bestimmte Tumorarten besser wirksame Derivate wie Cyclophosphamid, Ifosfamid, Melphalan etc. entwickelt.
- Entwicklung der neuen, wirksameren und weniger toxischen, semisynthetischen Podophyllotoxinderivate Etoposid und Teniposid.

- Wie bereits erwähnt, stehen heute mehrere Anthrazyklin- und Platinderivate mit möglicherweise geringerer Kardio- bzw. Nephrotoxizität in klinischer Prüfung.

**Optimaler Einsatz verfügbarer Zytostatika**

Durch die Berücksichtigung zellkinetischer Eigenschaften menschlicher Tumoren sollte eine weitere Verbesserung der Behandlungsresultate möglich sein. Für viele Zytostatika ist die optimale Dosierung und Applikationsweise heute noch unbekannt. Nicht nur kann durch Änderung des Applikationsschemas die Antitumoraktivität verbessert werden, sondern es gelingt dadurch auch, das Ausmaß von Nebenwirkungen zu verringern. In zunehmendem Maß wird bei verschiedenen menschlichen Tumoren nach dem Erreichen einer kompletten Remission eine Konsolidationsphase angeschlossen und dann die Therapie sistiert. Auf eine kontinuierliche Erhaltungstherapie wird immer häufiger verzichtet. Auf den häufigen Einsatz von Chemotherapiekombinationen wurde bereits eingegangen. Weitere Einzelheiten hierzu finden sich auch in Kap. 4.

**Verbesserung der Therapieresultate durch den frühzeitigen Einsatz der Chemotherapie im Rahmen multimodaler Behandlungen — adjuvante Therapien**

Zahlreiche primär lokalisierte und scheinbar radikal operierte Tumoren weisen langfristig eine düstere Prognose auf, weil bei der Diagnose häufig bereits Mikrometastasen im Körper verstreut sind, welche mit den heutigen diagnostischen Hilfsmitteln nicht erfaßt werden. Diese Tatsache führte in den letzten Jahren dazu, daß die lokal „kurative" Chirurgie und/oder Strahlentherapie mit einer zusätzlichen systemischen Behandlung kombiniert wurde. Ziel der adjuvanten Systemtherapie ist es, die im Körper noch vorhandenen Mikrometastasen zu eliminieren. Das Konzept der adjuvanten Chemotherapie hat sich in der Behandlung kindlicher Tumoren, wie z.B. in der Therapie des Wilms-Tumors, des Rhabdomyosarkoms, des Ewing- und des Osteosarkoms als nützlich erwiesen. Auch bei malignen Hodentumoren, Weichteilsarkomen sowie zumindest bei bestimmten Untergruppen des Mammakarzinoms verbessert die adjuvante Chemotherapie die Behandlungsresultate.

**Neue Behandlungsmöglichkeiten durch labortechnische Entwicklungen**

Durch die Etablierung kontinuierlicher Zellinien verschiedener Tumoren wurden in den letzten Jahren wesentliche neue Erkenntnisse über die Biologie menschlicher Tumoren gewonnen. Verschiedene Neoplasien weisen transformierende Gene auf, welche isoliert und näher charakterisiert werden konnten. Damit eröffnet sich zumindest theoretisch die Möglichkeit, durch Genmanipulation menschliche Tumoren zu beeinflussen. Die Synthese monoklonaler Antikörper dürfte in nicht allzu ferner Zukunft zu einer Verbesserung der diagnostischen und therapeutischen Möglichkeiten bei menschlichen Tumoren führen. Der Traum einer tumorspezifischen Therapie unter völliger Schonung normaler Gewebe könnte damit Realität werden.

## Literatur


Calabresi P, Parks RE Jr (1980) Chemotherapy of neoplastic diseases. In: Goodman LS, Gilman A (eds) The pharmacological basis of therapeutics. MacMillan, New York

Capizzi RL (guest editor) (1977) The pharmacologic basis of cancer chemotherapy. Semin Oncol 4:131

Chabner BA, Myers CE (1982) Clinical pharmacology of cancer chemotherapy. In: DeVita VT Jr, Hellman S, Rosenberg SA (eds) Cancer, principles and practice of oncology. Lippincott, Philadelphia

Dorr RT, Fritz WL (1980) Cancer chemotherapy handbook. Kimpton, London

Goldberg ID, Bloomer WS, Dawson DM (1982) Nervous system toxic effects of cancer therapy. JAMA 247:1437

Griffin JD, Garnick MB (1981) Eye toxicity of cancer chemotherapy. Review of the literature. Cancer 48:1539

Perry MC (guest editor) (1982) Toxicity of chemotherapy. Semin Oncol 9:1

Shalet SM (1980) Effects of cancer chemotherapy on gonadal function of patients. Cancer Treat Rev 7:141

Weiss RB, Bruno S (1981) Hypersensitivity reactions to cancer chemotherapeutics agents. Ann Intern Med 94:66

Weiss RB, Poster DS (1982) The renal toxicity of chemotherapy agents. Cancer Treat Rev 9:37

Willson JKV (1978) Pulmonary toxicity of antineoplastic drugs. Cancer Treat Rep 62:2003

# 3  Hormone und hormonabhängige Tumoren

G. MARTZ

## Beziehungen zwischen Hormonen und Tumorwachstum

Zwischen Endokrinologie und Onkologie bestehen vielfältige Verbindungen und Abhängigkeiten, deren Erforschung sich für beide Gebiete als sehr fruchtbar erwiesen hat. So konnte das während langer Zeit geltende Dogma des autonomen Wachstums aller bösartigen Tumoren durch die frappante therapeutische Wirkung der Kastration − bei Patientinnen mit Brustkrebs durch Beatson 1898 und bei Patienten mit Prostatakrebs durch Huggins 1941 − widerlegt werden. Nicht nur hat die Onkologie aus den Fortschritten der Endokrinologie Gewinn gezogen − z. B. durch die therapeutische Anwendung von Hormonantagonisten und -analogen, die aus der Fertilitätsforschung hervorging − sondern umgekehrt auch die Endokrinologie aus Beobachtungen an Krebspatienten, deren Neoplasien große Hormonmengen produzieren und dadurch zu klassischen endokrinologischen Krankheitsbildern führen, z. B. dem Cushing-Syndrom.

In 3 verschiedenartigen experimentellen bzw. klinischen Situationen treten die engen Beziehungen zwischen innerer Sekretion und bösartigen Geschwülsten besonders deutlich zutage:

− Tumorinduktion durch Störung des hormonalen Gleichgewichts,
− hormonale Beeinflussung des Tumorwachstums,
− hormonproduzierende Neoplasien.

Kenntnisse und Forschungen auf dem Gebiet der Tumorinduktion betreffen vorwiegend Tierversuche, Beobachtungen über die Hormonabhängigkeit gewisser Tumorarten und über hormonproduzierende Geschwülste stammen aus der Klinik.

### Hormonale Tumorinduktion

Östrogene galten lange als starke Karzinogene, da es im Tierversuch leicht gelingt, durch Östrogenzufuhr bösartige Tumoren auszulösen: Nierenkarzinome beim Hamster, Hypophysen-, Mamma-, Vaginalkarzinome bei Mäusen und Ratten u. a. Es stellte sich bald heraus, daß Mammakarzinome bei Mäusen nur dann durch Östrogene induzierbar sind, wenn gleichzeitig ein Virus (Bittner-Faktor) vorhanden ist.

Heute sieht man die Rolle der Östrogene − und nur von dieser Hormonklasse gibt es zuverlässige experimentelle und klinische Hinweise auf eine krebsfördernde Wirkung − eher als Wegbereiter oder Kokarzinogene bei der Tumorentstehung. Das Hormon macht das Zielgewebe (Hypophyse, Mamma, Vagina etc.) empfänglich für einen – meist unbekannten – karzinogenen Faktor. Den Östrogenen kommt somit eine präparative, permissive Wirkung zu, wobei die schließlich zur malignen Entartung führende hormonale Einwirkung sehr lange Zeit (viele Jahre) dauern kann. Beim Menschen sprechen folgende Beobachtungen für eine Mitwirkung von Hormonen in der Entstehung von malignen Tumoren, die alle von endokrin gesteuerten Organen ausgehen (Mamma, Uterus, Vagina, Prostata):

- Es wurde noch nie ein Brustkrebs vor Eintritt der Menarche beobachtet.
- Patientinnen mit Mammakarzinom haben eine signifikant frühere Menarche und spätere Menopause als andere Frauen.
- Frauen, die in der Menopause Östrogene einnehmen, haben ein erhöhtes Risiko, an einem Mamma- oder Uteruskorpuskarzinom zu erkranken[1].
- Bei Eunuchen wurde noch nie ein Prostatakarzinom beobachtet;
- Bei Töchtern von während der Frühschwangerschaft – zur Abortprophylaxe – mit Diäthylstilboestrol behandelten Müttern sind vermehrt Karzinome der Vagina und der Zervix aufgetreten. Es scheint eine Dosisabhängigkeit zu bestehen: Je größere Mengen von Diäthylstilboestrol die Mutter einnahm, desto höher war das Risiko für die Tochter. Bei Söhnen solcher Mütter ist bisher keine erhöhte Krebsinzidenz irgendwelcher Art beschrieben worden.
- Es wurden – neben vielen Studien mit negativem Resultat – kürzlich Statistiken publiziert (vgl. Vessey et al. 1983; Pike et al. 1983), wonach kontrazeptiv wirkende Östrogen-Gestagen-Kombinationspräparate zu einem erhöhten Zervixkarzinomrisiko bzw. bei Frauen unter 25 Jahren zu einem erhöhten Brustkrebsrisiko führen. Diese Beobachtungen bedürfen jedoch einer Bestätigung.

Der durch ein Hormon bewirkten Krebsentstehung scheint ein komplexerer Mechanismus zugrunde zu liegen als der chemischen Karzinogenese. Die hormoninduzierte Neoplasie ist das Resultat eines langdauernden Ungleichgewichts, an dem neben der direkten Wirkung des Hormons auf die Zielzelle das ganze endokrine Rückkopplungssystem beteiligt ist. Es gibt deshalb zur Feststellung einer eventuellen karzinogenen Eigenschaft eines Hormons auch keine – z.B. dem Ames-Test vergleichbare – einfache In-vitro-Prüfungsmöglichkeit. Tierversuche haben sich hier für die Humanmedizin als wenig aussagekräftig erwiesen, so daß wir weitgehend auf klinische Beobachtungen angewiesen sind.

## Hormonale Beeinflussung des Tumorwachstums

Schon lange vor der Kenntnis hormonaler Fernwirkungen hat Cooper 1836 einen Zusammenhang zwischen Menstruation und Mammakarzinom beobachtet.

---

1 Die östrogeninduzierten Veränderungen des Endometriums (zystische Hyperplasie mit eventuellem Übergang in ein Adenokarzinom) können durch intermittierende Gestageneinnahme vermieden bzw. rückgängig gemacht werden.

Er fand, daß die durch den Brustkrebs verursachten Beschwerden jeweils vor der Menstruation ausgeprägter in Erscheinung treten und daß Mammatumoren bei Menopausebeginn gehäuft vorkommen.

Anhand von Tiermodellen — hauptsächlich Mammatumoren bei Mäusen und Ratten — wurde die Beeinflussung von bösartigen Tumoren durch hormonale Manipulationen systematisch erforscht. Erst in letzter Zeit gelang es, auch Tiermodelle für das Prostatakarzinom zu entwickeln. Da beim Tier gemachte Beobachtungen sich kaum in die Klinik übertragen lassen, stammt praktisch alles, was wir über die therapeutischen Beeinflussungsmöglichkeiten maligner Tumoren durch spontane oder künstliche Änderung der endokrinen Wechselbeziehungen wissen, aus der klinischen Empirie.

Die Begriffe *Hormonabhängigkeit* und *Hormonempfindlichkeit* müssen auseinandergehalten werden, obschon die meisten hormonempfindlichen Tumoren auch hormonabhängig sind. Gewisse Formen des malignen Lymphoms z. B. sind in ihrer Entstehung und ihrer Ausbreitung unabhängig von endokrinen Faktoren, sprechen jedoch auf hormonale Therapie (Kortikosteroide) an, d. h. sie sind hormonempfindlich.

Hormonabhängigkeit und -empfindlichkeit einer Reihe von Karzinomen können in der Klinik auf sehr wirksame Weise ausgenützt werden. Ursprünglich unterschied man *ablative chirurgische* (Ovarektomie, Orchidektomie, Adrenalektomie, Hypophysektomie) und *additive medikamentöse Methoden* (Zufuhr von Östrogenen, Androgenen, Gestagenen, Kortikosteroiden). In neuerer Zeit konnten die oft sehr eingreifenden operativen ablativen Maßnahmen durch die einfache Einnahme von nebenwirkungsarmen Medikamenten ersetzt werden: Antiöstrogene, Antiandrogene, nebennierenrindenblockierende Substanzen u. a.

Tabelle 1 enthält die Neoplasiearten, deren Hormonabhängigkeit oder -empfindlichkeit therapeutisch ausgenützt werden kann. Es sind nur die bewährten und allgemein anerkannten Indikationen und Therapiemethoden aufgeführt.

Die günstige Wirkung einer Hormontherapie (besonders mit Gestagenen) bei anderen Tumoren: Ovarialkarzinom, Hypernephrom, Melanom u. a. ist umstritten.

Bis vor kurzem war es nicht bekannt, weshalb histologisch und klinisch vergleichbare Tumoren gegenüber hormonaler Beeinflussung ein unterschiedliches und nicht voraussehbares Verhalten zeigen. Der *Hormonrezptorgehalt* individueller Tumoren liefert dafür — wenigstens teilweise — eine Erklärung. Der Nachweis von Östrogenrezeptoren (ER) im Zytoplasma von Mammakarzinomzellen bedeutete einen beträchtlichen Fortschritt in unserem Verständnis des zellulären Wirkungsmechanismus von Hormonen. Abb. 1 zeigt schematisch die Einflußnahme eines Östrogens auf eine ER enthaltende Zielzelle, z. B. eines Mammakarzinoms.

Man nimmt heute an, daß jede Hormonwirkung über zytoplasmatische und/oder nukleäre Rezeptoren abläuft, wobei das Ausmaß der Einwirkung der Zahl der Rezeptoren im Zielgewebe proportional ist. Es wurden Rezeptoren für Östrogene, Androgene oder Gestagene in Karzinomen folgender Organe nachgewiesen: Mamma, Prostata, Endometrium, Ovar, Nieren, Kolon, Leber, Larynx sowie in Melanomen, Knochen- und Weichteilsarkomen. Rezeptoren für

**Tabelle 1.** Hormonabhängige und hormonempfindliche Neoplasien: Möglichkeiten ihrer endokrinen Therapie (*GnRH,* Gonadotropin Releasing Hormon; ( ) = selten durchgeführt; ? = experimentell)

| Tumorart | Therapie | | | |
| --- | --- | --- | --- | --- |
| | *Ablativ* | | *Additiv* | *Adjuvant* |
| | Chirurgisch | Medikamentös | | |
| Mammakarzinom | Ovarektomie (Adrenalektomie) (Hypophysektomie) | Tamoxifen? Aminoglutethimid Gestagene | Tamoxifen, Östrogene, Gestagene, Aminoglutethimid, Androgene, Kortikosteroide | Tamoxifen? |
| Prostatakarzinom | Orchidektomie (Adrenalektomie) | Antiandrogene, GnRH-Analoge Aminoglutethimid? | Östrogene, Gestagene, Kortikosteroide | Östrogene? Antiandrogene? |
| Uteruskorpuskarzinom | – | – | Gestagene, Tamoxifen? | Gestagene? |
| Maligne Lymphome, Leukämien | – | – | Kortikosteroide | |

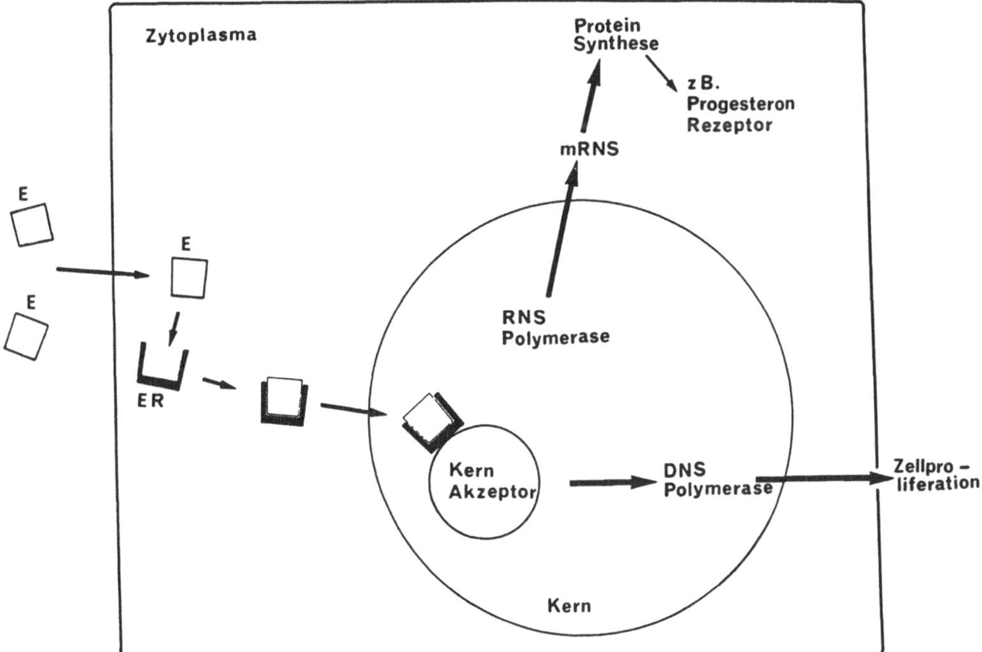


**Abb. 1.** Schematische Darstellung der subzellulären Östrogenwirkung an einem östrogenempfindlichen Gewebe z. B. Brustkrebs. Östrogene (*E*) diffundieren durch die Zelloberfläche in das Zytoplasma, binden sich dort mit dem Östrogenrezeptor (*ER*) und penetrieren als aktivierter E/ER-Komplex in den Kern. Dort führt die Interaktion mit einem Kernakzeptor zur Aktivierung von RNS- und DNS-Polymerasen und schließlich zur Proteinsynthese und/oder zur Zellproliferation

Glukokortikoide finden sich in den lymphoiden Zellen der lymphatischen Leukämien und der malignen Lymphome.

Die Bedeutung der Hormonrezeptoren ist besonders beim Mammakarzinom erforscht worden. Es hat sich herausgestellt, daß Patientinnen mit ER-armen (ER-negativ genannten) Tumoren eine schlechtere Prognose haben als solche mit ER-reichen (ER-positiv genannt), daß ER-negative Tumoren praktisch nie auf eine Hormontherapie ansprechen (gegenüber einer 60%-Ansprechrate für ER-positive Brustkrebse) und daß die gleichzeitige Bestimmung der Progesteronrezeptoren (PR) die Voraussage der Hormonempfindlichkeit zusätzlich verbessert: Die Ansprechrate für ER-positive PR-positive Patientinnen steigt auf 75%.

Wegen dieser wichtigen Hinweise auf die Hormonempfindlichkeit individueller Mammakarzinome hat die Bestimmung der Östrogen- und Gestagenrezeptoren (ER, PR) im Tumorgewebe jeder Patientin heute unbedingt zu erfolgen. Zur Messung des Hormonrezeptorgehalts muß das Karzinom frisch vom Operationssaal in tiefgefrorenem Zustand in ein spezialisiertes Laboratorium gebracht werden.

Der Bestimmung des Hormonrezeptorgehalts anderer Tumorarten (Prosta-
ta-, Uteruskorpuskarzinom u. a.) kommt heute − z. T. aus technischen Gründen
− noch keine klinische Bedeutung zu.


## Hormonproduzierende Neoplasien


Einzelne, nicht von Drüsen mit innerer Sekretion ausgehende Neoplasien können endokrin aktive Substanzen bilden, die natürlichen Hormonen bezüglich
Struktur und Funktion sehr ähnlich sind. Die Hormonproduktion dieser Tumoren − es handelt sich in den meisten beobachteten Fällen um bösartig verlaufende Bronchuskarzinome − wird jedoch nicht von den physiologischen Rück-
kopplungsmechanismen geregelt, sie ist autonom. Solche Tumorprodukte werden „ektopische Hormone" genannt. Sie bewirken die gleichen metabolischen
Veränderungen und klinischen Syndrome wie eine Überfunktion der entsprechenden innersekretorischen Drüsen. Die am häufigsten vorkommenden der etwa 20 bekannten endokrinen Überfunktionssyndrome bei ektopischer Hormonbildung (auch paraneoplastische Syndrome genannt) sind in Tabelle 2 zusammengefaßt. Das Karzinoidsyndrom und die sog. Apudome werden in Kap. 27
beschrieben.

Den Tumoren mit ektopischer Hormonbildung sind folgende Merkmale gemeinsam:

− Sie produzieren häufig außerordentlich hohe Konzentrationen von Hormo-
  nen oder hormonähnlichen Substanzen.
− Das endokrine Syndrom verschwindet nach operativer Entfernung des Tu-
  mors bzw. nach Tumorzerstörung durch Strahlen oder Medikamente. Es ist
  häufig das erste Anzeichen eines späteren Rezidivs.
− Wegen der endokrinen Autonomie der Neoplasien läßt sich die Hormonbil-
  dung durch entsprechende Hemmtests (z. B. Dexamethasontest beim
  Cushing-Syndrom) nicht unterdrücken: Dies ist eine wichtige diagnostische
  Hilfe.
− Beweise der Hormonbildung durch die Tumorzellen: In-vivo-Messung des
  Hormonkonzentrationsgefälles in den zu- und abführenden Blutgefäßen;
  Nachweis der Hormonproduktion durch Tumorzellen in vitro.

Die Erklärungsversuche des dem endokrinen paraneoplastischen Syndrom zugrunde liegenden Mechanismus eröffnen faszinierende Aspekte der neoplastischen Entartung einer normalen Zelle. Im Vordergrund steht z. Z. die Theorie, daß eine Derepression der genetischen Information der Zelle stattfindet, die
ursprünglich pluripotent war. Es gibt Anhaltspunkte dafür, daß *jede* Krebszelle
„ektopische" Proteine herstellt: Peptidhormone oder -vorstufen (besonders
ACTH, HCG), Prostaglandine, fetale Proteine (z. B. karzinoembryonales Antigen, $\alpha$-Fetoprotein), Enzyme u. a. Nur selten sind diese Proteine aber biologisch
aktiv und führen dann zu einem klinischen Syndrom (vgl. Odell und Wolfsen
1980).

**Tabelle 2.** Einige endokrine Überfunktionssyndrome bei ektopischer Hormonbildung durch maligne Tumoren (paraneoplastische Syndrome)

| Syndrom | Hormon | Tumorart | Symptome | Diagnostik | Therapie | Bemerkungen |
|---|---|---|---|---|---|---|
| Cushing-Syndrom | ACTH (MSH) ($\beta$-LPH) | Kleinzelliges Bronchuskarzinom (ca. 50%); Inselzellkarzinom (ca. 25%); Bronchuskarzinom (ca. 25%); Phäochromozytom, Neuroblastom (ca. 15%); medulläres Schilddrüsenkarzinom; Thymom (ca. 10%); (vereinzelt: Thyreoidea-, Leber-, Ovarial-, Mamma-, Ösophagus- u. a. Karzinome). | Hypertonie, Ödeme, Muskelatrophie, Psychische Störungen, Gewichtsverlust, Hirsutismus, Hyperpigmentierung (Haut, Schleimhäute). Die klinische Cushing- Symptomatik (Vollmondgesicht, Stammfettsucht, Striae) fehlt in ca. 50% der Fälle. | Hypokaliämie und Alkalose; Plasmakortisol erhöht, 17-Hydroxykortikoide und 17-Ketosteroide im Urin erhöht; Dexamethasontest: keine Hemmung; Plasma-ACTH erhöht. | – Behandlung (wenn möglich kurativ) des Primärtumors: Operation, Radiotherapie, Chemotherapie;<br>– Therapie der endokrinologischen Symptomatik: Metopiron; Mitotane; Orimeten; („medikamentöse Adrenalektomie"), evtl. chirurgische Adrenalektomie. | 15% der beobachteten Cushing-Syndrome sind durch ektopische ACTH-produktion bei Krebspatienten (i. allg. erwachsene Männer) bedingt. 25% der kleinzelligen Bronchuskarzinome weisen ein Cushing-Syndrom oder erhöhte Plasmakortisolwerte auf. |
| Schwartz-Bartter-Syndrom („inappropriate secretion of antidiuretic hormone") | ADH (Oxytozin) | Kleinzelliges Bronchuskarzinom, Bronchuskarzinoid, (vereinzelt: Prostata-, NNR-, Duodenum-, Pankreaskarzinom, Thymom u. a.). | Verwirrung, Lethargie (bis zum Koma), Schwäche, Übelkeit, Erbrechen, Krämpfe. | Hyponatriämie, Hypotone Hypervolämie, Hypertoner Harn; Harnosmolalität höher als Plasmaosmolalität; intakte Nierenfunktion, („Wasserintoxikation"). | – Behandlung (wenn möglich kurativ) des Primärtumors: Operation, Radiotherapie, Chemotherapie;<br>– Therapie der endokrinologischen Symptomatik: Einschränkung der Wasserzufuhr, Furosemid und hypertone NaCl-Infusionen bei bedrohlichem Zustand, Demeclocyclin (Ledermycin) oder Harnstoff als Langzeitbehandlung | Differentialdiagnose:<br>– Hirnmetastasen,<br>– Diuretikaüberdosierung,<br>– vorangehende Behandlung mit Endoxan, Vincristin, Morphin<br>– NNR-Insuffizienz,<br>– ZNS-Krankheiten wie Subarachnoidalblutung etc.,<br>– Lungenkrankheiten (Tbc)<br>– Kreislaufinsuffizienz,<br>– Porphyrie, Myxödem. |

**Tabelle 2.** (Fortsetzung)

| Syndrom | Hormon | Tumorart | Symptome | Diagnostik | Therapie | Bemerkungen |
|---|---|---|---|---|---|---|
| | | | | | | 8–10% der Patienten mit kleinzelligem Bronchuskarzinom weisen ein Schwartz-Bartter-Syndrom auf, über 30% haben erhöhte Plasmawerte für ADH im RIA. |
| Hyperkalzämie | PTH (T$_4$ – aber auch Faktoren wie PGE u.a.) | Bronchus-, Pankreas-, Nieren-, Kolon-, Ovarial-, Blasenkarzinom (u.a.) Maligne Lymphome (siehe Kap. 8) | Schwäche, Nausea, Polydipsie, Polyurie, Verwirrtheit (bis Koma), Neurologische Symptome. | Hyperkalzämie, EKG-Veränderungen, Niereninsuffizienz. | 1) Behandlung des Tumors, 2) Symptomatische Behandlung. | 10% aller Krebspatienten weisen im Verlauf ihrer Krankheit eine Hyperkalzämie auf, davon haben 10–15% keine Skelettmetastasen, d.h. die Hyperkalzämie ist „paraneoplastisch"; Differentialdiagnose: Hyperparathyreoidismus. |
| Hyperthyreose | TSH (HCG?) | Chorionkarzinom, Blasenmole, Bronchuskarzinom, Hodenteratom, | Gewichtsabnahme, Tachykardie, Schwitzen, Schwäche. | Serumthyroxin oder -trijodthyronin erhöht; erhöhte $^{131}$Jod-Aufnahme der Schilddrüse (nicht unterdrückbar). | Behandlung des Tumors, evtl. Thyreostatika. | Differentialdiagnose: toxisches Adenom M. Basedow; 5–10% der trophoblastischen Tumoren und 1–2% der Bronchuskarzinome bewirken eine Hyperthyreose; ektopisches TSH = HCG mit thyreoideastimulierender Aktivität? |

| Gynäkomastie | Gonadotropine (bes. $\beta$-HCG) HPL | Teratome (Hoden, Ovar, extragonadal), großzelliges und Adenokarzinom der Lunge, Hepatom, Pankreaskarzinom u. a. | Gynäkomastie, Pubertas praecox, Oligomenorrhö (Hyperthyreose). | Nachweis von erhöhtem $\beta$-HCG, $\alpha$-Untereinheit von Plazenta- und Hypophysenhormonen in Plasma und/oder Urin (durch Östrogene oder Androgene nicht hemmbar). | Behandlung des Tumors. | Wiederholte Bestimmungen von $\beta$-HCG und anderen Gonadotropinen durch RIA im Plasma können – auch bei Patienten ohne endokrine Symptomatologie – die Tumorausdehnung messen (im Sinne von Markersubstanzen). |
|---|---|---|---|---|---|---|
| Hypoglykämie | Insulin, NSILA | Mesenchymale Tumoren (Mesotheliom, Fibro-, Liposarkom etc.), Hepatom, Magen-Darm-, Bronchus-, NNR-Karzinome. | Tachykardie, Schwitzen, Zittern, Konvulsionen, psychische Störungen. | Hypoglykämie, erhöhter Insulinblutspiegel, meist große Tumoren (mehrere Kg) im Retroperitoneum oder Mediastinum. | Glukosezufuhr, Tumorexstirpation, evtl. teilweise (Reduktion der Tumormasse), Glukagon? Kortikosteroide? | Hypoglykämie bei Krebspatienten kann andere (z. T. hypothetische) Ursachen haben als ektopische Hormonbildung:<br>– Hemmung der Glukoneogenese in der Leber durch Tryptophanderivate,<br>– gesteigerter Glukoseverbrauch durch den Tumor,<br>– vom Tumor gebildete Substanz, die Insulinsekretion fördert. |

| | | | |
|---|---|---|---|
| ACTH | : Adrenokortikotropes Hormon | NSILA | : Non suppressible insulin-like activity |
| ADH | : Antidiuretisches Hormon, Vasopressin | PGE | : Prostaglandin E |
| HCG | : Human chorionic gonadotropin | PTH | : Parathormon |
| HPL | : Human placental lactogen | RIA | : Radioimmunassay |
| LPH | : Lipotropin | T 4 | : Thyroxin |
| MSH | : Melanozytenstimulierendes Hormon | TSH | : Thyreotropin |
| NNR | : Nebennierenrinde | | |

# Grundsätze der endokrinen Krebstherapie, Hormonpräparate

Circa ¼ aller Krebstodesfälle betreffen hormonabhängige und hormonempfindliche Tumoren: Mamma-, Uteruskorpus-, Prostatakarzinome und Leukämien. Die in den 40er Jahren gewonnene Erkenntnis, daß diese Krebsarten einer ablativen und/oder additiven endokrinen Therapie zugänglich sind, bedeutete deshalb einen großen Fortschritt. Die in Tabelle 3 skizzierten Behandlungsmethoden führen in der Regel nicht zu Heilungen, sondern haben nur eine – wenn auch häufig sehr eindrucksvolle und lange anhaltende – palliative Wirkung. Darin unterscheiden sie sich von der zytostatischen Chemotherapie.

*Zytostatika* schädigen oder blockieren verschiedene Reaktionen des Zellmetabolismus, sie sind deshalb häufig bei rasch wachsenden Tumoren besonders wirksam – führen jedoch gleichzeitig zur Schädigung von Geweben mit großer Wachstumsrate (Knochenmark, Darmmukosa).

*Hormone* regen die „physiologischen" Mechanismen der Differenzierung bzw. der Ausreifung von Zellen an. Sie haben gleichzeitig eine antimitotische, jedoch nicht karyorrhektische Wirkung. Es kommt zu einer Nekrobiose des Tumors, zu einer Ausreifung der Stromazellen und zu einer sekretorischen Differenzierung. Dementsprechend fehlen die zytotoxischen Nebenwirkungen der Chemotherapie. Langsam wachsende Brustkrebse zeigen häufig eine besonders gute und anhaltende Remission auf Hormonbehandlung (s. Kap. 18). Gerade bei solchen Tumoren muß diese Therapie gelegentlich über 6 oder mehr Monate gegeben werden, bis ihre Wirkung beurteilt werden kann – dies im Gegensatz zur zytostatischen Chemotherapie. Bei weniger Nebenerscheinungen weist die Hormontherapie i. allg. eine niedrigere Ansprechrate auf als die Behandlung mit Zytostatika (Tabelle 3).

Über eine Kombination endokriner Maßnahmen gibt es bis heute nur wenig Erfahrungen.

Die *Kombinationsbehandlung Hormone–Zytostatika* wird oft mit einer signifikant verbesserten Erfolgsrate angewandt (besonders beim Mammakarzinom, s. Kap. 18), wobei sich dies allerdings global und in den meisten Untergruppen nicht in einer verlängerten mittleren Überlebenszeit ausdrückt. Die sequentielle Anwendung der beiden Modalitäten ist in vielen Fällen zu bevorzugen. Die Kombination eines Hormons mit einem Zytostatikum durch molekulare Verbindung stellt theoretisch eine attraktive Therapiemethode dar. Heute werden hauptsächlich das Estramustinphosphat und das Prednimustin in der Klinik angewandt. Es ist jedoch wahrscheinlich, daß der Wirkungsmechanismus dieser Kombinationspräparate nicht dem theoretischen Wunschbild entspricht nämlich einer (mittels der Hormonkomponente) spezifisch das anvisierte Gewebe schädigenden Wirkung durch das nur am Zielort aktiv werdende Zytostatikum.

**Tabelle 3.** Hormone, Hormonderivate, Hormonantagonisten und Medikamente mit Wirkung auf das endokrine System in der Krebstherapie – Auswahl der gebräuchlichsten in der Schweiz und in Deutschland erhältlichen Präparate

| Präparate – Handelsform | Applikationsart | Dosierung | Indikation[b] | Nebenerscheinungen, Bemerkungen |
|---|---|---|---|---|
| 1) *Androgene* Testosteronester Testosteronundecanoat | | | | *Allgemein Androgene:* – Flüssigkeitsretention, Ödeme, – Cholostase, – Hyperkalzämie; |
| ● Andriol Kaps. 40 mg | p.o. | 120 – 160 mg tgl. | M | – Virilisierung: Hirsutismus, Klitorishypertrophie, Libidosteigerung, Akne, tiefe Stimme, Alopezie. |
| ● Testoviron Depot Amp. 100 mg, 250 mg | i.m. | 250 mg 1- bis 4mal/Monat | M | |
| ● Masterid Amp. 100 mg | i.m. | 100 mg 1- bis 3mal/Woche | M | |
| ● Triolandren Amp. 250 mg | i.m. | 250 mg 1- bis 4mal/Monat | M | |
| ● Sustanon Amp. 250 mg | i.m. | 250 mg 1- bis 4mal/Monat | M | |
| 2) *Östrogene* Äthinylöstradiol | | | | *Allgemein Östrogene:* – Flüssigkeitsretention, Ödeme, – kardiovaskuläre Komplikationen: Thrombosen, Embolien, – Inappetenz, Brechreiz, – Leberschädigung (besonders Cholostase). |
| ● Eticyclin forte[a] Tbl. 1 mg | p.o. | 1–3 mg tgl. | P | *M:* – Anfängliche Tumorstimulierung (Zunahme von Metastasenschmerzen, Hyperkalzämie – „flare") |
| ● Duramen Tbl. 1 mg | p.o. | | M | – Inkontinenz, – Abbruchblutungen bei Therapieunterbruch, – Pigmentierung der Mamillen. |
| ● Lynoral Tbl. 1 mg | p.o. | | | |
| ● Progynon M Tabl. 3 mg | p.o. | | | |
| Östradiolester | | | | |
| ● Ovocyclin Depot Amp. 10 mg | i.m. | 3mal 10–20 mg/ Woche | M | *P:* – Feminisierung, Gynäkomastie, Impotenz; |
| ● Progynon Depot Amp. 40 mg, 100 mg | i.m. | 100 mg/3 Wochen | P | |

**Tabelle 3.** (Fortsetzung)

| Präparate – Handelsform | Applika-tionsart | Dosierung | Indikation[b] | Nebenerscheinungen, Bemerkungen |
|---|---|---|---|---|
| Polyöstradiolphosphat | | | | vor Therapiebeginn: Bestrahlung der Mammae (Gynäkomastieprophylaxe). |
| • Estradurin Amp. 40 mg, 80 mg | i. m. | 40 mg/Monat bis 80 mg/2 Wochen | P | |
| Diäthyldioxystilbendiphosphat | | | | Brennen, Jucken, Schmerzen im Genital-, Anal- und Dammbereich; Resorption p.o. unsicher |
| • Honvan Amp. 300 mg | i. v. Infusionen | 600–1 800 mg in 2–24 h | P | |
| Tbl. 120 mg | p. o. | 360–720 mg tgl. | | |
| Estramustinphosphat | | | | Chemische Kombination von Östradiolphosphat und dem Zytostatikum Nitrogen Mustard (Mustargen). |
| • Estracyt Amp. 150 mg, 300 mg | i. v. | 300 mg tgl. initial 300–450 mg 2mal/Woche, Dauerbehandlung | P (M) | Thrombophlebitis, Nausea, Erbrechen, Leberschädigung; |
| Kps. 140 mg | p. o. | 560–840 mg tgl. | | selten Thrombopenie (durch alkylierende Komponente des Estracyts?) |
| 3) *Gestagene* | | | | *Allgemein Gestagene:* – Flüssigkeitsretention, – Hirsutismus (selten), – kardiovaskuläre Komplikationen (selten), – Alopezie (selten), – Cholostase (selten). |
| Medroxyprogesteronacetat | | | | |
| • Depot-Provera Amp. 150 mg, 500 mg | i. m. | 500 mg 3mal wöchentlich | P, U | *M:* Hyperkalzämie; |
| • Farlutal Depot Amp. 500 mg, 1000 mg | i. m. | 1000 mg 5mal wöchentlich über 1 Monat, dann 2mal 500 mg/ Woche | M | *P:* Gynäkomastie (selten); Optimale Dosierungen für P, M und U noch nicht bekannt |
| • Clinovir Amp. 500 mg, 1000 mg | i. m. | | | |
| Tbl. 100 mg | p. o. | | | |
| • Provera Tbl. 100 mg | p. o. | 200 mg tgl. | P | |
| • Farlutal Tbl. 100, 200, 250 mg | p. o. | 300 mg tgl. | M, U | |

| | | | | |
|---|---|---|---|---|
| Megestrolacetat | | | | Bei starken Metastasenbeschwerden: Therapiebeginn mit Depotpräparaten (1–2 Monate). |
| • Megestat Tbl. 40 mg | p. o. | 40–320 mg tgl. | U | |
| | | 2–300 mg tgl. | M | |
| Hydroxyprogesteroncaproat | | | | |
| • Proluton Depot Amp. 250 mg | i. m. | 500 mg 2 × wöchentlich | U | |
| Gestonoroncaproat | | | | |
| • Depostat Amp. 200 mg | i. m. | 200 mg 2 × wöchentlich | U | |
| 4) *Kortikosteroide* | | | | *Allgemein Kortikosteroide:* |
| • Prednison Tbl. 5, 50 mg | p. o. | 15–30 mg tgl. | P, L | – Diabetes (-exazerbation), |
| • Decortin Tbl. 5, 50 mg | p. o. | 50–150 mg tgl. | M, L | – Hypertonie, – Cushingoid etc., – Osteoporose (bei Langzeittherapie), |
| Dexamethason | | | | – Psychose (besonders bei hoher Dosierung). |
| • Millicorten Tbl. 1 mg | p. o. | 4–10 mg tgl. | M, L | |
| • Dexamed Tabl. 1, 5 mg | p. o. | | | |
| • Fortecortin Tbl. 4 mg | p. o. | | | |
| Prednisolon | | | | |
| • Ultracorten H Amp. 25, 50, 100, 250 mg | i. v. | 50–150 mg tgl. | M | |
| • Solu Decortin Amp. 25, 50, 250 mg | i. v. | | | |
| Prednimustin | | | | Chemische Kombination (Ester) von Prednisolon und dem Zytostatikum Chlorambucil (Leukeran); |
| • Sterecyt Tbl. 20, 100 mg | p. o. | 20–80 mg tgl. | L (M, P) | Leuko-, Thrombopenie, Nausea, Erbrechen, Ödeme, Diabetes (selten), |

**Tabelle 3.** (Fortsetzung)

| Präparate – Handelsform | Applika-tionsart | Dosierung | Indikation[b] | Nebenerscheinungen, Bemerkungen |
|---|---|---|---|---|
| 5) *Hormonantagonisten* | | | | |
| *Antiandrogene* | | | | |
| Cyproteronacetat | | | | |
| ● Androcur Tbl. 50 mg | p. o. | 100–300 mg tgl. | P | Gynäkomastie, Müdigkeit, Depressionen; |
| Amp. 300 mg | i. m. | 300 mg/Woche | | |
| Methylnitrotrifluor-methylphenylpropanamid | | | | |
| ● Flutamide Tbl. 250 mg | p. o. | 750 mg tgl. | P | selten Gynäkomastie. |
| *Antiöstrogen* Tamoxifen | | | | *Allgemein:* Thrombopenie (selten), Pruritus, Erythem, Benommenheit, Kopfweh, Ödeme (selten) |
| ● Nolvadex Tbl. 10 mg | p. o. | 20–40 mg tgl. | M, P (U) | *M:* – initiale Hyperkalzämie („flare"), – Menopausesymptome (unregelmäßige Menstruation, Wallungen, Übelkeit), – Vaginalblutungen (selten). |
| ● Tamofen Tbl. 10 mg | p. o. | | | |
| 6) *Verschiedene endokrin aktive Medikamente* | | | | |
| *Aromatasehemmer* Aminoglutethimid | | | | – Übelkeit, Erbrechen, – Benommenheit (bis Lethargie), – Exanthem. |
| ● Orimeten Tbl. 250 mg | p. o. | 150–1500 mg tgl. | M, P, Nebennieren-rindenkarzinom, paraneoplastisches Cushing-Syndrom | Einschleichende Dosierung; immer kombiniert mit einem Glukokortikoid (Cortisol 40–60 mg/Tag, oder Dexamethason 2–5 mg/Tag). |

| | | | | |
|---|---|---|---|---|
| *DDD-isomer* | | | | |
| o,p′-DDD | | | | |
| ● Mitotane, Lysodren Tbl. 500 mg | p. o. | 8–10 g tgl. | Nebennieren-rindenkarzinom (s. Kap. 27) | Nausea, Erbrechen, Diarrhö, Lethargie, Schwindel. |
| *Metyrapon* | | | | |
| ● Metopiron Kps. 250 mg | p. o. | 250 mg–6 g tgl. | Paraneo-plastisches Cushingsyndrom | Nausea, Erbrechen, Schwindel, Hypotonie, Erythem. Hemmt reversibel NNR-Synthese von Kortisol, Kortikosteron und Aldosteron. |
| *Prolaktinhemmer* | | | | Nausea, Schwindel, Müdigkeit; |
| Bromocriptin | | | | |
| ● Parlodel | p. o. | 2,5–15 mg tgl. | P | soll kombiniert mit Östrogenen oder Androge-nen deren günstige Therapiewirkung verstär-ken. Noch experimentell. |
| ● Pravidel Tab. 2,5 mg Kps. 5, 10 mg | | | | |
| *Gonadotropin-Releasing-Hormon*-(GnRH)-*Analog* | | | | |
| ● Buserelin [a] | Subkutan | 0,1–1 mg tgl. | P | Initiale Verstärkung von Metastasenschmerzen, Wallungen, Impotenz; |
| | Nasalspray | 1–2 mg tgl. | | (evtl. kombiniert mit Flutamide?). Noch experimentell. |

[a] Nur beschränkt im Handel erhältlich.
[b] M = Mammakarzinom, P = Prostatakarzinom, U = Uteruskorpuskarzinom, L = Leukämien, Lymphome.

## Literatur

Jonat W, Maass H (Hrsg) (1982) Steroidrezeptoren im Karzinomgewebe. Enke, Stuttgart
Jordan VC (1982) Laboratory models of hormone-dependent cancer. In: Furr BJA (ed) Hormone therapy. Saunders, London (Clinics in Oncology, vol 1)
Labhart A (1978) Endokrine Überfunktionssyndrome bei ektopischer Hormonbildung (Paraneoplastische Syndrome). In: Labhart A (Hrsg) Klinik der inneren Sekretion. Springer, Berlin Heidelberg New York
Liang AP, Levenson AG, Layde PM et al (1983) Risk of breast, uterine corpus and ovarian cancer in women receiving medroxyprogesterone injections. JAMA 249:2909
Liddle GW (1982) Role of ectopic hormones in the pathophysiology of clinical cancer. In: Frei E III, Holland JF (eds) Cancer medicine. Lea & Febiger, Philadelphia
Lipsett MB (1983) Hormones, medications and cancer. Cancer 51:2426
Minna JD, Bunn PA (1982) Paraneoplastic syndromes. In: De Vita VT, Hellman S, Rosenberg SA (eds) Cancer, principles and practice of oncology. Lippincott, Philadelphia
Neugebauer J, Morant J (Hrsg) (1983) Arzneimittel-Kompendium der Schweiz 1983/84. Documed, Basel
Odell WD, Wolfsen AR (1980) Hormones from tumors: Are they ubiquitous? Am J Med 68:317
Pike MC, Henderson BE, Krailo MD et al. (1983) Breast cancer in young women and use of oral contraceptives: possible modifying effect of formulation and age at use. Lancet II:926
Stoll BA (1982) Perspectives on hormonal therapy in cancer. In: Furr BJA (ed) Hormone therapy. Saunders, London (Clinics in Oncology, vol 1)
Vessey MP, Lawless M, McPherson K et al. (1983) Neoplasia of the cervix uteri and contraception: A possible adverse effect of the pill. Lancet II:930

# 4 Grundlagen der medikamentösen Krebstherapie

E. E. HOLDENER

## Einleitung

Ein maligner Tumor entsteht aus Zellen mit der Fähigkeit, sich unkontrolliert teilen zu können. Viele Körpergewebe enthalten eine bestimmte Anzahl Zellen, welche sich teilen und selbst erneuern können (*Stammzellen*). Die zelluläre Differenzierung führt letztlich zu einer funktionell ausgereiften Zelle mit determinierter Aufgabe bis zum Zelltod. Unter bisher noch nicht genau geklärten Umständen können normale, zur Proliferation fähige Zellen unter dem Einfluß eines oder mehrerer *karzinogener Faktoren* in ihrer normalen Ausreifung gehemmt werden. Bei dadurch erhaltener Teilungskapazität kommt es zu einer ungehemmten Fortsetzung der Proliferation (*maligne Transformation*). Daraus resultieren vielfältige Veränderungen von Zellfunktionen, z.B. Änderung der Zellwandpermeabilität, Phagozytose und Pinozytose, Sekretion von Proteasen und lytischen Enzymen, Freigabe bestimmter Oberflächenantigene, Änderung der Oberflächenladung, Synthese von Tumorwachstumsfaktoren, um nur einige zu nennen. Der Prozeß der Zellteilung wird durch *Gene* gesteuert, durch welche die Zelle auf *proliferationsregulierende Signale* reagiert. Diese Gene scheinen im Fall einer malignen Proliferation kontinuierlich aktiv zu sein, während die zur Differenzierung notwendigen Gene nicht oder nur ungenügend auf der Tumorzelle exprimiert werden.

In einem gesunden Organismus besteht also ein gut kontrolliertes *Gleichgewicht* zwischen *Zellteilung, Zelldifferenzierung* und *Zelltod*. In einem malignen Gewebe ist dieses Gleichgewicht gestört. Die zelluläre Differenzierung, welche eine *zunehmende Restriktion* (oder *selektive Verstärkung*) der im gesamten Genom enthaltenden Information erfordert, hat in Tumorzellen nicht oder nur teilweise stattfinden können. Sie werden deshalb in einem frühen Stadium der Reifung blockiert, besitzen dabei wohl einzelne funktionelle Eigenschaften einer ausgereiften Zelle (z.B. Produktion von Hormonen oder Enzymen), behalten jedoch die Fähigkeit zur Proliferation. Das extrazelluläre Milieu kann diesen Zustand unterhalten helfen. Dieser *Differenzierungsblock der Tumorzelle* ist nicht vollständig irreversibel. Verschiedene Wachstumsfaktoren, insbesondere Hormone sowie Enzyme, können, dies zeigten v.a. einzelne In-vitro-Versuche, diese Tumorzellen weiter ausdifferenzieren lassen (z.B. Phorbolester bei Leukämien). Zur breiten Anwendung dieser vielversprechenden und attraktiven Therapievariante ist noch ein weiter Weg. Bis dahin bleibt uns nur die bisherige Möglichkeit der Proliferationshemmung z.B. durch Zytostatika unter Ausnutzung von z.T. sehr geringen pharmakodynamischen und biologischen Differenzen zwischen normalen und malignen proliferierenden Systemen.

# Zellkinetische Grundlagen

## Methoden

Bei der *mikroskopischen Betrachtung* von Zellkernen findet man, mit Ausnahme der Zeit unmittelbar vor der Zellteilung (*Mitose*), keine besonderen strukturellen Auffälligkeiten in Abhängigkeit vom physiologischen Zustand der Zelle.

Damit die Tochterzellen mit gleichen Anteilen von Desoxyribonukleinsäure (DNS) versorgt werden können, muß der Mitose eine *Verdopplung des genetischen Materials (DNS)* vorausgehen. Ob eine Zelle zum Zeitpunkt der Untersuchung tatsächlich DNS synthetisiert, wird mit Hilfe einer radioaktiven Verbindung, welche in die DNS eingebaut wird, nachgewiesen. Als radioaktive Verbindung dient fast ausschließlich *tritiummarkiertes $^3$H-Thymidin,* ein Baustein der DNS. Das tritiummarkierte Thymidin wird nur von solchen Zellen in die DNS eingebaut, die zur Zeit des Experiments DNS synthetisieren, d. h., sich in der DNS-Verdopplungsphase (S-Phase) befinden. Das Resultat ist eine radioaktive Markierung dieser Zellen. Die weitere Analyse erfolgt nun mittels *Autoradiographie.* Eine dritte Methode zur Abschätzung der Zellproduktionsrate ist die sog. Durchflußzytofotometrie (*Flowcytometry*). Mittels dieser Methode kann aufgrund des DNS-Gehalts die Anzahl der Zellen, welche sich in der $G_1$-, S- und ($G_2$ + M)-Phase (s. unten) befinden, bestimmt werden.

## Zellzyklus

Beim Zellzyklus handelt es sich um einen *sequentiellen Ablauf* von *biochemischen Prozessen,* welche in der Zellteilung (Mitose) enden. Jede Tochterzelle bekommt die gleiche Menge DNS wie die Mutterzelle. Das erfordert jedoch eine *DNS-Verdopplung* vor der Zellteilung. Howard u. Pelc (1951) beschrieben erstmals die 4 Hauptphasen des Zellzyklus unter Benützung von radioaktiv markiertem Phosphor ($^{32}$P) als Zellmarker für die DNS-synthetisierenden Zellen. Unter Zellzyklus im engeren Sinne versteht man das Intervall von der Mitose der Mutterzelle bis zur Mitose einer daraus entstehenden Tochterzelle (Abb. 1). In der *$G_1$-Phase* werden Ribonukleinsäure (RNS) und Eiweiße synthetisiert als Vorbereitung für die DNS-Synthesephase. Nach Verdopplung der DNS in der *S-Phase* und Durchschreiten der *$G_2$-Phase* tritt die Zelle in die *Mitose* ein. Jede Tochterzelle kann erneut in den Zyklus eintreten oder aber in einer Ruhephase (*Go*) unterschiedlicher Dauer verharren. Ruhende Zellen können während sehr langer Zeit die Fähigkeit, sich zu teilen, beibehalten. Die Zeit, die eine Zelle benötigt, um alle Phasen des Zellzyklus zu durchlaufen, wird Zellzykluszeit oder *Generationszeit* genannt. Diese ist von Spezies zu Spezies, von Gewebe zu Gewebe (normal oder maligne) sehr unterschiedlich. In der Regel ist die Generationszeit jedoch für malignes Gewebe länger als für normale proliferierende Systeme wie Knochenmark oder Darmschleimhaut (Tabelle 1). Unter *Wachstumsfraktion* versteht man das Verhältnis der Anzahl proliferierender Zellen zur Gesamtzellzahl. Die *Wachstumsrate* einer Tumor-

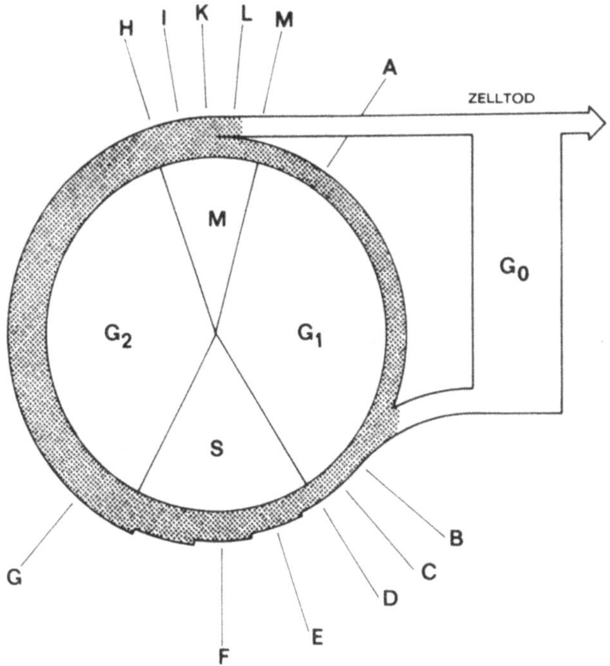


**Abb. 1.** Konzept und Terminologie des Zellzyklus

| Zellzyklus-phase | Biochemische Aktivität |
|---|---|
| $G_1$ („gap$_1$") | cAMP hoch ($A$) <br> mRNS-Synthese (Späte $G_1$) ($B$), <br> Thymidinkinasesynthese ($C$), <br> Synthese des DNS-synthetisie-renden Faktors ($D$). |
| S (Synthese-phase) | DNS-Replikation ($E$), <br> Zentriolenreproduktion ($F$). |
| $G_2$ („gap$_2$") | Synthese von <br> RNS + Eiweißen ($G$) <br> notwendig für Zellteilung. |
| M (Mitose) | Phosphorylierung (früh) ($H$), <br> RNS-Synthesestopp ($I$), <br> Proteinsynthese reduziert ($K$), <br> cAMP niedrig ($L$), <br> Dephosphorylierung (spät) ($M$). |

$G_0$ (Ruhephase)

**Tabelle 1.** Zellzykluszeiten von normalen und malignen proliferierenden Zellsystemen. *Tc*, Zykluszeit (Generationszeit), *Ts*, DNS-Synthesephase

|          | Zellsystem        | Tc [Stunden] | Ts [Stunden] |
|----------|-------------------|--------------|--------------|
| Benigne  | Knochenmark       | 35–45        | 9–14         |
|          | Magenmukosa       | 48           | 10           |
|          | Kolonmukosa       | 24–72        | 13–20        |
| Maligne  | Leukämie (ALL)    | 70           | 29           |
|          | Magenkarzinom     | 66–111       | 20–32        |
|          | Kolonkarzinom     | 26–81        | 14–22        |
|          | Lungenkarzinom    | 64           | 19           |
|          | Mammakarzinom     | 51           | 24           |
|          | Melanom           | 47           | 18           |

zellpopulation ist demnach abhängig von der Generationszeit, der Wachstumsfraktion sowie vom Zellverlust. Letzterer kann in jeder Phase des Zellzyklus sowie aus dem ruhenden Zellpool ($G_0$) stattfinden.

## Tumorwachstum

Das Tumorwachstum ist keinem strikten Wachstumsgesetz unterworfen. Obwohl ein exponentielles Wachstum (Zellproduktionsrate ist proportional zu den vorhandenen Tumorzellen) als die häufigste Wachstumsform angenommen wird, kann sie diese im Verlauf des gesamten Tumorgeschehens mehrmals ändern. Die Zeit, die notwendig ist, um das Tumorvolumen um das 10fache zu vergrößern, entspricht der 3,32fachen Tumorverdopplungszeit. Das exponentielle Wachstum entspricht also einer Wachstumsphase mit konstanter Verdopplungszeit. In der avaskulären (frühen) Tumorwachstumsphase (bis etwa $10^6$ Zellen) kommt es zu einem langsamen Wachstum und nicht selten zu einem jahrelangen Wachstumsstillstand. Mit Beginn der Vaskularisation jedoch erfolgt ein schnelleres Tumorwachstum, und klinisch nachweisbarer Tumor (ca. $10^9$ Zellen) kann innerhalb weniger Monate oder Jahre je nach Tumortyp erreicht werden. Das bedeutet, daß der Patient zum Zeitpunkt der frühest möglichen Diagnosestellung bereits eine Tumorlast von 1 Mrd. Zellen aufweist und dabei ⅔ bis ¾ der gesamten Tumorlebenszeit (falls unbehandelt) abgelaufen ist. Nur 10 weitere Verdopplungen führen bereits zu einer potentiell *letalen Tumormasse (ca. $10^{12}$ Zellen)* (Abb. 2). Die *typische Gompertz*-Wachstumskurve (Abb. 3) für Zellen in Kultur zeigt ebenfalls eine Initialphase mit fehlendem oder nur langsamem Wachstum, gefolgt von logarithmischem Wachstum mit Erreichen einer erneuten langsamen Wachstumsphase, in der die Zellneubildung und der Zellverlust sich beinahe aufheben. Ähnliche Wachstumskurven zeigten auch Tumoren, welche auf Tiere transplantiert wurden. Bei menschlichen Tumoren kann gelegentlich eine solche Wachstumskinetik beobachtet werden, wobei aber infolge schlechter Vaskularisation, schlechter Ernährung, mechanischer Limitation sowie Wirtsabwehrmechanismen vielmals beträchtliche Abweichungen von dieser Wachstumskurve auftreten können. In Tabelle 2 sind einige

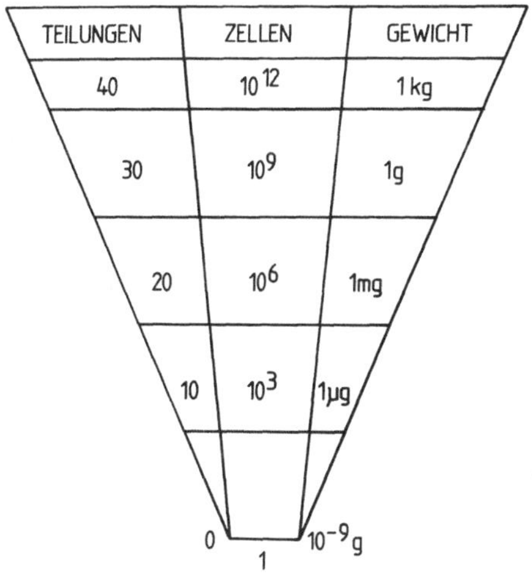

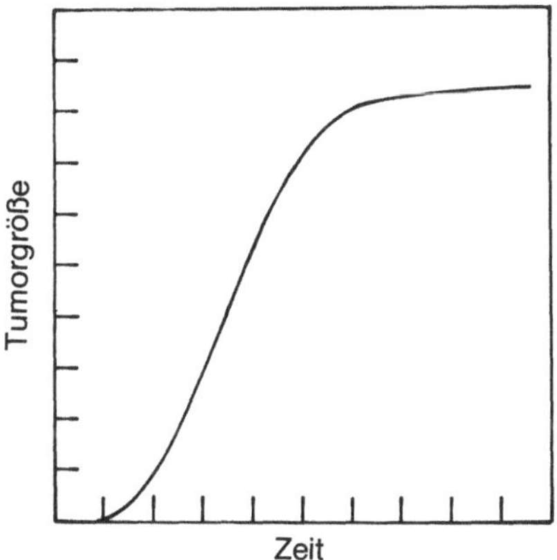



**Abb. 2.** Beziehung zwischen Anzahl der Zellteilungen, Zellzahl und Tumorgewicht (Ausgangspunkt ist eine Einzelzelle von $10^{-9}$ g)



**Abb. 3.** Tumorwachstumskurve nach Gompertz

**Tabelle 2.** Tumorverdopplungszeiten (*TVZ*) menschlicher Tumoren

| Tumortyp | TVZ [Tage] |
| --- | --- |
| Lungenkarzinom | |
| Oat-cell-Karzinom | 39 |
| Plattenepithelkarzinom | 87 |
| Adenokarzinom | 134 |
| Hodenkarzinom | 21 |
| Non-Hodgkin-Lymphom | 25 |
| M. Hodgkin | 38 |
| Kolonkarzinom | 96 |
| Mammakarzinom | 30–130 |

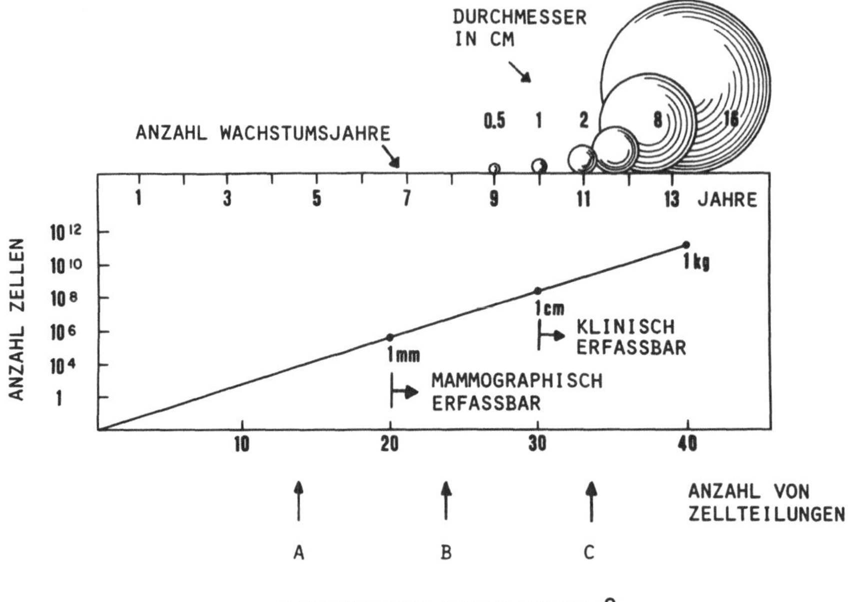


**Abb. 4.** Grafische Darstellung der langen präklinischen Wachstumsphase des Mammakarzinoms. Die Kurve wurde extrapoliert aus klinisch gemessenen Verlaufsdaten (Lungenmetastasen, Hautmetastasen) unter Annahme eines gleichmäßigen Wachstums mit einer mittleren Tumorverdopplungszeit von 100 Tagen

Beispiele von Tumorverdopplungszeiten menschlicher Tumoren aufgezeigt. Es handelt sich dabei für jeden Tumortyp um Mittelwerte, gemessen bei mehreren Patienten (4–152). Die Tumorverdopplungszeit ist keine Konstante. Sie kann sich im Verlauf der Erkrankung mehrmals ändern. Zur Zeit ist es nicht möglich, intra vitam den genauen Zeitpunkt der Transformation von epithelialen Zellen in Tumorzellen festzustellen. Der Beginn des Tumorwachstums bleibt daher ungewiß und kann nur unter Annahme eines konstanten Wachstums aus Serien von Meßwerten wachsender Metastasen mittels Extrapolation auf 0 theoretisch berechnet werden. Abb. 4 zeigt graphisch, daß bei einer Tumorverdopplungszeit von 100 Tagen etwa 30 Zellteilungen notwendig sind, bis der Tumor 1 g schwer wird, d. h. ca. $10^9$ Zellen umfaßt. Wie bereits erwähnt, kann im Einzelfall die Tumorverdopplungszeit deutlich unterschiedliche Werte ergeben. Je nach Tumorstadium und Ort der gemessenen Läsion wurden z. B. für das Mammakarzinom *Tumorverdopplungszeiten* zwischen wenigen Tagen bis zu 1900 Tagen angegeben. Diese große individuelle Varianz ist mindestens teilweise verantwortlich für das unterschiedliche therapeutische Ansprechen auf Zytostatika.

## Praktische Bedeutung der Zellkinetik für die zytostatische Chemotherapie

Die *selektive Toxizität* von Zytostatika auf proliferierende Zellen konnte mit Hilfe vieler experimenteller Modelle nachgewiesen werden, d. h. die Mehrzahl der Zytostatika zeigt in In-vitro-Kultursystemen einen deutlich höheren zytostatischen Effekt bei proliferierenden Zellen als bei sich nicht teilenden Zellpopulationen. Diese Daten konnten auch in vivo (tierexperimentell sowie beim Menschen) weitgehend bestätigt werden. Ausnahmen sind z. B. Bleomycin und BCNU, die bei nichtproliferierenden Zellen genauso oder gelegentlich sogar wirksamer sein können.

Grundsätzlich können 2 Wirkungsmechanismen von Zytostatika unterschieden werden:

a) *Proliferationshemmung durch Blockierung* in einer bestimmten Phase der sich im Zellzyklus befindenden Zellen (potentiell reversibel).
b) *Letale, zytotoxische Wirkung* (irreversibel).

Ob es letztlich „nur" zur Proliferationshemmung kommt oder zu einer letalen Wirkung, ist häufig von der Konzentration des verabreichten Medikaments abhängig, wobei v. a. hohe Dosen zu irreversiblen letalen Schädigungen der Zellen führen. Aus Abb. 5 und 6 ist ersichtlich, daß bestimmte Zytostatika, z. B. Methotrexat, Cytosin-Arabinosid und 6-Mercaptopurin bezüglich ihres zytotoxischen Effekts selbstlimitierend sind. Diese Zytostatika, welche Zellen in der DNS-Synthesephase letal schädigen (Abb. 5), blockieren gleichzeitig andere

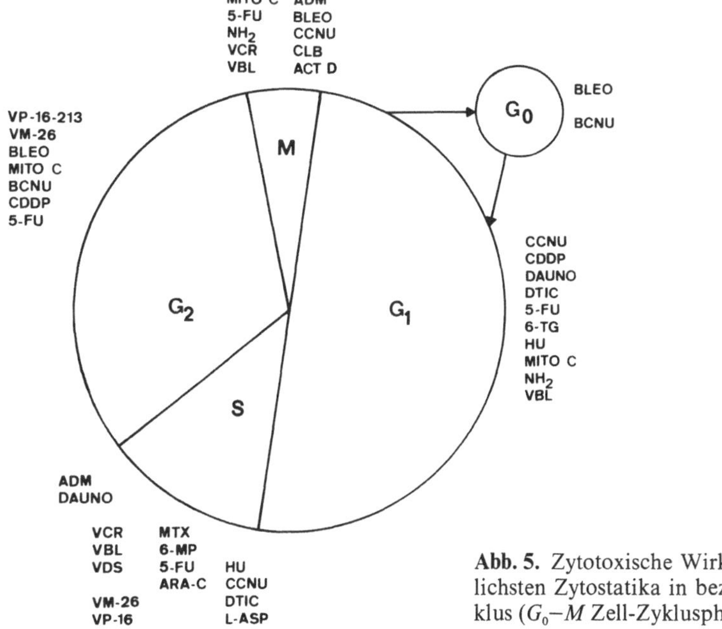


**Abb. 5.** Zytotoxische Wirkung der gebräuchlichsten Zytostatika in bezug auf den Zellzyklus ($G_0$–$M$ Zell-Zyklusphasen, s. Text)

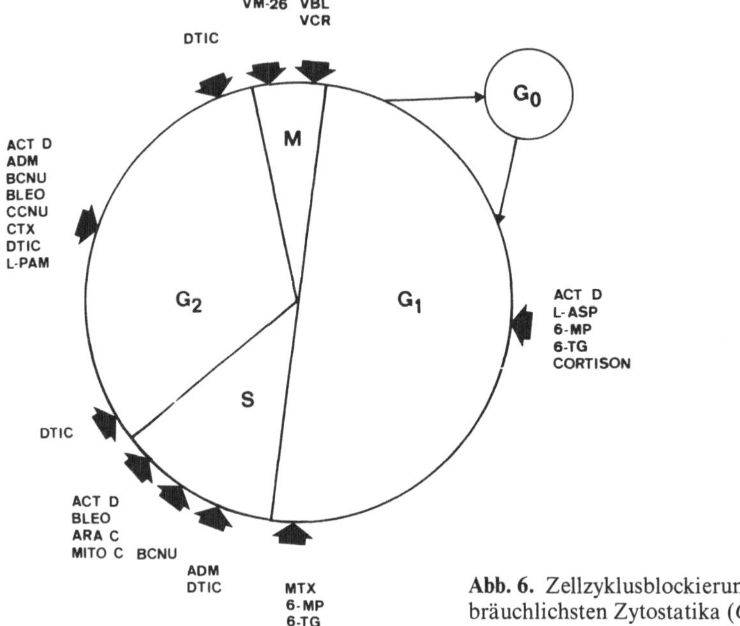


**Abb. 6.** Zellzyklusblockierung durch die gebräuchlichsten Zytostatika ($G_0-M$, Erklärung s. Text)

Zellen vor dem Eintritt in die für diese Medikamente besonders empfindliche Zyklusphase. Da dieser Block meistens reversibel ist, kann eine intermittierende Therapie mit daraus resultierender temporärer Aufhebung dieser Blockwirkung therapeutisch am effektivsten sein. Wie aus der folgenden Übersicht ersichtlich ist, kann die Wirkung der Zytostatika in Abhängigkeit vom Zellzyklus in 3 Gruppen eingeteilt werden. Der genaue Wirkungseintritt im Zellzyklus kann Abb. 5 und 6 entnommen werden.

*Wirkung von Zytostatika in Abhängigkeit vom Zellzyklus*

*Gruppe I:*     Zyklusunspezifische Medikamente: Wirken auf proliferierende und nichtproliferierende Zellen ($G_0$); z. B. Bestrahlung, Mustargen.

*Gruppe II:*     Zellzyklusphasenspezifische Medikamente: Schädigen Zellen nur in einer bestimmten Zyklusphase; z. B. Metothrexat, Velbe, Vincristin und Ara-C.

*Gruppe III:*     Zellzyklusspezifische Medikamente: Schädigen vorwiegend Zellen im Zyklus, jedoch unabhängig von der Zyklusphase;· z. B. CTX, 5-FU, Act-D, MIT-C, Anthrazykline, Nitrosourea.

## Zellsynchronisation

Jede Tumorzellpopulation hat zu einem bestimmten Zeitpunkt einen bestimmten Prozentsatz von Zellen aktiv im Zellzyklus. Die Verteilung dieser Zellen innerhalb der einzelnen Zyklusphasen ist abhängig vom Tumortyp, vom Tumorstadium und von weiteren Milieufaktoren. Synchronisation bedeutet eine Blokkierung der im Zyklus befindlichen Zellen in einer bestimmten Phase. Nach Freigabe der Zellen wird mit einem anderen Zytostatikum, welches in einer der darauffolgenden Zyklusphasen maximale letale Wirkung erzielt, therapiert. Synchronisation kann auf verschiedene Art und Weise erzielt werden:

a) Blockierung der im Zellzyklus wandernden Zellen an einer bestimmten Stelle innerhalb des Zellzyklus (Abb. 6).
b) Rekrutierung neuer Zellen in den Zellzyklus (aus $G_0$) nach vorangegangener therapiebedingter Reduktion der Zellen im Zellzyklus.

Der wichtigste, jedoch am schwierigsten zu bestimmende Faktor in diesem Synchronisationsvorgang ist das Zeitintervall zwischen der Applikation des synchronisierenden Medikaments und dem sekundär applizierten zytotoxischen Medikament. Da mehrere andere Faktoren (Dauer der Therapie des synchronisierenden Medikaments, Generationsdauer, Kinetik des Blockierungsabbruchs, Geschwindigkeit der Desynchronisation) die Bestimmung dieses Zeitintervalls beeinflussen, kommt es in vivo wahrscheinlich nur in beschränktem Umfang zum gewünschten Synchronisationseffekt. Der dadurch erhoffte erhöhte therapeutische Effekt sollte aber nicht gleichzeitig erhöhte Toxizität in wichtigen normalen Zellproliferationssystemen (z. B. Hämatopoese im Knochenmark) als Nebenwirkung haben. Es muß also im Vergleich zum Normalgewebe ein unterschiedlicher Synchronisationseffekt oder eine unterschiedlich schnelle Desynchronisation (z. B. bedingt durch verschiedene Generationszeiten) erreicht werden. Ein Beispiel einer Synchronisation ist in Abb. 7a–c wiedergegeben.

Zytostatika gehören zu jener Stoffklasse, deren Wirkung der *Kinetik erster Ordnung* folgt. Das bedeutet, daß jede Einzeldosis eines Zytostatikums die Zellzahl eines Tumors um einen konstanten Prozentsatz der gerade vorhandenen absoluten Zellzahl reduziert. Eine 99,9%ige Reduktion der Tumormasse (1 kg → 1 g) bedeutet einerseits eine mengenmäßig eindrucksvolle Verkleinerung des Tumors, zellkinetisch gesehen jedoch ist damit erst ein Viertel auf dem Weg zur Heilung (E) zurückgelegt (Abb. 8). In der gleichen Abb. ist je 1 Beispiel für den Verlauf bei Tumorresistenzentwicklung sowie bei zu frühem Abbruch der Chemotherapie aufgezeigt.

Wird die Tumorzellzahl durch die Therapie unter die klinisch kritische Grenze von $10^9$ Zellen (= 1 g) gebracht, bedeutet dies nicht Heilung, sondern man spricht dann von klinischer Vollremission. Zur Heilung sind, gleiche Tumorwachstumskinetik und Chemotherapie vorausgesetzt, je nach Tumortyp noch unterschiedlich viele weitere Therapiezyklen notwendig. Beim M. Hodgkin bedeutet das noch 3–4 Zyklen, beim Mammakarzinom mindestens noch 12–18 Zyklen bei intermittierenden monatlichen Therapiezyklen. Nach dem Konzept von Norton u. Simon (1977) sollte nach Erreichen einer Vollremission (=subklinischer Tumor) die Intensität der Chemotherapie nicht reduziert, sondern im Gegenteil eher verstärkt werden. Sie postulieren, z. T. aufgrund klinischer Verläufe, daß eine kleine Tumormasse nicht a priori „Chemotherapiesensibilität" bedeutet. Eine initial schnelle, therapiebedingte Reduktion des Tumors kann häufig von einer Phase mit deutlich geringerer Therapiesensibilität

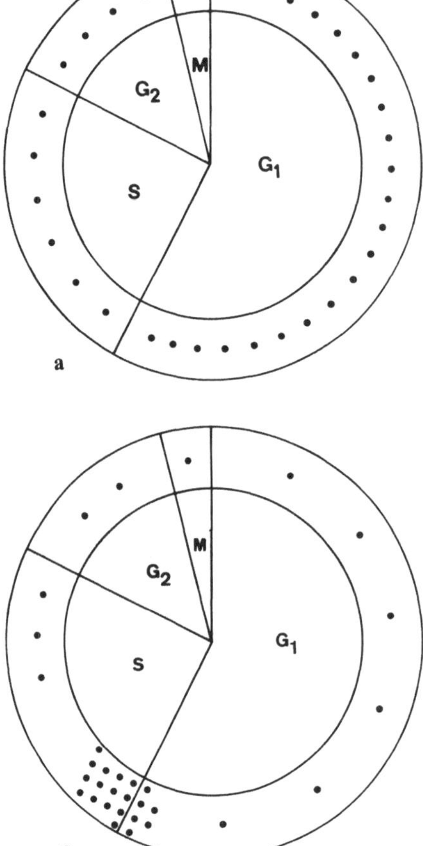

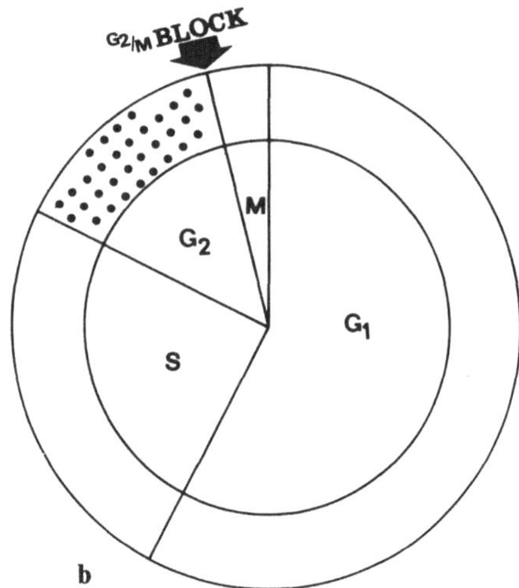


**Abb. 7a–c.** Beispiel für Synchronisation durch Blockierung (klinische Anwendung siehe Costanzi et al., 1981)

z. B.  Zykluszeit  74 h (z. B. Melanom)  
    $G_1$     48 h  
    S      21 h  
    $G_2 + M$   5 h

**a** Beginn mit *Bleomycininfusion;* ●Zellen im Zellzyklus

**b** *Nach 74 h Bleomycininfusion* Synchronisation (Ansammlung) aller sich im Zyklus befindenden Zellen in der $G_2$-Phase

**c** *48 h nach Bleomycinstop* leichte Desynchronisation der im Zyklus befindlichen Zellen. Jetzt Therapie mit CCNU, DTIC, VLB

abgelöst werden. In diesem Fall kann eine kurze, aber hochdosierte Therapie eher zur definitiven Heilung führen als eine „zu" niedrig dosierte Langzeittherapie, die zwar u. U. das Rezidiv hinauszögert, jedoch das Wiederauftreten des Tumors nicht verhindert. Dieser Theorie steht das klassische Konzept von Skipper (1978) gegenüber, der schon 1974 tierexperimentell zeigen konnte, daß Chemotherapie bei kleiner Tumorzellmasse mit höherer Wahrscheinlichkeit kurativ ist. Auf dieser Basis errichtete Schabel 1975 auch sein Konzept der systemischen Behandlung von Mikrometastasen. In Abb. 8 sind auch einige prinzipielle Möglichkeiten des weiteren Verlaufs bei subklinischem Resttumor, z. B. nach „kurativer" Chirurgie, aufgezeigt.

Weitere Korrelationen zwischen Tumorzellmasse, Wachstumskinetik des Tumors, Therapieintensität, Dauer und Rhythmus der Therapie und dem daraus resultierenden Therapieerfolg werden zeigen müssen, welche der beiden Theorien für welche spezifische klinische Situation am ehesten zutreffend ist.

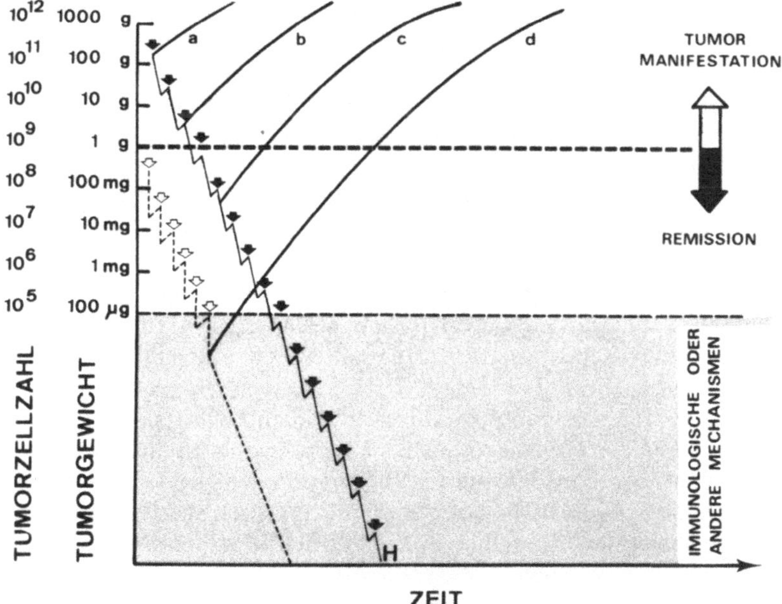


**Abb. 8.** Prinzip der fraktionierten Tumorzellreduktion durch intermittierende Chemotherapie bei klinisch manifestem und bei subklinischem Resttumor
Chemotherapie; adjuvante Chemotherapie; *a* gegen Chemotherapie resistenter Tumor; *b* Teilremission mit erneutem Wachstum einer therapieresistenten Tumorzellpopulation; *c* klinische Vollremission; erneutes Wachstum einer therapieresistenten Tumorzellpopulation führt nach einer bestimmten Remissionsdauer zum klinischen Tumorrezidiv; *d* Tumorrezidiv nach 6 Zyklen adjuvanter Chemotherapie; *H* Heilung

## Pharmakokinetik der Zytostatika

Die teilweise sehr enge therapeutische Breite, zusammen mit der potentiell lebensbedrohlichen Toxizität von Zytostatika, erfordern eine genaue Kenntnis der Pharmakokinetik dieser Medikamente.

Unter *Pharmakokinetik* versteht man die quantitative Analyse der *Absorption, Verteilung, Biotransformation* sowie der *Ausscheidung* eines Medikaments in einem Organismus als Funktion der Zeit. Unter Verwendung mathematischer Modelle kann die Konzentration eines Medikaments in verschiedenen Organen als Funktion von Dosis, Applikationsart und Zeit vorausgesagt werden. In Kenntnis der pharmakokinetischen Eigenschaften eines Medikaments kann der Kliniker optimale Dosis, Applikationsart und Zeitintervall festlegen und in Abhängigkeit der Körperoberfläche sowie der hepatischen und renalen Funktionen adäquate Dosisanpassungen vornehmen.

Experimentelle Beobachtungen zeigten, daß Medikamente unterschiedlich schnell in die verschiedenen Körperflüssigkeiten und Gewebe abwandern. Man postulierte deshalb ein *Modell mit 2 Kompartimenten,* ein *zentrales,* volumenmäßig kleineres und ein *peripheres,* volumenmäßig größeres Kompartiment. In Annäherung kann für das zentrale Kompartiment das Blutvolumen sowie die extrazelluläre Flüssigkeit von stark durchbluteten Organen wie Herz, Lunge, Leber, Nieren und endokrine Drüsen angenommen werden. Muskeln, Haut und Körperfett repräsentieren das periphere Kompartiment, wo Medikamente normalerweise verzögert auftreten. Andere komplexere mathematische Modelle (3-Kompartiment-Modell) wurden beschrieben, bleiben aber sehr vereinfachte Beschreibungen von noch komplexeren physiologischen Prozessen des pharmakokinetischen Schicksals eines Medikaments.

Unter „Bioverfügbarkeit" versteht man das Ausmaß und die pro Zeiteinheit mögliche Absorption eines Medikaments nach oraler oder intramuskulärer Applikation. Faktoren, welche diese Bioverfügbarkeit beeinflussen, sind in Tabelle 3 wiedergegeben.

Haupthindernisse für ein routinemäßiges therapeutisches „Monitoring" sind die Komplexizität der Pharmakokinetik von antineoplastischen Substanzen sowie das Fehlen von schnellen, empfindlichen und genügend spezifischen Bestimmungsmethoden. *Radioimmunoassays* erlauben es, sehr geringe Mengen einer Substanz nachzuweisen. Zusätzlich können mit Hilfe von *chromatographischen* und *massenspektrographischen* Methoden auch aktive und inaktive Metaboliten einer Substanz getrennt und nachgewiesen werden.

Am Beispiel von *Cyclophosphamid* und *Methotrexat* soll im folgenden kurz auf die Variabilität von pharmakokinetischen Eigenschaften häufig gebrauchter Zytostatika hingewiesen werden.

Die *alkylierende Substanz Cyclophosphamid* ist ein biologisch inaktives Mustargenderivat, welches erst nach enzymatischer Oxydation durch Leberzellmikrosomen aktiv alkylierend wirkt. Durch Hydroxylierung entstehen hauptsächlich 2 Metaboliten, das 4-OH-CTX und das Aldophosphamid, wobei v. a. aus letzterem die aktiv alkylierende Verbindung hervorgeht. Weitere enzymati-

**Tabelle 3.** Faktoren, welche die biologische Verfügbarkeit eines Medikaments beeinflussen

| Pharmako-kinetische Phase | Faktoren | Zusätzliche Faktoren bei Tumorpatienten |
|---|---|---|
| Absorption | Formulierung, Darmmotilität, Gastrointestinales Milieu (pH), Transportmechanismen der Zellmembran, Durchblutung der Darmorgane | Gestörte Motilität durch intra- oder extraluminäre Tumormassen |
| Verteilung | Körpergröße, Organdurchblutung, Bindung an Plasma- und Gewebeproteine | Aszites, Pleuraerguß |
| Metabolismus und Elimination | Nieren- und Leberfunktion, Durchblutung dieser Organe, Proteinbindung | Tumorbedingte Obstruktion der Abflußwege, metastatischer Befall von Nieren und/oder Leber |

sche Oxydation zu 5-Ketocyclophosphamid und Carboxyphosphamid ergeben die 2 wichtigsten im Urin ausgeschiedenen Metaboliten.

Cyclophosphamid wird nach oraler Applikation gut resorbiert mit Resorptionsraten zwischen 75–95%. Weniger als 10% der Plasmaaktivität werden im Liquor nachgewiesen, jedoch zeigten Analysen von Aszites bis zu 80% der im Plasma nachgewiesenen alkylierenden Aktivität. Etwa 12% des unveränderten Cyclophosphamids wird an Plasmaproteine gebunden. Aktive Metaboliten werden jedoch bis zu 60% proteingebunden. Der Abbau von Cyclophosphamid erfolgt primär über eine enzymatische Oxydation in aktive Metaboliten, welche hauptsächlich durch den Urin ausgeschieden werden, wobei etwa 60% von markiertem Cyclophosphamid innerhalb von 24 h nachgewiesen werden kann. Etwa 10–20% unverändertes Cyclophosphamid kann im Urin nachgewiesen werden. Nach i. v.-Gabe kommt es etwa 2 h später zur Plasmaspitzenaktivität, gefolgt von einer Eliminationshalbwertszeit von ca. 7 h. Erst beträchtliche Nierenfunktionseinschränkungen (Creatininclearance < 20 ml/min) machen eine Dosisreduktion dieser Substanz notwendig. Cyclophosphamid ist dialysierbar, wobei bis zu 40% der Substanz innerhalb von 4 h extrahiert werden können.

Der *Antimetabolit Methotrexat,* ein Folsäureantagonist, blockiert infolge stärkerer Bindung an die Dihydrofolsäureduktase die Umwandlung von Dihydrofolsäure zu Tetrahydrofolsäure. Als Metaboliten wurden 7-Hydroximethotrexat und 2-4-Diamino-N-10-Methylpteorinsäure (DAMPA) isoliert. Die Bedeutung dieser Metaboliten ist noch nicht ganz klar. DAMPA reagiert deutlich mit dem RIA für Methotrexat und 7-OH-MTX scheint zur Nephrotoxizität beizutragen.

Nach oraler Applikation wird Methotrexat sehr unterschiedlich resorbiert. Subkutane oder intramuskuläre Injektionen jedoch führen zur beinahe vollständigen Resorption. Intrathekal appliziertes Methotrexat wird verzögert ins Plasma rücktransportiert, was einer Reservoirwirkung in diesem System gleichkommt. Nach i. v.-Methotrexatinjektion werden etwa 90% der Dosis innerhalb von 24 h renal ausgeschieden, und bei sehr hohen Plasmaspiegeln ($> 10^4$ µmol/l) kommt es neben der glomerulären Filtration zusätzlich zur aktiven tubulären Sekretion. Weniger als 2% von i.v.-Methotrexat werden im Stuhl nachgewiesen, da alles biliär ausgeschiedene Methotrexat rückresorbiert wird. Zu verzögerter Ausscheidung kommt es bei sog. Thirdspaceproblemen, also z. B. bei malignen Ergüssen (Pleura, Aszites), von wo Methotrexat sekundär mobilisiert wird und zu protrahierter Toxizität führen kann.

Anhand dieser 2 Beispiele wurde aufgezeigt, wie wichtig die Kenntnis über das pharmakokinetische Verhalten von Zytostatika ist und als rationale Basis für die Festlegung der Dosisapplikationsart sowie des zeitlichen Intervalls im Rahmen der Therapie dienen kann. Auch wenn z. Z. das routinemäßige „pharmakokinetische Monitoring" der zytostatischen Therapie aus unterschiedlichen Gründen noch nicht möglich ist, verhilft die Kenntnis dieser Daten zu einem gezielteren Einsatz dieser Medikamente sowie zu einer besseren Kontrolle der toxischen Nebenwirkungen. Weitere zukünftige Korrelationen zwischen pharmakokinetischen Parametern und Toxizität sowie therapeutischem Effekt der Zytostatika werden helfen, kritische Zeitpunkte für ein evtuelles Monitoring festzulegen.

## Kombinationschemotherapie

Die antiproliferative Wirkung der zytostatischen Chemotherapie läßt sich häufig durch Kombination mehrerer Substanzen steigern. Die wichtigsten prinzipiellen Möglichkeiten zeigt die folgende Übersicht. Wie bereits in Abb. 5 gezeigt wurde, haben die Zytostatika unterschiedliche Angriffspunkte im Zellzyklus. Da sich die Zellen eines Gewebes zahlenmäßig unterschiedlich auf die verschiedenen Zellzyklusphasen verteilen, kann durch geeignete Kombination von Zytostatika eine erhöhte zytotoxische Wirkung erzielt werden. Wichtigste Selektionskriterien für eine Substanz, die neu in eine Kombination eingefügt wird, ist deren bewiesene antitumorale Wirksamkeit als Einzelsubstanz. Limitierender Faktor für Anzahl der Zytostatika und Höhe der Dosierung sind begleitende Nebenwirkungen in gesunden Geweben.

*Prinzipielle Möglichkeiten für Kombinationschemotherapie*
1) *Volle Dosis für jede Einzelkomponente,* da Nebenwirkungen auf unterschiedliche Organe verteilt.
   Beispiele:  CTX + VCR + Pred  (z. B.  Non-Hodgkin-Lymphome);  VLB + Bleo (z. B. Hodenkarzinome).
2) *Reduktion der Dosis für jede Einzelkomponente,* da überlappende Toxizitäten zu erwarten sind.
   Beispiel: CTX + MTX + 5-FU (Mammakarzinom).
3) Kombination von 1) und 2).
   Beispiel: MOPP bzw. ABVD (z. B. M. Hodgkin).

Eine optimal gewählte intermittierende Chemotherapie wird normalen proliferierenden Geweben erlauben, sich vor dem folgenden Chemotherapiestoß zu regenerieren. Der in der Regel langsamer wachsende Tumor wird dabei schrittweise verkleinert (Abb. 9). Die therapeutische Effizienz von Zytostatika kann nicht nur durch Kombinationen, sondern auch durch andere Maßnahmen gesteigert werden (s. folgende Übersicht). Eine davon ist das Konzept des selek-

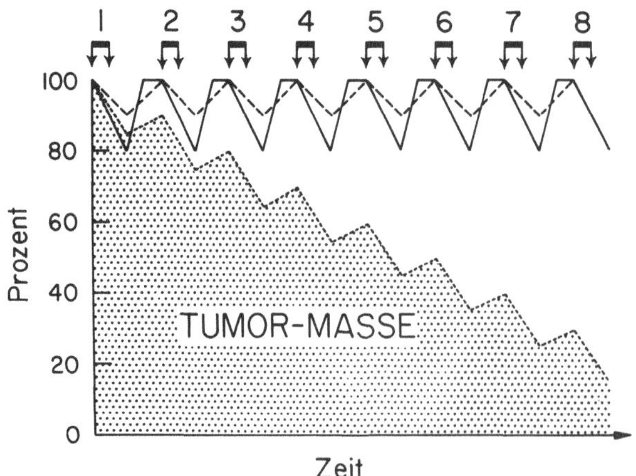


Abb. 9. Unterschiedlich schnelle und vollständige Erholung von Knochenmark (———), Darmschleimhaut (- - - -) und Tumor (· · · ·) nach zyklischer Chemotherapie (■)

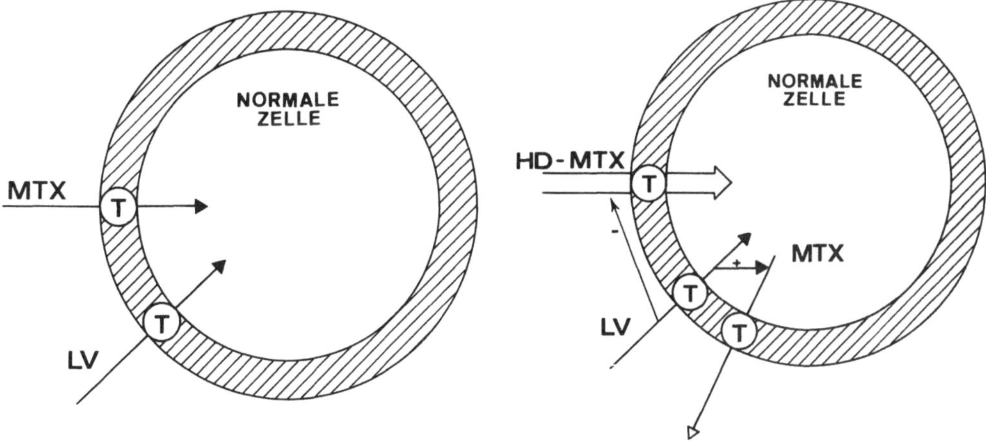



**a)** Ⓣ Aktives Transportsystem für Folsäure (*LV*) wird auch von MTX benutzt)

**b)** Leukovorin wirkt stimulierend auf MTX-Transport von intra- nach extrazellulär

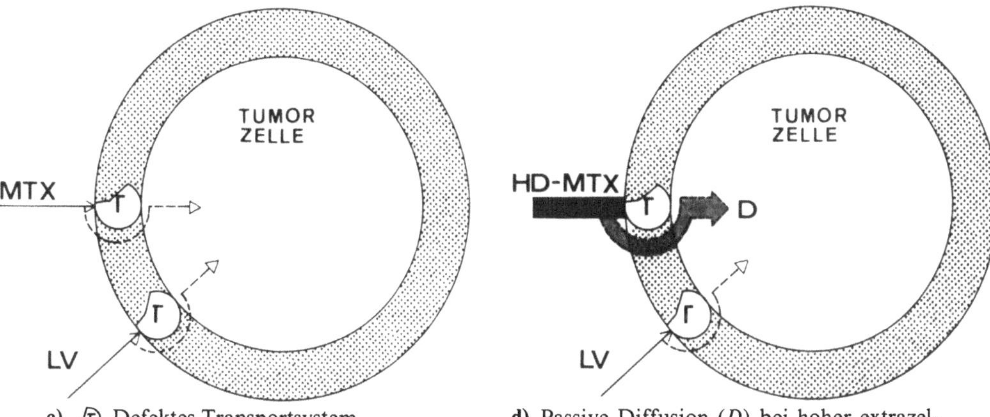



**c)** Ⓣ Defektes Transportsystem

**d)** Passive Diffusion (*D*) bei hoher extrazellulärer Konzentration; LV-Konzentration genügt nicht

**Abb. 10 a − d.** Schematische Darstellung der hochdosiert Methotrexat-Leukovorin-„rescue"-Therapie (Methotrexat hochdosiert, *HD*). Unterschied zwischen normaler Zelle (**a, b**) und Tumorzelle (**c, d**)

tiven Schutzes (engl. „rescue", „Rettung") von normalem Gewebe durch ein gleichzeitig oder kurz nach dem Zytostatikum verabreichtes Antidot. Dies wurde durch tierexperimentelle Arbeiten von Goldin et al. (1954) gezeigt.

*Erhöhung der therapeutischen Effizienz von Zytostatika*
1) Kombinationstherapien;
2) Ausnutzung unterschiedlicher Membrantransportmechanismen bei Tumorzellen bzw. normalen Zellen.
   Beispiel: Metothrexat mit Leukovorin (Antidot, „rescue").
3) Steigerung der anabolen enzymatischen Aktivierung eines Zytostatikums.
   Beispiel: Endoxan durch Phenobarbital.

4) Verzögerung des katabolen Abbaus eines Zytostatikums.
   Beispiel: Ara-C durch Tetrahydrouridin.

Ein klassisches Beispiel für diese vorzugsweise die normalen Zellen betreffende „Rescue"technik ist in Abb. 10 aufgezeigt. MTX führt über eine Blockierung der Umwandlung von Dihydrofolsäure zu Tetrahydrofolsäure zu einem Stop der DNS-, RNS- und Aminosäuresynthese. Leukovorin (LV; reduzierte Folsäure) umgeht diesen Block und erlaubt der Zelle erneut, Nukleinsäuren zu synthetisieren. Im Unterschied zu normalen Zellen können die Membrantransportsysteme für LV und MTX bei der Tumorzelle defekt sein. Hohe Dosen von MTX (HD-MTX) führen mittels Diffusion trotzdem zu toxischen intrazellulären Konzentrationen von MTX. Das niedriger dosierte LV erreicht jedoch kaum wirksame Konzentrationen für einen effektiven Schutz. Damit kommt es zu einer selektiven Schädigung der Tumorzelle.

## In-vitro-Medikamententest mit Hilfe des Tumorstammzellassay

Menschliche Tumoren bestehen im Hinblick auf ihre Wachstumstendenz aus einer *heterogenen Population von Zellen*. Viele dieser Zellen innerhalb des Tumors haben die Fähigkeit zur Proliferation verloren. Andere hingegen zeigen eine limitierte Teilungsfähigkeit, und eine kleine Gruppe von Zellen hat zusätzlich die *Eigenschaft der Selbsterneuerung beibehalten*. Letztere können als eigentliche Tumorstammzellen bezeichnet werden und verdienen besonderes Interesse, da sie letztlich für das unbeschränkte Wachstum eines Tumors verantwortlich sind. Diese „*Stammzellen*" oder „*klonogenen Zellen*" (Klon: bestimmte Anzahl identischer Tochterzellen) können bisher morphologisch nicht identifiziert werden. Bringt man diese Zellen in ein geeignetes Kulturmilieu, so proliferieren sie weiter und bilden, weil durch Agar immobilisiert, am initialen Implantationsort eine Tochterzellkolonie. Diese Tumorzellkolonie kann im Mikroskop nachgewiesen werden und ist repräsentativ für eine Stammzelle. Die Zerstörung dieser Stammzellen ist grundsätzlich einer Heilung gleichzusetzen. Ein System zu haben, welches erlaubt, Zytostatika auf diesem zellulären Niveau reproduzierbar zu testen, würde für die rationale Planung einer individuellen Chemotherapie sehr hilfreich sein.
Durch Zugabe von Zytostatika (variable Dosis und Zeitdauer der Exposition) zum Testsystem, kann die In-vitro-Tumorzellproliferation unterschiedlich · gehemmt werden. In Analogie zum Antibiotigramm erhält man ein „*Onkogramm*". Korrelationen der In-vitro-Resultate mit in vivo erzielten klinischen Remissionen durch dieselben Zytostatika müssen letztlich den klinischen Wert dieser Methode als therapeutische Erfolgsvoraussage beweisen. Bisher konnten *In-vitro-Resistenzen* in hohem Maß (80−100%) mit einer *fehlenden klinischen Remission* korreliert werden, dies insbesondere bei Ovarialkarzinomen, Melanomen, multiplem Myelom sowie wenigen anderen Tumoren. In-vitro-Zytostatikaempfindlichkeit jedoch bedeutete nur in etwa 50−70% der Fälle auch klinische Remission. Eine ähnliche Konstellation finden wir auch bei der Bestim-

mung der Östrogenrezeptoren, wo Rezeptornegativität in etwa 90% der Fälle das Fehlen einer klinischen Remission auf Hormontherapie voraussagt, jedoch lediglich in etwa 60% der Fälle eine klinische Remission bei positiven Östrogenrezeptoren zu erwarten ist.

Die relativ hohe Genauigkeit der negativen Voraussage („true negative") erlaubt, dieses System für In-vitro-Phase-II-Studien zu benutzen. Substanzen, die in diesem System keine antitumorale Wirkung gegen eine Vielzahl von Testtumoren zeigen, müssen nicht mehr zusätzlich durch klinische Phase-II-Studien geprüft werden. Andererseits kann dieses System auch neue wirksame Substanzen entdecken helfen, die dann schnell und gezielt bei den entsprechenden Tumortypen klinisch geprüft werden können. Da immer noch beträchtliche methodische Probleme sowie technisch- und materialbedingte relativ hohe Ausfallsraten vorliegen, kann dieses vielversprechende In-vitro-Testsystem für antitumorale Wirkung bisher nur in sehr beschränktem Umfang klinisch benutzt werden.

# Literatur


Alberts DS, Salmon SE, Chen HSG, Moon TE, Young L, Surwit AE (1981) Pharmacological studies of anticancer drugs with the human tumor stem cell assay. Cancer Chemother Pharmacol 6:253–264

Balis FM, Holcenberg JS, Bleyer WA (1983) Clinical pharmakokinetics of commonly used anticancer drugs. Clin Pharmakokinet 8:202–232

Baserga R (1981) The cell cycle. N Engl J Med 304:453–459

Baserga R, Waechter DE, Soprano KJ, Galanti N (1982) Molecular biology of cell division. Ann NY Acad Sci 397:110–120

Costanzi J, Fabian C, Wilson H, Dixon D (1981) Sequential combination chemotherapy for disseminated Melanoma: A southwest oncology group study. Cancer Treatment Rep 65:732–735

Goldin A, Mantel N, Greenhouse S, Vendetli JM, Humphreys SR (1954) Effect of delayed administration of citrovorum factor on the antileukemic effectiveness of aminopterin in mice. Cancer Res 14:43–48

Hill BT (1978) Cancer chemotherapy: The relevance of certain concepts of cell cycle kinetics. Biochim Biophys Acta 516:389–417

Howard A, Pelc SR (1951) Nuclear incorporation of $^{32}$P as demonstrated by autoradiography. Exptl Cell Res 2:178–187

Hughes WL, Bond VP, Brecher G (1958) Cellular proliferation in the mouse as revealed by autoradiography with tritiated thymidine. Proc Natl Acad Sci USA 44:470–483

Klein G (1980) Immune and non-immune control of neoplastic development: Contrasting effects of host and tumor evolution. Cancer 45:2486–2499

Norton L, Simon R (1977) Tumor size, sensitivity to therapy and design of treatment schedules. Cancer Treat Rep 61:1307–1317

Ruddon RW (1981) Regulation of cellular differentiation. In: Ruddon RW (ed) Cancer biology. Oxford University Press, New York Oxford, pp 55–119

Salmon SE (1980) Applications of the human tumor stem cell assay to new drug evaluation and screening. In: Salmon SE (ed) Cloning of human tumor stem cells. Liss, New York, pp 291–312

Schabel FM (1975) Concepts for systemic treatment of micrometastases. Cancer 35:15–24

Skipper HE (1978) Adjuvant chemotherapy. Cancer 41:936–940

# 5  Indikationen, Erfolgsaussichten und praktische Durchführung der internistischen Krebstherapie

H.-J. Senn

## Indikationen zur Hormon- und Zytostatikatherapie maligner Tumoren

Die Indikationsstellung zur Hormon- und Zytostatikatherapie maligner Tumoren wird beeinflußt von seiten des Tumors, des Patienten, des behandelnden Arztes und von speziellen therapeutischen Gegebenheiten. Die folgende Übersicht zeigt die Vielzahl der dabei zu berücksichtigenden Faktoren. Es gilt dabei in erster Linie, den statistisch zu erwartenden Therapieerfolg gegen die zumindest teilweise ebenfalls voraussehbaren Nebenwirkungen abzuwägen. Darüber hinaus kann zwischen *absoluten* und *relativen* Therapieindikationen unterschieden werden. Beispiele dazu folgen unten.

*Faktoren, die Therapieentscheid und -plan beeinflussen*

| | |
|---|---|
| Tumor: | – statistische Therapiesensibilität auf Zytostatika, |
| | – Histologie, |
| | – Lokalisation, Größe und Zahl der Metastasen, |
| | – Wachstumsgeschwindigkeit, |
| | – Meßbarkeit. |
| Patient: | – Therapiebedürftigkeit (Beschwerden, Leidensdruck), |
| | – Allgemeinzustand, |
| | – Kooperationsbereitschaft, -möglichkeit, |
| | – vorbestehende Begleitkrankheiten (Organfunktion), |
| | – Kostenfrage, Soziales, |
| | – psychische Voraussetzungen. |
| Arzt: | – Kooperationsbereitschaft, Zeit, |
| | – Kompetenz, Erfahrung, |
| | – technische Möglichkeiten (Labor usw.) |
| Therapie: | – Verfügbarkeit von Medikamenten und Supportivmaßnahmen, |
| | – klinische Forschungsaspekte. |

### Therapieindikationen von seiten der Tumorkrankheit

Hier gilt es grundsätzlich, die Frage zu beantworten, wie groß die *Wahrscheinlichkeit* einer vollständigen oder teilweisen Rückbildung des Tumors und seiner klinischen Manifestationen und die erwartete Remissionsdauer unter der zu wählenden Therapie ist.

Stehen kurative oder palliative, das Leben des Patienten qualitativ und quantitativ mit hoher Wahrscheinlichkeit günstig beeinflussende Behandlungsmöglichkeiten zur Verfügung, soll in der Regel behandelt werden.

Es gehört dabei zum Wesen der medikamentösen Tumortherapie, daß sie, zumindest derzeit, mit mehr oder weniger *voraussehbaren Nebenwirkungen* verbunden ist. Das Ausmaß und die Unkenntnis der meist temporären Nebenwirkungen läßt immer noch viele Ärzte von vornherein die zytostatische Chemotherapie als Möglichkeit einer Tumorbehandlung verwerfen bzw. die Indikationsstellung auf spätere Krankheitsstadien verschieben. Nachdem jedoch die internistische Tumorbehandlung in den letzten Jahren zunehmend *kurative* und bei vielen Tumoren mindestens *langfristig palliative* Behandlungsmöglichkeiten eröffnet, drängt sich ein Wandel dieser — früher noch verständlichen — negativistischen Denkweise auf. Wir müßten sonst konsequenterweise auf eine ganze Reihe intensiver und potentiell komplikationsreicher chirurgischer und internistischer Behandlungsmaßnahmen bei grundsätzlich nicht heilbaren anderen Krankheiten verzichten!

Eine zytostatische Behandlung, welche bei einem bestimmten Tumor (bzw. Tumorstadium) eine, statistisch gesehen, auch nur begrenzte Heilungschance beinhaltet, wird eingeleitet werden, auch wenn sie die Gefahr einer vorübergehend starken Toxizität mit sich bringt. Diese Therapie wird bei einem weniger chemotherapiesensiblen Tumor aus bloß palliativen Gründen nur angewendet werden, wenn die zu erwartenden Nebenwirkungen geringer sind als der wahrscheinliche therapeutische Nutzen. Von einer medikamentösen Tumortherapie sollten Patienten im terminalen oder gar moribunden Stadium ausgenommen werden, wenn deren Überlebenszeit voraussichtlich kürzer ist als die bis zum Wirkungseintritt nötige Behandlungs- bzw. Beobachtungsdauer. Es geht bei der Behandlung fortgeschrittener disseminierter Tumorleiden nicht v. a. darum, die *Überlebensdauer* der Patienten um jeden Preis zu verlängern, sondern vielmehr darum, ihnen ein vielleicht nicht längeres, aber doch *angenehmeres Überleben* zu verschaffen (s. Kap. 1).

**Therapieindikationen von seiten des Patienten und des Arztes**

Auch wenn die Erfolgswahrscheinlichkeit einer Therapie gering ist, muß oft dem Bedürfnis des Patienten nach aktiver Behandlung Beachtung geschenkt werden. Ein *Therapiebedürfnis* ergibt sich meistens aus dem Grad der Beschwerden (Schmerzen, Immobilisierung, Ateminsuffizienz, kosmetische Gründe usw., „Leidensdruck"). Der Patient hat jedoch auch das Recht, eine Behandlung zu *verweigern*, nachdem ihm Nebenwirkungen und Kosten verständlich und ausreichend dargelegt wurden.

Therapiebedürfnis von seiten des *Arztes* aus Mitleid oder Prestige — um angesichts einer inkurablen Situation nicht einfach untätig zu bleiben — ist dagegen eine zweifelhafte Therapieindikation.

Die Frage, ob im Einzelfall eine *Therapiemöglichkeit* überhaupt besteht, wird erfahrungsgemäß vor Einleitung einer internistischen Tumortherapie oft ungenügend beachtet und abgeklärt:

- Besteht Behandlungsmöglichkeit vom *Arzt* aus gesehen? Ist nach Einleitung
  einer zytostatischen Chemotherapie durch den Fachonkologen überhaupt je-
  mand da, der in der Lage oder gewillt ist, die Behandlung planmäßig durchzuführen und zu überwachen? Der Krankenhausarzt oder praktizierende Onkologe muß daher *vor* Einleitung einer Therapie diese Frage mit dem zuständigen Hausarzt abklären.
- Besteht Behandlungsmöglichkeit vom *Patienten* aus? Will und kann dieser
  überhaupt behandelt, wöchentlich 1- bis 2mal ambulant oder zu Hause nachkontrolliert und in kritischen Therapiephasen optimal überwacht werden? Ist
  der Patient initial oder später bei etwaigen Komplikationen hospitalisations-
  willig? Kann er bzw. sein Kostenträger für die Behandlungskosten aufkommen?
- Wie groß ist beim Patienten und dessen Angehörigen die psychische *Belastbarkeit* bei Auftreten voraussehbarer, evtl. vorübergehend intensiver Therapienebenwirkungen? Dieser Frage ist v. a. bei relativen Behandlungsindikationen Beachtung zu schenken.

Ein Patient, bei welchem eine internistische Tumortherapie zur Anwendung
gelangt, sollte grundsätzlich über die Gründe dieser Behandlung sowie über deren potentielle Nebenwirkungen und Risiken *informiert* werden. Es ist jedoch in
der Praxis nicht immer möglich, diesem erstrebenswerten Grundsatz voll nach-
zuleben. Die meisten Patienten mit fortgeschrittenen malignen Tumoren kennen jedoch ihre *wahre Diagnose* oder ahnen sie — oft schon lange vor dem klä-
renden Gespräch von seiten des Arztes. In den meisten Fällen kann der erfahrene Therapeut dann auch offen mit dem Patienten über die erwarteten günstigen
Therapiewirkungen und auch über die eventuellen Gefahren der geplanten Behandlung sprechen. *Offenheit* des Arztes dem Patienten gegenüber erleichtert
die Durchführung einer längerfristigen internistischen Tumorbehandlung. Diese Offenheit legt dem Arzt jedoch eine noch größere Verantwortung auf. Er ist
dadurch gezwungen, sich den ernstesten Lebensfragen zu stellen und verliert
die Möglichkeit des Ausweichens in oberflächliche „humane Aufmunterun-
gen" oder in Beschönigungen der Diagnose, wie sie sich hinter den Begriffen
„chronische Entzündung", „chronisches Leiden", „Blutkrankheit" usw. verstek-
ken.

**Besonderheiten von seiten der Behandlungsmittel**

Dieser Gesichtspunkt sei nur der Vollständigkeit halber erwähnt. Es muß bei
Therapiebeginn sichergestellt werden, daß der Patient auch ausreichend mit
den zur Anwendung kommenden zytostatischen Substanzen versorgt werden
kann.

Um die Patienten, welche rezeptierbare Zytostatika per os erhalten, nicht
unnötig mit potentiellen Nebenwirkungen zu verwirren, empfiehlt sich u. U. (je
nach Rechtsgrundlagen und Land) die Verschreibung „sine lit". Der Patient
muß jedoch über den *Namen* und die *Art* seiner Medikamente genau informiert
werden. Eine „Verschleierungstaktik" kann insbesondere bei Kontakt des Patienten mit anderen Ärzten — z. B. in Notfallsituationen bei Komplikationen

und Therapiezwischenfällen – zu Unklarheiten und gefährlichen Fehlentscheidungen führen. Immer mehr setzen sich *getrennte* Packungsbeilagen (Laie) und ärztliche Produktinformationen durch, z. B. in der Schweiz.

Doch nicht nur Hormone und Zytostatika sind hier zu berücksichtigen. Einen wesentlichen Teil der internistischen Tumortherapie bilden Maßnahmen, die der möglichen Prophylaxe und Therapie von Behandlungsnebenwirkungen dienen („supportive care"). Onkologische Zentren, die über speziell ausgebildetes ärztliches und Pflegepersonal, Möglichkeiten der Patientenisolierung in keimfreier Umgebung, über einen leistungsfähigen Transfusionsdienst mit rasch möglicher Erythrozyten-, Thrombozyten- und Granulozytensubstitution sowie Zugang zu neuen, noch nicht im Handel befindlichen Zytostatika verfügen, sind oft auch dann noch in der Lage, aktiv zu behandeln, wenn die Möglichkeiten der hausärztlichen Praxis und des Allgemeinkrankenhauses erschöpft sind.

Im Zweifel wende sich der onkologisch weniger erfahrene Arzt an einen Fachonkologen in der Klinik oder Spezialpraxis.

## Allgemeine Therapieindikationen

Eine *absolute Indikation* zu einer internistisch-onkologischen Behandlung ist gegeben, wenn:

- statistisch sehr gute, insbesondere *kurative Aussichten* auf einen Therapieerfolg bestehen, welche auch die Inkaufnahme vorübergehend erheblicher Nebenwirkungen rechtfertigen.
  *Beispiele:* Intensive initiale Kombinationschemotherapie bei akuter lymphatischer Leukämie, disseminierten malignen Lymphomen, metastasierenden Hodentumoren;
- gute Aussicht auf einen *mittel- bis längerfristigen Therapieerfolg* (Remission) bei subjektiv und objektiv vertretbarer Toxizität zu erwarten ist.
  *Beispiele:* Antiöstrogenbehandlung bei postmenopausalen Patientinnen mit ER + Mammakarzinom, Alkylanzientherapie niedriggradig maligner, disseminierter Non-Hodgkin-Lymphome.

Eine *relative Indikation* für eine Hormon- oder Zytostatikatherapie liegt in der Regel vor bei:

- ausgesprochener *Behandlungsbedürftigkeit* von seiten des Patienten, auch bei statistisch mäßig ansprechenden Tumorarten/-stadien.
  *Beispiel:* Chemo(Radio)Therapie symptomatischer Patienten mit metastasierendem Adenokarzinom der Lunge.
- Möglichkeiten zur Verbesserung der *Lebensqualität* (Schmerz, Mobilisation, Funktion, Psyche) bei wenig chemosensiblen Tumoren.
  *Beispiel:* Hormontherapie von Skelettmetastasen eines Uteruskorpuskarzinoms/Chemotherapie bei Lymphknotenmetastasen oder Leberbeteiligung eines Magenkarzinoms.
- Temporärer Beherrschung von *Stoffwechselkomplikationen,* die den Patienten zusätzlich belasten.

*Beispiele:* Anämiekorrektur, Mitramycin bei Tumorhyperkalzämie, Infektbehandlung bei Patienten mit derzeit wenig chemosensiblen Tumoren.

Eigentliche *Kontraindikationen* bestehen bei:

- *moribundem Patienten* (Wirkungseintritt der Therapie länger als Lebenserwartung),
- *Behandlungsunwilligkeit* von seiten des ausreichend informierten Patienten,
- statistisch *schlechtem Ansprechen und fehlender Symptomatik* (z. B. oligosymptomatischer Patient mit pulmonal metastasiertem Hypernephrom),
- unkontrollierter adjuvanter Chemotherapie im *Einzelfall,* ohne erwiesene reproduzierbare Indikation,
- prohibitiven *Organfunktionsstörungen,* welche keine geregelte Elimination der verabreichten Zytostatika erlauben (Niere, Leber usw.).

Grundsätzlich geht es dabei immer um ein *sorgfältiges Abwägen* der voraussehbaren Erfolgschancen gegenüber den zu erwartenden Nebenwirkungen. Hier die richtigen Proportionen zu sehen und die adäquate Wahl von Behandlungszeitpunkt und -art zu treffen, ist die Kunst des onkologisch erfahrenen Therapeuten. Dabei sollen nicht ärztliche, oft fachrichtungsspezifische *Vorurteile* gegen bestimmte Behandlungsmodalitäten (z. B. Zytostatika), sondern in objektiver Weise die Bedürfnisse und Interessen des Patienten im Vordergrund stehen.

## Praktische Durchführung der internistischen Tumortherapie

Hormon- und Zytostatikatherapie bestehen nicht nur im Verschreiben von Medikamenten. Sie müssen in den gesamten Rahmen eines strategischen Schemas gestellt werden, das folgende Schritte umfaßt:

- korrekte Tumordiagnose,
- Krankheitsbilanz,
- Stadieneinteilung,
- Dokumentation der Ausgangslage und des Verlaufs,
- Behandlungsplan,
- Therapieeinleitung,
- Therapieüberwachung, Therapiedauer, Therapiephasen,
- Erfolgsbeurteilung,
- Nachkontrollen.

Eine Systemtherapie kann lege artis erst dann durchgeführt werden, wenn alle diese Punkte angemessene Berücksichtigung finden. Darauf wird im folgenden näher eingegangen.

### Korrekte Tumordiagnose

Es scheint, ist erfahrungsgemäß aber keineswegs immer selbstverständlich, daß eine systemische Tumortherapie nicht auf den Verdacht, sondern nur auf den Beweis eines vorliegenden Tumors hin eingeleitet werden darf. Als Beweismittel können nur *Histologie, Zytologie* und *tumorspezifische* Ausscheidungsprodukte — etwa $\beta$-HCG und weitere anerkannte Tumormarker — akzeptiert werden. Indirekte Tumorhinweise wie eine Paraproteinämie oder röntgenologisch aufscheinende Lungenmetastasen, sprich Rundherde, dürfen nur als Tumormanifestationen angesprochen werden, wenn sie im unmittelbaren zeitlichen, örtlichen und biologischen Zusammenhang mit einem *bekannten* Primärtumor aufgetreten sind, eine Verlaufsbeobachtung vorliegt (Größenzunahme) oder eine andere Ätiologie mit praktischer Sicherheit klinisch ausgeschlossen werden kann. Liegt die Diagnose eines Primärtumors lange Zeit zurück, so ist auch ein „Rezidiv" bioptisch zu sichern, solange weitere Erkrankungen bzw. Zweittumore in der Differentialdiagnose nicht ausgeschlossen sind.

Völlig abzulehnen als „tumorbeweisende" Parameter sind BSG-Beschleunigung, pathologische serumchemische Werte, vage Szintigraphiebefunde, Schmerzen, Gewichtsveränderungen, paramedizinische „Krebsteste".

**Krankheitsbilanz**

Sind Tumordiagnose und wahrscheinliche Therapieindikation gegeben, so folgt die detaillierte Ermittlung der Tumorausdehnung bzw. -ausbreitung, die Krankheitsbilanz. Sie setzt sich zusammen aus der Summe aller Untersuchungen, die eine eindeutige Dokumentation der Ausdehnung des Tumors, das Aufstellen eines Therapieplans und die Erfolgsbeurteilung der Behandlung erlaubt. Dazu ist zumindest das „diagnostische Minimalprogramm" , welches sich in der folgenden Übersicht findet, einzuhalten. Besteht aufgrund dieser Untersuchungen Metastasenverdacht, so ist dieser mit weiteren Spezialuntersuchungen zu erhärten.

*„Diagnostisches Minimalprogramm" im Rahmen der Krankheitsbilanz bei malignen Tumoren (auf weitere obligate Spezialuntersuchungen wird in den Spezialkapiteln eingegangen).*
1) *Anamnese:*
   Allgemeinsymptome und Organfunktionen, familiäre Belastung, Vorkrankheiten.
2) *Klinische Untersuchung* mit besonderem Augenmerk auf:
   Haut (Mammakarzinom, auch besonders behaarte Kopfhaut), Lymphknoten, Leber, Milz, abdomineller Tastbefund, Rektaluntersuchung, äußeres Genitale, gynäkologische Untersuchung bei der Frau, Gynäkomastie, Druck- und Klopfdolenz des Skeletts, Trommelschlegelfinger und Uhrglasnägel, kursorischer Neurostatus, Muskelkraft, Augenfundus, Blutdruck.
3) *Radiologische Untersuchungen:*
   Thoraxröntgenbild in 2 Ebenen und Skelettszintigraphie, evtl. Skelettröntgenbilder bei Myelom, Mamma-, Bronchial-, Schilddrüsen-, Nieren- und Prostatakarzinom; bei anderen Tumoren nur, wenn entsprechende Leitsymptome vorliegen.
4) *Laboruntersuchungen:*
   Ganzes Blutbild mit Thrombozyten; Senkung; alkalische Phosphatase, $\gamma$-GT, Transaminasen, Bilirubin, Prothrombin, Harnstoff, Kreatinin, Harnsäure, Kalzium; Elektrophorese bei Hämoblastosen und malignen Lymphomen; Blutzucker vor Steroidtherapie; Urinstatus. Knochenmarkpunktion

(evtl. mit Nadelbiopsie) bei Leukämien und malignen Lymphomen sowie gezielt bei gewissen soliden Tumoren.

Mit der *diagnostischen Bilanz* werden also 3 Ziele verfolgt:

- die Bestimmung der Tumorausdehnung,
- die Ermittlung des subjektiven Krankheitsstatus,
- die Funktionskontrolle von Organen, deren Zustand die individuelle Therapietoleranz beeinflussen.

## Bestimmung der Tumorausdehnung

In den meisten Fällen gibt die gründliche klinische Untersuchung, kombiniert mit einigen einfachen Röntgen- und Laboruntersuchungen, über die Tumorausdehnung Aufschluß. Daneben steht im Bedarfsfall das ganze weitere Arsenal der diagnostischen Möglichkeiten – chirurgische Explorationen, Zytologie, Endoskopien, spezielle Röntgen- und Isotopenverfahren, Chemie, Immunologie – zur Verfügung. Sie müssen *gezielt* eingesetzt werden.

Die Kenntnis der häufigsten *Metastasierungsformen* der verschiedenen Tumorarten ist erforderlich, um die Metastasensuche umfassend, aber auch ökonomisch zu gestalten. So ist z. B. bei malignen Lymphomen dem Lymphsystem, beim Mammakarzinom dem Skelett, beim kleinzelligen Bronchialkarzinom schon frühzeitig dem Knochenmark und dem ZNS besondere Aufmerksamkeit zu schenken.

Insbesondere gilt es, neben den auf den ersten Blick faßbaren auch klinisch nicht vermutete Tumorherde zu suchen. Damit will man v. a. verhindern, daß vermeintlich lokalisierte, in Wirklichkeit aber generalisierte Tumoren nur lokal behandelt werden. Dies gilt besonders für das kleinzellige Bronchuskarzinom, welches bei Diagnosestellung in der Mehrzahl der Fälle bereits metastasiert hat.

## Beschwerden des Patienten

Im Rahmen der Krankheitsbilanz gilt es auch, die Krankheitssymptome vor Therapiebeginn festzuhalten und zu unterscheiden, ob die vom Kranken geäußerten Beschwerden dem Tumor selbst oder aber einem *vom Tumor unabhängigen Leiden* zuzuschreiben sind. Wohl wird man sich – wie oben gesagt – zur Beurteilung des Therapieerfolgs wenn immer möglich auf objektiv meßbare Tumorparameter stützen. Beschwerden weisen jedoch oft darauf hin, wo nach Metastasen zu suchen ist. Das Verschwinden subjektiver Krankheitszeichen mag eine Remission, ein neu auftretendes Symptom das Rezidiv ankündigen. Oft genug – namentlich bei den schwer zugänglichen Abdominaltumoren – bleiben die Angaben des Patienten einziges Indiz für das aktuelle Tumorgeschehen. Oft müssen subjektive Krankheitszeichen erst erfragt werden. Insbesondere ist hierbei daran zu denken, daß die spätere Systemtherapie Nebenwirkungen zur Folge haben wird. Die wichtigsten dieser Symptome fanden deswegen auch Aufnahme in die Therapiekontrollblätter der meisten onkologischen Studiengruppen (Abb. 1).

Patient Name/Vorname — Jg. — Studie Nr. — Reg.

**KONTROLLBLATT NR.** ☐                                      OF ______ m²

| | | | | | | | | | | Bemerkungen (Nummernl) |
|---|---|---|---|---|---|---|---|---|---|---|
| Datum          Jahr | | | | | | | | | | |
| Tag in Studie | | | | | | | | | | B 1 |
| Untersucher (Initialen) | | | | | | | | | | |

**Tumortherapie**

| | | | | | | | | |
|---|---|---|---|---|---|---|---|---|
| | | | | | | | | |
| | | | | | | | | |
| | | | | | | | | |
| | | | | | | | | |
| | | | | | | | | |
| Bestrahlung | | | | | | | | |

**Übrige Therapie**

| | | | | | | | | |
|---|---|---|---|---|---|---|---|---|
| Transfusionen | | | | | | | | |
| Antibiotika | | | | | | | | |

**Symptome**

| | | | | | | | | | |
|---|---|---|---|---|---|---|---|---|---|
| Akt.-Index (AZ) | * | | | | | | | | |
| Schmerzen (wo?) | ** | | | | | | | | |
| Appetit | * | | | | | | | | |
| Nausea / Emesis | * | | | | | | | | |
| Husten / Dyspnoe | * | | | | | | | | |
| Defäkation / Miktion | ** | | | | | | | | |
| Infekte | ** | | | | | | | | |
| Blutungen | ** | | | | | | | | |
| Neurologisch | ** | | | | | | | | |

**Tumorparameter**

| | | | | | | | | |
|---|---|---|---|---|---|---|---|---|
| 1 | | | | | | | | |
| 2 | | | | | | | | |
| 3 | | | | | | | | |
| 4 | | | | | | | | |
| 5 | | | | | | | | |

**Befunde**

| | | | | | | | | | |
|---|---|---|---|---|---|---|---|---|---|
| Temp. oral / ax. / | °C | | | | | | | | |
| Gewicht | kg | | | | | | | | |
| Blutdruck | mmHg | | | | | | | | |
| Puls | / min | | | | | | | | |
| Haut / Haare | ** | | | | | | | | |
| Mund / Rachen | * | | | | | | | | |
| Herz / Lungen | * | | | | | | | | |
| Leber MCL | cm | | | | | | | | |
| Milz LRB | cm | | | | | | | | |
| Oedeme | * | | | | | | | | |
| Nerven | ** | | | | | | | | |
| Skelett | ** | | | | | | | | |

**Labor**

| | | | | | | | | | |
|---|---|---|---|---|---|---|---|---|---|
| Hb | g/l | | | | | | | | |
| Leuko | $10^9$/l | | | | | | | | |
| Thrombo | $10^9$/l | | | | | | | | |
| Diff: Stab / Seg | $10^{-2}$ | | | | | | | | |
| Ly / Mono | $10^{-2}$ | | | | | | | | |
| Kreatinin (<120) | µ mol/l | | | | | | | | |
| Harnsäure (<450) | mmol/l | | | | | | | | |
| Kalzium (<2,5) | mmol/l | | | | | | | | |
| AP (<330) | u/l | | | | | | | | |
| AST (<44) | u/l | | | | | | | | |
| BSR (1. Std.) | mm/h | | | | | | | | |
| Rö  Röntgenbilder (Dat.) | ** | | | | | | | | |



10.029

**Abb. 1.** Beispiel eines Therapiekontrollblatts onkologischer Studiengruppen

## Übrige Diagnostik

Vor Therapiebeginn muß man jedoch nicht nur die Tumorausdehnung und
-symptomatik, sondern auch die Funktion der durch Tumor und Therapie in
Mitleidenschaft gezogenen Organe kennen, will man schwere Chemotherapie-
zwischenfälle vermeiden. So wird z. B. die Dosis hämatotoxischer Zytostatika
auf die Funktion des Knochenmarks, des Amethopterins auf die Nierenfunktion, des Vincristins auf mögliche Störungen des Nervensystems abgestimmt.
Mit den häufigsten indirekten Therapienebenwirkungen ist zudem immer zu
rechnen: So kann eine latente Hyperurikämie bei zusätzlichem Harnsäureanfall
infolge Tumordestruktion zu akutem Nierenversagen, ein schleichender Infekt
unter Steroiden zur Sepsis führen, ein leichter Diabetes entgleisen, eine diskrete
Hyperkalzämie bei additiver Hormontherapie zur lebensbedrohlichen hyper-
kalzämischen Krise werden.

## Stadieneinteilung

Mit den Ergebnissen der diagnostischen Bilanz läßt sich neben der exakt gemessenen quantitativen Tumorausdehnung auch die Stadieneinteilung als generelle Beschreibung der Tumorausbreitungsstufe vornehmen. Dafür stehen je
nach Organ und Tumorart verschiedene Stadieneinteilungssysteme zur Verfügung. Internationale Beachtung fand in den letzten 10 Jahren insbesondere das
*TNM-Klassifikationssystem* der UICC.

Soll die Tumormessung ein objektives Urteil über das Tumorverhalten unter der Therapie ermöglichen, so erlaubt die Stadieneinteilung vor allem Rückschlüsse auf die *Krankheitsprognose.* Wenn Stadieneinteilungen − wie z. B.
beim Mammakarzinom und bei den malignen Lymphomen − das therapeutische Prozedere beeinflussen, werden sie in den Spezialkapiteln abgehandelt.

So nützlich Stadieneinteilungen darüber hinaus für internationale Querver-
gleiche, statistische Zwecke und zur Indikation und Evaluation kurativer Therapien bei lokaler Tumorausbreitung sind, so wenig nützen Klassifikationen
wie das TNM-System in der Regel dem internistischen Onkologen. Da sie allen
Tumoren gerecht werden wollen, sind sie für die Therapieplanung, -durchfüh-
rung und -beurteilung auf der Basis einer detaillierten Bilanz aller faßbaren
Tumormanifestationen unbrauchbar.

## Dokumentation der Ausgangslage und des Verlaufs

Liegen diagnostische Bilanz und Stadieneinteilung vor, muß *vor Therapiebeginn* eine Dokumentation derjenigen Tumor- und Organbefunde angelegt werden, welche während der Therapie zur Verlaufsbeurteilung dienen sollen. Da
die Wahl der chemotherapeutischen Strategie immer wieder der veränderten
Krankheitssituation (Remission, Progression) angepaßt werden muß, bedarf es
zur Verlaufsbeurteilung objektiver *Tumor- und Toxizitätsparameter.* Dazu müssen in erster Linie für die betreffende Tumorkrankheit charakteristische Meß-
werte ausgewählt werden (vgl. Spezialkapitel).

Begriffe wie „Verschattung der rechten Lunge", „massiver Aszites", „multiple ausgestanzte Defekte der Schädelkalotte", „kleinhühnereigroßes Tumorkonvolut am Hals", „Knochenmark durchsetzt mit unreifen Zellen" sind *vage* Befundbeschreibungen, die zu ersetzen sind durch Angabe von Maßeinheiten: „Rundherd von 3 · 3 cm Durchmesser im rechten Mittelfeld"; „Aszites: Bauchumfang im Liegen auf Nabelhöhe 94 cm"; „8 ausgestanzte Defekte der Schädelkalotte, der kleinste frontal 0,5 · 0,5 cm, der größte okzipital 1,5 · 1,3 cm"; „4 · 5 cm messender, verschieblicher, indolenter, derber Knoten rechts supraklavikulär"; „leukämisches Knochenmark: 84% Myeloblasten, 4% Promyelozyten", usw.

Zur *Messung* palpabler oder radiologisch gut sichtbarer Tumorveränderungen (Lymphknoten, subkutane Tumorherde, abdominale Tumormassen, Lungenrundherde usw.) hat sich in der Praxis die Größenangabe als *Flächenmaß* bewährt. Die genannten Tumorherde werden dabei entweder mit dem Maßstab oder einer Schieblehre in der Richtung der größeren Ausdehnung sowie senkrecht dazu ausgemessen. Die Multiplikation beider Durchmesser (a · b) ergibt einen Vergleichswert für spätere Beurteilungen, allerdings unter Vernachlässigung der 3. Dimension und damit des effektiven Tumorvolumens. Die Verkleinerung eines initial 4 · 3 cm messenden Lymphknotens auf später 1,2 · 1 cm entspricht dabei flächenmäßig einer 90%igen Reduktion. Bei der Messung *abdominaler Organe*, z.B. Milz- und Lebergröße, wird gemäß Abb. 2 vorgegangen und

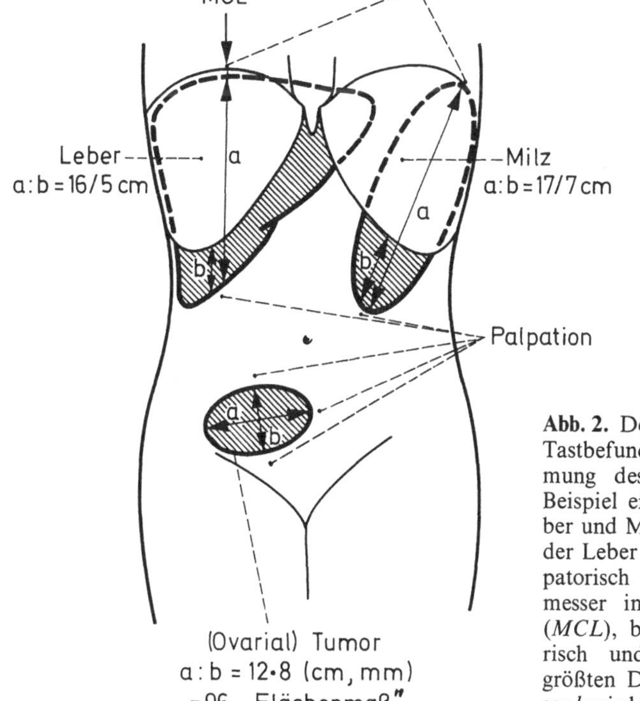


**Abb. 2.** Dokumentation abdominaler Tastbefunde und Prinzip der Bestimmung des Tumorflächenmaßes am Beispiel eines Abdominaltumors. Leber und Milz: Durchmesser *a* gibt bei der Leber den perkussorisch und palpatorisch ermittelten Vertikaldurchmesser in der Medioklavikularlinie (*MCL*), bei der Milz den perkussorisch und palpatorisch ermittelten größten Durchmesser an. Durchmesser *b* wird palpatorisch bestimmt

der gesamte Organdurchmesser im Verhältnis zum Organteil, das den Rippen-
bogen überragt, angegeben. Bei der Remissionsbeurteilung ist natürlich die
normale Organgröße zu berücksichtigen. Schwieriger ist in der Regel das Dokumentieren und Quantifizieren *ossärer, insbesondere osteolytischer und osteo-
plastischer Veränderungen*, z. B. bei metastasierenden Mamma- und Bronchialkarzinomen. Hier wird oft ein gemeinsames Gespräch zwischen Klinikern und
Radiologen sowie ein weitgehend arbiträres „Quantifizieren" des Therapieerfolgs nötig sein („Remineralisationsgrad").

Besonders schlechte Parameter zur Remissionsbeurteilung stellen *Pleuraergüsse, Bauchumfang* (z. B. Aszites bei Peritonealkarzinose) oder das *Körpergewicht* dar. Ohne weitere objektivierbare Tumormeßparameter lassen die genannten Größen in der Regel keine Wirksamkeitsbeurteilung einer therapeutischen Maßnahme zu. Fehlen objektive Tumorgrößen, können auch *Ausscheidungsprodukte* des malignen Gewebes als indirekte Tumorkarker Verwendung
finden. Eine tabellarische Zusammenstellung solcher Substanzen, die (wie etwa
die Paraproteine beim Myelom sehr gut, teilweise aber, wie das CEA, nur beschränkt) mit der Tumormasse korrelieren, findet sich in Kap. 7.

Da die üblichen Krankendokumente in Krankenhaus und Praxis dieser Forderung nach objektiver Tumordokumentation kaum genügen, ist es von Vorteil,
alle relevanten Verlaufsparameter (Palpationsbefunde, Röntgenbefunde, La-
bordaten, Symptome), einschließlich durchgeführter Therapie und deren Nebenwirkungen, auf 1–2 speziell dafür „programmierten" *Meß- und Verlaufs-
blättern* synoptisch festzuhalten (s. Abb. 1). Zahl, Größe und Lokalisation der
beobachteten Herde werden in der Krankengeschichte des Patienten in geeigneter Form festgehalten, so daß jeder spätere Untersucher sich ebenso wie der
Erstbeobachter ein objektives Bild über Ausgangslage und Verlauf machen
kann.

Auch *subjektive Krankheitsparameter* lassen sich in meß- und auswertbarer
Form erfassen. Wie aus Abb. 1 hervorgeht, hat sich dabei folgende Fünferskala (*Zu-
brod*) bewährt: 0=normal; 1=gering; 2=deutlich; 3=stark; 4=sehr stark. Die Zahlen
bezeichnen jeweils den Grad der Funktionsstörung oder -einschränkung bzw.
auch den Schweregrad der Symptomausprägung. Eine differenziertere, wenn
auch dadurch oft schwieriger anzuwendende Einteilungsskala des „Allgemeinzustands" des Patienten stellt der sog. *Karnofsky-Index* dar (Tabelle 1).


**Behandlungsplan**


Der Behandlungsplan muß schriftlich festgelegt werden; er enthält:

- *Verordnung der Tumortherapie*;
- *Zeitpunkt des Therapiebeginns:* Beachte: Therapiebeginn und letzte Tumormessung dürfen nicht länger als 1 Woche (bei sehr rasch wachsenden Tumoren weniger lang), Therapiebeginn und Bestimmung der Toxizitätsparameter
  nicht länger als 1–2 Tage auseinanderliegen.
- *Zeitpunkt der weiteren Medikamentengaben*;
- *Dauer der geplanten Therapie:* Weil die individuelle Medikamententoleranz
  meistens nicht abzuschätzen ist, verordnet man zunächst nur über wenige Ta-

**Tabelle 1.** Aktivitätsindex (*SAKK*, Schweizerische Arbeitsgemeinschaft für Klinische Krebsforschung)

| In-dex | Zubrod Aktivität (WHO, SAKK) | In-dex | Karnofsky Aktivität |
|---|---|---|---|
| 0 | Normale körperliche Aktivität, keine besondere Pflege erforderlich | 100 | Normale Aktivität, keine Beschwerden, kein Hinweis für Tumorleiden |
| 1 | Mäßig eingeschränkte körperliche Aktivität und Arbeitsfähigkeit, nicht bettlägerig | 90 | Geringfügig verminderte Aktivität und Belastbarkeit |
| | | 80 | Normale Aktivität nur mit Anstrengung, deutlich verringerte Aktivität |
| 2 | Arbeitsunfähig, selbständige Lebensführung, wachsendes Ausmaß an Pflege und Unterstützung notwendig, weniger als 50% bettlägerig | 70 | Unfähig zu normaler Aktivität, versorgt sich selbständig |
| | | 60 | Gelegentliche Hilfe, versorgt sich noch weitgehend selbst |
| | | 50 | Ständige Unterstützung und Pflege, häufige ärztliche Hilfe erforderlich |
| 3 | Unfähig, sich selbst zu versorgen, kontinuierliche Pflege oder Hospitalisierung notwendig, rasche Progredienz des Leidens, mehr als 50% bettlägerig | 40 | Überwiegend bettlägerig, spezielle Hilfe erforderlich |
| | | 30 | Dauernd bettlägerig, geschulte Pflegekraft notwendig |
| | | 20 | Schwerkrank, Hospitalisierung, aktive supportive Therapie |
| 4 | 100% krankheitsbedingt bettlägerig | 10 | Moribund |

ge, bei besonders gefährlichen Medikamentenkombinationen von Tag zu Tag neu.
— *Zeitpunkte der Zwischenkontrollen;*
— *Untersuchungen bei den Zwischenkontrollen:* Zunächst geht es dabei nur um die Kontrolle der Toxizitätsparameter.
— Zeitpunkt der ersten Erfolgsbeurteilung: Frühestens nach 1 – 2 (Lymphome, Hodentumoren), spätestens nach 4 – 6 Wochen sollte klar ersichtlich sein, ob der Tumor auf die gewählte Behandlung anspricht.
— *Verhaltensrichtlinien bei medikamentösen Nebenwirkungen:* Der Patient, das Pflegepersonal und der behandelnde Arzt müssen die möglichen Nebenwirkungen der Therapie kennen, um beim frühesten Auftreten derselben adäquat reagieren zu können.
— *Verordnung zusätzlicher Maßnahmen:* Zum Beispiel Vorbehandlung mit Allopurinol, Anpassen von Nahrung und Antidiabetika bei Steroidtherapie, Erfassen einer therapieinduzierten Hyperkalzämie usw.

Gleichzeitig muß man sich vergewissern, ob Patient, Hausarzt, onkologischer Spezialist und Labor zur nötigen Kooperation, die solch ein Behandlungsplan verlangt, bereit und fähig sind.

## Therapieeinleitung

Einfachere, in den speziellen Kapiteln beschriebene internistische Tumortherapien können von Anfang an vom Hausarzt allein, andere (komplexere) nur in Zusammenarbeit mit dem onkologischen Spezialisten, einige nur unter stationären Bedingungen in der Klinik begonnen, später aber ambulant weitergeführt werden. Ob ambulanter oder stationärer Beginn hängt vom Krankheitszustand des Patienten, von der Art des Tumors und von den gewählten Medikamenten oder deren Nebenwirkungen ab.

Stationär oder mit der Möglichkeit sofortiger Hospitalisation zu behandeln sind:

- maligne Lymphome fortgeschrittener Stadien, v. a. Stadium IV mit Organbefall und bei älteren Patienten;
- akute Leukämien, v. a. akute myeloische Leukämie;
- Tumorkompressionssyndrome wie Hirndruck, Einflußstauung, Querschnittsläsion, Anurie;
- besondere Therapieindikationen wie Kombinationschemotherapie mit vorübergehend intensiver Toxizität (z. B. Hodentumoren);
- zytostatische Stoßtherapie;
- bekannte Medikamentenintoleranz;
- experimentelle Chemotherapie;
- unzuverlässige und pflegebedürftige Patienten.

Bei ambulanter oder stationärer Anbehandlung halte man sich stets vor Augen, daß die meisten schweren Therapiekomplikationen in der *Einleitungsphase* der Therapie – also innerhalb weniger Tage bis Wochen nach Therapiebeginn – auftreten.

## Therapieüberwachung, Dauer der internistischen Tumortherapie und Therapiephasen

### Grundsätzliches

Eine einmal eingeleitete medikamentöse Tumortherapie muß konsequent bis zum Feststehen eines Mißerfolgs und bei Erfolg nach bestimmten Richtlinien *fortgesetzt* werden. Viel zu oft werden hormonale und zytostatische Behandlungsmaßnahmen ohne zwingende Gründe und in Vernachlässigung tumorkinetischer Grundlagen sowie unter Mißachtung von Wirkungsweise und Nebenwirkungen der verwendeten Präparate abgebrochen.

Die meisten objektivierbaren Tumorregressionen (außer sehr chemosensiblen Tumoren wie Lymphome, Hodentumoren) treten in der Regel erst nach

4 – 6 Behandlungswochen auf, die subjektiven Therapieeffekte (wie z. B. erhöhtes Wohlbefinden, Schmerzrückbildung usw.) meist schon früher. Die *minimale Behandlungsdauer* variiert selbstverständlich je nach Art des betreffenden Tumors, liegt jedoch gemäß den Erfahrungen der meisten kontrollierten Therapieprogramme mit Hormonen und Zytostatika zwischen 4 und 8 Wochen. Bei relativ rasch proliferierenden malignen Lymphomen und akuten Leukämien treten Tumorregressionen oft schon in den ersten 1 – 2 Behandlungswochen ein. Es ist deshalb gerechtfertigt, in der Regel nach 4 – 8 Wochen eine kritische *Bilanz des Therapieeffekts* bezüglich subjektiver und objektiver Wirkungen durchzuführen, welche möglichst alle ursprünglich pathologischen Befunde und tumorbedingten Symptome umfassen sollte.

Kürzere, unregelmäßig und inkonsequent durchgeführte hormonale und zytostatische Behandlungen sind bezüglich ihrer Antitumorwirkung kaum oder nicht beurteilbar. Früh auftretende Therapienebenwirkungen sagen *nichts* darüber aus, ob der Tumor auf die gewählte Behandlung ansprechen wird oder nicht. Gewisse tolerable und „gesteuerte" (z. B. hämatologische) Nebenwirkungen werden im Gegenteil oft geradezu *angestrebt,* weil sie die biologische Wirksamkeit der gewählten Zytostatika anzeigen.

## Behandlungsphasen

Der medikamentöse „Angriff" auf generalisierte Tumoren läuft meist in gewissen *Phasen* ab. Diese wurden in der präklinischen onkologischen Forschung erarbeitet; ihre zellkinetischen Grundlagen wurden in Kap. 4 dargestellt. Für Behandlungsphasen und Behandlungsergebnisse haben sich in der Klinik einige feste Begriffe eingebürgert, welche hier anhand von Abb. 3 in bezug auf das hypothetische Tumorvolumen erläutert werden sollen.

### *Induktionstherapie*

Induktionstherapie nennt man eine intensive Initialtherapie – heute meist mit einer geeigneten Kombination von Zytostatika –, welche die Tumorzellzahl möglichst *rasch* um mehrere Zehnerpotenzen vermindern soll. Diese Induktionsphase dauert bei den meisten heute üblichen Therapieprogrammen ca. 4 – 6 Wochen für Hämoblastosen und ca. 6 – 12 Wochen für solide Tumoren. Nach erfolgreicher Induktionstherapiephase ist der ursprünglich manifeste Tumor in der Regel klinisch und biochemisch nicht mehr oder nur noch knapp nachweisbar („Remission", s. unten). Abb. 3 verdeutlicht jedoch, daß auch nach dieser Rückbildung wahrscheinlich immer noch Millionen, wenn nicht Milliarden vermutlich vitaler Tumorzellen (z. B. in der therapeutisch schwer beeinflußbaren Ruhepause $G_1$ bzw. $G_0$ des Zellzyklus) im Organismus zurückbleiben.

### *Konsolidationstherapie*

Zumindest bei Leukämien und malignen Lymphomen, jedoch in zunehmendem Maß auch bei soliden Tumoren, wird an die erfolgreiche Initialtherapie eine sog. *Konsolidationsphase* angeschlossen. Hierbei wird angestrebt, die im

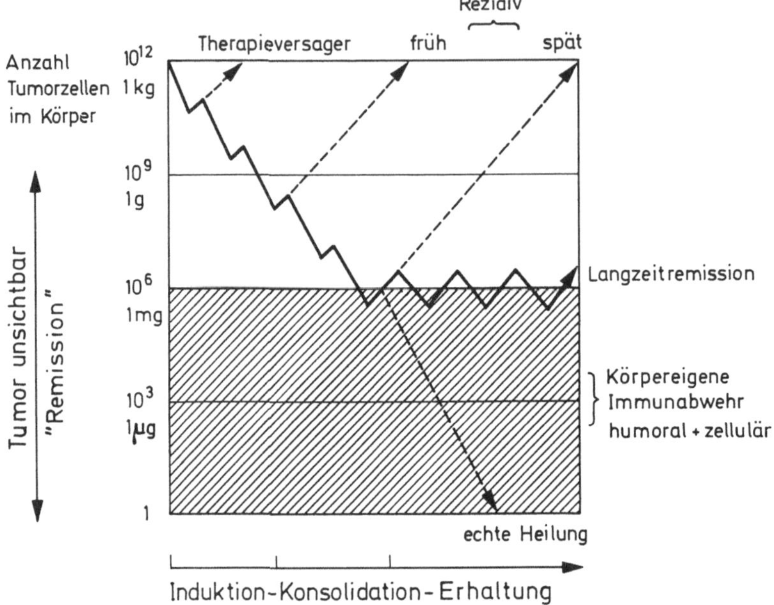


**Abb. 3.** Schematische Darstellung der Tumorgröße (Zellzahl und Gewicht) unter der Therapie; dazugehörige Therapiephasen und Therapieresultate

Körper nach der Induktionstherapie verbleibenden $10^8 - 10^{10}$ Krebszellen durch eine weitere, intensive Behandlung zu reduzieren, den Erfolg also längerfristig zu „konsolidieren". Ob diese Konsolidationstherapie dabei mit der eingangs erfolgreichen Zytostatikakombination oder mittels einer *neuen* medikamentösen Therapie erfolgen soll, hängt von der Art des Tumors, von der Zahl der bei einem bestimmten Tumor zur Verfügung stehenden wirksamen Zytostatika und von der kumulativen Toxizität der Zytostatika ab. Bei einigen Tumoren versucht man heute, durch den *alternierenden Einsatz* zweier nichtkreuzresistenter Zytostatikaschemata die sekundäre Resistenzentwicklung zu umgehen (z. B. MOPP-ABVD beim M. Hodgkin). Einzelheiten dazu finden sich in den speziellen Kapiteln. Die Dauer einer Konsolidationsphase, welche oft fließend aus der Induktionsphase hervorgeht, entspricht meistens derjenigen der Induktionsphase.

*Erhaltungstherapie*
Wahrscheinlich gelingt es heute aus verschiedenen Gründen nur in den wenigsten Fällen, durch eine intensive Induktions- und Konsolidationstherapie eine annähernd vollständige Vernichtung der Tumorzellpopulation im Körper zu erzielen. Die *Ausrottung* der „letzten" Tumorzelle ist theoretisch und praktisch oft ein nur annäherungsweise zu erreichendes Ziel.

Es erschien daher lange Zeit logisch, den erzielten therapeutischen Erfolg durch eine langdauernde Erhaltungstherapie sicherzustellen. In mehreren gut kontrollierten Studien bei Patienten mit akuten Leukämien und malignen Lymphomen wie auch soliden Tumoren konnte jedoch in den letzten Jahren gezeigt werden, daß eine solche Erhaltungstherapie nicht in der Lage ist, die mittlere Remissionsdauer wesentlich zu verlängern. Dies gilt wahrscheinlich insbesondere dann, wenn in der Induktions-/Konsolidationsphase eine weitgehende Dezimierung der Tumorzellpopulation erzielt werden konnte, wie z. B. bei AML und NHL (vgl. Spezialkapitel). Diese Überlegungen gelten *nicht* für in der Regel langfristig geplante additive Hormontherapien.

## Absetzen der medikamentösen Tumortherapie

Diese Frage stellt eines der größten ungelösten Probleme in der internistischen Tumortherapie dar — dies sowohl bei kurativer als auch bei palliativer Zielsetzung. Bei immer mehr Tumorpatienten (hämatologische Neoplasien, pädiatrische Tumoren, ausgewählte solide Tumoren bei Erwachsenen) lassen sich durch zytostatische Behandlung langfristige, Jahre dauernde vollständige Tumorrückbildungen erreichen, ein steigender Prozentsatz davon als echte „Heilung".

Es besteht leider heute generell noch wenig Klarheit darüber, *wann* eine (erfolgreiche) medikamentöse Tumortherapie ohne negativen Einfluß auf die Prognose endgültig abgesetzt werden darf. Da keine exakten Extrapolationen über die Tumorvolumenabnahme unter Konsolidations- bzw. Erhaltungschemotherapie möglich sind, läßt sich der hypothetische Zeitpunkt der „Elimination der letzten (vitalen) Tumorzelle" nicht erfassen. Man ist daher auf empirische klinische Erfahrungswerte und die sich langsam erweiternden Resultate laufender Studien mit/ohne fortgesetzte Erhaltungstherapie sowie kontrolliertem Behandlungsabbruch angewiesen.

Es besteht heute aus folgenden Gründen eine allgemeine Tendenz zur *Verkürzung der zytostatischen Behandlungsphasen*, v. a. nach erzielter Vollremission:

- wahrscheinlich bei chemosensiblen Tumoren kein wesentlicher Gewinn an Remission bzw. Überlebensdauer durch langfristige Erhaltungstherapie nach erfolgreicher Induktion/Konsolidation;
- Verminderung der sekundären Resistenzentwicklung (Therapiereserve im etwaigen Rezidiv);
- Verminderung von Therapiekomplikationen (z. B. Infektneigung), -folgen (kumulative Immunsuppression, evtl. Zweittumoren) und -kosten;
- Verbesserung der Lebensqualität für den Patienten (weniger Arzt- und Laborkontrollen, kürzere intermittierende Behandlungstoxizität, evtl. weniger psychische Probleme).

Bei einigen *hämatologischen Neoplasien*, v. a. bei akuten Leukämien und malignen Lymphomen der Stadien IIB—IV, besteht heute vielerorts die Tendenz, die zytostatische Behandlungsdauer (Induktion — Konsolidation) auf 3—6 Monate zu beschränken, falls eine Vollremission erzielt wurde. Die gleiche Taktik zeigt sich auch in der Behandlungsdauer chemosensibler solider Tumoren wie z. B. den Hodentumoren und dem kleinzelligen Bronchuskarzinom.

Selbstverständlich erfordert ein solcher folgenschwerer Entscheid zum Therapieabbruch eine *erneute eingehende diagnostische Bilanz* sowie danach relativ engmaschige Kontrollen des Patienten während der folgenden Jahre (vgl. Spezialkapitel).

Weniger klar ist die Sachlage bei eher chronisch verlaufenden Tumorleiden wie bei chronischen myelo- bzw. lymphoproliferativen Neoplasien und den meisten soliden Tumoren, bei welchen heute in der Regel lediglich *Teilremissionen* erreicht werden können. Leider existieren dazu noch keine verläßlichen klinischen Studien. Es gilt hier, ähnlich wie bei der additiven Hormontherapie, meist noch die „Faustregel", eine einmal begonnene, teilweise erfolgreiche zytostatische Behandlung (heute meist in Form intermittierender Therapiezyklen) bis zum objektiven Nachweis ihrer Unwirksamkeit fortzusetzen (Rezidiv, Progression).

## Erfolgsbeurteilung

Die Erfolgsbeurteilung einer Systemtherapie stützt sich auf 3 Kriteriengruppen:
1) *Objektive Parameter*
   - Ausmaß der Tumorrückbildung (klinisch, radiologisch),
   - Remissionsdauer,
   - Überlebenszeit.
2) *Subjektive Parameter*
   - Allgemeinzustand (SAKK-Skala 0–4, Karnofsky-Skala, Tabelle 3),
   - Schmerzen,
   - Gewicht usw.
3) *Laborparameter*
   - Leberfunktionswerte,
   - Normalisierung von Blutbild, Knochenmark usw.

*Objektive Tumorrückbildungen* gehen meistens auch mit einer *subjektiven Besserung* der tumorbedingten Symptomatologie einher. Objektiv feststellbare Tumorrückbildungen ohne klinische Besserung sowie anhaltende subjektive Besserung ohne objektivierbaren Tumorrückgang dürften eher die Ausnahme bilden. Ein Auseinanderklaffen von Befunden und Symptomen im Laufe der Behandlung ist insbesondere beim Bronchialkarzinom, metastasierendem Mammakarzinom, Ovarialkarzinom sowie beim Prostatakarzinom etwas häufiger als beispielsweise bei Leukämien und malignen Lymphomen. Vorgetäuschte subjektive Besserungen ohne meßbare Tumorremission treten beim Einsatz von Hormonen – wie z. B. Kortikosteroiden, Androgenen und Östrogenen – bei hormonabhängigen Tumoren häufiger auf als bei der Behandlung mit klassischen Zytostatika.

Was oben für die Therapiephasen gesagt wurde, gilt auch für die Beurteilung der *Behandlungsergebnisse,* für welche feststehende Begriffe gebraucht werden.

*Komplette Remission (KR)*
Auch als *vollständige Remission* bezeichnet: vollständiges Verschwinden pathologisch vergrößerter Lymphknoten, von Leber- und Milzvergrößerung sowie al-

ler meßbaren extranodalen (pulmonalen, kutanen sowie ossären u. a.) Tumorherde. Normalisierung krankheitsbedingter pathologischer Laborbefunde. Verschwinden tumorbedingter Symptome wie Schmerz, Pruritus, Schwitzen, Schwäche, Mobilitätseinschränkung usw., „Normalisierung" des Körpergewichts.

*Partielle Remission (PR)*
Auch als *Teilremission* oder *unvollständige Remission* bezeichnet: Rückgang meßbarer Tumorherde um mindestens 50% Flächenmaß (Abb. 2) sowie Rückgang von Organvergrößerungen um mindestens 50% (Leber, Milz). Deutliche Besserung tumorbedingter Symptome sowie von Laborbefunden. Die Angabe der Partialremission erfolgt in Prozent der meßbaren Besserung, z. B. PR 75%, mit Dauer in Monaten. Bei gewissen weniger chemo- bzw. hormonsensiblen Tumoren werden auch (v. a. in sog. Phase-I-Stadien neuer Zytostatika) bereits Tumorreduktionen von mindestens 25% Flächenmaß als „Minor"-PR eingestuft. Die klare Angabe der Prozentreduktion ist für klinische Vergleiche unerläßlich.

Bei divergierendem Remissionsverhalten mehrerer Organe bzw. Organsysteme ist u. U. ein *Mittelwert* bzw. ein *Summenvergleich* zur Bewertung einer PR nötig, z. B. beim metastasierenden Mammakarzinom mit 100%igem Rückgang von Hautmetastasen und 50%igem Rückgang von Lebervergrößerung und metastatischen Lungenherden (= „PR − 75%" z. B.).

*Stationäres Verhalten* („no change", NC)
Weniger als 50%ige Flächenreduktion meßbarer Tumorherde. Keine quantifizierbare Veränderung von tumorbedingten Symptomen und pathologischen Laborwerten. Die NC-Beurteilung kann indessen oft einen teilweisen klinischen *Therapieerfolg* bedeuten, insbesondere bei dokumentiertem Tumorwachstum vor der Therapie. Oft genügt auch eine prozentual bescheidene Tumor(volumen)reduktion zur Entlastung tumorbedingter Kompression von Nerven und Hohlorganen (Schmerz, Organfunktion!).

*Progression (P)*
Unter der Therapie fortschreitendes Tumorwachstum. Mehr als 25%ige Vergrößerung (Flächenmaß) von vorbestehenden Tumorherden bzw. Auftreten *neuer* Tumormanifestationen nach mindestens 4 Wochen Behandlung. Deutliche Verschlimmerung subjektiver Parameter und Laborwerte.

Zur besseren *Vergleichbarkeit der Behandlungsresultate* sind heute in vielen internationalen onkologischen Therapiegruppen Richtlinien für die Remissionsbeurteilung der einzelnen Tumorarten üblich. Damit wird versucht, eine Standardisierung der Bewertungsgrundlagen zu schaffen − eine unabdingbare Voraussetzung jeglicher kooperativen Zusammenarbeit sowie letztlich des therapeutischen Fortschritts. Oben genannte Definitionen gelten insbesondere für solide Tumoren und maligne Lymphome. *Spezialfälle* bilden Tumoren wie das Karzinoidsyndrom oder trophoblastische Neoplasien, bei denen gut definierte biochemische Parameter oder Hormonspiegel in Blut und Urin eine viel

**Tabelle 2.** Empfehlungen für die Bewertung von Medikamentenwirkungen. (Nach WHO 1979)

| | Grad 0 | Grad 1 | Grad 2 | Grad 3 | Grad 4 |
|---|---|---|---|---|---|
| *Blut* (Erwachsene) | | | | | |
| Hämoglobin | $\geqq$ 11,0 g/100 ml | 9,5– 10,9 g/100 ml | 8,0 – 9,4 g/100 ml | 6,5– 7,9 g/100 ml | < 6,5 g/100 ml |
| | $\geqq$ 110 g/l | 95 –109 g/l | 80 –94 g/l | 65 –79 g/l | <65 g/l |
| | $\geqq$ 6,8 mmol/l | 5,6– 6,7 mmol/l | 4,95– 5,8 mmol/l | 4,0– 4,9 mmol/l | < 4,0 mmol/l |
| Leukozyten (1000/mm³) | $\geqq$ 4,0 | 3,0– 3,9 | 2,0 – 2,9 | 1,0– 1,9 | 1,0 |
| Granulozyten (1000/mm³) | $\geqq$ 2,0 | 1,5– 1,9 | 1,0 – 1,4 | 0,5– 0,9 | < 0,5 |
| Plättchen (1000/mm³) | > 100 | 75 – 99 | 50 –74 | 25 –49 | <25 |
| Hämorrhagie | Keine | Petechien | Leichter Blutverlust | Schwerer Blutverlust | Schwächender Blutverlust |
| *Gastrointestinal* | | | | | |
| Bilirubin | $\leqq$ 1,25 $\times$ N[a] | 1,26 $\times$ 2,5 $\times$ N[a] | 2,6–5 $\times$ N[a] | 5,1–10 $\times$ N[a] | > 10 $\times$ N[a] |
| Transaminasen (SGOT/SGPT) | $\leqq$ 1,25 $\times$ N[a] | 1,26–2,5 $\times$ N[a] | 2,6–5 $\times$ N[a] | 5,1–10 $\times$ N[a] | > 10 $\times$ N[a] |
| Alkalische Phosphatase | $\leqq$ 1,25 $\times$ N[a] | 1,26–2,5 $\times$ N[a] | 2,6–5 $\times$ N[a] | 5,1–10 $\times$ N[a] | > 10 $\times$ N[a] |
| Oral | Keine Änderung | Mißgefühl/Rötung | Rötung, Ulzera; feste Nahrung möglich | Ulzera; nur Flüssignahrung erforderlich | Ernährung nicht möglich |
| Übelkeit/Erbrechen | Nicht vorhanden | Übelkeit | Gelegentliches Erbrechen | Therapiebedürftiges Erbrechen | Therapieresistentes Erbrechen |
| Durchfall | Keine | Vorübergehend, <2 Tage | Erträglich, aber >2 Tage | Unerträglich, therapiebedürftig | Hämorrhagische Dehydratation |
| *Nieren* | | | | | |
| Bluturea (-nitrogen oder -creatinin) | $\leqq$ 1,25 $\times$ N[a] | 1,26–2,5 $\times$ N[a] | 2,6– 5 $\times$ N[a] | 5–10 $\times$ N[a] | > 10 $\times$ N[a] |
| Proteinurie | Keine Änderung | 1+ <0,3 g% <3 g/l | 2 – 3+ 0,3– 1,0 g% <3 –10 g/l | 4+ > 1,0 g% > 10 g/l | Nephrotisches Syndrom |
| Hämaturie | Keine Änderung | Mikroskopisch | Schwer | Schwer + Gerinnsel | Obstruktive Uropathie |
| *Lunge* | Keine Änderung | Leichte Symptome | Dyspnoe bei Anstrengung | Dyspnoe in Ruhe | Strenge Bettruhe erforderlich |
| *Fieber nach Medika-* menten | Keins | Fieber < 38 °C | Fieber 38 °C–40 °C | Fieber > 40 °C | Fieber mit Hypotension |
| *Allergie* | Keine Änderung | Ödeme | Bronchospasmus; keine parenterale Ernährung erforderlich | Bronchospasmus; parenterale Ernährung notwendig | Anaphylaxie |

| | | | | | |
|---|---|---|---|---|---|
| *Haut* | Keine Änderung | Erytheme | Trockene Desquamation, Vesikulation, Pruritus | Feuchte Desquamation, Ulzeration | Exfoliative Dermatitis; nekrotische Veränderungen, die chirurgischen Eingriff erfordern |
| *Haare* | Keine Änderung | leichter Haarausfall | Mäßige, fleckige Alopezie | Vollständige Alopezie, aber behebbar | Irreversible Alopezie |
| *Infektion* (Herd feststellen) | Keine | Leichte Infektion | Mittlere Infektion | Starke Infektion | Starke Infektion mit Hypotension |
| *Herz* | | | | | |
| Rhythmus | Keine Änderung | Sinustachykardie, > 110 in Ruhe | Unifokale PVC; Vorhofarrhythmie | Multifokale PVC („premature ventricular contraction") | Ventrikuläre Tachykardie |
| Funktion | Keine Änderung | Asymptomatische, aber abnormale Herzzeichen | Vorübergehende Dysfunktion mit Symptomen, aber nicht therapiebedürftig | Dysfunktion mit Symptomen, therapeutisch beeinflußbar | Dysfunktion mit Symptomen, therapieresistent |
| Perikarditis | Keine Änderung | Asymptomatische Effusion | Symptomatisch, keine Drainage erforderlich | Tamponade; Drainage erforderlich | Tamponade; chirurgischer Eingriff erforderlich |
| *Neurotoxizität* | | | | | |
| Bewußtseinszustand | Wach, aktiv | Vorübergehende Lethargie | Somnolenz < 50% der Wachphase | Somnolenz > 50% der Wachphase | Koma |
| Periphere Nerven | Unbeeinträchtigt | Parästhesien, und/oder verminderte Sehnenreflexe | Schwere Parästhesien und/oder leichte allg. Schwäche | Unerträgliche Parästhesien und/oder deutliche allg. Schwäche, Antriebslosigkeit | Lähmung |
| Konstipation[b] | Keine | Leichte | Mäßige | Abdominale Distention | Distention und Erbrechen (Ileus) |
| *Schmerz*[c] | Schmerzfrei | Wenig | Mäßig | Schwer | Sehr schwer (unbeherrschbar) |

[a] Obergrenze des Normalwerts beim untersuchten Patientenkollektiv.

[b] Hierbei nicht berücksichtigt: Konstipation aufgrund von Narkotika.

[c] Hierbei wird „Schmerz" nur im Zusammenhang mit der Therapie, nicht krankheitsbedingt bewertet. Je nach Toleranzgrenze des Patienten kann die Anwendung von Narkotika für die Schmerzeinstufung hilfreich sein.

feinere Kontrolle über die Präsenz des Residualtumors ermöglichen. Auch die Bewertungsgrundlagen für Leukämien, das multiple Myelom sowie die praktische Anwendung des oben Gesagten im Einzelfall finden sich in den Spezialkapiteln.

Die hier angegebenen Richtlinien, die sich inzwischen international weitgehend durchgesetzt haben, basieren auf den Kriterien der WHO und der „Schweizerischen Arbeitsgemeinschaft für Klinische Krebsforschung" (SAKK).

## Beurteilung von Nebenwirkungen

Ähnlich den Standards, die oben für die Beurteilung eines Therapieerfolgs beschrieben wurden, hat man Skalen für die unter einer Therapie auftretenden Nebenwirkungen entwickelt. Solche Toxizitätskriterien, abgestuft in Schweregrade, erlauben insbesondere den Quervergleich zwischen verschiedenen möglichen Therapien und auch eine Risiko-Nutzen-Analyse bei der Einführung neuer Medikamente oder Medikamentenkombinationen.

Aber auch für die alltägliche Protokollierung der Nebenwirkungen in den Krankenakten und für die Auswertung von Studien bieten sich diese Toxizitätsskalen an.

Besonders sorgfältig ausgearbeitet sind die von der WHO empfohlenen Toxizitätstabellen (Tabelle 2).

Zur Bewertung des Allgemeinzustands vor und unter Therapie wird vielfach auch der *Karnofsky-Index* verwendet (s. Tabelle 1).

## Erfolgsaussichten der Tumorchemotherapie

Die Erfolgsaussichten der zytostatischen Chemotherapie wie auch der hormonellen Maßnahmen sind nicht zuletzt durch eine richtige Indikationsstellung mitbestimmt. Daneben hängen sie in erster Linie von der Tumorart, dem histologischen Typ, Alter und Allgemeinzustand des Patienten sowie den gewählten Zytostatika bzw. deren Kombination ab.

Die heute einigermaßen feststehenden, meist in größeren prospektiven Untersuchungen ermittelten Erfolgsaussichten sind in Tabelle 3 a–d dargestellt. Es handelt sich dabei nur um Annäherungswerte und statistische Durchschnitte, die für den Einzelfall wenig aussagen. Die Indikation zur Behandlung muß zwar die statistischen Erfolgsaussichten berücksichtigen; es ist aber bis heute nicht möglich, die Erfolgsaussichten der zytostatischen Chemotherapie im *Einzelfall* durch zuverlässige prädiktive Tests in vitro oder in vivo — wie etwa bei der Resistenzprüfung von Antibiotika — voraussagen zu können. Alle bis heute entwickelten derartigen Tests haben sich klinisch (noch) nicht bewährt, vielleicht mit Ausnahme der Bestimmung der Östrogenrezeptoren bei Mammakarzinomzellen zur Erfassung der Hormonabhängigkeit (s. Kap. 3). Auch die Korrelation zwischen den In-vitro-Resultaten von Chemosensibilitätstestungen an Tumorstammzellkulturen und dem klinischen Ansprechen sind schwierig, die Testsysteme zudem technisch komplex (s. Kap. 4).

Der tatsächliche Erfolg einer Hormon- oder Chemotherapie kann daher im Einzelfall immer nur retrospektiv aufgrund eines möglichst optimalen und gut kontrollierten empirischen *Behandlungsversuchs* erfaßt werden. Dabei sind für den Erfolg neben der Tumorart, dem Zelltyp und der Art der verwendeten Zytostatika oder Hormone folgende Faktoren wichtig:

- die *korrekte Durchführung* der Behandlung bezüglich maximal tolerierter Dosierung, Dosisintervallen, Dosisanpassung je nach Nebenwirkungen;
- die genügend lange *Dauer einer Behandlung*. Eine definitive Erfolgsbeurteilung ist bei den meisten zytostatischen Therapien nicht vor der 4.–6. Woche, bei Hormonbehandlungen und gewissen speziellen Chemotherapien nicht vor 6–8 Wochen möglich. Ein häufiger Fehler ist das vorzeitige Abbrechen der Behandlung.
- Der *Allgemeinzustand* des Patienten. Je besser der Allgemeinzustand des Patienten bei Therapiebeginn, desto größer sind in der Regel auch die Erfolgsaussichten, wahrscheinlich wegen besserer Verträglichkeit der Zytostatika bzw. verminderten Therapiekomplikationen.
- Das *Alter* des Patienten. Das Alter spielt für die Erfolgsaussicht einer Therapie bei einer Reihe von Neoplasien eine wichtige Rolle. So sind die Ergebnisse der Behandlung bei akuten Leukämien, aber auch bei malignen Lymphomen und einer Reihe anderer Tumorarten mit zunehmendem Alter schlechter, möglicherweise ebenfalls wegen geringerer Zytostatikatoleranz sowie wegen der Interferenz anderweitiger, z.B. kardiopulmonaler Begleitkrankheiten.

Zu viele prognostisch bedeutsame Voraussetzungen und Einflüsse bestimmen (wie auch bei anderen schwerwiegenden Krankheiten) häufig und oft unvorhersehbar den *individuellen* Krankheitsverlauf. Tabelle 3 a–d soll jedoch dazu beitragen, Ärzten, Patienten und Betreuern ein ungefähres Bild der heutigen zytostatischen Behandlungschancen zu vermitteln.


**Indikation zur „adjuvanten" Chemotherapie**

In den letzten Jahren hat sich der internmedizinischen Tumortherapie ein vielversprechendes neues Arbeitsgebiet eröffnet, welches derzeit im Rahmen kontrollierter Studien bearbeitet wird, nämlich die Indikationen zur sog. „adjuvanten" Chemo- bzw. Hormontherapie (oder Kombinationen beider Modalitäten). In diesem Zusammenhang sollte wohl besser von *multimodaler Krebstherapie* („combined modality treatment") gesprochen werden.

Seit 3–4 Jahrzehnten stagnieren die Heilungsziffern der meisten soliden Tumoren nach „radikaler" bzw. „kurativer" Primärbehandlung (Operation und/oder Bestrahlung). Eine nüchterne Betrachtungsweise dieser klinischen Tatsache sowie neuere Erkenntnisse über die Tumorausbreitung lassen immer klarer hervortreten, daß ein Therapiefortschritt allein von einem frühzeitigen Einsatz vorhandener, systemisch wirksamer Zytostatika zur Eliminierung der leider oft okkulten, klinisch latenten Tumormikrometastasierung zu erwarten ist. Viele, insbesondere auch zahlenmäßig häufige Tumorkrankheiten (wie z. B. das Mammakarzinom, das kleinzellige Bronchuskarzinom, Hodentumoren, Knochensarkome usw.) pflegen in hohem Prozentsatz *vor* Diagnosestellung und Primärtherapie hämatogen zu metastasieren.

Tabelle 4 faßt den *derzeitigen* Stand der Indikationen zur Durchführung einer adjuvanten Tumorchemo(hormon)therapie zusammen. Dabei wurde versucht, jetzt bereits im Einzelfall sinnreich standardisierte Indikationen mit nachgewiesenem Überlebensgewinn von derzeit noch unklaren, im klinischen Studium befindlichen Indikationen für solche medikamentösen Zusatztherapien zu trennen. Auch für die Indikationen zur adjuvanten Chemotherapie gelten − nebst den Einschränkungen der Tabelle 4 − die oben erwähnten kritischen Entscheidungsgrundlagen beim Einzelpatienten wie Alter, Begleitkrankheiten, Therapiedurchführbarkeit usw. Es kann dabei nicht genug vor *unkritischer Indikationsstellung* zu einer adjuvanten Chemotherapie gewarnt werden. Bei den meisten Tumorkrankheiten des Menschen muß der wirkliche langfristige tumorfreie Überlebensgewinn, der durch diese Zusatzmaßnahmen erzielt werden kann, noch im Rahmen prospektiver Studien belegt werden. Solche Therapieentscheide gehören nicht in die Primärversorgung. Sie sind mit einem erfahrenen internistischen Onkologen abzusprechen.

Für die technische Durchführung bereits einigermaßen normierter adjuvanter zytostatischer Therapien nach Primäroperation oder primärer Radiotherapie sei auf die Behandlung der einzelnen Tumorarten im speziellen Teil dieses Buchs verwiesen.

**Tabelle 3a.** Durch zytostatische Chemotherapie potentiell heilbare, disseminierte Tumorkrankheiten (kurative Indikationen) (= 10 − 12% aller menschlichen Neoplasien [b])

| Tumorkrankheit | Vollremissionsrate [%] | Überlebensrate nach 5 und mehr Jahren [a] [%] |
|---|---|---|
| − Metastasierendes Chorionkarzinom (Frau) | 80 − 90 | 80 |
| − Metastasierende Hodentumoren (teratoembryonale Karzinome) | 80 | 70 |
| − Akute lymphatische Leukämie (< 20 Jahre) | 90 − 100 | 60 |
| − M. Hodgkin III−IV | 80 | 50 |
| − Burkitt-Lymphom III−IV | 80 | 50 |
| − Non-Hodgkin-Lymphome II−IV | 70 | 30 [c] |
| − Akute myeloische Leukämie | 70 | 10 − 20 [d] |
| − Kleinzelliges Bronchuskarzinom | 60 | 10 − 20 ? |

[a] Restliche (nicht „echt" geheilte) Patienten: meist längerfristige gute Tumorrückbildungen, signifikant verlängerte Überlebenszeit im Vergleich mit Therapieversagen bzw. Spontanverlauf.

[b] Circa 50% der Neoplasien bei Patienten < 45 Jahren.

[c] „Heilungsrate" höher bei diffus-histiozytären Lymphomen (ca. 50 − 60%).

[d] evtl. höher mit Knochenmarkstransplantation in Erstremission.

**Tabelle 3b.** Durch zytostatische Chemo(hormon)therapie mehrheitlich günstig zu beeinflussende Tumorkrankheiten (längerfristige palliative Indikationen, gute Remission mit namhaftem Überlebensgewinn) (= ca. 40% aller menschlichen Neoplasien)

| Tumorkrankheit (inoperabel, metastasierend, disseminiert) | (Voll-) + Teilremissionsrate [%] | Mittlere Überlebenszeit bei Remission [Jahre] |
|---|---|---|
| – Chronische Leukämien (CML, CLL) | 90 – 100 | 3 – 5 [a, b] |
| – Prostatakarzinom | 70 – 80 | 2 – 3 |
| – Multiples Myelom | 60 – 70 | 2 – 3 [b] |
| – Mammakarzinom | 60 – 70 | 2 [b] |
| – Embryonale Tumoren des Kindesalters, ohne Wilms-Tumor | 60 – 70 | 1 – 2 [b] |
| – Ovarialkarzinome FIGO III–IV | 60 – 70 | 1 – 2 [b] |
| – Endometriumkarzinom | 50 | 1 – 2 |
| – Sarkome des Stützgewebes | 50 | 1 – 2 [b] |
| – Plattenepithelkarzinome des HNO-Bereichs | 50 | 1 – 2 [b] |
| – Medulloblastom | 40 – 50 | 1 – 2 [b] |

[a]  Bei CLL: Stark abhängig vom Krankheitsstadium.
[b]  Vereinzelte „Heilungen" möglich.

**Tabelle 3c.** Durch zytostatische Chemotherapie in kleinerem Prozentsatz und nur kurzfristig zu beeinflussende Tumoren (kurzfristige palliative Indikationen, Teilremissionen mit subjektivem Überlebensgewinn ohne wesentliche Verlängerung der Überlebenszeit (= ca. 30% aller menschlichen Neoplasien))

| Tumorkrankheit (inoperabel, metastasierend) | Teilremissionsrate [%] | Mittlere Überlebenszeit bei Remission [Monate] |
|---|---|---|
| – Adenokarzinom des Magens | 40 – 50 | 10 – 12 |
| – Urothelkarzinome | 40 – 50 | 8 – 10 |
| – Plattenepithelkarzinome (HNO-Bereich) | 30 – 40 | 8 – 10 |
| – Nebennierenrindenkarzinom | 30 – 40 | 8 – 12 |
| – Übrige Adenokarzinome des Gastrointestinaltrakts | 20 – 30 | 6 – 8 |
| – Malignes Melanom | 20 – 25 | 6 – 8 |

**Tabelle 3d.** Durch zytostatische Chemotherapie derzeit nicht nennenswert zu beeinflussende Tumoren. Chemotherapieversuche in der Regel nur *experimentell* im Rahmen von Phase-I- und -II-Studien (= ca. 20% aller menschlichen Neoplasien)

| Tumorkrankheit (inoperabel, metastasierend) | Teilremissionsrate [%] | |
|---|---|---|
| – Plattenepithelkarzinom im gynäkologischen Bereich | 10 – 20 | |
| – Primäre ZNS-Tumoren (außer Medulloblastom) | 10 – 20 | Kurze, mittlere [a] |
| – Langsam wachsende Sarkome (z. B. Chondrosarkom) | < 10 | Überlebenszeit |
| – Anaplastische Schilddrüsenkarzinome | < 10 | (wenige Monate) |
| – Hypernephrom | < 5 | |

[a]  Ausnahme: längere Überlebenszeit bei Minorität von Patienten mit biologisch langsam wachsenden, differenzierten Tumoren („günstiger Spontanverlauf").

**Tabelle 4.** Zieltumoren für eine adjuvante Chemotherapie: Indikationsstand 1984

| Tumorkrankheit | Resultate | | Kombinierte Therapie-modalitäten |
|---|---|---|---|
| | Rezidiv-Senkung | Überle-bensgewinn | |
| **1) Gesicherte Indikation ("Routine")** | | | |
| – Wilms-Tumor | + + | + + | Chir + (RT) + CT |
| – Ewing-Sarkom | + + | + + | (Chir) + RT + CT |
| – Rhabdomyosarkom | + + | + + | Chir + (RT) + CT |
| – Medulloblastom | + + | + | (Chir) + RT + CT |
| – Mammakarzinom (N + 1 – 3, prämenopausal) | + + | + | Chir + CT |
| – Osteogenes Sarkom? | + + | + ? | Chir + (RT) + CT |
| **2) Hoffnungsvolle Indikation ("Klinische Studien")** | | | |
| – M. Hodgkin I + II + III a | + + | + ? | RT + CT |
| – Hodgkin-Lymphome I + II | + + | + ? | CT + RT |
| – Mammakarzinom (N + postmenopausal; N–) | + + | + ? | Chir + CT( + HT) |
| – Kleinzelliges Bronchuskarzinom | + | + ? | (Chir?) + CT + RT |
| – Plattenepithelkarzinom | + | + ? | CT + Chir/RT |
| – Nichtseminomhodentumoren (HNO) | + | + ? | Chir + CT |
| – Ovarialkarzinom I c – II | + | + ? | Chir ( + RT) + CT |
| **3) Derzeit ungesicherte Indikation (" Zu wenig Daten bzw. noch erfolglos")** | | | |
| – Plattenepithelkarzinom (Lunge) | + ? | 0? | Chir + (RT) + CT |
| – Uteruskarzinom/Portiokarzinom | + ? | 0 | Chir ( + RT) + CT |
| – Melanom | + ? | 0 | Chir + CT + IT |
| – Gastrointestinalkarzinom | + ? | 0 | Chir + (RT) + CT |
| – Hypernephrom | 0 | 0 | Chir ( + RT) + CT |
| – ZNS-Tumoren | 0 | 0 | Chir ( + RT) + CT |

*Chir* Radikaloperation, *RT* „kurative" Radiotherapie, *HT* adjuvante Hormontherapie, *CT* adjuvante Chemotherapie, *IT* adjuvante Immuntherapie.
+ + = gesichert, + = möglich, 0 = nicht erwiesen

# Literatur

Amadori S, Meloni G, Baccarini M et al. (1983) Long-term survival in adolescent and adult acute lymphoblastic leukemia. Cancer 52:30 – 34
Carter SK, Glatstein E, Livingston R (1982) Principles of cancer treatment. McGraw-Hill, New York
Cline JM, Haskell CM (1980) Cancer Chemotherapy. Saunders, Philadelphia London Toronto, pp 1 – 31

Pinedo HM (1982) Cancer Chemotherapy 1982 (Annual 4). Excerpta Medica, Amsterdam Oxford
Salmon SE, Jones SE (1981) Adjuvant therapy of cancer III. Grune & Stratton, New York
Schabel F (1977) Rationale for adjuvant chemotherapy. Cancer 39:2875
Senn HJ (1979) Praxiswürdige Fortschritte in der Tumormedizin − Erwachsenen-Onkologie. Med Welt 30:1495−1501
Senn HJ (1980) Organisationsformen für die Behandlung maligner Tumorkrankheiten. Schweiz Med Wochenschr 110:4−11
Sutow WW, Sullivan MP (1976) Childhood cancer, the improving prognosis. Postgrad Med 59:131
UICC-Manual Revision Comittee (1978) Clinical oncology, 2nd edn. Springer, Berlin Heidelberg New York
WHO (1979) Handbook for reporting results of cancer treatment. WHO offset publication No. 48. WHO, Genève
Wiernik P (ed) (1982) Controversies in oncology. Wiley, New York Chichester Brisbane Toronto

# 6 Grundsätze der interdisziplinären Krebstherapie

R. Hünig, U. Metzger und J.-P. Obrecht

## Grundsätze der interdisziplinären Behandlungsplanung bei der Primärtherapie

Die Wahl der für eine bestimmte Tumorart optimalen Therapie erfordert detaillierte Kenntnisse über die verschiedenen Faktoren, die den Krankheitsverlauf und die Prognose desselben bestimmen. Für einzelne Arten von Tumoren, für verschiedene Erkrankungsstadien und andere prognostisch wichtige Untergruppen stehen häufig mehrere Behandlungsmöglichkeiten zur Verfügung. In Frage kommen in der Regel operative Maßnahmen, die Strahlen- und die Chemotherapie. Je nach Behandlungskonzept werden diese einzeln oder kombiniert, simultan oder sequentiell angewandt.

Der Therapieplan – aber auch das diagnostische Vorgehen – werden in sog. *interdisziplinären Fallbesprechungen* aufgestellt. Hier ist der Ort, wo die Voten der einzelnen onkologischen Fachspezialisten zu einer gemeinsamen Strategie integriert werden.

Der Entscheidungsprozeß im interdisziplinären Gespräch ist zwar oft nützlich und lehrreich, aber auch zeitraubend. Darum ist es nicht möglich, oft auch nicht nötig, jeden Fall diesem Verfahren zu unterziehen.

Notfälle z. B. erfordern immer eine rasche diagnostische und therapeutische Entscheidung, die nicht bis zur nächsten Fallbesprechung aufgeschoben werden kann. Dazu zählen pathologische Frakturen, Darmobstruktion, Rückenmark-Kompression, Hirnmetastasen, thromboembolische Komplikationen, Hyperkaliämie u. a. Ebensowenig ist ein multidisziplinärer Konsens für eindeutige klinische Situationen erforderlich, für die es keine therapeutische Alternative gibt, z. B. ein Patient mit einer behandlungsbedürftigen CML oder eine Kranke mit einem Mammakarzinom und diffusen Lungenmetastasen.

Die Entscheidungsfindung wird erleichtert einerseits durch eine zweckentsprechende Auswahl der Patienten, namentlich von Problemfällen, und andererseits durch das Aufstellen von interdisziplinären *Behandlungsprotokollen*. Beispiele hierfür liefern Studien über die postoperative adjuvante Chemotherapie beim operablen Mammakarzinom, die multimodalen Strategien beim Ovarialkarzinom oder Untersuchungen über die Bedeutung der prophylaktischen portalen Infusion von Zytostatika in die A. hepatica nach der Operation kolorektaler Karzinome.

## Interdisziplinäre Nachkontrollen, Rezidivbehandlung

Wenn die Primärbehandlung abgeschlossen ist, wird der Tumorkranke zur *Nachsorge* überwiesen.

Die wichtigste Aufgabe der Nachsorge ist die frühzeitige Erkennung eines Rezidivs, weil sie die entscheidende Voraussetzung für eine erfolgversprechende Behandlung ist.

In diese Aufgabe haben sich niedergelassene Ärzte und klinische Spezialisten sinnvoll zu teilen, wobei besonders auf einen reibungslosen Informationsaustausch und das Vermeiden von unnötigen Mehrfachuntersuchungen zu achten ist.

Viele Aufgaben der Nachsorge fallen, wie Vorsorgemaßnahmen, in den Kompetenzbereich des niedergelassenen Arztes: regelmäßige Untersuchungen des Patienten, Veranlassen diagnostischer Routinemaßnahmen (Labor- und Röntgenuntersuchungen), erste gezielte Metastasensuche bei neuauftretenden Beschwerden.

Der klinische Spezialist hat dann Anspruch auf die Nachsorge, wenn ihm die Behandlung des Patienten primär übertragen worden war und er sich auch längerfristig von der Wirkung und Nebenwirkung seiner Therapie überzeugen muß. Problem vieler chirurgischer, radiologischer und chemotherapeutischer Therapien ist deren Spättoxizität. Diese rechtzeitig zu erkennen, zu behandeln und pathophysiologisch so abzuklären, daß sie in neuen Therapiekonzepten vermieden werden können, ist Pflicht des klinischen Spezialisten.

In den letzten 30 Jahren sind Methoden zur Früherkennung eines Rückfalls entwickelt worden, die eine beachtliche Sensitivität und Zuverlässigkeit haben. Hier sind u. a. zu nennen: gewisse Tumormarker (CEA, $\beta$-HCG, Alphafetoprotein usw., s. Kap. 7) oder nuklearmedizinische und radiologische Techniken (Computertomographie, Skelettszintigraphie usw.).

Bei manchen Tumoren hat die frühzeitige Entdeckung des Rezidivs aber nur rein akademisches Interesse, da noch keine wirksamen Therapien zur Verfügung stehen, die die Erkrankung entscheidend bessern und das Leben verlängern (Beispiel: metastasierendes Hypernephrom, Melanom u. a.). Bei einer wachsenden Zahl von Neoplasien ist glücklicherweise die Situation nicht mehr so hoffnungslos. Operationen (z. B. Resektion von Metastasen), Radiotherapie, Kombinationen von Zytostatika, aber auch Kombinationen der verschiedenen Behandlungsmodalitäten sind heute in der Lage, auch bei rezidivierenden Tumoren vorübergehende Rückbildungen (z. B. kleinzellige Bronchialkarzinome), ja sogar Heilungen (z. B. Hodentumoren, M. Hodgkin) zu erzielen.

Der Nachsorge obliegt auch die Kontrolle von frühen (meist Leuko- oder Thrombozytopenien, Diarrhöen, Mukositis) und späten (u. a. Lhermitte-Syndrom, Lymphödem des Arms nach Mastektomie und nachfolgender Bestrahlung, Zweittumoren beim M. Hodgkin) unerwünschten *Nebenwirkungen* der Therapie.

Bei einigen Tumoren wird heute nach der Primärbehandlung eine *adjuvante Chemo- oder Radiotherapie* durchgeführt (z. B. Wilms-Tumor, Mammakarzinom), um das Rezidiv zu verhindern und die Rate der Heilungen zu erhöhen. Während die Radiotherapie aus apparativen Gründen an ein radiologisches Zentrum gebunden ist, kann die zytostatische Behandlung auch vom Nachsorgearzt übernommen werden. Kommt es trotz adjuvanter Behandlung zum Rückfall, sollte der Patient wieder dem onkologischen Zentrum zugewiesen werden, wo eine sorgfältige Reevaluation der Tumorkrankheit und des Allge-

**Tabelle 1.** Nachsorgeprogramm für kolorektale Karzinome

| Zeitplan | Anamnese, klinische Untersuchung und Labor | Hämoccult-Test | CEA | Sigmoido-skopie | Holzknecht Röntgenaufnahme Thorax |
|---|---|---|---|---|---|
| Präoperativ | × | × | × | × | × |
| Postoperativ | | | | | |
| 1 Woche | | | × | | |
| 3–4 Wochen | × | | × | | |
| 3 Monate | × | | × | | |
| 6 Monate | × | × | × | × | × |
| 9 Monate | × | × | × | | |
| 12 Monate | × | × | × | × | × |
| 15 Monate | × | × | × | | |
| 18 Monate | × | × | × | × | × |
| 21 Monate | × | × | × | | |
| 24 Monate | × | × | × | × | × |
| Alle 6 Monate | | × | × | | |
| Jährlich | × | × | × | × | |
| Alle 2 Jahre | | | | | × |

meinzustands vorgenommen sowie ein neuer angepaßter individueller Therapieplan erstellt wird.

Viele Patienten wünschen, auch nach vollständiger Beseitigung des Primärtumors weiter in ständiger Kontrolle eines Nachsorgearztes zu bleiben. Das vermittelt ihnen ein Gefühl von Sicherheit und vermindert die Angst vor dem Rezidiv. Die ständigen Arztbesuche können allerdings den Patienten auch immer wieder daran erinnern, daß er nicht definitiv geheilt ist und ein Rückfall auftreten kann. Dadurch wird die Angst u. U. sogar unterhalten.

Die Nachsorge wird durch spezielle *Programme* geregelt. Sie sind den einzelnen Tumoren bzw. ihrer Prognose angepaßt und bestimmen Art sowie Häufigkeit der Verlaufskontrollen. Wegweisend hierfür sind: Grad und Art des Rezidivrisikos sowie die verbleibenden therapeutischen Möglichkeiten; bestehen Chancen, das Rezidiv zu heilen? Sind palliative Maßnahmen noch sinnvoll?

Am Beispiel des kolorektalen Karzinoms soll das praktische Vorgehen aufgezeigt werden (Tabelle 1).

## Multidisziplinäre Therapien

Zur Verbesserung der vielfach unbefriedigenden Heilerfolge wurden kombinierte, multidisziplinäre Therapiekonzepte (multimodale Strategien) entworfen, die sich an der aktuellen Tumorsituation (klinisches oder pathologisches Staging) und dem zu erwartenden Krankheitsverlauf orientieren. Sie nutzen ferner die unterschiedliche Wirkungsweise der Einzelmodalität auf Tumor- und Normalgewebe aus. Als strategische Richtlinien für den Einsatz verschiedener

Therapien im Rahmen kombinierter multidisziplinärer Behandlungskonzepte gelten: Die Chemotherapie soll Mikrometastasen zerstören, die Strahlentherapie lokoregional verbliebene Tumorreste sterilisieren und die Chirurgie die Haupttumormasse beseitigen.

Es stehen praktisch 4 kombinierte, multidisziplinäre Therapien zur Verfügung (Abb. 1):

1) Chirurgie + Chemotherapie,
2) Chirurgie + Radiotherapie,
3) Radiotherapie + Chemotherapie,
4) Chirurgie + Radiotherapie + Chemotherapie.

Durch Änderung der zeitlichen Reihenfolge der Einzeltherapie innerhalb einer Kombination ergeben sich zusätzliche Variationen.

*Chirurgie und Chemotherapie.* Die zytostatische Behandlung, die *nach* erfolgter Resektion des Primärtumors verabreicht wird, bezeichnet man als adjuvante Chemotherapie. Kandidaten für diese Modalität sind Patienten mit Tumoren, deren Metastasierungsrisiko nach Entfernung des Primärtumors erfahrungsgemäß hoch ist und für die eine wirksame Chemotherapie zur Verfügung steht. Beispiele hierfür sind: Mammakarzinom (Stadium $T_{1-3}$, N+, $M_0$), Magenkarzinom u. a.

Der adjuvanten Chemotherapie liegt die begründete Vorstellung zugrunde, daß die vermuteten Mikrometastasen wegen ihrer größeren Wachstumsfraktion und ihrer höheren Proliferationsrate chemosensibler sind als Zellen eines fortgeschrittenen Tumors.

Ähnliche Überlegungen rechtfertigen auch Operationen, die nur eine Tumorverkleinerung zum Ziel haben. Das bekannte Beispiel ist das Ovarialkarzi-

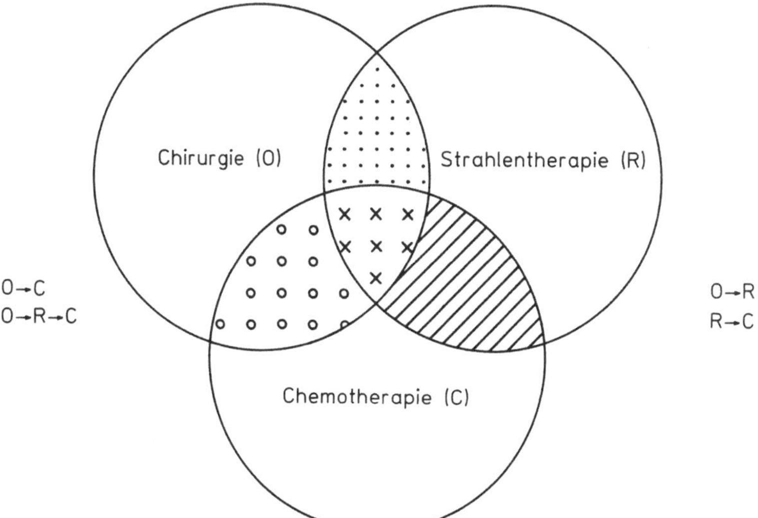


**Abb. 1.** Vier praktische Möglichkeiten der Kombination von Chirurgie, Strahlen- und Chemotherapie

nom im Stadium II, dessen Resttumoren, wenn sie kleiner als 3 cm sind, zytostatisch und/oder radiotherapeutisch geheilt werden können.

*Chirurgie und Radiotherapie.* Die Ursachen eines lokalen Rezidivs nach einer Operation oder einer Radiotherapie sind verschieden. Nach vermeintlich radikaler Tumorexzision entstehen Rezidive meist in den Randzonen, wo mikroskopische Tumorzellnester zurückgeblieben sind. Der Rückfall nach Radiotherapie geht hingegen eher von den zentralen Partien des Tumors aus, weil die dort herrschende Hypoxie die Wirkung der Strahlen abschwächt. Wenn Tumoren bevorzugt lokal rezidivieren, liegt es daher nahe, Chirurgie und Radiotherapie miteinander zu kombinieren. Das kann auf verschiedene Weise geschehen: Die Radiotherapie kann entweder vor, gleichzeitig (intraoperativ) oder nach der Operation erfolgen. Alle 3 Kombinationsarten haben ihre Vor- und Nachteile, ohne daß immer definitiv geklärt wäre, welche Kombination den anderen überlegen ist. Beispiele für eine erfolgreiche Kombination von prä- oder postoperativer Radiotherapie sind: Tumoren im HNO-Bereich, Weichteilsarkome einschließlich Ewing- und osteogenem Sarkom, Karzinome von Ösophagus, Mamma, Rektum und Endometrium, Ovar. In einigen Zentren werden intraoperative Bestrahlungen beim Magenkarzinom durchgeführt.

*Chemotherapie und Radiotherapie.* Die Kombination von Radio- und Chemotherapie ist i. allg. dann erfolgreich, wenn die angewandten Zytostatika selbst tumorwirksam sind und Tumorrückbildungen von 50% oder mehr hervorrufen. Meist werden mehrere Zyklen einer Chemotherapie vor und/oder nach einer Radiotherapie („sandwich technique") verabreicht. Beispiele: M. Hodgkin, kleinzelliges Bronchialkarzinom, akute Lymphoblastenleukämie.

Die Anwendung der Chemotherapie vor der Radiotherapie (auch „neoadjuvante CT") hat eine Verkleinerung des Primärtumors zum Ziel (Beispiel: M. Hodgkin, inflammatorisches Mammakarzinom), um diesen der endgültigen Behandlung durch Radiotherapie und/oder Operation besser zugänglich zu machen. Sie wird auch, wie die postoperative adjuvante Chemotherapie, zur Zerstörung von vermuteten Mikrometastasen eingesetzt.

Bei der akuten Lymphoblastenleukämie werden die unterschiedlichen Zielvolumina von Radio- und Chemotherapie ausgenutzt, wenn isoliert Gehirn und Hirnhäute („sanctuary") bestrahlt werden, wohin Zytostatika nur in ungenügender Konzentration gelangen. Für die adjuvante Chemotherapie nach Radiotherapie gelten dieselben Prinzipien wie für die postoperative adjuvante Chemotherapie.

*Chirurgie, Radiotherapie und Chemotherapie.* Die Dreiermodalität Chirurgie, Radiotherapie und Chemotherapie wird selten angewandt. Als Beispiele seien der Wilms-Tumor oder das Rhabdomyosarkom erwähnt, bei denen beachtliche Erfolge erzielt werden.

Die jeweils optimale Kombination der verschiedenen Therapiemodalitäten ist für die meisten Neoplasien noch nicht erforscht. Sie kann nach histologischem Typ, Stadium und anderen, z. T. noch unbekannten Faktoren sehr verschieden sein, was Dosis, zeitliche Abfolge und Zytostatika angeht. Die Beantwortung der vielen noch offenen Fragen kann nur von sorgfältig geplanten, randomisierten prospektiven klinisch-therapeutischen Studien erwartet werden.

# Interdisziplinäre Aspekte der Tumorchirurgie

## Bestimmung der Tumorausdehnung; Klassifikation nach Stadien (Staging)

Jeder tumorchirurgische Eingriff sollte ein Staging einschließen. Analog der Tumorstadieneinteilung aufgrund der klinischen Untersuchung („Clinical Staging", cTNM) sollte jeder Chirurg aufgrund des intraoperativen Befunds zu einer chirurgischen Tumorstadieneinteilung gelangen. Dies gilt besonders für alle abdominalen und thorakalen Operationen, auch wenn die Diagnose vorher nicht bekannt war. Die Stadieneinteilung wird durch die anschließende histopathologische Untersuchung des Resektats präzisiert (post-surgical histopathological classification", pTNM).

Jede Tumorresektion beinhaltet eine Beurteilung der *lokalen Tumorausdehnung* (T-Stadium). Trotz der Fortschritte der Röntgendiagnostik ist die lokale Operabilität manchmal nur chirurgisch eindeutig bestimmbar, z.B. beim Bronchuskarzinom, Pankreaskarzinom u.a. Im Zweifelsfall darf bei Patienten in gutem Allgemeinzustand und potentiell kurablem Leiden nur die chirurgische Exploration über die lokale Inoperabilität entscheiden.

Ein Bestandteil des chirurgischen Staging ist die Entnahme und anschließende histopathologische Untersuchung der *regionären Lymphknoten*. Sie ist beim Mammakarzinom zur unerläßlichen Routine geworden und wird auch sonst bei fast allen Tumorresektionen angewendet, namentlich bei urogenitalen, gastrointestinalen und Bronchuskarzinomen. Das möglichst präzise Lymphknotenstaging erlaubt eine bessere Beurteilung der Prognose, ermöglicht erst die statistische Vergleichbarkeit der Behandlungsresultate und ist ein wichtiges Kriterium für postoperative Adjuvanstherapien (s. Abschnitt „Adjuvante Chemotherapie"). Die Entfernung regionärer Lymphknoten hat aber nicht nur diagnostische, sondern auch therapeutische Bedeutung und kann in gewissen Fällen sogar kurativ sein. Zudem widerspricht das Zurücklassen tumorhaltiger Lymphknoten den Prinzipien radikaler Tumorchirurgie.

Bei einigen Tumoren bedarf es zur exakten Stadieneinteilung ausgedehnter operativer Eingriffe (z.B. *Staging laparotomy*). Beim M. Hodgkin und beim Ovarialkarzinom dient der operative Eingriff neben der Reduktion der Tumormasse fast ausschließlich der exakten topographischen Beurteilung der Tumorausdehnung. Sie bestimmt das weitere therapeutische Vorgehen. Die Staging laparotomy ist aber wie alle tumordiagnostischen Eingriffe nur dann indiziert, wenn deren Resultate einen entscheidenden Einfluß auf die Behandlungsstrategie haben. Nach erfolgreicher Chemotherapie disseminierter Hoden- und Ovarialkarzinome oder fortgeschrittener Lymphome dient die Staging laparotomy (als Restaging- oder Second-look-Laparotomy) der Sicherung der kompletten Remission oder der Entfernung von residuellem Tumorgewebe (s. u.).

Die Grundsätze, die bei jeder Tumorlaparotomie, v. a. aber bei der Staging laparotomy bei M. Hodgkin und Ovarialkarzinomen zur Anwendung gelangen sollten, sind in Tabelle 2 dargestellt.

**Tabelle 2.** Grundsätze der Staging laparotomy

| Tumorart | Inspektion/Palpation | Biopsien | Weitere Maßnahmen |
|---|---|---|---|
| 1) *Bei jeder Laporatomie* mit oder ohne vorherigen Tumornachweis (bei Malignom oder Malignomverdacht immer große mediane Laparotomie) | – Inspektion ganzes Abdomen;<br>– Palpation Leber, Milz, Beckenorgane, regionäre und übrige Lymphknotenstationen;<br>– Beschreibung von *Größe* und *Lokalisation* aller zurückgelassenen Tumorherde, Markierung mit Clips | – Vergrößerte Lymphknoten,<br>– verdächtige Leberherde,<br>– verdächtige Peritonealknötchen | – Je nach Opertionssitus |
| 2) *M. Hodgkin, Non-Hodgkin-Lymphome,* wenn alleinige Radiotherapie in Frage kommt | – Wie oben | – Wie oben; *zusätzlich:*<br>– Messer- und Nadelbiopsie beider Leberlappen;<br>– Lymphknotenbiopsien: Milzhilus, Pankreasoberrand, zöliakal, Leberhilus, mesenterial, paraaortal, iliakal beidseitig | – Splenektomie,<br>– Oophoropexie<br>– Appendektomie |
| 3) *Ovarialkarzinom* | – Wie oben, v. a. auch Zwerchfell beidseitig, großes Netz, Peritoneum | – Wie unter 1);<br>– Biopsien des Peritonaeum parietale;<br>– Biopsien aus Zwerchfellunterfläche;<br>– Asziteszytologie, wenn kein Aszites: Spülflüssigkeitszytologie | – Tumorreduktion soweit chirurgisch-technisch möglich (inklusive großes Netz) |

**Tumorreduktive (zytoreduktive) Chirurgie**

*Definition.* Tumorreduktive Chirurgie („debulking") ist die partielle Resektion
eines chirurgisch inkurablen Malignoms in der Absicht, durch Reduktion der
Tumorzellmasse die anschließende Behandlung mit Chemotherapie und Radiotherapie zu erleichtern, deren Wirksamkeit zu erhöhen und dadurch eine
Verlängerung des Überlebens zu erreichen. Ein solches Vorgehen ist selten indiziert und ist nur dann sinnvoll, wenn der zu behandelnde Tumor entweder che-
mo- oder strahlensensibel ist. Nach den heutigen Kenntnissen ist die initiale,
möglichst weitgehende chirurgische Tumorreduktion indiziert beim fortgeschrittenen Ovarialkarzinom, beim Burkitt-Lymphom und bei gewissen Weichteilsarkomen, z. B. Rhabdomyosarkom. Eine Tumorreduktion vor Chemo- oder
Radiotherapie kann auch bei den übrigen Sarkomen und bei nichtseminomatösen fortgeschrittenen Hodentumoren angezeigt sein. Bei den letztgenannten ist
oft auch ein Resttumor nach erfolgreicher Chemotherapie zu entfernen.

**Rezidiv- und Metastasenchirurgie**

Mit wenigen Ausnahmen weisen Rezidive eine bessere Prognose auf, wenn sie
langsam wachsen und wenn ein langes Zeitintervall zwischen Primärtumortherapie und Rezidiv verstrichen ist. Die Prognose des Rezidivs ist zudem günstiger, wenn das initiale Tumorstadium weniger fortgeschritten war. Die Resek-
tabilität eines Rezidivs ist besser, wenn es früh diagnostiziert werden kann. Aus
diesem Grund sollten Patienten nach potentiell kurativer Tumoroperation einer
periodischen Nachkontrolle unterzogen werden.

Jedes echte Lokalrezidiv — strikt zu unterscheiden von der lokoregionären
Metastase — sollte, wenn immer möglich, chirurgisch radikal entfernt werden.
Aus Gründen der Radikalität ist dabei oft eine Exzision weit im Gesunden er-
forderlich.

Die Indikation zur Resektion von Metastasen ist dagegen zurückhaltender
zu stellen. Für die Metastasenchirurgie mit kurativer Zielsetzung gelten folgende Richtlinien:

– Der Primärtumor muß vollständig entfernt sein.
– Die Metastase muß lokal radikal operabel sein.
– Metastasen anderer Lokalisationen müssen ausgeschlossen werden.
– Es darf keine andere kurative Behandlung zur Verfügung stehen.

Im Einzelfall ist man berechtigt, eine 1- bis 2monatige Beobachtungsdauer
einzuhalten, um das etwaige Auftreten weiterer Metastasen zu erfassen.

Ein kurzes Intervall zwischen Primärtumortherapie und Auftreten der Me-
tastase ist zwar ein prognostisch ungünstiges Kriterium, stellt jedoch noch keine
Kontraindikation zur Entfernung einer solitären Metastase unter den genannten
Bedingungen dar.

Eine *palliative Metastasenentfernung* ist heute indiziert bei hormonell aktiven Tumoren, z. B. Karzinoid, Insulinom, Gastrinom u. a., weil durch eine möglichst weitgehende Tumorreduktion die unangenehmen und schwer behandel-
baren Stoffwechselstörungen gelindert werden können.

Im allgemeinen wird aber die Indikation zur Metastasenchirurgie selten gestellt. Ihre Resultate sind heute dank deutlich reduzierter Operationsletalität mit den Ergebnissen mancher primärer tumorchirurgischer Behandlungen durchaus vergleichbar.

## Palliative Chirurgie

Wir unterscheiden:

- die palliative Chirurgie im engeren Sinne (palliative Tumorresektionen),
- Eingriffe mit Belassen des Primärtumors (Umgehungsoperationen),
- tumorferne Eingriffe, welche die übrige Tumorbehandlung verbessern, erleichtern oder ermöglichen.

Das Ziel der palliativen Chirurgie ist die Linderung tumorbedingter Symptome. Das wichtigste Kriterium für die palliative Tumorchirurgie ist die Lebensqualität.

*Die Entfernung eines Primärtumors* trotz vorhandener Metastasen ist indiziert bei den meisten gastrointestinalen und urogenitalen Karzinomen wegen der durch den Tumor drohenden lokalen Komplikationen wie Obstruktion, Blutung oder Infektion. Bei vielen Hirn- und Rückenmarktumoren ist eine palliative Resektion zur Dekompression erforderlich. Gelegentlich kann auch aus pflegerischen und psychologischen Gründen eine palliative Resektion von großen Sarkomen, Weichteilmetastasen oder Mammakarzinomen in Frage kommen.

*Operationen mit Belassen des Primärtumors* sind hauptsächlich Umgehungs- und Drainageeingriffe bei tumorbedingter Verlegung oder Verschluß der Lumina im Magen-Darmtrakt, in den Gallengängen, in den oberen Luftwegen oder in den ableitenden Harnwegen. Beeindruckend bezüglich der Lebensqualität sind die Operationen bei pathologischen Frakturen, bei denen mittels stabiler Osteosynthese mit und ohne Knochenzement oder durch Einsetzen von Endoprothesen der präoperative Zustand der Mobilisierung wiederhergestellt und längerdauernde Bettlägerigkeit vermieden werden kann.

Zu den *tumorfernen Eingriffen* zählen die Operationen der ablativen Hormontherapie beim Mamma- und Prostatakarzinom. Abgesehen von Ovarektomie und Orchidektomie werden diese Eingriffe dank der Möglichkeiten der medikamentösen Hormonsuppression seltener.

Operationen, die spezielle Behandlungsmodalitäten erst ermöglichen, sind die Implantationen von Langzeitzentralvenenkathetern zur Knochenmarktransplantation oder zur ambulanten Chemotherapie, die Implantation von lokalen Kathetern zur regionalen Chemotherapie (Extremitätenperfusion, Leberperfusion, s. unten), sowie das Einbringen von interstitiellen Implantaten und Dosimetern zur Radiotherapie.

Diese Liste palliativ-chirurgischer Eingriffe ist unvollständig. Ihre Anwendungsmöglichkeiten sind heute mehr im Zunehmen begriffen als diejenigen der kurativen Chirurgie.

**Regionale Chemotherapie**

Die regionale Chemotherapie durch intraarterielle, intraportale Infusion oder isolierte Organperfusion (Leber, Extremität) will im Tumor eine hohe Zytostatikakonzentration bei gleichzeitig verminderter systemischer Toxizität erzielen. Bei simultaner Anwendung von Hyperthermie wird versucht, die Ansprechrate des Tumors weiter zu verbessern.

Obwohl die regionale Chemotherapie schon seit über einem Vierteljahrhundert angewendet wird, ist ihr Stellenwert in der Tumorbehandlung nach wie vor umstritten. Die weitaus größte Erfahrung liegt bei der therapeutischen, in der Regel arteriellen Infusion der Metastasenleber vor. Dabei liegen die Ansprechraten mit 5-FU allein um 40%, nach anderen Pyrimidinderivaten um 50% und nach Kombination derselben mit Mitomycin C bei 80%. Das mittlere Überleben dieser Patienten mit Lebermetastasen, meist kolorektalen Ursprungs, beträgt im Durchschnitt 18–24 Monate, was etwa einer Verdopplung im Vergleich zu Patienten mit unbehandelter Metastasenleber gleichkommt.

Leider handelt es sich dabei um nichtrandomisierte Studien und um ein naturgemäß stark selektioniertes Patientengut. Bis heute fehlt der streng wissenschaftliche Beweis, daß die regionale Chemotherapie im Vergleich zur systemischen Therapie auch das Überleben der Patienten signifikant verlängert.

Wegen des Fehlens einer wirksamen Systembehandlung ist bei alleinigem Leberbefall der Versuch einer regionalen Chemotherapie unter kontrollierten Bedingungen gerechtfertigt. Hierfür stehen heute implantierbare Infusionspumpen zur Verfügung, welche für die Lebensqualität des Patienten einen deutlichen Fortschritt bedeuten, aber noch recht kostspielig sind.

Die isolierten Organperfusionen mit und ohne Hyperthermie ebenso wie die adjuvanten Infusionen nach Radikaloperation haben noch weitgehend experimentellen Charakter und sind deshalb nur unter Studienbedingungen zulässig.


**Adjuvante Chemotherapie**

Die wichtigsten Zieltumoren für die postoperative adjuvante Chemotherapie werden in Kap. 5 erwähnt. Im Mittelpunkt der Diskussion steht das Mammakarzinom (s. Kap. 18).

Die Resultate, gemessen an der krankheitsfreien und der Gesamtüberlebenszeit, schwanken stark. Die Tatsache, daß es bei einigen Tumoren gelingt, bei einem Teil der Patienten die krankheitsfreie Überlebenszeit zu verlängern, beweist, daß die adjuvante Chemotherapie den Krankheitsverlauf signifikant zu beeinflussen vermag, auch wenn bisher das Gesamtüberleben nur bei wenigen Tumoren verbessert wird (kindliche Tumoren, osteogenes Sarkom).

Es muß die Aufgabe der klinischen Forschung für die nächsten Jahre sein, die Faktoren zu definieren, die die Chemosensibilität bestimmen, damit die Indikation zur adjuvanten Chemotherapie schärfer umrissen werden kann. Das geschieht z. Z. vor allem bei Patientinnen mit Mammakarzinom. Adjuvante Studien, die dieser Frage nachgehen, sind auch bei Weichteilsarkomen, Magenkolorektalen und Hodenkarzinomen im Gang.

## Interdisziplinäre Aspekte der Radiotherapie

Das Verständnis für die Ziele und Möglichkeiten einer mit Bestrahlungen kombinierten Behandlung maligner Neoplasien setzt u. a. Grundkenntnisse über die Wirkung ionisierender Strahlung auf bösartige Geschwülste und gesundes Gewebe, über Quellen und Applikationsform ionisierender Strahlung sowie über die verschiedenen Indikationen zur Radiotherapie voraus. Im folgenden sollen darum zuerst die genannten Punkte behandelt werden.

### Wirkung ionisierender Strahlung auf bösartige Geschwülste und gesundes Gewebe

Die Möglichkeit, bösartige Geschwülste zu bestrahlen, hängt vom unterschiedlichen Verhalten des neoplastischen und des gesunden Gewebes gegenüber ionisierenden Strahlen ab. Dieses Phänomen zeigt sich dem Kliniker in einer unterschiedlichen Empfindlichkeit der verschiedenen Gewebe. Für den Strahlenbiologen beruht dies letztlich auf der Differenz strahlenbedingter Insulte einerseits und reparativer Vorgänge andererseits im gesunden wie im neoplastischen Gewebe. Die Schwierigkeiten bei der Applikation einer kurativen Dosis vergrößern sich in dem Umfang, in dem sich die Differenz der Strahlensensibilität von Tumor und gesundem Gewebe verkleinert. Dem kann in vielen Fällen durch die Wahl einer besonders geeigneten Strahlenart, durch eine spezielle Bestrahlungsplanung unter Einsatz einer Kreuzfeuer- oder Pendeltechnik sowie durch eine zusätzliche interstitielle oder intrakavitäre Radiotherapie begegnet werden. Jedoch sind auch der Wirkung solcher Maßnahmen Grenzen gesetzt. Man hat deshalb verhältnismäßig frühzeitig nach Mitteln gesucht, welche die Strahlenempfindlichkeit von malignen Tumoren möglichst selektiv erhöhen.

Grundsätzlich ist eine direkte von einer indirekten Wirkung der ionisierenden Strahlung zu unterscheiden. Beide beruhen auf einer Ionisation oder Anregung von Atomen und Molekülen mit Bildung freier Radikale von Wasser, anderen diffusiblen Molekülen sowie von makromolekularen biologischen Verbindungen. Entscheidend hierfür ist, daß die für die Tumorzellzerstörung besonders wichtige indirekte Strahlenwirkung die Anwesenheit von physikalisch gelöstem Sauerstoff voraussetzt. Einem Mangel an verfügbarem Sauerstoff, wie er v. a. im Zentrum größerer oder zu zentraler Nekrose neigender Tumoren besteht, vermag die Resistenz gegenüber einer „Low-LET"-Strahlung (Photonen, Elektronen; LET: „Linear Energy Transfer") im Vergleich zu der des gut mit Sauerstoff versorgten Tumorgewebes auf das 2- bis 3fache zu erhöhen (OER: „Oxygen Enhancement Ratio"). Dies erklärt, warum anoxische Tumoranteile auch einer im herkömmlichen Sinn sehr hohen Strahlendosis zu widerstehen vermögen, welche das gesunde Gewebe bereits gefährdet.

### Erholungsfähigkeit gegenüber Strahleneffekten und Fraktionierung

Bestimmte strahleninduzierte Schäden an der Zelle können von dieser wieder repariert werden. Diese Fähigkeit besitzen Tumorzellen ebenso wie gesunde

Zellen. Bei Tumorzellen ist sie jedoch weniger ausgeprägt als bei gesunden Zellen. Die Beachtung dieses Phänomens und der unterschiedlichen Strahlenempfindlichkeit der Zellen in Abhängigkeit vom Zellzyklus führten zum Konzept der „fraktionierten Bestrahlung".

## Quellen und Applikationsformen ionisierender Strahlung

Die Bestrahlung eines malignen neoplastischen Prozesses kann auf folgende Arten erfolgen: perkutan, interstitiell, intrakavitär oder mit einer metabolischen Radiotherapie. Diese verschiedenen Formen der Strahlenapplikation können auch kombiniert angewandt werden.

Perkutane Radiotherapie

Die für eine perkutane Bestrahlung in Frage kommenden Strahlenquellen sind in Tabelle 3 dargestellt.

Um auf tiefgelegene Tumoren ausreichend wirksame Dosen bei möglichst weitgehender Schonung des gesunden Gewebes perkutan einstrahlen zu können, bedarf es einer Photonen- oder Elektronenbestrahlung hoher Energie, d. h. einer $^{60}$Co-Einheit oder besser noch eines Elektronenbeschleunigers (Betatron, Linearbeschleuniger). Die konventionelle Röntgenstrahlung eignet sich lediglich für die Behandlung oberflächlich gelegener Prozesse. Befindet sich besonders strahlenempfindliches normales Gewebe in der Nähe eines oberflächlich

**Tabelle 3.** Strahlenquellen für die perkutane Teletherapie

| Strahlenquelle | Energie (MeV) | | Bemerkungen |
|---|---|---|---|
| | Photonen | Elektronen | |
| 1) Röntgenröhre | Maximal 0,3 | – | Dosisverteilung bei oberflächennahe und tief gelegenen Tumoren sehr ungünstig. Darum v. a. für kurative Maßnahmen bei derart gelegenen Tumoren nicht geeignet |
| 2) $^{137}$Caesium-Teletherapie | 0,66 | – | |
| 3) $^{60}$Kobalt-Teletherapie | 1,25 | – | Im Vergleich zu 4) und 5) weniger günstig zur Bestrahlung tief gelegener Tumoren. Außerdem relativ starke Belastung der Subkutis |
| 4) Linearbeschleuniger | 4 – 25 | 4 – 25 | Sie bieten die besten Voraussetzungen für eine optimale Strahlentherapie sowohl oberflächlicher als auch tief gelegener Tumoren |
| 5) Betatron | 5 – 45 | 3 – 45 | |

gelegenen Tumors, so ist auch hier der Einsatz von Elektronen oder eine Kontaktbestrahlung mittels der Radioisotope $^{60}$Co, $^{137}$Cs, $^{192}$Ir oder $^{226}$Ra indiziert.

## Interstitielle Radiotherapie

Sie erfolgt durch das Einbringen einer festen (geschlossenen) oder flüssigen (offenen) Strahlenquelle in das vom Tumor befallene Gewebe oder in den Tumor selbst (s. Tabelle 4). Die interstitielle Radiotherapie wird meist in Ergänzung zur perkutanen Bestrahlung angewandt, um eine möglichst selektive Strahlenbelastung des Tumorvolumens zu gewährleisten.

## Intrakavitäre Radiotherapie

So bezeichnet man die vorwiegend im Rahmen kurativer Maßnahmen eingesetzte Lokalbehandlung von Tumoren des Uterus (Kavum, Zervix, Portio) und der Vagina sowie von Tumoren der Mund-, Nasen- und Kieferhöhle mit geschlossenen Strahlenquellen. Die intrakavitäre Radiotherapie wird von den gleichen Zielen bestimmt, welche man mit der interstitiellen Radiotherapie an-

**Tabelle 4.** Strahlenquellen für die interstitielle Radiotherapie und Beispiele für ihre Anwendung

| Beschaffenheit der Strahlenquelle Strahlenquelle | Strahlenquelle und Applikationsform | Art und Zweck der Anwendung (Beispiele) |
|---|---|---|
| Geschlossen | $^{90}$Y-Schrauben[a] | Implantation im Hypophysenboden zur Radiohypophysektomie |
| | $^{125}$Jod-Seeds[a] <br> $^{192}$Iridium-Drähte <br> $^{198}$Gold-Seeds[a] <br> ($^{226}$Radium-Nadeln) | Zur Behandlung oberflächennahe gelegener Tumoren, v. a. im HNO-Bereich, der Mamma, Prostata sowie an Haut, Anus, Vulva und Vagina |
| Offen | $^{198}$Gold-Kolloid <br> $^{90}$Yttrium-, $^{46}$Scandium- oder $^{32}$Phosphor-Microspheres | Zur Behandlung von intrahepatischen Manifestationen des M. Hodgkin (appliziert via V. portae) |
| | $^{51}$Chrom-/$^{32}$Phosphor-Kolloid <br> $^{32}$Phosphor-Microspheres <br> $^{131}$Jod-Lipiodol UF[b] | Zur Behandlung von iliakalen und paraaortalen Manifestationen des malignen Melanoms; injiziert in afferente Lymphbahnen (experimentell) |

[a] Diese geschlossenen Strahlenquellen werden im Gewebe belassen.
[b] ultra fluide

**Tabelle 5.** Strahlenquellen für die intrakavitäre und superfizielle Radiotherapie

| Beschaffenheit der Strahlenquelle | Therapeutisch wirksame Strahlung | Strahlenquelle | Applikationsform |
|---|---|---|---|
| Geschlossen | Photonen | $^{60}$Kobalt<br>$^{137}$Caesium<br>$^{192}$Iridium | Perlen, Kugeln, Stifte oder Platten. Anwendung mittels Applikatoren |
| | Elektronen | $^{90}$Strontium (im radio-aktiven Gleichgewicht mit $^{90}$Yttrium) | Plattenförmiger Applikator |
| Offen | Elektronen | $^{51}$Chrom-/$^{32}$Phosphor-Kolloid<br>$^{198}$Gold-Kolloid<br>$^{90}$Yttrium-Silikat-Kolloid | |

strebt. Eine andere Form der intrakavitären Radiotherapie erfolgt mit offenen Strahlenquellen (in Form kolloidaler Lösungen) zur palliativen Behandlung maligner Ergüsse innerhalb von Pleura-, Perikard- und Peritonealhöhle. Die Einzelheiten sind in Tabelle 5 zusammengefaßt.


## Metabolische Radiotherapie

Die metabolische Radiotherapie von malignen Tumoren wird namentlich bei bestimmten hochdifferenzierten Formen der Struma maligna eingesetzt, bei welchen sich auch das Tumorgewebe durch eine therapeutisch nutzbare Avidität für Jod und damit auch für das Radioisotop $^{131}$Jod auszeichnen kann.


## Radiotherapeutische Strategien

Die Radiotherapie ist mit Ausnahme von Ganzkörperbestrahlungen bei bestimmten malignen Systemerkrankungen stets eine nur lokal wirksame Maßnahme. Sie gleicht hierin dem chirurgischen Eingriff, besitzt gegenüber diesem jedoch den Vorzug, gesunde Strukturen weniger zu gefährden und weniger in ihrer Funktion zu beeinträchtigen. Darum sollte die Radiotherapie besonders dort eingesetzt werden, wo eine operative Sanierung nicht oder nur schwer möglich ist, z.B. im Bereich des regionären Lymphabflußgebiets von Tumoren im kleinen Becken, der Mamma und im HNO-Bereich.

Eine kurative Radiotherapie durchführen heißt, den Tumor und evtl. auch das regionäre Lymphabflußgebiet mit einer Strahlendosis zu belasten, von der eine völlige Vernichtung des neoplastischen Gewebes erwartet werden darf. Das erfordert z.B. bei Plattenepithel- und Adenokarzinomen sowie bei bestimmten Sarkomen, daß die Strahlentoleranz des benachbarten gesunden Gewebes bis an die Grenze des eben noch Möglichen ausgenutzt werden muß.

Es bestehen zahlreiche Möglichkeiten, die Radiotherapie mit einer Operation und/oder Chemotherapie zu kombinieren (Tabelle 6).

*Radiotherapie als alleinige kurative Maßnahme*
Tabelle 7 gibt Beispiele von der Leistungsfähigkeit der alleinigen Radiotherapie bei Tumoren von unterschiedlicher Art, Lage und Stadium.

*Radiotherapie in Kombination mit Operation (und Chemotherapie)*
*im Rahmen kurativer Behandlungskonzepte*
Die Begründung für die Kombination von Radiotherapie mit Operation oder Chemotherapie ist an anderer Stelle beschrieben.

In Tabelle 6 sind die (gesicherten) Indikationen für derartige kombinierte Behandlungsmodalitäten zusammengestellt.

Eine besondere Form der Radiotherapie wird bei der Behandlung von Leukämien (ALL, AML, CML) möglichst in der 1. Remission angewendet. Um

**Tabelle 6.** Indikationen für die alleinige Radiotherapie (*RT*) sowie für die Radiotherapie in Kombination mit Operation (*OP*) und/oder Chemotherapie (*CT*) bei Behandlung mit kurativer Zielsetzung

| Therapiemodalität(en) | Anerkannte Indikationen (Beispiele) |
|---|---|
| RT | – M. Hodgkin, Stadien I–III A \| bei günstigen prognostischen Faktoren<br>– Non-Hodgkin-Lymphome, Stadien I–II \|<br>– Karzinome im HNO-Bereich<br>– Portiokarzinom<br>– Fortgeschrittene Blasen-, Rektum- und Prostatakarzinome |
| RT+OP[a] | – Karzinome in HNO-Bereich, fortgeschrittene Blasen-, Mamma- und Rektumkarzinome |
| OP+RT[a] | – Zahlreiche, laut Operationsergebnis sicher oder aufgrund statistischer Daten wahrscheinlich nicht komplett resezierte Tumoren (Mamma, Gehirn, Hirnhäute, Hypophyse, Rektum, HNO-Bereich, Prostata, Weichteilsarkome, gastrointestinale Lymphome)<br>– Brusterhaltende Therapie des Mammakarzinoms, Stadien $T_{1-2}N_{0-1}$ |
| CT+RT[a] | – Maligne Lymphome mit ungünstiger Prognose bei monomodaler Therapie |
| CT+RT+OP[a] | – Fortgeschrittene Karzinome im HNO-Bereich<br>– Lokal fortgeschrittenes Mammakarzinom, z.B. inflammatorisches Karzinom |
| RT+OP+CT[b] | – Rhabdomyosarkom<br>– Wilms-Tumor (außer Stadium I)<br>– Gastrointestinale Lymphome<br>– Medulloblastom (experimentell)<br>– Ewing-Sarkom<br>– Mammakarzinom, operativ nicht vollständig entfernt<br>– Brusterhaltende Therapie des Mammakarzinoms, Stadien $T_{1-2}N_1$ (experimentell) |

[a] In der angegebenen Sequenz.
[b] Reihenfolge unterschiedlich, RT und CT z.T. simultan.

**Tabelle 7.** Ergebnisse der alleinigen kurativen Radiotherapie (Beispiele)

| Art der Erkrankung | Tumorstadium | Fünfjahresüberlebensrate[a] | |
|---|---|---|---|
| | | Symptomfrei [%] | Gesamt [%] |
| M. Hodgkin | pI A, pII A | 85 | 95 |
| | pI B, pII B | 75 | 85 |
| | pIII A | 50 | 75 |
| Non-Hodgkin-Lymphome | c I | 55 | 65 |
| | c II | 30 | 45 |
| | c I und c II nodulär | 70 | 80 |
| Larynxkarzinom (glottisch und supraglottisch) | $T_1N_0M_0$ | 95 | $\geqq 95$ |
| | $T_2N_0M_0$ | 70 | 80 |
| Hypopharynxkarzinom | $T_{1-3}N_0M_0$ | 45 | 70 |
| Portiokarzinom | $T_1N_0M_0$ | | 90 |
| | $T_{2a}N_0M_0$ | | 85 |
| | $T_{2b}N_0M_0$ | | 65 |
| | $T_{3a}N_0M_0$ | | 45 |
| | $T_{1-3a}N_1 + T_{3b}N_{0-1}M_0$ | | 35 |
| Prostatakarzinom | $T_{2-3}N_0M_0$ | | 70[b] |

[a] Abgerundete Durchschnittswerte aus verschiedenen radio-onkologischen Zentren.
[b] 50% für 10 und 30% für 15 Jahre.

das gesamte Knochenmark als Voraussetzung für eine autologe, syngene oder allogene Transplantation zu vernichten, führt man neben einer Chemotherapie mit Cyclophosphamid (+ Cyclosporin bei allogenen Transplantationen) eine *Ganzkörperbestrahlung* durch, entweder mit 1000 cGY in einer Sitzung oder fraktioniert in bis zu 12mal 110 cGY während 2 Wochen.

*„Prophylaktische" (adjuvante, elektive) Radiotherapie*
Eine prophylaktische Radiotherapie gibt es nicht. Jedoch können bei Behandlungen mit kurativer Zielsetzung Körperregionen in das Bestrahlungsdispositiv einbezogen werden, in denen Tumormanifestationen klinisch nicht nachweisbar sind, ihre Existenz aber aufgrund der Kenntnis vieler Krankheitsverläufe (Statistik!) mit großer Wahrscheinlichkeit anzunehmen ist. So hat bei der Therapie der akuten lymphatischen Leukämie und der des nahe dem ZNS gelegenen Rhabdomyosarkoms die Strahlentherapie die Aufgabe, subklinische Tumormanifestationen innerhalb des ZNS zu vernichten. Auch bei anderen malignen Geschwülsten, bei denen z.B. Häufigkeit und Lage potentieller Lymphknotenmanifestationen gut bekannt sind, trägt die adjuvante Radiotherapie Wesentliches zur Verbesserung der Prognose bei, so beim M. Hodgkin, beim Ewing-Sarkom und bei Karzinomen im HNO-Bereich, der Schilddrüse, der Mamma, der Bronchien, der Analregion, des Rektums sowie des weiblichen und männlichen Genitales.

## Spezielle Konzepte der Radiotherapie bei gering strahlensensiblen Tumoren

Es bestehen 4 verschiedene Möglichkeiten, die Leistungsfähigkeit der Radiotherapie zu verbessern (s. Tab. 8): durch Steigerung der Strahlensensibilität des Tumors mittels Medikamenten (1) oder Hyperthermie (2), durch medikamentöse Verminderung der Strahlensensibilität des gesunden Gewebes (3) oder mit Hilfe einer unabhängig vom Sauerstoff wirksamen High-LET-Strahlung (4). Alle Verfahren stehen z. Z. im Zentrum der klinischen radio-onkologischen Forschung.

### Strahlensensibilisierung des Tumors

Zahlreiche häufig verwendete Chemotherapeutika besitzen strahlensensibilisierende Eigenschaften. Darum können bestimmte Tumoren besser auf eine Bestrahlung reagieren, wenn diese im Anschluß an eine Chemotherapie erfolgt: z. B. HNO-Karzinome nach MTX, Bleomycin, Cisplatin, Mitomycin C oder 5-FU, Rektum- und Pankreaskarzinome nach 5-FU und Mitomycin C, M.-Hodgkin-Manifestationen nach MOPP. Mit Erfolg genutzt wird der strahlensensibilisierende Effekt auch bei der Behandlung des Rhabdomyosarkoms, bei der die Bestrahlung unter simultaner Vincristinmedikation erfolgt.

Die Strahlensensibilisierung durch Chemotherapeutika kann auch an gesunden Geweben zu verstärkten unerwünschten Früh- und Spätreaktionen führen.

Eine besondere Gruppe strahlensensibilisierender Substanzen stellen die halogenierten Pyrimidine dar. Bei diesen Substanzen handelt es sich in erster Linie um Bromdesoxyuridin (BUdR) und Joddesoxyuridin (IUdR), deren Struktur derjenigen des Thymidins entspricht, nur daß dessen Methylgruppe durch

**Tabelle 8.** Möglichkeiten zur Vergrößerung der Differenz zwischen der Strahlenempfindlichkeit des Tumorgewebes und der des benachbarten gesunden Gewebes

| | |
|---|---|
| 1) Radiomimetika | – Bestimmte Chemotherapeutika<br>– Halogenierte Pyrimidine<br>– Elektronaffine Substanzen |
| 2) Radioprotektoren | – WR-2721 |
| 3) High-LET-Strahlung | – Neutronen<br>– Photonen<br>– Negative PT-Mesonen |
| 4) Hyperthermie | – Ultraschall<br>– „Radiofrequenz"<br>– „Hochfrequenz"<br>– Perfusion<br>– Ganzkörperüberwärmung |

Brom und Jod ersetzt wurde. Beide Substanzen beteiligen sich kompetitiv zum „normalen" Thymidin an der DNS-Synthese und verursachen so eine erhöhte Strahlensensibilität, z.T. durch eine Hemmung der Fähigkeit, subletale Strahlenschäden zu reparieren. Ein Nachteil der halogenierten Pyrimidine ist ihr rascher Abbau in der Leber, weshalb sie vor jeder Bestrahlung über die die Tumorregion versorgende Arterie zugeführt werden müssen. Ein weiterer Nachteil besteht darin, daß nur DNS-synthetisierende Zellen halogeniertes Pyrimidin aufnehmen, also nur ein Teil des Tumors, daneben aber auch rasch proliferierende gesunde Zellen (Knochenmark, Darmschleimhaut, Haarfollikel usw.). In der Klinik wurde BUdR als strahlensensibilisierende Substanz mit Erfolg bei der Behandlung maligner Gliome eingesetzt.

Von größerem Interesse sind Substanzen, welche zu den elektronaffinen Sensibilisatoren gehören. Ihre selektiv auf hypoxische Tumorzellen beschränkte Wirkung beruht wie die des Sauerstoffs auf der Begünstigung rasch ablaufender radiochemischer Prozesse, welche unabhängig von der Zellzyklusphase erfolgen. Das führt zu einer Verbesserung der Strahlenempfindlichkeit der anoxischen Tumorzellen.

Unter den zahlreichen elektronaffinen Substanzen erwiesen sich einige Nitroimidazole in präklinischen Untersuchungen als besonders aussichtsreich. Bei diesen Substanzen handelt es sich um Flagyl (ein 5-Nitroimidazol) und um das Roche-Präparat Ro-07-0582, das 2-Nitroimidazolderivat. Im Vergleich zu Flagyl ist Ro-07-0582 stärker sensibilisierend. Seine günstige Pharmakokinetik gewährleistet zudem eine höhere Konzentration in schlecht vaskularisiertem anoxischem Tumorgewebe, wodurch die Strahlensensibilität auf etwa das Doppelte erhöht wird. Klinische Studien haben jedoch gezeigt, daß die Nebenwirkungen von Ro-07-0582 die applizierbare Gesamtdosis und damit auch die Wirksamkeit der Substanz begrenzen. Man erprobt darum heute weniger toxische und noch wirksamere Varianten von Ro-07-0582.


**Hyperthermie**

Als weitere Möglichkeit zur Strahlensensibilisierung des Tumorgewebes ist die Hyperthermie zu erwähnen. Von besonderer Bedeutung sind in diesem Zusammenhang:

- die sehr ausgeprägte Temperaturabhängigkeit der sensibilisierenden Wirkung schon bei kleinen Temperaturunterschieden (0,1 °C);
- die besonders starke Wärmeempfindlichkeit der Tumorzellen in der radioresistenten S-Phase des Zellzyklus;
- die nahezu selektive Wärmewirkung an der hyp- und anoxischen Zelle mit Angleichung der Strahlensensibilität an diejenigen der gut mit Sauerstoff versorgten Zellen (OER nahe 1);
- die erhebliche Steigerung der zytotoxischen Wirkung von alkylierenden Substanzen (z.B. Bleomycin und Adriamycin) unter Hyperthermie;
- die Entdeckung einer erst unter Hyperthermie auftretenden zytostatischen Wirkung der strahlensensibilisierenden Substanz Ro-07-0582.

Es gibt verschiedene Möglichkeiten, eine Hyperthermie zu erzeugen. Sie sind in Tabelle 8 zusammengefaßt.

Bisher noch ungelöste Probleme der Hyperthermie sind u. a.: die Überwärmung tiefer gelegener Tumoren, die gleichmäßige Verteilung der Temperaturerhöhung im Gewebe und deren fortlaufende Kontrolle sowie die „Thermotoleranz" (reduzierte Strahlenempfindlichkeit während 2−3 Tagen nach Wärmeapplikation).

Die Hyperthermie in der Krebstherapie, allein oder in Kombination mit Strahlen- oder Chemotherapie, ist heute noch apparativ und personell außerordentlich aufwendig. Sie ist vorläufig noch ein auf erfahrene Kliniken zu beschränkendes experimentelles Verfahren.

## Verminderung der Strahlensensibilität des gesunden Gewebes

Substanzen mit einem solchen Effekt werden als Radioprotektoren bezeichnet. Wirken sie selektiv in einer bestimmten Größenordnung auf gesundes Gewebe, darf die Strahlenbelastung des Tumors in gleichem Ausmaß erhöht werden. Beträgt diese 10−15% der ohne spezielle Vorbereitung applizierbaren Dosis, kann damit bereits eine u. U. deutliche Verbesserung der Heilungschancen erzielt werden.

## High-LET-Strahlungen

Bei diesen handelt es sich u. a. um Neutronen und negative $\pi$-Mesonen. Sie stehen nur wenigen Forschungszentren (z. B. Schweizer Institut für Nuklearforschung, Villingen, Schweiz) zur Verfügung und dürften wegen des hohen Aufwands bei Erzeugung und Anwendung kaum größere Verbreitung finden. Ihr hoher linearer Energietransfer im Gewebe macht die tumorzerstörende Wirkung von der Anwesenheit von Sauerstoff gänzlich oder weitgehend unabhängig. Darum verspricht man sich bei der Behandlung von Tumoren mit anoxisch wachsenden Anteilen (z. B. Glioblastome, Melanome, Pankreas-, Gallengang-, Blasen-, Rektum- und Gebärmutterkarzinome sowie Knochen- und Weichteilsarkome) besondere Erfolge.

## Funktionelle Radiotherapie endokriner Organe

Bei Patientinnen mit einem inkurablen Mammakarzinom vermag die Ausschaltung der Ovarialfunktion durch Radiotherapie ebenso wie die Ovarektomie bei etwa 30% der Kranken das Leiden wenigstens vorübergehend zu bessern.

Die bei einer Östrogentherapie des Prostatakarzinoms regelmäßig auftretende und meist recht störende Gynäkomastie läßt sich durch eine Bestrahlung der Mammae mittels konventioneller Röntgen-„Tiefentherapie" (3mal 400 cGY während 3 Tagen vor Einleitung der Hormonbehandlung) in der Regel verhindern oder wenigstens in Grenzen halten.

Die Hypophysenausschaltung durch Implantation einer geschlossenen Strahlenquelle (Tabelle 5) kann denjenigen Patienten Hilfe bringen, bei denen metastasenbedingte Skelettschmerzen mit anderen Mitteln nicht mehr ausreichend zu lindern sind.


## Palliative Radiotherapie

Sie erfolgt beim inkurablen Patienten, meist, um einen „Ort der Not" mit einem Maximum an Selektivität und einem Minimum an zusätzlichen Belastungen für den Kranken zu beseitigen oder seinem Auftreten vorzubeugen. Eine palliative Radiotherapie ist um so eher indiziert, je größer die Lebenserwartung des Patienten ist. Zudem sind auch Aktualität und Ausmaß der lokalen Beschwerden, einer Blutungsneigung oder einer Funktionsbeeinträchtigung für den Entschluß wesentlich, eine solche Maßnahme durchzuführen. Tabelle 9 vermittelt einen Überblick über die wichtigsten Einzelindikationen.

Die für die palliative Radiotherapie erforderlichen Strahlendosen liegen zwischen ⅓ und ⅔ der für die betreffende Tumorart als kurativ angesehenen Dosis. Die Dosisreduktion und die größere Flexibilität bezüglich Einzeldosis und Fraktionierung erlauben es dem Radio-Onkologen, die an sich schon geringen mit einer palliativen Bestrahlung verbundenen Belastungen dem Zustand des Patienten in weiten Grenzen anzupassen.

ZNS-Metastasen sind ein besonderes therapeutisches Problem. Auch wenn die außerhalb des ZNS befindlichen Tumormanifestationen auf eine Chemotherapie gut ansprechen, bleiben Hirnmetastasen meist unbeeinflußt, da die betreffenden Medikamente die Blut-Liquor(Hirn)-Schranke nicht in genügender Konzentration passieren. Die Radiotherapie erweist sich hier in der Regel als recht wirksam: Sie führt häufig zu einer bezüglich Umfang und Dauer beeindruckenden Regredienz von Beschwerden und Befunden.

Bei malignen Systemerkrankungen wie generalisierten aggressiven Non-Hodgkin-Lymphomen und chronischer lymphatischer Leukämie gelingt es, durch eine Ganzkörperbestrahlung mit sehr kleinen, in Serien verabfolgten Einzeldosen (z.B. 10mal 15 cGY in 14 Tagen) eindrucksvolle Remissionen zu erzielen. Solche Behandlungen können in Abständen von ca. 6−8 Wochen mehrmals wiederholt werden (*cave:* Thrombozytopenien).

Zur Behandlung von Patienten mit malignen Lymphomen und dem Zeichen eines Hypersplenismus, die nicht adäquat zytostatisch behandelt und nicht mehr splenektomiert werden können, beseitigt die Bestrahlung der Milz oft die periphere Zytopenie und ermöglicht eine erneute systemische Behandlung. Die Radiotherapie der Milz kann auch bei leukämiebedingter schmerzhafter (Milzinfarkt!) Splenomegalie indiziert sein.

Modifikationen der Ganzkörperbestrahlung sind die untere und obere Halbkörperbestrahlung bei einer ausgedehnten und anders nicht mehr beeinflußbaren schmerzhaften Skelettmetastasierung z.B. eines Prostata- oder Mammakarzinoms. Dabei werden in einer Sitzung 500−800 cGY, berechnet auf

**Tabelle 9.** Indikationen zur palliativen Radiotherapie

| Therapie/Indikationen | Durch Tumormanifestation beeinträchtigte Struktur („Ort der Not") |
|---|---|
| **1) Perkutane Radiotherapie** | |
| Schmerzen | – Nervenplexus<br>– Spinalkanal<br>– Knochen<br>– Pleura<br>– Leber |
| Funktionsbeeinträchtigung | – ZNS einschließlich Netzhaut, Orbita und Hirnnerven<br>– Periphere Nerven<br>– Große Hohlvenen und andere Venen<br>– Ösophagus<br>– Bronchialsystem<br>– große Gallenwege<br>– Ureteren<br>– Lymphbahnen |
| Destruktionen ohne oder bereits mit Funktionsbeeinträchtigung | – Gehirn<br>– Rückenmark einschließlich Spinalkanal<br>– Skelett (v. a. tragende Abschnitte) |
| Blutungen | – Mund und Rachen<br>– Luftwege<br>– Magen, Dickdarm, Mastdarm<br>– Harnblase |
| Kosmetische Bedürfnisse | – Haut<br>– Schädel einschließlich Orbita |
| **2) Intrakavitäre Radiotherapie** | |
| Blutungen | – Uterus und Vagina |
| Ergüsse | – Pleura<br>– Perikard<br>– Peritoneum |

Körpermitte, eingestrahlt. Diese Dosis wird meist gut toleriert und führt bei mehr als 50% der Kranken zu einer einige Wochen bis Monate anhaltenden Schmerzlinderung. Zwischen der Bestrahlung der beiden Körperhälften sollte ein Intervall von mindestens 4–6 Wochen liegen.

Bei jeder palliativen Therapie *müssen* Radio-Onkologen, medizinische Onkologen und evtl. auch andere Fachvertreter gemeinsam entscheiden, welcher Behandlungsplan Gewähr für die beste Palliation bietet. Damit wird vermieden, daß eine Disziplin nur ihre eigenen palliativ wirksamen Mittel einsetzt, obwohl eine andere Behandlung eher Aussicht auf Erfolg bietet.

# Nebenwirkungen bei kombinierter Strahlen- und Chemotherapie

Durch die Kombination von Strahlen- und Chemotherapie wird keine neue Art von Nebenwirkung hervorgerufen. Vielmehr wird jede der für beide Behandlungsformen bereits bekannten Nebenerscheinungen in mehr oder weniger ausgeprägtem Umfang verstärkt, sofern die verschiedenen Effekte einander überlagern.

Dies führt bei der Strahlentherapie im Anschluß an eine Chemotherapie zu einer Zunahme der Reaktion im Bestrahlungsfeld, v. a. an der Haut (Erythem, exsudative Reaktionen mit Epitheliolyse) und an den Schleimhäuten (Hyperämie, Mukositis, fibrinöse Beläge, Ulzerationen). Zudem können besonders bei großem bestrahltem Volumen auch systemische Störungen früher und stärker in Erscheinung treten, als dies ohne vorangegangene oder gleichzeitige Chemotherapie der Fall ist. Im Vordergrund steht dabei die Suppression des Knochenmarks mit nachfolgender Leuko- und/oder Thrombopenie. Dies erfordert kurzfristige Kontrollen des Blutbilds und ggf. eine stärkere Fraktionierung der Bestrahlungen oder gar eine Reduktion der Strahlendosis (z. B. bei malignen Lymphomen nach vorausgegangener MOPP-Therapie). Bei Leuko- und Thrombopenien unter Strahlenbehandlung nach vorangegangener Chemotherapie ist es oft möglich, aus der Geschwindigkeit des Leuko- und Thrombozytenabfalls die noch ohne Risiko applizierbare Strahlendosis durch Extrapolation abzuschätzen. Damit läßt sich ein vorzeitiger Abbruch der Behandlung vermeiden.

Eine Chemotherapie im Anschluß an eine Radiotherapie kann zu einem sog. „recall phenomen" führen, welches durch ein erneutes Auftreten von Strahlenreaktionen an den gesunden Geweben gekennzeichnet ist (z. B. Ösophagitis, Tracheitis und „Strahlen"-Pneumonie bei Mantelfeldbestrahlungen oder Blasen- und Darmentzündungen bei Tumoren im Abdominalbereich).

Solche Kombinationsschäden sollten von allen Beteiligten sorgfältig beachtet und wenn möglich behandelt werden. Eine Kombination von Radiotherapie und Chemotherapie gebietet darum stets spezielle Aufmerksamkeit sowohl bei der Planung und Durchführung als auch bei den Nachsorgeuntersuchungen.

# Literatur

Bonadonna G, Valagussa P (1982) Adjuvant therapy of primary breast cancer. In: Carter SK, Glatstein E, Livingston RB (eds) Principles of cancer treatment. McGraw-Hill, New York, pp 315–326
Brady LW (ed) (1980) Radiation sensitizers. Their use in the clinical management of cancer. Masson, New York Paris Barcelona Milan Mexico City Rio de Janeiro
Brenner J, Vugrin D, Whitmore W (1982) Cytoreductive surgery for advanced nonseminomatous germ cell tumors of testis. Urology 19:571
Carter SK, Glatstein E (1982) Principles of combined-modality treatment involving chemotherapy (Adjuvant chemotherapy). In: Carter SK, Glatstein E, Livingston RB (eds) Principles of cancer treatment. McGraw-Hill, New York, pp 281–351

DeVita VT (1982) Principles of chemotherapy. In: DeVita VT, Hellman S, Rosenberg SA (eds) Cancer, principles and practice of oncology. Lippincott, Philadelphia Toronto, pp 132–155

DeVita VT (1983) The relationship between tumor mass and resistance to chemotherapy. Implications for surgical adjuvant treatment of cancer. Cancer 51:1209

Eiseman B, Robinson WA, Steale G Jr (eds) (1982) Follow-up of the cancer patient. Thieme, Stuttgart New York

Fletcher GH (1980) Textbook of radiotherapy, 3rd edn. Lea & Febiger, Philadelphia

Koszarowski T, Kulakowski A, Lewinski T (eds) (1982) Cancer surgery. Urban & Schwarzenberg, Baltimore Munich

Metzger U, Uhlschmid G, Largiadèr F (1981) Die heutige Stellung der Chirurgie in der Behandlung der Lungenmetastasen. Schweiz Med Wochenschr 111:1303–1306

Metzger U, Schneider K, Largiadèr F (1982) Adjuvante Therapie des Kolon- und Rektumkarzinoms. Übersicht über den heutigen Stand. Onkologie 5:228

Metzger U, Kisner D, Ghosh B (to be published) Combined modality treatment of pancreatic cancer. Implications for the surgeon. J Surg Oncol

Meyn RE, Withers HR (eds) (1980) Radiation biology in cancer research. Raven, New York

Rosen G, Nirenberg A (1982) Chemotherapy for osteogenic sarcoma: An investigative method, not a recipe. Cancer Treat Rep 66:1687

Rosenberg S, Tepper J, Glatstein E et al. (1983) Prospective randomized evaluation of adjuvant chemotherapy in adults with soft tissue sarcomas of the extremities. Cancer 52:424

Rubin P (ed) (1983) Clinical oncology, a multidisciplinary approach, 6th edn. American Cancer Society, New York

Salmon SE, Jones SE (1981) Adjuvant therapy of cancer III. Grune Stratton, New York London

Scheibe O, Wagner G, Bokelmann D (Hrsg) (1980) Krebsnachsorge. Urban & Schwarzenberg, München Wien Baltimore

Silberman AW (1982) Surgical debulking of tumors. Surg Gynecol Obstet 155:577

Storm FK (ed) (1983) Hyperthermia in cancer treatment. Hall, Boston

Sutherland RM (ed) (1982) Chemical modification: Radiation and cytotoxic drugs. Pergamon, New York Oxford Toronto Paris Frankfurt Sydney

# 7 Grundlagen der Immunologie maligner Tumoren

G. A. NAGEL

## Definition, Problemstellung

Das Gebiet der Tumorimmunologie umfaßt, streng definiert, immunologische Vorgänge, die sich zwischen Tumorgewebe und spezifischen tumorgerichteten Abwehrleistungen des Wirtsorganismus abspielen.

Diese enge Betrachtungsweise wird jedoch den eigentlichen immunologischen Problemen bei der Behandlung Krebskranker nicht gerecht. Im Gegenteil, die gegenwärtigen Kenntnisse der Tumorimmunologie, wie sie eingangs definiert ist, sind für die Behandlung Krebskranker heute noch ohne entscheidende Konsequenzen.

Man faßt diese Definition deshalb weiter und dehnt sie aus auf alle immunologischen Vorgänge im Umfeld der Krebskrankheit: primäre und sekundäre Immundefekte sowie Autoimmunphänomene und paraneoplastische immunologische Syndrome bei Krebskranken; die unspezifischen Einflüsse des Tumorwachstums auf Abwehrleistungen des Organismus; Versuche der Immunodiagnostik und -therapie; Immunsuppression als Folge der Tumorerkrankung und Tumortherapie. So betrachtet ist das Gebiet der Tumorimmunologie von großer klinischer Bedeutung.

## Tumorspezifische Immunmechanismen beim Tier

Die Suche nach tumorspezifischen Immunmechanismen beim Menschen wird nicht zuletzt durch den zweifelsfreien Nachweis derselben beim Tier stimuliert. Die wesentlichsten immunologischen Erkenntnisse aus Tierexperimenten sind zusammengefaßt folgende:

Einige, nicht alle chemisch induzierten Tumoren weisen neue, immunogene tumorspezifische Transplantationsantigene (TSTA) auf. Dies kann durch eine erfolgreiche Immunisierung von Versuchstieren belegt werden. Solche Tiere sind in der Lage, selbst im eigenen Organismus entstandene, operativ entfernte und wieder zurücktransplantierte Tumoren abzustoßen.

Mit ein und demselben chemischen Karzinogen induzierte Tumoren gleicher Histologie weisen keine oder nur eine geringe gemeinsame Antigenität auf. Entsprechend fehlen immunologische Kreuzreaktionen. Unklar ist bis heute, wie es zur Ausbildung von TSTA kommt, ob über chemisch induzierte Mutationen von Genen oder Aktivierung von Onkogenen. Unklar ist weiterhin, ob TSTA Neoantigene im eigentlichen Sinn sind oder lediglich konfigurative Änderungen des antigenen Membranmusters. Für die heterogenen chemisch induzierten Tumoren ist eine Immunprophylaxe oder -therapie beim Menschen kaum denkbar.

Im Gegensatz zu chemisch induzierten Tumoren besitzen Virustumoren neben individualspezifischen Antigeneigenschaften immer auch virusspezifische, die die immunologische Kreuzreaktivität bedingen. Tumorantigene von Virustumoren sind nicht immer Virusantigene, sondern können auch TSTA sein. Das Vorkommen solcher kreuzreagierender Antigene im Tumor verschiedener Histologie oder Organherkunft, aber gleicher viraler Ätiologie birgt in sich die Möglichkeit einer breiten immunologischen Diagnostik und Therapie.

Außer durch Transplantationsexperimente lassen sich Tumorantigene durch serologische Methoden und Zytotoxizitätstests nachweisen. Daß Immunozyten eine wichtige Rolle als Träger einer wirksamen Tumorabwehr spielen, zeigen erfolgreiche Versuche, das Angehen transplantierter Tumoren durch Transfusion spezifisch sensibilisierter Lymphozyten oder Immun-RNS zu verhindern.

Die durch Immunozyten (T-Zellen) vermittelte Zytotoxizität beruht entweder auf einem direkten Effektor-Tumor-Zellkontakt oder auf der indirekten Wirkung über humorale Faktoren, die von Immunozyten nach Antigenreiz produziert werden. Derartige Lymphokine sind ihrerseits wieder in der Lage, andere, auch nicht mit spezifischem immunologischem Gedächtnis ausgestattete Partner der zellulären Immunität, z. B. Makrophagen, zu hemmen oder zu aktivieren.

Toleranz gegenüber Tumorantigenen kann beim Tier unter geeigneten Bedingungen erzeugt wie gebrochen werden. Andererseits können bestimmte Tumoren wachsen und zum Tod des Tiers führen, obwohl dieses in der Lage ist, eine tumorgerichtete Immunität, die in vitro zytotoxisch ist, aufzubauen. In vivo wird die tumorgerichtete, durch K-Zellen vermittelte Immunreaktion vermutlich durch andere Zellsysteme z. B. Suppressorzellen und deren Sekretionsprodukte, sog. blockierende Faktoren, gegenreguliert.

Solche blockierenden Faktoren (SBF, „serum blocking factors") dürfen bei der Tumorentstehung und den Mechanismen des Entgleitens einer Tumorzelle aus der immunologischen Überwachung des Organismus eine große Rolle spielen. SBF sind von Art und Herkunft heterogen, können sowohl vom Tumor wie vom Wirtsorganismus gebildet werden, immunologisch spezifisch (z. B. Antigene, Antikörper, Immunkomplexe) oder unspezifisch (z. B. Suppressor-T-Zell-Glykoprotein) sein.

Immunologische Toleranz und Immunparalyse durch SBF stellen nicht die einzigen Mechanismen des immunologischen „Escape" von Tumoren dar. Bei primären oder sekundären Immundefekten — am ausgeprägtesten bei Antikörpermangelsyndrom, Thymusaplasie, Behandlung des Tiers mit Antilymphozytenglobulin oder Immunsuppressiva der Zytostatikaklasse — finden sich höhere Tumorangehraten. Sekundäre Immundefekte können aber auch durch das den Tumor induzierende Agens selbst gesetzt werden. Das Versagen einer Immunabwehr kann weiterhin durch genetische Defekte, etwa das Fehlen oder den Funktionsausfall von Ir-Genen oder ein für die Immunreaktion ungünstiges

Verhältnis von Antigen, Antikörper oder anderen Komponenten der Kaskade der immunologischen Gegenregulation sein.

Auch Tumorzellen verfügen über eigene Mechanismen, sich der immunologischen Überwachung zu entziehen, z. B. durch die Sekretion von Substanzen, die eine Autoprotektion, ein „self enhancement" bewirken oder Membranantigene modulieren. Schließlich gibt es Hinweise dafür, daß die der körpereigenen Überwachung entgehenden Tumorzellen aus Klonen besonders schwacher Immunogenität stammen oder ihr Antigenmuster ändern können.

Für die hier skizzierten Grundphänomene der Immunologie tierexperimenteller Tumoren gelten nun zahlreiche Ausnahmen und Varianten je nach Art, Menge und Expositionsdauer des Karzinogens, Organs der Tumorentstehung, der Art, Konditionierung, des Alters und der genetischen Veranlagung des Versuchstiers. Diese skizzenhafte Darstellung einiger Daten der Immunologie tierischer Tumoren zeigt, wie komplex die Wirt-Tumor-Interaktionen sind. Bedenkt man, daß die oben beschriebenen Erkenntnisse unter ausgewählten Versuchsbedingungen zumeist mit transplantierbaren Tumoren an tierischen Inzuchtstämmen gewonnen wurden, ist es verständlich, wenn ihre Übertragung auf den Menschen mit seinem individualspezifischen Spontantumor bisher nur bedingt möglich war und die humane Tumorimmunologie vergleichsweise noch in den Kinderschuhen steckt.

Immuntherapeutische Versuche beim Tier haben ergeben, daß ein Angehen von Tumorzellen nach vorausgegangener Immunisierung verhindert werden kann. Allerdings beschränkt sich dieser immunprotektive Effekt nur auf kleine transplantable Zellzahlen. Daher stammt das Postulat, daß das Immunsystem nur gegen kleine Tumormengen wirksam sein kann und von einer Immuntherapie beim Menschen mit großen metastasierenden Tumoren nichts zu erwarten ist. Auch die Immuntherapie bei Tieren, die große Tumoren tragen, ist nahezu wirkungslos. Ausnahmen sind jedoch bekannt, z. B. unter der Therapie mit Tumornekrosefaktor.


## Tumorimmunität beim Menschen


Konzept und Forschungsansatz der Tumorimmunologie des Menschen waren lange Zeit von der Burnet-Hypothese der Immunüberwachung (Immunsurveillance) geprägt. Nach dieser Hypothese sollen sich Tumorzellen durch tumorspezifische Antigene von Normalzellen unterscheiden, was für die körpereigene Überwachung das Diskriminierungssignal zwischen „selbst" und „fremd" sowie den Reiz für die Mobilisierung spezifischer humoraler oder zellulärer Abwehrleistungen gegen Strukturen des „Nichtselbst" geben soll.

Ob der menschliche Organismus in diesem Sinn immunologische, tumorspezifische Abwehrmechanismen besitzt und sie auch wirksam einsetzt — etwa zur frühzeitigen Eliminierung maligner transformierter Zellen noch ehe diese als eigentliche Tumoren manifest werden — ist nicht belegt. Auch intensive Forschungsarbeiten an humanen Zellsystemen, die sich nun schon über 30 Jahre hinziehen, haben diese entscheidende Frage nicht zu klären vermocht. Beweisend für die Existenz einer tumorspezifischen Abwehr wäre nach der Identifikation tumorzellspezifischer Antigenstrukturen die Herstellung entsprechender Antikörper und letztlich der gelungene Versuch, Tumoren auf immunologischem Weg in vivo zu zerstören. Nichts dergleichen war bisher jedoch in reproduzierbarer Form möglich.

Man fragt sich daher heute eher, ob denn die mit der Burnet-Hypothese vereinbaren Gesetze der Transplantationsimmunologie notwendigerweise auch für die besondere immunologische Situation zwischen Wirt und Spontantumor Anwendung finden müssen. Muß es denn im Fall der Entartung autochthonen Gewebes immer zu einer qualitativen Veränderung immunogener Zellstrukturen im Sinn einer Neoantigenisierung kommen? Wäre mit der malignen Transformation einer Zelle nicht eher eine qualitative Veränderung antigener Strukturen zu erwarten, etwa die proportionale Verschiebung des Antigenprofils einer Zelle zugunsten der einen oder anderen Komponente? Sind für die Erkennung derartiger antigener Konfigurationsänderungen nicht auch andere immunologische Erkennungsmechanismen erforderlich, als sie von der klassischen Abwehrreaktion gegen Fremdproteine in Bakteriologie, Allergologie oder Transplantationsimmunologie her bekannt sind? Und liegen schließlich für die Situation der Wirt-Tumor-Interaktion besondere Verhältnisse der Toleranzentwicklung gegenüber Zellbestandteilen oder der Blockierung körpereigener Abwehrvorgänge durch Stoffwechselprodukte des Krebses oder des krebskranken Organismus vor?

Diese Fragen sind nicht nur Anstoß zu neuen Hypothesen der Tumorimmunologie. Sie sind auch bereits Interpretationsversuch von Ergebnissen der experimentellen Tumorimmunologie, die nicht in das Konzept der Burnet-Hypothese passen.

Obwohl der schlüssige Nachweis tumorgerichteter Abwehrmechanismen beim Menschen bis heute fehlt, sprechen folgende Beobachtungen insgesamt doch für deren Existenz in der einen oder anderen Form:

- Selbst metastasierende Tumoren können sich „spontan" zurückbilden.
- Dies tun insbesondere Tumoren wie z. B. maligne Melanome, für die auch andere Beobachtungen eine besondere Immunitätslage nahelegen.
- Nach der Entfernung eines Primärtumors kann es zu spontanen Rückbildungen von Metastasen kommen (z. B. Hypernephrom, Melanom).
- Tumorrückbildungen wurden nach starkem Antigenreiz (z. B. Streptokokkeninfekte) beobachtet.
- Transfusion des Plasmas von Patienten mit spontanen Tumorremissionen haben bei anderen Krebskranken zu Remissionen geführt.
- Übertragung von Immunplasma oder Immunozyten ehemaliger Krebskranker hat andererseits auch eine Stimulation von Tumoren bewirkt (Enhancement).
- Für Tumorchemotherapeutika darf man 2 Wirkmechanismen postulieren: 1) eine alleinige Wirkung des Medikaments durch direkte toxische Schädigung der Tumorzelle; 2) eine Wirkung im Konzert mit körpereigenen Abwehrmechanismen. Demnach wäre bei intakter Abwehrleistung des Körpers

eine bessere, bei abgeschwächter eine schlechtere Tumorwirkung des Zytostatikums zu erwarten. Im Tierexperiment konnte dies belegt werden: Gewisse tierexperimentelle Tumoren lassen sich z. B. besser mit Cyclophosphamid behandeln, wenn zugleich sensibilisierte Lymphozyten transfundiert werden. Umgekehrt sind die Ergebnisse schlechter, wenn mit dem Zytostatikum Antilymphozytenserum verabreicht wird. In diesem Sinn werden auch die günstigeren Therapieresultate bei Vorliegen günstiger prognostischer Faktoren, insbesondere bei unbeeinträchtigtem Allgemein- und Ernährungszustand von Patienten einzelner Malignomgruppen (z. B. Magen-, Darm-, Lungenkarzinome) interpretiert. Auch die positive Korrelation zwischen intakten Hautreaktionen gegen Antigene und Erfolg der Therapie bei malignen Lymphomen, Lungenkarzinomen u. a. weist in diese Richtung.

— Für einen Zusammenhang zwischen Tumor und Immunität läßt sich auch das gehäufte Vorkommen von immunologischen Erkrankungen bei Krebspatienten anführen. Eine Aufstellung solcher immunologischer krebsassoziierter Kombinationen enthält die folgende Übersicht. Solche Autoimmunerkrankungen bessern sich meistens auch unter der Chemotherapie.

*Erkrankungen aus dem immunologischen Formenkreis als*
*Begleiterkrankungen maligner Tumoren*
- Hypogammaglobulinämie (Antikörpermangelsyndrom)
- Panzytopenie
- Erythroaplasie („pure red cell anemia")
- Autoimmunhämolytische Anämie
- Mikroangiopathische hämolytische Anämie
- Perniziöse Anämie
- Hyperspleniesyndrom
- Polymyositis
- Rheumatoide Arthritis
- Rheumatoide Endokarditis
- Lupus erythematodes
- M. Raynaud
- Dermatomyositis
- Sklerodermie
- Dermatitis herpetiformis
- Sarkoidose
- Thyreoiditis
- Sjögren-Syndrom
- Chronische ulzerative Kolitis
- Regionale Enteritis
- Myasthenia gravis
- Eaton-Lambert-Syndrom
- „Graft-versus-host"-Reaktion (Bluttransfusion und schwere Immunsuppression)

— Die Tumorinzidenz ist bei Patienten mit primären oder sekundären Immundefekten sowie unter langdauernder immunsuppressiver Therapie erhöht.

– EB(Epstein-Barr)-Virus und die virusspezifische Wirtsabwehr mit entsprechender Antikörperproduktion konnte mit dem Burkitt-Lymphom und ein bestimmter Antikörpertiterverhalt mit dem Verkauf der Erkrankung in Zusammenhang gebracht werden.
– Der am intensivsten immunologisch untersuchte menschliche Tumor, das maligne Melanom, weist in serologischen Untersuchungen eine Reihe relativ tumorspezifischer Antigene auf und kann in vitro durch Immunozyten des Tumorträgers geschädigt werden. Ein Spezifitätsbeweis der Antigen-Antikörper-Reaktion steht allerdings aus.
– Verschiedentlich wurden in vitro zytotoxische Reaktionen zwischen Immunlymphozyten und autologen Tumorzellen gemessen oder durch die Zugabe von Serumkomponenten (SBF) blockiert. Solche In-vitro-Immunreaktionen lassen sich bei Hypernephromen, Sarkomen, Leukämien und einzelnen anderen Tumoren finden. Hierbei wurden bisher jedoch noch keine individual- oder tumorspezifischen Antigene nachgewiesen. Hingegen fanden sich bei verschiedenen Tumoren immer wieder embryonale Antigene und Differenzierungsantigene, gegen welche aber wahrscheinlich keine Antikörperbildung erfolgt.
– Erfolgreiche immuntherapeutische Maßnahmen würden letztlich am besten belegen, ob eine tumorspezifische Immunität besteht und biologisch wirksam ist. Obwohl die Immuntherapie bisher kaum überzeugende Ergebnisse liefern konnte, lassen sich aus einzelnen gelungenen Versuchen doch auch Rückschlüsse auf die Existenz einer immunologischen Wirt-Tumor-Interaktion ziehen (s. unten).


**Immunstatus und immunologische Defektzustände bei Tumorkranken**

Im Hinblick auf eventuelle Möglichkeiten der immunologischen Prävention, Diagnostik und Therapie interessieren neben den oben abgehandelten Problemen der tumorspezifischen Immunität folgende Fragen:

1) Bestehen bei Krebskranken primäre Immundefekte, die als Vorläufer maligner Erkrankungen zu betrachten sind?
2) Erhöht eine chronische Immunsuppression die Tumorinzidenz?
3) Welches sind sekundäre Immundefekte als Folge der Tumorerkrankung und ihrer Komplikationen, und wie wirken sich diese auf die Prognose der malignen Erkrankung aus?


Tumoren bei primären Immundefekten

Bei einer Anzahl gut definierter, kongenitaler, genetisch fixierter Immunmangelerkrankungen wurde eine z. T. erhöhte Inzidenz maligner Tumoren beobachtet. Hierzu gibt die folgende Übersicht Auskunft. Im ICR (*Immunodeficiency Cancer Registry*) der USA werden systematisch Patienten mit natürlich vorkommenden Immundefekten erfaßt und in bezug auf ihr Krebsvorkommen nachkontrolliert. Die Gesamtkrebsinzidenz beträgt derzeit um 4%. Beim Wis-

Tumoren bei primären Immundefekten

| Krankheit/Immundefekt | Assoziierte Neoplasie |
| --- | --- |
| – Geschlechtsgebundene rezessive Agammaglobulinämie (Bruton-Typ) | – Akute lymphatische Leukämie |
| – Wiskott-Aldrich-Syndrom | – Non-Hodgkin-Lymphome |
| – Chediak-Higashi-Syndrom | – Non-Hodgkin-Lymphome |
| – Spättyp der Agammaglobulinämie | – Maligne Lymphome, akute Leukämien, Sarkome, Karzinome (Magen?) |
| – Ataxia teleangiectatica | – Akute lymphatische Leukämie<br>– Non-Hodgkin-Lymphome<br>– Hirntumoren, Magenkarzinom |
| – Down-Syndrom (Trisomie 21, Mongolismus) | – Myelomonozytäre Leukämie<br>– Akute lymphatische Leukämie<br>– Risikoerhöhung 20fach |
| – Fanconi-Syndrom | – Monozytäre oder myelomonozytäre Leukämie |

kott-Aldrich-Syndrom besteht die höchste Erkrankungsrate mit 15,4% (=128mal höher als bei einer gesunden Vergleichspopulation). Die Erkrankungsraten für die teleangiektatische Ataxie betragen 10–12%, für die isolierte IgA-Defizienz 1,7–2,4%. Bei über der Hälfte der Patienten tritt der Tumor vor dem 20. Lebensjahr auf. Genauere Angaben sind in Zukunft zu erwarten. Das genaue Risiko der Krebsentstehung bei diesen Patienten ist sehr schwer festzustellen, da diese z. T. schon früh versterben und große Statistiken wegen der Rarität solcher Erkrankungen fehlen. Wie die Übersicht zeigt, disponieren primäre Immundefekte v. a. zu akuten Leukämien und Non-Hodgkin-Lymphomen. Die Ergebnisse der Chemotherapie bei diesen Tumoren sollen schlechter sein als bei Patienten mit entsprechenden Malignomen ohne primären Immundefekt.

Von grundsätzlichem Interesse für das Verständnis der Pathophysiologie maligner Tumoren ist die Frage, ob allgemein bei Krebspatienten ein zur Erkrankung disponierender primärer Immundefekt vorliegt. Hierfür gibt es bis heute keinerlei Anhaltspunkte. Lediglich beim M. Hodgkin ist diese Frage letztlich nicht ganz beantwortet. Die beim M. Hodgkin nachweisbaren Immundefekte betreffen v. a. Funktionen der T-Lymphozyten bei normaler Antikörperproduktion, weshalb diese Patienten auch eine erhöhte Anfälligkeit gegenüber Virus-, Tuberkulose- und Pilzinfekten haben. Ein Teil dieser Immundefekte ist offenbar nicht nur T-Zell-inhärent, sondern verursacht durch humorale SBF, insbesondere ein von der Milz stammendes Glykolipid oder auch Apoferritin. Die beim M. Hodgkin nachgewiesenen Immundefekte sind auch schon im Frühstadium der Erkrankungen nachweisbar, prägen sich aber in höheren Stadien der Erkrankung stärker aus. Nach erfolgreicher Therapie, d.h. radio- oder chemotherapeutisch erzielter Vollremission, bilden sie sich wieder zurück. Da das Risiko geheilter Hodgkin-Kranker, spontan an Zweitneoplasien (außer chemo- und radiotherapieinduzierter Tumoren) sowie an T-Zell-Defekte gekoppelten Immuninfekten zu erkranken, nicht erhöht scheint, dürfte ein kongenitaler Immundefekt beim M. Hodgkin unwahrscheinlich sein.

Für die weit verbreitete Vorstellung, Krebs entstehe aufgrund einer „Abwehrschwäche" des Körpers, und mit der Beseitigung dieser Abwehrschwäche könne Krebsprophylaxe betrieben werden, gibt es bisher keine Anhaltspunkte.


Tumoren bei vorbestehenden Immundefekten

Es besteht kein Zweifel, daß chronische Immunsuppression mit einer erhöhten Krebsinzidenz assoziiert sein kann. Die besten Belege stammen von Tierexperimenten nach chronischer Applikation von Kortikosteroiden, Azathioprin oder Antilymphozytenglobulin.

Wie groß das Risiko nach chronischer Immunsuppression beim Menschen jedoch ist und welche Rolle eine chronisch unterdrückte Wirtsabwehr bei der Tumorentstehung spielt, weiß man nicht genau, weil die vorbestehende, eine immunsuppressive Therapie erfordernde Krankheit oder deren ätiologisches Agens selbst die Malignom- oder Zweitmalignomdisposition darstellen könnte. Heute vorliegende Erfahrungsziffern mit postoperativer Bestrahlung oder langfristiger Chemotherapie zur Remissionserhaltung maligner Lymphome oder als postoperatives Adjuvans zur Rezidivprophylaxe solider Tumoren haben bisher jedenfalls keinen Hinweis auf eine erhöhte Zweittumorrate durch chronische Immunsuppression erbringen können. Die bekannte erhöhte Leukämieinzidenz bei behandelten Patienten mit M. Hodgkin, multiplem Myelom, Ovarialkarzinom und Polycythaemia vera, weiterhin das Auftreten von Blasenkarzinomen nach langfristiger Cyclophosphamidapplikation werden, wie auch die postaktinische Neoplasie, einem direkten kanzerogenen Effekt der verwendeten Mittel, besonders Alkylanzien, und weniger der chronischen Immunsuppression als solcher zugeschrieben.

In zahlreichen Publikationen wird über eine erhöhte Krebsinzidenz bei Patienten mit Autoimmunerkrankungen, insbesondere mit Dermatomyositis, Lupus erythematodes, rheumatoider Arthritis, Sjögren-Syndrom, M. Waldenström und Pemphigus vulgaris berichtet.


Sekundäre Immundefekte bei Krebserkrankungen

Bei allen Patienten mit bösartigen Geschwülsten, insbesondere solchen mit fortgeschrittener Erkrankung, lassen sich irgendwelche Beeinträchtigungen der diversen Komponenten des immunologischen Systems nachweisen. Tabelle 1 vermittelt einen Überblick über die am häufigsten nachgewiesenen Immundefekte. Die Störungen der angeführten B-, T-, Nullzell- und Makrophagentests finden sich bei allen malignen Lymphomen und bei Patienten mit soliden Tumoren in fortgeschrittenen Stadien. Von wenigen Parametern abgesehen, handelt es sich dabei durchwegs um Phänomene, die in vitro gefunden werden können. Was deren wirkliche biologische Relevanz ist, ob es ein in-vivo-Korrelat gibt, und wie sich derartige Störungen letztlich auf die Endfunktion des Immunsystems, nämlich die Eliminierung von Fremdgewebe im einzelnen auswirken, ist weitgehend unbekannt.

Zweifellos besteht jedoch, wie schon angemerkt, ein Zusammenhang zwischen ungünstiger Prognose der Erkrankung und schlechtem Ergebnis einer Chemotherapie, wenn Hauttests und Lymphozytentransformation signifikant abgeschwächt sind oder SBF zelluläre In-vitro-Vorgänge massiv inhibieren.

Im Gegensatz zu den primären Immundefekten, die v. a. die T-Zellen und T-Zellfunktionen betreffen, fällt bei den sekundären Immundefekten die Dominanz humoraler Komponenten auf. Unter diesen spielen die oben bereits erwähnten SBF, zumindest, was den In-vitro-Nachweis von Immunreaktionen anbelangt, eine sehr große Rolle. Solche Faktoren sind in der folgenden Übersicht zusammengefaßt. Sie sind z. B. Sekretionsprodukte maligner Zellen und dürften dann eine Schrittmacherfunktion für die Metastasierung besitzen. Zum Teil produziert sie der Organismus selbst, wodurch es zu einer Art Autoimmunparalyse zu kommen scheint. Das Auftreten solcher SBF wurde v. a. bei weit fortgeschrittenen soliden Tumoren beschrieben und bedingt eine ungünstige Spontanprognose wie auch relative Therapieresistenz. Aber nicht nur SBF, sondern auch andere sekundäre Immundefekte lassen sich mit ungünstiger Prognose in Zusammenhang bringen. So liegen z. B. bei Bronchialkarzinomen und malignen Lymphomen mit abgeschwächter Tuberkulintyp-Haut-Reaktivität die Remissionsraten unter Chemotherapie niedriger als bei normergen Patienten.

*Serumfaktoren mit immunmodulatorischen Eigenschaften, blockierende Serumfaktoren (SBF) bei Tumorpatienten*
1) *Tumorspezifische Faktoren*
   - Antikörper gegen Tumorantigene
   - Tumorantigene
   - Tumorspezifische Immunkomplexe
2) *Unspezifische Faktoren*
   - Akutphasenproteine
   - Immunsuppressive Alpha-Globuline (IRA, „immunoeregulatory alpha globuline" usw.)
   - Prostaglandine
   - Interferon
   - SISS (Proteinsynthesehemmer)
   - NK-IS („natural killer inhibitory substance")
3) *Vom Immunsystem sezernierte Faktoren*
   - Interleukine
   - Paraproteine
4) *Vom Tumor sezernierte Faktoren (außer oben 1)*
   - Chalone
   - LSS-SIF („lipid suppressor substance")
   - LLF („lipid like factor")
   - Myelom sezernierter Inhibitionsfaktor
   - Glykoproteine (diverse)

**Tabelle 1.** Sekundäre Immundefekte bei malignen Erkrankungen (Autoimmunerkrankungen)

| Immundefekt/Störung | Mechanismus | Vorkommen |
| --- | --- | --- |
| *a) In-vivo-Effekte* | | |
| Agranulozytose/Panzytopenie | Knochenmarkinfiltration durch Tumorzellen | Leukämien, selten Lymphome, solide Tumoren (Bronchus, Mamma, Magen, Melanom) |
| Panzytopenie | Chemotherapie, Radiotherapie, toxische Schädigung, chronische Infekte, Sepsis, Autoimmunerkrankung | |
| Lymphopenie | Knochenmark + Lymphknotenmetastasierung, chylöse Ergüsse | Maligne Lymphome, solide Tumoren |
| Phagozytosestörung, eingeschränkte Leukozytenmigration | Unreife Granulozyten | Leukämien |
| Steigerung Retikuloendothel | | M. Hodgkin |
| Kutane Anergie gegen Tuberkulin, Mumps, Candida, Streptokokkenantigene | SBF? | Maligne Lymphome, Spät- und Terminalstadien solider Tumoren; im Strahlenfeld und der Umgebung von Hautmetastasen bei Melanom und Mammakarzinom |
| AIDS-Syndrom | Virusinfekt Herpesgruppe (?) | Kaposi-Sarkom, maligne Lymphome |
| Antikörpermangelsyndrom | Negativer Feedback durch Paraproteinsekretion | Multiples Myelom, M. Waldenström, Non-Hodgkin-Lymphome mit Paraproteinämie |
| Antikörpermangelsyndrom | Eiweißverlust | Ergüsse, Anasarka bei soliden Tumoren und Lymphomen, chylöse Ergüsse, nephrotisches Syndrom, Eiweißverlustenteropathie (Thymom) |
| Antikörpermangelsyndrom | Marasmus, Leberinsuffizienz, v.a. Bronchuskarzinome | |
| Spezifische Antikörpermangel (Pneumokokken, Meningokokken, Hemophilus influenzae) | Splenektomie | M. Hodgkin |

Von den pathophysiologisch eindeutig geklärten Immundefekten abgesehen, ist es bei Patienten mit fortgeschrittenen Erkrankungen sehr schwer zu sagen, welcher Anteil der Immundefekte zu Lasten der malignen Erkrankung selbst, zu Lasten des geschwächten Organismus, komplizierender Begleiterkrankungen (Leber- und Niereninsuffizienz, chronische Infekte, Stimulation des RES, Produktion von Akutphasenproteinen) oder der Therapie gehen.

**Tabelle 1.** (Fortsetzung)

| Immundefekt/Störung | Mechanismus | Vorkommen |
| --- | --- | --- |

*b) In-vitro-Effekte*

*Störung von B-Zellfunktionen*[a]

- Immunglobulinproduktion
- Ausprägung von Fc- und C3-Rezeptoren
- Lymphozytentransformation (SBF)
- Bildung von MIF, LIF, Interferon
- Immunkomplexe

*Störungen von Nullzellfunktionen*[a]

- Spontane Zytotoxizität (SBF)
- ADCC (SBF)

*Störungen von T-Zellfunktionen*[a]

- E-Rosettenbildung (SBF)
- Zytotoxizität (SBF)
- PHA, ConA, PWM, Alloantigen (MLC), Stimulation (SBF)
- Bildung von MIF, LIF, LMF, Interferon
- Quantitative Verschiebung der Verhältnisse von Helfer- und Suppressorzellen

*Störung von Monozyten/Makrophagenfunktionen*[a]

- Adhärenz (LAI) (SBF)
- Phagozytose (SBF)
- Chemielumineszenz (SBF)
- ADCC (SBF)
- Spontane Zytotoxizität (SBF)
- Monozytenmigration (SBF)

---

[a] Es handelt sich in allen Fällen um abgeschwächte Reaktionen.

SBF: Diese Reaktion kann außerdem durch blockierende Serumfaktoren in vitro gehemmt werden.

*Abkürzungen:*

PWM = „Poke weed mitogen stimulation"; PHA = Phytohämagglutininstimulation; ConA = Concanavalin-A-Stimulation; MIF = Makrophageninhibitionsfaktor; LIF = Lymphozyteninhibitionsfaktor; LMF = Lymphozytenmitogenfaktor; ADCC = antikörperabhängige zellulär vermittelte Zytotoxizität; MLC = gemischte Lymphozytenkultur; LAI = Leukozytenadhärenzinhibition.

Immundefekte und die damit verbundenen Folgeerscheinungen, insbesondere fulminante Infekte, sind für einzelne Erkrankungen so gravierend, daß die Behandlung des Immundefekts, zumindest aber die strikte Überwachung der Patienten auf infektiöse Komplikationen ein wesentlicher Bestandteil der supportiven Tumortherapie ist. Diese Indikationen sind in Tabelle 2 zusammengefaßt.

Die meisten der in der Tumortherapie verwendeten Zytostatika sind potente Immunsuppressiva. Ausmaß und Dauer der Immunsuppression, wie betroffenes immunologisches Kompartiment (Hämatopoese, Makrophagen, B-Zellen, Antikörperproduktion, T-Zellen mit bestimmten Untergruppen) variieren je nach Zytostatikum, applizierter Dosis, Wirkkonzentration und Dauer. Dies kann sich nachteilig auswirken, wenn sich Chemotherapie und krankheitsbedingte Immunsuppression soweit addieren, daß die Infekt- oder Tumorresistenz zusammenbricht. Andererseits sind Zytostatika auch Immunmodulatoren. Es ist bekannt, daß gewisse Therapieeffekte nicht allein auf der zytostatischen, sondern auch auf der immunmodulatorischen Wirkung beruhen.

**Tabelle 2.** Sekundäre Immundefekte, bei denen Immuntherapien oder Immunadjuvanzien prophylaktisch oder therapeutisch indiziert sind

| Tumor | Immundefekt | Prophylaxe | Therapie |
|---|---|---|---|
| Akute Leukämie, solide Tumoren | Agranulozytose durch Chemotherapie | Antibiotika bei Zahnextraktion | s. Kap. 8 |
| M. Hodgkin | T-Zelldefekt bei schwerer Immunsuppression, verminderte Infektresistenz nach Splenektomie | Pneumokokkenvakzination; Bestrahlung von Transfusionsblut zur Verhütung einer „Graft-versus-host-" Reaktion; evtl. Tbc-Rezidivprophylaxe bei früherer Tuberkulose, kein Einwand gegen Grippeschutzimpfung. Standardimmunglobuline keine Schutzwirkung gegen Influenza A, B, Parainfluenza und Adenoviren | Frühzeitig bakterizide Chemotherapie bei Infekten Beta-Interferon bei Herpesinfekten Keine Zytostatika während Pilz- oder Herpes-zoster-Infekten, ggf. Gammaglobuline bzw. Hyperimmunserum |
| Multiples Myelom, Paraproteinämien | Hypogammaglobulinämie, Antikörpermangelsyndrom | Gammaglobuline bei bekannter hoher Infektneigung vor und mit Chemotherapie; Standardimmunglobulin bei Exposition gegenüber Hepatitis A, Masern, Epstein-Barr-Virus, Coxsackie-B-Virus. Hyperimmunserum bei Mumps-, Varizellen-, Hepatitis-B-, Zytomegalieexposition | Gammaglobuline bei schweren bakteriellen Infekten Beta-Interferon bei Herpesinfektion |
| Maligne Lymphome, Myelom, Schwerstkranke mit soliden Tumoren | Generelle Immundefizienz Marasmus | Hyperalimentation | Hyperalimentation |

Die praktischen Konsequenzen aus dem Gesagten sind zusammengefaßt folgende:

— Bestimmte Immundefekte sind so häufig und gravierend, daß sie frühzeitig nach gezielter therapeutischer Maßnahme verlangen.
— Bei der Definition prognostischer Untergruppen von Patienten, besonders im Rahmen von Studien, müssen Immundefekte als Prognoseparameter Berücksichtigung finden.
— Die Entfernung von SBF verspricht neue therapeutische Ansätze.
— Immundefekte bei malignen Tumoren sind durchaus nicht nur ein „Zu-wenig" an Abwehr, sondern auch ein „Zuviel", womit sich Parallelen zur Autoimmunerkrankung ergeben. Das eigentliche Auftreten von Autoimmunerkrankungen bei Tumoren, die Bildung von SBF und die gesteigerte Makrophagenaktivität bei einzelnen Tumoren z. B. beim M. Hodgkin sind Beispiele solcher über- oder fehlgeleiteter Abwehrleistungen. Dieser Tatsache muß bei der Planung und Überwachung sog. Immuntherapien Rechnung getragen werden (s. u.).

## Immunologische Diagnostik maligner Tumoren

Zur immunologischen Diagnostik maligner Tumoren bieten sich grundsätzlich 2 verschiedene Möglichkeiten an:

1) der immunszintigraphische Nachweis von Primärtumoren oder Metastasen mittels markierter Tumorantikörper,
2) der Nachweis von Tumorsekretionsprodukten, sog. Tumormarkern, im Blut oder anderen Körperflüssigkeiten.

Da man, wie oben ausgeführt, weder tumorspezifische Ausscheidungsprodukte noch zellständige Membranmarker kennt, gegen die monoklonale, nicht mit Normalgewebe kreuzreagierende Antikörper hergestellt werden könnten, bleibt das Postulat einer spezifischen Immundiagnostik maligner Tumoren nach wie vor unerfüllt.

Grundsätzlich ist eine derartige Immundiagnostik jedoch möglich und machbar, wie man am Modell der radioaktiv markierten CEA-Antikörper zeigen konnte.

An Tumormarker, die in Tabelle 3 dargestellt sind, müssen folgende Anforderungen gestellt werden, damit sie klinisch einigermaßen brauchbar sind:

— Das Antigen oder Tumorprodukt muß vom Tumor in Umgebung und Zirkulation abgegeben werden.
— Je tumor- oder gewebsspezifischer das Antigen ist, um so größer ist seine klinische Verwendbarkeit.
— Serumspiegel des Tumormarkers sollen einen Zusammenhang mit der Tumormasse aufweisen.
— Das Nachweisverfahren des Tumormarkers sollte einfach, reproduzierbar, billig und rasch durchführbar sein.

**Tabelle 3.** Tumormarker

| Marker | Tumor | Nachweis im | | Klinische Bedeutung[a] | |
|---|---|---|---|---|---|
| | | Blut | Urin | Diagnose | Verlaufs-kontrolle |
| 1) Tumorassoziierte Antigene, CEA | Gastrointestinale Tumoren, | + | – | (+) | + |
| | Mammakarzinom, Lungenkarzinom | + | – | – | + |
| AFP | Leberzellkarzinom, | + | – | + | + |
| | Hodentumoren | + | – | + | + |
| Ca 125 | Nichtmuzinöses Ovarialkarzinom | + | – | – | +? |
| TPA | Gastrointestinale Tumoren | + | – | – | +? |
| 2) Monoklonale Immunglobuline und deren Spaltprodukte (Schwerketten, Leichtketten) | Plasmozytom, maligne Non-Hodgkin-Lymphome (z. B. M. Waldenström) | + | + (Leichtketten-Bence-Jones-Protein) | + | + |
| 3) Hormone, Beta-HCG, 17-Ketosteroide | Chorionkarzinom, | + | + | + | + |
| | Hodentumoren, | + | + | + | + |
| | Nebenierenrindentumoren | + | + | (+) | + |
| Katecholamin | Phäochromozytom | + | + | + | + |
| Ektop produzierte Hormone (paraneoplastisches Syndrom) Beispiel: ACTH (s. Kap. 3) | Bronchialkarzinom | + | + | – | + |
| 4) Andere Tumorprodukte Saure Phosphatase | Prostatakarzinom | + | – | (+) | + |
| Dihydroxyphenylalanin | Malignes Melanom | – | + | – | + |
| 5-Hydroxytryptophan | Karzinoid | + | + | (+) | + |
| 5-Hydroxytryptamin (Serotonin) | Karzinoid | – | + | (+) | (+) |
| 5-Hydroxyindolessigsäure | Karzinoid | – | + | (+) | + |

[a] Klinische Bedeutung: – nicht oder nur ausnahmsweise brauchbar; (+) eingeschränkt verwertbar; + wichtige Diagnostikhilfe.

Die größte Bedeutung besitzen die bis heute bekannten Tumormarker bei der postoperativen Verlaufskontrolle, Rezidiverfassung und als Hilfsparameter bei der Beurteilung von Erfolgen der Chemotherapie (s. hierzu z. B. Beta-HCG bei Hodentumoren, Kap. 21, CEA bei Kolonkarzinomen, Kap. 25).

**Immuntherapie maligner Tumoren**

Die Immuntherapie maligner Tumoren ist, wie die Immundiagnostik, ein Gebiet von sehr großer theoretischer, bisher aber nur geringer praktischer Bedeutung. In den 70er Jahren wurden verschiedene Immuntherapien in sehr aufwendigen klinischen Studien geprüft und durchwegs als unwirksam oder bestenfalls fraglich wirksam befunden. Die am besten untersuchten Immunstimulanzien sind BCG (Bacillus Calmette Guérin), MER (Methyl Ethanol Residue) als ein BCG-Extrakt, Corynebacterium parvum, Levamisol, neuerdings Interferon sowie die Vakzination mit autologen, immunadjuvansbehandelten Tumorzellen (akute Leukämien).

Die Immuntherapie wegen dieser zumeist negativen Resultate nun aber als eine unwirksame Therapieform zu verwerfen, wäre sicher verfrüht. Gründe, sie weiter zu verfolgen und neue Wege der Immunmodulation zu suchen, gibt es genug:

- Nicht alle Immunotherapiestudien haben bisher nur negative Ergebnisse gebracht. In einzelnen Untersuchungen konnten durch die Kombination von Zytostatika mit Immunadjuvanzien zwar keine höheren Remissionsraten, wohl aber eine längere Remissionsdauer erzielt werden (Leukämien, Melanome, Mammakarzinome, Bronchialkarzinome u. a.).
- Auch Zytostatika haben einen immunmodulatorischen Effekt. Es bleibt abzuklären, ob die gelegentlich mit sehr niedrigen Chemotherapiedosen erzielbaren Tumorremissionen (z. B. mit niedrigem Endoxan bei malignen Lymphomen, Burkitt-Lymphom) nicht eher solch einer immunmodulatorischen als einer zytostatischen Wirkung zuzuschreiben sind.
- Es wurden erst sehr wenige Immuntherapien systematisch geprüft. Die frühen, schon kurz nach der Jahrhundertwende erfolgreich durchgeführten Immuntherapien mit *Bakterientoxinen* (z. B. Coley's Toxins) wurden bis heute nicht nachgeholt, obwohl solche Toxine eine wichtige Rolle als natürliche Immunstimulanzien spielen dürften. Auch weisen erfolgreiche Immuntherapieversuche mit Bakterientoxinen im Tierversuch, die Spontanremissionen von Tumoren nach Streptokokkeninfekten oder die besseren operativen Heilungsraten, wenn es im Anschluß an die Operation zu schweren Infekten, z. B. Peritonitis, Pleuritis gekommen ist, auf die Wirksamkeit von Bakterientoxinen hin.
- Auch andere Versuche einer *Immunmodulation* sind nicht ganz ohne Erfolg verlaufen. So wurden nicht nur bei Tiertumoren, sondern auch bei Patienten mit Kolon- und Mammakarzinomen Remissionen erzielt, wenn das Plasma dieser Probanden über Staphylokokkenprotein-A-Säulen mit dem Ziel der Absorption von SBF geleitet worden war. Es wurde argumentiert, daß die

absorbierten Hemmfaktoren Immunkomplexe oder atypisches IgG seien und es nach der Entfernung dieser SBF zu einer Rekonstituierung der normalen Eigenabwehr des Körpers gekommen sei. Ob die erzielten Erfolge allerdings der Nachprüfung standhalten, auf die Absorption von SBF oder die in den Kreislauf der Patienten gelangenden Staphylokokkentoxine zurückzuführen sind, bleibt dahingestellt. Diese Versuche finden eine gewisse Bestätigung in Experimenten anderer, die nicht einzelne Plasmafraktionen, sondern das Gesamtplasma mittels *Plasmapherese* entfernt und hiermit ebenfalls Remissionen bei Patienten mit malignen Lymphomen und soliden Tumoren, v. a. SBF-aufweisenden Patienten mit Kolonkarzinom, erzielt haben. Eine Aufstellung von immunologisch aktiven Substanzen und Prinzipien, die in der Immuntherapie derzeit Verwendung finden, enthält Tabelle 4.

## Entwicklung und Prüfung von BRM-Substanzen

Entsprechend den Fortschritten der experimentellen Onkologie, der trotz aller Therapiefehlschläge wachsenden Gewißheit, immunologische Wirt-Tumor-Wechselwirkungen zu finden, sowie aus dem Bedürfnis heraus, für die Tumortherapie weniger aggressive, unspezifische und toxische Mittel zur Verfügung zu haben, als es die heutigen Zytostatika sind, nimmt derzeit die Entwicklung von Substanzen, die man Biomodulatoren, BRM-Substanzen („biological response modifiers") oder HRM („host response modifiers") bezeichnet, einen besonderen Raum ein. Der Angriffsort solcher Biomodulatoren kann ein zweifacher sein: erstens an der Tumorzelle, wobei eine Änderung von Zelleigenschaften angestrebt wird, die die Zelle gegenüber eigentlichen Zellgiften oder der körpereigenen Abwehr empfindlicher macht. Beispiele wären Substanzen, die die Permeabilität von Membranen für Zytostatika erhöhen oder die eine Demaskierung von immunogenen Membraneigenschaften bewirken würden. Eine zweite Gruppe bilden Substanzen, welche die Immunabwehr des Körpers oder eines defizitären Glieds der Kette körpereigener Abwehrvorgänge selbst verbessern würden. In Tabelle 4 finden sich BRM-Substanzen, Immunmodulatoren und Prinzipien der Immuntherapie sowie deren postulierter Wirkungsmechanismus zusammengestellt. Es ist jedoch nochmals zu betonen, daß die begründete Synthese und der gezielte klinische Einsatz von BRM-Substanzen erst Wirklichkeit werden wird, wenn die offensichtlich extrem komplexen immunologischen Vorgänge zwischen Wirt und Tumor einigermaßen abgeklärt sind.

Besondere Schwierigkeiten bringt die klinische Prüfung von BRM-Substanzen mit sich. Hält man sich bei der Prüfung von Zytostatika an deren Toxizitätsspektrum und dosiert im toxischen Grenzbereich, sind BRM-Substanzen oft relativ untoxisch, und toxische und therapeutische Dosis liegen nicht immer beieinander. Zudem ist der Angriffsort von BRM-Substanzen beim Menschen nicht bekannt, so daß keine Kontrollmöglichkeit besteht, ob im therapeutischen Bereich dosiert wird oder nicht. Die noch ungenügende Möglichkeit, Immunvorgänge des Organismus in vitro zu reproduzieren, stellen ein großes Handicap für die Entwicklung von BRM-Substanzen dar. Allein auf den empirischen Einsatz dieser Substanzen verläßt man sich ungern, weil bei immunolo-

**Tabelle 4.** Wirkprinzipien und Substanzen der Immuntherapie maligner Tumoren einschließlich neuer experimenteller Ansätze

| Wirkprinzip/therapeutisches Ziel | Substanzen/Verfahren |
|---|---|
| Unspezifische, allgemeine Stimulation des Immunsystems, RES (sog. aktive, unspezifische Immuntherapie) | – Mycobakterien (BCG usw.)<br>– Mycobakterienextrakte (MER usw.)<br>– Bakterientoxine (Psydomonasvakzine, Coley's Toxins, Pyrifer, OK 432, Streptokokkentoxine)<br>– Polysaccharide (Glucan, Pachymaran)<br>– Levamisol |
| Immunisierung gegen Tumorantigene (sog. aktive, spezifische Immuntherapie) | – Vakzination mit Tumorgewebe, Gewebsextraktion, Tumorantigen<br>– Immunisierung gegen Tumorviren<br>– Transfer neoantigenisierter oder antigen potenzierter Zellen (Neuraminidasebehandlung, Virussuperinfektion, kultivierte Tumorzellen mit und ohne Immunadjuvanzien) |
| Übertragung immunkompetenter Elemente (sog. passive spezifische Immuntherapie oder adoptive Immuntherapie) | – Übertragung von Tumorantiseren<br>– Immunkompetente Zellen<br>– Immun-RNS<br>– Knochenmarktransplantation<br>– Transferfaktor |
| Immunchemotherapie | – Kopplung von Tumormarkerantikörpern an Radionuklide oder Chemotherapeutika |
| Ersatz fehlender oder ungenügend gebildeter Bestandteile der immunologischen Abwehrkette (sog. Immunrestauration) | – Lymphokine (Interleukine)<br>– Interferon<br>– Thymosin (?)<br>– Tumornekrosefaktor (?)<br>– Complement |
| Stimulation fehlender oder ungenügend gebildeter Bestandteile der immunologischen Abwehrkette (sog. Immunmodulation) | – Lymphokine (Interleukine)<br>– Differenzierungsfaktoren (Thymosin)<br>– Interferoninduktoren (Polyl: C, Tilorone, Pyran-Copolymere)<br>– Retinoide<br>– Levamisol |
| Entfernung von exzessiv gebildeten Inhibitoren der immunologischen Abwehr | – Plasmapherese<br>– Spezifische Immunabsorption, Immunpräzipitation von SBF, Immunkomplexe |
| Medikamentöse Unterdrückung von Inhibitoren der immunologischen Abwehr | – Prostaglandinhemmer<br>– Zytostatika (z. B. Cyclophosphamid zur Unterdrückung von Suppressorzellen)<br>– SBF-Antagonisten (z. B. Präalbumin) |
| Steigerung der Immunogenität etablierter Tumoren | – Zytostatika (z. B. DTIC)<br>– Transfer modifizierter essentieller Membranbausteine |
| Neuroimmunendokrine Modulation | – Prolaktinantagonisten |

gisch aktiven Substanzen in gewissen Dosierungs- und Applikationsbereichen immer auch mit nachteiligen Effekten, nämlich einer Tumorstimulation (Enhancement) anstatt einer Hemmung zu rechnen ist.

Eine weitere Schwierigkeit der Prüfung und Erfolgsbeurteilung von BRM-Substanzen liegt schließlich in der Auswahl geeigneter Patientenkollektive für die klinischen Prüfungen. Patienten mit fortgeschrittenen metastasierenden Tumoren, chemo- und radiotherapeutisch vorbehandelt, stellen möglicherweise die ungünstigste Prüfgruppe dar. Für Patienten mit günstiger Prognose existieren meistens etablierte Therapien. Eine Kombination von BRM-Substanzen mit Zytostatika verbietet sich in der Regel ebenfalls, weil Interaktionen dieser beiden Substanzklassen möglich sind (z. B. wird der Cyclophosphamidmetabolismus durch BCG über die Hemmung von Leberenzymen verändert).

Steigerung der körpereigenen Abwehr

Wie oben erwähnt, wird vielfach von der Vorstellung ausgegangen, bei einem Tumorkranken bestehe ein Defizit an körpereigener Abwehr und die Behandlung solch eines Defizits müsse sich therapeutisch positiv auswirken. Unter dieser Vorstellung werden insbesondere Mittel obskuren Ursprungs zur postoperativen Rezidivprophylaxe angepriesen. Auf solche Mittel wird in Kap. 11 näher eingegangen. Hier sei abschließend nochmals festgehalten, daß die immunologische Forschung bisher nichts gefunden hat, was auf einen zum Tumorrezidiv disponierenden Immundefekt im Frühstadium von Tumoren hinweist. In Spätstadien liegen demgegenüber sekundäre immunologische Störungen vor. Diese sind aber weniger auf ein primäres Versagen der Abwehr als auf eine Überproduktion an Substanzen, die sekundär eine Immunparalyse bewirken, zurückzuführen. Bisher fehlt der Beleg sowohl vom Tierversuch wie von der klinischen Prüfung her, daß die „Stimulierung" des Immunsystems überhaupt möglich und therapeutisch nutzbar ist.

# Literatur

Beyer J-H, Borberg H, Fuchs C, Nagel GA (1982) Plasmapheresis in immunology and oncology. Beiträge zur Onkologie, Bd 10. Karger, Basel Paris London
Boelsma E, Rümke P (1979) Tumor markers: Inpact and prospects. Elsevier, North-Holland
Hersh EM, Gutterman IU, Marligit GM, Mountain CW, McBride CM, Burgess MA (1976) Immunocompetence, immunodeficiency and prognosis in cancer. Ann NY Acad Sci 276:386
Holyoke E, Cooper EH (1976) CEA and tumor markers. Semin Oncol 3:377 – 397
Klein G (1980) Immune and non-immune control of neoplastic development: Contrasting effects of host and tumor evolution. Cancer 45:2486 – 2499
Oettgen HF, Hellström KE (1982) Tumor immunology. In: Holland JF, Frei E III (eds) Cancer medicine, 2nd edn. Lea & Febiger, Philadelphia, pp 1029 – 1067
Penn I (1981) Depressed immunity and the development of cancer. Clin Exp Immunol 46:459 – 474
Schwick H-G (Hrsg) (1984) Infektion, Immunität, Identität – Ein Jahrhundert Immunologie. Medizinische Verlagsgesellschaft, Marburg
Terry WD, Hodes RJ (1982) Immunotherapy. In: DeVita VD, Hellmann S, Rosenberg SA (eds) Cancer, principles and practice of oncology. Lippincott, Philadelphia Toronto, pp 1788 – 1810

# 8 Therapie von Notfallsituationen und Komplikationen bei Tumorerkrankungen

K. Batz, R. Hünig, G. A. Nagel, R. A. Joss und U. Metzger

Die Behandlung fortgeschrittener Krebskrankheiten stellt nicht nur wegen der erforderlichen speziellen Kenntnisse der medikamentösen Krebstherapie eine besondere Herausforderung dar, sondern auch wegen der Fülle an internistischen Notfallsituationen und Komplikationen, die Krebskrankheiten begleiten.

Grundsätzlich können 4 Arten von Komplikationen unterschieden werden:

- Komplikationen bedingt durch lokales Geschwulstwachstum,
- Komplikationen als Fernmanifestation einer Geschwulst,
- Komplikationen als Folge der Tumortherapie,
- Komplikationen als tumorabhängige Zusatzerkrankungen.


## Obere Einflußstauung

Vorkommen und Symptome

Das Syndrom der oberen Einflußstauung ist die Folge eines mechanischen Hindernisses im Bereich der großen Venen (V. cava superior, Vv. brachiocephalicae). Bezüglich seiner Symptomatik unterscheidet es sich von der kardialen Stauungsinsuffizienz durch die Beschränkung der Stauungserscheinungen auf die obere Körperhälfte. Mit erhöhtem Venendruck einhergehende Venenerweiterungen und in schweren Fällen Ödeme im Gesicht und an den Armen stellen die Leitsymptome der oberen Einflußstauung dar. Bei längerer Dauer der Obstruktion kommt es zur Ausbildung venöser Kollateralen in der Brust und in der oberen Abdominalregion.

In der überwiegenden Zahl der Fälle (ca. 95%) ist die obere Einflußstauung die Manifestation eines mediastinalen Tumors, wobei die retrosternale Struma, das Bronchialkarzinom und die malignen Lymphome in erster Linie zu nennen sind.

In nur 5% der Fälle von oberer Einflußstauung liegt kein Tumor vor. Ätiologisch kommen in Frage: Thrombosen der großen Gefäße nach Einlage eines Venenkatheters, Aneurysmen der Aorta und fibrotische Prozesse im Mediastinum. *Differentialdiagnose:* Rechtsherzinsuffizienz, Perikarditis.


Abklärungen

Thoraxröntgenbild, bei Verdacht auf Bronchuskarzinom Sputumzytologie, Computertomographie des Thorax.

Während der akuten Phase sind eingreifende diagnostische Maßnahmen wie Phlebographie und Mediastinoskopie im Hinblick auf die mit der Stauung verbundenen Risiken (Blutungsgefahr), wenn immer möglich, zu unterlassen. Unter Umständen muß auf die histologische Sicherung der Diagnose verzichtet werden.

Therapie

1) Kortikosteroide,
2) Bestrahlung (unter Steroidschutz),
3) Chemotherapie je nach Tumorart (s. spezielle Kapitel).


## Rückenmarkkompression

Vorkommen

Pathologische Wirbelfrakturen bei osteolytischen Metastasen, epidurale Metastasen. Ätiologisch im Vordergrund stehen Metastasen bei Mamma-, Prostata-, Bronchial- und Nierenkarzinomen sowie das Myelom und die malignen Lymphome.


Abklärung

Zur Eruierung der Höhenlokalisation des komprimierenden Prozesses eignen sich neben der klinisch-neurologischen Untersuchung (sensibles Niveau) die Myelographie und die Computertomographie. Die Übersichtsaufnahme des betreffenden Wirbelsäulenabschnitts genügt häufig nicht, nämlich dann, wenn mehrere benachbarte Wirbelkörper vom Tumor befallen sind.


Therapie

1) Kortikosteroide (z. B. Prednison 1−2 mg/kg KG/Tag);
2) Laminektomie, v. a. bei soliden Tumoren und bei rascher Progredienz des Kompressionssyndroms (Querschnittssymptomatik);
3) Bestrahlung (unter Steroidschutz, v. a. bei malignen Lymphomen);
4) wenn weder Bestrahlung noch Operation möglich sind: Stoß mit geeignetem Zytostatikum in Kombination mit einem Steroid.


## Hirndruck

Vorkommen und Pathophysiologie

Primäre oder metastatische Hirntumoren, am häufigsten Metastasen eines Melanoms, Mamma-, Bronchial- oder Nierenkarzinoms. Zunehmend häufiger sind

Hirnmanifestationen beim malignen Lymphom, bei Leukämien und bei anderen Geschwülsten, die unter der zytostatischen Therapie primär in Remission gehen, bei denen aber wegen der Blut-Liquor-Schranke die Zytostatika im ZNS nicht oder ungenügend wirken, so daß es dort zum Rezidiv kommt.

Differentialdiagnose

Vaskulärer Prozeß;
metabolische Störung: Hyperkalzämie, Salzverlustsyndrom, Infekt.

Abklärung

Sie erfolgt heute meistens mittels Computertomographie des Gehirns.

Therapie

1)  Neurochirurgische Intervention (bei solitärer Metastase);
2)  Bestrahlung: bei multiplen Metastasen oder bei strahlensensiblen Tumoren;
3)  Symptomatisch:
    − Kopfhochlagerung,
    − Flüssigkeitsrestriktion,
    − Kortikosteroide,
    − Furosemid (Lasix),
    − Mannit 20% (Mannitol): 1,5 − 2,0 g/kg KG innerhalb von 30 − 60 min i. v., evtl. wiederholen,
    − Harnstoff 30%, falls Mannitol unwirksam ist, schwere Hirndrucksymptome vorliegen oder ein sehr rascher Wirkungseintritt erwünscht ist. Dosierung: 1 g/kg KG infundiert über 1 h.
      Kontraindikationen von Harnstoff:
    − Dehydratation,
    − Herzinsuffizienz,
    − Niereninsuffizienz,
    − intrakranielle Hämatome.

## Maligne Ergüsse

Vorkommen und Diagnose

Maligne Ergüsse sind meistens Spätkomplikationen eines Tumorleidens im metastasierenden Stadium. Sie können aber auch Ausdruck eines lokalen Tumorgeschehens − Wachstum des Tumors per continuitatem oder lymphogene Ausbreitung − sein. Ferner können Körperhöhlenergüsse auch durch Kompression von Lymphabflußwegen oder von großen Körpervenen zustandekommen.

Pleuraergüsse kommen am häufigsten beim Bronchial-, Mamma- und Ovarialkarzinom, ferner bei den malignen Lymphomen, Aszites bei Tumoren des Gastrointestinaltrakts, der Ovarien und bei Lebermetastasierung vor.

Bei klinischem Nachweis eines Körperhöhlenergusses müssen 2 für die Therapie entscheidende Punkte abgeklärt werden:

1) Unterscheidung maligner von nichtmalignen Ergüssen: Diese Unterscheidung kann allein aufgrund einer histologischen Untersuchung der Serosa oder der Zytologie des Ergusses erfolgen. Maligne Ergüsse sind meistens Exsudate mit einem spezifischen Gewicht $> 1,015 - 1,018$ g/cm$^3$ und einem Eiweißgehalt $> 2,5 - 3,0$ g%. Transsudate kommen aber vor.
2) Abklärung, ob dem malignen Erguß eine regionale oder eine allgemeine Metastasierung zugrunde liegt. Dazu ist stets eine Metastasenabklärung notwendig.


## Medikamentöse Therapie

Bei der intrakavitären Behandlung von Ergüssen mit Zytostatika ist zu beachten, daß teilweise eine Resorption erfolgt und somit auch allgemeine Wirkungen zu erwarten sind. Es sind daher die allgemeinen Regeln der Zytostatikaanwendung bezüglich Dosierung nach Leukozyten- und Thrombozytenwerten, Nierenfunktion, Überwachung, Zeitintervall bis zur nächsten Applikation usw. zu beachten. Es ist auch mit den für die einzelnen angewendeten Zytostatika spezifischen Nebenwirkungen auf den Gastrointestinaltrakt u. a. zu rechnen. Bei Wiederholung der intrakavitären Anwendung eines Zytostatikums muß die Normalisierung der hämatologischen Werte abgewartet werden. Die intrakavitäre Zytostatikatherapie schließt in der Regel eine gleichzeitige Systemtherapie mit zytostatisch wirksamen Substanzen aus. Ist die Fortsetzung oder die Einleitung einer Systemchemotherapie indiziert, dürfen für die Lokalbehandlung der Ergüsse keine Zytostatika, sondern nur die unten erwähnten, nicht resorbierbaren Radionuklide oder nicht zytostatisch wirksame Substanzen verwendet werden.

*Stickstofflost* (Mustargen). $0,3 - 0,4$ mg/kg KG (maximal 30 mg) 1mal intrapleural, wiederholt nach $3 - 4$ Wochen bzw. nach Wiederanstieg der Leuko- und Thrombozytenwerte. Gleichzeitig sind Antiemetika und Sedativa gegen Nausea und Erbrechen zu verabreichen.

*Thiotepa.* $0,6 - 0,8$ mg/kg KG (maximal 60 mg) intrapleural. Tritt nach der ersten Applikation keine hämatologische Toxizität auf, kann die Dosis bis maximal 1,0 mg/kg KG gesteigert werden.

*Fluoruracil.* 15 mg/kg KG täglich über $2 - 5$ Tage, dann Pause von 7 Tagen. Wiederholung des Zyklus, wenn das Blutbild es zuläßt und sich der Erguß wieder gebildet haben sollte. Bei guter Knochenmarkreserve können auch intermittierende Einzeldosen bis zu 3 g alle $2 - 3$ Wochen angewendet werden.

*Cytosin-Arabinosid* (Cytosar, Alexan). 200 mg pro Dosis, insgesamt bis zu 3 Dosen im Abstand von $2 - 3$ Tagen. Wiederholung nach gesichertem Wiederanstieg der Leuko- und Thrombozytenwerte.

*Bleomycin.* 1 mg/kg KG, 1mal, Wiederholung erst nach Abklingen einer möglichen Stomatitis/Thrombopenie mit 0,5 mg/kg KG.

*Tetracycline.* Z.B. Vibramycin 500 mg 1- bis mehrmals wöchentlich im Anschluß an die Entlastungspunktion.

*Endoxan.* Kann *nicht* zur lokalen Instillation verwendet werden, weil es erst nach Aktivierung in der Leber zytostatisch wirkt.

*Zytostatika und Bülau-Drainage.* Sehr ausgedehnte, rasch nachfüllende und ausgeprägte Beschwerden bereitende Ergüsse der Brust- oder Bauchhöhle werden am besten kombiniert angegangen. Hierbei wird zunächst ein Bülau-Drain gelegt und der Erguß — wenn nötig portionenweise — abgelassen. Anschließend wird das Zytostatikum instilliert und der Schlauch 2 h lang abgeklemmt. 5-Fluoruracil eignet sich besonders für dieses Vorgehen. Als Kontraindikation dieser kombinierten Methode gilt die schwere Panzytopenie.

## Radionuklide

Die Anwendung von Radionukliden erfolgt durch den Nuklearmediziner, welcher hierfür einer besonderen Genehmigung bedarf. Therapeutisch wirksam ist die $\beta$-Strahlung des verwendeten Radioisotops. Dieses verteilt sich im flüssigkeitsgefüllten Cavum homogen, sofern keine Kammerung vorliegt (=Gegenindikation, da Gefahr der Überdosierung!). Wegen der kurzen Reichweite der $\beta$-Strahlung von nur wenigen Millimetern (s. Tabelle 1) werden nur flottierende Tumorzellen und Mikrometastasen auf der Serosa beeinflußt. Der Mechanismus der Ergußhemmung ist nicht bekannt.

Zur intrakavitären Radiotherapie stehen die in Tabelle 1 aufgeführten Radiopharmaka zur Verfügung. In Tabelle 2 sind die üblichen Dosen pro Applikation in Abhängigkeit vom Ort der Behandlung aufgeführt. Die erwähnten Substanzen unterscheiden sich bezüglich ihres therapeutischen Effekts und ihrer Nebenwirkungen wesentlich.

**Tabelle 1.** Zur intrakavitären Radiotherapie geeignete Substanzen

| Vorkommen/Eigenschaften | Radionuklide | | |
| --- | --- | --- | --- |
| | $^{198}$Au | $^{32}$P | $^{90}$Y |
| Chemische Verbindung | Glukosekolloid (pH=8) | Chromkolloid (pH=7) | YCl$_3$ (pH=5 kolloidal bei pH=7) |
| Halbwertszeit | 2,7 Tage | 14,3 Tage | 64 h |
| Mittlere Energie der $\beta$-Strahlung | 0,3 MeV | 0,96 MeV | 0,9 MeV |
| Mittlere Reichweite der $\beta$-Strahlung | 0,7 mm | 2,5 mm | 3,5 mm |
| Energie der $\gamma$-Strahlung | 0,41 MeV | – | – |

**Tabelle 2.** Dosierung der Radionuklide in Abhängigkeit vom Applikationsort

| Applikationsort | Dosierung | | |
|---|---|---|---|
| | $^{198}$Au [mCi] | $^{32}$P [mCi] | $^{90}$Y [mCi] |
| Pleura | 75 – 100 | 10 – 15 | 15 – 20 |
| Peritoneum | 75 – 150 | 15 – 20 | 20 – 25 |
| Perikard | 50 | 5 – 10 | 5 – 10 |

Trotz höherer $\beta$-Energie (größerer Reichweite) und längerer physikalischer Halbwertszeit des Radiophosphors wird heute *Radiogold* wegen der größeren Stabilität der kolloidalen Lösung bevorzugt. Vom Goldkolloid befinden sich nach 24 h noch ca. 50% im betreffenden Cavum, gegenüber nur noch 10% beim Radiophosphor. Die durch Abwanderung des Radiogolds in das RES verursachte Knochenmarkdepression ist relativ gering und schränkt die Anwendung dieser Substanz auch bei knochenmarkdeprimierender Wirkung einer evtl. gleichzeitig durchgeführten Chemotherapie in der Regel nicht ein. Radiogold führt jedoch wegen seiner $\gamma$-Strahlung, welche im Gegensatz zu den beiden anderen Radionukliden besondere Maßnahmen zum Schutz des Pflegepersonals erforderlich macht, leicht zu Allgemeinsymptomen wie Müdigkeit und Übelkeit.

Allgemeinmedizinische Maßnahmen

Die lokale Behandlung maligner Ergüsse kann durch folgende allgemeinmedizinische Maßnahmen wirksam unterstützt werden:

- Diuretika, z. B. eine Kombination von Lasix und Aldactone,
- Salzrestriktion,
- Kortikosteroide, initial hochdosiert, z. B. 50 mg Prednison/Tag während 5 – 7 Tagen, dann um jeweils 50% reduzierte Dosis alle 8 – 14 Tage.

## Pleuraerguß (Abb. 1 a – c)

Erguß bei Pleuritis carcinomatosa (Abb. 1 a)

Bei den meisten dieser Fälle ist eine *zytostatische Systemtherapie* indiziert.

Erst wenn diese bezüglich des Ergusses zu keinem oder zu einem unbefriedigenden therapeutischen Resultat führt, ist eine Lokalbehandlung angezeigt.

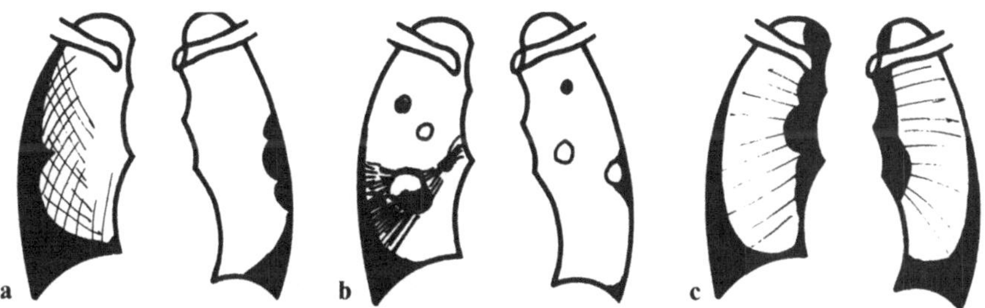

**Abb. 1 a – c. a** Pleuraerguß bei Pleurakarzinomatose oder Pleuratumor. **b** Pleuraerguß bei Lungenprozeß mit Atelektase oder pleuranahem Lungentumor. **c** Pleuraerguß bei Hilusprozeß

Je nach den vorangegangenen Wirkungen der Systemtherapie wird man folgende Lokalbehandlung anwenden:

- Bei guter Wirkung der Systemtherapie auf die übrigen Metastasen (Remission), aber persistierendem oder rezidivierendem Pleuraerguß: Chromphosphatinstillation.
- Bei allgemeinem Versagen der Systemchemotherapie: intrapleural Zytostatika, Radioisotope.

Daneben Diuretika, evtl. Salzrestriktion und Kortikosteroide, sofern sie nicht schon im Rahmen der Systemtherapie eingesetzt wurden.

### Begleiterguß bei pleuranahem Tumor im Lungenparenchym (Abb. 1 b)

Die *Behandlung* richtet sich in erster Linie gegen den Tumor oder die Metastase, welche den Erguß verursachen. Handelt es sich um einen Primärtumor ohne Metastasen, soll bei negativer Zytologie und Pleurabiopsie trotz Erguß eine *kurative Operation* oder *Strahlentherapie* versucht werden.

Bei *inkurabler Situation*, d. h. bei inoperablem Primärtumor oder bei pleuranaher, großer Metastase müssen je nach der Gesamtsituation (Fehlen oder Vorhandensein weiterer hämatogener Metastasen), Strahlensensibilität (Tumorart) oder Empfindlichkeit auf Chemotherapie eine lokale Strahlentherapie und/oder eine systemische Chemotherapie eingeleitet werden.

Erst wenn der Erguß auf diese Weise nicht beeinflußbar ist, soll die Lokalbehandlung mit Zytostatika oder Radioisotopen neben Diuretika, Salzrestriktion und evtl. Prednison vorgenommen werden.

### Pleuraerguß durch Verlegung der lymphatischen oder venösen Abflußwege (Abb. 1 c)

Das Röntgenbild zeigt eine Hilus- oder Mediastinalverbreiterung, gelegentlich auch eine Stauungslunge. Diese Konstellation ist typisch für primäre Mediastinaltumoren, maligne Lymphome, Bronchialkarzinome oder hilusnahe Metastasen.

Therapie der Wahl ist die *Mediastinalbestrahlung,* in seltenen Fällen — bei nachgewiesener Operabilität — die *Exstirpation* des zugrundeliegenden Tumors.

Sind die Voraussetzungen zur Lokaltherapie nicht erfüllt, kommt in zweiter Linie die *systemische Chemotherapie* in Frage. Ist sie erfolgreich, verschwindet meistens auch der Pleuraerguß, was sich v. a. beim M. Hodgkin beobachten läßt.

Eine *Lokalbehandlung* des Ergusses ist erst indiziert, wenn er durch die erstgenannten Maßnahmen unbeeinflußt bleibt. Dann ist ein nichtresorbierbares Radionuklid oder — bei systemischer Zytostatikaresistenz — die lokale Anwendung von Zytostatika, v. a. alkylierenden Substanzen, angezeigt.

## Aszites

Bei Aszites wird man in der Regel mit der Anwendung von Radionukliden wegen der Gefahr von Verwachsungen und Komplikationen durch Bridenbildung zurückhaltender sein.

### Erguß bei Peritonealkarzinose

Vorerst eine *Systemtherapie;* besonders beim Ovarialkarzinom führt diese oft zu einer raschen Rückbildung des Aszites.

Erst bei Versagen der Systemtherapie wird eine *lokale Behandlung* des Ergusses mit Zytostatika, ggf. mit Radioisotopen oder chirurgisch durch peritoneovenösen Shunt (LeVeen-Shunt, Denver-Shunt) versucht.

Auch bei Aszites können Diuretika, Salzrestriktion und Kortikosteroide unterstützend wirken.

### Erguß infolge lokalen Tumorwachstums

Bei Verschluß oder Kompression von V. cava oder D. thoracicus ist in erster Linie die gezielte lokale Strahlentherapie indiziert, falls sich der Tumor eindeutig lokalisieren läßt. Ist dies nicht der Fall oder versagt die Strahlentherapie, ist vorerst eine systemische Chemotherapie angezeigt. Erst bei deren Mißerfolg wird der Aszites durch intrakavitäre Verabreichung von Zytostatika oder Radioisotopen angegangen.

### Erguß bei primärem oder metastatischem Lebertumor

Relativ häufig ist der Erguß auch durch einen Tumorprozeß in der Leber — ausgedehnte Lebermetastasen oder ein primäres Leberzellkarzinom auf dem Boden einer Leberzirrhose — bedingt.

In diesen Fällen hat die Lokalbehandlung des Aszites meist keinen Erfolg. Liegt ein Aszites bei Lebermetastasen vor, so handelt es sich meist um ein terminales Krankheitsstadium, bei dem eingreifende therapeutische Maßnahmen, außer der Entlastungspunktion, nicht mehr indiziert sind. Kortikosteroide und Diuretika vermögen in diesen Fällen oft die Aszitesbildung zu verlangsamen. Je nach Tumorart kann auch eine systemische Chemotherapie oder – bei gegebener Indikation – eine intraarterielle Perfusion der Leber mit Zytostatika zum Erfolg führen.

## Perikarderguß

Perikardergüsse kommen meistens durch Wachstum per continuitatem eines Mediastinal- oder Lungentumors, seltener durch diffuse Perikardkarzinose zustande. Bei Einwachsen eines Tumors in das Perikard ist in erster Linie die *Strahlentherapie* indiziert; v. a. bei malignen Lymphomen kann sie auch kurativ sein. Bei diffuser Perikardkarzinose ist die perkutane Strahlentherapie oft wirksam.

Nur in strahlenresistenten Fällen wird man zur intraperikardialen Therapie greifen. Die Anwendung eines *Radioisotops* verspricht hier die besten Erfolge.

Auch *Zytostatika* können intraperikardial gegeben werden. Die oben angegebenen Dosen müssen bei interaperikardialer Applikation jedoch um mindestens 50% gesenkt werden.

In seltenen therapieresistenten Fällen kommt die Perikardiozenthese, gelegentlich auch die permanente Perikarddrainage, in Frage.

Daneben sollen Diuretika, Salzrestriktion, Kortikosteroide und ggf. auch antihypotensive Medikamente angewendet werden.

# Schmerz

## Schmerzauslösende Ursachen/Differentialdiagnose

*Infektion.* Der Tumorpatient ist, bedingt durch Veränderungen des Immunsystems und therapeutische Maßnahmen, besonders infektgefährdet. Tumorbedingte Obstruktionen – z. B. Atelektasen – und exulzerierende Tumoren können sekundär infiziert sein. Bei gewissen Infekten, wie dem Herpes zoster, stehen die Schmerzen im Vordergrund.

*Obstruktion.* Die Obstruktion eines Hohlorgans – z. B. Gallenblase – macht sich in kolikartigen Schmerzen bemerkbar. Die Einengung des Ösophaguslumens führt zu Dysphagie und retrosternalen Schmerzen. Fortgeschrittene Magenkarzinome im Antrumbereich können klinisch ein peptisches Ulkus vortäuschen usw.

*Infiltration.* Das infiltrative Wachstum von Tumoren führt besonders dann zu heftigen Schmerzen, wenn Nervengewebe betroffen ist. Charakteristische Beispiele für diesen Schmerztyp sind der Periostschmerz bei Knochenprozessen oder Plexusschmerzen bei supraklavikulären Metastasen.

*Kompression.* Ein wachsender Tumor kann das umliegende Gewebe komprimieren oder verdrängen. Beispiel: Hirndruck bei intrakraniellen Tumoren; supratentoriell gelegene Prozesse verursachen Schmerzen vorwiegend im Gebiet des 5. Hirnnerven, subtentoriell gelegene üblicherweise im Gebiet des 2. Zervikalnerven.

*Metabolisch.* Wasserstoff- und Kaliumionen wirken in bestimmten Konzentrationen schmerzauslösend. Spezifischere Schmerzmediatoren sind Histamin, Serotonin, Plasmakinine und Prostaglandine. Der Gewebszerfall bei Bestrahlung oder Chemotherapie kann ohne vorbeugende Maßnahmen zu einem Anstieg der Harnsäure, zu einem Gichtanfall oder zu Nephrolithiasis führen.

*Iatrogen.* Differentialdiagnostisch muß bei Tumorpatienten unter Chemotherapie oft auch ein iatrogen induziertes Schmerzsyndrom ausgeschlossen werden. Solche Beispiele sind: Stomatitis (Amethopterin u. a.), Neuritis, Ileus (Vincristin), Phlebitis (Vincristin, Adriamycin u. a.), Ulcus duodeni (Steroide), Zystitis (Cyclophosphamid), Dermatitis (Bleomycin) usw.

*Psychogen.* Bei der Ursachensuche von Schmerzen bei Krebskranken muß auch immer davon ausgegangen werden, daß Schmerz Ausdruck einer psychogenen Notlage, von Angst, Aggression, Verzweiflung usw. sein kann oder daß psychische Faktoren zur Schmerzintensivierung beitragen. Der „mit keinem Mittel beeinflußbare" Schmerz ist fast immer im wesentlichen psychischen Ursprungs und muß im Zusammenhang mit einer schlecht verarbeiteten Konfliktsituation als Reaktion auf die „schmerzhafte Erkenntnis", unheilbar krank zu sein, gesehen werden.

*Unklare Ätiologie.* Ätiologisch unklar ist der Alkoholschmerz bei malignen Lymphomen und Leukämien. Bei Adenokarzinomen des Gastrointestinaltrakts, malignen Lymphomen und hormonabhängigen Tumoren können Schmerzen im Tumorbereich unmittelbar nach Therapiebeginn auftreten. Dieser Tumorschmerz erlaubt gelegentlich sogar eine Metastasenlokalisation. Beim Mammakarzinom spricht die angelsächsische Literatur in diesem Zusammenhang vom „steroid induced flair": nach Beginn der Hormontherapie schmerzende Knochenmetastasen, Anstieg von alkalischer Phosphatase und evtl. Serumkalzium. Der „steroid induced flair" ist ein prognostisch günstiges Zeichen. Der Schmerz klingt trotz weitergeführter Therapie nach wenigen Tagen spontan ab.


**Therapie**


*Kausal.* Hierzu zählen neben chirurgischer, strahlen- oder chemotherapeutischer Beeinflussung des schmerzauslösenden Grundprozesses selbst Prophylaxe und Therapie von Infektionen, Ödemen, Ulzera, Nekrosen, Tumorzerfallssyndromen, medikamentösen Intoxikationen usw.

*Symptomatisch.* Die symptomatische Schmerztherapie besteht v. a. aus Pharmakotherapie, Schmerzbestrahlung und chirurgischen Interventionen.

*Psychotherapie.* Sie kann je nach Situation kausal oder symptomatisch sein. Sie verdient, hier herausgestrichen zu werden, weil keine der oben genannten Formen der Schmerztherapie ohne eine adäquate Analyse und Behandlung der psychischen Faktoren, welche echte Schmerzen auslösen oder amplifizieren können, angewendet werden sollte. Beistand in der Konfliktverarbeitung, Bekämpfung von Angst, psycho- und physiotherapeutisches Lösen von Verspannungszuständen, Aufbau einer tragfähigen Patienten-Arzt-Beziehung usw. sind Kernelemente jeder guten Krebs- und Schmerztherapie und können oft dazu beitragen, Analgetika zu umgehen oder zu vermindern.

In den Bereich der Psychotherapie gehört auch das Prinzip, daß *Schmerzprophylaxe* besser ist als Schmerztherapie. Analgetika sollen nicht erst beim Wiederaufflackern von Schmerzen verabreicht werden, wenn Angst und Verzweiflung wieder das Ihre zur Schmerzverstärkung und damit zur Schwierigkeit der Schmerzbekämpfung beitragen, sondern frühzeitig bereitstehen. Besser wird alle 4 h ein milderes, wenig dämpfendes Analgetikum vorbeugend verabreicht, als alle 8 h ein starkes. Das Hinausziehen der schmerzfreien Phase fördert Wohlbehagen und positive Haltung, die Grundvoraussetzungen für Entspannung und Hoffnung.


Pharmakotherapie

Vier grundsätzlich verschiedene Substanzen stehen zur Verfügung.

*Klassische, nichtalkaloide Schmerzmittel*
Salizylsäure und Paraaminophenol sowie deren Derivate haben sowohl analgetische als auch antiphlogistische und antipyretische Wirkung. Ihr Angriffspunkt für die Hemmung der Schmerzempfindung liegt wahrscheinlich im ZNS, wobei sie durch den deutlichen antiinflammatorischen Effekt auch zu einer Verminderung peripherer Schmerzstimuli beitragen. Die analgetische Wirkung dieser Gruppe ist geringer als diejenige der Opiate. Sie ist aber frei von narkotisierenden, euphorisierenden und suchterzeugenden Nebenwirkungen.

*Salizylsäuregruppe. Die Azetylsalizylsäure,* der Salizylsäure wegen ihrer besseren Verträglichkeit vorzuziehen, wird rasch vom Darm aufgenommen und über die Nieren ausgeschieden. Um einen therapeutisch wirksamen Blutspiegel zu erzielen, sind Tagesdosen von 4−6 g notwendig, die möglichst gleichmäßig über 24 h zu verteilen sind. *Nebenwirkungen:* Magenschleimhautreizung (Blutung), Hemmung der Thrombozytenagglutination, Ohrensausen, Schwindel, Schwerhörigkeit und Kopfschmerzen. Diese Nebenwirkungen sind dosisabhängig und reversibel.

Bevor von den nichtalkaloiden Schmerzmitteln in einer nächsten Stufe auf morphinähnliche Präparate übergegangen wird, sollte bei stärkeren Schmerzen die *Kombination* Adicum Acetylosalicylicum 500 mg plus Codeinum phosphoricum 30−60 mg 4stündlich probiert werden.

Die *Paraaminophenolderivate Phenacetin* und *Paracetamol* sind wirksame Analgetika in einer Dosierung von 1–2 g täglich. Phenacetin wird schnell und vollständig resorbiert und zum größten Teil zu Paracetamol metabolisiert. Ein geringer Teil wird in Paraphenetidin verwandelt, das ein Methämoglobinbildner ist. Die chronische Zufuhr exzessiver Dosen von Phenacetin, meist in Kombination mit Koffein, Kodein und/oder Schlafmitteln, kann folgende *Nebenwirkungen* induzieren: Anämie, interstitielle Nephritis mit Papillennekrosen u. a. Diese Nebenwirkungen fehlen beim Paracetamol, das wohl als eines der besten einfachen Analgetika bezeichnet werden kann.

*Morphin und morphinartige Substanzen*
Die Hauptalkaloide des Opiums sind die Phenanthrene *Morphin*, *Thebain* und *Kodein*, wobei das Morphin den Hauptanteil ausmacht. Seit der Darstellung synthetischer morphinartiger Analgetika werden sie vorwiegend als Gesamtalkaloide verabreicht. Das Morphin, das dem Opium seinen analgetischen Effekt verleiht, ist auch heute noch der Standard, an dem neue Präparate gemessen werden.

Die Synthetika (*Pethidin*, *Levorphanol* u. a.) haben keine prinzipiellen Vorteile gegenüber Morphin. Insbesondere zeigen sie die gleichen unerwünschten Nebenwirkungen, von denen die atemdepressorischen und suchterzeugenden die wichtigsten sind. Die leichte hypotensive Wirkung wird in Kombination mit Phenothiazinen (Chlorpromazin u. a.) potenziert, ebenso die atemdepressorische Wirkung. Das linksdrehende Levorphanol (Dromoran) besitzt einen starken analgetischen Effekt. Die Einzeldosis liegt für den Erwachsenen bei 1–3 mg. In der analgetischen Wirkung entspricht diese Dosis ca. 10 mg Morphin. Pethidin (Dolantin) ist schwächer analgetisch wirksam als Morphin: Die äquivalente Einzeldosis liegt bei etwa 50 mg. Die Wirkungsdauer dieser Mengen als Einzeldosis beträgt ca. 4–6 h.

Der sehr gute analgetische Effekt wird durch die bekannten *Nebenwirkungen* dieser Substanzen gemindert. Diese sind neben der oben genannten obligaten Suchterzeugung v. a. in einer Veränderung der Persönlichkeitsstruktur und in einer deutlichen Einschränkung des Perzeptionsvermögens und damit einer Dämpfung, wenn nicht Unmöglichkeit der Erlebnisbereitschaft zu suchen. Aus psychologischen Gründen ist es oft nicht angebracht, den Lebenswillen und den Kontakt des Tumorpatienten zu seiner Umgebung mit diesen Medikamenten einzuschränken. Sie sollen v. a. terminalen Stadien vorbehalten bleiben.

Bei schweren Schmerzzuständen findet die *Brompton-Mixtur* zunehmend Berücksichtigung (Tabelle 3). Sie bietet die Vorteile der peroralen Verabreichung in flüssiger Form, Selbstmedikation durch den Patienten auch zu Hause, individuelle Dosisanpassung und Berücksichtigung der verschiedenen Komponenten des Schmerzsyndroms.

*Morphinantagonisten*
Ein Teil dieser Substanzen verhindert nicht nur die respiratorische Depression des Morphins, wie das *Nalorphin*, sondern auch den analgetischen Effekt; sie sind aber für sich allein genommen ebenso gute Analgetika wie Morphin. Zu ihnen gehören Nalorphin, *Levallorphantartrat, Cyclazocin* und *Pentazocin*. Kli-

**Tabelle 3.** Zusammensetzung der Brompton-Mixtur[a]. Gabe alle 4 h. Bei Brechreiz Kombination mit Prochlorperazin. Zur Potenzierung der Morphinwirkung Kombination mit 40 mg Chlorpromazin. Dosisanpassung frühestens nach 48 h. Beginn einschleichend mit Brompton 5 oder 10, bei sehr starken Schmerzen mit Brompton 20 oder 30. Individuelle Dosis suchen

| Brompton 20 (als Beispiel) | Pro Einzeldosis (20 ml) | Pro Flasche zu 100 ml |
|---|---|---|
| Morphium hydrochloricum | 0,02 | 0,10 |
| Cocainum hydrochloricum | 0,01 | 0,05 |
| Aqua Chloroformii | 10 ml | 50 ml |
| Birnenkonzentrat | 5 ml | 25 ml |
| Cognac oder Gin (Spiritus juniperi) | 5 ml | 25 ml |
| | 20 ml | 100 ml |

[a] Morphingehalt variabel (Einzeldosis: 5, 10, 20, 30, 40, 60, 90 und 120 ml), restliche Bestandteile konstant

nische Bedeutung als Analgetikum hat bisher v. a. das Pentazocin erlangt. Es erzeugt auch bei längerdauernder Applikation nur eine geringe Abhängigkeit, so daß der Entzug in den meisten Fällen kein wesentliches Problem darstellt.

*Psychopharmaka*
Unter ihnen sind besonders die trizyklischen Antidepressiva in den letzten Jahren zunehmend als Analgetika in Gebrauch gekommen. Diese Substanzen scheinen via übergeordnete kortikale Zentren das Schmerzerlebnis zu beeinflussen. „Ich habe meine Schmerzen noch, aber sie tun mir nicht mehr weh". Der Circulus vitiosus Schmerz → Angst → Depression kann so durchbrochen werden.

Auch die Kombination mit Neuroleptika, wie z. B. mit *Levomepromazin* (Nozinan) oder *Haloperidol* (Haldol), ist ohne Schwierigkeiten möglich und hat den Vorteil der niedrigeren Dosierung der einzelnen Präparate und damit der geringeren Nebenwirkungen. Als Schema hat sich folgende Kombination bewährt:
Anafranil 3mal 25 mg tgl. per os plus
Haldol 2mal 0,5 mg tgl. per os.
Das Haldol hat gegenüber dem Nozinan den Vorteil der geringeren sedativen und der zu vernachlässigenden hypotonen Wirkung. Unter stationären Verhältnissen kann Anafranil in Form einer Dauertropfinfusion (25 − 50 mg in 250 ml 5%iger Glukose über 2 − 3 h täglich während 1 Woche) verabreicht werden. Als *Nebenwirkungen* von Haldol sind zu beachten: initiale extrapyramidale Synkinesen und medikamentöses Parkinson-Syndrom, die evtl. zur Absetzung des Medikaments zwingen.

Palliativbestrahlung

Schwer behandelbare Schmerzen bei Karzinompatienten sind eine häufige Indikation für eine palliative perkutane Radiotherapie. Die Indikation umfaßt

**Tabelle 4.** Chirurgische und neurochirurgische Möglichkeiten der Schmerzbehandlung

| Methode/Möglichkeiten | Klinische Anwendung/Indikation |
|---|---|
| 1) *Lokaler Block* | *Lokale Schmerzen, Beispiele* |
|   – Lokalanästhesieblock | Paravertebraler Block; interkostaler Block |
| 2) *Sympathikusblock* | |
|   – Ganglion stellatum | Schmerzen im Bereich von Kopf, Hals, Armen, Thorax |
|   – Plexus coeliacus | Schmerzen im Bereich des Oberbauchs, bei Leber-, Gallenweg-, Magen-, Pankreasaffektionen |
|   – Plexus lumbalis | Schmerzen im Bereich der Beckenorgane |
| 3) *Eingriffe am Rückenmark* | |
|   – Intraduraler Block | Diffuse, regionale, segmentäre, begrenzte Schmerzen |
|   – Subduraler Block | Schmerzen im Bereich von Hals und Arm |
|   – Extraduraler Block | Schmerzen in Körpermitte, beidseitig ausstrahlend mit Sympathikuskomponente |
| 4) *Neurochirurgie* | |
|   – Rhizotomie | Spezialindikationen, v. a. in Terminalstadien. Aber |
|   – Kommissurotomie | auch bei anderweitig therapierefraktären, schwersten |
|   – Chordotomie | Schmerzzuständen bei gutem Allgemeinzustand des |
|   – Selektive Traktotomie | Patienten. |
|   – Hypophysenausschaltung | – Inoperable, primär hormonabhängige Tumoren, <br> – bilaterale, diffuse Schmerzen |
|   – Chirurgische Hypophys-<br>    ektomie | |
|   – Yttriumspickung | |
|   – Alkoholadenolyse | |

v. a. lokalisierte und lokalisierbare Schmerzbezirke im Bereich des Skeletts, der Weichteile, des Nervenplexus und des Schädels. Sie ist der langdauernden Pharmakotherapie häufig vorzuziehen.

## Chirurgische und neurochirurgische Intervention

Vom Internisten oft nicht genügend beachtet werden die zahlreichen Möglichkeiten der lokalen und neurochirurgischen Schmerzbehandlung.

Tabelle 4 gibt einen Überblick über das Spektrum der verfügbaren Methoden. Die einfachen Verfahren können von jedem geübten Arzt, die letztgenannten nur vom Spezialisten angewendet werden.

Blocks können mit Lokalanästhetika, entweder temporär oder mit Neurolytika – Phenol in Wasser oder Glycerol, Ammoniumsulphat, Alkohol – permanent gesetzt werden. Die neurolytische Afferenzunterbrechung dauert in der Regel mehrere Wochen bis Monate bis zur Regeneration oder alternativen Innervation des infiltrierten Gebiets.

Die Ausschaltung autonomer Nervenbahnen ist insbesondere indiziert, solange der Tumor innerhalb der viszeralen Kapsel liegt und das zerebrospinale Nervensystem noch nicht mitbeteiligt ist. Auch hier ist abzuwägen, ob wiederholt-temporär oder einmalig-dauernd blockiert werden soll.

Neurolytische Injektionen am Rückenmark können oft schwerste, strahlen- oder chemotherapeutisch resistente Schmerzzustände − z.B. Postproktektomiesyndrom bei invasiv wachsendem Karzinom im kleinen Becken − schlagartig und monatelang beseitigen. Werden sie vom Erfahrenen durchgeführt, sind die Injektionen mit wenig Nebenwirkungen belastet, billig, ambulant und auch bei hinfälligen Kranken durchführbar.

Indikation und Durchführung zur Kordotomie, zur stereotaktischen Operation und anderen Eingriffen am ZNS ist Sache des Neurochirurgen, welcher sich zu solchen komplexen, bezüglicher ihrer Wirkung und Nebenwirkung nicht immer berechenbaren Verfahren erst nach Erschöpfen anderer Möglichkeiten entscheiden wird.

Eine weitere Möglichkeit zur Analgesie bei schweren, insbesondere in bezug zur Wirbelsäule symmetrisch verteilten Schmerzen bei bettlägerigen Patienten bietet die Gabe von Morphin peridural über einen epidural liegenden Verweilkatheter.


## Interdisziplinäre Schmerztherapie

Schmerz ist ein vielschichtiges Phänomen − seine Behandlung ein entsprechend komplexes Problem. Das Optimum der Schmerztherapie kann nach der obigen Aufzählung der Mittel meistens nur geleistet werden, wenn Internist, Strahlentherapeut und Neurochirurg ihre gegenseitigen Möglichkeiten zur Diskussion stellen und dann gemeinsam über das Vorgehen im Einzelfall entscheiden. Diese besondere Problematik der Entstehung der Behandlung des Karzinomschmerzes befürwortet nicht unbedingt, erklärt aber die Entstehung von Schmerzkliniken, „pain clinics", die sich die ausgewogene, individualisierte, interdisziplinäre Schmerzbehandlung, v.a. der Krebspatienten, zur Aufgabe gestellt haben.


# Fieber

Fieber muß primär den Verdacht auf das Vorliegen eines Infekts wecken, v.a. bei Patienten, die eine Neutropenie aufweisen. Erst wenn ein Infekt ausgeschlossen ist, soll nach weiteren Fieberursachen gefahndet werden. Dabei kommen als nichtinfektiöse Ursachen in Frage: toxische oder allergische Reaktionen auf Medikamente oder Blutersatzprodukte, Radiotherapie, Ergüsse und Nekrosen. Nach Ausschluß aller dieser fiebererzeugenden Ursachen darf vom Fieber unbekannter Ätiologie bzw. vom Tumorfieber gesprochen werden. Dieses stellt eine unspezifische Manifestation der neoplastischen Erkrankung dar.

Im allgemeinen steigt die Anzahl der fieberhaften Episoden mit der Progredienz des Tumorwachstums an. Am häufigsten ist Fieber korreliert mit malignen Lymphomen und akuten Leukämien. Beim M. Hodgkin kann es ein initiales Symptom darstellen, wobei es oft abends auftritt und jeweils nach einigen Tagen von einer afebrilen Phase gefolgt ist (Pel-Ebstein- oder Murchison-Typ). Auch bei anderen malignen Lymphomen und akuten Leukämien ist Fieber oft als Ausdruck der Tumorkrankheit an sich zu werten. Bei malignen Lymphomen dürften etwa 50%, bei den akuten Leukämien 20–30% der febrilen Episoden auf das Neoplasma selbst und nicht auf Infekte zurückzuführen sein. Auch bei epithelialen Malignomen tritt, wenn auch nur in ca. 5% der Fälle, Fieber auf, welches offenbar direkt durch das Neoplasma bedingt ist. So können Karzinome der Nieren, der Lunge, des Pankreas, der Leber und des Gastrointestinaltrakts mit Fieber einhergehen. Dabei handelt es sich meist um disseminierte Karzinome und besonders häufig um solche mit Lebermetastasen. Die genaue Ätiologie des Fiebers bei neoplastischen Erkrankungen ist unbekannt. Die Freisetzung von Pyrogenen durch neutrophile Granulozyten dürfte kaum den einzigen das Fieber induzierenden Mechanismus darstellen.

Therapie

Liegt ein Tumorfieber vor, normalisiert sich die Temperatur in der Regel ohne weitere Maßnahmen, wenn die tumorspezifische Therapie erfolgreich ist. Fieberzustände bei malignen Lymphomen und akuten Leukämien, aber auch bei soliden Tumoren, können häufig durch die Verabreichung von Kortikosteroiden oder Indomethacin (Indocid) günstig beeinflußt werden.

## Infekte

Pathophysiologie

Infekte sind häufige Begleiterscheinungen der Tumorkrankheit. Insbesondere unter den Bedingungen der Neutropenie stellen sie eine gefürchtete und oft lebensbedrohliche Komplikation dar. Als auslösende Ursachen kommen in Betracht:

1) Tumorbedingte Obstruktionen im Bereich der Luftwege, des Gastrointestinal- und des Urogenitaltrakts;
2) Tumorulzerationen als Eintrittspforten für Mikroorganismen;
3) Beeinträchtigung der zellgebundenen Immunität vorwiegend bei malignen Lymphomen und bei akuten Leukämien sowie generell bei Patienten, die unter zytostatischer Therapie stehen, wobei eine verminderte Resistenz gegen Virus-, Pilz-, Protozoen-, Mykobakterien- und Salmonelleninfekte besteht.

4) Antikörpermangelsyndrom vom humoralen Typ, v.a. beim multiplen Myelom und bei malignen Lymphomen, einhergehend mit gehäuften Infekten durch pyogene Kokken.
5) Granulozytopenie durch Zytostatika oder bei Infiltration des Knochenmarks durch Tumorgewebe. Wenn die Zahl von 500 Granulozyten/mm³ Blut unterschritten wird, besteht eine unmittelbare Infektionsgefahr durch endogene und exogene Keime. Bei Granulozytenwerten <100/mm³ muß mit einem hohen Sepsisrisiko gerechnet werden. Wegen der fehlenden Granulozytenanschoppung, der gestörten Phagozytose und der oft zusätzlichen Immunsuppression sind die Infektmanifestationen atypisch: Eiterbildung fehlt, und es kann zu einer foudroyanten Ausbreitung der Infektion kommen. Eine Pyelonephritis kann ohne wesentliche Leukozyturie verlaufen, und der röntgenologische Nachweis einer Pneumonie ist oft nicht möglich, da die zelluläre Reaktion ausbleibt. Bei Meningitis werden u.U. ein Meningismus, bei Peritonitis ein Peritonismus vermißt, und die Sepsis kann afebril verlaufen.

Diagnostisches Vorgehen bei Granulozytopenie

Die „*bakteriologische Inventarisation*" soll frühzeitig, wenn möglich bevor sich ein Infekt eingestellt hat, Auskunft über die Erreger an den Infektprädilektionsstellen geben.

Bakterienkulturen sind anzulegen von:
Axillen, Gingiva, Anus, Schleimhautnekrosen, Zahntaschen, Pyodermien, Urin, außerdem von Blut bei Temperatursteigerungen über 38 °C bzw. bei Schüttelfrost.
Wachsen in den Kulturen pathogene Keime, sind antibiotische Resistenzprüfungen anzufertigen, v.a. wenn es sich um Mikroorganismen aus der Gruppe von Pseudomonas, Serratia, Coli, Enterokokken, Klebsiellen und Proteus handelt. Unter Krankenhausbedingungen sind die bakteriologischen Untersuchungen in wöchentlichen Abständen zu wiederholen, damit der Übergang von einer saprophytären in eine pathogene Flora erfaßt wird. Urinkulturen sind auch dann auszuwerten, wenn <10⁵ Keime/ml festgestellt worden sind.
Die Inzidenz von *Pilzinfekten* bei Patienten mit Neoplasien ist im Zunehmen begriffen. Dabei dürften die Candidiasis und die Aspergillose die in diesem Zusammenhang am häufigsten vorkommenden Mykosen sein. Candidakulturen gewinnt man von Schleimhautbelägen, aus Sputum, Stuhl, Urin und nur in der Hälfte der Fälle von ausgedehnter Candidiasis aus dem Blut. Die Aspergillose befällt in der Regel das Lungenparenchym und manifestiert sich röntgenologisch als fleckförmige Bronchopneumonie oder als lobäre Pneumonie. Der Nachweisversuch im Blut und im Sputum fällt häufig negativ aus. Fieber im Zusammenhang mit Meningitis oder einem Lungeninfiltrat im Verlauf eines malignen Lymphoms, v.a. des M. Hodgkin, sollte auch in bezug auf das Vorliegen einer Kryptokokkose abgeklärt werden. Da das Auftreten dieser Mykose als ein ernsthaftes Zeichen für eine darniederliegende Immunreaktion vom

Spättyp gewertet werden muß, ist die Prognose dieser Infektion besonders schlecht.

Das *Protozoon* Pneumocystis Carinii kann bei immunsupprimierten Patienten eine diffuse Pneumonie hervorrufen. Die Diagnose erfolgt durch Lungenbiopsie (Feinnadelpunktion oder chirurgische Gewebeentnahme am offenen Thorax).

Von den *Virusinfekten* ist der Herpes zoster bei Tumorpatienten besonders häufig zu beobachten. Solange er unter den Voraussetzungen einer nicht wesentlich geschwächten Immunabwehr lokalisiert bleibt, stellen sich in erster Linie die Probleme der Schmerzbekämpfung und der Hautpflege. Im Endstadium einer Tumorkrankheit kann der Infekt jedoch disseminieren und deletär verlaufen. Ebenso kann das Herpes-simplex-Virus bei Patienten mit weit fortgeschrittenem Tumor oder unter Immunsuppression generalisiert auftreten und zum Tod führen.

Wie weit ein Infekt mit dem Epstein-Barr-Virus Wegbereiter oder bloß Begleiterscheinung eines malignen Lymphoms ist, werden künftige Abklärungen zeigen müssen.

An das Zytomegalievirus muß gedacht werden, wenn Patienten mit verminderter Immunabwehr, v. a. im Rahmen eines malignen Lymphoms, an einer Pneumonie oder an einer Hepatitis erkranken. Der Nachweis erfolgt mit Hilfe der Komplementbindungsreaktion.

Eine bisher inaktive *Tuberkulose* kann unter immunsuppressiver Therapie wieder aufflackern. Patienten, deren Thoraxröntgenbild oder Abdomenleeraufnahme alte spezifische Veränderungen aufweisen, sind diesbezüglich besonders gefährdet.


## Infekttherapie

Bei Karzinompatienten mit intaktem Immunsystem ist die Gefahr einer raschen Disseminierung der Keime gering, wenn auch die gramnegative Sepsis bei Karzinomen des Gastrointestinaltrakts sowie der Urogenitalorgane nichts Ungewöhnliches darstellt. Therapeutisch genügt bei unkompliziertem Infekt i. allg. ein peroral zu verabreichendes breitspektrales Antibiotikum vom Typ der Cephalosporine, Ampicilline und Tetrazykline oder ein Chemotherapeutikum wie Co-trimoxazol.

Für die antibiotische Therapie bei *Agranulozytose* gelten die folgenden Grundsätze:

- Die Wahl der Medikamente erfolgt, wenn immer möglich, gestützt auf die Ergebnisse bakteriologischer Resistenzprüfungen.
- Es sind bakterizide Antibiotika in hoher Dosierung zu verwenden.
- Die Antibiotika sind zu wechseln, wenn sie nach 3 Tagen nicht zum Erfolg führen.
- Nach der Entfieberung muß mindestens 3 Tage lang weiterbehandelt werden.
- Bis zum Eintreffen der Resistenztestresultate ist eine *empirische Behandlung* einzuleiten. Dabei sind die Meinungen geteilt, ob zuerst eine Monotherapie durchgeführt oder bereits primär eine Kombination von 2 synergistischen

oder additiv wirksamen Substanzen verabreicht werden soll. Wird eine Mischinfektion vermutet, sollte von Anfang an eine Zweierkombination gewählt werden. Dabei kommen u. a. in Frage:
Isoxazolylpenicillin + Aminopenicillin,
Carbenicillin + Aminopenicillin (Proteus),
Aminoglykosid + Carbenicillin (Pseudomonas),
Aminoglykosid + Cephalosporin (Klebsiellen).
Die Dosierungen einiger gebräuchlicher Kombinationen finden sich in Tabelle 5.

**Tabelle 5.** Dosierungen einiger gebräuchlicher Antibiotikakombinationen sowie von Antimykotika und Medikamenten zur Bekämpfung bestimmter Infekte

| Präparate | Dosierung |
|---|---|
| 1) *Antibiotikakombinationen* | |
| Isoxazolylpenicillin (z. B. Cloxacillin) | 2- bis 4mal tgl. 1 – 2 g |
| + Aminopenicilin (Ampicillin, Amoxicillin) | 2- bis 4mal tgl. 1 – 2 g |
| Isoxazolylpenicillin + Carbenicillin (Pyopen) | 1- bis 3mal tgl. 10 g |
| Aminopenicillin + Aminoglykosid: | |
|     Gentamicin, Tobramycin | 2- bis 4mal tgl. 80 mg |
|     Amikacin | 2- bis 3mal tgl. 250 – 500 mg |
| Carbenicillin + Aminoglykosid | |
| Carbenicillin + Cephalosporin: | |
|     Cefalotin (Keflin) | 2- bis 3mal tgl. 4 g |
|     Cefamandol (Mandokef) | 2- bis 4mal tgl. 1 – 2 g |
| Aminoglykosid + Cephalosporin | |
| Trimethoprim | 2mal tgl. 160 mg |
| + Sulfamethoxazol (Co-trimoxazol) | 2mal tgl. 800 mg |
| 2) *Antimykotika bei disseminiertem Pilzbefall* | |
| Amphotericin B (Fungizone) | 0,8 – 1,0 mg/kg KG/Tag als i. v.-Infusion |
| 5-Fluorcytosin (Ancotil) | 150 – 200 mg/kg KG/Tag in 4 Einzeldosen per os oder als i.v.-Infusion |
| Ketoconazol (Nizoral) | 2,5 – 7,5 mg/kg KG/Tag (in der Regel 200 mg/Tag) per os |
| Miconazol (Daktarin) | 10 – 20 mg/kg KG/Tag in Form von i. v.-Infusionen in Kochsalz- oder Glukoselösung. Übliche Dosis: 600 mg/Tag |
| 3) *Infekt mit Pneumocystis Carinii* | |
| – Pentamidin (Diamidine) | 4 mg/kg KG/Tag i. m., evtl. i. v., während 12 – 14 Tagen. Unter Umständen Kombination mit Pyrimethamin (Daraprim) 25 mg/Tag und einem Sulfonamid per os |
| – Trimethoprim + Sulfamethoxazol | 2mal tgl. 160 mg |
| (Co-trimoxazol) | 2mal tgl. 800 mg |
| 4) *Virusinfekte der Herpesgruppe (v. a. Herpes simplex und Herpes zoster)* | |

Acyclovir (Zovirax) 5 mg/kg KG alle 8 h über 5 Tage i. v. als Infusion, die während mindestens 1 h zu applizieren ist

- Bakteriostatisch und bakterizid wirksame Antibiotika sollen nicht kombiniert werden. Abzulehnen sind Kombinationen, die antagonistisch wirken wie:
  Tetracyclin + Penicillin oder Cephalosporin,
  Aminoglykosid + Chloramphenicol.
- Für eine *Prophylaxe* mit Antibiotika sollte auch unter den Bedingungen der Agranulozytose die Indikation streng gestellt werden. In erster Linie ist diese Maßnahme zu treffen bei Patienten mit den folgenden Voraussetzungen:
  früher durchgemachte Tuberkulose,
  Status nach Splenektomie (Pneumokokkensepsis).
- Die zusätzliche Verabreichung von Gammaglobulinen oder von Hyperimmunserum im Sinne einer Substitution ist indiziert bei Infekten im Rahmen eines Antikörpermangelsyndroms (Myelom, maligne Lymphome).

## Granulozytenersatz

Bei Granulozytopenie können Antibiotika, auch wenn sie zielgerichtet eingesetzt werden, wirkungslos sein, bis die Granulozytenzahl einen Wert von mindestens $500/mm^3$ $(= 0,5 \cdot 10^9/l)$ erreicht hat. Durch die Transfusion kompatibler Granulozyten, die mit Hilfe von Zellseparatoren gewonnen werden, gelingt es, wesentlich günstigere Voraussetzungen zur Bekämpfung der septischen Komplikationen zu schaffen. Die Einrichtungen zur Durchführung der Leukopherеse sollten überall dort vorhanden sein, wo Agranulozytosen behandelt werden.

## Prophylaktische Maßnahmen bei Granulozytopenie

Diese müssen immer dann erwogen werden, wenn eine Agranulozytose, z. B. im Rahmen einer Leukämiebehandlung, voraussehbar ist.

## Fokussanierung

Orte mit chronischem oder rezidivierendem Infekt müssen sorgfältig überwacht werden. Abszesse sind zu drainieren, purulente Kieferhöhlen zu spülen und Zähne mit Granulomen zu extrahieren. Inzisionen von infiziertem Gewebe dürfen nur unter antibiotischem Schutz erfolgen. Dieser hat bereits 1 h vor dem Eingriff zu beginnen und ist anschließend 5–10 Tage lang fortzuführen. Venen- und Blasenkatheter schaffen Eintrittspforten für Mikroorganismen. Die Indikation zu ihrer Applikation ist deshalb streng zu stellen.

## Ganzkörperdekontamination

Mit ihrer Hilfe wird die Gesamtkeimzahl des Organismus gesenkt, wodurch ein Schutz des Kranken vor überwuchernden endogenen Keimen zustande kommt.

**Tabelle 6.** Antibiotika zur Darmdekontamination

| Präparat | Dosierung |
| --- | --- |
| Carbenicillin (Pyopen) | 5 g alle 4 h i. v. ( = 30 g/Tag) |
| Vancomycin (Vancocin) | 500 mg alle 6 h i.v. |
| Gentamicin (Garamycin) | 0,8 mg/kg KG alle 8 h i. m. oder per infusionem i. v. ( = ca. 180 mg/Tag) |
| Neomycin | 4- bis 6mal tgl. 1 g per os |
| Colimycin | 100 000 – 150 000 E/kg KG/Tag in 3 – 4 Einzeldosen per os oder 50 000 E/kg KG/Tag in 2 – 3 Dosen i.m. |
| Nystatin (Mycostatin) | 500 000 E alle 8 h als Drg. |

Die Inzidenz endogener Infektionen wird v. a. durch die Darmsterilisation vermindert.

Schema der Ganzkörperdekontamination:

- Ganzkörperwäsche z. B. mit Hexachlorophen + Phenylhydrargyrum boricum (Remanex) initial 2mal täglich, dann 1mal pro Tag.
- Mundspülungen mit einer Lösung, welche in 100 ml 5,0 Mio. E Nystatin, 330 mg Neomycin und 25 000 E Bacitracin enthält; zusätzlich mit Chlorhexidin 1% und mit Salizylspiritus 10%.
- Applikation von Augen- und Nasentropfen, die Polymyxin und Neomycin enthalten.
- Auftragen eines antibiotikahaltigen Gels (Nystatin, Vancomycin und Polymyxin-B-Sulfat) im Bereich von Anus, Präputium und Vagina.
- Darmsterilisation gemäß Tabelle 6: 2−3 Antibiotika in Kombination mit 1 Antimykotikum.

Isolation

Patienten, deren Blut $<0,1 \cdot 10^9$ Granulozyten/l aufweist, sind, wenn immer möglich, aseptisch zu isolieren. Die Isolation erfolgt mit dem Ziel, die Anstekkung des Patienten mit exogenen Keimen zu verhindern. Es stehen dazu verschiedene Isolatorsysteme („Laminar-flow"-Räume, sog. life islands, Isolierzelte, „cross flow units") zur Verfügung. Diese Isolierkammern werden beständig mit keimfreier Luft durchströmt. Alle Gegenstände, mit denen der Patient in Berührung kommt, also auch Wasser, Nahrungsmittel, Medikamente und Instrumente, müssen keimfrei sein. Ganzkörperdekontamination und aseptische Isolierung bilden zusammen die zuverlässigsten prophylaktischen Maßnahmen bei Agranulozytose. Sie bedingen ein entsprechend eingerichtetes Krankenzimmer, ein an diese Aufgaben gewöhntes Pflegepersonal und ein mit den Fragestellungen der Gnotobiotik vertrautes bakteriologisches Labor.

## Lithium

Daß Lithium eine neutrophile Leukozytose verursacht, ist aufgrund von Beobachtungen an Patienten, die dieses Medikament zur Behandlung von Depressionen erhalten, bekannt. Die Neutrophilie ist bereits 1 Woche nach Beginn der Behandlung mit Lithium festzustellen. Beim Lithiumeffekt handelt es sich um eine Stimulation der pluripotenten Stammzellen, möglicherweise über eine vermehrte Produktion des humoralen Faktors CSA („colony stimulating activity"). Mit einer für psychiatrische Indikationen üblichen Dosierung von 3mal täglich 300 mg Lithiumkarbonat, welche einen Serumlithiumgehalt von 0,5–1,5 mmol/l erzeugt, wird die Granulozytopoese soweit stimuliert, daß die Neutropenie unter zytostatischer Behandlung weniger ausgeprägt und von kürzerer Dauer ist, als dies ohne Lithium der Fall wäre. Die Effizienz dieser Neutropenieprophylaxe konnte in mehreren kontrollierten Studien nachgewiesen werden. Bei akuter myeloischer Leukämie ließ sich jedoch die Infekthäufigkeit mit Lithium nicht senken. Es resultierte lediglich eine Verkürzung der Granulozytopeniedauer. Auch eine positive Beeinflussung der Thrombozytopoese wurde unter Lithium beobachtet, wobei allerdings die Wirkung nicht so offensichtlich ist wie auf die Granulozytopoese. Bei Herz- und Niereninsuffizienz ist Lithium kontraindiziert. Zu berücksichtigen sind die erheblichen Nebenwirkungen bei einer Überdosierung von Lithium (Serumspiegel >2 mmol/l): Hyperreflexie, Tremor, Schwindel, Schläfrigkeit, Diarrhö, Polyurie, Herzrhythmusstörungen, Hypokaliämie, Nausea und Erbrechen, Strumabildung.

Über den Nutzen einer Therapie mit Lithium im Hinblick auf die Granulozytenstimulation sind sich die verschiedenen Autoren nicht einig. Insbesondere wird die Möglichkeit einer ungünstigen Wirkung nach längerer Anwendung unter den Voraussetzungen einer limitierten Stammzellenreserve in Erwägung gezogen.

## Anämie

### Pathophysiologie

Die Anämie bei Tumorkrankheiten ist in der Regel polyätiologisch, wobei einzelne Faktoren in verschiedenem Ausmaß zusammenwirken können. Als *Ursachen* müssen differentialdiagnostisch erwogen werden:

1) *Hämolytische Anämie vom Autoimmuntyp,* wie sie v. a. bei lymphoproliferativen Prozessen vorkommt, aber auch bei anderen Geschwulstarten (z. B. Ovarialtumoren) beobachtet wird.
2) *Steigerung der Hämolyserate* geringeren Ausmaßes (auf das 2- bis 4fache der Norm) ohne Nachweis eines Autoimmunantikörpers.
3) *Störung der Ferrokinetik,* welche bei Malignomen im gleichen Sinne verändert sein kann wie bei chronischen Infekten („chronic disorder anemia"):

Aus dem eisenreichen RES wird den Erythroblasten des Knochenmarks zu wenig Eisen zugeführt. Dadurch wird die Synthese von Hämoglobin aus Protoporphyrin blockiert („thesauric sideropenic anemia"). Gleichzeitig ist der Transferrinkatabolismus gesteigert und die Transferrinsynthese ist eingeschränkt. Möglicherweise liegt eine verminderte Ansprechbarkeit der erythropoetinproduzierenden Zellen auf die Anämie vor.

4) *Infiltration des Knochenmarks durch Tumorzellen*

5) *Hypo- oder Aplasie der roten Vorstufen im Knochenmark*
   Es handelt sich dabei um eine seltene Störung, die v.a. beim Thymom als Erythroaplasie vorkommt, vereinzelt aber auch bei anderen Geschwülsten, z.B. beim kleinzelligen Bronchuskarzinom, beschrieben worden ist (humoraler Faktor?).

6) *Echter Eisenmangel*
   Durch Eisenverlust bei Hämorrhagie, durch Mangelernährung oder durch verminderte Eisenresorption im Dünndarm (selten).

7) *Folsäure- oder Vitamin-B$_{12}$-Mangel*
   Durch Malabsorption (B$_{12}$) oder Mangelernährung (Folsäure); durch gesteigerten Verbrauch (Folsäure) z.B. bei hämolytischer Anämie, selten durch den Tumor selbst.


## Anämieabklärung

Untersuchung des Knochenmarkaspirats (inkl. Eisenfärbung), Retikulozyten, Bestimmung des Gehalts an Vitamin B$_{12}$, Folsäure, Ferritin und Haptoglobin im Serum, Coombs-Test, Benzidinprobe im Stuhl, u.U. Schilling-Test. Mit Hilfe dieser Untersuchungen ist es in der Regel möglich, die Anämie zu klassieren.


## Therapie

Sie soll, wenn immer möglich, kausal und gezielt sein. Durch Entfernung oder Reduktion der Tumormasse werden die pathogenetischen Faktoren am wirksamsten beeinflußt. Wo Autoimmunmechanismen eine Rolle spielen, sind außerdem Kortikosteroide in hohen Dosen indiziert. Bei hypoplastischem Mark kann ein Versuch mit einem androgenen Hormon, z.B. Oxymetholon oder Metenolon, unternommen werden. Die Zufuhr von Eisen sollte auf die Fälle von echtem Eisenmangel (Verminderung von Serumeisen und Serumferritin, erhöhte freie Eisenbindungskapazität), die Substitution von Folsäure bzw. Vitamin B$_{12}$ auf megaloblastäre Anämien mit nachgewiesenem Mangel des betreffenden Wirkstoffs beschränkt bleiben.

- Folsäuredosis: 5–10 mg täglich per os bis zur Normalisierung des Blutbilds, dann 1–5 mg täglich.
- Vitamin-B$_{12}$-Dosis: 100 µg/Tag i.m. während 10 Tagen, dann 50 µg 1- bis 2mal wöchentlich bis zur Remission, anschließend 100 µg 1- bis 2mal monatlich.

# Hämolytisch-urämisches Syndrom (HUS) und mikroangiopathische hämolytische Anämie (MAHA)

## Pathophysiologie

HUS und MAHA können als sehr seltene Komplikation nach Gabe verschiedener Zytostatika, insbesondere aber bei 5–10% der mit Mitomycin C behandelten Patienten auftreten.

Innerhalb der Niere sind die Glomerula und (fakultativ und herdförmig) die vorgeschalteten Vasa afferentia und Interlobulararterien betroffen. Glomeruläre Schäden sind vergesellschaftet mit Erythrozytenstase im Bereich der Kapillaren, gefolgt von intraglomerulärem Erythrozytenzerfall mit entsprechendem Nachweis von Fragmentozyten. Das HUS geht nicht mit disseminierter intravasaler Gerinnung einher.

Das Krankheitsbild verläuft zunächst schleichend asymptomatisch, gelegentlich aber fulminant mit typischen Hämolysezeichen. Es entwickeln sich eine schwere chronische Anämie, Niereninsuffizienz und Hypertonie.

Diagnostisch wird vor jeder Mitomycin-C-Therapie deswegen die Bestimmung von Retikulozyten, LDH, Haptoglobin, Fragmentozyten, Kreatininclearance und Messung des Blutdrucks verlangt.

## Therapie

Definitives Absetzen von Mitomycin;
*Cave:* Bluttransfusionen!
Bei schwerem HUS Plasmapherese;
antihypertensive Therapie.

## Anomalien des weißen Blutbilds

### Leukämoide Reaktion

Mit diesem Ausdruck werden Veränderungen der weißen Zellinie in der Peripherie bezeichnet, die einer Leukämie gleichen, denen jedoch als Ursache nicht eine Myelose, sondern eine andere Erkrankung zugrundeliegt. Ätiologisch kommen in Frage: Infekte, andere entzündliche Affektionen, toxische oder medikamentöse (Kortikosteroide) Einflüsse und Neoplasien. Im Blut ist eine Leukozytose ($50-100 \cdot 10^9$/l) mit Ausschwemmung unreifer Zellen der myeloischen Reihe festzustellen. Die Leukozytose kann allerdings gelegentlich fehlen. Die Unterscheidung einer leukämoiden Reaktion von den Manifestationen einer Leukämie kann schwierig sein. Bei den meisten leukämoiden Reaktionen wird eine Neutrophilenvermehrung gefunden. Es können jedoch auch eosinophile, monozytäre oder basophile Reaktionen vorliegen.

In der Regel ist die leukämoide Reaktion bei Malignomen, die nicht vom hämopoetischen System ausgehen, durch eine neutrophile Leukozytose bedingt. Ihr entspricht eine gesteigerte Aktivität dieser Zellen im Knochenmark, wobei die Vermehrung eines oder mehrerer humoraler Faktoren (CSA, „colony stimulating activity"), welche die Granulozytopoese stimulieren, postuliert wird. Das Auftreten unreifer myeloischer Elemente im Blut dürfte auf eine Verkürzung der Generations- und der Speicherdurchgangszeiten zurückzuführen sein.

*Vorkommen:* bei Karzinomen des Magens, des Bronchus, des Uterus, des Pankreas, bei malignen Lymphomen (HL und NHL), beim Melanom und bei Hirntumoren.

Die leukämoide Reaktion verschwindet in der Regel, wenn die Grundkrankheit auf eine Therapie anspricht.


Unreife Zellen der roten oder der weißen Reihe im Blut

Das Erscheinen von Vorstufen der weißen oder der roten Zellinie im Blut muß immer den Verdacht auf einen Befall des Knochenmarks durch die Geschwulst wecken. Insbesondere im Blutbild nachweisbare Normoblasten sind ein starkes Indiz für einen Markbefall, falls eine hämolytische Krise als Ursache auszuschließen ist. Der Nachweis markfremder Zellen, welcher für die Gestaltung der Chemotherapie von großer Bedeutung ist, erfolgt durch Punktion oder besser durch Biopsie des Knochenmarks.


Panzytopenie

Ebenfalls der Abklärung durch eine Untersuchung des Knochenmarks bedarf das Auftreten einer Panzytopenie, falls diese nicht durch die zeitliche Korrelation mit einer durchgeführten Chemotherapie erklärbar ist. Differentialdiagnostisch wird die Fragestellung nach einer hyporegenerativen Störung, u. U. im Gefolge einer Radio- oder Chemotherapie, bzw. nach einer Verdrängung der blutbildenden Zellinien durch die Geschwulst im Vordergrund stehen. Eine Panzytopenie wird jedoch auch beobachtet beim Hyperspleniesyndrom, bei Miliartuberkulose, disseminierter Mykose, Sepsis, Mangelsyndromen ($B_{12}$, Folsäure, Pyridoxin) und beim akuten Defibrinierungssyndrom, Situationen also, welche bei Malignomträgern vermehrt anzutreffen sind.


## Gerinnungsstörungen

### Thrombosen

Als *Ursachen* kommen in Frage:

- Stauung in den großen Gefäßen (Extremitätenvenen, V. cava, Pfortader) bei raumfordernden Prozessen im Bauch- und im Brustraum,

– Bettlägerigkeit,
– Thrombophlebitis migrans im Bereich der Extremitäten und des Rumpfs bei
Karzinomen der Lunge, des Magens, der Ovarien und des Pankreas.


**Hämorrhagische Diathese**

Die *Ursachen* sind mannigfaltig:

1) *Thrombozytopenie*
   – Tumorinfiltration des Knochenmarks,
   – Zytostatika,
   – Splenomegalie mit gesteigerter Sequestration der Thrombozyten in der
     Milz,
   – im Rahmen autoimmunhämolytischer Anämien.
2) *Thrombozytopathie*
   – Paraproteinämien mit Hemmung der Plättchenaggregation am Bindege-
     webe durch das Paraprotein,
   – myeloproliferatives Syndrom.
3) *Koagulopathien*
   – Verminderung der Vitamin-K-abhängigen Faktoren bei Verschlußikterus
     oder bei schwerer Leberfunktionsstörung aufgrund von Metastasen,
   – Verbrauch von Gerinnungsfaktoren bei disseminierter intravaskulärer
     Gerinnung,
   – Inhibitoren von Gerinnungsfaktoren (Hemmkörper der Thromboplastin-
     bildung, Antithrombine) vorwiegend bei Paraproteinämie.


Therapie

1) *Thrombosen*
   Thrombektomie und Beseitigung des gefäßkomprimierenden Hindernisses,
   Antikoagulation, u. U. Fibrinolyse.
2) *Thrombozytopenie*
   Der Entscheid, ob und wann Plättchentransfusionen verabreicht werden sollen, hängt im wesentlichen vom klinischen Zustand ab. Bei manifesten Blutungen sollte die Plättchensubstitution bereits erfolgen, wenn ein Wert von
   $40 \cdot 10^9/l$ unterschritten wird. Sind keine Blutungen zu konstatieren, so kann
   ein Wert von $10-20 \cdot 10^9$ Thrombozyten/l in Kauf genommen werden, ohne
   daß Plättchen transfundiert werden müssen. Bei Thrombozytenzahlen unter
   $10 \cdot 10^9/l$ ist, besonders wenn ein Infekt vorliegt, das Blutungsrisiko so groß,
   daß prophylaktisch Thrombozyten transfundiert werden sollten. Thrombozytopenien aufgrund von Antikörpern sprechen nicht auf Plättchentransfusionen an, wenn nicht auch immunsuppressive Medikamente (Steroide, Zytostatika) verabreicht werden. Splenektomie oder Milzbestrahlung kommen
   in Frage, wenn die vergrößerte Milz bei der Genese der Thrombozytopenie
   nachweisbar eine ausschlaggebende Rolle spielt.

3) *Thrombozytopathie*
   Thrombozytenfunktionsstörungen bei Paraproteinämien und im Rahmen eines myeloproliferativen Syndroms sind auf die Dauer nur durch die Behandlung der Grundkrankheit anzugehen. Plasmapheresen zur Entfernung eines interferierenden Paraproteins und Plättchentransfusionen können bis zum Wirkungseintritt der Therapie unumgänglich sein. Liegt, wie bei der hämorrhagischen Thrombozythämie, gleichzeitig eine Neigung zur Thrombose vor, können Plättchentransfusionen gefährlich sein.

4) *Koagulopathien*
   Bei Verschlußikterus Substitution von Vitamin K (Konakion) in der Dosis von 10−20 mg i. v. Kann nicht bis zum Wirkungseintritt, der erst nach mehreren Stunden erfolgt, gewartet werden, Substitution der Faktoren II, VII, IX und X („Faktor-IX-Komplex").

5) *Disseminierte intravaskuläre Gerinnung*
   Tritt diese schwere kombinierte Hämostasestörung im Rahmen einer Leukämie (vorwiegend promyelozytäre Form), eines Prostatakarzinoms oder, seltener, eines Pankreas-, Magen-, Bronchial-, Ovarial- oder Leberzellkarzinoms auf, wird auf die Dauer nur eine die Tumoraktivität hemmende Therapie erfolgreich sein. Als Notfallmaßnahmen kommen in Betracht:
   − Blutersatz: gewaschene Erythrozyten,
   − Heparin (Einstellung der Plasmathrombinzeit auf Werte zwischen 3 und 8 s).
   − Thrombozytensubstitution, welche gleichzeitig mit der Heparintherapie durchgeführt werden soll, da zu Beginn der Behandlung mit Heparin die Blutungen sich verstärken können.
   − Fibrinogensubstitution, falls der Fibrinogengehalt unter 100 mg/dl liegt.

## Hyperkalzämiesyndrom

Vorkommen, Symptome, Schweregrad

10% der Patientinnen mit metastasierendem Mammakarzinom weisen spontan und bis zu 20% unter Östrogen- oder Androgentherapie erhöhte Serumkalziumwerte auf. Eine spontane Hyperkalzämie ist auch bei anderen Tumoren zu beobachten, so v. a. beim kleinzelligen Bronchuskarzinom, beim Prostatakarzinom mit Knochenmetastasen, beim Myelom und bei Leukämien. Da auch Geschwülste ohne Knochenmetastasen eine Hyperkalzämie verursachen können, muß diese als Ausdruck eines paraneoplastischen Syndroms (Pseudohyperparathyreoidismus) betrachtet werden. Der Entstehungsmechanismus einer Hyperkalzämie unter der Therapie mit Östrogenen ist nicht geklärt. Möglicherweise ist eine gesteigerte Osteolyse verantwortlich.

Die Symptome der Hyperkalzämie sind in der folgenden Übersicht zusammengefaßt. Sie sind in ihrem Schweregrad weitgehend vom Serumkalziumgehalt abhängig. Bei Werten von 11−12 mg/dl (2,74−3,0 mmol/l) wird in der Regel lediglich über Polyurie, Polydipsie und Müdigkeit geklagt.

*Symptome bei Hyperkalzämie*

| | |
|---|---|
| Psychisch: | Adynamie, Unruhe, depressive Verstimmung, psychotische Zustände |
| Neurologisch: | Ataxie, Hemianopsie, Desorientiertheit, Koma, Muskelhypotonie bis zu Lähmungen |
| Gastrointestinal: | Nausea, Anorexie, Erbrechen, Obstipation, Meteorismus, Abdominalkoliken, Magenulkus, Pankreatitis |
| Renal: | Polyurie, Polydipsie, Exsikkose, Hyperkalzurie mit Nephrolithiasis, Niereninsuffizienz |
| Kardiovaskulär: | Tachykardie, Hyper- und Hypotonie, Herzrhythmusstörungen, erhöhte Digitalisempfindlichkeit, verkürzte Q-T-Dauer im EKG |

Die *Therapie* richtet sich nach dem Ausmaß der Hyperkalzämie und nach der klinisch faßbaren Schwere des Krankheitsbildes:

1) Sistieren von Medikamenten, welche eine Hyperkalzämie verursachen können (Östrogene, Androgene, evtl. Antiöstrogen).
2) Bei Serumkalziumwerten zwischen 11 und 12 mg/dl (2,74−3,0 mmol/l) und normaler Magen-Darm-Tätigkeit (kein Erbrechen):
   - Kortikosteroide, z.B. Prednison in der Dosis von 1 mg/kg KG täglich per os,
   - Furosemid (Lasix) 80−120 mg/Tag,
   - Flüssigkeitszufuhr durch Trinkenlassen von 2−3 l Flüssigkeit/Tag,
   - Ausgleich eines Kaliumdefizits durch Einnahme von 20−40 mmol Kalium täglich in Form von KCl.
3) Bei Serumkalziumwerten zwischen 12,1 und 15 mg/dl (3,02−3,74 mmol/l):
   - Prednison 100 mg/Tag per os oder (als Ultracorten H) per infusionem,
   - Infusion von 3−8 l Glukose-Kochsalz-Lösung in 24 h, entsprechend den Kreislauf- und Nierenverhältnissen, Kaliumzufuhr per infusionem,
   - Furosemid i.v. bis zu 100 mg alle 2−4 h
   - Calcitonin 1−2 µg/kg KG täglich während 6 h in physiologischer Kochsalzlösung i.v. infundieren.
4) Bei Serumkalziumwerten >15 mg/dl (>3,74 mmol/l) zusätzlich zu den oben genannten Maßnahmen:
   - Mithramycin 0,025 mg/kg KG i.v. alle 2 Tage bis zum Abfall des Serumkalziumgehalts (Hepato- und Nephrotoxizität beachten),
   - Phosphattherapie: Sie ist die wirksamste Maßnahme gegen das Hyperkalzämiesyndrom, setzt jedoch eine normale Nierenfunktion voraus und ist insbesondere bei der Myelomnephropathie kontraindiziert: 0,081 mol $Na_2HPO_4$ + 0,019 mol $KH_2PO_4$ in 1000 ml $H_2O$ während 6−8 h i.v. infundieren. Eventuell Wiederholung nach 24 h oder bei Wiederanstieg des Serumkalziumgehalts.
     In weniger akuten Fällen kann Phosphat oral verabreicht werden: entweder in Form von Reducto (Drg. mit Na-K-Gemisch und 200 mg P pro Drg., Tagesdosis 4−8 Drg. in 4 Einzelgaben) oder als Lösung nach Wilson und Yendt (300−600 ml/Tag).
   - bei zunehmendem Nierenversagen: Dialyse.

# Sekundäre Hyperurikämie

Pathophysiologie

Gewisse Tumoren, namentlich die Hämoblastosen, sind derart chemotherapieempfindlich, daß sie bereits kurze Zeit nach Beginn der zytostatischen Behandlung nekrotisch zerfallen und große Mengen von Harnsäure als Abbauprodukt von purinhaltigem Kernprotein in den Kreislauf abgeben. Die Hyperurikämie entwickelt sich in der Regel innerhalb von 1–10 Tagen nach Beginn der Chemotherapie und häufig nur nach dem ersten Zytostatikastoß. Die Folge ist eine Uratnephropathie, die sich als subakutes oder akutes Nierenversagen, selten als Nierenkolik, äußert.

Gewisse zu Hyperurikämie disponierende Tumoren verursachen bereits spontan erhöhte Harnsäurewerte im Serum:

– akute und chronische Leukämien,
– myeloproliferatives Syndrom,
– maligne Lymphome,
– rasch wachsende solide Tumoren,
– sehr große, unvermutet chemotherapieempfindliche Malignome (Weichteilsarkome, Hodentumoren, kindliche solide Tumoren).

Als zusätzliche Risikofaktoren gelten:

– Hypovolämie,
– vorbestehende, evtl. lediglich latente Niereninsuffizienz,
– Zusatztherapie mit nephrotoxischen Medikamenten.


Prophylaxe

– Diurese von mindestens 2 l täglich durch genügende Flüssigkeitszufuhr,
– Alkalinisierung des Urins (Natriumbicarbonat per os oder alkalinisierendes Mineralwasser),
– Allopurinol (Zyloric): 300–600 mg/Tag, Beginn 2 Tage vor Einleitung der Therapie;
– die Dosierung von 6-Mercaptopurin (Purinethol) und von Azathioprin (Imurek) muß bei gleichzeitiger Gabe von Allopurinol auf ⅓–¼ der sonst üblichen Dosis reduziert werden.


Therapie

– Leichte Formen (Harnsäuregehalt im Serum <12 mg/dl bzw. 714 µmol/l, Kreatinin normal):
  – reichliche Flüssigkeitszufuhr,
  – Allopurinol 300–600 mg/Tag.
Falls Kreislauf, Nierenfunktion und Harnsäuregehalt gut überwacht werden können, braucht die zytostatische Therapie nicht sistiert zu werden.

- Schwere Formen (Harnsäuregehalt >12 mg/dl bzw. 714 µmol/l, Kreatinin erhöht):
  - Sistieren der Zytostatika,
  - Allopurinol 900 mg/Tag aufgeteilt in 3 Gaben (evtl. mit Magensonde),
  - Flüssigkeitszufuhr unter Berücksichtigung der Kreislaufverhältnisse, bis die Diurese 3 l oder mehr innerhalb von 24 h erreicht,
  - Alkalinisierung des Urins mit Natriumbicarbonat i. v. oder mit Uralyt-U per os bis zu einem Urin-pH von 8,
  - Hämodialyse bei Oligurie bzw. Anurie.

## Serumhyperviskositätssyndrom

Vorkommen und Pathophysiologie

Bei Makroglobulinämie Waldenström und beim multiplen Myelom. Die Symptome werden im wesentlichen bestimmt durch die erhöhte Serumviskosität, wobei die Paraproteine, das Maß der Eiweißpräzipitation in den Kapillaren und die Thrombozytenaggregation die hämodynamischen Verhältnisse beeinflussen.

Klinik

Blutungen in den Schleimhäuten und in der Retina (Sehstörungen), Herz- und Nierenversagen, neurologische Symptome (Kopfschmerz, Schwindel, Ataxie, epileptiforme Krämpfe, Depression, Lethargie bis zum Koma).

*Die Bestimmung der Serumviskosität* erfolgt mit Hilfe des Viskosimeters. Wenn ein solches Instrument nicht zur Verfügung steht, kann man sich folgendermaßen behelfen: Von 2 Kapillaren gleichen Durchmessers und gleicher Länge werden die eine mit Wasser, die andere mit dem gleichen Volumen Patientenserum gefüllt. Mit der Stoppuhr werden die Auslaufzeiten der beiden Flüssigkeiten aus den senkrechtstehenden Kapillaren gemessen. Die relative Viskosität entspricht dem Quotienten, der sich ergibt, wenn die Auslaufzeit des Patientenserums in Sekunden durch diejenige des Wassers dividiert wird. Normbereich: 1,4−1,8.

Therapie

Plasmapherese,
Behandlung des Grundleidens.

## Ernährungsstörungen

Pathophysiologie

Der Gewichtsverlust vieler Tumorpatienten ist in erster Linie der verminderten Nahrungsaufnahme zuzuschreiben. Neben Inappetenz oder ungenügender Kalorienaufnahme infolge Eßunlust kommen sekundär Malabsorption, Verlust durch Fistelbildung, häufige Ergußpunktionen und Nahrungsverwertungsstörungen − beispielsweise bei Lebermetastasen − in Frage. Der Kalorienverbrauch durch den Tumor selbst ist nur ausnahmsweise ein wesentlicher Faktor in der Entstehung der Kachexie.

Über den Entstehungsmechanismus der Inappetenz, die auch schon bei sehr kleinen Tumoren − wie Frühstadien des Bronchialkarzinoms − vorkommt, liegt ein umfangreiches Schrifttum vor, ohne daß bisher jedoch die postulierten, vom Tumor selbst abgegebenen appetitzügelnden Substanzen sicher identifiziert worden sind.

Von dieser allgemeinen anorexiebedingten Unterernährung müssen spezielle Mangelzustände abgegrenzt werden. Solche sind Avitaminosen, Eisenmangel, metabolische Störungen bei endokrin aktiven Tumoren, Hypalbuminämie bei Nephrose usw.


Therapie

*Inappetenz.* Diese kann mit folgenden Mitteln beeinflußt werden:

1) *Kortikosteroide:* z. B. Prednison 0,5 mg/kg KG jeden 2. Tag per os;
2) *Anabole Hormone:* Durabolin 25−50 mg wöchentlich i. m. Deca-Durabolin 25−50 mg alle 3 Wochen i. m. *Cave:* Mammakarzinom, Prostatakarzinom;
3) *Antihistaminika* mit appetitstimulierender Wirkung: z. B. Periactin 4−12 mg täglich per os;
4) Bei *allgemeiner Mangelernährung* oder *Eßunfähigkeit* − z. B. präoperativ zur Besserung des Allgemeinzustands, nach Larynxoperationen, bei schwerer Stomatitis, Darmfistel zur funktionellen Stillegung des Darms − ist zur Überbrückung eine *parenterale Ernährung* indiziert. Die parenterale Ernährung kann iso-, hypo- oder hyperkalorisch sein. Der tägliche Erhaltungsbedarf beträgt bei einem 70 kg schweren Patienten in Bettruhe ca. 2000 Kalorien, nach einem mittelschweren operativen Eingriff 2000−2400 Kalorien und bei einem schweren Infekt 2400−3200 Kalorien pro Tag (Gewichtskorrektur: +10 kg +10%). Als Kalorienträger bieten sich Kohlenhydrate in Form von Glucose 10−40%ig und Fett, z. B. als Intralipid 10- oder 20%ig, an. Zur Proteinsubstitution sind verschiedene Präparate im Handel (Aminosol 10%ig, Vamina u. a.). Bei vollständiger parenteraler Ernährung ist der Zusatz von Elektrolyten (KCl, NaCl, $MgCl_2$) und Vitaminen notwendig.

Als mögliche *Komplikationen* sind v. a. zu beachten:

− Sepsis bei mangelhafter Katheterpflege;
− Thrombosen;

- Flüssigkeitsretention, die allenfalls durch Diuretika zu korrigieren ist (*cave:* latente Herzinsuffizienz);
- Elektrolytstörungen, insbesondere Hypokaliämien und das Hypophosphatämiesyndrom mit Parästhesien, Paresen, evtl. Krämpfen und Bewußtseinsveränderungen bis zum Koma; eine Korrektur des Phosphors ist bei Serumwerten < 3 mg% indiziert; bei Serumphosphorwerten < 2 mg% ist eine Hyperalimentation kontraindiziert.
- Hyperglykämie: Die Zufuhr größerer Mengen von Glukose kann einen latenten Diabetes klinisch manifest werden lassen; eine 8stündige Kontrolle des Urins auf Zucker und, falls positiv, des Blutzuckers, läßt eine Störung des Kohlenhydratstoffwechsels frühzeitig erkennen.

Bei *einseitiger Fehlernährung* oder *spezifischen Mangelsyndromen* − z.B. Osteomalazie, Vitamin-B$_{12}$-Mangel usw. − erfolgt die Substitution, allgemeinen Regeln entsprechend, gezielt.

Die Frage schließlich, ob Diät − von medizinischen Indikationen abgesehen − zur Verhütung, Rezidivprophylaxe und Therapie von Tumoren geeignet ist, muß durchwegs verneint werden.

## Frakturen

### Pathophysiologie

Frakturen sind Folge direkter oder indirekter Tumorwirkungen am Skelett. Ein lokales Tumorwachstum im Knochen gilt als direkte Schädigung, während indirekte Schädigungen durch humorale Faktoren − z.B. paraneoplastisch sezernierte, parathormonähnliche Peptide, ACTH, osteolytische Sterole u.ä. − sowie durch Osteoporose verschiedener Ätiologie zustande kommen. Darüber hinaus finden sich Mischformen der direkten und indirekten Knochenzersetzung, wie z.B. beim multiplen Myelom, das oft neben den klassischen Osteolysen zur schwersten generalisierten Entkalkung des Slekletts mit Frakturen führt. Die meisten sog. pathologischen Frakturen sind Folge der direkten Tumorinvasion. Dabei ist besonders zu beachten, daß auch die osteoplastische Metastase, ebenso wie die osteolytische, die lokale Widerstandskraft und Flexibilität des Knochens herabsetzt.

### Therapie

*Wirbelkörperfrakturen:* v.a. beim metastasierenden Mammakarzinom häufig und meist multipel; sie führen relativ selten zu neurologischen Komplikationen.

- Bettruhe während einiger Tage bis zum Abklingen der akuten Beschwerden,
- auch im Bett keine absolute Immobilisation,
- im Bett schmerzfreie Lagerung, harte Unterlage,

- wenn mit Lagerung keine Schmerzfreiheit: Analgetika (Salicylate, Parazetamol, Pyrazononderivate (*cave:* Antikoagulanzienzwischenfälle), Indometacin, Mefenaminsäure o. a., jedoch *keinesfalls Opiate!*).
- Mit 20 cm breiter Schaumgummibinde Abdomen straff einbinden: Damit wird der abdominale Druck erhöht und eine wesentliche Fixierung der Wirbelsäule erreicht.
- Mobilisierung: Sobald dies die Schmerzen zulassen; der Patient rollt sich auf die Seite und steht seitwärts abgestützt auf.
- Stützkorsetts sind praktisch nie notwendig! Sie werden viel zu häufig ohne Indikation, nur aus Angst vor Querschnittsläsionen verordnet. Die Indikation zum Stützkorsett sollte nur vom erfahrenen Orthopäden gestellt werden. Dann kommt kein einfaches Gipskorsett (welches das Gegenteil der gewünschten Entlastung, nämlich eine Schwächung des Muskel- und Bänderapparats durch Inaktivitätsatrophie bewirkt), sondern nur ein wirklich stützendes Dreipunktekorsett in Frage.

*Querschnittsläsionen* mit Paraplegien stellen eine notfallmäßige Operationsindikation dar. Anhaltende *Schmerzen* können radiotherapeutisch angegangen werden. Zumeist wird schon nach wenigen Bestrahlungen Schmerzfreiheit erreicht.

*Wirbelkörperfrakturen im Halsbereich* erfordern ein rasches Eingreifen:

- Bettruhe, Lagerung mit nach vorne gebeugtem und gegen die schmerzhafte Seite gerichtetem Kopf;
- baldmöglichst Stützkragen aus dickem Schaumgummi oder Plastikmaterial anfertigen lassen. Entfernen des Kragens nach strahlen- oder chemotherapeutisch erreichter Stabilisierung oder auch gelegentlich nach chirurgischer Fixierung der Wirbelsäule;
- Bestrahlung des befallenen Wirbelsäulenabschnitts;
- Vorsicht bei hochsitzenden Metastasen und Gefahr einer Luxation des Dens axis in das Foramen magnum;
- Analgetika wie bei Wirbelkörperfraktur;
- nach strahlentherapeutischer Konsolidierung des malignen Grundleidens evtl. operative Fixierung der Dornfortsätze.

Bei Frakturen im Bereich der *proximalen Extremitätenknochen* bewahren orthopädische Maßnahmen (Prothesen und Osteosynthesen) die Patienten vor einer längeren Immobilisation und damit vor einer zusätzlichen Osteoporose.

Besondere Aufmerksamkeit ist auch der *Frakturprophylaxe* zu schenken. Bei ersten Zeichen eines metastatischen Befalls von Oberschenkel und Schenkelhals Anfertigen von Röntgenbildern; bei frakturgefährdeten Osteolysen Konsolidierungsbestrahlung oder sogar vorsorgliche Osteosynthese. Bei Mammakarzinom oberstes Prinzip: Vermeiden einer langdauernden Immobilisierung wegen Osteoporose- und Hyperkalzämiegefahr.

In Einzelfällen können schwere unkontrollierbare *Knochenschmerzen* ein therapeutisches Problem darstellen. Bei Versagen der konservativen Schmerztherapie müssen evtl. neurochirurgische Maßnahmen ergriffen werden. Die

Hypophysektomie kommt beim Mamma- und Prostatakarzinom in Frage, wenn Metastasen früher einmal auf eine Hormontherapie gut angesprochen haben.

## Paraneoplastische Syndrome

Bei paraneoplastischen Syndromen handelt es sich um Krankheitsbilder, die durch Stoffwechselleistungen von Tumoren hervorgerufen werden. Paraneoplastische Syndrome treten insgesamt bei etwa 10% der malignen Tumoren auf. Eine Übersicht geben Kap. 7 und Kap. 30. Paraneoplastische Syndrome verschwinden mit erfolgreicher Behandlung des Primärtumors. Die gefährlichsten paraneoplastischen Syndrome sind akute Gerinnungsstörungen bei Prostatakarzinomen und metastasierenden Magenkarzinomen, die Endokrinopathien bei Bronchuskarzinomen, die Hyperkalzämie bei Mamma- und Bronchuskarzinomen, das Hyperviskositätssyndrom bei Paraproteinämie.

## Komplikationen als Folge der medikamentösen Behandlung

Die Nebenwirkungen der Chemotherapie werden im Kap. 2 abgehandelt. Sie seien hier nochmals übersichtlich zusammengefaßt. Häufig kommt es bei der Behandlung maligner Tumoren zu Therapiekomplikationen, die rasch lebensbedrohliche Formen annehmen können, wenn nicht rechtzeitig Gegenmaßnahmen getroffen werden. Therapiezwischenfälle sind bei genauer Kenntnis der Wirkungen von Zytostatika und deren Abgrenzung von tumorspezifischen Komplikationen weniger häufig. Wichtig ist, die Frühsymptome zu kennen, mit denen sich Nebenwirkungen ankündigen, und zu wissen, mit welchen diagnostischen Tests ihre Prodrome erfaßt und mit welchen Antidots sie bekämpft werden können.

### Pathophysiologie

Therapieinduzierte Notfälle kommen auf 2 verschiedenen Wegen zustande:

1) *Als einkalkulierte Nebenwirkungen der Chemotherapie* auf normale Organsysteme. Die Nebenwirkungen sind in Kap. 2 dargestellt. Sie können sich zu Notfallsituationen entwickeln, wenn Dosierungs- oder Dosisanpassungsfehler unterlaufen oder wenn beim Patienten eine nicht voraussehbare Überempfindlichkeit besteht. Treten schwere Intoxikationen auf, so bleibt meistens nichts anderes übrig, als die vorherrschenden Krankheitserscheinungen symptomatisch zu behandeln und die spontane Erholung der betroffenen Organsysteme abzuwarten.

2) *Als akutes Tumorzerfallsyndrom:* Wichtigstes Beispiel für diese Gruppe von Notfällen ist die Hyperurikämie.

Man muß nicht nur wissen, *welche* Therapiekomplikationen auftreten können, sondern auch, *wann* sie zu erwarten sind. Dann können gezielte Kontrolluntersuchungen unmittelbar vor dem erwarteten *Zeitpunkt der Toxizität* vorgenommen werden. In der folgenden Aufstellung wird versucht, die wichtigsten Therapiekomplikationen nach ihrem zeitlichen Auftreten zu gliedern.

Einteilung

*Sofortreaktionen.* Diese treten innerhalb von Minuten bis Stunden nach Therapiebeginn auf. Es handelt sich zumeist um toxische Direktwirkungen oder allergische Reaktionen.

- Anaphylaxie: L-Asparaginase,
- Fieber: Bleomycin, Vincaalkaloide, L-Asparaginase, ICDT,
- Lähmungen: Amethopterin intrathekal,
- Schmerzen kurz nach Medikamentverabreichung: bei malignen Lymphomen; bei Prostatakarzinom nach Honvantherapie; paravenöse Injektion von Mitomycin C, Actinomycin D, Vincaalkaloiden, Adriamycin, Daunorubicin, Venenspasmen unter BCNU-Therapie,
- Hämolyse: Transfusion von inkompatiblem Blut,
- Nausea, Erbrechen.

*Frühreaktionen.* Diese stellen sich in den ersten 48 h nach Therapiebeginn ein. Sie sind entweder toxische Arzneimittelschäden oder Tumorzerfallsyndrome.

- Paralytischer Ileus: Vincaalkaloide,
- Urämie: Amethopterinvergiftung,
- Nierenversagen: Hyperurikämie, andere Tumorprodukte,
- Hirndruck: Procarbazin, Vitamin-A-Derivate,
- Hypofibrinogenämie, Blutungen: L-Asparaginase,
- Perforationen, z. B. Darm, bei intramuralem Tumor,
- Massenblutung bei Tumorzerfall in Gefäßnähe,
- Milzruptur bei malignen Lymphomen,
- Querschnittslähmung durch peritumorales Ödem,
- Harnverhalten bei sphinkternahen Tumoren,
- Verbrauchskoagulopathie, v. a. bei Leukämien, Prostatakarzinom, Pankreaskarzinom, Lungenkarzinom, evtl. verstärkt unter der Therapie,
- Kreislaufkollaps, Schock (Blutung, Tumorembolie),
- Hyperurikämie,
- Bewußtseinsstörungen auf metabolischer Grundlage. } sog. Tumorzerfallssyndrome

*Latenzreaktionen.* Diese treten erst nach mehreren Tagen bis Wochen auf. Es handelt sich entweder um verzögerte Tumorzerfallsyndrome oder um zytostatische Nebenwirkungen oder Sekundärleiden, die durch die Tumortherapie verstärkt werden.

- Knochenmarkinsuffizienz: alle hämatotoxischen Zytostatika,
- Hyperkalzämie: v. a. Östrogentherapie bei Mammakarzinom,
- Diabetes: unter Steroidtherapie, L-Asparaginase,
- Infekte: Ausdruck der Immunsuppression,
- Darmulzera: unter Steroidtherapie,
- Hypertonie: unter Steroiden und Östrogentherapie (beim Mann),
- Psychose: Steroide, hochdosierte Zytostatika,
- Thrombophlebitis, Gewebsnekrosen: Vincaalkaloide, alle Tumorantibiotika, BCNU,
- Lähmungen: Vincaalkaloide nach wiederholter Gabe,
- Herzinfarkt, Rhythmusstörungen: Daunomycin, Adriamycin, Endoxan >50 mg/kg KG als Stoß.

*Spätreaktionen.* Diese treten erst nach mehreren Wochen bis Monaten auf und sind die Folge chronischer Medikamententwicklungen. Beispiele sind:

- Lungenfibrose: Bleomycin, Busulfan, Mitomycin C, Amethopterin,
- Pneumonie: Amethopterin,
- Infekte: Pilze, Herpes zoster, Tbc unter Immunsuppressiva,
- Zweittumoren: z. B. Leukämie bei Plasmozytom, M. Hodgkin,
- Lähmungen: gelegentlich noch Monate nach Vincristingabe,
- hämolytisch-urämisches Syndrom: Mitomycin C.

## Mercaptopurinvergiftung unter Allopurinolgabe

Vorkommen, Pathophysiologie

Schon bei Verwendung niedriger therapeutischer Dosen von Mercaptopurin (Purin-Ethanol) oder Azathioprin (Imurel, Imurek) kann es zu Überdosierungserscheinungen kommen, wenn gleichzeitig Allopurinol (Zyloric) gegeben wird. Thioguanin darf hingegen gefahrlos mit Allopurinol kombiniert werden.

Prophylaxe

Zur Vermeidung von Komplikationen ist eine *Reduktion von Puri-Nethol um ¼ pro 100 mg Allopurinol* induziert. Puri-Nethol braucht jedoch nicht unter 25% der sonst üblichen therapeutischen Dosis erniedrigt zu werden. Das gleiche gilt auch für Azathioprin.

## Paralytischer Ileus (Vincaalkaloide)

Vorkommen

Innerhalb von 1 – 10 Tagen nach Gabe von Vincaalkaloiden kann sich ein paralytischer Ileus, oft kombiniert mit dumpfem Oberbauchschmerz einstellen. Das Ileusrisiko nimmt, wie das Risiko der Vincaneuropathie allgemein zu, wenn höhere Einzeldosen, Vincaalkaloiddauertropfinfusionen oder höhere kumulative Dosen verabreicht worden sind.

Therapie (konservativ)

– Nahrungskarenz,
– evtl. Magen-Darm-Sonde,
– Takus (Ceruletid) 2 µg/kg KG/min über 4 h i. v. oder Prostigmin 0,5 mg subkutan oder i. v., alle 8 h,
– i. v.-Ersatz von Wasser-, Elektrolyt- und Eiweißverlust, evtl. große Verluste in den Darm („third space") beachten.

## Hautnekrosen nach Extravasation von Zytostatika

BCNU, Alkeran, Mitomycin C, Adriamycin, Daunomycin und Vincaalkaloide müssen streng i. v. verabreicht werden. Gelangen auch nur Spuren dieser Zytostatika in Haut oder Gefäßwand, sind schwerste Gewebsreaktionen, oft Nekrosen, gefolgt von Kontrakturen die Folge.

Prophylaxe

– Injektion von Zytostatika nur durch erfahrenes Personal,
– Injektion nur in große Armvenen,
– keine Injektion an Extremitäten mit venöser Flußumkehr (z. b. Thrombosen) oder Lymphstau (z. B. Status nach Mammaamputation!),
– Zytostatika niemals unter Druck injizieren,
– Arm fixieren,
– Patienten auffordern, Schmerzen an der Injektionsstelle sofort zu äußern,
– Zytostatika nicht direkt in die Vene, sondern nur indirekt in den Schlauch einer dabei weitertropfenden NaCl-Infusion injizieren,
– keine unbeaufsichtigten Zytostatikainfusionen.

Sofortmaßnahmen bei Paravasat

– Injektion stoppen, Nadel entfernen,
– großflächige Unter- und Umspritzung des Paravasats mit

- Heparinlösung (5000 E Liquemin/5 ml physiologische NaCl-Lösung) oder
- Dexamethason 4 mg oder Hydrocortison 100 mg
     oder
       - Bicarbonatlösung 8,4% ca. 5 ml,
    - Abdecken mit Eisbeutel (ca. 24 h),
    - Applikation von Hydrocortison-Salbe 1% 2mal täglich.


Therapie der Hautnekrose

- Chirurgisch-plastische Deckung,
- Versuch mit Fibrinkleber gemäß folgendem Schema:

*„Fibrinkleber" bei Zytostatikanekrosen*
1) Säuberung der Nekrose,
2) Spülung mit physiologischer Kochsalzlösung und $\varepsilon$-Aminocapronsäure, Austupfen,
3) Fibrinogen auftragen und mit einer konzentrierten (ca. 500 E Thrombin/ml) Thrombin-Kallikreininhibitor-Ca-$C_2$-Lösung (Set, Röhrchen D) mischen.
4) Fibrinogen mit einer (4 E Thrombin/ml enthaltenden) Thrombin-Kallikreininhibitor-Ca$C_2$-Lösung in der Spritze mischen und schnell den den Ulkus umgebenden Bezirk unterspritzen und komprimieren (Set, Röhrchen C),
5) Überschichten mit $\varepsilon$-Aminocapronsäure,
6) tagsüber (3 Tage lang) stündlich 1 g/$\varepsilon$-Aminocapronsäure oral oder entsprechende Menge (4mal 1 Tablette) Cyclocapron zur Blockade der Fibrinolyse.

Die Vorteile des Fibrinklebers liegen besonders in der schnell einsetzenden Schmerzfreiheit der Patienten, in der Verbesserung der Beweglichkeit unter Förderung des Granulationsgewebes, was vornehmlich durch Faktor XIII induziert wird. Außerdem wird die Wundheilung nach den bisher gemachten Beobachtungen eindeutig verbessert und beschleunigt. Kosmetisch ergeben sich vertretbare Narbenbildungen.


## Alopezie


Tumorpatienten werden durch den zytostatikabedingten Haarausfall psychisch schwer belastet. Sie fühlen sich als Krebspatienten abgestempelt und empfinden den Verlust des Kopfhaars als Verstümmelung. Einzelne Patienten lehnen wegen dieser Nebenwirkung eine geplante Behandlung ab. Bereits anfangs der 70er Jahre wurden zahlreiche Versuche unternommen, die Blutversorgung der behaarten Kopfhaut kurz vor und nach der Zytostatikaapplikation zu vermindern und so den Haarverlust zu vermeiden. Weltweit hat sich heute die Methode der Kopfhautunterkühlung durchgesetzt, wobei die Abkühlung mit speziell vorgeformten, der Kopfform angepaßten Kryogelhauben (Hypotherm- Gel-Cap) durchgeführt wird. Die Ohren, Nacken- und Stirnpartien werden durch Papiertüchlein vor Kälte geschützt. Anschließend wird die auf −13 °C abgekühlte Eishaube mittels einer Klebebandage oder einer Fixierhaube (Isofix®-Haube) auf dem Kopf befestigt. Die Patienten entspannen sich in halbliegender Stellung, und die Haube wird mit Sandbeuteln eng an den Kopf gedrückt. Die Eishaube wird 10 min vor Applikation der Zytostatika angelegt und bis 30 min nach Applikation der Medikamente auf dem Kopf belassen. Die gesamte Zeit der Hypothermie beträgt 40−50 min. Der Haarausfall kann mit der Eishaube bei 50−60% aller Patienten verhindert werden. Da die Kopfhautunterkühlung zu einer Vasokonstriktion mit konsekutiver regionaler Inaktivität der zytostatischen Therapie führt, ist vor dem unkritischen Gebrauch der Eiskappe zu warnen, besonders bei potentiell heilbaren Tumorkrankheiten sowie bei Neoplasien, die häufig in die Kopfhaut metastasieren (Leukämien, Lymphome, Mammakarzinome, usw.).


## Nausea und Erbrechen


Bei zytostatisch behandelten Patienten sind gastrointestinale Nebenwirkungen sehr häufig. Sie werden heute nicht selten zum dosislimitierenden Faktor einer Tumortherapie und können zu schweren Komplikationen wie Störungen des Wasser- und Elektrolythaushalts, verzögerter renaler Methotrexatelimination mit konsekutiver Intoxikation durch den Folsäureantagonisten, Aspirationspneumonie und Verweigerung einer potentiell kurativen Behandlung führen. Differentialdiagnostisch werden v. a. Hirnmetastasen, Obstruktionen des Gastrointestinaltrakts, metabolische Störungen (Hyperkalzämie) und endokrine Syndrome (Nebennniereninsuffizienz, Schwartz-Bartter-Syndrom) häufig übersehen.

Zahlreiche kommerziell erhältliche oder in klinischer Erprobung stehende Substanzen werden als Antiemetika eingesetzt, so die Benzodiazepine (z. B. Diazepam), die Antihistaminika (z. B. Meclozin), die Phenothiazine (z. B. Prochlorperazin), die Butyrophenone (z. B. Droperidol), die substituierten Benzamide (z. B. Metoclopramid), die Kortikosteroide (z. B. Methylprednisolon) und die Cannabinoide. Der Arzt sollte sich auf eine Substanz aus jeder Stoffklasse beschränken und diese dann in optimaler Dosierung und Applikationsweise einsetzen. Nebst der medikamentösen Therapie können die Behandlung in einer ruhigen Umgebung, das Lutschen von Pfefferminzbonbons, kalte Kompressen, der Flüssigkeitsersatz mit eisgekühlten Getränken und das verständnisvolle, mitfühlende Gespräch von Schwester und Arzt dem Patienten wesentlich helfen, die kurzfristigen gastrointestinalen Nebenwirkungen besser zu ertragen. Bezüglich des Einsatzes von Antiemetika hat sich in unseren Händen das folgende praktische Vorgehen bewährt:

Ambulant:          1) Metoclopramid oder Domperidone 20 mg p. o. oder
                      rektal 4stündlich, evtl. zusätzlich
                   2) Prednison 25 mg p. o. 4stündlich.

|                   | Bei ungenügender Wirkung: |
|-------------------|---------------------------|

Hospitalisiert:
1) Diazepam 10 mg i. v. 4stündlich plus
2) Droperidol 2,5 mg i. v. 2stündlich plus
3) Methylprednisolon 375 mg i. v. einmalig (Beginn der Therapie 30–60 min vor geplanter Zytostatikaapplikation).

Bei ungenügender Wirkung:
Metoclopramid 2 mg/kg i. v. als Kurzinfusion über 15 min 0,5 h vor, 1,5, 3,5, 5,5 und 8,5 h nach Zytostatikaapplikation.

## Komplikationen der chirurgischen Tumortherapie

In Analogie zur akuten und chronischen Toxizität der internistischen Tumortherapie lassen sich auch die Komplikationen der chirurgischen Tumorbehandlung in kurz- und langfristige aufteilen.

Die *akute* „Toxizität" in der Tumorchirurgie umfaßt hauptsächlich die Komplikationsrate und die Letalität des Eingriffs während der Operation und einer darauffolgenden Periode von 30 Tagen. Wir unterscheiden chirurgisch-technische Komplikationen, wie Blutung, Wundinfekt, Nahtdehiszenz und allgemeine postoperative Komplikationen, wie Atelektase, Pneumonie, Thrombose, Embolie. Deren Kenntnis, Prophylaxe und Behandlung gehören zur Grundausbildung des Allgemeinchirurgen.

Die *Letalität* eines tumorchirurgischen Eingriffs wird i. allg. eher überbewertet. Sie ist abhängig vom biologischen Alter, vom Grundleiden und dessen Ausdehnung sowie von Begleiterkrankungen des Patienten. Sie ist in der Regel höher bei palliativen und bei Notfalleingriffen im Vergleich zu kurativen, bzw. elektiven Operationen. Sie muß im Einzelfall, insbesondere bei potentiell kurativer Operation, der Prognose des unbehandelten Leidens gegenübergestellt werden.

Die *chronische* „Toxizität" in der Tumorchirurgie umfaßt im wesentlichen die Folgen der fehlenden oder gestörten Organfunktion sowie die kosmetischen Probleme. Der Ausfall der Organfunktion, z. B. Zustand nach Extremitätenamputation, nach Resektion von Larynx, Mamma, Magen, Pankreas u. a., muß zum Erreichen der Heilung manchmal in Kauf genommen werden. Er kann durch apparative oder medikamentöse Hilfe oder durch rekonstruktive Chirurgie oft gelindert, aber nie vollständig ersetzt werden.

Lymphödem, Inkontinenz, Impotenz, gastroenterale u. a. Spätschäden können durch sorgfältige Therapieplanung, durch Auswahl des geeigneten Operationsverfahrens und durch saubere Operationstechnik oft vermieden werden. Grundsätzlich läßt die Kombination von chirurgischer Resektion mit zusätzlicher Strahlenbehandlung die Häufigkeit derartiger Störungen ansteigen. Außer beim Lymphödem und bei der Inkontinenz sind die Möglichkeiten der plastisch-rekonstruktiven Chirurgie beschränkt. Dagegen stellen die kosmetischen

Probleme der Mamma- und Hauttumorchirurgie sowie störende Narben ein Haupttätigkeitsgebiet der plastischen Chirurgie dar.

Das Abschätzen des Operationsrisikos, der möglichen Komplikationen und Spätfolgen stellt eine vorwiegend chirurgische Aufgabe dar.

In Tabelle 7 sind einige Methoden, Erfolgsraten und Indikationen zur Behebung chirurgischer Folgezustände/Komplikationen aufgeführt.

Die Behandlungsmöglichkeiten chirurgischer Folgezustände sind immer dann überprüfen zu lassen, wenn für den Patienten eine Verbesserung der Lebensqualität in Aussicht gestellt werden kann. Die Kenntnis dieser Behandlungsmöglichkeiten gehört deshalb in den Wissens- und Aufgabenbereich jedes klinisch tätigen Onkologen.


## Komplikationen der Radiotherapie


Eine Strahlenbehandlung kann grundsätzlich auf 2 verschiedenen Wegen zu Komplikationen führen, und zwar durch die (erwünschte) Tumordestruktion oder durch Reaktionen an den mitbestrahlten gesunden Geweben. Zur ersten Gruppe gehören u.a. die Ösophagusperforation beim Ösophaguskarzinom, die arterielle Blutung beim Tonsillenkarzinom und die Magen- und Darmperforation beim malignen Lymphom. Solche nicht selten lebensbedrohlichen Komplikationen treten auf, wenn die Tumorzerstörung zur Perforation einer vom Tumor durchsetzten Wand rascher erfolgt, als die Vernarbung des im Entstehen begriffenen Defekts. Ein entsprechendes Risiko ist meist nicht voraussehbar. Ist dies aber der Fall (z.B. bei einem großen und undifferenzierten Tumor in einer besonders kritischen Region), so kann man versuchen, mit einer Verkleinerung der Fraktionen die Tumorregression zu verzögern.

Von der leider in der Regel nicht vermeidbaren Komplikation durch rasche Tumorregredienz sind die als Komplikationen zu wertenden Bestrahlungsfolgen an den gesunden Strukturen streng zu unterscheiden. Sie treten ein, wenn die Strahlentoleranz der im Bestrahlungsfeld befindlichen Gewebe überschritten wird. Auf diese für jedes Gewebe in gewissem Umfang spezifische Schwelle haben v.a. folgende Faktoren Einfluß:

1) Strahlendosis und Zeitraum, innerhalb dessen die Dosis appliziert wurde,
2) Fraktionierung (Dosis pro Fraktion, Zahl der Fraktionen pro Tag bzw. pro Woche),
3) Größe des bestrahlten Volumens,
4) Homogenität der Dosisverteilung,
5) andere bekannte, aber schwer kalkulierbare, die Strahlenwirkung beeinflussende Faktoren wie Nebenerkrankungen (Arteriosklerose, Hypertonie, Entzündung, Diabetes, Emphysem usw.), die Strahlenwirkung beeinflussende Medikamente (sensibilisierende Chemotherapeutika, Kortison) sowie Nikotin,
6) unbekannte, nicht voraussehbare, individuell aber u.U. sehr ausgeprägte Unterschiede in der Strahlenempfindlichkeit der gesunden Gewebe.

**Tabelle 7.** Methoden, Erfolgsraten und Indikationen zur Behebung einiger chirurgischer Komplikationen oder Folgezustände

| Beispiel | Methoden | Indikation | Resultate |
| --- | --- | --- | --- |
| Zustand nach Mastektomie | Wiederaufbau<br>– Mit Eigengewebe (selten)<br>– Mit Fremdmaterial (z. B. Silastic-prothese)<br>– Meist kombiniert mit Reduktions-plastik der Gegenseite | Kosmetisch, psychologisch<br>– Primärer Wiederaufbau<br>(Vorteil: psychologisch, Nachteil: oft inadäquate Primär-tumorbehandlung)<br>– Sekundärer Wiederaufbau<br>(Vorteil: bessere Kontrolle des Lokal-befunds im Intervall, Nachteil: psycho-logisch) | Je nach kosmetischem Ergeb-nis und psychologischer Be-treuung |
| Lymphödem (v. a. nach Kombi-nation von Chirurgie und Radio-therapie) | – Longitudinaler Dermislappen (nach Thompson)<br>– Autotransplantation von Omentum majus (nach Goldsmith, De los Santos) | Therapierefraktäres, ausgedehntes Lymphödem mit rezidivierendem Infekt | Erfolgsrate 40 – 50% |
| Urininkontinenz | – Transurethrale oder suprapubische Ableitung<br>– Supravesikale Ableitung (Uretero-stomie, Ileoblase) | – Erst nach eingehender urologischer Abklärung<br>– Bei therapierefraktärem Infekt der oberen Harnwege | Gut, zusätzliche medikamen-töse Behandlung nötig |
| Impotenz (Impotentia coeundi) | Silikonprotheseimplantat, aufblasbare Endoprothese (nach Scott) | Medikamentös nicht beeinflußbare, psychisch traumatisierende Impotenz | Befriedigend |
| Zustand nach Extremitäten-amputation | Prothetischer Ersatz | Aus funktionellen und psychologischen Gründen so früh wie möglich | Funktionell um so schlechter, je proximaler die Amputation |

1) – 4) werden von Tumorart, Lage und Ausdehnung des Zielvolumens (sicher und potentiell vom Tumor befallene Region, welche mit der Tumordosis belastet wird) sowie – ganz wesentlich – von den Entscheidungen und den Möglichkeiten (Bestrahlungsgeräte, Computerunterstützung für die erforderlichen Berechnungen, Moulagentechnik, Personal) des Radioonkologen, d. h. vom gesamten realisierten Bestrahlungsplan, beeinflußt. Dieser kann sich bei gleicher Tumorsituation, gleichem Zielvolumen und gleicher Tumordosis von Patient zu Patient beträchtlich untescheiden und so Häufigkeit und Schwere von Komplikationen beeinflussen. Mit dem vermehrten Einsatz von Elektronenbeschleunigern (Linearbeschleuniger, Betatron), anspruchsvolleren Bestrahlungstechniken und Computern sowie der zunehmenden Konzentration von Strahlenbehandlungen in onkologischen Zentren sind jedoch jetzt an vielen Orten günstige Voraussetzungen für eine Reduzierung oder gar Vermeidung jener Risiken gegeben, mit denen Patienten heute noch belastet sind.

Bestrahlungen führen zu akuten (nach Tagen bis Wochen) und zu späten (nach Monaten bis Jahren) Veränderungen an den gesunden Geweben. Die akuten sind durch Zellnekrosen unterschiedlichen Ausmaßes besonders an den proliferierenden Geweben gekennzeichnet, oft verbunden mit vorübergehenden Veränderungen an den Gefäßen. Die Spätveränderungen zeigen sich v. a. am Stroma (Ödem, interstitielles fibrinöses Exsudat, progrediente Fibrose), in der Fibrosierung von Fettgewebe und in der Verdickung von Gefäßwänden (v. a. an Arteriolen und kleinen Arterien) mit entsprechender Einengung des Lumens bis zur vollständigen Obliteration. Durch diese Strahlenreaktionen werden morphologische und/oder funktionelle Organstörungen ausgelöst oder verstärkt. Wann von einer Komplikation der Radiotherapie zu sprechen ist, läßt sich generell nicht genau definieren. Sicher müssen erhebliche Einschränkungen der Lebensqualität und der Lebenserwartung dazu gerechnet werden, v. a. wenn diese vermeidbar oder nicht vorhersehbar waren. In der folgenden Übersicht sind die Komplikationen zusammengestellt, welche zu dieser Kategorie zu rechnen sind.

*Mögliche Komplikationen der Radiotherapie*
– Kardiopathie
– Akute und späte konstriktive Perikarditis
– Strahlenpneumonie und -fibrose
– Strahlenmyelitis
– Strahlenneuropathie
– Strahlennephropathie
– Darm- und Ureterstrikturen
– Malabsorption

Eine spezifische Behandlung von Spätkomplikationen nach Strahlentherapie gibt es nicht. Die Therapie hat sich auf die Verminderung oder Beseitigung der vorherrschenden Störungen zu konzentrieren. Bei der Entscheidung hierüber sollte ebenso wie beim Verdacht auf eine Komplikation nach Radiotherapie der verantwortliche Radioonkologe konsultiert werden, damit andere Ursachen einer Störung nicht übersehen und ungerechtfertigte Verknüpfungen vermieden werden.

## Indikationen zur Reanimation bei Tumorpatienten

Der Arzt kann den Spontanverlauf der Krebskrankheit und die Überlebensdauer des Krebskranken nicht oder selten mit ausreichender Sicherheit voraussehen und beurteilen. Dies erschwert ihm oft die Entscheidung, ob bei einem Krebskranken bei Auftreten eines akuten lebensbedrohlichen Zwischenfalls eine Reanimation eingeleitet werden soll. Einerseits ist die Lebenserhaltung Pflicht des Arztes; andererseits verlangt der Patient in der Regel nicht das artifizielle Hinauszögern eines qualvollen Sterbens. Reanimation eines Moribunden ist daher ebenso falsch wie die allzu frühe Resignation bei einem Krebskranken, der nach erfolgreicher Reanimation noch eine wertvolle Spanne Lebens oder gar eine Heilungschance hat.

Wenn immer möglich, sollten so schwerwiegende Entscheidungen wie die Reanimation eines inkurablen Kranken nicht von einem Arzt allein, sondern von einem Ärzteteam getroffen werden.

Es empfiehlt sich, bei hospitalisierten Kranken nach Abwägen aller Faktoren in der Krankengeschichte festzuhalten, wie weit im Fall eines akut lebensbedrohlichen Ereignisses gegangen werden soll. Diese Weisung muß dem wechselnden Krankheitsverlauf angepaßt werden. Sie veranlaßt den Abteilungsarzt rechtzeitig zur Stellungnahme und Auseinandersetzung mit dem Problem der Lebenserhaltung und gibt dem Notfallarzt, der oft fremd an den Patienten herantritt, wichtige Entscheidungsgrundlagen in die Hand. Gegebenenfalls kann damit vermieden werden, daß Kranke, denen Sterben Erlösung von unermeßlichem Leid bedeutet, zu einem unerwünschten Leben zurückgebracht oder aber auch umgekehrt im falschen Augenblick aufgegeben werden.

Meistens ist eine Reanimation indiziert bei

- Patienten mit echter Heilungschance, also chirurgische und strahlentherapeutische Fälle,
- Patienten mit Tumoren, die auch bei Metastasierung spontan langsam verlaufen, wie Prostatakarzinom, gewisse Lungen- und Darmkarzinome,
- Patienten mit generalisierten Tumoren mit guter Prognose unter Chemotherapie: Leukämien, Lymphome, Mammakarzinome, Tumoren des Kindesalters u. a.,
- Patienten in guter Remission unter Chemotherapie,
- Patienten, bei denen die wichtigsten prognostischen Faktoren des Leidens noch nicht feststehen (Histologie, Stadium, therapeutische Möglichkeiten usw.),
- Patienten in lebensbedrohlichen Situationen, wenn das akute Ereignis Folge einer diagnostischen oder therapeutischen Maßnahme ist,
- Zweifelsfällen, wenn aufgrund der vorliegenden Unterlagen nicht entschieden werden kann, in welche der oben oder unten angeführten Kategorien der Patient gehört.

Nicht reanimieren wird man hingegen

- moribunde, kachektische oder andere Patienten, die vollständig bettlägerig oder von Supportivmaßnahmen abhängig sind (z. B. Schmerztherapie mit Narkotika, permanente parenterale Ernährung),

– Patienten mit irreversiblem, rasch zunehmendem Funktionsverlust lebens-
wichtiger Organe,
– Patienten, die nach erfolgreicher Reanimation aller Voraussicht nach nur
noch ein zeitlich begrenztes, qualvolles oder nur noch künstlich erhaltbares
Leben vor sich haben (z. B. Dezerebrierung, dialysebedürftige progressive
Urämie, permanente assistierte Beatmung),
– Patienten mit rasch progredientem Leiden, die auf kurative und palliative
Tumortherapie resistent geworden sind.

## Literatur

Bodey GP (1982) Infections in patients with cancer. In: Holland JF, Frei F III (eds) Cancer
medicine, 2nd edn. Lea & Febiger, Philadelphia, p 1339
Drings P, Schreml W (Hrsg) (1983) Supportive Maßnahmen bei der Internistischen Tumorbehandlung. In: Nagel G, Sauer R, Schreiber HW (Hrsg) Aktuelle Onkologie, Bd 7. Zuckschwerdt, München Bern Wien
Entwistle CC, Fentem PH, Jacobs A (1964) Red-cell aplasia with carcinoma of the bronchus.
Br Med J II:1504
EORTC International antimicrobial therapy project group (1978) Three antibiotic regimens in
the treatment of infection in febrile granulocytopenic patients with cancer. J Infect Dis
137:14
Fajardo L-G, LF (1982) Pathology of radiation injury. Masson, New York Paris Barcelona Mi-
lan Mexico City Rio de Janeiro
Finch CA, Deubelbeiss K, Cook JD (1970) Ferrokinetics in man. Medicine (Baltimore) 49:17
Fletcher GH (1980) Textbook of radiotherapy, 3rd edn. Lea & Febiger, Philadelphia
Joss R, Galeazzi RL, Goldhirsch A (1983) Nausea und Erbrechen bei Tumorpatienten.
Schweiz Rundsch Med (Praxis) 72:1391 – 1396
Klastersky J, Daneau D, Verherst A (1972) Causes of death in patients with cancer. Eur J Can-
cer 8:149
Köstering H, Nagel GA (1980) Prophylaxe und Therapie von Zytostatika-Hautnekrosen. On-
kologie 6:317 – 320
Koller F, Nagel GA, Neuhaus K (Hrsg) (1981) Internistische Notfallsituationen, 3. Aufl. Thie-
me, Stuttgart
Lyman GH, Williams CC, Preston D (1981) Lithium carbonate in patients with small cell lung
cancer receiving combination chemotherapy. Am J Med 70:1222
Nagel GA, Bartsch HH, Bach F (Hrsg) (1984) Mitomycin C – Profil eines Zytostatikums. In:
Nagel GA, Sauer R, Schreiber HW (Hrsg) Aktuelle Onkologie, Bd 10. Zuckschwerdt,
München Bern Wien
Rubin P (ed) (1975) Radiation biology and radiation pathology syllabus. American College of
Radiology, Chicago
Speck B, Kissling M (1974) Die Filtrationsleukophorese. Schweiz Med Wochenschr 104:1109
Weiss HD, Walker MD, Wiernick PH (1974) Neurotoxicity of commonly used antineoplastic
agents. N Engl J Med 291:75, 127

# 9 Spätfolgen der Chemotherapie

W. F. JUNGI und A. J. FELDGES

## Einleitung

Während die Akuttoxizität der Zytostatika von Anfang an erkannt wurde, lernte man ihre Spätfolgen erst im Lauf der Jahre parallel zur Erweiterung und Besserung der Behandlungsmöglichkeiten kennen. Spätfolgen sind die negative Kehrseite der häufigeren und besseren Langzeiterfolge und Heilungen, die mit der modernen Tumortherapie möglich geworden sind.

Soll wegen Spätschäden der Chemotherapie aber auf eine erfolgversprechende Behandlung verzichtet werden? Diese Frage kann weder klar mit „ja" noch mit „nein" beantwortet werden. Es geht vielmehr darum, durch eine nüchterne, realistische Analyse an größeren, gut untersuchten Patientengruppen herauszufinden, weshalb es zu einer bestimmten Schädigung kommen kann, und ob die Therapieintensität eingeschränkt werden kann, ohne den Erfolg zu kompromittieren. Beispiele dafür gibt Tabelle 1. Die Erfahrungen haben gezeigt, daß sich insbesondere die Kombination Chemotherapie–Radiotherapie ungünstig auswirken kann, weshalb eine solche nur bei klarer Indikation eingesetzt werden darf. In vermehrtem Maß wird heute in günstigen Situationen auch ein Rezidiv in Kauf genommen, sofern erfolgversprechende Zweitbehandlungsmethoden zur Verfügung stehen. Aber es muß davor gewarnt werden, wegen potentiell gefährlicher Spätkomplikationen *bei einem Teil* geheilter Patienten die Heilungschancen einer *in jedem Fall* unbehandelt zum Tod führenden Erkrankung aufs Spiel zu setzen.

In diesem Kapitel werden die bekannten Spätfolgen zusammengefaßt. Weil Spätschäden kaum behandelbar sind, wird besonderes Gewicht auf ihre Verhütung und Früherfassung gelegt.

## Fertilitätsstörungen/Teratogenität

(Tumor und Schwangerschaft)

Die Beeinträchtigung der Fertilität bei Mann und Frau durch Zytostatika wie ionisierende Bestrahlungen ist bekannt. Die meisten Zytostatika führen zu Amenorrhö bzw. Oligo- oder Aspermie, welche nach Absetzen der Therapie in einem Teil der Fälle reversibel sind. Nicht alle Zytostatika sind in dieser Hinsicht gleich. Besonders nach langdauernder Alkylanzienbehandlung sind die Gewebsveränderungen an Ovarien oder Hoden irreversibel. Von Bedeutung sind weniger die Höhe der Einzeldosis oder die Gesamtdosis als die *Behand-*

**Tabelle 1.** Beispiele für eine erfolgreiche Verringerung der Therapieintensität bzw. -dauer bei gleichbleibendem Behandlungserfolg

| Erkrankung | Therapie |
| --- | --- |
| Generell | Nicht mehr Dauertherapie, sondern kurze, hochdosierte Stöße mit Erholungspausen |
| M. Hodgkin | Verzicht auf „Total-nodal-" zugunsten einer „Involved-field"-Bestrahlung, Kombination Chemo-Radiotherapie nur bei Risikopatienten, Verzicht auf Erhaltungschemotherapie |
| Nichtseminomhoden-karzinome | Verzicht auf Adjuvanstherapie bei Frühstadien, Verzicht auf Erhaltungschemotherapie bei metastasierenden Tumoren in Vollremission |
| Wilms-Tumor, Rhabdomyosarkom, Neuroblastom | Verzicht auf Nachbestrahlung in Frühstadien |
| Kindliche Low-risk-Leukämie | Verzicht auf prophylaktische ZNS-Bestrahlung, nur intrathekale Chemotherapie |

*lungsdauer.* Besonders ungünstig ist die Kombination von Zytostatika mit Bestrahlung. Jüngere Patienten scheinen in dieser Hinsicht widerstandsfähiger zu sein als ältere, Frauen widerstandsfähiger als Männer. 2 Beispiele:
a) Die durch adjuvante Chemotherapie bei Mammakarzinompatientinnen induzierte Amenorrhö ist bei jüngeren Patientinnen meist reversibel, bei älteren irreversibel.
b) MOPP-Therapie bei M. Hodgkin führt bei Männern fast obligat zu Aspermie und Infertilität, während sich die Ovarialfunktion jüngerer Patientinnen meist wieder erholt.

Für die meisten Zytostatika ist eine *teratogene* Wirkung bewiesen. Besonders gefährlich sind die Antimetaboliten Amethopterin und 6-Mercaptopurin. Mißbildungen können schon bei kleinen Dosen auftreten, sind aber auf die direkte Einwirkung dieser Substanzen in der Embryogenese (1. Trimenon) beschränkt. Meist kommt es zum Abort. Die Literatur beschreibt aber auch zahlreiche Beispiele gesunder Kinder trotz zytostatischer Behandlung der Mutter in der kritischen Schwangerschaftsperiode. Gehäufte Mißbildungen bei Nachkommen früher zytostatisch behandelter oder bestrahlter Tumorpatienten sind nicht nachgewiesen. Vielmehr liegen zahlreiche Berichte über gesunde Kinder solcher Patienten vor. Die *mutagene* Wirkung der Zytostatika ist schwer zu erfassen und in ihrer Bedeutung abzuschätzen. Bisher liegen keine Beweise vor, daß durch den Umgang mit Zytostatika (Pflegepersonal!) teratogene oder mutagene Schäden entstehen.

**Vorgehen bei der Frau**

Viele Frauen werden unter zytostatischer Behandlung amenorrhoisch, ältere häufiger als jüngere. Vorbeugende Maßnahmen sind nicht bekannt, mit Ausnahme der Verlagerung der Ovarien aus dem Strahlenfeld im Rahmen der Staginglaparotomie bei M. Hodgkin-Patienten (vgl. Kap. 16). Amenorrhö ist nicht gleichzusetzen mit Infertilität, so daß der Empfängnisverhütung gebührende Beachtung zu schenken ist. Eine Patientin unter Tumortherapie darf nicht schwanger werden. Die Behandlung einer schwangeren Tumorpatientin mit potentiell teratogenen Substanzen ist kontraindiziert. Patienten und Partner sind über alle Probleme und Gefahren sowie die Möglichkeiten einer wirksamen Antikonzeption zu orientieren. Das Zusammentreffen von Tumor mit *Schwangerschaft* ist selten, in jedem Fall aber ein komplexes, bedrohliches Ereignis, da hier 2 Leben in Gefahr sind. Eine generelle ungünstige gegenseitige Beeinflussung zwischen Tumor und Schwangerschaft ist nicht erwiesen. Für die Mehrheit der Tumorpatientinnen besteht daher kein Grund zur Unterbrechung einer gleichzeitigen oder späteren Schwangerschaft. Allgemeine Richtlinien können Tabelle 2 entnommen werden. Sonderfälle stellen potentiell hormonabhängige Malignome wie *Mammakarzinom* und *Melanom* dar. Für das Mammakarzinom sind hormonelle Einflüsse bewiesen und im Einzelfall durch die Bestimmung der spezifischen Hormonrezeptoren im Tumorgewebe nachzuweisen. Auch Melanome scheinen dem Einfluß von Geschlechtshormonen zu unterliegen, wofür z. B. der günstigere Verlauf bei Extremitätenmelanom junger Frauen spricht. Treten Mammakarzinome oder Melanome in der Schwangerschaft auf, verlaufen sie häufig besonders bösartig. Eine Schwangerschaftsunterbrechung kann an diesem Verlauf nichts ändern. Das vorgeschlagene Vorgehen ist in Tabelle 2 beschrieben. Von einer hormonellen Antikonzeption wird abgeraten. Zu einer Schwangerschaft sollte nur nach einigen Jahren Rezidiv- und Behandlungsfreiheit bei günstiger Ausgangssituation geraten werden. Die letzte Verantwortung liegt aber bei den Partnern nach voller ärztlicher Aufklärung.

**Vorgehen beim Mann**

Oligo- bzw. Aspermie sind fast obligate Folge einer zytostatischen Behandlung. Nach längerer Therapie, v. a. mit Alkylanzien oder Procarbazin ist sie meist irreversibel, kann sich aber nicht kurzdauernder, auch sehr intensiver Chemotherapie, wie z. B. bei jungen Männern mit metastasierendem Hodenkarzinom, wieder erholen. Die Fertilität läßt sich beim Mann durch wiederholte Spermiogrammanalysen einfach untersuchen. Sowohl bei Hodenkarzinom- wie bei M. Hodgkin-Patienten läßt sich häufig vor jeder Behandlung eine verminderte Fertilität nachweisen. Bei jüngeren Patienten mit Kinderwunsch und normalem Spermiogramm kann vor einer zytostatischen Tumortherapie möglichst viel Sperma für eine spätere homologe Insemination kryopräserviert werden. Prophylaktische Maßnahmen anderer Art können nicht empfohlen werden. Auch die hochdosierte Testosteronbehandlung kann eine Störung der Spermienproduktion nicht verhüten.

**Tabelle 2.** Übersicht über Indikationen zum Schwangerschaftsabbruch bei Blut- bzw. Tumorkrankheiten (Jungi 1978)

| Erkrankung \ Zeitpunkt der Schwangerschaft | Tumor und Schwangerschaft gleichzeitig | Tumor in Remission, Schwangerschaft nachfolgend |
|---|---|---|
| Mammakarzinom | 1. Hälfte: Unterbrechung (ausgenommen bei ausgeprägtem Kinderwunsch), stadiengerechte Therapie<br>2. Hälfte: Individuell, meist abwarten, evtl. nur simple Mastektomie, keine Interruptio | 1) Lymphknoten befallen: Karenzfrist 3 Jahre nach Mastektomie, dann Konzeption; Schwangerschaft engmaschig überwachen, bei Tumorrezidiv Interruptio<br>2) Lymphknoten negativ: Antikonzeption (nicht hormonell) |
| Melanom | Niedrige Malignität: keine Interruptio; höhere Malignität/Lymphknotenmetastasen: Interruptio | Keine Interruptio, ausgenommen bei Rezidiv/rascher Progredienz. Keine hormonelle Antikonzeption? |
| Ovarialtumoren (gutartig) | Tumor operativ entfernen | |
| Ovarialkarzinom | Interruptio | – |
| Zervixkarzinom | Pap IV/V/Carcinoma in situ: konisieren, Cerclage, Sektio, keine Interruptio, Gestagene. Sicheres Karzinom: sofort Standardtherapie ohne Rücksicht auf Schwangerschaft, bei Abort Depothormone, in Spätschwangerschaft abwarten, Sektio. | Antikonzeption, später Schwangerschaft möglich |
| Chorionkarzinom | – (Extrem selten) | Schwangerschaft möglich, keine Interruptio |
| Andere Malignome | Unterbrechung wenn:<br>– mechanisches Hindernis,<br>– fortgeschrittener, rasch wachsender Tumor | Je nach Prognose |
| Akute Leukämien | Behandlung lege artis nach 3. Schwangerschaft-Monat, keine Interruptio, häufig Spontanabort | Nur bei gesicherter Vollremission nach 2 Jahren |
| Chronische Leukämien, Myelome, Non-Hodgkin-Lymphome | Keine Interruptio, keine Therapie (ausgenommen bei rapider Progression) im 1. Trimenon, später nach Verlauf | Nur bei Vollremission |
| M. Hodgkin | Je nach Kinderwunsch/Parität/Stadium: bei Progression: limitierte Abklärung/Therapie, Komplettierung nach Geburt, ev. Früh-Sektio mit staging laparotomy | in Vollremission (2 Jahre ohne Therapie), Konzeption erlaubt bei progredientem Leiden Interruptio |

## Wachstumsstörungen und Organveränderungen

Wachstumsstörungen als Spätfolgen einer intensiven Krebsbehandlung mit kurativer Absicht im Kindesalter werden v. a. durch Bestrahlung wachsender Knochen des Achsenskeletts hervorgerufen (s. auch Kap. 6 und 29). Sie sind nach Wirbelsäulenbestrahlungen bei Kindern mit Leukämie, Hirn- und Rückenmarktumoren, malignen Lymphomen oder Wilms-Tumoren bekannt. Wirbelkörperabflachungen nach Bestrahlung vor dem 6. Lebensjahr und zur Zeit des Pubertätswachstums führen zu verminderter Sitzhöhe. Das Längenwachstum wird dabei meist nicht oder nur wenig vermindert. Durch asymmetrische Bestrahlung der Wirbelkörper kann es zu Skoliosen und einseitiger Beckenhypoplasie kommen. Diese Veränderungen sind irreversibel und erfordern gelegentlich orthopädisch-operative Maßnahmen.

Knochenschäden durch Zytostatika sind extrem selten. Langdauernde Amethopterinbehandlung kann zu Osteoporose führen. Häufiger sind Verstärkung einer vorbestehenden Osteoporose oder aseptische Knochennekrosen, v. a. im Femurkopf, nach Kortikosteroidbehandlung. Gewisse Zytostatika (z. B. Actinomycin D und Adriamycin) können den schädigenden Effekt der Bestrahlung verstärken.

Wachstumsstörungen können auch Folge von endokrinen Ausfällen in der Hypothalamus-Hypophysen-Achse sein. Nach prophylaktischer Schädelbestrahlung und intrathekaler Methotrexatbehandlung läßt sich eine verminderte Wachstumshormonsekretion nachweisen. Nach Abschluß der medikamentösen Leukämiebehandlung wird das Längendefizit wieder aufgeholt. Nach Bestrahlung von raumfordernden Prozessen im Schädel- und Halsbereich muß oft eine erhebliche Wachstumsverzögerung in Kauf genommen werden, da bei diesen Tumoren im Gegensatz zur Leukämie höhere Dosen eingestrahlt werden müssen.

Neue Therapiekonzepte berücksichtigen diese Tatsachen und versuchen, durch Dosisreduktion, Feldverkürzung oder gar Verzicht auf Nachbestrahlung in Frühstadien die Spätschäden der Behandlung auf Wachstum und Entwicklung zu vermindern.

## Zahnschäden

Gebißschäden als Spätkomplikation einer multimodalen Krebstherapie wurden erst vor kurzem bekannt. Ähnlich wie beim Skelett ist auch der Zahnschaden mehrheitlich auf die Bestrahlung und weniger auf die Chemotherapie zurückzuführen. Die Bestrahlung wirkt direkt toxisch an Zement- und Dentinstrukturen, was sich in vermehrter Kariesanfälligkeit auch noch Jahre nach Abschluß der Behandlung auswirkt. In seltenen Fällen wird auch das Wachstum der Kieferknochen beeinträchtigt, was zur Malokklusion des Gebisses führen und orthodontische Maßnahmen erfordern kann. Häufiges Zähneputzen, Entfernung von Plaques und lokale Fluorbehandlung durch den Zahnarzt oder die Dentalhygienikerin sind notwendig, um die Zahnschäden auf ein Minimum zu reduzieren. Wichtig ist dabei, daß die Patienten und deren Angehörige schon zu Beginn der Bestrahlung über diese mögliche belastende Spätfolge informiert werden.

## Spätfolgen am ZNS

Spätfolgen am ZNS nach erfolgreicher Krebstherapie bei Kindern spielen, je mehr Kinder geheilt werden, eine immer größere Rolle. Bei rund 100 Neuerkrankungen pro Jahr in der Schweiz an kindlichen Leukämien und ZNS-Tumoren ist, bei einer Heilungsquote von 50%, in 10 Jahren bei rund 500 Kindern mit therapiebedingten Spätkomplikationen am ZNS zu rechnen.

Man versteht darunter eine Hirnschädigung, die sich später als 4 Monate, meist jedoch erst Jahre nach Abschluß einer Hirnbestrahlung mit oder ohne intrathekale Chemotherapie manifestiert. Die Enzephalopathie ist nicht zu verwechseln mit dem Apathiesyndrom, einer passageren Störung, die 6 Wochen nach prophylaktischer Schädelbestrahlung bei ALL beobachtet wird. Es wird eine *leichte* von einer *schweren* Form der chronischen Hirnschädigung unterschieden. Disponierende Faktoren, Symptome, Befunde und Verhütungs- und Bahandlungsmaßnahmen sind in Tabelle 3 zusammengefaßt.

Die Demyelinisierung bei der *schweren* Form der nekrotisierenden Leukoenzephalopathie (Abb. 1) tritt Monate bis Jahre nach Schädelbestrahlung mit 20 Gy und mehr auf, meist bei Kombination mit intrathekaler und systemischer Methotrexatbehandlung. Pathogenetisch wird daher Methotrexat angeschuldigt, das als radiosensibilisierende Substanz den ionisierenden Strahlenschaden auf die Nerven verstärken soll. Eine andere Ursache könnte sein, daß durch die Bestrahlung die Pharmakokinetik von Methotrexat verändert wird; systemisch appliziertes Methotrexat könnte durch erhöhte Kapillarpermeabilität vermehrt ins Gehirn gelangen oder durch Strahlenschaden an den Pacchioni-Granulationen des Plexus chorioideus verlangsamt abgebaut werden. Dies läßt sich durch den Nachweis hoher Methotrexatspiegel im Liquor beweisen. Klinische, radiologische und Laborbefunde können Tabelle 3 entnommen werden. Die schwere Form führt stets zum Tod.

Die *leichte* Form der Leukoenzephalopathie ist viel häufiger und tritt bei Kindern auf, die im Alter von weniger als 5 Jahren zur ZNS-Prophylaxe bei ALL mit 24 Gy auf den Schädel bestrahlt wurden. Es wird daher nach neuen Methoden der ZNS-Prophylaxe gesucht, die diese Spätkomplikation vermeiden können (s. Kap. 14). Auffallendste Merkmale sind psychosoziale Anpassungsschwierigkeiten, Konzentrations- und Lernstörungen. Die Ursachen für Verhaltensauffälligkeiten wie Eigenbrödelei und depressive Verstimmungen müssen Eltern, Lehrern und Kameraden erklärt werden. Wichtig ist, die emotionalen Belastungen abzubauen und für genügend Ausgleich durch Musik, Tanz, künstlerisches Gestalten, Werkunterricht usw. zu sorgen. Im offenen Gespräch sollen

**Tabelle 3.** Leukoenzephalopathie nach ZNS-Prophylaxe und -Behandlung einer Meningose bei kindlichen Leukämien

|  | Schwere Form |  | Leichte Form |
|---|---|---|---|
| Disponierende Faktoren | Hirnbestrahlung > 20 Gy |  | Hirnbestrahlung > 18 Gy |
|  | MTX intrathekal > 50 mg MTX i. v. |  | MTX intrathekal |
| Symptome | Lethargie, Verwirrung, Stupor; Spastizität, Ataxie, Krämpfe Paresen; Delirium, Demenz bei Tod |  | Intelligenzdefekte Lernstörungen, psychosoziale Anpassungsschwierigkeiten |
| Computer- tomographie (s. Abb. 1) | Erweiterung der Ventrikel und des Subarachnoidalraums | + + | + |
|  | Hypodense Zonen (Demyelinisierung) | + + | + |
|  | Verkalkungen | + | – |
| Liquor | Basische Myelinproteine | + + | – |
| Pathologie | Demyelinisierung mit multifokalen Nekroseherden, Gliawucherungen, Gefäßobliterationen, Verkalkungen, keine entzündlichen Veränderungen |  |  |
| Verhütung und Therapie | Strahlendosis und Strahlenart modifizieren (18 Gy für prophylaktische Hirnbestrahlung bei ALL, fraktionierte Bestrahlung) Überwachung der Pharmakokinetik von MTX (MTX-Spiegelbestimmungen in Serum und Liquor, Verabreichung von Leukovorin als Antidot) |  |  |

+ + = obligat, stark ausgeprägt, + = fakultativ, weniger ausgeprägt, – = nicht vorhanden

die Probleme Eltern und Erziehern erläutert werden, um Möglichkeiten zu finden, den Kindern zu helfen und ihr Selbstwertgefühl zu steigern. Medikamente wie Pyrinethol oder Piracetam können die erwähnten Maßnahmen unterstützen.

## Kardiomyopathie

Spätschäden am Herzen kommen praktisch nur nach Behandlung mit *Anthrazyklinantibiotika* (Adriamycin, Daunomycin), sehr selten bei anderen Zytostatika (Cyclophosphamid, 5-Fluoruracil, Spindelgifte) vor. Sie müssen von akuten, während der Zytostatikaapplikation auftretenden, meist reversiblen Reizleitungs- und Rhythmusstörungen abgegrenzt werden. Diese führen meistens nicht zu klinischen Symptomen; selten kann es zu pektangiösen Beschwerden oder sogar zum Herzinfarkt kommen (Pyrimidinanaloge, Podophyllotoxine). Cyclophosphamid kann zu akuter Myoperikarditis führen.

Die v. a. unter Adriamycin beobachtete chronische Herzmuskelschädigung (Anthrazyklinkardiomyopathie) beruht auf einer direkten zytotoxischen Wirkung auf die Myofibrillen und wird durch die Bildung stark toxischer freier Radikale erklärt. Ihr Auftreten ist abhängig von der kumulativen Gesamtdosis:

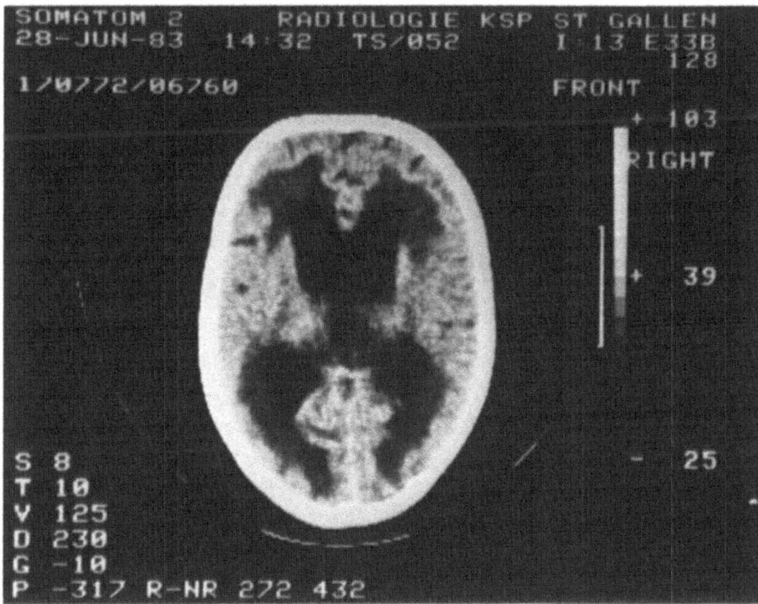

**Abb. 1.** *Kraniozerebrales Computertomogramm.* Supratentorieller Hydrocephalus internus. Periventrikuläres Marklagerödem bei schwerer Leukenzephalopathie nach Schädelbestrahlung und Methotrexat bei einem 11jährigen Mädchen mit akuter lymphatischer Leukämie. (Institut für Radiologie, Kantonsspital St. Gallen, Prof. M. Haertel)

<500 mg nur in 1%, >500 mg in mehr als 10% der Fälle. Für die Entwicklung einer Kardiomyopathie disponierende Faktoren sind vorbestehende Herzerkrankung, Hypertonie, höheres Alter und vorgängige bzw. gleichzeitige Mediastinalbestrahlung oder Behandlung mit anderen Zytostatika, insbesondere Cyclophosphamid.

Die Kardiomyopathie manifestiert sich mit den bekannten Symptomen und Befunden der biventrikulären Herzinsuffizienz. Der Verdacht kann durch Erhöhung der Kreatinphosphokinase im Serum, Niederspannung und verlängertes systolisches Zeitintervall im EKG oder Echokardiogramm, in erster Linie aber durch die Herzfunktionsprüfung (Druckmessung, Angiokardiographie, Szintigraphie) und Myokardbiopsie gesichert werden.

Bei Verdacht auf zytostatikabedingte Kardiomyopathie muß das in Frage kommende Zytostatikum sogleich abgesetzt und eine herzkompensierende Behandlung eingeleitet werden. Der kardiale Zustand kann damit meist stabilisiert werden; der Schaden ist aber irreversibel, die Prognose unsicher (Letalität 1−2%).

Von entscheidender Bedeutung sind daher Früherkennung und Verhütung dieser fatalen Komplikation einer oft sehr erfolgreichen Behandlung. Ein Ersatz durch ein in seiner Antitumorwirkung äquivalentes, nicht oder weniger kardiotoxisches Zytostatikum war bisher nicht möglich. Erst in den letzten Jahren wurden weniger kardiotoxische Anthrazyklinderivate in die Klinik eingeführt. Durch Änderung der Applikationsweise von Adriamycin, wie z.B. wöchentliche kleine Dosen statt Stoßtherapie oder Dauertropfinfusion kann möglicherweise eine Kardiotoxizität vermindert werden. Die wichtigste Maßnahme besteht darin, die Gesamtdosis von Adriamycin auf 500 mg/m² zu beschränken, bei Risikopatienten auf 300 mg/m². Damit können Häufigkeit und Ausmaß des Schadens in Grenzen gehalten werden. Effektive kardioprotektive Begleitmaßnahmen stehen bisher nicht zur Verfügung. Die protektive Wirkung von Vitamin E oder Uromitexan ist ungewiß.

## Lungenveränderungen

Zahlreiche Zytostatika können zu Spätschäden in der Lunge führen. Diese müssen von akuten, meist reversiblen, entzündlichen Veränderungen abgegrenzt werden. Weitaus am häufigsten wird eine Pneumopathie nach *Bleomycin* beobachtet, seltener nach Amethopterin, Busulfan, Cyclophosphamid, Mitomycin C und Nitrosoharnstoffen.

Bei Lungenveränderungen unter Zytostatika muß neben einer Medikamententoxizität stets an die viel häufigeren *infektiösen Komplikationen* (z. B. Pneumocystis, Viren, Tbc, s. Kap. 8) oder an eine Lungeninfiltration durch das Grundleiden (Leukämien, maligne Lymphome, Lymphangiosis carcinomatosa) gedacht werden. Ohne Lungenbiopsie ist eine sichere Diagnose nicht möglich.

Bleomycinbedingte Lungenveränderungen treten dosisabhängig bei 3—6% der behandelten Patienten auf. Unter einer Gesamtdosis von 150 mg sind sie sehr selten, über 550 mg nimmt die therapiebedingte Lungenfibrose in 10% der Fälle einen letalen Verlauf. Analog zur Kardiomyopathie stellen vorbestehende Lungenveränderungen, zunehmendes Alter und Vorbestrahlung Risikofaktoren dar.

Erste Symptome wie trockener, unproduktiver Husten, Dyspnoe und Tachykardie treten oft sehr plötzlich auf und verschlechtern sich rasch. Die sensibelste Untersuchungsmethode ist die Lungenfunktionsprüfung (Vitalkapazität, Sauerstoffsättigung), die unter Bleomycin- und Mitomycin-C-Behandlung regelmäßig wiederholt werden sollte. Das Lungenröntgenbild zeigt erst relativ spät die typischen bilateralen, diffusen, zunächst interstitiellen, später alveolären Verschattungen (Abb. 2).

Histologisch finden sich Alveolitis, hyaline Membranen, Verschluß kleiner Gefäße und interstitielle Infiltrate. Radiologische und histologische Befunde sind bei allen inkriminierten Zytostatika ähnlich, einzig die Busulfanlunge kann histologisch abgegrenzt werden. Ob es sich dabei um eine direkte zytotoxische Wirkung oder eine indirekte Auslösung eines sich selbst unterhaltenden, progredienten Autoimmunmechanismus mit Vaskulitis handelt, ist noch umstritten.

Weil Lungenveränderungen unter Bleomycin-, Mitomycin-C- und auch längerfristiger Busulfantherapie äußerst schwere, mit jedem Zytostatikastoß verstärkte und nicht rechtzeitig behandelt zum Tod führende Erkrankungen sein können, muß die Lungenfunktion dieser Patienten unter Behandlung regelmäßig kontrolliert werden, und das betreffende Medikament bei sich verschlech-

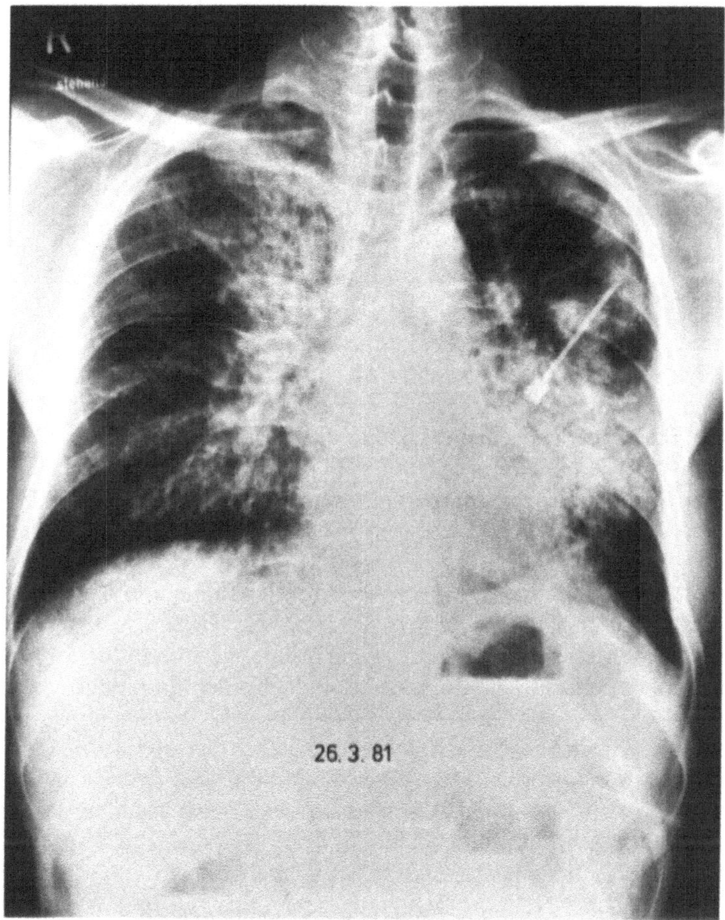

**Abb. 2.** Schwere Pneumopathie nach Adriamycin/Vepesid/Cyclophosphamid und Bestrahlung bei kleinzelligem Bronchuskarzinom

ternder Lungenfunktion abgesetzt werden. Zu beachten ist, daß ein chronischer Reizhusten und subjektiv angegebene Dyspnoe röntgenologisch sichtbaren Veränderungen lange Zeit vorausgehen können.

Therapeutisch kann im akuten Stadium ein Behandlungsversuch mit hochdosierten Kortikosteroiden unternommen werden, auch wenn deren Wirkung umstritten ist. Ob durch prophylaktische Antikoagulation diese gefährliche Komplikation verhütet werden kann, ist nicht bewiesen.

## Spätfolgen in Knochenmark und Immunsystem

Die häufigsten hämatologischen Nebenwirkungen der Chemotherapie treten wenige Tage nach ihrer Applikation auf und normalisieren sich spontan nach

Tagen bis Wochen. Nur selten kommt es zu langdauernder, gelegentlich irreversibler Hypo- oder Aplasie eines oder mehrerer blutbildender Systeme. Dies kann durch vorgängige oder gleichzeitige Bestrahlung größerer Abschnitte blutbildenden Knochenmarks gefördert werden. Die Anämie bzw. Zytopenie wird jedoch kaum je substitutionsbedürftig. Pathogenetisch werden Störungen auf dem Niveau der undeterminierten Stammzelle angenommen, v. a. durch zyklusunabhängig wirkende Zytostatika. Mitomycin C kann zu oft fataler mikroangiopathischer hämolytischer Anämie (hämolytisch-urämisches Syndrom) führen.

Von größerer Bedeutung sind chronische Störungen der zellulären und humoralen Immunität. Die medikamentöse Tumortherapie ist in jedem Fall immunsuppressiv. Zytostatika und Kortikosteroide werden deswegen auch als Immunsuppressiva bei nichtmalignen Erkrankungen eingesetzt.

Viele maligne Erkrankungen, insbesondere die des Blut- und Lymphsystems, weisen bereits vor jeder Therapie humorale oder zelluläre Immundefekte auf; ihr Immunsystem ist also „inkompetent". Jede Tumortherapie kann diese Störungen noch verstärken, schafft aber im Erfolgsfall auch die Voraussetzung zu immunologischer Erholung.

Über Art und Ausmaß der medikamentösen Immunsuppression liegen widersprüchliche Berichte vor. Sowohl B- wie T-Lymphozyten sind quantitativ und qualitativ beeinträchtigt, was sich in Lymphopenie, verminderter Stimulierbarkeit der Lymphozyten durch Mitogene oder Beeinträchtigung der durch Antikörper vermittelten Zytotoxizität äußert. Besonders stark immunsuppressiv wirken Alkylanzien und Antimetaboliten, weniger Antibiotika und Spindelgifte. Nicht die Intensität, sondern die *Dauer* einer Chemotherapie sind bezüglich der Immunsuppression von Bedeutung. Diese erholt sich auch nach Absetzen der Zytostatika oft nur langsam und unvollständig.

Die therapieinduzierte Immunsuppression wird meistens als zwar unumgängliche, aber unerwünschte Nebenwirkung angesehen und für die erhöhte Infektanfälligkeit und auch für das Auftreten von Zweitmalignomen verantwortlich gemacht. Es gibt aber auch ernstzunehmende Hypothesen, wonach eine erfolgreiche Onkolyse gerade durch Unterdrückung oder Eliminierung tumorfördernder immunologischer Komponenten, wie z.B. blockierender Faktoren, T-Suppressorlymphozyten zirkulierender Immunkomplexe, zustande kommt.

Als *Konsequenzen* ergeben sich Verzicht auf lange Dauerbehandlungen, v. a. mit Alkylanzien oder Antimetaboliten, Verzicht auf Erhaltungstherapie, wie z. B. bei akuten myeloischen Leukämien und M. Hodgkin, zugunsten von Stoß- bzw. Intervalltherapie. Das Immunsystem fördernde oder unterstützende Maßnahmen sind umstritten (s. a. Kap. 7).


## Zweitmalignome


Zweitneoplasien nach erfolgreicher Behandlung eines Malignoms sind eine gefürchtete Spätfolge der Tumortherapie. Besonders tragisch ist es, wenn sich ein Zweitkarzinom nach adjuvanter postoperativer Chemotherapie einstellt.

Das genaue Risiko dieser Spätfolge der Chemotherapie ist heute noch sehr schwer abzuschätzen.

Es liegen zahlreiche Beobachtungen von Zweitmalignomen bei geheilten Tumorpatienten mit malignen Lymphomen, kindlichen Tumoren, Myelomen, Ovarialkarzinomen usw. vor.

In jedem Fall muß zuerst ein zufälliges Zusammentreffen zweier voneinander unabhängiger Erkrankungen, z.B. Frühstadium eines Zervixkarzinoms bei einer Frau mit operiertem Mammakarzinom, oder eine auf der Hand liegende andere Ursache für das Zweitmalignom, z.B. zweites Bronchuskarzinom bei starkem Raucher, ausgeschlossen werden.

Bezüglich eines Zusammenhangs zwischen Behandlung des ersten und Auftreten des zweiten Malignoms werden folgende Theorien diskutiert:

1) Eine genetische Krebsdisposition kann zu Auftreten von Neoplasien in verschiedenen Organen führen, z.B. Retinoblastom und Osteosarkom; ein Einfluß der Behandlung ist hier nicht anzunehmen.

2) Es ist auch denkbar, daß bestimmte Malignome inhärent mit anderen neoplastischen Transformationen, wie malignen Lymphomen, chronischen und akuten Leukämien usw. assoziiert sind; diese können sich erst dann manifestieren, wenn die erste Tumorerkrankung geheilt werden kann. Ein Beweis im Einzelfall ist dafür bisher nicht möglich.

3) Weitaus am häufigsten werden direkte oder indirekte (Immunsuppression) mutagene oder kanzerogene Wirkungen der Zytostatika, oft mit gleichzeitiger Bestrahlung, angenommen. Für eine Schlüsselrolle der Immunsuppression spricht die erhöhte Tumorinzidenz bei angeborenen Immundefekten. Je intensiver zudem die Behandlung des Erstmalignoms erfolgte, desto häufiger werden Zweitmalignome beobachtet. Diese Tatsache ist bereits seit der Entdeckung strahleninduzierter Neoplasien bekannt. Besonders gefährlich ist die *Kombination von Zytostatika und Bestrahlung*, v.a. von alkylierenden Substanzen und Procarbazin. Antimetaboliten, Antibiotika und Spindelgifte konnten bisher nicht sicher mit der Entstehung von Zweitmalignomen in Zusammenhang gebracht werden. Diese treten meist *Jahre* nach Entdeckung und Behandlung des ersten Tumors auf, im Durchschnitt nach 3–5 Jahren. Dies unterstreicht die Bedeutung gezielter Nachkontrollen.

Die Literaturangaben über die Häufigkeit von Zweitmalignomen bei einer bestimmten Ersterkrankung divergieren stark. Eine quantitative Abschätzung des Risikos im Einzelfall ist nicht möglich. Für kindliche Malignome wie für M. Hodgkin wird eine Inzidenz von 5–10% bis zu 20 Jahren nach Diagnose des Ersttumors angenommen, was einer mehr als 100fachen Risikoerhöhung gleichkommt. Ein vermutetes Zweitmalignom muß unbedingt zytologisch-histologisch gesichert werden, um ein Rezidiv auszuschließen und Hinweise auf eine eventuelle Behandlungsmöglichkeit zu gewinnen. Grundsätzlich sind therapieinduzierte Zweitmalignome wesentlich aggressiver, bösartiger und histologisch undifferenzierter als die Ersterkrankung. Die Behandlungschancen sind daher meist schlecht. Dies gilt im besonderen für die häufigste Zweitneoplasie, eine *akute nichtlymphatische Leukämie,* wie sie nach Hodgkin- und Non-Hodgkin-

Lymphomen, Myelom, Ovarialkarzinom und selten bei anderen soliden Tumoren beobachtet wurde. Seltener treten *Non-Hodgkin-Lymphome* hoher Malignität, v. a. im Magen-Darm-Trakt, oder anderen Tumoren auf. Gesondert betrachtet werden müssen *Blasenkarzinome* nach Behandlung mit Cyclophosphamid oder anderen Oxazophosphorinpräparaten. Sie können durch eine direkte toxische Wirkung von Metaboliten an der Blasenschleimhaut erklärt und durch Antidotbehandlung mit Uromitexan wahrscheinlich verhindert werden. Für Richtlinien bezüglich des Vorgehens s. folgende Übersicht.

*Zweitmalignome nach zytostatischer Chemotherapie, Richtlinien*
1) Früherfassung
   Erfassung von Vorstadien wie sideroachrestischer Anämie, präleukämieähnlicher Zustand.
2) Behandlung
   Ein Behandlungsversuch ist je nach Tumorart und Stadium gerechtfertigt. Hochdosiertes Cytosin-Arabinosid bei Zweitleukämien!
3) Verhütung
   Elimination gewisser besonders karzinogener Substanzen bzw. Ersatz durch gleichwertige Alternativen. Beispiel: Ersatz der MOPP-Kombination bei M. Hodgkin durch ABVD, Elimination von Mustargen und Procarbazin, Verzicht auf Chlorambucilerhaltungsbehandlung. Therapiedauer so kurz wie möglich, gleichzeitige Bestrahlung nur bei eindeutiger Indikation.


## Psychische Spätfolgen


Diese indirekten Auswirkungen intensiver, oft erfolgreicher Tumorchemotherapien sind v. a. im Kindesalter von großer Bedeutung. Viele Tumorpatienten werden bereits durch ihre Erkrankung, erst recht aber durch ihre Behandlung, isoliert. Sie werden oft brüsk aus Familie, Schule, Beruf oder sportlicher Aktivität und Freundschaft herausgerissen. Dieses Ausgestoßensein ist oft belastender als die Krankheit selbst. Nicht selten wird dies der ungern erinnerten Chemotherapie angelastet. Daraus ergeben sich dann psychische Fehlentwicklungen, denen mit vereinten Anstrengungen aller an der Betreuung Beteiligten begegnet werden muß. Die Zeit der Hospitalisierung, ganz besonders in Isolierzimmern, soll auf das absolute Minimum beschränkt, der Kontakt mit Familie, Freunden, Schule mit allen Mitteln aufrechterhalten werden.


## Literatur

Bleher EA, Veraguth PC, Wagner HP (1982) Besonderheiten der Strahlentherapie im Kindesalter. Monatsschr Kinderheilkd 130:876–880
Borum K (1980) Increasing frequency of acute myeloid leukemia complicating Hodgkin's disease: A review. Cancer 46:1247–1252

Caflisch U, Bianchi F (1983) Psychoorganische Leistungsstörungen nach prophylaktischer ZNS-Bestrahlung bei Kindern mit akuter lymphatischer Leukämie. Pädiat Prax 28:221–230

Evans AE (1981) Central nervous system workshop. Cancer Clin Trials [Suppl] 4:31–35

Gropp C, Havemann K (1980) Toxische Schädigungen durch zytostatische Arzneimittel. Internist (Berlin) 21:739–745

Hazra TH, Shipman B (1982) Dental problems in pediatric patients with head and neck tumors undergoing multiple modality therapy. Med Pediatr Oncol 10:91–95

Jaffe N (1983) Late consequences following successful treatment for childhood cancer. In: Solid tumors in childhood, ed. by N. Jaffe chapt 8. CRC Press, Boca Raton, pp 132–153

Jungi WF (1978) Indikationen zum Schwangerschaftsabbruch: Blut- und Malignomerkrankungen. Internist (Berlin) 19:279

Kapadia SB, Krause JR, Ellis LD, Pan SF, Wald N (1980) Induced acute non-lymphocytic leukemia following longterm chemotherapy. Cancer 45:1315–1321

Oehme J (1981) Zweittumoren nach Radio- und Chemotherapie. Hexagon ROCHE 9/2:9–14

Perry MC (ed) (1982) Toxicity of chemotherapy. Seminars in oncology, vol IX/1, March 1982. Grune & Stratton, New York London Toronto Sidney San Francisco

# 10 Psychologische Probleme in der Tumortherapie

G. A. NAGEL

Psychologische Aspekte beeinflussen wesentlich jeden Therapieentscheid in der Onkologie.

Die Diagnose Krebs bedeutet schwerste existentielle Erschütterung. Dies gilt selbst für Patienten mit heilbarer Krebserkrankung. Auch Geheilte können oft nicht zum Urvertrauen in das Leben zurückfinden.

Obwohl uns Verzweiflung, Bedrohung und Angst auch bei Menschen mit anderen lebensgefährdenden und chronischen Krankheiten begegnen, sind sie bei Krebskranken ausgeprägter, nachhaltiger und therapeutisch schwerer angehbar.

Erkrankt ein Patient an Krebs, ist jedoch nicht nur er „betroffen". Die Betroffenheit teilt sich auf seine Umgebung mit. Selbst Pflegepersonal und Ärzte werden über das Maß des Gewohnten hinaus gefordert − und überfordert, wenn sie nicht gelernt haben, mit den psychologischen Auswirkungen der Krebskrankheit umzugehen.

Die Krebskrankheit hat diese besondere psychologische Dimension, weil sie wie keine andere Krankheit den Kranken wie sein Umfeld zwingt, sich mit der letzten realen Existenzbedrohung unserer Zeit, dem Tod, auseinanderzusetzen. Und darin tut sich der Mensch unseres Kulturkreises, der sich abgesichert hat, an das Machbare glaubt und herausgetreten ist aus seinem Selbstverständnis als abhängiges, begrenztes Wesen, besonders schwer.

Mit der Erforschung der psychologischen Auswirkungen der Diagnose „Krebs" auf Patienten, Familie und Pflegepersonal, auf den Verlauf der Krebskrankheit, und den Möglichkeiten psychologisch-psychiatrischer Interventionen hat man erst im letzten Jahrzehnt systematisch begonnen. Zunächst mußte ein gewisses Tabu, das diese Krankheit umgab, gebrochen und eine neue ärztliche Einstellung zur Palliativmedizin gefunden werden. Neue therapeutische Möglichkeiten und Risiken der internistischen Onkologie, schärfer formulierte Ansprüche mündiger Patienten auf Mitentscheid bei diagnostischen und therapeutischen Maßnahmen und eine zunehmende Beeinflussung ärztlicher Handlungsweise durch anflutende sozialethische, juristische und verfahrensrechtliche Regulative trugen weiterhin dazu bei, die Problematik der Krebskrankheiten offen darzulegen und besser zu erforschen.

Trotz dieser sehr intensiven Bemühungen hat man jedoch erst oberflächliche Einblicke und noch nicht jenen Kenntnisstand erreicht, welcher zur Lösung vieler ernsthafter Probleme der Psychoonkologie erforderlich wäre. Nur einige dieser ungelösten Probleme seien hier aufgezählt:

- Wie sollen Menschen, die von Berufs wegen mit Krebskranken zu tun haben, ausgebildet werden, um auch den psychologischen Anforderungen kompetent gewachsen und nicht irgendwie auf autodidaktische Verhaltensmuster angewiesen zu sein? Diese Frage gilt selbstverständlich nicht nur für Ärzte, sondern auch für Krankenschwestern, medizinisches Assistenzpersonal, Sozialhelfer, Physiotherapeuten, Seelsorger usw.

— Wie können Angehörige von Krebskranken rasch und in geeigneter Weise in ihre neue Aufgabe eingeführt werden?
— Welches sind kurz- und langfristig die psychologisch bedingten Schäden, die das Pflegepersonal im Umgang mit Krebskranken erfahren kann, wie sind sie zu verhüten, wie zu behandeln („care of the caretaker")?
— Welches sind die Vor- und Nachteile von Selbsthilfegruppen, welche Patienten sind dafür geeignet und welche nicht?
— Welches ist der mögliche Einsatzbereich von Psychologen an Kliniken mit großem onkologischen Krankengut?
— Wie sind objektivierbare Fortschritte einer Tumortherapie, Remissionen, Verlängerungen von rezidivfreien oder gesamten Überlebenszeiten und offensichtliche Nachteile, Verminderung der Lebensqualität, in ein sinnvoll ausgewogenes Therapiekonzept zu bringen?
— Wo sind die Grenzen des individuellen Anspruchs auf optimale, oft exorbitant teure palliative Krebsbehandlung, wenn solche Behandlung nicht zugleich auch neue Erkenntnisse für den Fortschritt der Krebsmedizin allgemein mit sich bringt?
— Was darf eigentlich als zumutbares Leiden betrachtet werden, und wo beginnt das unzumutbare, wo spezielle medikamentöse und psychologische Intervention indiziert ist?
— Welches ist die Rolle der Psychopharmaka in der Systemtherapie der Krebskrankheit. Wann hemmen, wann erleichtern sie Verarbeitungsprozesse? Welches sind ihre Auswirkungen auf den Spontanverlauf der Krebskrankheit?
— Trifft es zu, daß „psychische Streßsituationen" sich auf die Entwicklung einer Krebskrankheit negativ auswirken, und sollte dann nicht wieder wesentlich restriktiver bei der Patienteninformation vorgegangen werden?
— Wie restriktiv oder großzügig soll man bei der medizinischen Begutachtung von Krebspatienten vorgehen: Arbeitsunfähigkeit, Invalidität, Rentenfragen, Sozialvergünstigungen?

Man sieht, wie vielschichtig die Psychoonkologie ist. Einige ausgewählte Aspekte sollen im folgenden besprochen werden.


## Psychologische Aspekte der Krebskrankheit selbst

### Habe ich Krebs?

Mit dieser Frage eröffnen viele Kranke, oft nach langem innerem Ringen, das Gespräch über ihre Krankheit.

Schon diese Frage zu verstehen und sie richtig zu beantworten, ist schwerer, als es zunächst scheint.

Für den Arzt ist „Krebs" eine Diagnose, ein zunächst klinischer, pathologischer, anatomischer Befund. Für den Patienten bedeutet der Begriff „Krebs" jedoch mehr, nämlich lebensbedrohliche Erkrankung. Mit der Frage „Habe ich Krebs?" fragt er nicht nach einer Diagnose, sondern nach einer Prognose. Prognosen stellen ist aber etwas vom Schwierigsten in der Onkologie. Der Arzt muß also, wenn er die Frage „Habe ich Krebs?" bejaht, vorbereitet sein auf die nächste Frage des Kranken – „Muß ich sterben?" Die Eröffnung der Diagnose Krebs sollte erst erfolgen, wenn der Arzt auch die Antworten auf die sofort nachfolgenden Fragen geben kann – ansonsten läßt er den Patienten hoffnungslos und verzweifelt zurück.

Die Konfrontation mit dem Krebsgeschehen und mit der Möglichkeit des Todes trifft den Kranken unvorbereitet. Seine Reaktion ist Schrecken, Angst und Wehrlosigkeit. Seine Integrität, seiner Hände Werk, gerät angesichts der Todesrealität, des uneingeplanten Schicksals, ins Wanken.

Die Gedankenassoziation „Krebs gleich Tod" ist durch Erziehung, Sprachgebrauch und Massenmedien bedingt. Werden für das Wort „Krebs" Begriffe wie „Geschwulst", „Tumor", „bösartiges Gewächs", „Wucherung" usw. substituiert, verliert es sofort viel von seiner katastrophalen Botschaft. Für den Kranken steht dann mehr die aktuelle Erkrankung als die ungewisse Zukunft im Vordergrund.

Krebskrank sein heißt jedoch nicht notwendigerweise „unheilbar sein", „todkrank sein", „sterben müssen". Die Hälfte aller Krebskranken kann kurativ behandelt werden. Selbst wer die Fortschritte der Tumortherapie skeptisch beurteilt, kann nicht übersehen, daß gestern unbeeinflußbare Krebsformen heute in langsam, aber beständig zunehmendem Maß unter Kontrolle gebracht und in Zukunft vielleicht geheilt werden können. Weil dies auch für weit fortgeschrittene Tumoren gilt, wird es im Einzelfall immer schwieriger, Aussagen über Heilbarkeit und Prognose zu machen. Der Begriff „Krebs" muß deswegen im Umgang mit Krebskranken entweder vermieden oder sehr genau erläutert werden.


**Das Gespräch mit dem Krebskranken**

Wie soll der Arzt das Gespräch mit dem Krebskranken führen? Hier genügt es, ein paar Grundprinzipien zu kennen, diese aber auch streng zu beachten. Im speziellen hat jeder Arzt seinen Stil zu finden.

Jedes Gespräch hat seine eigene Dynamik aufzuweisen, denn es entsteht ja aus einer einmaligen Begegnung zweier Personen. Jede Person bringt in diese Begegnung sich selbst und ihre Eigenart, Ausdrucksweise, Gefühlssphäre, Intelligenz und Schwingung des Augenblicks mit ein. Je intensiver, ungestörter, konzentrierter, wechselseitig persönlich bezogen diese Begegnung ist um so besser. Für eine ruhige, vertrauensvolle, empathische Atmosphäre muß gesorgt sein. Die erste Begegnung zwischen Arzt und Patient kann bestimmend für alle weiteren sein. Der Arzt muß fachliche Sicherheit ausstrahlen. Dies kann er nur, wenn er kompetent ist und ganz sich selbst und für seinen Patienten da ist.

Krebskrank sein bedeutet für die meisten Kranken eine intensive Auseinandersetzung mit sich selbst und ihrer eigenen Problematik. Sie sind daher für die Probleme und die Betrachtungsweise anderer zunächst einmal wenig zugänglich. Der Arzt, der das Gespräch mit seinem Kranken aufnimmt, muß deswegen in erster Linie Zuhörer sein und erforschen, wie der Kranke zu sich, seiner Krankheit, seiner Umgebung und Fragen von vitaler Bedeutung steht. Er muß ihn ermuntern, sich zu äußern und seine Sicht des Problems darzustellen. Die Gedanken und die Einstellung des Kranken sind zu Beginn des Gesprächs aufzugreifen. Man sollte nie versuchen, bei der ersten entscheidenden Begegnung auf den Patienten einzureden und ihn von vielleicht vorgefaßten Meinungen abzubringen. Dies kann später geschehen. Eine bewährte Form der Gesprächseinleitung besteht darin, die Frage „Habe ich Krebs?" mit der Gegenfrage „Was verstehen Sie unter Krebs?" aufzufangen. Damit wird der Patient zur Darstellung seiner Gedanken aufgefordert und der Anknüpfungspunkt für das individuelle Gespräch geschaffen. Will man den Kranken mit seiner Krankheit vertraut machen, ohne daß man vorerst die für ihn adäquate Informationsweise kennt, so hilft es oft, ihn zu fragen, welcher Natur seiner Meinung nach seine Krankheit sei. Die Antwort ist für die weitere Unterhaltung oft wegweisend. Dabei ist jedoch zu beachten, daß die scheinbar gelassene Antwort „Ich habe Krebs" eine Erwiderung ist, hinter der sich oft die Frage „Ich habe doch nicht etwa Krebs?" und die Hoffnung auf eine Verneinung dieser Frage verbirgt.

**Orientierung des Krebskranken**

Welche Antwort auf die Frage „Habe ich Krebs?" gegeben werden soll, kann nicht allgemeingültig, sondern nur von Fall zu Fall, unter Berücksichtigung der individuellen Psyche, des Allgemeinzustands, des Krankheitsstadiums, des Patienten, der in Frage kommenden therapeutischen Möglichkeiten, der Kooperationsbereitschaft der Umgebung des Kranken und des Engagements der Ärzte beantwortet werden. Über die Diagnose zu reden, kann unnötig, erwünscht, unumgänglich oder auch unerwünscht sein. Einige Ärzte sagen den Patienten in jedem Fall nüchtern und distanziert die volle Wahrheit am Krankenbett, andere geben die unheilvolle Diagnose grundsätzlich niemals bekannt, auch nicht annäherungsweise. Beides ist in der Regel falsch. Die bewußte Fehlinformation kann ebenso verheerend wirken wie die nackte Wahrheit, letztere, weil sie neben der wünschenswerten sachlichen Aufklärung zur unerwünschten Hoffnungslosigkeit und seelischen Qual des Kranken beitragen kann. Entscheidend ist es, wahrhaftig zu bleiben und den Kranken so weit wie möglich und nötig über seinen Zustand zu informieren, ohne ihm gleichzeitig, wie Ansohn (1969) es formuliert hat, die Hoffnung zu nehmen, „daß es mit ihm wieder gut werde." Wieviel Wahrheit mitgeteilt werden soll, muß der Arzt abschätzen, bevor und während er den Patienten aufklärt.

Die Information des Kranken darf nichts in bezug auf die spätere Therapie präjudizieren. Wie kann man einen Patienten mit metastasierendem Tumor behandeln, wenn ihm vorher die „erfreuliche Mitteilung" gemacht wurde, es liege kein bösartiges Geschehen vor? Und wie steht der Arzt da, der die erste Unwahrheit gesprochen hat, wenn sie der Kollege später korrigieren muß? Welche Enttäuschung erlebt der Patient, dem Hoffnung auf medikamentöse Behandlung gemacht wurde, wenn er erfährt, daß eine solche nicht existiert. Es kommt leider gar nicht so selten vor, daß Krebskranke nicht oder falsch behandelt werden, weil man die einmal ausgesprochene Fehlinformation später nicht mehr rückgängig machen kann. Eine Behandlung wie die zytostatische, die nicht nur Vor-, sondern auch Nachteile für den Patienten bringt, oft nur einen Versuch darstellt und strengster ärztlicher Aufsicht und der aktiven Mithilfe des Patienten bedarf, ist praktisch nur durchführbar, wenn der Kranke weiß, worum es geht und Einsicht in die Probleme der Therapie hat. Erst dann wird er Therapieunannehmlichkeiten und häufige Arztvisiten in Kauf nehmen.

Worum es beim Arzt-Patienten-Gespräch über die Krankheit geht, kann mit „Orientierung" besser umschrieben werden als mit dem Ausdruck „Information." „Information" bedeutet nämlich in erster Linie eine relativ einseitige Vermittlung von Fakten und Befunden. Orientierung hingegen gibt darüber hinaus Interpretationsanweisung, vermittelt Information individuell so angepaßt, daß sie auch begriffen und verarbeitet werden kann. Nach adäquater Orientierung ist ein Krebskranker nie nur verzweifelt und verwirrt wie ein ängstliches Kind im großen, dunklen, fremden Wald, sondern ihm wurde ein Weg durch den Wald und aus ihm heraus gewiesen. Orientierung ist auch kein einmaliger Vorgang, sondern ein Prozeß, in dem der Kranke zunächst wechselnde Positionen gegenüber seiner Krankheit bezieht, bis er eine Einstellung zu finden vermag.

Eine wichtige Erscheinung, die man respektieren muß, ist die Verleugnung oder Verdrängung der Diagnose. Wenn man einen Patienten einmal über seine Krankheit informiert hat, darf man bei späteren Begegnungen, etwa bei Beginn eines nächsten Chemotherapiezyklus, nicht davon ausgehen, der Kranke sei noch auf dem gleichen Informationsstand wie zuvor. Man läuft Gefahr, einen sinnvollen Verdrängungs- und Verarbeitungsprozeß zu stören, wenn man das Gespräch dort wieder anknüpft, wo man es bei der letzten Begegnung abgebrochen hat. Am Anfang eines jeden Gesprächs muß sich der Arzt also selbst schnell vergewissern, wo der Patient steht, ob er hadert, akzeptiert, negiert, verleugnet, verdrängt, resigniert, trauert, Angst oder Hoffnung hat, an der Diagnose oder Therapie zweifelt. Man läßt sich vor Beginn jeder neuen Begegnung vom Patienten selbst nochmals schildern, was er habe, wie es bisher gegangen sei und wie es seiner Meinung nach weitergehe. Der Frage nach dem körperlichen Wohlbefinden schließt sich die Schlüsselfrage nach dem Seelischen an, „Jetzt haben wir lange über ihren körperlichen Zustand gesprochen, jetzt sagen Sie mir bitte noch − wie geht es Ihrer Seele?". Eine scheinbar banale Frage, aber wie kaum eine andere geeignet, Schleusen zu öffnen.

Die Information des Krebskranken verlangt psychologisches Einfühlungsvermögen. Viel wichtiger als der konkrete medizinische Inhalt des informativen Gesprächs mit dem Kranken ist, daß die „Information" und Führung des Patienten in einer Form erfolgt, die es ihm ermöglicht, auf seine Weise die Krankheit und ihre Unannehmlichkeiten zu verarbeiten und das Vertrauen in die ärztlichen Bemühungen zu bewahren.

**Psychologische Führung des Krebskranken**

Die Konfrontation mit der unheilvollen Diagnose ist in den meisten Fällen erschreckend; nur wenige Menschen verfügen angesichts des Todes über sokratischen Gleichmut. Ob die Reaktion auf die individuell angepaßte Wahrheit jedoch düstere Resignation oder hoffnungsvolle Auflehnung ist, hängt weitgehend von der Führung dieser Kranken ab. Es muß vermieden werden, daß der Patient sein Leben vom Augenblick seiner Erkrankung an als sinnlos betrachtet. Leben hat dann Sinn, wenn es in eine sinngebende Wirklichkeit eingespannt ist, wenn der Mensch sich als unentbehrlicher Teil eines Bezugssystems weiß. Der Mensch, der nichts mehr empfängt, dessen Geben verschmäht wird, den seine Welt als unnütz fallen läßt und dessen Beziehungen abreißen, dieser Mensch vereinsamt und verliert den Lebenswillen in Depression und Verzweiflung; sein sozialer und seelischer Tod geht dem somatischen voraus. Die Gebote der psychologischen Führung des Krebskranken lauten deswegen: den Kranken zur aktiven Lebensgestaltung anhalten und nicht vorzeitig Arbeitsunfähigkeit attestieren; Quellen seiner inneren Sicherheit und Stärkung öffnen und auch das seelsorgerische Gespräch nicht scheuen; das Vertrauen in die ärztlichen Bemühungen stärken und widersprüchliche Äußerungen zu anderen Ärzten vermeiden; die Umgebung auffordern, die natürlichen menschlichen Beziehungen zum Kranken zu fördern. Ziel der somatischen Krebsbehandlung ist es, den Patienten *am* Leben, Ziel der psychologischen Begleitung, ihn *im* Leben zu halten.

*Resignation und Suizid des Krebskranken*
Die Furcht, der Krebskranke könne seinem Leben ein Ende bereiten, hält Ärzte und Angehörige oft von der Mitteilung der Diagnose ab. Daß es den suizidalen Krebskranken gibt, ist unbestritten, und wer seinen Patienten verliert, weil er ihm mit der Mitteilung der Diagnose eine untragbare Last aufgebürdet hat, trägt Schuld. Krebskrank sein ist jedoch erstaunlich selten alleiniges Suizidmotiv. Das menschliche Leid, das entsteht, wenn die Diagnose verschwiegen wird, kann größer sein, als wenn Kranker, Angehörige und Arzt klar Stellung zueinander und zur Krankheit beziehen können. Wird die Wahrheit auch noch bei fortschreitender Krankheit verheimlicht, vermag der Kranke die vorgespiegelte Illusion nicht mehr mit der selbst erlebten Realität in Einklang zu bringen. Er beginnt, an sich und seiner Umgebung zu zweifeln und zu verzweifeln. Die Irreführung des Patienten mag anfänglich einfach sein, wird aber mit fortschreitender Krankheit schwieriger. Dem zunehmenden Konflikt gehen Angehörige und Ärzte durch Abbruch der Kontakte und der Krankenbesuche aus dem Wege. Der Patient, der diesen Abbruch der Beziehungen erfährt, fühlt sich aufgegeben und der Orientierungslosigkeit preisgegeben. Resignation, Depression, Angst und suizidale Tendenzen werden in solchen Situationen häufiger gesehen, als wenn den Kranken trotz Kenntnis der Diagnose Hoffnung aufrechterhält, weil er dem aktiven ärztlichen Bemühen vertraut und seine Angehörigen unterstützend neben sich weiß.

*Der sterbende Krebskranke*
Bei gutem Allgemeinbefinden vermag der Krebskranke vielfältig auf seine Diagnose zu reagieren: Schrecken, Auflehnung, Unglaube, Kampf, Annahme, Re-

signation usw. Von den vielen Verhaltensweisen sind Hadern mit dem Schicksal neben einem hoffnungsvollen Akzeptieren der bitteren Diagnose, gewissenhaftes Teilnehmen am Therapieversuch und Furcht, es werde nicht genügend getan, die häufigsten. Akzeptieren und Teilnehmen sind aktive Vorgänge, die beständig eine bewußte und oft nicht einfache Einstellung des Patienten auf die wechselnde Problematik verlangen. Der sterbende Krebskranke hat demgegenüber im terminalen Krankheitsstadium oft nicht mehr die körperlichen, geistigen und psychischen Kräfte, sich mit der ganzen Bedeutung seiner Krankheit auseinanderzusetzen. Im Endstadium brechen Krebskranke die Verbindungen nach außen ab. Sie ziehen sich auf sich selbst zurück, widmen ihre Aufmerksamkeit nicht mehr den grundsätzlichen Problemen der Erkrankung und Genesung oder anderen vitalen Fragen, sondern vertauschen die Sorge um den langfristigen Krankheitsverlauf mit den täglichen Kümmernissen um das aktuelle körperliche Wohlbefinden. Die Auseinandersetzung mit der Problematik der Krebskrankheit kann von diesen Kranken nicht mehr erwartet und verlangt werden. Die Psychotherapie muß in dieser Phase zudeckend sein, die medizinische Behandlung rein palliativ; das Primat haben Gebote des Mitfühlens und der Teilnahme.

## Psychologische Aspekte der Krebstherapie

Als zweite Last kommt zum Wissen, krebskrank zu sein, die Bürde der Therapie und ihrer Folgen hinzu.

Schon vom operativ geheilten Patienten wird viel verlangt, wenn er sich nach Rektumamputation mit Anus praeternaturalis oder nach Pneumonektomie mit reduzierter Belastbarkeit neu einrichten muß. Aber er hat sein Leben als Preis für seine Beschwerden. Nicht so der Krebskranke im inoperablen Stadium. Sein Leiden wird oft durch die Therapie verstärkt, sein Trost ist allein der Gewinn an gestundeter Zeit oder die Hoffnung, zu den wenigen zu gehören, die selbst mit Metastasen noch geheilt werden können.

Der internistische Onkologe steht damit immer wieder vor der Frage des Sinns seiner therapeutischen Bemühungen. Sinnvoll erscheint im Einzelfall eine

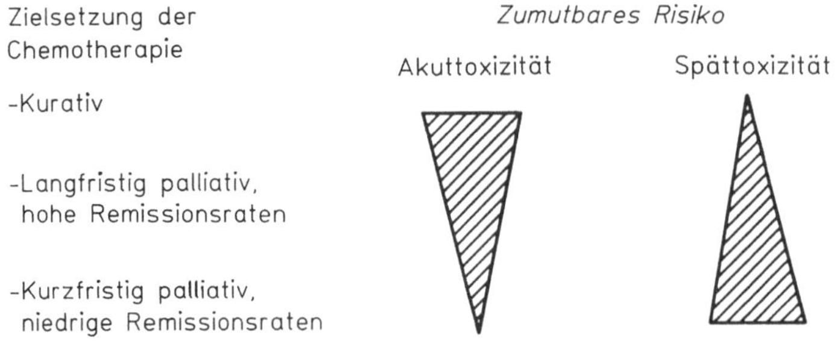

**Abb. 1**

Therapie, wenn ihr Erfolg die Nebenwirkungen überwiegt. Als eine Überbehandlung muß man die Tumortherapie bezeichnen, wenn sie das Wohlbefinden des Patienten ohne echten Lebensgewinn beeinträchtigt oder sogar zur Verkürzung des Lebens führt. Wie das Risiko der Akut- und Spättoxizität bei Therapieentscheiden in bezug auf die Lebenserwartung der Patienten gewichtet werden muß, zeigt Abb. 1.

Im kurativen Konzept, bei langer Lebenserwartung wird man mehr an Akut- weniger an Spättoxizität riskieren — umgekehrt wird man im kurzfristig-palliativen Konzept, wo die Qualität des ohnehin nur kurzen Lebens über alles geht, akute Nebenwirkungen vermeiden, Risiken der Spättoxizität aber eingehen.

## Psychometrie: „Messung" der Lebensqualität

Wie in Kap. 5 angeführt, wird der Erfolg einer onkologischen Therapie im wesentlichen in objektivierbaren Größen wie Remissionsraten und Remissionsdauern von Tumoren, Verlängerung von Überlebenszeiten usw. ausgedrückt. Besserung von Schmerzen, Appetit, Gewicht, Beweglichkeit usw. sind subjektive Parameter, die für die Bewertung eines Therapieerfolgs kaum in der Literatur zitiert und auch für die objektive Beurteilung der Wirkung eines Zytostatikums oder Hormons nicht akzeptiert werden. Dennoch sind gerade nachlassende Krankheitssymptome, sich bessernde Befindlichkeit, wiederkehrende Energie, Spannkraft und Lebensbejahung die Erfolgsparameter einer Tumortherapie, die vom Patienten als Kriterien eines qualitativ guten Lebens besonders wahrgenommen und geschätzt werden. Diese Kriterien haben im onkologischen Schrifttum bislang wenig Berücksichtigung bei der Erfolgsbeurteilung von Therapien gefunden, weil sie nur sehr schwer quantifizierbar, von subjektiver Beurteilung unabhängig dokumentierbar und zu brauchbarer Aussage kaum statistisch auswertbar sind. Die Psychologie hat sich jedoch in den letzten Jahren von einer empirisch-deskriptiven Wissenschaft auch zu einer quantifizierend-analytischen entwickelt und Verfahren zur objektiven Dokumentation subjektiver Phänomene erarbeitet. Mit diesen Verfahren ist man derzeit daran, auch den Bereich „Lebensqualität", so wie ihn der Patient beschreibt und empfindet, besser zu dokumentieren, um sich somit mehr an das eigentliche Problem der sinnvollen Krebstherapie heranzutasten.

## Was ist sinnvolle internistische Krebstherapie?

Hier ist zunächst einmal in Frage zu stellen, ob die Meinung des Arzts, was sinnvolle Therapie sei, überhaupt interessiert, wo doch eigentlich nur der Patient, und zwar jeder immer wieder neu für sich selbst, entscheiden kann und muß, ob eine Therapie sinnvoll sei, gewesen sei oder nicht. Wie aber definiert der Patient, was sinnvolle Tumortherapie ist? Will auch er den therapeutischen Gewinn oder Verlust an seiner spontanen Überlebenskurve abschätzen, setzt dies die Kenntnis des Spontanverlaufs voraus. Gerade diese Kenntnis liegt im

Einzelfall kaum je vor. Im Gegenteil, der Patient − oder auch sein mit dem Schicksal und dem Arzt hadernder Angehöriger − verlegt unter dem Einfluß von Hoffnung und Verzweiflung den Zeitpunkt des Ablebens fast immer in eine nicht der Realität entsprechende fernere Zukunft und den Verlauf der Schicksalskurve spontan in einen günstigeren Bereich und mißt daran dann die unter der Therapie erlebte Realität. Enttäuschung über das Therapieergebnis auf seiten des Patienten oder seines privaten Umfelds wird entsprechend häufig geäußert, obwohl objektiv gesehen ein Therapieerfolg vorliegt. Es kommt zu Enttäuschungen, die sich nur allzuoft in Aggressionen pervertieren und sich dann natürlich auch gegen den Arzt richten können. Es gehört zu den extrem schwierigen Inhalten der Aufklärungspflicht, zugleich realitätsnah wie auch individuell schonend zu informieren, ohne falsche Hoffnungen zu wecken oder sinngebende Hoffnung zu zerstören. Dennoch werden sich bei der gelegentlichen Unberechenbarkeit der Krankheit selbst wie auch der Therapie und ihrer Folgen Informationsgehalt und Realität nicht immer decken, was dann begreiflicherweise zu Enttäuschungen und Aggressionen führen kann. Der internistische Krebstherapeut muß lernen, mit solchen Aggressionen von seiten der Patienten zu leben, ohne ihnen allzu vehement entgegenzutreten, weil solche Aggressionen häufig die einzige Möglichkeit des Abreagierens einer begreiflichen Auflehnung darstellen. Aggressionen zu ernten, wo Dankbarkeit erwartet wird, fällt dem Arzt oft nicht leicht, und solches macht die internistische Krebstherapie wahrhaftig anspruchsvoll. Sollen wir verschweigen, daß wir manchmal auf eine palliative Krebstherapie verzichten oder verzichten müssen, wenn ein intolerables Maß an Aggressionen vorauszusehen ist?

An dieser Stelle muß auf das Thema „Patienteninformation" zurückgekommen werden. Wenn im Patientengespräch Risiko und Nutzen gegenübergestellt werden, sprechen sich die Patienten mehrheitlich für eine Therapie aus, auch wenn der Arzt lieber davon Abstand nehmen möchte. Der Patient akzeptiert eher unter dem Leidensdruck seiner Krankheit und in der Hoffnung, von der Therapie zu profitieren, das kleinere Übel, nämlich die Nebenwirkungen der Therapie, und hofft, sie gegen das größere Übel, die Bedrohung durch die unbehandelt unaufhaltsam fortschreitende Krankheit, einzutauschen. Dieser Entscheid ist jedoch nur dann ausgewogen, wenn der Kranke die notwendigen Informationen über die Prognose, die Therapie und ihre Komplikationen besitzt. Das erforderliche offene Gespräch und die damit verbundene Führung des Krebskranken ist selbst etwas außerordentlich Anspruchsvolles, und an den Grenzen solch einer Offenheit scheitert manche internistische Tumortherapie.


## Das psychologische Dilemma des internistischen Onkologen


Oben wurde bereits ausführlich begründet, warum und wie der Patient vor Beginn einer medikamentösen Krebstherapie informiert und orientiert werden sollte.

Auch wegen der u. U. eine Körperverletzung darstellenden Chemotherapie kommt der Arzt um die offene Information des Patienten nicht herum. Es wäre umgekehrt jedoch ein schwerer Irrtum zu glauben, die Einverständniserklärung allein könne den behandelnden Arzt aus seiner Verantwortung entlassen. Sie kann ebensowenig wie das offene Gespräch alle Konsequenzen der Therapie auf die Schulter des Patienten abwälzen. Sie kann es u. a. schon deswegen gar nicht, weil die Information über einen Punkt, der im Entscheidungsprozeß zentral ist, auf Patientenseite gar nicht befriedigend informiert, nämlich über die Prognose ohne und mit Therapie. Außerdem werden vom Patienten ja die ihm zum Therapieentscheid vorgelegten Fakten verdrängt, überspielt und relativiert durch Argumente aus Hoffnung und Verzweiflung. Mag uns die Einverständniserklärung de jure im Streitfall entlasten, de facto bleibt stets die moralische Belastung, daß wir gewollt oder ungewollt durch die Therapie zu vermehrtem Leiden des Patienten beitragen, ohne nun jedesmal kompensatorisch einen in den Augen des Patienten wertvollen und sinnvollen Therapiegewinn anbieten zu können. Äußerst problematisch an der internistischen Krebstherapie ist, daß sie immer mit hohem Risiko, aber nicht immer mit Nutzen betrieben werden muß. Viele Ärzte sind diesem Zwang und Druck, der ihnen sehr viel Sorgfalt, Zeit, Strapazen und ein überdurchschnittliches Maß an Hingebung an den Patienten abverlangt, auf die Dauer nicht gewachsen.

Internistische Krebstherapie ist nicht nur Heilkunde, sondern auch Unheilkunde. Unheilkunde ist zweierlei:

- Sie ist Können und Kunst der Behandlung des unheilbar Kranken
- und sie ist die erlernbare Fähigkeit, Unheil zu verkünden, ohne damit weiteres Unheil anzurichten.


Die Besonderheiten der Chemotherapie bedingen — wie wir gesagt haben — häufig zusätzliches Unheil für den Patienten — aber auch Unsicherheit, Bedrohung, Risiko für den Arzt. Wie kann man es — so sagen die einen — mit seinem Gewissen vereinbaren, schwerkranke Menschen mit trügerischen, toxischen und teuren Drogen zu behandeln, wenn eine Heilung oder eine wesentliche Lebensverlängerung von Anfang an fraglich sind?

Ist andererseits eine mögliche Heilung oder eine langfristige Palliation — so sagen die anderen — es nicht wert, daß man vorübergehendes Leiden, und sei es auch noch so stark, aber reversibel, in Kauf nimmt? Ist es nicht besser, selbst in der palliativen Situation einen gewagten Fluchtversuch nach vorn anzutreten als den sicheren Rückzug ins Verderben? Diese Argumentation, die eine für, die andere gegen die internistische Krebstherapie, betrifft die Einstellung des Arzts, welche selbst oft ein entscheidendes Gewicht in der Waagschale des Therapieentscheids ist.

Der Ursprung der subjektiven Verhaltensweise des Arztes in diesem Prozeß des Therapieentscheids ist zweifellos psychisch zutiefst verwurzelt. Die Unansehnlichkeit vieler Tumorkranker, ihr Hadern, ihre Aggressionen, das Versagen ärztlicher Bemühungen, diese Kranken zu retten, die Enttäuschungen, die Begegnung mit dem Sterbenden, mit dem Tod, mit der eigenen u. U. unverarbeiteten Existenzbedrohung, die Schwierigkeit der Medikamentenwahl, der Toxizitätskontrollen, die Risiken im menschlichen und juristischen Bereich, der sich finanziell nicht lohnende Zeitaufwand der psychologischen Betreuung dieser Kranken — dies alles kann Abwehrreaktionen gegen die Krebskrankheit, den Krebskranken und die Krebstherapie auslösen.

Wie jeder Mensch hat auch der Arzt eine Tendenz, abzuwehren, zu meiden, was ihm unangenehm ist, an Unverarbeitetes erinnert, Frustrations- und Insuffizienzgefühle weckt, belastet. Diese „Meidensreaktion" genannte Instinkthandlung ist oft stärker, als wir es uns eingestehen wollen. Internistische Krebstherapie ist insofern Unheilkunde, als es einer besonderen Kundigkeit, einer speziellen Schulung bedarf, um hier, wo uns der ärztliche Auftrag sagt: „Handle, behandle", aber der Instinkt warnt: „Meide" — noch vernünftige Medizin zu treiben. Gegenüber dem Krebskranken ist der Arzt der Gefahr ausgesetzt, entweder zu früh zu resignieren oder aber, sich von seinem Spontanaffekt überrannt fühlend, überaktiv zu sein. Spätestens seitdem die Medizin wirksame Mittel gegen Krebs besitzt, kann und darf sich der Arzt nicht mehr mit Hippokrates identifizieren, der seinen Jüngern der Heilkunde empfahl, keine Patienten anzunehmen, deren Tod vermutlich nicht abzuwenden sei. Dies bedeutet jedoch für den Arzt, daß er sich Meidensreaktionen und Aggressionen stellt und im Umgang mit Krebskranken stets prüft, wieweit sie sein therapeutisches Lassen oder Unterlassen beeinflussen.


## Literatur

Ansohn E (1969) Die Wahrheit am Krankenbett. Pustet, Salzburg München
Bock HE (1970) Zur Therapie des Unheilbaren. Schweiz Med Wochenschr 100:2049
Holland JC (1982) Psychologic effects of cancer. In: Holland JF, Frei E (eds) Cancer medicine, 2nd edn. Lea & Febiger, Philadelphia
Kübler-Ross E (1971) Interviews mit Sterbenden. Kreuz, Stuttgart
Meerwein F (Hrsg) (1979) Einführung in die Psychoonkologie. Hans Huber, Bern Stuttgart Wien
Nagel GA (1974) Heilbare und unheilbare Krebsformen: Konsequenzen für Behandlung und Lehre. Schweiz Rundsch Med (Praxis) 63:1188
Schweizerische Akademie der Med. Wissenschaften (1976) Richtlinien für die Sterbehilfe der Schweizerischen Akademie der Medizinischen Wissenschaften. Schwabe, Basel
Strain JI, Grossman S (1975) Psychological care of the medically ill. Appleton-Century-Crofts, New York
Sudnow D (1973) Organisiertes Sterben. Eine soziologische Untersuchung. Fischer, Frankfurt

# 11 Medikamente und Methoden ohne nachgewiesene therapeutische Wirkung

G. Martz und S. P. Hauser

Mundus vult decipi

## Ursache und Verbreitung paramedizinischer Methoden

Für kaum eine andere Krankheit werden so viele Medikamente, Methoden und Diäten auf pseudowissenschaftlicher Grundlage angepriesen wie für den Krebs. Diese Tatsache spiegelt nur z. T. das heutige Ungenügen der wissenschaftlichen Behandlungsmethoden wider – z. T. ist sie auch Ausdruck einer tiefen Angst aller Menschen vor diesen Krankheitsbildern (die leider im Deutschen die unheimliche und furchterregende Bezeichnung „Krebs" tragen) und eines oft unberechtigten Pessimismus vieler Ärzte. Die Informationsmedien, besonders gewisse Zeitungen und Zeitschriften, nützen die Krebsangst der Bevölkerung immer wieder in unverantwortlicher Weise aus, indem sie die neuesten „Durchbrüche" in der Behandlung und deren Protagonisten in marktschreierischer Art hochspielen – und damit natürlich ein gutes Geschäft machen.

## Definition des Begriffs „Paramedizin"

Um dieses stark emotional geprägte Thema zu erläutern und nicht bei Kontroversen über „alternativ", „natürlich", „biologisch", „ganzheitlich" usw. stehen zu bleiben, definieren wir Paramedizin als:

Sammelbegriff für alle Medizinsysteme, Behandlungen und Medikamente, die nicht zu jener wissenschaftlichen Medizin gerechnet werden, die heute an unseren Universitätskliniken gelehrt wird.

Die Paramedizin ist ein örtlich und zeitlich abgegrenztes Phänomen. Die örtliche Abgrenzung zeigt sich z. B. bei der Akupunktur, die im Fernen Osten eine offizielle Behandlungsform der traditionellen chinesischen Medizin ist. Die zeitliche Begrenzung ergibt sich z. B. aus der Tatsache, daß viele paramedizinische Behandlungsarten an eine bestimmte Person gebunden sind und daß je nach dem Entwicklungsstand einer Gesellschaft andere Heilverfahren vorherrschen.

## Unterschiede zwischen Medizin und Paramedizin

Es ist gut verständlich, daß der Patient einer paramedizinischen, nebenwirkungsfreien Behandlung den Vorzug gibt, wenn er darin eine echte Alternative zu den mit Nebenerscheinungen belasteten Verfahren der Medizin (Zytostatika, Radiotherapie) sieht. Da es sich bei den meisten Krebsarten um chronische Leiden mit spontan wechselndem Verlauf handelt – Phasen der Zustandsver-

schlechterung lösen stationäre Phasen und solche der klinischen Besserung ab —
werden Besserungen des Befindens immer wieder fälschlicherweise als Folge
einer gleichzeitig durchgeführten paramedizinischen Maßnahme angesehen.
Nur eine große klinische Erfahrung und kontrollierte prospektive Studien können vor derartigen Fehlinterpretationen schützen.

Seitdem wir über eine allgemein anerkannte Methodologie und über genaue
Richtlinien zur Einführung einer neuen Behandlung in die Klinik verfügen (s.
Kap. 13), ist die Beurteilung einer Therapiemethode oder eines Medikaments
leichter geworden. Es gilt die Regel, daß eine Behandlungsart erst dann als
wirksam gelten darf, wenn — meist mehrere — kontrollierte klinische Studien
ihren Wert nachgewiesen haben. Dazu sind u. a. prospektive vergleichende Anwendungen gemäß einem genauen Protokoll notwendig. *Es muß heute als unethisch bezeichnet werden, einem Krebspatienten routinemäßig eine Therapie zu
verabfolgen, deren Nützlichkeit und Verträglichkeit nicht nach den geltenden erprobten Regeln untersucht worden ist.*

**Statistische Erhebungen über die Verbreitung paramedizinischer Methoden
unter onkologischen Patienten**

Eine 1978 durchgeführte Umfrage bei 153 Krebskranken der Onkologischen
Abteilungen Zürich und St. Gallen zeigte, daß mehr als die Hälfte der ambulanten Patienten mit paramedizinischen Heilanwendungen in näheren Kontakt
kamen. Ein Viertel der Befragten gab an, eine oder mehrere paramedizinische
Methoden versucht zu haben. Von den 78 Zürcher Patienten wurden 26 verschiedene Mittel und Methoden und von den 75 St. Galler Patienten deren 17
angegeben.

Neuerdings führten Fereberger et al. eine Umfrage bei Krebskranken in
Graz durch. Dabei gaben 59% der Befragten an, seit ihrer Erkrankung regelmäßig Naturheilmittel in Form von Gemüsesäften, verschiedenen Teezuberei-
tungen, Salben und diversen Reformartikeln anzuwenden.

# Wie kann man „Pseudowissenschaft" von „Wissenschaft"
unterscheiden?

Nicht nur der Krebskranke, sondern auch sein Arzt steht oft im Spannungsfeld
zwischen medizinischer und paramedizinischer Behandlung. Gerade für den
Arzt, der sich nicht intensiv mit onkologischen Problemen befaßt, ist es manchmal schwer, Pseudowissenschaft von Wissenschaft zu unterscheiden. Folgende
Hinweise mögen die Unterscheidung erleichtern.

Neue Krebsheilmittel paramedizinischer Natur weisen meist folgende Gemeinsamkeiten auf:

1) Die erste Ankündigung erfolgt in der Boulevardpresse.
2) Die Entdeckung erfolgt im Alleingang des Erfinders, der oft von einem persönlichen Erlebnis ausgeht.

3) Es handelt sich meist um schlecht definierte Produkte ohne Kontraindikationen und ohne unangenehme oder gefährliche Nebenwirkungen.
4) Das Mittel oder Konzept bewirkt Heilung bei allen Tumoren; meist auf immunologischer Basis, durch Stimulation der aeroben Phosphorylierung der Krebszellen, durch Diäten u. a.
5) Die paramedizinische Heilanwendung basiert auf einer einfachen Theorie, die in geradezu idealer Weise durch publizierte Erfahrungsberichte (meist Dankesschreiben von Patienten) gestützt wird.

Da den Patienten i. allg. Heilung durch eine nebenwirkungsfreie Behandlung versprochen wird, sind solche Wunderkuren verständlicherweise sehr beliebt. Die Gefahr von paramedizinischen Behandlungen besteht hauptsächlich darin, daß kurative Eingriffe versäumt oder dem Patienten wirksame therapeutische Maßnahmen (Zytostatika, Radiotherapie) vorenthalten werden.


**Porträt der Promotoren paramedizinischer Methoden**

Die Erfinder paramedizinischer Heilmethoden kommen aus allen Schichten: Das Spektrum reicht von völlig ungeschulten Leuten bis zu anerkannten Wissenschaftlern (einschließlich Nobelpreisträgern), die sich entweder auf ein Gebiet außerhalb ihrer Kompetenz vorgewagt oder bezüglich Krebs eine autistische Denkweise entwickelt haben. Sie arbeiten, wenn sie eine akademische Ausbildung haben, abseits von ihren Kollegen und meiden die üblichen Kanäle der wissenschaftlichen Mitteilung. Dazu − so sagen sie − seien sie durch die Vorurteile des wissenschaftlichen „Establishments" gezwungen worden. Sie sind, oft aufgrund einer persönlichen Erfahrung, voller Ressentiments gegenüber der offiziellen Medizin. Sie führen gerne Beispiele von Gelehrten der Vergangenheit an, die gegen das starre Dogma ihrer Zeit anzukämpfen hatten, bis sie schließlich als Genies erkannt worden seien. Prominente Ärzte und allgemein anerkannte Behandlungsarten sind eine beliebte Zielscheibe ihrer Kritik. Mit Vorliebe werden allgemein definierte wissenschaftliche Begriffe willkürlich in die eigenen Gedankengänge sinnverdreht eingebaut (z. B. sind Viren im Lichtmikroskop sichtbar) oder einfache Ausdrücke latinisiert wiedergegeben (z. B. Augendiagnostik wird zur Iridologie und Ophthalmoskopie). Immunologische Tests, Impfstoffe und Serumbehandlungen sind z. Z. besonders beliebt. Angebliche Therapieerfolge werden − unabhängig von der angewendeten Methode − als „immunologisch bedingt" erklärt.

Oft stehen hinter Promotoren unbewiesener Heilmethoden angesehene Persönlichkeiten des öffentlichen Lebens, die ihre Unterstützung unsinnigen Forschungsprojekten leihen, deren Wert sie in keiner Weise beurteilen können. Es scheint, daß die Tatsache, ein erfolgreicher Geschäftsmann, Politiker oder Künstler zu sein, gewissen Leuten ein so starkes Gefühl von Selbstbewußtsein und ein solches Vertrauen in ihre Fähigkeiten gibt, daß sie auf Pseudowissenschaftler und deren Theorien immer wieder kritiklos hereinfallen.

## Übersicht der bei uns am häufigsten angewandten paramedizinischen Methoden und Substanzen

Die nachfolgende Aufstellung, die sicherlich unvollständig ist, gibt einige der Theorien, Behandlungsweisen und Mittel in Gruppen zusammengefaßt wieder.

1) Krebstherapie aufgrund eines medizinischen Gesamtkonzepts
   - anthroposophische Medizin und Viscum album (Iscador),
   - Homöopathie oder der Simile-Biodynamismus
   - Homotoxinlehre (Reckeweg),
   - traditionelle chinesische Medizin und Akupunktur,
   - Wasser-Erd-Elementtheorie (Kappler)
2) Einzelmittel
   Actinina, Antineoplaston, Bamfolin, Berestropfen, Bromelain, Carziviren, Carzodelan forte, Cefaktivon novum, Furfurol, Gelée royale, Gelum oral rd, Germanium, Ginseng, Harnstoff, Hefepräparate, Helixor, Iscador, Iscusin, Isurel, Kefir, Laetrile (Vitamin $B_{17}$), Ney Tumorin, Petrasch Anthozym, Petroleum, Polyerga neu, Polonin, Polydyn, Randensaft, Resistocell, Revitorgan, Sterine, Trypanosa, Tumosteron, Ukrain, Vitamin C, Wobe-Mugos.
3) Ernährungsrichtlinien und -theorien
   - Krebskur-Total (Breuss),
   - Öl-Eiweiß-Kost (Budwig),
   - Heilfasten (Buchinger, Bauer),
   - vegetarisch-salzlose Diät (Gerson),
   - Hay-Trennkost
   - Milchsäuretheorie und Isopathie (Kuhl),
   - Kampf dem Krebs mit Diät (Köhnen, Schneider),
   - Diätvorschläge nach dem Prinzip der Makrobiotik,
   - Krebsdiät (Mar, Kleine),
   - Mörman-Therapie,
   - Eiweißfastenkur (Vasarhelyi),
   - Ernährungsgrundregeln (Windstoßer),
   - Rohkostdiäten (Wearland),
   - Vollwerternährung (Zabel),
   - krebsfeindliche Vollwertkost (Schultz-Friese),
   - kein Schweinefleisch (Sutoxine) nach der Homotoxinlehre,
   - Diätregime (Cousmine),
   - krebsfeindliche Diät (Kretz),
   - Kostumstellung zur Krebsprophylaxe (Schnitzer),
   - Diät und Stärkung des Immunsystems (Bogomas),
   - Stoffwechselaktive Kost (Anemueller),
   - Säurefreie Kost (Koch).
4) Abwehrsteigerungs- und Kombinationsmethoden
   - Frischzelltherapie (Niehans),
   - Gewebe-Sero-Therapie (Thomas),
   - Thymusextrakte (Sandberg),

- Zytoplasmatische Therapie (Theurer),
- Sero-Therapie (Wiedemann),
- Heilseren (Bal'A, Bonifazio),
- „Ganzheits- und Immuntherapie" nach Issels.

5) Stimulation der aeroben Phosphorylierung der Krebszelle
   - Alternativmedizin durch Ausdauerlauftraining (van Aaken),
   - Sauerstoff-Krebs-Mehrschritttherapie (von Ardenne),
   - Oxydationsfermentsubstitution mit Beta- und Anthozyanen (Seeger),
   - Ozontherapie (Hämatogene Oxydationstherapie Wehrli).

6) Psychologie und Krebs
   - Aktive Imaginationstherapie (Simonton),
   - Die eiserne Regel gegen Krebs (Hamer),
   - Stoffwechsel-Psychoreflex-Krebstherapie (Münsterberg),
   - Geistheilungen,
   - Psychophilosophie (Ruckstuhl).

7) Krebserregertheorien
   - Karzinomprotozoen (Weber),
   - Spirochäten (Haefeli),
   - Endobionten und Bakterienzyklogenie (Enderlein),
   - Polyoma microbico (Martini).

8) Verschiedenes gegen Krebs
   - Bioelektronik (Vincent),
   - Tornado-Mikrowellentherapie,
   - Samuels-Therapie,
   - Erdstrahlen, Pendeln,
   - Fußreflexzonenmassage.

## Das Mistelpräparat Iscador der Anthroposophen

Das Mistelpräparat Iscador soll hier besonders erwähnt werden, da es in den deutschsprachigen Ländern sehr häufig zur Verhütung und Behandlung des Krebses angewendet wird. Es ist zu betonen, daß die Verfechter dieser Methode keineswegs dem oben skizzierten Schema der Promotoren paramedizinischer Kuren entsprechen und so gesehen eine positive Ausnahme bilden.

Laut Angaben der Hersteller „liegen schon 29 klinische Studien vor (Sommer 1982), die durchwegs die positive Wirkung der Iscador-Therapie dokumentieren" und in der Bundesrepublik Deutschland sollen über 1000 Ärzte sie bei Tumorpatienten anwenden (N. N. 1982). Iscador soll gleichzeitig die Abwehrkräfte des Patienten gegen den Krebs wecken (in der Art einer Immuntherapie) und die Krebszellen vernichten (wie ein Zytostatikum). Obschon Iscador seit 1921 verwendet wird, gibt es bis heute keine überzeugenden Berichte über seine Wirksamkeit. Eine Publikation aus dem schweizerischen Zentrum der anthroposophischen Medizin belegt z. B., daß die Fünf- und Zehnjahresüberlebenszeiten bei Patientinnen mit Mammakarzinom durch Iscador nicht verbessert werden (Leroi 1977). Eine kürzlich durchgeführte Untersuchung zur kanzerostatischen Wirkung von Iscador bei Tiertumoren am Deutschen Krebsforschungsinstitut ergab, daß in keinem Fall eine signifikante krebshemmende Wirkung in vivo nachgewiesen werden konnte (Berger u. Schmähl 1983).

Der Beweis einer objektiven antitumoralen Wirkung ist nach gültigen Kriterien nicht erbracht worden, und noch schwerer dürfte es sein, die von den Herstellern behauptete Wirkung des Iscadors auf eine „Krebsdisposition" nachzuweisen.

## Literatur

Biologische Medizin (BM) vereinigt mit Homotoxin-Journal, Zeitschrift für Ganzheitsforschung und Synthese der Medizin. Aurelia, Baden-Baden

Berger M, Schmähl D (1983) Studies on the tumor-inhibiting efficacy of iscador in experimental animal tumors. J Cancer Res Clin Oncol 105:262

Grant RN (1975) Unproven methods of cancer management: Cancer quackery. Ca − Cancer J Clin 25:66

Fereberger W, Samonigg H, Pfeiffer KP et al. (1983) Naturheilmittel und Paramedizin in der Onkologie − Ergebnisse einer Umfrage. Wien Med Wochenschr 133:443

Freireich EJ (1975) Unproven remedies: Lessons for improving technics of evaluating therapeutic efficacy. In: Clark L (ed) Cancer chemotherapy: Fundamental concepts and recent advances. Year Book Medical Publishers, Chicago, p 385

Hauser SP (1981) Krebspatient und Paramedizin. Kontakte, Theorien, Behandlungsweisen. Med Dissertation, Universität Zürich

Leroi R (1977) Nachbehandlung des operierten Mammakarzinoms mit Viscum album. Helv Chir Acta 44:403

Nagel GA, Schmähl D (Hrsg) (1984) Krebsmedikamente mit fraglicher Wirksamkeit. Zuckschwerdt, München Bern Wien

N N (1982) Krebsmittel auf dem Index. Vom Dogma der Schulmedizin. Die Kommenden 36:10

Organ der Deutschen Gesellschaft für Medizinische Tumortherapie e. V. Heidelberg. Krebsgeschehen − Klinik und Praxis der Onkologie. Fischer, Heidelberg (Zeitschrift)

Unproven methods of cancer management: Iscador (1983) CA 33:186

# 12 Organisatorische Probleme von Diagnose, Therapie und Forschung bei Krebskranken

K. W. Brunner und K. Batz

Die optimale Betreuung und Behandlung von Krebskranken sowie die klinische und therapeutische Forschung sind an bestimmte organisatorische Voraussetzungen und Einrichtungen gebunden. Die damit verbundenen Probleme lassen sich auf 3 Ebenen definieren:

1) Eine zweckmäßige Organisation der Zusammenarbeit zwischen Hausarzt und dem regionalen Onkologischen Zentrum oder mit dem spezialisierten Onkologen,
2) die interne interdisziplinäre Organisation und Koordination der verschiedenen sich mit Krebsfragen befassenden Kliniken, Abteilungen und Institute an Universitätskliniken oder größeren Krankenhäusern,
3) die Organisation der Zusammenarbeit zwischen den verschiedenen größeren Krankenhauszentren oder deren onkologischen Spezialdisziplinen auf regionaler oder nationaler Ebene zum Zweck des Erfahrungsaustauschs, der klinischen Forschung sowie der Durchführung multiinstitutioneller, kooperativer, klinischer und therapeutischer Untersuchungen.

## Organisatorische Probleme der Betreuung des Krebspatienten

### Das Betreuungsteam des Krebskranken

Die Betreuung des Krebspatienten umfaßt nicht nur die optimale medizinische Betreuung bezüglich Abklärung, Diagnose und Ausschöpfung der heute zur Verfügung stehenden therapeutischen Maßnahmen. Sie muß vielmehr eine Gesamtbetreuung sein, die die psychologischen Probleme des Patienten, welche eine eigentliche psychosoziale Krise bewirken können, die familiären Probleme und das soziale Umfeld einschließen muß. Die Betreuung des Krebskranken erfolgt heute in keinem Fall mehr durch einen einzelnen Arzt, sondern stets durch ein *Team.* Zu diesem Team gehören in der Regel nicht nur der Hausarzt und Ärzte verschiedener Spezialdisziplinen, sondern auch geschulte Onkologieschwestern und Pfleger, Mitarbeiter und Mitarbeiterinnen von Sozial- und Fürsorgediensten oder Beratungsstellen. In speziellen Fällen müssen auch geschulte und mit den Problemen vertraute Psychologen und Psychiater, besondere Beratungsstellen der kantonalen Krebsligen oder anderer Instanzen in die Betreuung einbezogen werden. So gibt es in der Schweiz in vielen Kantonen spezielle Beratungsstellen für Kehlkopfoperierte, Stomaberatungsstellen und Beratungsstellen der Schweizerischen Ileo-, Kolo- und Urostomievereinigung

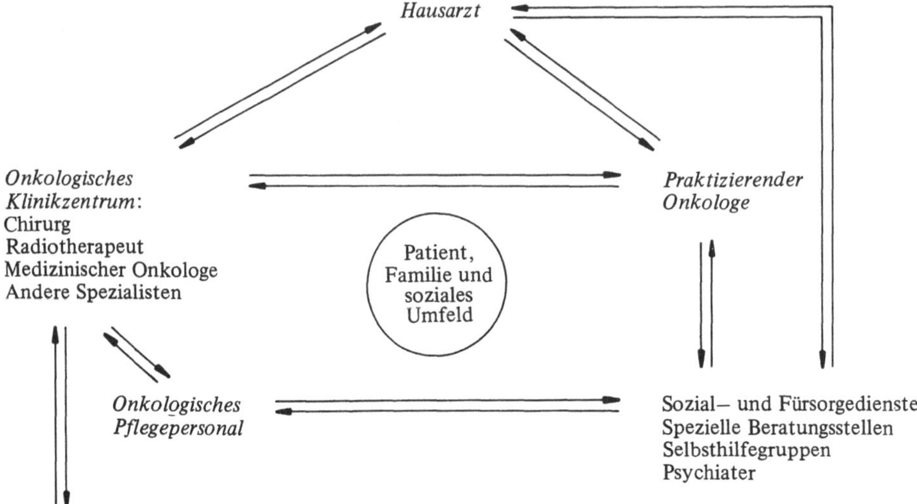


**Abb. 1.** Das Betreuungsteam des Krebskranken

(ILCO). In zunehmendem Maß stehen den Patienten an vielen Orten auch Selbsthilfegruppen zur Seite, welche bei zweckmäßiger Organisation, die durch die Patienten selbst erfolgen muß, ein wertvolles Forum für Gespräche mit anderen Patienten und zur eigenen Problembewältigung darstellen können.

Die Zusammensetzung und die Rolle des den Patienten betreuenden Teams kann sich im Verlauf der Krankheit je nach den Bedürfnissen des Patienten ändern. Von entscheidender Bedeutung bleibt aber, daß zwischen den am Team beteiligten Personen jederzeit eine lückenlose und prestigefreie *Kommunikation* aufrechterhalten bleibt. Es wird auch immer wieder gefordert, daß alle Fäden der Betreuung durch das Team letztlich bei einer Person zusammenlaufen sollten, die dann sozusagen die Führung des Teams übernimmt. Diese Rolle wird häufig dem Hausarzt zugedacht. Soweit der Hausarzt diese Rolle während des ganzen Krankheitsverlaufs tatsächlich übernehmen kann und will, ist dies zumindest für den ambulanten Patienten sicher wünschenswert. Es ist aber u. E. nicht immer und zu jedem Zeitpunkt erforderlich, daß die koordinierende Rolle im Team immer von der gleichen Person ausgeübt wird. Der Patient muß auch jederzeit die Möglichkeit haben, sich für bestimmte Probleme an die Person seines Vertrauens innerhalb der Mitglieder des Betreuungsteams zu wenden, ohne daß sich andere Personen des Teams dadurch betroffen fühlen.

Die anzustrebende Zusammensetzung des Teams, das an der Gesamtbetreuung des Krebspatienten beteiligt ist, ist in Abb. 1 dargestellt.

In der Folge befassen wir uns in erster Linie mit den organisatorischen Problemen der medizinischen Betreuung des Krebspatienten, namentlich mit der Zusammenarbeit zwischen Hausarzt und Klinikzentrum bzw. dem onkologischen Spezialisten.

## Zusammenarbeit zwischen Hausarzt und Klinikzentrum bzw. dem onkologischen Spezialisten

Die optimale medizinische Behandlung sowohl der frisch diagnostizierten Krebsfälle wie auch der chronisch krebskranken Patienten ist nur dann gewährleistet, wenn zwischen den Hausärzten oder auch zwischen den Krankenhausärzten regionaler Krankenhäuser und dem größeren Klinikzentrum, das über spezialisierte Einrichtungen zur Diagnose und Therapie von Krebskrankheiten verfügt, eine gute und reibungslose Zusammenarbeit und eine zweckmäßige Arbeitsteilung bestehen. Dies gilt auch für die in der freien Praxis tätigen Onkologen.

Aufgabe des Hausarzts ist es, die allgemeinmedizinische und psychologische Betreuung des Krebspatienten zu übernehmen, bei der Lösung familiärer und fürsorgerischer Probleme mitzuwirken und in Zusammenarbeit mit Spezialisten oder mit spezialisierten Klinikzentren bei der tumorspezifischen Behandlung soweit wie möglich mitzuwirken.

Aufgabe der onkologischen Spezialisten oder der spezialisierten Klinikzentren ist es, in der Praxis nicht mögliche diagnostische und therapeutische Maßnahmen durchzuführen oder einzuleiten, die therapeutischen Ergebnisse laufend auszuwerten und Diagnose und Therapie von Krebskrankheiten durch eine zielgerichtete Forschung laufend zu verbessern.

Wie wohl auf keinem anderen Gebiet der Medizin gilt bei den Krebskrankheiten der Grundsatz, daß kein Arzt oder Spezialist für sich die alleinige Verantwortung für die Betreuung und Behandlung des Krebskranken in Anspruch nehmen kann. Vielmehr sind daran im Lauf der Zeit oder gleichzeitig oft viele Ärzte aus verschiedenen Fachdisziplinen beteiligt. Dies schafft nicht selten für den Patienten und die beteiligten Ärzte gewisse Probleme, die nur durch eine zweckmäßige Organisation, ein prestigefreies Denken und Handeln und eine genaue Abgrenzung der Kompetenzen von Fall zu Fall gelöst werden können. Die wichtigste Voraussetzung hierfür ist ein lückenloser *Informationsaustausch* zwischen allen an der Betreuung des Patienten beteiligten Ärzten. Dieser gegenseitige Informationsfluß wird häufig dadurch beeinträchtigt, daß innerhalb des Klinikzentrums der Patient verschiedene Kliniken und Abteilungen durchläuft und der Hausarzt wegen ungenügender Koordination innerhalb des Krankenhauses oft nur lückenhaft informiert wird. Umgekehrt leidet der Informationsfluß von seiten des Hausarzts häufig am chronischen Zeitmangel der praktizierenden Ärzte. Oft weiß der Hausarzt auch nicht, an welche Institution innerhalb des Krankenhauses er sich wenden muß. Das letztgenannte Problem kann nur durch eine zweckmäßige krankenhausinterne Organisation, wie sie weiter unten besprochen wird, gelöst werden.

Die Kompetenz- und Zuständigkeitsfragen sind häufig schwierig zu lösen und bilden nicht selten Anlaß zu unnötigen, den Patienten belastenden Friktionen. Die letzte Verantwortung und Entscheidung für die Gesamtbetreuung des Patienten sollte beim Hausarzt liegen, solange der Patient ambulant betreut wird. Er kann und muß aber gewisse Kompetenzen an die Spezialärzte abtreten, wenn ihm dies im Interesse des Patienten notwendig erscheint. Jeder Spezialist, der an der Betreuung des Patienten beteiligt ist, ist grundsätzlich verant-

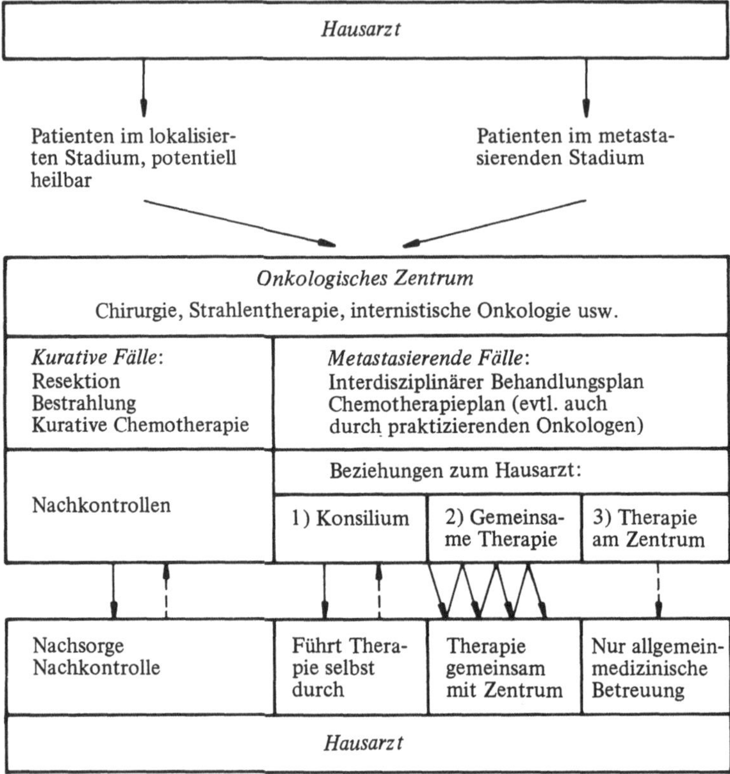


**Abb. 2.** Beziehungen zwischen dem Hausarzt und dem Onkologischen Zentrum

wortlich für die von ihm durchgeführten oder eingeleiteten spezialärztlichen Maßnahmen. Er hat überdies das Recht, von den übrigen an der Betreuung beteiligten Ärzten lückenlos informiert zu werden oder sich die Informationen durch Nachkontrollen zu beschaffen.

In Abb. 2 ist ein *Organisationsschema* dargestellt, nach welchem die Beziehungen zwischen Hausarzt und onkologischem Klinikzentrum gestaltet werden können.

Diese Beziehungen sind etwas unterschiedlich für neu diagnostizierte Krebsfälle und für Patienten mit Rezidiv oder Metastasen.

Für neu diagnostizierte Fälle im potentiell kurativen Stadium sind die Verhältnisse etwas einfacher. Der Hausarzt wird in der Regel die Diagnose oder zumindest die Verdachtsdiagnose eines Malignoms stellen und nach seinen Möglichkeiten die klinischen, labortechnischen und radiologischen Abklärungsuntersuchungen durchführen. Er wird dann den Patienten ggf. für weitere notwendige diagnostische Spezialuntersuchungen und für die Durchführung der kurativen Therapie dem Klinikzentrum zuweisen. Die meisten kurativen Therapien, nämlich die chirurgische Tumorentfernung sowie die Strahlentherapie, aber auch die heute zur Verfügung stehenden kurativen Chemotherapien bei akuten Leukämien, malignen Lymphomen, Hodenkarzinomen, weiblichen Chorionkarzinomen, Ovarialkarzinomen und soliden kindlichen Tumoren sind krankenhausgebunden und erfordern Spezialisten.

Nach Durchführung der kurativen Therapie wird der Patient an den einweisenden Hausarzt zurückverwiesen. Dieser übernimmt grundsätzlich die Nachsorge und die Nachkontrolle. Dabei müssen auch die Nachkontrollbedürfnisse der behandelnden Kliniken am Klinikzentrum befriedigt werden. Dies geschieht, indem der Hausarzt in regelmäßigen Abständen die beteiligten Kliniken über die Nachkontrollergebnisse ausreichend informiert oder mit Nachkontrollen durch die Kliniken einverstanden ist. Dabei ist es zweckmäßig, die in kürzeren Zeitabständen durchzuführenden Nachkontrollen dem Hausarzt zu überlassen und am Klinikzentrum nur in längeren Intervallen nachzukontrollieren. Voraussetzung ist dabei ein gegenseitiger Informationsaustausch.

Wesentlich komplizierter gestalten sich die Beziehungen zwischen Hausarzt und Klinikzentrum bei primär nicht heilbaren Krebskranken oder bei späterem Auftreten eines Rezidivs oder von Metastasen. In der Regel wird der Hausarzt das Rezidiv oder die Metastasen bei der Nachkontrolle feststellen und die ersten Abklärungen über die Metastasenlokalisationen durchführen. Er kann aber auch hierfür das onkologische Zentrum oder einen spezialisierten Onkologen in der Praxis in Anspruch nehmen. Solange der Patient ambulant ist, liegt die Verantwortung für die Gesamtbetreuung beim Hausarzt. Allerdings hat dieser gewisse Kompetenzen an die Spezialisten (praktizierende Onkologen, onkologisches Zentrum) abzutreten, wenn dies im Interesse des Patienten liegt. Er hat auch Forschungsbedürfnisse, die dringend notwendigen Fortschritten in der Onkologie dienen, zu berücksichtigen (vgl. weiter unten).

Für die chronischen, unheilbaren Krebskranken sind in den letzten Jahren zahlreiche neue, vorwiegend medikamentöse, hormonale oder zytostatische Behandlungen entwickelt worden. Diese neuen Behandlungsverfahren werden laufend durch die klinisch-therapeutische Forschung weiter ausgebaut. Auf dem Gebiet der medikamentösen Krebsbehandlung ist eine besonders intensive und reibungslose Zusammenarbeit zwischen Hausarzt und onkologischem Spezialarzt bzw. dem onkologischen Klinikzentrum anzustreben, um diesen klinischen Forschungsbedürfnissen gerecht zu werden.

Wie in Abb. 2 dargestellt, können die Beziehungen zwischen Hausarzt und spezialisiertem Zentrum bei internistischen, medikamentösen Krebstherapien grundsätzlich 3 Formen annehmen:


Onkologisches Konsilium

Der Hausarzt weist den Patienten dem onkologischen Spezialisten in der Praxis oder dem entsprechenden Klinikzentrum für eine Beratung oder weitere Abklärung zu. Der Spezialist unterbreitet dem Hausarzt nach persönlicher Untersuchung des Patienten und Beurteilung der Gesamtsituation einen detaillierten Therapieplan. Dieser enthält die notwendigen Angaben über die verwendeten Zytostatika, deren Dosierungen, ein Dosisanpassungsschema, ein Überwachungs- und Kontrollschema sowie die Kriterien der Erfolgsbeurteilung. Der

Hausarzt führt dann die Behandlung nach diesem konsiliarischen Therapieplan selbständig durch. Falls spezielle Probleme während der Behandlung entstehen, wird sich der Hausarzt wieder an den Spezialisten wenden und von ihm eine erneute Beratung verlangen.

Diese Form der Zusammenarbeit eignet sich für relativ einfache Behandlungen. Sie erfordert von seiten des behandelnden Hausarzts entsprechende Labor- und Röntgeneinrichtungen, die ihm die angemessene Überwachung des Patienten ermöglichen. Zudem lassen sich häufig nicht alle Eventualitäten in einem einmaligen Behandlungsschema für längere Zeit festlegen. Der Hausarzt muß daher über eigene Erfahrungen verfügen.

Ein sinnvoller Behandlungsplan kann vom Spezialisten in der Regel nur dann aufgestellt werden, wenn ihm alle Unterlagen über den bisherigen Verlauf der Krankheit und die durchgeführten Behandlungen zur Verfügung stehen. Er muß zudem den Patienten persönlich untersuchen und ggf. indizierte weitere Abklärungsuntersuchungen durchführen.

Wenig nützlich oder gar gefährlich, weil häufig zu Mißverständnissen führend, sind telephonische Konsilien und Anfragen über Patienten, die der beratende Arzt nie gesehen und selbst untersucht hat.

## Gemeinsame Betreuung des chronisch Krebskranken durch Hausarzt und Spezialisten

Bei dieser Form der Zusammenarbeit stellt der Spezialist ebenfalls aufgrund der von ihm beurteilten Gesamtsituation einen Therapieplan auf, der dann aber vom Spezialarzt am Zentrum oder in der Praxis gemeinsam mit dem Hausarzt durchgeführt wird. Es handelt sich dabei um eine fortlaufende Beratung durch den Spezialisten in kürzeren oder längeren Intervallen. Dies hat den Vorteil, daß Behandlung und Dosierungen fortlaufend dem Krankheitsverlauf und ggf. neu auftretenden Gesichtspunkten angepaßt werden können. Die Intervalle, in welchen der Patient vom Spezialisten oder vom onkologischen Zentrum untersucht und beurteilt wird, richten sich in erster Linie nach der Komplexität der Behandlung, dem Krankheitsverlauf und nicht zuletzt nach den Wünschen und Erfahrungen des Hausarzts. In der Regel wird der Patient vom Hausarzt bei den meisten zytostatischen Behandlungen einmal pro Woche und vom Spezialisten alle 4–6 Wochen untersucht und behandelt.

## Behandlung am Klinikzentrum oder durch den praktisch tätigen Onkologen

Eine weitere Form der Zusammenarbeit zwischen Hausarzt und Spezialist bzw. Klinikzentrum besteht darin, daß der Hausarzt dem Spezialisten oder dem Klinikzentrum die gesamte spezialärztliche, tumorspezifische Behandlung überläßt und nur die allgemeinmedizinische und psychologische Betreuung des Patienten und seiner Familie übernimmt. Diese Form der Zusammenarbeit ist bei neuartigen Behandlungen im Rahmen von klinischen Studien und bei komplizierten kurativen Therapien angezeigt. Die tumorspezifische, medikamentöse

Krebsbehandlung wird auch dann immer vom Spezialisten oder vom Klinikzentrum übernommen, wenn der Patient hospitalisiert ist. Die Hospitalisation ist oft zur Einleitung und Einstellung der Therapie notwendig. Lange Krankenhausaufenthalte zur Durchführung einer medikamentösen Krebstherapie sind aber mit wenigen Ausnahmen, wie z. B. bei akuten Leukämien, selten erforderlich. Bei gut funktionierender Zusammenarbeit zwischen Hausarzt und den onkologischen Ambulanzen können heute auch komplizierte und aufwendige Behandlungen ambulant durchgeführt werden. Nach Einleitung einer Chemotherapie im Krankenhaus muß allerdings die ambulante Fortsetzung der Behandlung gesichert sein. Dies kann für regionale Krankenhäuser, die über keine onkologischen Spezialisten verfügen, problematisch sein, da die im Krankenhaus eingeleitete Behandlung beim ambulanten Patienten häufig neu angepaßt oder revidiert werden muß. Das regionale Krankenhaus ohne eigene Onkologie muß daher die Zusammenarbeit mit einem onkologischen Zentrum oder einem niedergelassenen onkologischen Spezialisten suchen, der sowohl den Behandlungsplan festlegt als auch für evtl. notwendige Änderungen dieses Plans zur Verfügung steht. Dies erfordert eine fortlaufende und systematisch organisierte Beratung. Besonders wichtig ist dies bei den heute zur Verfügung stehenden kurativen zytostatischen Behandlungen, wie z. B. bei M. Hodgkin, bei den Non-Hodgkin-Lymphomen, beim Hodenkarzinom, beim Ovarialkarzinom Stadium III, beim weiblichen Chorionkarzinom, bei den akuten Leukämien und beim osteogenen Sarkom sowie bei den meisten kindlichen soliden Tumoren. Die kurativen Chancen eines Krebskranken dürfen auf keinen Fall durch eine unzweckmäßige Organisation der Behandlungsplanung oder durch Inkompetenz beeinträchtigt werden.

## Stellung des freipraktizierenden Onkologen

Der in der Praxis tätige Onkologe übernimmt einerseits ähnliche Funktionen wie das onkologische Zentrum, indem er in der Lage ist, auch komplizierte Therapien durchzuführen oder zu überwachen, wenn er von Kollegen konsiliarisch beigezogen wird. Andererseits erfüllt er aber auch Hausarztfunktionen, da er die Betreuung des Tumorpatienten weiterführt, auch wenn dieser bettlägerig ist. In technischer Hinsicht basiert der praktizierende Onkologe auf anderen spezialärztlichen Institutionen bzw. auf der Infrastruktur des Zentrums. Freipraktizierende Ärzte und Zentrum sollten bestrebt sein, eine enge Zusammenarbeit zu pflegen und nicht ein Konkurrenzverhältnis aufkommen zu lassen, welches sich in jedem Fall für die Patienten nachteilig auswirken müßte.

## Dokumentation bei ambulanten Patienten

Jeder unter Chemotherapie stehende Tumorpatient muß bezüglich der objektiven Wirkungen der Therapie, des subjektiven Befindens (Allgemeinzustand, Gewicht, Beschwerden usw.) sowie der Nebenwirkungen der Therapie nach den in Kap. 5 genannten Grundsätzen dokumentiert werden. Dazu eignen sich spezielle Formulare, wie das in Abb. 3 dargestellte Verlaufsblatt.

**Inselspital Bern**
**Onkologie**

| Patient | | | Jg. | Studie |
|---|---|---|---|---|
| Name/Vorname | | | | Nr. |
| | | | | Reg. |

**KONTROLLBLATT NR.**        OF______ m²

| | | | | | | | | | Bemerkungen (Nummern l) |
|---|---|---|---|---|---|---|---|---|---|
| Datum | Jahr | | | | | | | | B 1 |
| Tag in Studie | | | | | | | | | |
| Untersucher (Initialen) | | | | | | | | | |
| **Tumortherapie** | | | | | | | | | |
| | | | | | | | | | |
| | | | | | | | | | |
| | | | | | | | | | |
| | | | | | | | | | |
| | | | | | | | | | |
| | Bestrahlung | | | | | | | | |
| **Übrige Therapie** | Transfusionen | | | | | | | | |
| | Antibiotika | | | | | | | | |
| **Symptome** | Akt.-Index (AZ) * | | | | | | | | |
| | Schmerzen (wo?) ** | | | | | | | | |
| | Appetit * | | | | | | | | |
| | Nausea / Emesis * | | | | | | | | |
| | Husten / Dyspnoe * | | | | | | | | |
| | Defäkation / Miktion ** | | | | | | | | |
| | Infekte ** | | | | | | | | |
| | Blutungen ** | | | | | | | | |
| | Neurologisch ** | | | | | | | | |
| | | | | | | | | | |
| **Tumorparameter** | 1 | | | | | | | | |
| | 2 | | | | | | | | |
| | 3 | | | | | | | | |
| | 4 | | | | | | | | |
| | 5 | | | | | | | | |
| **Befunde** | Temp. oral / ax. / °C | | | | | | | | |
| | Gewicht kg | | | | | | | | |
| | Blutdruck mmHg | | | | | | | | |
| | Puls / min | | | | | | | | |
| | Haut / Haare ** | | | | | | | | |
| | Mund / Rachen * | | | | | | | | |
| | Herz / Lungen * | | | | | | | | |
| | Leber MCL ** | | | | | | | | |
| | Milz LRB cm | | | | | | | | |
| | Oedeme * | | | | | | | | |
| | Nerven ** | | | | | | | | |
| | Skelett ** | | | | | | | | |
| | | | | | | | | | |
| **Labor** | Hb g % | | | | | | | | |
| | Leuko 10³ | | | | | | | | |
| | Thrombo 10³ | | | | | | | | |
| | Diff: Stab / Seg % | | | | | | | | |
| | Ly / Mono % | | | | | | | | |
| | Kreatinin / BUN mg% | | | | | | | | |
| | Harnsaure mg% | | | | | | | | |
| | Kalzium mg% / mval/l | | | | | | | | |
| | AP (Norm ) m E/ml | | | | | | | | |
| | SGOT (Norm ) m E/ml | | | | | | | | |
| | BSR (1. Std.) mm/h | | | | | | | | |
| | | | | | | | | | |
| Ro | Rontgenbilder (Dat.) ** | | | | | | | | |

* 0 = normal     Grad der
1 = gering     Funktionsstörung
2 = deutlich    evtl. mit Randnotiz.
3 = stark
4 = sehr stark

** Befund am Rand beschreiben und interpretieren (toxisch? krankheitsbedingt? etc.)

Form. 16/2696

**Abb. 3.** Verlaufsblatt während der Studie

Name ____________________                                  Spital ____________________

Geb.-Datum ____________________                            Arzt ____________________

| 19 ___ Datum | Tag Nr. | Leuko x 10³ | Thromb x 10³ | Hb Hk | Therapie 1 | Therapie 2 | Therapie 3 | Therapie 4 | Therapie 5 | Gewicht | Weitere Laborwerte | Vorgeschriebene Dosisadaptation, Frequenz der Blutbildkontrollen | Blatt Nr. |
|---|---|---|---|---|---|---|---|---|---|---|---|---|---|
|  |  |  |  |  |  |  |  |  |  |  |  |  |  |
|  |  |  |  |  |  |  |  |  |  |  |  |  |  |
|  |  |  |  |  |  |  |  |  |  |  |  |  |  |
|  |  |  |  |  |  |  |  |  |  |  |  |  |  |
|  |  |  |  |  |  |  |  |  |  |  |  |  |  |
|  |  |  |  |  |  |  |  |  |  |  |  |  |  |
|  |  |  |  |  |  |  |  |  |  |  |  |  |  |
|  |  |  |  |  |  |  |  |  |  |  |  |  |  |
|  |  |  |  |  |  |  |  |  |  |  |  |  |  |
|  |  |  |  |  |  |  |  |  |  |  |  |  |  |
|  |  |  |  |  |  |  |  |  |  |  |  |  |  |
|  |  |  |  |  |  |  |  |  |  |  |  |  |  |
|  |  |  |  |  |  |  |  |  |  |  |  |  |  |
|  |  |  |  |  |  |  |  |  |  |  |  |  |  |

Form. 16/2692

**Abb. 4.** Chemotherapiekontrollblatt für den Patienten und die beteiligten Ärzte

Daneben empfiehlt es sich, über jede medikamentöse Behandlung ein *Chemotherapiekontrollblatt* zu führen, das grundsätzlich in der Hand des Patienten bleibt, ähnlich wie eine Antikoagulationskarte. Auf diesem Chemotherapiekontrollblatt werden je nach Therapie- und Kontrollintervallen grundsätzlich die Laborwerte, insbesondere die hämatologischen Werte, sowie die durchgeführte Therapie fortlaufend eingetragen. Ein solches Blatt erleichtert die Kommunikation zwischen Hausarzt und Spezialist, verschafft einen Überblick über die Therapie und deren Dosierungen in Abhängigkeit von den hämatologischen Werten und dient auch der Orientierung aller anderen an der Behandlung oder Betreuung beteiligten Ärzte und Personen. Nicht zuletzt dient es auch der Orientierung des Patienten, erleichtert ihm das Verständnis für die durchgeführte Therapie und gibt ihm ein Gefühl des Beteiligtseins an der Behandlung einer Krankheit, die wie kaum eine andere Erkrankung vielen Patienten das Gefühl vermittelt, dem Schicksal, dem Arzt und einer schwer verständlichen Therapie ausgeliefert zu sein, zu der er wenig beitragen kann. Abb. 4 enthält die Darstellung eines solchen für den Patienten bestimmten und der allseitigen Kommunikation dienenden Chemotherapiekontrollblatts.

## Organisation des onkologischen Zentrums

Eine reibungslose Zusammenarbeit zwischen Hausarzt und onkologischem Zentrum ist nur dann gewährleistet, wenn innerhalb des Zentrums eine zweckmäßige Organisation für alle onkologischen Fachbereiche besteht.

In den meisten Ländern sind neben den größeren Klinikzentren eigentliche Krebskrankenhäuser geschaffen worden. In diesen sind alle Fachbereiche der Onkologie, d. h. die verschiedenen chirurgischen Disziplinen, die Strahlentherapie, die internistische Onkologie, die Pathologie sowie die allgemeinen und speziellen diagnostischen Einrichtungen, ferner die verschiedenen Krebsforschungsbereiche, unter einem Dach vereinigt.

Die Schweiz verfügt bis heute über kein Krebskrankenhaus. Diagnose und Behandlung von Krebskranken erfolgen am Allgemeinkrankenhaus, wobei die großen Kantonskrankenhäuser und Universitätskliniken nach den traditionellen Fachdisziplinen in selbständige Kliniken und Abteilungen gegliedert sind. Dies ist mit der Gefahr verbunden, daß jede Fachdisziplin das Krebsproblem nur von ihrem spezifischen fachlichen Gesichtswinkel aus sieht. Zudem stellt für die meisten Fachrichtungen, mit Ausnahme der strahlentherapeutischen und onkologischen Kliniken und Abteilungen, die Diagnose und Therapie der Krebskrankheiten nur ein Teilgebiet neben zahlreichen übrigen klinischen Dienstleistungen und Aufgaben dar. Die Forschung erfolgt an Universitätskliniken häufig an unabhängigen, von den Kliniken getrennten Instituten.

An den Universitätskliniken und größeren Krankenhäusern durchläuft der Krebspatient zur gleichen Zeit oder je nach Krankheitsverlauf zeitlich gestaffelt meist mehrere diagnostische und therapeutische Institutionen, die verschiedenen, selbständig organisierten Kliniken angehören. Wohl auf keinem Gebiet der Medizin sind so viele Fachdisziplinen beteiligt wie an der Betreuung von Krebspatienten. Diese Aufgabe kann nur durch eine enge und organisierte interdisziplinäre Zusammenarbeit angemessen gelöst werden. Innerhalb jedes größeren Krankenhauses, das über mehrere Kliniken und Abteilungen verfügt, die sich mit diagnostischen und therapeutischen Krebsfragen befassen, muß daher eine spezielle interdisziplinäre Organisation geschaffen werden. Diese hat folgende Aufgaben:

a) Sicherstellung der Diagnose, Behandlung und Nachsorge unter Berücksichtigung aller fachlichen Gesichtspunkte und nach neuesten wissenschaftlichen Erkenntnissen.

b) Enge Zusammenarbeit und Diskussion zwischen den Fachdisziplinen in allen onkologischen Fragen; Fallvorstellungen, Besprechungen.

c) Schaffung einer „unité de doctrine" innerhalb des Gesamtkrankenhauses bezüglich der Behandlung und Behandlungsindikationen bei den verschiedenen Krebsformen und Krebsstadien.

d) Vermittlung einer integrierten und koordinierten Lehre und Ausbildung in allen onkologischen Fragen.

e) Förderung der klinischen und therapeutischen Forschung. Koordination und Durchführung von Forschungsprogrammen.

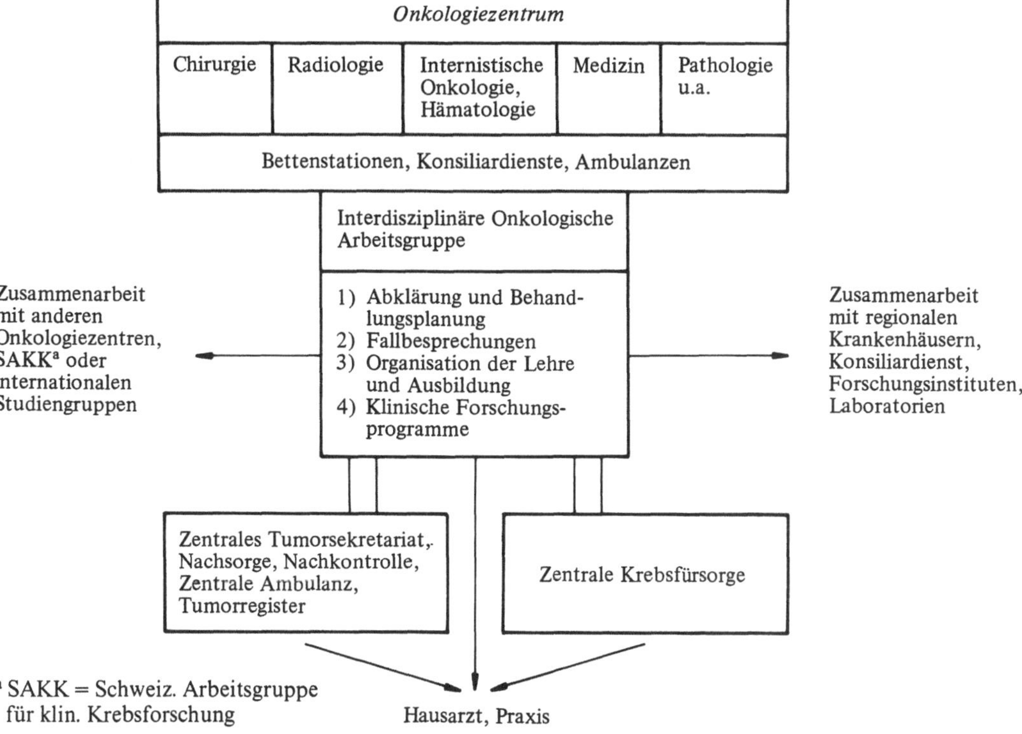


**Abb. 5.** Organisation des Onkologiezentrums am Allgemeinkrankenhaus

f) Konsiliardienste, beratende Funktionen für Hausärzte und umliegende regionale Krankenhäuser.

Ein mögliches Organisationsschema zur Bildung eines Onkologiezentrums innerhalb des Allgemeinkrankenhauses ist in Abb. 5 dargestellt.

Wünschenswert wäre es, wenn jeder neu diagnostizierte Tumorpatient vor Einleitung der Therapie von Vertretern aller Fachdisziplinen (Chirurgie, Strahlentherapie, medizinische Onkologie) gemeinsam untersucht und sein Fall besprochen werden könnte und gemeinsam ein interdisziplinärer Behandlungsplan aufgestellt würde. Damit könnte vermieden werden, daß wichtige Abklärungsuntersuchungen, die für ein optimales Staging und für den darauf basierenden Behandlungsplan erforderlich sind, verpaßt werden, wie dies immer wieder vorkommt. Aus zeitlichen Gründen sind solche gemeinsamen Besprechungen aber nicht in jedem Fall möglich. Dies kann bis zu einem gewissen Grad dadurch ersetzt werden, daß krankenhausintern für bestimmte Tumorarten und Tumorstadien feste, für alle Fachdisziplinen verbindliche Abklärungs- und Therapiepläne in gemeinsamer Absprache festgelegt werden, die jeweils neuen Erkenntnissen und Erfordernissen angepaßt werden.

Auch die lückenlose Erfassung der Krankheitsverläufe bei Tumorpatienten, die zu wichtigen neuen Erkenntnissen bezüglich prognostischer Faktoren, welche die Therapieresultate beeinflussen, führen, ist für das Onkologiezentrum einer Universitätsklinik unerläßlich. Dies kann ohne unnötige Doppelspurigkeiten nur mittels eines krankenhausinternen Tumorregisters erfolgen, bei dem alle wesentlichen Daten zusammenlaufen und ausgewertet werden. Ein solches Datenzentrum kann auch wichtige Dienstleistungsfunktionen sowohl für die Krankenhausärzte wie auch für die die Tumorpatienten betreuenden Hausärzte erfüllen. Es dient gleichzeitig auch der therapeutischen Forschung.

Voraussetzung für das gute Funktionieren eines Datenzentrums ist die lükkenlose und möglichst standardisierte Verlaufsdokumentation über Diagnose, Abklärung, Therapie und Nachsorge bei jedem einzelnen Tumorpatienten, unabhängig davon, von welcher Klinik oder Abteilung des Klinikzentrums der Patient betreut wird. Dies erfordert standardisierte Dokumentationsformulare und die Benutzung der Techniken der modernen Datenverarbeitung.

## Organisation der angewandten klinischen und therapeutischen Krebsforschung: interregionale Zusammenarbeit

Fortschritte in der Verhütung, Diagnose und Behandlung von Krebskrankheiten sind nur durch Forschung zu erzielen. In der Krebsforschung kann zwischen experimenteller Grundlagenforschung und angewandter klinischer Forschung unterschieden werden.

Die experimentelle Krebsforschung vollzieht sich weitgehend an Tiermodellen, Zellkulturen oder zellfreien Systemen und hat häufig keinen direkten Bezug zu den unmittelbaren Problemen beim krebskranken Menschen. Ihre Ergebnisse sind selten direkt auf den Menschen übertragbar, sondern bedürfen meistens der Überprüfung bei menschlichen Krebskrankheiten durch eine selbständige angewandte klinische Forschung. Die Krebsgrundlagenforschung kann für die Klinik wertvolle Arbeitshypothesen liefern, die aber durch eine mehr empirisch orientierte klinische Forschung überprüft werden müssen.

Für die Bewältigung dieser Aufgabe bedarf die angewandte klinische Forschung einer zweckmäßigen Organisation.

### Interdisziplinäre Studiengruppen

Dies gilt besonders für das Gebiet der therapeutischen Forschung. Fortschritte in der Krebstherapie lassen sich nicht auf individualmedizinischer Grundlage durch unsystematische und unkontrollierbare Therapieanwendungen an kleinen Patientengruppen erzielen. Gültige Aussagen über neuartige Behandlungsverfahren können nur durch systematische Prüfung an einheitlichen und genügend großen Patientengruppen gewonnen werden. Selbst das größere Krankenhaus ist nicht in der Lage, bei den verschiedenen Krebsarten über ein ausreichendes und einheitliches Krankengut mit gleichartigem histologischem Typ und mit vergleichbarem Krankheitsstadium zu verfügen, um aussagekräftige therapeutische Forschung zu betreiben. Dies ist nur durch eine multiinstitutionelle, gut organisierte Zusammenarbeit möglich, bei der sich mehrere Klinikzentren zur Bewältigung bestimmter therapeutischer Forschungsaufgaben zur kooperativen Studiengruppe zusammenschließen.

In den letzten 10 Jahren sind, angeregt durch Erfahrungen in den Vereinigten Staaten, in vielen Ländern auf nationaler oder internationaler Ebene solche kooperativen, multiinstitutionellen Studiengruppen gebildet worden. Die kooperative Studiengruppe beruht auf dem freiwilligen Zusammenschluß von onkologischen Klinikzentren zum Zweck der klinisch-therapeutischen Forschung. Die konkreten Forschungsprojekte werden gemeinsam abgesprochen, geplant, durchgeführt und statistisch ausgewertet. Für ein beschlossenes Forschungsprogramm übernimmt üblicherweise ein Mitglied der Studiengruppe als Vorsitzender die Verantwortung. Die einzelnen Studien werden in regelmäßig stattfindenden, gemeinsamen Sitzungen besprochen. Jede Studiengruppe muß über ein organisatorisches und statistisches Zentrum verfügen. Dieses bewältigt die administrativen Aufgaben der Planung und Durchführung der Studien, der Dokumentation sowie der statistischen Auswertung der Untersuchungsergebnisse.

Die ersten kooperativen Studiengruppen wurden auf dem Gebiet der internistischen medikamentösen Krebstherapie gebildet. Hier sind die Variationsmöglichkeiten therapeutischer Eingriffe von vornherein besonders zahlreich und daher die Bedürfnisse nach Kooperation entsprechend groß. In den letzten Jahren setzt sich zunehmend die Tendenz durch, kooperative Studien nicht auf das Gebiet der medikamentösen Krebstherapie zu beschränken, sondern die chirurgischen Disziplinen und die Strahlentherapie einzubeziehen und interdisziplinäre Studien durchzuführen.

In der Schweiz haben sich die onkologischen Abteilungen und Stationen für die Aufgaben der klinisch-therapeutischen Forschung nach den geschilderten Prinzipien zur *„Schweizerischen Arbeitsgruppe für klinische Krebsforschung"* *(SAKK)* zusammengeschlossen. Die Organisation der Studiengruppe und ihre Funktionen sind in Abb. 6 dargestellt.

Die SAKK arbeitet international mit anderen Studiengruppen, z. B. der „Cancer and Leukemia Group B" (CALGB), der „Eastern Cooperative Oncology Group" (ECOG) und für Phase-I- und -II-Studien mit der „Early Clinical Trial Group" der EORTC (European Organisation for the Research on Treatment of Cancer) zusammen. Auch innerhalb der SAKK besteht das Bestreben, die Gruppe zunehmend interdisziplinär zu organisieren und gemeinsame Studienprogramme mit den chirurgischen Disziplinen und der Strahlentherapie durchzuführen. Zu diesem Zweck wurden neben der medizinischen onkologischen Sektion auch eine Sektion Strahlentherapie und eine Sektion Chirurgie der SAKK gegründet. Für die kindlichen Neoplasien besteht eine spezielle pädiatrische Sektion.


Studienprotokolle


Das Arbeitsinstrument der kooperativen Studiengruppe ist die *prospektiv geplante, kontrollierte klinische Untersuchung.* Retrospektive Untersuchungen und Auswertungen liefern selten gültige und zuverlässige Aussagen, weil sie sich

Regionale Zentren an Universitätskliniken und größeren Kantonskrankenhäusern

| Zentrum 1 | Zentrum 2 | Zentrum 3 | Zentrum 4 | Zentrum 5 | Zentrum 6 | Zentrum 7 |

**Zentralstelle**

1) Organisation der Studien
2) Protokolle, Dokumentation
3) Randomisation
4) Periodischer Abruf der Daten
5) Vorbereitung der Sitzungen
6) Berichterstattung
7) Budget

| I. Sektion Medizinische Onkologie | II. Sektion Strahlentherapie | III. Sektion Chirurgie | IV. Sektion Pädiatrie |

Andere Sektionen

*Prinzip der Studiendurchführung*:
Studienvorschlag → Erstellen des definitiven Protokolls → Ernennung eines
Studienleiters → Dokumentation → statistische Auswertung → Publikation

**Abb. 6.** Organisation der Schweizerischen Arbeitsgruppe für klinische Krebsforschung (SAKK)

über einen zu langen Zeitraum und häufig über ein zu wenig einheitliches und ungenügend dokumentiertes Krankengut erstrecken.

Die prospektive kontrollierte Untersuchung wird von allen Mitgliedern einer kooperativen Studiengruppe nach einem einheitlichen und verbindlichen *Untersuchungsprotokoll* durchgeführt. Jedes Untersuchungsprotokoll für eine bestimmte Studie legt folgende Punkte fest:

1) Ziel der Studie und der statistisch notwendigen Patientenanzahl, welche für das Erreichen des Studienziels notwendig ist.
2) Exakte Kriterien für die Auswahl der Patienten, die in die Studie aufgenommen werden, um ein möglichst einheitliches Krankengut zu erhalten. Je nach Studienziel betreffen die Auswahlkriterien die Tumorart, den histologischen Typ, das Krankheitsstadium, die Art der früheren Behandlungen und ggf. medizinische Voraussetzungen (Blutbild, Serumwerte usw.).
3) Details der untersuchten Therapien: Bei Untersuchungen über zytostatische Behandlungen betrifft dies hauptsächlich die Art der Zytostatika, deren Anwendungsweise und Dosierung, die Dosierungsintervalle sowie die Anpassung der Dosierungen an hämatologische und andere Nebenwirkungen.
4) Die vor, während und bei Abschluß der Studie durchzuführenden klinischen, hämatologischen und anderen Laboruntersuchungen, die Röntgenkontrollen und Spezialuntersuchungen.

5) Die Art der Dokumentation: Für jede Studie werden einheitliche, auf die Tumorart ausgerichtete Studienblätter zur Dokumentation verwendet. Die von der SAKK verwendete Dokumentation besteht aus:

   a) Einem 3teiligen Basisdokumentationsbogen, worin Patientenidentifikation, Angaben über den Primärtumor, vorangegangene Therapien, Stadium und Befunde bei Studienbeginn dokumentiert werden.

   b) Verlaufsblatt mit Angaben über die studiengemäße Behandlung, deren Wirkungen und Nebenwirkungen.

   c) Zwischenauswertungs- und Abschlußbogen, auf denen der Gesamtverlauf unter Therapie im Hinblick auf die statistische Endauswertung zusammengefaßt wird.

6) Kriterien der Beendigung der Studie im Einzelfall: In der Regel ist das bei gesicherter Unwirksamkeit der Behandlung oder bei Tumorprogredienz nach einer Remission der Fall.

7) Kriterien der Erfolgsbewertung und der Beurteilung von Nebenwirkungen.


Studienauswertung

Der Therapieerfolg bei Krebsbehandlungen wird je nach Studienziel grundsätzlich nach folgenden Kriterien bewertet, die in Kap. 5 näher erläutert werden:

- objektive Tumorrückbildung,
- Remissionsdauer, angegeben in Tagen, Monaten oder Jahren,
- Überlebenszeit und/oder Zeit der Rezidivfreiheit.

Neben diesen objektiven Erfolgskriterien werden auch die *subjektiven Wirkungen* der Behandlung auf Körpergewicht, Allgemeinbefinden (Aktivitätsindex), Schmerzen und andere subjektive Krankheitssymptome sowie auf pathologische Laborparameter registriert. Die subjektiven Krankheitsparameter wie Aktivitätsindex, Schmerzen usw. werden je nach Schweregrad semiquantitativ in Stufen von 0−4 erfaßt (s. Abb. 3).

Neben den objektiven therapeutischen und den subjektiven Wirkungen müssen auch die *toxischen Nebenwirkungen* einer Behandlung exakt registriert werden. Bei Untersuchungen über medikamentöse Behandlungen bezieht sich dies namentlich auf die hämatologischen Nebenwirkungen (Abfall der Leukozyten, der Thrombozyten, des Hämoglobins), die Wirkungen auf den Magen-Darm-Trakt (Nausea, Erbrechen, Stomatitis, Durchfälle), evtl. auf das Nervensystem oder, seltener, auf andere Organsysteme. Auch diese Nebenwirkungen werden je nach Schweregrad semiquantitativ in Stufen von 0−4 dokumentiert. Daraus läßt sich für jede Toxizitätskategorie wie auch für die Gesamttoxizität ein semiquantitativer Toxizitätsindex für jede Behandlung ermitteln.

Die prospektiven kontrollierten Studien werden laufend ausgewertet. Die Zwischenergebnisse werden an den regelmäßigen, mehrmals jährlich stattfindenden Gruppensitzungen besprochen. Die Schlußauswertung erfolgt, wenn nach statistisch einwandfreien Grundsätzen das geplante Studienziel erreicht ist.

Klinische Prüfung von Zytostatika

Auf dem Gebiet der medikamentösen zytostatischen Behandlungen lassen sich die prospektiven kontrollierten Untersuchungen in mehrere, häufig hintereinander geschaltete *Phasen* oder *Stufen* gliedern:

*Phase I* der klinischen Prüfung von Zytostatika oder krebswirksamen Medikamenten umfaßt Untersuchungen mit vollständig neuen Substanzen. Voraussetzung für die klinische Prüfung neuer Präparate ist eine eingehende und lückenlose vorklinische Untersuchung über die pharmakologischen, toxikologischen und therapeutischen Eigenschaften. Das Ziel der klinischen Prüfung in Phase I ist in erster Linie die Abklärung der pharmakologischen und toxischen Wirkungen neuer Substanzen beim Menschen, die Bestimmung der optimal verträglichen Dosen und der optimalen Dosierungsintervalle. Prüfungen in Phase I werden nur bei Patienten und Krebsarten durchgeführt, für welche keine andere wirksame Behandlungsmöglichkeit besteht oder alle anderen potentiell wirksamen Behandlungen ausgeschöpft sind.

In *Phase II* gelangen nur jene neuen Substanzen, deren Verträglichkeit und maximale Dosierung in Phase I abgeklärt wurden und deren pharmakologische und toxische Eigenschaften somit bekannt sind. In Phase II wird in erster Linie das therapeutische Potential der neuen Substanz bei verschiedenen Krebsarten untersucht. Dies erlaubt die Festlegung des Tumorwirkungsspektrums und der Dosis-Wirkung-Relationen der neuen Droge.

*Phase III* stellt die letzte Stufe der klinischen Prüfung neuer Zytostatika oder Zytostatikakombinationen dar. In die Phase III gelangen nur jene neuen Substanzen, die Phase I und II durchlaufen haben. Das neue Zytostatikum oder die Zytostatikakombination muß sich in den früheren Phasen bei bestimmten Krebsarten als wirksam und bezüglich der Nebenwirkungen als steuerbar und verträglich erwiesen haben. Phase III umfaßt stets *vergleichende Untersuchungen*.

Verglichen werden neue, in Phase I und II entwickelte Substanzen mit bereits bekannten wirksamen Zytostatika bei einer bestimmten Krebsart. Das Ziel des Vergleichs besteht darin, festzustellen, ob die neue Substanz bei einer bestimmten Tumorart wirksamer ist als bereits etablierte andere Zytostatika.

In die Phase III sind aber auch alle anderen vergleichenden Untersuchungen einzureihen. Dazu gehören Vergleiche über verschiedene zytostatische Kombinationstherapien mit bereits bekannten Medikamenten, über die Kombination von Chemotherapie und Chirurgie oder Chemotherapie und Strahlentherapie usw.

Es sind namentlich diese vergleichenden therapeutischen Studien der Phase III, die es gestatten, wirksamere von weniger wirksamen Behandlungen zu unterscheiden und die Behandlungsergebnisse schrittweise zu verbessern.


Randomisierte Studien


Voraussetzung für die Aussagekraft vergleichender Untersuchungen über 2 oder mehrere Behandlungsmodalitäten ist, daß sich die Aussage auf ein Krankengut bezieht, das in allen verglichenen Behandlungsgruppen gleichartig zusammengesetzt ist. Dies ist nur durch zufällige Zuteilung der Patienten in die verschiedenen untersuchten Behandlungsgruppen, d.h. durch *Randomisation,* gewährleistet. Phase-III-Studien sind daher stets sog. randomisierte Studien. Nur die zufällige Zuteilung der Patienten in die untersuchten Behandlungsgruppen gewährleistet, daß sich bei einer genügend großen Patientenzahl die Risikofaktoren und andere, nicht eindeutig faßbare Unterschiede im Krankengut gleichartig auf alle Gruppen verteilen. Nur dann können Unterschiede der Ergebnisse zuverlässig der jeweiligen Behandlung und nicht zufälligen oder selektiven Unterschieden in der Zusammensetzung des Krankenguts zugeschrieben werden.

Gegenüber randomisierten klinisch-therapeutischen Untersuchungen werden immer wieder ethische Bedenken erhoben. Es wäre tatsächlich unethisch, solche Untersuchungen durchzuführen, wenn die Überlegenheit der einen gegenüber der anderen untersuchten Behandlung bereits erwiesen wäre. Es ist aber ebenso unethisch, auf einen gültigen, mit einwandfreien Methoden durchgeführten Vergleich zu verzichten, wenn dies nicht sicher bekannt ist. Klinische Eindrücke an kleinen Patientenzahlen oder unzureichende retrospektive, historische oder geographische Vergleiche reichen nicht aus, um den wirklichen Wert einer Behandlung zu erfassen. Der Fortschritt in der Krebstherapie hat auf vielen Gebieten während Jahren darunter gelitten, daß sich der Wert bestimmter Behandlungen häufiger aufgrund von irrtumsanfälligen subjektiven Eindrücken und wenig aussagekräftigen retrospektiven Untersuchungen als nach gültigen objektiven Kriterien etabliert hat, die dann späteren objektiven Prüfungen nicht standhielten.

In Abb. 7 ist das Schema einer prospektiven kontrollierten und randomisierten Untersuchung beim kleinzelligen Bronchuskarzinom als Beispiel dargestellt.

Die empirische therapeutische Forschung auf dem Gebiet der medikamentösen Krebstherapien und in zunehmendem Maß auch in anderen therapeutischen Sparten in Form von kooperativen kontrollierten und randomisierten Studien hat in den letzten Jahren bewiesen, daß sie in der Lage ist, gültige und reproduzierbare Ergebnisse und Aussagen bei der Behandlung menschlicher Krebskrankheiten zu liefern. Sie hat Wesentliches zum kontinuierlichen, stufenweise aufbauenden Fortschritt auf dem schwierigen Gebiet der Krebstherapie beigetragen.

Allerdings hat diese Methode, namentlich bei vergleichenden Phase-III-Studien, heute ein gewisses Plateau erreicht. Neue Erkenntnisse über die zahlreichen Risikofaktoren, welche Prognose und Verlauf wie auch das Ansprechen auf die Therapie bei vielen Krebsarten und innerhalb der gleichen Krebsform für die verschiedenen Stadien und Untergruppen bestimmen, lassen es bei Neoplasien, die sich durch sehr unterschiedliche Verläufe auszeichnen, als fragwürdig erscheinen, ob mit Durchschnittswerten aus großen randomisierten Studien bezüglich Remissionsrate, Remissionsdauer und Überlebenszeit die optimale Therapie im Einzelfall befriedigend definiert werden kann. Viele häufige Krebsarten lassen sich in so viele prognostisch unterschiedliche Untergruppen gliedern, daß globale Resultate für einzelne Untergruppen u. U. nicht repräsentativ sind und separate Auswertungen in Untergruppen Patientenzahlen erfor-

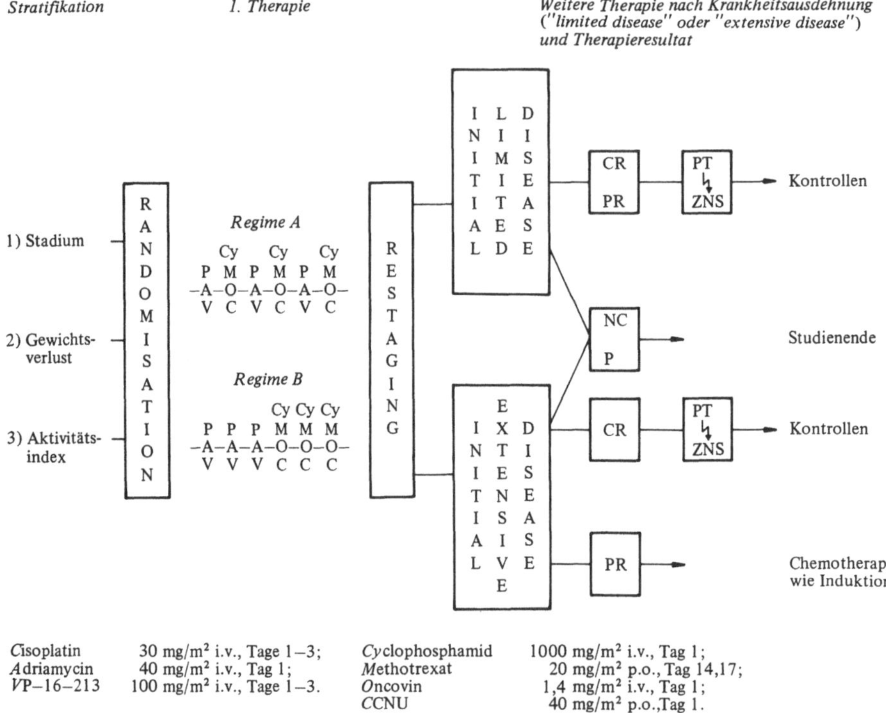


| | | | |
|---|---|---|---|
| Cisoplatin | 30 mg/m² i.v., Tage 1–3; | Cyclophosphamid | 1000 mg/m² i.v., Tag 1; |
| Adriamycin | 40 mg/m² i.v., Tag 1; | Methotrexat | 20 mg/m² p.o., Tag 14,17; |
| VP–16–213 | 100 mg/m² i.v., Tage 1–3. | Oncovin | 1,4 mg/m² i.v., Tag 1; |
| | | CCNU | 40 mg/m² p.o.,Tag 1. |

**Abb. 7.** Beispiel einer randomisierten Studie: SAKK-Protokoll 15/84 beim kleinzelligen Bronchuskarzinom. *CR* komplette Remission; *PR* partielle Remission; *NC* „no change" (unverändert); *P* Progression; $^{PT}_{ZNS}$ Strahlentherapie des Primärtumors und des ZNS

dern, welche selbst in großen kooperativen Gruppen nicht zur Verfügung stehen. Neue Formen der klinischen Forschung, die v. a. auf der Ausscheidung prognostisch ungünstiger Gruppen und deren getrennter Untersuchung beruhen und die sich in vermehrtem Maß auf neu zu ermittelnde Risiko- und Prognosefaktoren abstützen, sind daher unerläßlich.

## Literatur

Baum M, Kay R, Scheulen M (eds) (1982) Clinical trials in early breast cancer. Experentia [Suppl] 41:
Conference on the planning of cancer centers (1972) 35 Beiträge zur Planung, Organisation und Führung von Krebszentren sowie deren Aufgabe in Forschung, Lehre und Tumortherapie. Cancer 29:819
Gehan EA, Schneiderman MA (1973) Experimental design of clinical trials. In: Holland JF, Frei E III (eds) Cancer medicine. Lea & Febiger, Philadelphia, p 449
Hersh SP, Schain WS, Hay AS (1982) Psychosocial aspects of cancer. In: DeVita VT, Hellmann S, Rosenberger SA (eds) Cancer, principles and practice of oncology. Lippincott, Philadelphia Toronto, p 264

McKenna RJ, Painter JT, Adams M, Burke L (1980) In: Burchenal JH, Oettgen HF (eds) Cancer: Achievements, challenges and prospects for the 1980s, vol 2. Grune & Stratton, New York London Toronto Sidney San Francisco
Muggia FM, Staquet MJ, Rozencweig M, McGuire W (1980) Methodology in phase II clinical trials in cancer. In: Carter SK, Sakurai Y (eds) Recent Results Cancer Research. Springer-Verlag, Berlin 1980
Simon RM (1982) Design and conduct of clinical trials. In: DeVita VT, Hellmann S, Rosenberg SA (eds) Cancer, principles and practice of oncology. Lippincott, Philadelphia Toronto, p 198
Staquet M (ed) (1973) The design of clinical trials in cancer therapy. Futura, Mount Kisko (New York)
Staquet MJ (ed) (1975) Cancer therapy: Prognostic factors and criteria of response. Raven, New York
Staquet M (1978) Randomized trials in cancer: A critical review by sites. Raven, New York
WHO (1979) WHO handbook for reporting results of cancer treatment. WHO Offset Publications No. 48. WHO, Geneva

# Spezieller Teil

# 13  Akute Leukämien des Erwachsenen

C. Sauter und M. Fopp

## Definition, Epidemiologie, Ätiologie und Pathogenese

### Definition

Akute Leukämien sind Erkrankungen, welche durch eine Proliferation transformierter hämopoetischer Stamm- oder Vorläuferzellen aus dem Knochenmark charakterisiert sind. Hämopoetische Stammzellen sind durch die Doppelfunktion der Eigenreplikation und die Fähigkeit zur Differenzierung in funktionstüchtige Endzellen definiert. Durch das die Leukämie induzierende Transformationsereignis kommt es zu einer zytogenetisch stabilen Entkopplung dieser beiden Eigenschaften, so daß das leukämische Zellkompartiment ständig zunimmt. Diese autonome Proliferation der leukämischen Blasten ist von einer progredienten Suppression der gesunden myelopoetischen Stammzellen begleitet. Dies erklärt die – nicht leukämiespezifischen – Symptome einer Panzytopenie mit Müdigkeit, Blässe, Infektanfälligkeit und Blutungen, welche zur diagnostischen Knochenmarkpunktion führen. Daneben gibt es – viel seltener – leukämiespezifische Symptome und Befunde, welche durch Organinfiltrationen durch leukämische Zellen bedingt sind. Unbehandelt sterben Patienten mit akuter Leukämie innerhalb weniger Wochen nach Diagnosestellung meist an gramnegativer Sepsis (Agranulozytose) oder Hirnblutung (Thrombozytopenie).

### Epidemiologie und Inzidenz

Akute Leukämien des Erwachsenen sind seltene Erkrankungen. Die Inzidenz wird auf 5–6jährliche Neuerkrankungen pro 100 000 Einwohner geschätzt. Berichte über eine allgemeine Zunahme sind kontrovers. Gesichert ist jedoch eine Zunahme sekundärer akuter myeloischer Leukämien (AML), insbesondere bei Patienten, welche wegen maligner Lymphome intensiv radio- und chemotherapiert wurden. Bei diesen Patienten werden sehr häufig in den leukämischen Zellen Deletionen des langen Arms der Chromosomen 5 und 7 beobachtet. Die Häufigkeit der einzelnen Unterformen akuter Leukämien (AL) beim Erwachsenen zeigt Tabelle 1.

Etwa 50% aller Patienten mit AML sind 20–59 Jahre alt, 35% über 60 Jahre, während der Altersgipfel der Inzidenz akuter lymphatischer Leukämien (ALL) mit 15 Jahren bereits überschritten ist. Bei über 50jährigen werden nur 4% aller ALL diagnostiziert. Neben dem Alter sind bei der T-Zell-ALL mit Assoziation zum menschlichen T-Zell-Leukämievirus (HTLV) ein geographisch-epidemio-

**Tabelle 1.** Häufigkeit der einzelnen Unterformen akuter Leukämien beim Erwachsenen

| Determinierung der leukämischen Blasten | FAB-Nomenklatur[a] | Häufigkeit [%] | Chromosomen- und Membranmarker | |
|---|---|---|---|---|
| Myeloisch 85% | M 1 | 70% | | |
| | M 2 | | t  (8; 21)[b] | |
| | M 3 | 8% | t (15; 17) | |
| | M 4 | 20% | inv 16 t (9,6,10; 11) | |
| | M 5 | | | |
| | M 6 | 2% | | |
| Lymphatisch 15% | L 1 | 60% | cALL-Antigen$^+$ | cALL |
| | L 2 | 20% | E$^+$, t (4; 11) | T-ALL[c] |
| | L 3 | 5% | sIg$^+$ t (8; 14) | B-ALL |
| | | 15% | E$^-$, sIg$^-$, cALL$^-$ mit Prä-T/Prä-B-Zellmarkern | |

[a] Morphologisch-zytochemische Charakterisierung (s. Übersicht zur Klassifizierung S. 262)
[b] Translokation Chromosom 8/21 gehäuft.
[c] E$^+$: Die leukämischen Blasten bilden mit Schaferythrozyten Rosetten;
  sIg$^+$: tragen Rezeptoren für Immunglobulinmoleküle.

logischer und ein genetischer Faktor von Bedeutung. Die Natur dieser beiden Faktoren ist noch ungeklärt. Während die Mortalität der AL bei Erwachsenen bis zu den frühen 70er Jahren über 95% betrug, werden heute bei 15−25% aller Patienten, welche eine Vollremission erreichen, Fünfjahresheilungen beobachtet. Die Inzidenz und Mortalität ist bei Männern mit AML etwas höher als bei Frauen.

## Ätiologie

Seit langem sind zahlreiche Faktoren bekannt, welche mit einer erhöhten Leukämieinzidenz einhergehen. Dabei kann grundsätzlich zwischen endogenen und exogenen Faktoren unterschieden werden. Als endogene Faktoren sind angeborene genetische Veränderungen bekannt, welche bei bestimmten Erbkrankheiten und bei anderen genetischen Veränderungen auftreten, welche häufig mit einer stark erhöhten chromosomalen Fragilität vergesellschaftet sind. Beispiele sind in Tabelle 2 aufgeführt.

Bei der Entstehung der AL des Erwachsenen spielen die meisten dieser bekannten genetisch prädisponierenden Faktoren keine Rolle. Außer diesen angeborenen Faktoren gibt es leukämogene Umweltfaktoren, welche meist dosisabhängig eine leukämische Transformation auslösen können. Diese exogenen Noxen sind fast nur als Folge von Umweltkatastrophen (ionisierende Strahlen) oder iatrogener Schädigungen bekannt (ausgedehnte Bestrahlungen, gefolgt von Behandlung mit alkylierenden Zytostatika). Diesen endogen prädisponierenden und exogen auslösenden Faktoren sind chromosomale Aberrationen gemeinsam. Gewisse Sequenzen schädigender Noxen auf die hämopoetischen Stammzellen, wie ionisierende Strahlen gefolgt von Alkylanzien scheinen am

**Tabelle 2.** Endogene und exogene Faktoren, welche mit einer erhöhten Leukämieinzidenz assoziiert sind

| Endogene Faktoren | Exogene Faktoren |
|---|---|
| Trisomien: <br> Down-Syndrom <br> Klinefelter-Syndrom | Ionisierende Strahlen: <br> Atombomben <br> M. Bechterew, M. Hodgkin |
| Immundefektsyndrome: <br> Wiskott-Aldrich-Syndrom <br> HLA-Homozygotie | Alkylanzien: <br> Benzole <br> alkylierende Zytostatika |
| Bloom-Syndrom <br> Fanconi-Anämie | T-Zell-Leukämievirus (HTLV) |

ausgeprägtesten leukämogen zu sein. Die Inzidenz von AML-Erkrankungen steigt bei so behandelten M.-Hodgkin-Patienten um mehr als das 20fache, während eine Umkehr der Therapiesequenz wesentlich weniger leukämogen ist. Solche Beobachtungen werden bei der Therapieplanung von Tumorpatienten mit großer Heilungschance zunehmend berücksichtigt.

Bei einer Gruppe von Patienten mit T-Zell-ALL in Japan und der Karibik wird ein menschliches Retrovirus (Typ C) für die Ätiologie der Erkrankung mitverantwortlich gemacht. Dieses menschliche T-Zell-Leukämievirus (HTLV) ist in vitro fähig, T-Lymphozyten aus Nabelschnurblut leukämisch zu transformieren. Doch zeigen gerade serologisch-epidemiologische Studien mit dem Nachweis spezifischer Anti-HTLV-Antikörper bei klinisch gesunden Familienangehörigen von T-Zell- ALL-Patienten, daß außer der (exogenen) leukämogenen Exposition zusätzliche endogene Voraussetzungen für das Entstehen dieser Leukämieform mitverantwortlich sind. Befunde, nach denen bei Kindern durch das gleiche leukämogene Agens (Strahlenexposition) akute lymphatische und bei Erwachsenen myeloische Leukämien induziert werden, sprechen für einen weiteren wichtigen ungeklärten prädisponierenden Faktor auf Ebene der Zielzelle. Dieser konnte bisher nur aus der Inzidenz der Leukämiearten in den verschiedenen Altersgruppen vermutet werden. Offensichtlich gibt es zahlreiche prädisponierende und auslösende leukämogene Faktoren. Die bisher beschriebenen haben jedoch lediglich Modellcharakter für zytogenetische Untersuchungen, da sie als Ursache bei den meisten der bei uns zur Behandlung kommenden Leukämiepatienten nicht in Frage kommen. Mit molekularbiologischen Methoden wird es möglich sein zu klären, ob diese unterschiedlichen ätiologischen Faktoren über eine gemeinsame Pathogenese − die Aktivierung von Onkogenen − zum klinischen Krankheitsbild der akuten Leukämie führen.


**Pathogenese**

Um die Pathogenese der AL zu verstehen, sind Kenntnisse über die physiologischen Regulationsmechanismen hämopoetischer Stammzellen und determinier-

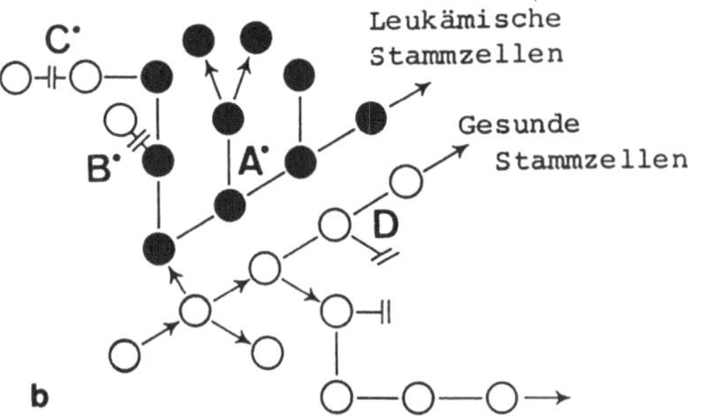


Abb. 1 a, b. Verhalten gesunder (a) und leukämischer (b) Stamm- und Vorläuferzellen der Hämopoese auf Differenzierungs- und Proliferationssignale
*A* Regulationssignale, welche die Selbsterhaltung des Stammzellspeichers steuern,
*B* koloniestimulierende Faktoren, welche die Proliferation und Differenzierung hämopoetischer Vorläuferzellen regulieren,
*C* Poetine, welche die Reifung funktionstüchtiger Endzellen induzieren,
*D* negative Feed-back-Mechanismen, welche eine Expansion des gesunden Stammzellspeichers limitieren.
A* Regulationsmechanismen, welche die Selbsterhaltungsrate des Stammzellpools senken

B* Eintritt in das Differenzierungsprogramm gelingt nicht
C* Blockierung von Differenzierung und Reifung

ter Vorläuferzellen erforderlich. Die *normale Hämopoese* des Erwachsenen ist durch ein konstantes Stammzellkompartiment charakterisiert (Abb. 1).

Die Selbsterhaltungsrate der Stammzellen (p) beträgt 50%, und die Zahl der Stammzellen bleibt konstant (I). Die Steuerungsmechanismen, denen diese pluripotenten Stammzellen unterliegen (A), sind noch nicht geklärt. Tierexperimentelle Befunde und In-vitro-Untersuchungen mit menschlichen Knochenmarkzellen sprechen sowohl für eine gegenseitige Selbstkontrolle als auch für eine Regulation des Stammzellpools durch Signale anderer Zellsysteme. Nach einer starken Reduktion der Stammzellzahl (z. B. nach Zytostatika, Bestrahlung) bewirken diese Regulationsfaktoren, daß p anwächst ($\geq$ 50%) und das Stammzellkompartiment sich regeneriert. Besser untersucht ist der nächste Kontrollschritt (B), der über Proliferation und weitere Differenzierung determinierter hämopoetischer Vorläuferzellen entscheidet. Untersuchungen an Vorläuferzellen, welche Granulozyten und Monozyten bilden können, haben gezeigt, daß gut charakterisierte koloniestimulierende Faktoren (CSF) Vorläuferzellen irreversibel für eine Bildung von Granulozyten (GM-CSF) oder von Monozyten (M-CSF) bestimmen können. Dieser Vorgang der Determinierung ist mit Zellteilungen verbunden. Je weiter entfernt eine Vorläuferzelle von der völlig undifferenzierten Stammzelle ist, um so empfindlicher reagiert sie auf wachstumsstimulierende Faktoren, welche gleichzeitig eine weitere Differenzierung induzieren. Die Differenzierung ist mit einem zunehmenden irreversiblen Verlust der Selbsterneuerungskapazität gekoppelt. Auf diese Weise erfolgt die Regulation der Hämopoese je nach Bedarf an funktionstüchtigen Endzellen äußerst flexibel auf der Ebene einzelner Vorläufer- oder auf Ebene des Stammzellkompartiments.

Auf determinierte Vorläuferzellen, welche bereits einige Differenzierungsschritte durchlaufen haben, wirken die Poetine (C) ein. Diese induzieren die Reifung zu funktionstüchtigen Endzellen.

Die *Hämopoese nach leukämischer Transformation* ist durch Störungen in der Proliferationskinetik sowohl des leukämischen wie des normalen Stammzellkompartiments charakterisiert (Abb. 1a). Die leukämischen Blasten sprechen ungenügend oder gar nicht auf Regulationsfaktoren an, welche die Proliferation und Einleitung der Differenzierung der phänotypisch entsprechenden gesunden hämopoetischen Vorläuferzellen kontrollieren. Der Eintritt in ein Differenzierungsprogramm gelingt nicht (B*). Ebenso sprechen leukämische Blasten nicht auf Regulationsmechanismen an, welche die Selbsterhaltungsrate p des Stammzellpools senken (A*). Diese beiden Defekte der Proliferations- und Differenzierungsregulation sind wahrscheinlich kausal miteinander verknüpft. Die Blockierung der Differenzierung und Reifung (C*) führt zur unkontrollierten Expansion des leukämischen Zellklons. Neueste Befunde sprechen dafür, daß diese Proliferationsautonomie der leukämischen Blasten nicht absolut ist und eine gewisse Reifung determinierter leukämischer Zellen noch möglich ist (C*). Ungeklärt ist, ob die chromosomalen Veränderungen bei der leukämischen Transformation nur zu quantitativen Veränderungen physiologischer Regulationsmechanismen führen (Regulatorspiegel, Rezeptorexpression, Produktion von Wachstums- und Hemmfaktoren durch die leukämischen Blasten). Die Klärung dieser Fragen hätte direkte therapeutische Konsequenzen. Nach heutigen Vorstellungen zur Pathogenese der Burkitt-Lymphome können Genabschnitte (Onkogene) gesunder B-Lymphozyten durch chromosomale Translokationen aktiviert werden und so transformierende Eigenschaften erwerben. Ob allein die Aktivierung onkogener Chromosomenabschnitte die Pathophysiologie der Regulationsmechanismen von leukämischen Blasten erklären kann, ist Gegenstand intensiver Forschung.

Während der Progression der Erkrankung kommt es zu einer zunehmenden Suppression gesunder Knochenmarkstammzellen (D). Die Proliferation determinierter Vorläuferzellen wird unterdrückt, es entsteht der Hiatus leucaemicus. Es ist möglich, daß die physiologischen Kontrollmechanismen der hämopoetischen Stamm- und Vorläuferzellen die Eigenreplikation verhindern, weil sie die leukämischen Zellen nicht als Fremdlinge, sondern als eine sich expandierende gesunde Stammzellpopulation fehlinterpretieren. Die zunehmende Aplasie gesunder Stammzellen führt zur bekannten Symptomatik der Patienten mit akuter Leukämie.

Über die Pathophysiologie des Leukämierezidivs weiß man sehr wenig. Vergleichende funktionelle und chromosomale Untersuchungen der leukämischen Blasten vor Therapiebeginn und beim Rezidiv sowie Therapiestudien, welche das Konzept der Chemotherapieresistenzentwicklung prüfen, sollten zum besseren Verständnis und damit zu gezielteren therapeutischen Maßnahmen führen.

# Klassifizierung

Klassifizierungsparameter

Akute Leukämien werden nach den Differenzierungsmarkern der leukämischen Blasten klassifiziert. Wegen der Unterschiede in der Altersverteilung, der Therapiesensitivität und der unterschiedlichen Behandlung unterscheidet man die beiden großen Gruppen der myeloischen (AML) und lymphatischen (ALL) Unterformen. Zur Klassifizierung dienen morphologische Befunde, biochemisch nachgewiesene Enzymaktivitäten, immunologische Membranantigenmuster, zytogenetische Merkmale und funktionelle Eigenschaften der Leukämiezellen.

Klassifizierungsschemata

In der folgenden Übersicht ist die Einteilung der AML nach der FAB-Nomenklatur dargestellt.

*Klassifizierung akuter myeloischer Leukämien nach der French-American-British(FAB-)Nomenklatur*

M1 Myeloblastenleukämie ohne Reifungszeichen:
3% der leukämischen Blastenmyeloperoxydase + oder Sudan-Schwarz + oder Blasten mit wenigen azurophilen Granula oder Auer-Stäbchen.

M2 Myeloblastenleukämie mit Reifungszeichen:
Myeloblasten und leukämische Promyelozyten machen über 50% der kernhaltigen Knochenmarkzellen aus. Weitere Reifung in der Granulozytopoese oft mit morphologischen Abnormitäten; Auer-Stäbchen.

M3 Hypergranuläre promyelozytoide Leukämie:
Massive Granulationen, Anteil der myeloperoxydasepositiven, promyelozytoiden leukämischen Zellen über 30%, Auer-Stäbchen ++.

M4 Myelomonozytäre Leukämie:
Granulozytäre und monozytäre Differenzierung mit mindestens 20% Myeloblasten und Promyelozyten und mehr als 20% Promonozyten und monozytoiden Zellen im Knochenmark.

M5 Monozytenleukämie:
a) Wenig differenziert, Monoblasten prädominieren. Bestätigung durch α-Naphthyl-AE mit NaF-Hemmung erforderlich.
b) Weitere Differenzierung im Mark und reifere Formen im peripheren Blut; Lysozym (Muramidase) +.

M6 Erythroleukämie:
Erythroblasten mehr als 50% der kernhaltigen Zellen im Knochenmark; bizarre Morphologie. Variabler Anteil an vermehrten Myeloblasten und Promyelozyten, bei ausgeprägter Dyserythropoese mehr als 30%. Auer stäbchen.

Dieses Klassifizierungsschema basiert auf morphologischen und enzymatischen Unterschieden in der Differenzierung und dem maximalen Reifungsgrad

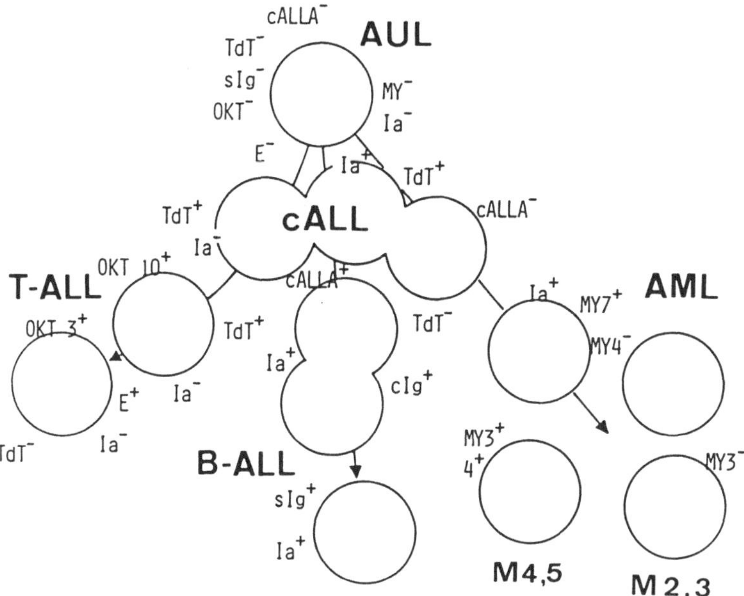


**Abb. 2.** Klassifizierung akuter Leukämien nach phänotypischen Merkmalen korrespondierender gesunder hämopoetischer Stamm- und Vorläuferzellen

| | |
|---|---|
| *TdT* | terminale Desoxyribonucleotidyltransferase |
| *Ia* | konstanter Teil des HLA-DR-Moleküls |
| *OKT* | Reifungsmarker der T-Lymphozytenreihe |
| *E* | Rosettenbildung von Lymphozyten mit Schaferythrozyten |
| *cALLA* | Common-ALL-Antigen |
| *cIg* | intrazytoplasmatisches Immunglobulin |
| *sIg* | membrangebundenes Immunglobulin |
| *MY* | mit der myeloischen Zellreihe assoziierte Antigene. |

AUL keine Differenzierungsmarker nachweisbar
M 2–5 s. FAB-Nomenklatur
(In Anlehnung an Hoffbrand, 1981)

der leukämischen Zellen (FAB: M1–M6). Auf die Klassifizierung der ALL wird in Kap. 14 näher eingegangen. Da die leukämische Transformation jede Vorläuferzelle treffen kann, ergibt sich von den Membranmarkerbefunden her eine phänotypische Vielfalt, die alle Differenzierungsstufen der gesunden Stamm- und der proliferationsfähigen Vorläuferzellen widerspiegelt (Abb. 2).

Mit allen bisherigen Klassifizierungsparametern ist es nicht gelungen, über die individuelle Prognose eines Patienten mehr als eine statistische Aussage zu machen. Das biologische Alter eines Tumors (Ploidie, Klonalität) scheint die Prognose am entscheidendsten zu beeinflussen. Dies ist jedoch für akute Leukämien noch nicht gesichert.

# Pathologie, Klinik und Diagnose

## Pathologie und Klinik

Zahlreiche Organfunktionen können durch leukämische Infiltration, durch Kompression von vergrößerten Lymphknoten oder durch Stoffwechselprodukte der leukämischen Zellen beeinträchtigt sein.

Das *Knochenmark* ist meist hyperzellulär und mit leukämischen Blasten übersät. Doch kann gerade in Frühstadien und bei Patienten mit sekundärer Leukämie (Vorbehandlung mit Bestrahlung) die Diagnose schwierig sein, da die Zellularität der aspirierten Bröckel hier normal oder stark vermindert ist. Entscheidend für die Diagnose ist dann die Biopsie an anderer Stelle oder in kurzem zeitlichem Abstand. Bei der AML bestehen häufig gut charakterisierte morphologische Atypien in allen Zellreihen. Bei der ALL können die Erythro- und die Megakaryopoese bei Diagnosestellung noch völlig normal sein.

Die häufigsten *Symptome* bei AML sind Müdigkeit (88%), Gewichtsverlust (47%), Fieber ohne (41%) oder mit klinisch faßbarem Infekt (26%) und Haut- oder Schleimhautblutungen (30%). In Tabelle 3 sind die häufigsten Befunde zusammengestellt.

## Diagnose

Wichtig für die Praxis ist, daß man die für eine funktionelle Panzytopenie charakteristischen, für eine Leukämie jedoch nicht spezifischen Symptome kennt. Normale Leukozytenwerte schließen eine AL nicht aus. Das weiße Differen-

**Tabelle 3.** Häufige Befunde bei Diagnosestellung einer AL des Erwachsenen

| Organsystem | Befunde |
| --- | --- |
| Knochen/Gelenke | Polyarthritis migrans bei ausgeprägter Hyperurikämie (exzessive Blastenzahl); sternale Schmerzen (ALL) |
| Haut/Schleimhaut | Suffusionen, Petechien, Rhagien; Ulzerationen (Agranulozytose); leukämische Infiltration (Gingiva: AML FAB: M4, M5); periodontale Infekte |
| Weichteilgewebe | Myelogene Sarkome (Chlorome) |
| Atemwege | Pneumonien, Sinusitiden (therapierefraktär) |
| Gastrointestinaltrakt | Schleimhautmykosen, perirektale Abszesse, nekrotisierende/ hämorrhagische Kolitiden |
| Nervensystem | Hirnnervenausfälle (perineurale Infiltration, Meningiosis leucaemica) |
| Metabolisch | Hyperurikämie; Muramidasämie (FAB M4; M5); Laktazidose; Hyperphosphatämie; Leukostase |

**Tabelle 4.** Differentialdiagnostische Abgrenzung myelodysplastischer Syndrome. *RA* refraktäre Anämie, *RAEB* refraktäre Anämie mit Blastenexzeß

|  | RA [%] | RAEB [%] | RAEB in Transformation [%] |
|---|---|---|---|
| Zirkulierende Blasten | bis 1 | bis 5 | > 5 |
| Blasten im Knochenmark | bis 5 | 5–20 | bis 30 Auerstäbchen |

tialblutbild führt meistens zur Verdachtsdiagnose. Der Befund der *Knochenmarkpunktion und -biopsie* sichert dann die endgültige Diagnose. Vor Knochenmarkuntersuchungen lohnt sich die Kontaktaufnahme mit dem zuständigen Leukämiebehandlungszentrum. Damit kann den meisten Patienten eine zusätzliche Punktion für chromosomale und andere Zusatzuntersuchungen erspart werden. Zur diagnostischen Beurteilung, aus der oft notfallmäßig therapeutische Entscheidungen getroffen werden müssen, gehört neben der Blut- und Knochenmarkuntersuchung eine sorgfältige Anamnese (Blutgruppe), und eine gründliche Untersuchung (Abszesse, Neurostatus, Augenhintergrund, Inspektion aller Orificia, Entfernung von Zahnprothesen).

Beim typischen Knochenmarkbefund mit dichter Infiltration durch leukämische Blasten bestehen differentialdiagnostisch keine Probleme. Manchmal ist jedoch die Abgrenzung gegenüber myelodysplastischen Syndromen schwierig. Diese ist erforderlich, da mit einer aplasierenden Behandlung solchen Patienten Schaden zugefügt werden kann.

In Tabelle 4 sind die von der FAB-Nomenklatur erhobenen Kriterien zur Diagnose einer refraktären Anämie (RA) zusammengefaßt. Hier wie bei der chronisch-myelomonozytären Leukämie sichert oft nur eine Verlaufsbeobachtung des Knochenmarkbefunds die Diagnose. Das gleiche gilt für die Präleukämie. Dies ist immer nur eine retrospektive Diagnose. Bei jungen Patienten mit Verdacht auf ALL ist an eine infektiöse Mononukleose oder an eine lymphatische leukämoide Reaktion, wie sie selten auch bei anderen Viruserkrankungen beobachtet werden kann, zu denken.

## Therapie akuter Leukämien: generelle Aspekte

Zytostatische *Chemotherapie* und *Knochenmarktransplantation* sind die beiden Verfahren, die in der Behandlung der akuten Leukämien heutzutage zur Anwendung gelangen. Die Indikationen für diese Therapieverfahren sind schematisch in Tabelle 5 dargestellt.

Weitere Möglichkeiten wie z.B. sog. Immuntherapien oder Induktion von Differenzierung sind experimenteller Natur und haben vorläufig keinen festen Platz in einem solchen Schema. Allgemein ist zu bemerken, daß, obwohl im

**Tabelle 5.** Indikationen zur alleinigen zytostatischen Chemotherapie (*CT*) oder zur CT, gefolgt von Knochenmarktransplantation (*KMT*) bei akuten Leukämien des Erwachsenen. (*TW* Therapie der Wahl, *VR* Vollremission)

| Behandlungstyp | Therapie | |
|---|---|---|
| | Alleinige CT | CT + KMT |
| ALL-Erstbehandlung | TW | |
| ALL-Rückfallbehandlung | | |
|   <40 Jahre | | TW[a] |
|   >40 Jahre | TW | (nach 2. VR) |
| AML-Erstbehandlung | | |
|   <40 Jahre | | TW[a] |
|   >40 Jahre | TW | (nach 1. VR) |
| AML-Rückfallbehandlung | TW | |

[a] Nur bei HL-A-kompatiblem Familienmitglied, sonst CT allein.

**Tabelle 6.** Phase der Behandlung akuter Leukämien

| *Bezeichnung* | Induktionstherapie | Konsolidationstherapie | Erhaltungstherapie |
|---|---|---|---|
| *Zweck* | Induktion einer Remission | Weitere aplasierende Therapien bei erreichter Remission | Erhaltung einer einmal erreichten Remission |
| *Dauer* | Wochen | Wochen bis Monate | Monate bis Jahre |

Lauf der letzten 15 Jahre große Fortschritte in der Behandlung der akuten Leukämien des Erwachsenen erzielt wurden, sowohl für die meisten ALL- als auch für die AML-Patienten der Therapieerfolg kurzfristig ist und nur in Monaten bis wenigen Jahren gemessen werden kann. Tabelle 5 ist daher als provisorisch zu betrachten und wird periodisch revisionsbedürftig sein.

## Allgemeine Behandlungsstrategie und Erfolgsbeurteilung

Zur *Behandlung* akuter Leukämien kommen, je nach Art der Leukämie, Zustand und Alter des Patienten, verschiedene Zytostatikakombinationen in Frage. Die Therapieschemata beruhen meist auf zellkinetischen Überlegungen, deren Grundlagen in Tierversuchen erarbeitet wurden. Die Behandlungsphasen sind schematisch in Tabelle 6 dargestellt.

Die *Erfolgsbeurteilung* der Behandlung beruht heute meist auf den Kriterien, wie sie von der Cancer and Leukemia Group B ausgearbeitet wurden. Der wichtigste Begriff ist die *Vollremission* (VR), die *den* Zustand des Patienten be-

**Tabelle 7.** Stadieneinteilung des Knochenmarks (*M*) bei akuter Leukämie

| Stadium | ALL | | AML | |
|---|---|---|---|---|
| | Blasten [%] | Blasten + Lymphozyten [%] | Blasten [%] | Blasten + Promyelozyten [%] |
| M1[a] | 0– 5 | 0–40 | 0– 5 | 0–10 |
| M2 | 6–25 | 41–70 | 6–25 | 11–30 |
| M3 | 26–50 | 70 | 26–50 | 31–55 |
| M4 | 50 | 70 | 50 | 55 |

[a] *M1:* Vollremission, wenn mindestens eine Zellularität von 2+ vorhanden ist (s. Tabelle 8).

**Tabelle 8.** Definition der Knochenmarkzellularität

| Bezeichnung | Zellgehalt |
|---|---|
| 0 | Aplastisch oder schwer hypozellulär |
| 1+ | Hypozellulär |
| 2+ | Normozellulär |
| 3+ | Hyperzellulär |
| 4+ | Vollgepackt |

zeichnet, bei dem mit heutigen Mitteln von einer Leukämie nichts mehr entdeckt werden kann. Hauptkriterium zur Feststellung einer VR ist die Beurteilung des Knochenmarks (Tabellen 7 und 8).

M1 bezeichnet die VR, wobei mindestens eine Zellularität 2+ vorhanden sein muß. Die früher verwendeten Unterscheidungen

M0 (keine eindeutig leukämischen Zellen auffindbar) und

M1 (normale Zusammensetzung des Knochenmarks, aber einzelne eindeutig leukämische Zellen identifizierbar) sind obsolet.

Auch mit nur vereinzelt vorhandenen leukämischen Zellen ist keine VR erreicht und das Mark muß als M2 bezeichnet werden (Teilremission).

Auf 2 Schwierigkeiten bei dieser Stadieneinteilung sei hingewiesen:

1) Bei Knochenmarkregeneration nach zytostatisch induzierter Aplasie kann der Prozentsatz von Blasten und Promyelozyten stark vermehrt sein. Es ist häufig schwierig zu entscheiden, ob es sich um normale oder um leukämische Zellen handelt. Eine Wiederholung der Punktion im Abstand einer Woche bringt meist Klarheit.

2) Die Beurteilung der Knochenmarkzellularität bereitet ab und zu Schwierigkeiten; eine Knochenbiopsie ist deshalb häufig unumgänglich. Bei hypoplastischem Mark ist zur sicheren Beurteilung vielfach ebenfalls eine Wiederholung der Untersuchung im Abstand einer Woche nötig.

**Indikation zur Behandlung**

*Akute myeloische Leukämie (AML)*
Bei einer frisch diagnostizierten AML ist die Indikation zur Behandlung bei Patienten unter 65 Jahren meistens gegeben. Da die Induktionsbehandlung eine Knochenmarkaplasie von etwa 2−6 Wochen Dauer bewirkt und diese Zeit für ältere Patienten sehr risikoreich ist, soll die Indikation zur Therapie für diese Patientengruppe im Abschnitt „Behandlung in speziellen Situationen" diskutiert werden.

*Akute lymphatische Leukämie (ALL)*
Hier ist die Indikation zur Therapie in jedem Alter gegeben, da weder Knochenmarkaplasien noch andere Medikamentennebenwirkungen ins Gewicht fallen.


**Voraussetzungen zum Behandlungsbeginn**

Ist die Diagnose einer akuten Leukämie gestellt, muß *vor* Beginn einer zytostatischen Behandlung verschiedenen Problemen Beachtung geschenkt werden:

*Venöser Zugang*
Ein venöser Zugang sollte aus 2 Gründen jederzeit vorhanden sein:

1) Tägliche Blutentnahmen zur Überwachung der Blutchemie, des Hämoglobins, der Leuko- und Thrombozyten sind unumgänglich.
2) Die i. v.-Verabreichung von Medikamenten, Flüssigkeit und Blutprodukten erstrecken sich während der Induktionsbehandlung meist über Wochen.

Die Wahl des venösen Zugangs (langer, peripherer Venenkatheter oder Subklaviakatheter) wird verschieden getroffen. Der Vorteil des peripheren Katheters ist die Vermeidung des Pneumothoraxrisikos. Beim Subklaviakatheter hingegen treten selten Thrombophlebitiden oder lokale Infektionen auf.

*Menstruationsunterdrückung*
Die Indikation zur Menstruationsunterdrückung ist während der Induktions- und Konsolidationstherapie bei AML gegeben, da langdauernde Thrombozytopenien zu erwarten sind. Es werden Gestagene gegeben, und zwar mit peinlichster Zuverlässigkeit, wegen sonst unweigerlich eintretender Hormonentzugsblutung.
*Folgendes Vorgehen* hat sich bewährt:

1) *Bei Patientinnen, die Ovulationshemmer einnehmen:* Die Patientin soll ihren eigenen Ovulationshemmer weiter einnehmen bis zum 27. Tag (d. h. bis zum Ende der Packung). Am 28. Tag: Beginn mit 10 mg Primolut-Nor-10 p. o. Später Dosissteigerung gemäß 2).
2) *Bei Patientinnen, die keine Ovulationshemmer einnehmen:* Ab Zyklusmitte, jedoch spätestens 3 Tage vor Beginn der zu erwartenden Menstruation: Primolut-Nor-10 p. o. täglich, dann alle 10 Tage Dosis um 5 mg steigern. Bei

den geringsten Anzeichen einer Durchbruchsblutung: Primolut-Nor-Dosis sofort um 5 mg steigern.

*Warnung:* Niemals Gestagenpräparat wechseln ohne genaue Kenntnis der gestagenen Aktivität, denn Reduktion der gestagenen Aktivität führt zu Abbruchblutung.

*Abbruch der Menstruationsunterdrückung:* sobald die Thrombozyten 30 000/mm³ erreicht haben und die Tendenz ansteigend ist.

### Nierenfunktion

Bei *normaler Nierenfunktion* sollten (ausgenommen bei notfallmäßig indizierten zytostatischen Behandlungen, s. weiter unten) zuerst 1 − 2 Tage (oder bis zur Normalisierung einer evtl. erhöhten Harnsäure im Serum) zur Vermeidung einer Harnsäurenephropathie folgende 3 Maßnahmen ergriffen werden:

1) *Hydrierung:* 3 − 4 l Infusionen täglich, falls dies die Kreislaufsituation erlaubt.
2) Verabreichung von *Allopurinol* (Zyloric, 2mal 300 mg täglich).
3) *Alkalinisierung des Urins* durch Zufügen von Natriumhydrogencarbonat ($NaHCO_3$) in die Infusionslösungen. $NaHCO_3$ muß so dosiert werden, daß der Urin-pH-Wert nie unter 7 sinkt. Das Urin-pH kann auch mit Kaliumnatriumzitrat (Uralyt-U) p. o. eingestellt werden.

Bei *eingeschränkter Nierenfunktion* − sie ist meist durch eine beginnende Harnsäurenephropathie oder seltener (bei M 4 oder M 5 nach FAB) durch Tubulusschädigung durch Lysozym bedingt − sind die erwähnten 3 Maßnahmen bis zur Normalisierung der Nierenfunktion durchzuführen. Erst dann sollte i. allg. mit der zytostatischen Behandlung begonnen werden.

### Kontrolle von Infektionen

Häufig leiden die Patienten mit akuter Leukämie schon vor Aufnahme in die Klinik an lokalen oder generalisierten Infektionen. Eine Kontrolle der Infekte durch Antibiotika oder Fungistatika ist *vor* einer zytostatischen Therapie anzustreben; diese eliminiert nämlich die meist noch vorhandenen neutrophilen Granulozyten (häufig > 500/mm³) innerhalb weniger Tage vollständig.

### Thrombozytensubstitutionsmöglichkeit

Eine aplasierende zytostatische Therapie darf nicht begonnen werden, bevor sichergestellt ist, daß eine Thrombozytensubstitution jederzeit möglich ist. Bei Rezidivbehandlungen ist dies besonders wichtig wegen möglicher Sensibilisierung während früherer Induktionsbehandlungen. Hier müssen allenfalls HLA-kompatible Spender erreichbar sein.

## Remissionsinduktionsbehandlung

Die Induktionsbehandlung (Induktion einer Vollremission) von akuten Leukämien wird heute ausschließlich mit zytostatischen Kombinationstherapien durchgeführt.

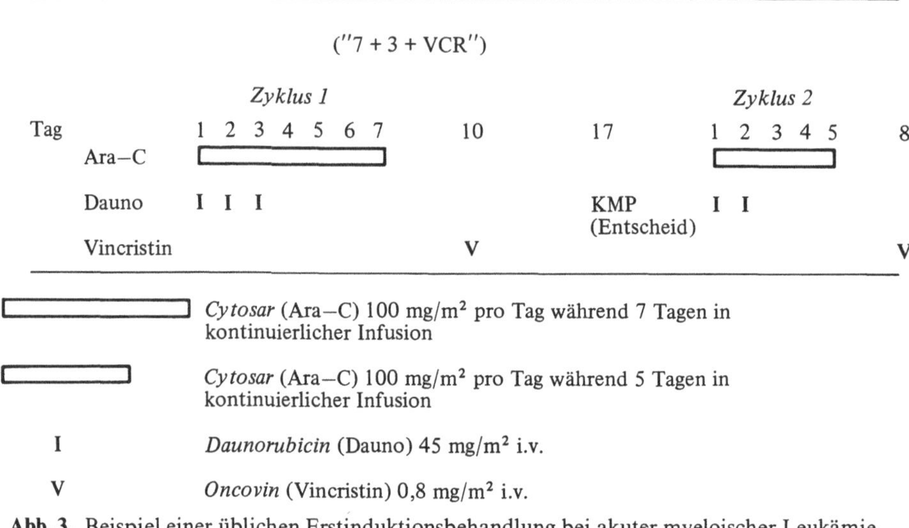



**Abb. 3.** Beispiel einer üblichen Erstinduktionsbehandlung bei akuter myeloischer Leukämie

## Induktionstherapie der AML

### Erster Induktionszyklus

Cytosin-Arabinosid (Ara-C), Daunorubicin (Dauno), 6-Thioguanin (6-TG) und Vincristin (VCR) sind die Medikamente erster Wahl. Aus Abb. 3 sind Applikationsweise und Dosierung zu ersehen. Liegen kardiale Probleme vor (Rhythmusstörungen, Herzinsuffizienz), ist Dauno kontraindiziert. Es kann durch 6-Thioguanin wie folgt ersetzt werden: 6-TG 100 mg/m² per os alle 12 h während 5 Tagen (also insgesamt 10 Dosen). Etoposid (VP-16-213) kann Dauno ebenfalls ersetzen, und zwar in derselben Dosis und Applikationsart wie bei der Rückfallbehandlung (Abb. 4).

Die Induktionsbehandlung der *akuten promyelozytären Leukämie* (M 3 nach FAB) hat möglichst bald nach der Diagnosestellung zu beginnen, um die häufig assoziierte disseminierte intravasale Gerinnung zu stoppen. Diese kann auch bei hoher Blastenzahl anderer FAB-Typen vorkommen. Dauno scheint hier besonders wirksam. Auf eine Heparinisierung wird heute wegen zusätzlicher Blutungsgefahr meist verzichtet, hingegen sollte die Thrombozytensubstitution in den ersten Tagen großzügig gehandhabt werden. Die Kontrolle des Gerinnungsstatus und der Fibrinogenabbauprodukte (u. U. mehrmals täglich) ist ratsam, um allenfalls zusätzlich Fibrinogen zuzuführen.

Die *erste Knochenmarkkontrolle* wird i. allg. am 17. Tag nach Therapiebeginn durchgeführt. Auf dem Resultat dieser Untersuchung basiert der Entscheid zum Beginn des 2. Induktionszyklus.

### Zweiter Induktionszyklus

Die Entscheidung zum Beginn wird meist wie folgt getroffen (Abb. 3):

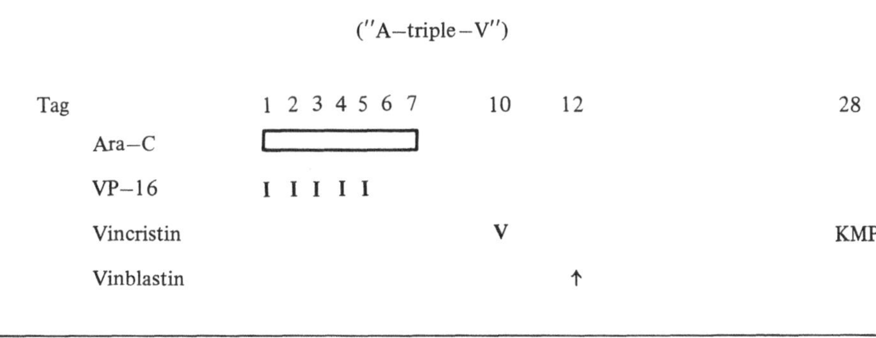



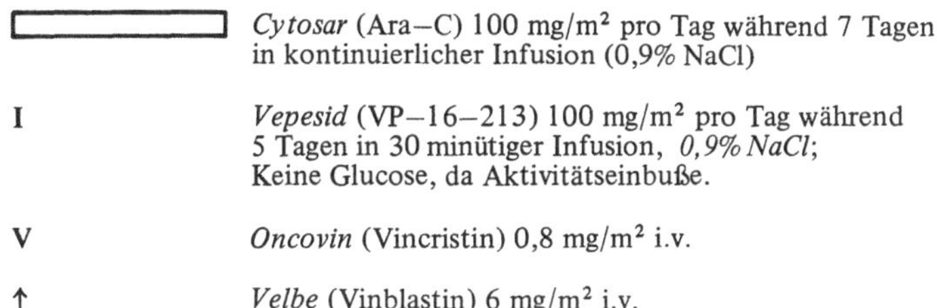



**Abb. 4.** Beispiel einer üblichen Rezidivbehandlung bei akuter myeloischer Leukämie

– Zellularität 0 oder 1+ und < 5% leukämische Zellen: wöchentliche Knochenmarkpunktionen. Bei Erreichen einer Zellularität von mindestens 2+ oder 1+ und > 5% leukämische Zellen: Beginn von Zyklus 2.
– Zellularität von mindestens 2+ oder 1+ und > 5% leukämische Zellen: sofortiger Beginn von Zyklus 2.

Die weitere Therapie, nach Feststellung einer Knochenmarkvollremission, wird in einem späteren Abschnitt besprochen. Tritt nach diesem 2. Induktionszyklus hingegen keine Remission ein, werden, wenn es der Zustand des Patienten noch erlaubt, Therapien eingesetzt, wie sie im Abschnitt „Behandlung des Rückfalls" beschrieben sind.

## Induktionstherapie der ALL

Hier haben sich v. a. VCR, Dauno und Prednison bewährt (s. Kap. 14). Zur Vermeidung eines Tumorlysesyndroms (exzessiver Anstieg von Harnsäure, Kalium und Phosphat mit Gefahr der Harnsäurenephropathie) soll bei hochzellulärer ALL (> 30 000 Blasten/mm³) den Maßnahmen zur Sicherung der Nierenfunktion besondere Beachtung geschenkt werden. In den ersten Tagen soll zudem mit Prednison allein in steigender Dosierung behandelt werden, z. B. 10 mg am 1. Tag; jeweils Verdopplung an den folgenden Tagen, falls keine Zeichen eines Tumorlysesyndroms zu beobachten sind.

**Empfohlene Therapieschemata**

*AML*
Aus Abb. 3 und 4 sind Dosierungen und Applikationsart für Erstinduktions-
und Rückfallbehandlungen ersichtlich.

*ALL*
Hier wendet man beim Erwachsenen üblicherweise das Therapieschema, das
sich bei Kindern mit hohem Risiko durchgesetzt hat, an (s. Kap. 14).


**Unterstützende Maßnahmen während der Induktionstherapie**

Bei AML sind diese besonders wichtig und häufig entscheidend für den Erfolg
einer Induktionsbehandlung. Eine Knochenmarkaplasie von mehreren Wochen
muß durch adäquate Maßnahmen überbrückt werden. Akute Leukämien kann
man daher nur in Zentren behandeln, die über die nötigen mikrobiologischen
und hämatologischen Infrastrukturen jederzeit verfügen. Die wichtigsten unter-
stützenden Maßnahmen sind folgende:


*Antiemetika*
Da praktisch bei jeder Induktionsbehandlung Dauno gegeben wird, ist die prophylaktische Gabe von Antiemetika unumgänglich (s. Kap. 8). Die Patienten
befinden sich häufig in reduziertem Allgemeinzustand; Brechattacken sind daher unter allen Umständen zu vermeiden.


*Infektionsprophylaxe*
Ideal ist die *sterile Umgebung,* der „laminar air flow room". Diese sterilen Ein-
heiten sind sehr teuer und stehen meist nur für Knochenmarktransplantationen
zur Verfügung. Die Unterbringung des Patienten in einem *Einzelzimmer* ist
wünschbar; folgende Maßnahmen zur Infektionsprophylaxe mit Krankenhaus-
keimen empfehlen sich: separate Arbeitsmäntel, Händedesinfektion, spezielles
Status- und Pflegematerial. Erkälteten Personen ist der Zutritt zum Patienten-
zimmer untersagt (falls unumgänglich, nur mit Maske).
    *Perorale, nichtresorbierbare Antibiotika* (Gentamicin, Vancomycin) und
*Fungistatika* (Amphotericin B) werden empfohlen, können aber häufig wegen
des unangenehmen Geschmacks nicht über längere Zeit gegeben werden. Für
Patienten mit Analproblemen scheint die perorale Antibiotikaprophylaxe wichtig.
    *Mundhygiene* (regelmäßige Spülungen mit Hextril, Verbot der Zahnbürste
wegen Schleimhautverletzungen) und *Anuspflege* (sorgfältige Reinigung, wei-
cher Stuhlgang) sind wichtige Maßnahmen zur Infektionsprophylaxe.
    *Prophylaktische systemische Antibiotika* haben sich nicht bewährt; antibioti-
karesistente Erreger werden selektioniert und Mykosen begünstigt. Der Wert
von prophylaktisch verabreichtem Baktrim, das durch Reduktion der intestina-
len Keimzahl wirken soll, steht noch nicht fest.

*Infektionsbekämpfung*
Während der Induktionsbehandlung, besonders bei AML-Patienten, ist die Granulozytenzahl wochenlang < 500/mm³. Je länger die Granulozytopenie dauert, desto größer wird das Infektionsrisiko. Bakterielle Infektionen (Lokalinfekte, Sepsis) bilden schon zu Beginn der aplastischen Phase eine Gefahr, während Pilzinfektionen i. allg. erst ab der 2. Woche auftreten.

1) *Indikation zur Antibiotikatherapie:* Bei Lokalinfekt; bei jedem Fieberzustand (Fieber 38 °C oder mehr), ausgenommen bei Medikamentenfieber oder Transfusionsreaktionen.
2) *Therapiebeginn:* Nach Entnahme von Rachen-, Blut- und Urinkulturen sowie Kulturen von Lokalinfekten *sofortiger Beginn* mit antibiotischer Therapie, da Infekte bei Granulozytopenikern innerhalb von Stunden zur Lebensgefahr werden können.
3) *Wahl der Antibiotika:* Bis zum Eintreffen der bakteriologischen Resultate, die ohnehin häufig negativ ausfallen, ist die Kombination Betalaktamantibiotikum/Aminoglykosid (s. Kap. 8) die Therapie der Wahl.
4) *Therapiedauer:*
a) Entfieberung und Granulozytenanstieg: bis zum Erreichen von 500 Granulozyten/mm³.
b) Entfieberung ohne Granulozytenanstieg: Therapiedauer von 14 Tagen und mindestens 3 Tage über die Entfieberung hinaus.
c) Keine Entfieberung innerhalb von 4 Tagen oder Wiederauftreten eines Fieberzustands: Zusatz von *Fungistatika* (Amphotericin B plus 5-Fluorcytosin)

Bei *lokalen Infekten* hat sich neben der systemischen Behandlung die lokale Radiotherapie (je 0,5 Gy an 3 aufeinanderfolgenden Tagen) bewährt.


*Substitution von Blutbestandteilen*
1) *Erythrozyten:* Bei Abfall des Hämoglobins < 70 g/l sind meist Erythrozytentransfusionen indiziert. Es sollen, zur Vermeidung von Sensibilisierung gegen HLA-Antigene durch kontaminierende Leukozyten, nur leukozytenarme Erythrozytenkonzentrate verwendet werden.
2) *Thrombozyten:* Die Indikationen zur Thrombozytensubstitution sind aus Tabelle 9 ersichtlich. Pro Substitution wird üblicherweise ein Thrombozytenkonzentrat (Thrombozyten aus 400 ml Blut) pro 10 kg KG verabreicht. Eine Stunde nach Infusion sollten die Thrombozyten des Patienten um ca. 10 000/mm³ pro Konzentrat ansteigen. Bei fehlendem Anstieg ist die Gabe von HLA-typisierten Thrombozyten vorzunehmen. Neuerdings hat sich gezeigt, daß durch Gebrauch nichttypisierter Einzelspender die Alloimmunisierung verzögert auftritt.
3) *Granulozyten:* Einhelligkeit über die Indikation von Granulozytentransfusionen besteht nur beim schwer neutropenischen Patienten mit gramnegativer Sepsis, die nicht prompt auf Antibiotika anspricht. Alle anderen Anwendungen sind experimenteller Natur, insbesondere die prophylaktische Gabe von Granulozyten. Akute (akute respiratorische Insuffizienz) und späte (Sensibilisierung gegen HLA-Antigene) Nebenwirkungen beeinträchtigen die möglichen Vorteile von Granulozytentransfusionen.

**Tabelle 9.** Indikationen zur Thrombozytensubstitution

| Thrombo-<br>zyten/mm³ | Substitutionsindikation |
|---|---|
| < 5 000 | In jedem Fall |
| 5 000 – 10 000 | Bei hämorrhagischer Dia-<br>these, insbesondere bei<br>Fundusblutung; bei hochfe-<br>brilen Infekten |
| > 10 000 | Bei bedrohlichen Blutun-<br>gen nach innen oder außen |

## Vorgehen nach Induktion einer vollständigen Remission

Behandlung nach erreichter Remission

*AML*
Patienten, die die Bedingungen für eine *Knochenmarktransplantation* erfüllen
(s. weiter unten) werden meist wenige Wochen nach Erreichen der VR transplantiert.

Für das Vorgehen bei den übrigen Patienten gibt es verschiedene Möglichkeiten:

1) *Frühe Konsolidationsbehandlung:* Diese besteht aus weiteren aplasierenden
Behandlungen analog dem ersten Induktionszyklus (Abb. 3). Sie dürfen nur ins
Auge gefaßt werden, wenn der Patient weiterhin mit Thrombozyten substituier-
bar ist. Nach 1 − 2 solcher Therapiezyklen wird der Patient beobachtet und bei
etwaigem Rückfall frühzeitig behandelt.
2) *Erhaltungsbehandlung:* Hier werden alle 4 − 8 Wochen 5 Tage lang Zytostatika gegeben, wobei man häufig alternierend verschiedene Kombinationen
über 2 Jahre anwendet (s. Abb. 5).
3) *Erhaltungsbehandlung und späte Konsolidation:* Besteht aus einer Kombination von 2) und 1). Die Konsolidationsbehandlung wird etwa nach 1 Jahr Erhaltungstherapie durchgeführt.

Welches der 3 Vorgehen vorzuziehen ist, diskutieren wir im Abschnitt
„Kontroversen und Probleme".

*ALL*
Hier gelten beim Erwachsenen dieselben Überlegungen wie beim Kind, das an
einer ALL mit hohem Risiko leidet (s. Kap. 14). Die *Konsolidationstherapie*
wird ebenfalls mit L-Asparaginase, Ara-C (evtl. plus Dauno oder 6-TG) und
intrathekaler Chemotherapie durchgeführt. Ob eine prophylaktische Bestrahlung des ZNS oder eine hochdosierte MTX-Gabe, gefolgt von Folinsäure vorzuziehen sei, ist vorläufig ungewiß. Die *Erhaltungsbehandlung* mit MTX und

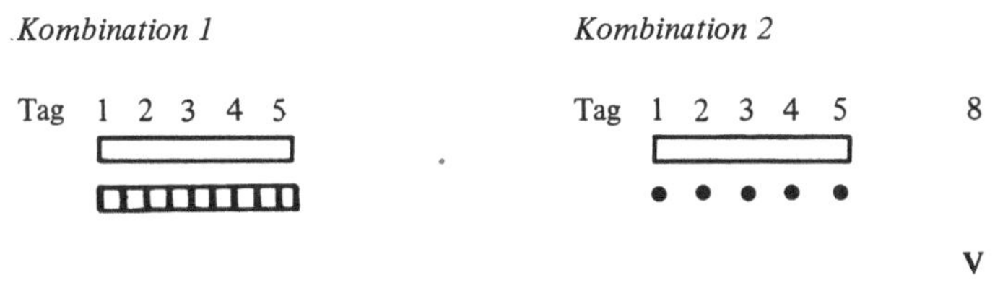



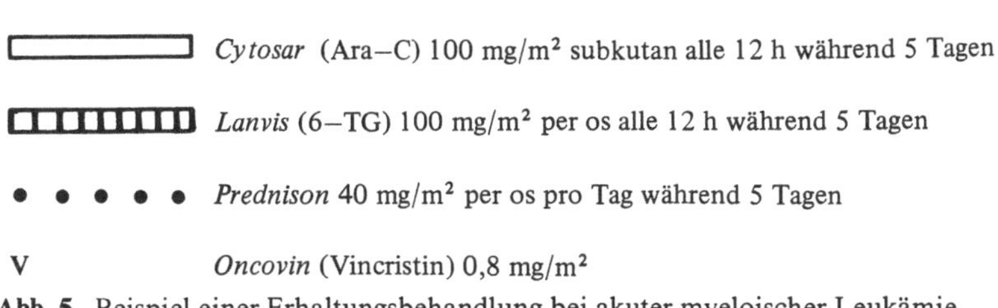



**Abb. 5.** Beispiel einer Erhaltungsbehandlung bei akuter myeloischer Leukämie

6-MP mit periodischen VCR/Prednison-Reinduktionen entspricht ebenfalls der Therapie der risikoreichen ALL des Kindes.

## Kontrollen nach erreichter Remission

### *AML*

Alle 4 Wochen sollte eine klinische Untersuchung und eine Kontrolle des peripheren Bluts, alle 8 Wochen zusätzlich eine Knochenmarkpunktion vorgenommen werden; die Therapie des Frührezidivs ist i. allg. erfolgversprechender. Zwei Jahre nach anhaltender Erstremission können die Abstände der Knochenmarkuntersuchungen auf zuerst 3, dann 6 Monate ausgedehnt werden.

### *ALL*

Für Kontrollen bei ALL-Patienten s. Kap. 14.

## Behandlung des Rückfalls

### *AML*

Ein *erster Rückfall* kann mit guter Aussicht auf Erfolg behandelt werden. Über die Hälfte der Patienten werden wieder eine VR, die Monate bis Jahre dauern kann, erreichen. Die Voraussetzungen zum Behandlungsbeginn sind dieselben wie bei der Erstinduktion. Im allgemeinen sind Medikamente, die die Erstremission induzierten, ebenfalls wirksam beim Rezidiv. Die Rezidivtherapieschemata enthalten deshalb meist wieder Ara-C. Ein gebräuchliches Schema ist in Abb. 4 angegeben; hier wird die Tatsache berücksichtigt, daß, zumindest im Tierversuch, Ara-C und VP-16-213 synergistisch wirken.

Häufig werden erste Rezidive auch mit hochdosiertem Ara-C in folgender Art behandelt: Ara-C 3 g/m² in einer 30minütigen Infusion alle 12 h über 6 Tage (also insgesamt 12 Dosen). Hochdosierte Ara-C-Therapie sollte nur bei absolut intakter Leberfunktion durchgeführt werden, um eine prompte Desaminierung von Ara-C zur Vermeidung von ZNS-Toxizität zu gewährleisten. Die nicht selten vorkommende zerebelläre Toxizität kann invalidisierend sein. Der ebenfalls häufig auftretenden Konjuktivitis kann mit steroidhaltigen Augentropfen prophylaktisch begegnet werden.

Beim *zweiten Rückfall* kann wie beim ersten vorgegangen werden, wobei hochdosiertes Ara-C wegen Lungentoxizität kaum nochmals in Frage kommt. Häufig werden neue Medikamente, die in Phase-II-Prüfung stehen, appliziert (m-AMSA, neue Anthrazyklinderivate usw.).

Bei einem Rückfall im ZNS (am häufigsten bei FAB M 4 oder M 5 beobachtet) wird wie folgt vorgegangen: intrathekale Ara-C-Instillation von 30 mg/m² jeden 4. Tag, und zwar 3 Dosen über den Zeitpunkt hinaus, wo keine malignen Zellen mehr nachgewiesen wurden (Einlage eines Ommaya-Reservoirs meist unumgänglich). Anschließend ZNS-Bestrahlung (24 Gy in 12 Sitzungen) und monatliche Ara-C-Instillationen während eines Jahres.

*ALL*
Siehe Kap. 14.


**Knochenmarktransplantation (KMT)**

Indikation zur KMT

AML- und ALL-Patienten in der *ersten Remission* sind heute Transplantationskandidaten. Wegen des peritransplantären Mortalitätsrisikos wurde bis vor kurzem erst in der 2. Remission transplantiert. Durch bessere Prophylaxe der „Transplantat-gegen-Wirt"-Krankheit, Vermeidung von Strahlenpneumonitis und „Laminar-air-flow"-Einrichtungen sank dieses Risiko. *Folgende Bedingungen* müssen außerdem erfüllt sein: 1) Patient unter 40 Jahre alt; 2) Vorhandensein HLA-kompatibler Familienangehöriger. Entsprechend dieser Bedingungen kommen maximal 5–10% der Erwachsenen mit akuter Leukämie für eine KMT in Frage.


Vorgehen

2–3 Monate nach vollständiger Erholung von der Induktionstherapie (meist mindestens 2 Zyklen) werden die Vorbereitungen zur KMT getroffen: Einlegen eines tunnelierten i. v.-Katheters, Hospitalisation in der „sterilen Einheit", Magen-Darm-Dekontamination, Ganzkörperbestrahlung, hochdosierte CTX-Infusion. Anschließend KMT (Infusion des Spendermarks) und weiterer Aufenthalt in der „sterilen Einheit" bis zur Erholung der Knochenmarkfunktion (mehrere Wochen).

Vorteile und Nachteile der KMT gegenüber alleiniger Chemotherapie

*Vorteile*
Wahrscheinlich Erhöhung des Prozentsatzes der Langzeitüberlebenden.

*Nachteile*
Durch die Ganzkörperbestrahlung sind die Patienten steril, was nach alleiniger Chemotherapie meist nicht der Fall ist. Das Risiko strahleninduzierter Sekundärmalignome ist heute noch nicht abschätzbar, aber sicher nicht zu vernachlässigen.

## Behandlungsresultate und Prognose

Induktionsresultate

*AML*
Zwischen 60 und 70% der AML-Patienten erreichen heute eine VR, jüngere (bis 30) mit 75% und ältere (über 40) mit 50% Wahrscheinlichkeit.

Während der Induktionstherapie sterben also etwa ein Drittel bis ein Viertel der Patienten. Die häufigsten Todesursachen sind primäre Therapieresistenz gegenüber Zytostatika oder Komplikationen während der Knochenmarkaplasie (Infektionen, seltener Blutungen).

*ALL*
Hier sind die Induktionsresultate besser, indem etwa 75% aller Patienten eine VR erreichen. Einerseits kommt eine primäre Resistenz seltener vor, andererseits ist die Knochenmarkaplasie nicht obligat.

Prognose

*AML*
Die *Überlebenszeit* nach der Diagnose ist abhängig vom anfänglichen Therapieerfolg: Bei Therapieversagen ist die mittlere Überlebenszeit sehr kurz (um 3 Monate), bei Induktionserfolg liegt sie jedoch um 2½ Jahre. Die mittlere *Remissionszeit* beträgt etwa 1½ Jahre. Rezidive treten noch nach Jahren auf. *Langzeitüberleben (10 Jahre) wird beobachtet, kommt jedoch sehr selten vor (< 10% aller Patienten).*

*ALL*
Im Gegensatz zur kindlichen ALL hat die ALL des Erwachsenen eine zweifelhafte Prognose. In größeren kooperativen Studien (CALGB) wurde eine mittlere Überlebenszeit von 17 Monaten beobachtet. Die Prognose hat sich in den letzten 10 Jahren kaum verbessert.

## Kontroversen und Probleme

Erhaltungsbehandlung

*AML*
1977 stellte sich die SAKK die Frage, ob eine Erhaltungsbehandlung von der Art, wie sie in Abb. 5 dargestellt ist, etwas zur Lebensverlängerung beitrage. Die Wirkung nichtaplasierender zytostatischer Therapien bei AML kann nicht als gegeben angesehen werden, da effektvolle Behandlungen üblicherweise mit aplastischen Phasen einhergehen. Die bisherigen Resultate der Schweizerischen Arbeitsgemeinschaft für klinische Krebsforschung (SAKK), zeigten − nach einer frühen Konsolidationsbehandlung − keinen Vorteil einer Erhaltungstherapie.

*ALL*
Bei der ALL geht es um die Frage, wie lange eine Erhaltungstherapie durchzuführen sei. Eine Therapiedauer von 2 Jahren wird mindestens angestrebt. Die Diskussion über die optimale Dauer ist aber sicher nicht abgeschlossen (s. Kap. 14).

Behandlung in speziellen Situationen

*Im Alter*
Bei der AML stellt sich ab 65−70 Jahren häufig die Frage, ob überhaupt eine aplasierende Therapie eingeleitet werden darf. Die Entscheidung hängt in erster Linie von der Beurteilung der gesamten internistischen Situation ab. Sind kardiale Probleme vorhanden, wird Dauno durch VP-16-213 oder 6-TG ersetzt. Häufig wird als erste Therapie der schwächere zweite Induktionszyklus aus Abb. 3 eingesetzt, um die Zeit der Knochenmarkaplasie möglichst kurz zu halten.

*Akute Phase nach Präleukämie; sekundäre Leukämien*
Sowohl während einer Präleukämie als auch beim Übergang in eine akute Phase haben aggressive zytostatische Therapien praktisch nie Erfolg gehabt. Man beschränkt sich deshalb heute auf eine symptomatische Behandlung mit Antibiotika und Blutprodukten.
   Das gleiche gilt für die sog. sekundären Leukämien (nach Radiotherapie oder nach zytostatischer Therapie wegen anderer Malignome, z.B. wegen M. Hodgkin, multiplem Myelom, Ovarialkarzinom). Bei diesen sekundären Leukämien scheint sich allerdings eine Änderung anzubahnen, wurden doch mit hochdosiertem Ara-C wiederholt Remissionen beobachtet.

Neue Therapieprinzipien

*Immuntherapie*
Die Begeisterung der 70er Jahre hat aus 2 Gründen einer Ernüchterung Platz gemacht: 1) Sämtliche klinischen Studien, seien sie mit sog. spezifischer (bestrahlte oder neuraminidasebehandelte AML-Zellen, Virusonkolysat von AML-

Zellen) oder unspezifischer (attenuierte Bakterien: BCG, Corynebacterium parvum; oder deren Extrakte: Methanolextrakt der Bakterienzellwand: MER) Immunstimulierung durchgeführt worden, zeigten keine eindeutigen Therapieverbesserungen (Drews 1984). 2) Trotz intensiver Suche konnten weder bei AML- noch ALL-Zellen tumorspezifische Antigene nachgewiesen werden. Es fehlt somit weiterhin die Voraussetzung jeglicher immunologischer Manipulation.

*Induktion von Leukämiezelldifferenzierung*
In vitro können Leukämiezellen mit verschiedenen Substanzen (z. B. Ara-C) zur Differenzierung gebracht werden. Erste Versuche bei AML mit 2mal 10 mg/m² Ara-C subkutan täglich weisen auf die Möglichkeit einer Differenzierung auch beim Patienten hin.

## Literatur

Bennett JM, Catovsky D, Daniel MT et al. (1976) Proposals for the classification of the acute leukemias. Br J Haematol 33:451
Bennett JM, Catovsky D, Daniel MT et al. (1982) Proposals for the classification of the myelodysplastic syndromes. Br J Haematol 51:189
Bleyer WA (1983) Central nervous system leukemia: In: Gunz FW, Henderson ES (eds) Leukemia, 4th edn. Grune & Stratton, New York, p 865
Cronkite EP (1981) Leukemia revisited. Blood Cells 7:11
Drews J (1984) Immunostimulation. Clinical and experimental perspectives. Klin Wochenschr 62:254
Esterhay RJ Jr, Wiernik PH (1982) The therapy of adult acute lymphoblastic leukemia. In: Bloomfield CD (ed) Adult leukemias I. Nijhoff, Den Haag, p 309
Gmuer J, Felten A von, Osterwalder B et al. (1981) Delayed alloimmunization using random single donor platelet transfusions: A prospective study in thrombocytopenic patients with acute leukemia. Blood 62:473
Greaves M, Janossy G (1978) Patterns of gene expression and the cellular origins of human leukemias. Biochem Biophys Acta 516:193
Hayhoe FGJ, Quaglino D (eds) (1980) Haematological cytochemistry. Livingstone, Edinburgh London New York
Hoffbrand AV, Janossy G (1981) Enzyme and membrane markers in leukemia: Recent developments. J Clin Path 34:254
Kay HEM (1982) Bone marrow transplantation in adult acute leukemia: Who should be transplanted and when? In: Bloomfield CD (ed) Adult leukemias I. Nijhoff, Den Haag, p 381
Lister TA, Rohatiner AZS (1982) The treatment of acute myelogenous leukemia in adults. Semin Hematol 19:172
McCulloch EA (1983) Stem cells in normal and leukemic haemopoiesis (Henry Stratton lecture, 1982). Blood 62:1
Peterson AB (1982) Acute nonlymphocytic leukemia in the elderly: Biology and treatment. In: Bloomfield CD (ed) Adult leukemias I. Nijhoff, Den Haag, p 199
Sauter C, Fehr J, Frick P et al. (1982) Acute myelogenous leukemia: Successful treatment of relapse with cytosine arabinoside, VP-16-213, vincristine and vinblastine (A-triple-V). Eur J Cancer Clin Oncol 18:733
Sauter C, Berchtold W, Fopp M, Gratwohl A, Imbach P, Maurice P, Tschopp L, von Fliedner V, Cavalli F (1984) Acute myelogenous leukaemia: maintenance chemotherapy after early consolidation treatment does not prolong survival. Lancet 1:379
Schimpff SC (1983) Infection in the leukemia patient: Diagnosis, therapy and prevention. In: Gunz FW, Henderson ES (eds) Leukemia, 4th edn. Grune & Stratton, New York, p 799
Wichmann HE, Loeffler M, Herkenrath P et al. (1983) Mathematische Modelle in der Hämatologie. Klin Wochenschr 61:935
Yunis JJ (1983) The chromosomal basis of human neoplasia. Science 221:227

# 14 Leukämien und maligne Lymphome im Kindesalter

H. P. Wagner, A. Hirt und P. Imbach

## Leukämien

### Inzidenz, Alters- und Geschlechtsverteilung, Klassifikation

Leukämien machen rund ein Drittel aller Malignome im Kindesalter aus. Jedes Jahr erkranken ca. 4 von 100 000 Kindern unter 15 Jahren neu an einer Leukämie.

Die ALL treten bei weißen Kindern am häufigsten zwischen dem 3. und 5. Lebensjahr auf, die ANLL vor dem 4. und nach dem 10. Lebensjahr.

Das Verhältnis Knaben:Mädchen liegt bei 1,2:1.

Tabelle 1 enthält die Klassifikation und die relative Häufigkeit der Leukämien im Kindesalter.

Zu chromosomalen Aberrationen, die mit erhöhtem Leukämierisiko einhergehen s. folgende Übersicht.

*Chromosomale Aberrationen mit erhöhtem Leukämierisiko*
- Trisomie 21
- Bloom-Syndrom
- Fanconi-Anämie
- Immundefekte: kongenitale, geschlechtsgebundene Agammaglobulinämie (Bruton), Ataxia teleangiectatica, kombinierte Immundefekte, Wiskott-Aldrich-Syndrom.

### Klinik, Diagnose und prognostische Faktoren

#### Anamnese und initiale Symptome

Kinder mit Leukämie weisen grundsätzlich 3 Gruppen von Symptomen auf:

- Zeichen eines Mangels an funktionstüchtigen Blutzellen,
- Zeichen leukämischer Organinfiltrate,
- rheumatoide Beschwerden.

Zur Vorgeschichte s. folgende Übersicht; initiale Symptome bei Kindern mit Leukämie zeigt Tabelle 2.

**Tabelle 1.** Klassifikation und relative Häufigkeit der Leukämien im Kindesalter

| Leukämietyp | Relative Häufigkeit [%] |
|---|---|

*1) Akute lymphatische Leukämien (ALL)* — >75
   Non-T-non-B-ALL — >80
      Undifferenzierte ALL (Null-ALL) — 15
      „Common"-ALL (cALL) — 60 }100
      Prä-B-ALL — 25
   B-ALL — 1 – 2
   T-ALL — 15
   (Non-T-non-B-ALL gesamt: 100; ALL gesamt: 100)

*2) Akute nichtlymphatische Leukämien (ANLL)* — 15 – 20
   Akute myeloische Leukämie (AML)
   Akute Promyelozytenleukämie
   Akute myelomonozytäre Leukämie (AMMoL)
   Akute Monozytenleukämie (AMoL)
   Erythroleukämie

*3) Chronisch-myeloische Leukämien* — 1 – 2
   Juveniler Typ
   Adulter Typ

(Gesamt: 100)

**Tabelle 2.** Initiale Symptome bei Kindern mit Leukämie

| Symptome | Relative Häufigkeit [%] |
|---|---|
| Blässe, andere Zeichen einer Anämie | ~90 |
| Hämorrhagische Diathese | ~75 |
| Lymphadenopathie, Hepato- und/oder Splenomegalie | ~75 |
| Fieber | ~50 |
| Rheumatoide Glieder- und Gelenkschmerzen oder Gelenkschwellungen | ≦20 |
| Verbreiterung des Mediastinums | ≦20 |
| ZNS-Symptome: Hirndruck; Abduzens- oder Fazialisparese; Krämpfe; Hemiparesen; Sensibilitätsstörungen; zerebelläre Symptome | <10 |
| Skelettveränderungen: metaphysäre Aufhellungen oder bandartige Verdichtungen in langen Röhrenknochen; Osteolysen; Osteoporosen | <10 |
| Hodeninfiltrate | <10 |
| Hautinfiltrate | <10 |
| Gingivahyperplasie | |
| Pleura- und/oder Perikarderguß | |
| Herzinsuffizienz | selten |
| Niereninsuffizienz | |

*Vorgeschichte von Kindern mit Leukämie*

– Familienanamnese:    Gehäuftes Auftreten von Leukämien oder Krebsleiden, von Immundefekten, Allergien und/oder chromosomalen Aberrationen möglich.

– Persönliche Anamnese:    Vorbestehende Krankheiten mit erhöhtem Leukämierisiko und/oder überdurchschnittliche psychische Belastung möglich.

| | |
|---|---|
| – Jetziges Leiden: | Dauer der Symptome: Wochen bis wenige Monate; wichtigste Symptome: |

– Jetziges Leiden:    Dauer der Symptome: Wochen bis wenige Monate; wichtigste Symptome:
- Anämie: Blässe, Müdigkeit, Aktivitätsverlust;
- Infektanfälligkeit: rezidivierende Tonsillitis, Bronchitis, Otitis, unklares Fieber.
- Hämorrhagische Diathese: Epistaxis, Ekchymosen an Stamm und oberen Extremitäten, Petechien; selten Blutungen oder Hämaturie;
- Lymphdrüsenschwellungen zervikal, seltener axillär und/oder inguinal;
- migrierende rheumatoide Glieder- und Gelenkschmerzen.

## Diagnose und Differentialdiagnose

*Die Diagnose „Leukämie" darf nur aufgrund einer Knochenmarkuntersuchung gestellt oder ausgeschlossen werden.* Wenn es nicht gelingt, genügend zellhaltiges Knochenmark zu aspirieren, ist eine Knochenmarkbiopsie vorzunehmen. Im Hinblick auf die komplexen, zur adäquaten Klassifizierung einer Leukämie notwendigen initialen Untersuchungen, soll ein Kind mit Verdacht auf Leukämie auf einer multidisziplinären Abteilung für pädiatrische Onkologie abgeklärt werden.

Das *initiale Blutbild* kann durch eine Panzytopenie auffallen. Tabelle 3 zeigt die Häufigkeitsverteilung der Veränderungen im initialen Blutbild bei leukämischen Kindern.

Bei Kindern mit ALL wird in der Regel eine relative Lymphozytose auch dann beobachtet, wenn keine oder nur vereinzelte Blasten und/oder nichtklassifizierbare Zellen zirkulieren (aleukämische Leukämie).

Die *Klassifikation leukämischer Prozesse* erfolgt aufgrund der Morphologie (FAB-Klassifizierung: s. Kap. 13) und aufgrund von zytochemischen und immunologischen Untersuchungen an Knochenmarkzellen.

Tabelle 4 zeigt die zytochemische Differenzierung der akuten Leukämien im Kindesalter, Tabelle 5 die immunologische Differenzierung der ALL.

**Tabelle 3.** Initiales Blutbild bei leukämischen Kindern

| Parameter | Menge | Relative Häufigkeit [%] |
|---|---|---|
| Hämoglobin | < 100 g/l | 80 – 90 |
| Leukozytenzahl | < 10 · $10^9$/l | ~35 |
| | 10 – 25 · $10^9$/l | ~25 |
| | 25 – 50 · $10^9$/l | ~20 |
| | > 50 · $10^9$/l | ~20 |
| Thrombozytenzahl | <100 · $10^9$/l | ~70 |

**Tabelle 4.** Zytochemische Differenzierung der akuten Leukämien im Kindesalter

| Reaktion | Leukämietyp | | | | | |
|---|---|---|---|---|---|---|
| | Non-T-non-B-ALL | T-ALL | B-ALL | AML | AMMoL | AMoL |
| PAS (Glykogen) | – bis + + + | – bis + | – | – | – | – |
| Peroxidase und Sudan-Schwarz B (primäre Granula unreifer myeloischer Zellen) | – | – | – | + + + | + + | + |
| Unspezifische Esterase | – | – | – | – | – bis + + | + + + |

**Tabelle 5.** Immunologische Differenzierung der ALL

| ALL-Typ | Marker | | | | | | |
|---|---|---|---|---|---|---|---|
| | TdT | cALLA | Ia | T | E | cIgM | sIg |
| Null-ALL | + | – | + | – | – | – | – |
| cALL | + | + | + | – | – | – | – |
| Prä-B-ALL | + | + | + | – | – | + | – |
| Prä-B/B-ALL | + | + | + | – | – | + | + |
| B-ALL | – | – | + | – | – | – | + |
| Prä-T-ALL | + | + / – | – | + | – | – | – |
| T-ALL | + | – | – | + | + | – | – |

*TdT*, terminale Desoxynucleotidyltransferase; *cALLA*, „Common"-ALL-Antigen; *Ia*, durch den HLA-D-Lokus kodierte HLA-DR-ähnliche Antigene; *T*, T-Zell-Antigene; *E*, Rosettenbildung mit Schaferythrozyten; *cIgM*, zytoplasmatisches IgM; *sIg*, Oberflächenimmunglobuline

Peroxidase und Sudan-Schwarz-B-Reaktionen sind harte Kriterien für das Vorliegen einer ANLL. Die TdT (terminale Desoxyribonucleotidyltransferase) ist bei ANLL in der Regel negativ und deshalb ebenfalls zur Unterscheidung von ALL und ANLL brauchbar. Ein fokales Reaktionsmuster bei der sauren Phosphatasereaktion spricht für eine T-ALL.

Bezüglich der *Differentialdiagnose* bereitet v. a. die Abgrenzung einer aplastischen Anämie oder eines NHL Schwierigkeiten, während die anderen in der folgenden Übersicht erwähnten Krankheiten aufgrund einer Knochenmarkuntersuchung relativ leicht abzugrenzen sind. NHL mit > 25% Blasten im Knochenmark werden in der Regel als ALL bezeichnet, obwohl diese Abgrenzung arbiträr ist. Intermittierende oder kontinuierliche Knochenmarkhypoplasien und -aplasien, aber auch eine chronische Neutropenie können einer akuten Leukämie über Monate bis Jahre als sog. *Präleukämie* vorausgehen.

**Tabelle 6.** Prognostische Faktoren bei Kindern mit ALL

| Parameter | Prognose | | |
|---|---|---|---|
| | gut | intermediär | schlecht |
| Initiale Leukozytenzahl | $<20 \cdot 10^9/l$ | $20 - 100 \cdot 10^9/l$ | $>100 \cdot 10^9/l$ |
| Alter [Jahre] | $2-6$ | $7-10$ | $<1; >10$ |
| ALL-Typ | „Common" | Prä-B; Null; T | B |

*Differentialdiagnose der Leukämien im Kindesalter*
- Aplastische Anämien
- Chronische Neutropenien
- Idiopathische thrombozytopenische Purpura
- Mononukleose
- Virale Lymphozytosen
- Rheumatische Erkrankungen
- M. Hodgkin
- Non-Hodgkin-Lymphom
- Neuroblastom
- Maligne Erkrankungen des Monozyten-Makrophagen-Systems
- Leukämoide Reaktionen bei septischen Säuglingen und mongoloiden Kindern

Die *prognostischen Faktoren* sind in Tabelle 6 zusammengefaßt.

Die schlechteste Prognose aller *ALL*-Typen haben die B-ALL. Bei den Non-B-ALL wird die Bedeutung einzelner prognostischer Faktoren stark durch die verabreichte Therapie beeinflußt. Es ist deshalb schwierig, durch eine allgemeingültige, punktmäßige Gewichtung einzelner Faktoren die Prognose zu beurteilen. So wurden z. B. in der Schweiz Kinder mit „High-risk"-ALL 1976−1977 intensiver behandelt als solche mit „Low-Risk"-ALL. Mit der damaligen Therapie überlebten signifikant mehr Kinder mit „High-Risk"-non-T-non-B-ALL als solche mit T-ALL. Seit 1979 wurde das weiter unten angegebene Schema verwendet, und der vorerwähnte Unterschied verschwand, weil Kinder mit T-ALL besser auf die neue Therapie ansprachen. Neben der initial vorhandenen leukämischen Zellmasse, dem Alter, der Morphologie und den immunologischen Markern kann die Prognose auch vom initialen Vorhandensein eines ZNS-Befalls, dem initialen Hämoglobin- und Immunglobulinspiegel sowie vom Vorhandensein oder Fehlen chromosomaler Aberrationen abhängig sein. Seit Einführung der ZNS-Prophylaxe haben Mädchen mit Non-T-ALL eine bessere Prognose als Knaben.

Bei Kindern mit *ANLL* soll neben der Therapie lediglich das Alter und die Zeitdauer bis zum Erreichen der Remission, nicht aber die Morphologie, die initiale Leukozytenzahl oder das Geschlecht bedeutsam sein.

## Allgemeines zur Leukämietherapie im Kindesalter

Die Therapie ist zum wichtigsten prognostischen Faktor geworden. Die initiale Abklärung und Behandlung von Kindern mit Leukämie ist Sache einer interdisziplinären Abteilung für pädiatrische Onkologie. Die Weiterbetreuung sollte dezentralisiert durch regionale Krankenhäuser und praktizierende Ärzte unter zentraler Überwachung erfolgen.

Nach der initialen Abklärung, vor Beginn der Therapie, sollen die *Eltern* eingehend durch einen erfahrenen Kinderonkologen über Diagnose, Prognose, Behandlung, Nebenwirkungen und psychosoziale Aspekte orientiert werden. Ziel dieser Orientierung ist es, das Vertrauen der Eltern zu gewinnen und sie auf ihre Rolle als Partner in der Behandlung und als Vermittler zwischen Kind und Betreuenden vorzubereiten. Die relevanten Punkte sind in der folgenden Übersicht zusammengefaßt.

*Probleme der Eltern nach Eröffnung der Diagnose*
- Wie kann man selber innerlich ruhig werden?
- Was ist ein vernünftiger Besuchsrhythmus?
- Wie ist die Betreuung organisiert?
- Wer orientiert über was?
- Was geschieht, wenn keine Hoffnung auf Heilung besteht?
- Wo können Bedenken angemeldet und Kritik vorgebracht werden?
- Wer bürgt wie dafür, daß das Kind bestmöglich betreut und vor unerprobten Heilmethoden geschützt wird?
- Wie sollen Geschwister, die weitere Familie, Lehrer, Kameraden, Nachbarn u. a. orientiert werden?
- Was kann man dem Kind selber sagen?
- Was darf man dem Kind erlauben, was nicht?
- Wie soll man das Kind ernähren?
- Was darf man vom Kind verlangen?

Bei *Adoleszenten, v. a. solchen zwischen 16 und 20 Jahren, ist nach Absprache mit den Eltern in der Regel eine direkte Orientierung des Patienten erforderlich, wobei gewissen Besonderheiten dieser Altersklasse* Rechnung zu tragen ist:

*Besondere Aspekte des Adoleszentenalters*
- Suchen nach Sinn,
- Streben nach Unabhängigkeit,
- stark entwickeltes Körpergefühl,
- Unstabilität der Gefühle,
- kritische Einstellung zu Traditionen,
- Bedürfnis nach Privatsphäre,
- Fernweh,
- Auseinandersetzung (Abgrenzung) mit (von) Gleichaltrigen,
- Partnerwahl und Sexualität.

*Supportive Maßnahmen* sind v. a. zur Bekämpfung *therapiebedingter Komplikationen* von zentraler Bedeutung (s. Kap. 13).

Die speziellen Aspekte der supportiven Maßnahmen bei Kindern mit Leukämie und die therapiebedingten Komplikationen sind in den folgenden Übersichten dargestellt.

*Supportive Maßnahmen bei Kindern mit Leukämie*
Hyperurikämieprophylaxe:
- Allopurinol (10 mg/kg KG/Tag p. o. in 2 Dosen),
- Hydrierung (2500 ml/m²/Tag Drittelslösung),
- Alkalisierung (Natriumbikarbonat, 100 mg/kg KG/Tag p. o. oder i. v.).
Zellersatz:
- Erythrozytenkonzentrat (10−15 ml/kg KG), wenn Hämoglobin < 60 g/l,
- Thrombozytenkonzentrat (40 mg/10 kg KG) prophylaktisch bei ANLL, wenn Thrombozytenzahl < 20 · 10⁹/l oder bei Blutungen,
- Granulozyten (von einem Spender täglich) bei unkontrollierbarem Infekt mit schwerer Neutropenie.
Immuntherapie:
- Prophylaktisch bei ANLL i. v.-Immunglobulin 0,4 g/kg KG alle 14 Tage,
- therapeutisch bei lebensbedrohlichem Infekt, wie z. B. Varizellen, 0,4 g/kg KG/Tag, bis keine neuen Effloreszenzen mehr auftreten.
Antibiotika:
- Prophylaktisch bei ALL nach Konsolidation, bei ANLL von Beginn an Trimethoprim (6 mg/kg KG/Tag) − Sulfamethoxazol (30 mg/kg KG/Tag) in 2 Dosen p. o.,
- therapeutisch entsprechend Kulturresultaten oder Dreierkombination i. v., z. B. Tobramycin (6 mg/kg KG/Tag), Ticarcillin (300 mg/kg KG/Tag) und Flucloxacillin (100 mg/kg KG/Tag) in 4 Dosen.

*Therapiebedingte Komplikationen*
Hyperurikämische Nephropathie
Infekte:
   Panaritien, Phlebitiden, perianale Abszesse; interstitielle Pneumonien (Pneumocystis carinii, Zytomegalie, Mycoplasma pneumoniae, Pilze); Soor, Soorösophagitis; nekrotisierende Enteropathie; Appendizitis; Cholangitis; Pseudomonas- oder Escherichia-coli-Sepsis; generalisierte Varizellen, Masern; Herpes simplex.
Blutungen:
   Gingivae, Nase, ZNS (v. a. bei ANLL), Magen-Darm-Trakt, Pankreas.
Folgen einer prophylaktischen oder therapeutischen ZNS-Behandlung:
   meningeale Reizungen, Konvulsionen, ischiatiforme Schmerzen; postaktinische Somnolenzsyndrome; Konzentrations- und Gedächtnisstörungen; Leukoenzephalopathie und/oder mineralisierende Mikroangiopathien als Spätfolgen.
Andere:
   Nausea, Erbrechen, Alopezie; M. Cushing; VCR-induzierte Neuropathien, Obstipation, Koliken; Anthrazyklinkardiomyopathien; MTX-induzierte Schleimhautulzera, Niereninsuffizienz, Osteoporose und/oder pathologische Frakturen; hämorrhagische Zystitis nach CTX; Leberfunktionsstörungen nach 6-MP.

**Behandlung der ALL**

Induktion

Zur Induktion von „Low-risk"-ALL (= gute Prognose gemäß Tabelle 7) werden in der Regel Pred, VCR und L-Asp, zur Induktion von „High-risk"-ALL (intermediäre und schlechte Prognose gemäß Tabelle 8) mindestens 4 Antileukämika, nämlich neben den vorerwähnten z. B. CTX, Anthrazykline oder mittelhoch dosiertes MTX, verwendet (s. „Empfohlene Chemotherapieschemata", weiter unten). Schon während der Induktion kann mit einer intrathekalen ZNS-Prophylaxe begonnen werden. Unter der Induktionstherapie verschwinden die leukämischen Symptome in der Regel rasch, und nach einer transitorischen, aplastischen Phase kommt es innerhalb von 3−4, manchmal erst nach 6 Wochen, zu einer kompletten Remission. Eine aggressive initiale Therapie verbessert die Prognose von „High-risk"-Patienten. Ob sie indessen auch „Low-risk"-Patienten Vorteile bringt, ist noch unklar.

Konsolidation

Im Zentrum steht die ZNS-Prophylaxe. Die Einführung einer Ganzhirnbestrahlung mit 18−24 Gy, kombiniert mit intrathekalem MTX vermochte den Prozentsatz von ZNS-Rezidiven von über 50% auf etwa 10% zu reduzieren. Gleich gute Resultate mit möglicherweise weniger Spätfolgen können bei „Low-risk"-ALL durch eine intrathekale Tripeltherapie, bestehend aus Ara-C (30 mg/m$^2$), MTX (12 mg/m$^2$, maximal 15 mg) und Hydrocortison (15 mg/m$^2$) erzielt werden. Ob eine Chemotherapieprophylaxe bei T- und Prä-B-ALL ebenso wirksam ist wie die Radiochemoprophylaxe, bleibt noch offen.

Erhaltung

Zur Erhaltung werden Kinder mit *„Low-risk"*-ALL z. B. mit 6-MP, MTX und monatlichen VCR/Pred-Stößen behandelt (s. unten, „Empfohlene Chemotherapieschemata"). *„High-risk"*-Patienten bedürfen einer intensiveren Erhaltungstherapie. Wie intensiv diese zu gestalten und wie lange sie aufrechtzuerhalten sei, ist noch nicht klar. Eine Immuntherapie mit BCG bringt keine Vorteile.

In allen Phasen − Induktion, Konsolidation und Erhaltung − muß die Behandlung genau überwacht und je nach Toxizität modifiziert werden.

Rezidivbehandlung

*Knochenmarkrezidive* sprechen zu 70−80% auf eine „High-risk"-Induktionstherapie oder eine Kombination von Ara-C und VM 26 an. Nach Erreichen einer Remission muß erneut eine ZNS-Prophylaxe angeschlossen werden. Zur Erhal-

**Tabelle 7.** Schema zur Behandlung von Kindern mit „Low-risk"-ALL

| Therapieziel | Medikamentierung |
|---|---|
| Induktion | VCR 1,5 mg/m² (maximal 2 mg) i. v. Tage 1, 8, 15, 22;<br>MTX 12 mg/m² (maximal 15 mg) intrathekal, Tag 15;<br>Pred 40 mg/m²/Tag p. o. in 2 Dosen, Tage 1–28, ausschleichend<br>Tage 29–32. |
| Konsolidation | L-Asp 6000 IE/m²/Tag i. v., Tage 1–10;<br>VCR 1,5 mg/m² (maximal 2 mg) i. v., Tag 15;<br>Pred 40 mg/m²/Tag p. o. in 2 Dosen, Tage 15–19;<br>6-MP 75 mg/m²/Tag p. o., Tage 15–35;<br>MTX 12 mg/m² (maximal 15 mg) intrathekal, Tage 15, 18, 22, 25, 29;<br>Ganzhirnbestrahlung (18 Gy) beginnend am Tag 15. |
| Erhaltung I<br>(1 Jahr lang) | 6-MP 75 mg/m²/Tag p. o. tgl.;<br>MTX 20 mg/m² einmal wöchentlich p. o.;<br>VCR 1,5 mg/m² (maximal 2 mg) einmal monatlich i. v.,<br>Pred 40 mg/m²/Tag p. o. 5mal beginnend am Tag jeder VCR-Injektion. |
| Erhaltung II<br>(bis 30 Monate<br>nach Induktions-<br>beginn) | 6-MP 75 mg/m²/Tag p. o., tgl.;<br>MTX 20 mg/m² einmal wöchentlich p. o. |

tung erscheinen verschiedene Kombinationen von Zytostatika in alternierender Folge aussichtsreich.

*ZNS-Rezidive* werden, wenn möglich, radio- und chemotherapeutisch behandelt. Für isolierte ZNS-Rezidive bei Patienten ohne vorherige Ganzhirnbestrahlung erwies sich eine kraniospinale Radiotherapie mit 24 Gy als besonders wirksam. Bei Patienten mit vorausgegangener ZNS-Bestrahlung lohnt sich u. U. das Einlegen eines Rickham-Ventils oder eines Ommaya-Reservoirs zur einfacheren Verabreichung (alle 4–6 Wochen) von Medikamenten (*cave:* Infektion, Leukoenzephalopathie).

*Hodenrezidive* erfordern eine Bestrahlung beider Testikel mit 18–24 Gy sowie eine systemische Therapie zur Verhütung eines Knochenmarkrezidivs und wahrscheinlich auch eine erneute ZNS-Prophylaxe.

## Empfohlene Chemotherapieschemata

Das Schema zur Behandlung von Kindern mit „Low-risk"-ALL ist in Tabelle 7, das Schema zur Behandlung von Kindern mit „High-risk"-ALL in Tabelle 8 enthalten.

## Behandlung der ANLL

Sie ist grundsätzlich gleich der bei Erwachsenen (s. Kap. 13). Bei Säuglingen sollen die Dosen der Zytostatika wenigstens initial auf die Hälfte reduziert wer-

**Tabelle 8.** Schema zur Behandlung von Kindern mit „High-risk"-ALL

| Therapieziel | Medikamentierung |
|---|---|
| Induktion: | CTX 1,2 g/m² i. v. Tag 1;<br>VCR 1,5 mg/m² (maximal 2 mg) i. v., Tage 4, 11, 18 und 25;<br>MTX-500 mg/m² i. v. (⅓ als Stoß, ⅔ als Infusion in 24 h)<br>Tag 19 + CF 12 mg/m² i. v. oder i. m., 24 h nach Ende der<br>MTX-Infusion;<br>Ara-C 30 mg/m² (maximal 30 mg) intrathekal, Tage 12, 19<br>und 26;<br>MTX 12 mg/m² (maximal 15 mg) intrathekal, Tage 12, 19 und 26;<br>Hc 15 mg/m² Tage 12, 19 und 26;<br>Pred 40 mg/m²/Tag p. o. in 2 Dosen, Tage 3–27, ausschleichend<br>Tage 28–34. |
| Konsolidation | L-Asp 20 000 IE/m²/Tag i. v., Tage 1, 3, 5, 7 und 9;<br>Ara-C 150 mg/m²/Tag i. v., Tage 14–18;<br>6-TG 75 mg/m²/Tag p. o., 8–12 h nach jeder Ara-C-Injektion;<br>MTX 500 mg/m² i. v. (⅓ als Stoß, ⅔ als Infusion in 24 h), Tage 28<br>und 35 + CF 12 mg/m² i. v. oder i. m. 24 h nach Ende jeder MTX-<br>Infusion. |
| Erhaltung I | 1) 6-TG 300 mg/m²/Tag p. o., Tage 1–4;<br>   CTX 600 mg/m² i. v., Tag 5.<br>2) MTX 10 mg/m²/Tag p. o., Tage 15–18;<br>   Dauno 45 mg/m² i. v. Tag 19.<br>3) Ara-C 150 mg/m²/Tag i. v. oder subkutan, Tage 29–32;<br>   VCR 1,5 mg/m² (maximal 2 mg) i. v., Tag 33.<br>4) MTX 500 mg/m² i. v. (⅓ als Stoß, ⅔ als Infusion in 24 h) am<br>   Tag 43 + CF 12 mg/m² i. v. oder i. m. 24 h nach Ende der<br>   MTX-Infusion;<br>   Ara-C 30 mg/m² (maximal 30 mg) intrathekal, Tag 43;<br>   MTX 12 mg/m² (maximal 15 mg) intrathekal, Tag 43;<br>   Hc 15 mg/m² intrathekal, Tag 43.<br>Am Tag 58 wieder mit 1) beginnen. 1)–4) insgesamt 6mal durch-<br>laufen. |
| Erhaltung II<br>(18 Monate lang) | 6-MP 75 mg/m²/Tag p. o. tgl.;<br>MTX 20 mg/m² einmal wöchentlich p. o.;<br>VCR 1,5 mg/m² (maximal 2 mg) einmal monatlich i. v.;<br>Pred 40 mg/m²/Tag p. o., 5mal, beginnend am Tag jeder VCR-<br>Injektion. |

den. Bei Kindern mit ANLL, v. a. solchen mit AML, ist eine ZNS-Prophylaxe, bestehend aus einer Ganzhirnbestrahlung und/oder intrathekaler Tripeltherapie, indiziert. Bei Säuglingen ist eine Ganzhirnbestrahlung nicht zu empfehlen.

## Kongenitale Leukämien

Sie verursachen definitionsgemäß schon im ersten Lebensmonat Blässe, hämorrhagische Diathesen, noduläre Hautinfiltrate, Hepatomegalie und Dyspnoe, in der Regel indessen keine Lymphadenopathie. Da schwere Infekte,

Hypoxämien oder Hämolysen bei Neugeborenen eine leukämoide Reaktion induzieren können, ist, nicht nur bei mongoloiden Kindern, die Diagnose „Leukämie" bei Neugeborenen mit Zurückhaltung zu stellen. Grundsätzlich ist die Behandlung gleich der beim älteren Kind, doch sollten die Dosen der Zytostatika wenigstens initial reduziert und eine Radiotherapie vermieden werden.

## Chronische myeloische Leukämien im Kindesalter

Die *klassische $Ph_1^+$-CML* ($Ph_1$: Philadelphia-Chromoson) kann ausnahmsweise schon im 1. Lebensjahr auftreten, kommt indessen häufiger bei älteren Kindern vor. Klinik und Therapie wie beim Erwachsenen (s. Kap. 15).

*CML vom juvenilen Typ* treten v. a. in den 3−4 ersten Lebensjahren auf, sind $Ph_1^-$ und zeichnen sich durch eine deutliche Lymphadenopathie, Hautinfiltrate, frühzeitige Thrombozytopenie und Anämie, Monozytose im peripheren Blut, ein erhöhtes HbF und ein Knochenmark mit myeloider Hyperplasie, viel- und z. T. gelapptkernigen roten Vorläufern sowie verminderter Megakaryozytenzahl aus. Im Gegensatz zum adulten CML-Typ sprechen CML vom juvenilen Typ nicht auf Busulfan an, wohl aber gelegentlich auf 6-MP und Ara-C.

## Knochenmarktransplantation im Kindesalter

Bezüglich der *allogenen Knochenmarktransplantation* sei auf Kap. 13 verwiesen. Von den Kindern und jugendlichen Erwachsenen mit AML, die in erster Remission transplantiert wurden, überlebten bis zu 60% rezidivfrei während 2 und mehr Jahren, jedenfalls mehr als mit konventioneller Chemotherapie. Ob bei Kindern mit ALL in 2. Remission eine allogene Knochenmarktransplantation mehr bringt als die Chemotherapie, wird z. Z. untersucht.

Die Bedeutung der *autologen Knochenmarktransplantation* für die Leukämiebehandlung im Kindesalter kann noch nicht beurteilt werden. Autologes Knochenmark kann zwar in vitro mit Hilfe von Zytostatika, zytotoxischen Antikörpern und Komplement und/oder Immuntoxinen weitgehend von leukämischen Zellen befreit werden. Ob diese Reinigung indessen genügt und ob ohne antileukämischen „Graft-versus-host"-Effekt Langzeitremissionen induziert werden können, ist noch ungewiß. Bis jetzt wurden nur Kinder mit T-ALL und solche mit rezidivierender cALL autolog transplantiert. Die Beobachtungszeiten sind noch zu kurz, um den Erfolg beurteilen zu können.

## Langzeitresultate der Leukämiebehandlung im Kindesalter

Wie aus dem „End Results Group Program" des National Cancer Instituts in den USA hervorgeht, überlebten 49% der Kinder mit ALL aus den Jahren 1970−1973 3 Jahre, 34% 5 Jahre. Für Kinder mit ANLL aus der gleichen Zeitperiode waren es 20% und 12%. Die rezidivfreie Fünfjahresüberlebensrate von Kindern mit ALL dürfte jetzt bei 50% liegen.

# Maligne Lymphome: Morbus Hodgkin (MH)

## Spezielle epidemiologische und ätiologische Aspekte

Rund 6 von 1 Mio. Kindern unter 15 Jahren entwickeln jedes Jahr neu einen MH. Knapp zwei Drittel sind über 10, weniger als 10% unter 5 Jahren. Das Verhältnis Knaben:Mädchen liegt bei 1,5:1.

In einer Serie von 43 Kindern mit MH waren 3mal auch der Vater oder die Mutter und/oder Geschwister betroffen.

Der MH wurde als seltene Folge einer alltäglichen Infektion mit parallel zum Alter zunehmender Wahrscheinlichkeit einer neoplastischen Entartung bezeichnet. Man denkt dabei an die Aktivierung einer persistierenden, latenten viralen Infektion infolge einer gestörten Immunkompetenz, v.a. im T-Zell-Bereich, möglicherweise bedingt durch einen Autoimmunprozeß.

## Klinik, Diagnose, Histopathologie, Abklärung und Stadieneinteilung

### Initiale Symptome

Drei von 4 Kindern mit MH kommen wegen einer indolenten *Schwellung am Hals* zum Arzt. Die restlichen weisen entweder *unspezifische Allgemeinsymptome* oder *Zeichen einer intrathorakalen Raumforderung* wie Reizhusten, Atembeschwerden, Dysphagie, Herzklopfen, Rücken- und/oder Bauchschmerzen auf. Bei etwa 30% der Kinder mit MH sind unerklärbares Fieber über 38 °C, Nachtschweiß und Gewichtsverluste von mehr als 10% (*B-Symptome*) vorhanden. *Seltene Initialsymptome* sind:

- eine intermittierend auftretende Lymphadenopathie,
- eine chronische interstitielle Pneumonie,
- eine Coombs-positive hämolytische Anämie,
- ein nephrotisches Syndrom,
- ein limbisches Syndrom (Ophelia-Syndrom = isolierter Verlust des Frischgedächtnisses).

### Diagnose, Histopathologie

Antibiotikaresistente Schwellungen am Hals, in der Achselhöhle oder Leiste sollten ohne Verzug biopsiert oder reseziert werden (*cave:* nicht alles Biopsiematerial fixieren; bakteriologische Untersuchungen nicht vergessen). Bei Kindern mit verbreitertem Mediastinum ist eine Thorakotomie einer Mediastinoskopie vorzuziehen (bessere Materialentnahmen, weniger Komplikationen).

**Tabelle 9.** Relative Häufigkeit der verschiedenen MH-Typen im Kindesalter. (*SPOG* Schweizerische Pädiatrische Onkologiegruppe)

| Typ | SPOG (n=57) [%] | Literatur[a] (n=717) [%] |
|---|---|---|
| Lymphozytenreich | 28 | 17 |
| Nodulär-sklerosierend | 32 | 46 |
| Gemischtzellig | 32 | 31 |
| Lymphozytenarm | 8 | 6 |

[a] 10 Serien von MH im Kindesalter.

**Tabelle 10.** Relative Häufigkeit histologisch verifizierter Stadien bei 40 Kindern mit MH

| Stadium | Allgemeinsymptome | | Gesamt |
|---|---|---|---|
| | Fehlend [%] | Vorhanden [%] | [%] |
| I | 26 | – | 26 |
| II | 26 | 10 | 36 |
| III | 12 | 8 | 20 |
| IV | 8 | 10 | 18 |

Wie beim Erwachsenen ist der Nachweis von Sternberg-Reed-Zellen für die Diagnose unerläßlich. Die relative Zahl dieser Zellen verhält sich angenähert umgekehrt proportional zur relativen Lymphozytenzahl. Je größer letztere, desto besser die Prognose.

Tabelle 9 zeigt die relative Häufigkeit der verschiedenen Hodgkin-Typen im Kindesalter.

## Initiale Abklärung, Stadieneinteilung

Die wichtigsten initialen Abklärungen sind in der folgenden Übersicht zusammengefaßt.

*Initiale Abklärungen bei Kindern mit MH*
- Länge (inklusive Sitzhöhe), Gewicht, Status, Tanner-Stadium;
- Blutbild, Blutsenkungsreaktion, Nieren- und Leberfunktionstests, $T_3$, $T_4$, TSH, FSH, LH;
- T-Zellsubpopulationen quantitativ; T-Zellfunktionen;
- bei Befall der hochzervikalen Lymphknoten radiologische Untersuchung des Waldeyer-Rings;
- Thoraxröntgen in 2 Ebenen, wenn pathologisch, Ganzlungen-CT;
- Lungenfunktionsproben;
- Echokardiographie;
- Lymphangiographie beidseitig;
- CT des Abdomens;
- Knochenmarkpunktion und Knochenmarkbiopsie;
- Laparatomie mit Splenektomie, Lymphknotenbiopsien, Leber- und Knochenmarkbiopsie, allenfalls Verlagerung der Ovarien";
- Messung aller Tumormassen.

Die Stadieneinteilung erfolgt wie beim Erwachsenen (s. Kap. 16).

Tabelle 10 zeigt die relative Häufigkeit histologisch verifizierter Stadien bei 40 Kindern mit MH.

## Therapie

Die initiale Abklärung und Behandlung von Kindern mit MH ist Sache einer interdisziplinären Abteilung für pädiatrische Onkologie. Da bisher nur etwa 50% der Rezidive langfristig kontrolliert werden konnten, sollte die initiale Behandlung immer in kurativer Absicht durchgeführt werden. Bei Kindern kommt der Verhütung von Spätfolgen (s. Kap. 8 und 9) besondere Bedeutung zu.

Es gibt z. Z. kein allgemein anerkanntes Therapieschema. Kontrovers ist v. a. die Frage der Staginglaparatomie mit Splenektomie, welche bei etwa 30% aller Kinder wegen klinisch nicht faßbarem intraabdominalem Befall (Milz, Lymphknoten im Milzhilus, zöliakale und/oder portale Lymphknoten) zu einer Änderung des Stadiums führt, jedoch nicht nur die Gefahr eines Bridenileus, sondern in 5−10% der Fälle auch die Gefahr einer foudroyant verlaufenden Sepsis mit sich bringt. Ob eine Laparatomie mit bedingter Splenektomie (nur bei veränderter Milzoberfläche und/oder Vergrößerung der Lymphknoten am Milzhilus/Pankreasschwanz) empfehlenswert wäre, wird z. Z. abgeklärt.

In der Regel wurde bisher bei Kindern über 5 Jahren mit den klinischen Stadien I, II oder III laparotomiert und splenektomiert und die pathologischen Stadien IA und IIA mit günstiger Histologie (= lymphozytenreich oder nodulär-sklerosierend) nur bestrahlt („extended field", 40 Gy).

Wenn möglich, wird heute versucht, von einer Laparatomie mit Splenektomie abzusehen und die Strahlendosis zu reduzieren, dafür aber bei allen klinischen Stadien I und II (A und B, alle Typen) immer kombiniert zu behandeln, z. B. „Involved-field"-Bestrahlung mit Dosen von 25 Gy kombiniert mit 6mal MOPP, 3 MOPP vor und 3 MOPP nach der Bestrahlung. Ob bei einem klinischen Stadium IIA, das einem pathologischen Stadium $III_1A$ entsprechen würde, 6 MOPP zur Beherrschung der abdominalen Manifestationen genügen, ist allerdings noch ungewiß.

Bei klinischem Verdacht auf Befall des Abdomens sollte eine Staginglaparotomie mit Splenektomie (und evtl. eine Verlagerung der Ovarien) vorgenommen werden, wenn damit nicht ungebührliche Risiken in Kauf genommen werden müssen. Es geht dabei v. a. um die Abgrenzung des wenigstens bei Erwachsenen prognostisch günstigeren pathologischen Stadium $III_1A$ vom ungünstigeren $III_2A$.

Bei den Stadien $III_2A$, III B und allen Stadien IV dürfte eine Sandwichbehandlung, z. B. MOPP-ABDV 2mal, „Involved-field"-Bestrahlung mit 25 Gy auf nodale, mit 16 Gy auf extranodale Läsionen (ohne Knochenmark), MOPP-ABDV 2mal die z. Z. sicherste und aussichtsreichste Behandlung darstellen.

Bei einem Stadium IA mit Befall der hochzervikalen Lymphknoten genügt beim lymphozytenreichen Typ eine „Involved-field"-Bestrahlung.

Bei Rezidiven wird je nach Lokalisation und Ausdehnung kombiniert oder nur chemotherapeutisch behandelt.

Kombinierte Behandlungen für MH können im Kindesalter nicht nur Erbrechen, Infekte (Herpes zoster, Zytomegalie, Pneumocystis carinii, Toxoplasmose, Candidiasis), hämorrhagische Zystitiden, Perikarditis, Venenthrombosen, Alopezie u. a. Nebenwirkungen verursachen. Sie können auch eine Reihe von Spätfolgen, z. B. Haut- und Muskelatrophien, Wachstumsstörungen (Sitzzwerge), endokrinologische Störungen (v. a. Hypothyreoidismus, Fertilitätsstörungen oder Sterilität), Lungenfibrosen, Kreislaufstörungen und, in 3% (4%) der Fälle nach 5 (7) Jahren Zweitneoplasien, v. a. ANLL und NHL zur Folge haben.

Die Überlebensraten von Kindern mit MH sind denen des Erwachsenen vergleichbar (nach 5 Jahren um 85−90%).

# Non-Hodgkin-Lymphome (NHL)

## Spezielle epidemiologische und ätiologische Aspekte

Etwa 7 von 1 Mio. Kindern unter 15 Jahren entwickeln jedes Jahr neu ein NHL. Bei Kindern mit primärem oder sekundärem Immundefekt kann die Inzidenz bis 10 000mal höher sein. Purtilo beschrieb ein geschlechtsgebunden-rezessiv vererbtes Syndrom mit NHL oder Plasmozytom nach infektiöser Mononukleose bei Patienten mit Immundefekt. Aus virus-(z. B. EBV-)infizierten B-Zellen sollen bei chronischer antigenetischer Stimulation und Vorliegen einer gestörten Immunregulation B-Zellneoplasien hervorgehen. Bei Burkitt-Lymphomen konnte ferner die Translokation eines c-myc-Onkogens vom Chromosom 8 zu einem Gen für schwere Immunglobulinketten in Chromosom 14 nachgewiesen werden, ein Prozeß, der zu einer Aktivierung des c-myc-Onkogens führen soll.

75% der Kinder mit NHL sind jünger als 10 Jahre. Das Verhältnis Knaben : Mädchen liegt bei 4 : 1.

## Klinik, Diagnose, Histopathologie, Abklärung, Stadieneinteilung, prognostische Faktoren

### Klinik

Typische Initialsymptome bei Kindern mit NHL sind in Tabelle 11 zusammengefaßt. Ein gut Teil der Kinder mit NHL muß notfallmäßig hospitalisiert werden. Bei intraabdominaler Primärlokalisation wird der Tumor oft erst anläßlich einer notfallmäßigen Laparotomie entdeckt, bei Befall einer Tonsille oft erst anläßlich der histologischen Untersuchung nach Tonsillektomie.

**Tabelle 11.** Initiale Symptome bei Kindern mit NHL

| Relative Häufigkeit [%] | Ursache | Initiale Symptome | Dauer |
|---|---|---|---|
| ~30 | Tumor in abdomine | Müdigkeit, Nausea, Anorexie, kolikartige Bauchschmerzen, Obstipation, Diarrhö, Miktionsstörungen, Aszites, Invagination, Ileus | Tage bis wenige Wochen |
| ~25 | Intrathorakaler Tumor | Müdigkeit, Fieber, Anorexie, Rücken- und/oder Bauchschmerzen, Reizhusten, Stridor, Dyspnoe, venöse Einflußstauung | Tage bis wenige Wochen |
| ~15 | Tumor im Bereich des Waldeyer-Rings | Müdigkeit, Schluckweh, Atembehinderungen, Anorexie | Wenige Wochen |
| ~15 | Tumor in peripherem Lymphknoten | Indolente oder dolente Schwellung, evtl. Fieber, Anorexie | Wenige Wochen |
| Selten | Tumor in Haut oder Knochen | Schwellung, Schmerzen, pathologische Fraktur | Wochen bis wenige Monate |
| Selten | Tumor in andern Orangen | Je nach Lokalisation | Je nach Lokalisation |

## Diagnose und Histopathologie

Für die Diagnose sind zytologische, zytochemische und immunologische Untersuchungen ebenso wichtig wie histologische. In Tabelle 12 sind die Merkmale der wichtigsten NHL-Typen im Kindesalter zusammengefaßt.

Differentialdiagnostisch sind v. a. eine ALL (> 25% Blasten im Knochenmark), ein M. Hodgkin und andere intrathorakale oder intraabdominale raumfordernde Prozesse neoplastischer Art (z. B. Thymom, undifferenzierte Rundzellsarkome, Rhabdomyosarkome, Neuroblastome) oder entzündliche Prozesse (z. B. M. Boeck, Pleuraempyem, Abszeß, systemische Infektionen wie Toxoplasmose und Katzenkratzkrankheit) auszuschließen.

## Initiale Abklärung und Stadieneinteilung

Die initialen Abklärungsuntersuchungen sind in der folgenden Übersicht zusammengefaßt, die im Kindesalter jetzt allgemein übliche Stadieneinteilung in Tabelle 13.

*Initiale Abklärungen bei Kindern mit NHL*
− Status, Messung aller Tumormassen;
− Blutbild, Nieren- und Leberfunktionstests;

**Tabelle 12.** Morphologie und Zellmarker von NHL im Kindesalter. *ANAE*, unspezifische Esterase; *TdT*, terminale Desoxynukleotidyltransferase

| Histologischer Typ | Lokalisation | Morphologie | Oberflächen-immunglobuline | E-Rosetten | Saure Phosphatase | ANAE | TdT |
|---|---|---|---|---|---|---|---|
| Diffus, undifferenziert, dem Burkitt-Lymphom ähnlich | Abdomen Waldeyer-Ring | Tumorzellen groß, vakuolisiert, feiner Kern, 2–5 Nukleolen, schmaler basophiler Plasmasaum, „Sternenhimmel" | + | – | – | – | – |
| Diffus, lymphoblastär | Thorax, zervikale und supraklavikuläre Lymphknoten | Tumorzellen mittelgroß mit feinem gelapptem oder selten ungelapptem Kern mit diskreten Nukleoli | 1) –<br>2)[a] – | +<br>– | +<br>– | +<br>– | +<br>– |
| Diffus, histiozytoid | Abdomen, periphere Lymphknoten, Haut, Knochen | Tumorzellen groß, mit gelapptem oder ungelapptem vesikulärem, prominente Nukleoli enthaltendem Kern | 1) +<br>2)[a] – | –<br>– | –<br>– | –<br>+ | –<br>– |

[a] Selten

**Tabelle 13.** Stadieneinteilung der NHL im Kindesalter nach Murphy (1978)

| Stadium | Befall |
| --- | --- |
| I | 1 Tumor (extranodal) oder 1 Lymphknotengruppe (*Mediastinum und Abdomen tumorfrei*) |
| II | 1 Tumor (extranodal) mit regionalen Lymphknoten oder 2 oder mehr Lymphknotengruppen auf der gleichen Seite des Zwerchfells oder 2 Tumoren (extranodal) ohne oder mit regionalen Lymphknoten auf der gleichen Seite des Zwerchfells oder 1 *Tumor des Gastrointestinaltrakts* (meist ileozökal) *ohne oder nur mit den drainierenden mesenterialen Lymphknoten* |
| III | Extranodale Tumoren oder Lymphknotengruppen auf beiden Seiten des Zwerchfells. *Alle primär intrathorakalen Tumoren* (Mediastinum, Pleura, Thymus). *Alle fortgeschrittenen intraabdominalen Tumoren* |
| IV | I–III mit Befall des ZNS und/oder des Knochenmarks |

- Knochenmarkaspiration;
- Lumbalpunktion;
- Röntgen:   Schädel in 2 Ebenen, evtl. halbaxial,
             Panoramaaufnahme der Mandibulae,
             Bariumschluck bei Dysphagie,
             Thorax in 2 Ebenen, evtl. Tomographie, Thorax-CT,
             Abdomenleeraufnahme, i. v.-Pyelogramm, evtl. Abdomen-CT,
             Magen-Darm-Passage und/oder Holzknecht-Raum bei Bauchschmerzen, Ileus und/oder schwarzen Stühlen, sofern kein Tumor in abdomine palpiert oder im CT nachgewiesen werden kann,
             Schädel CT, evtl. Tomographie bei Tumoren im Kopfbereich,
             Myelographie bei extraduraler, spinaler Raumforderung,
- Skelettszintigraphie.

## Prognostische Faktoren

NHL mit Primärtumor im Waldeyer-Ring haben eine gute Prognose, selbst wenn initial das Knochenmark infiltriert ist. Das gleiche trifft für lokalisierte intraabdominale NHL zu. Bei intrathorakalem Primärtumor ist die Prognose weniger gut, bei fortgeschrittenen abdominalen NHL am schlechtesten.

# Therapie

Im Verlauf der 70er Jahre wurden die Behandlungsresultate durch Einführung des $LSA_2$-$L_2$ Schemas von Wollner et al. (1976) (s. empfohlene Therapieschemata) wesentlich verbessert. Dieses Schema wird durch eine lokale Radiotherapie („involved field") mit 20–30 Gy in 15–20 Fraktionen je nach Zahl und Größe der Strahlenfelder für Tumormassen von initial mehr als 3 cm Durchmesser ergänzt (für intraabdominale Tumoren des Stadiums II Ganzabdomenbestrahlung mit 20 Gy mit Ausblockung der Nieren nach 15 Gy). In der Folge wurde erkannt, daß NHL der Stadien I und II ebensogut mit COMP (s. empfohlene Therapieschemata) und lokaler Radiotherapie, wie oben erwähnt, behandelt werden können und daß sich LSA$_2$-L$_2$-Schema v. a. zur Behandlung der diffus-lymphoblastären NHL der Stadien III und IV, weniger indessen zur Behandlung der intraabdominalen diffusen, undifferenzierten, dem Burkitt-Lymphom ähnlichen NHL der Stadien III und IV eignet. Letztere werden sehr aggressiv, z. T. mit adjuvanter autologer Knochenmarktransplantation nach In-vitro-Reinigung, mit monoklonalen Anti-B-Zell-Antikörpern und Komplement, behandelt. Ein bisher allgemein anerkanntes Therapieschema für diese Gruppe von NHL besteht indessen nicht.

**Empfohlene Therapieschemata**

1) *Modifiziertes LSA$_2$-L$_2$-Schema*

| | |
|---|---|
| Induktion: | CTX 1,2 g/m² i. v., Tag 1; |
| | VCR 2 mg/m² (maximal 2 mg) i. v., Tage 3, 10, 17 und 24; |
| | MTX 6,25 mg/m² intrathekal, Tage 5, 31 und 34; |
| | Dauno 60 mg/m² i. v., Tage 12 und 13. |
| | Pred 60 mg/m² (maximal 60 mg)/Tag p. o. in 4 Dosen, Tage 3 – 30, ausschleichend Tage 31 – 37. |
| Konsolidation | Ara-C 100 mg/m²/Tag i. v. an 5 von 7 Tagen über 2 Wochen; |
| | 6-TG 50 mg/m²/Tag p. o., 8 – 12 h nach jeder Ara-C-Injektion; |
| | L-Asp 6000 IE/m²/Tag im x 14, nach Ara-C/6-TG; |
| | MTX 6,25 mg/m² intrathekal, 2mal im Abstand von 3 Tagen, beginnend 2 – 3 Tage nach L-Asp; |
| | BCNU 60 mg/m² i. v. 1mal 2 – 3 Tage nach letzter intrathekaler MTX-Gabe. |
| Erhaltungszyklen: | 1) 6-TG 300 mg/m²/Tag p. o., Tage 1 – 4;<br>CTX 600 mg/m² i. v., Tag 5. |
| | 2) Hydroxyurea 2,4 g/m²/Tag p. o., Tage 1 – 4;<br>Dauno 45 mg/m² i. v., Tag 5. |
| | 3) MTX 10 mg/m²/Tag p. o., Tage 1 – 4;<br>BCNU 60 mg/m² i. v., Tag 5. |
| | 4) Ara-C 150 mg/m²/Tag i. v., Tage 1 – 4;<br>VCR 2 mg/m² (maximal 2 mg) i. v., Tag 5. |
| | 5) MTX 6,25 mg/m² intrathekal, 2mal mit 3 Tagen Intervall. |
| | Erhaltungszyklen 1) – 5) wiederholen bis 18 Monate nach Beginn der Induktion. |

2) *COMP-Schema*

| | |
|---|---|
| Induktion: | CTX 1,2 g/m² i. v., Tag 1; |
| | VCR 2 mg/m² (maximal 2 mg) i. v., Tage 3, 10, 17 und 24; |

|  |  |
|---|---|
|  | MTX 6,25 mg/m² intrathekal Tage 5, 31 und 34; |
|  | MTX 300 mg/m² i.v. (60% als Stoß, 40% als Infusion in 4 h); |
|  | Pred 60 mg/m² (maximal 60 mg)/Tag p.o. in 4 Dosen, Tage 3−30, ausschleichend Tage 31−37. |
| Erhaltung: | CTX 1 g/m² i.v., Tag 1; |
|  | VCR 1,5 mg/m² (maximal 2 mg) i.v., Tage 1 und 4; |
|  | MTX 6,25 mg/m² intrathekal, Tag 1 (außer 1. Erhaltungszyklus); |
|  | MTX 300 mg/m² i.v. (60% als Stoß, 40% als Infusion in 4 h); |
|  | Pred 60 mg/m² (maximal 60 mg)/Tag p.o., Tage 1−5. Erhaltungszyklus alle 28 Tage wiederholen bis 18 Monate nach Beginn der Induktion. |

Die rezidivfreie Zweijahresüberlebensrate aller NHL im Kindesalter dürfte bei etwa 60% liegen.

## Literatur


Anderson JR, Wilson JF, Jenkins DT et al. (1983) Childhood non-Hodgkin's lymphoma: The results of a randomized therapeutic trial comparing a 4-drug regimen (COMP) with a 10-drug regimen (LSA$_2$-L$_2$). N Engl J Med 308:559

Chessels JM (1982) Acute lymphoblastic leukemia. Semin Hematol 19:155

Crist WM, Kelly DR, Ragab AH et al. (1981) Predictive ability of Lukes-Collins classification for immunologic phenotypes of childhood non-Hodgkin lymphoma: An institutional series and literature review. Cancer 48:2070

Freeman AI, Weinberg V, Brecher ML et al. (1983) Comparison of intermediate-dose methotrexate with cranial irradiation for the post-induction treatment of acute lymphocytic leukemia in children. N Engl J Med 308:477

Henze G, Langermann HJ, Brämswig J et al. (1981) Ergebnisse der Studie BFM 76/79 zur Behandlung der akuten lymphoblastischen Leukämie bei Kindern und Jugendlichen. Ergeb Pädiatr Onkol 5:28

Hirt A, Imbach P, Wagner HP (1982) Diagnostik der akuten Leukämie im Kindesalter. Monatsschr Kinderheilkd 130:866

Lampkin BC, Woods W, Strauss R et al. (1983) Current status of the biology and treatment of acute non-lymphocytic leukemia in children. Blood 61:215

Lange B, Littman P (1983) Management of Hodgkin's disease in children and adolescents. Cancer 51:1371

Malpas JS (1982) Lymphomas in children. Semin Hematol 19:301

Mauch PM, Weinstein H, Botnick L et al. (1983) An evaluation of long-term survival and treatment complications in children with Hodgkin's disease. Cancer 51:925

Miller DR, Leikin S, Albo V et al. (1983) Prognostic factors and therapy in acute lymphoblastic leukemia of childhood: CCG-141: A report from childrens cancer study group. Cancer 51:1041

Murphy SB (1978) Current concepts in cancer: Childhood non-Hodgkin's lymphoma. N Engl J Med 299:1446

Purtilo DT (1977) Opportunistic non-Hodgkin's lymphoma in X-linked recessive immunodeficiency and lymphoproliferative syndromes. Seminars Oncol 4:335

Tan C, Jereb B, Chan KW et al. (1983) Hodgkin's disease in children: Results of management between 1970−1981. Cancer 51:1720

Wollner N, Burchena JH, Liebermann PH (1976) Non-Hodgkin's lymphoma in children: a comparative study of two modalities of therapy. Cancer 37:123

# 15 Chronische Leukämien des Erwachsenen

R. PEYTREMANN und P. MAURICE

## Allgemeine Definition und Klassifikation

Die chronischen Leukämien sind charakterisiert durch die Vermehrung mehr oder weniger differenzierter Zellpopulationen, deren Morphologie den normalen Ausreifungsstadien der Blutzellen ungefähr entspricht.

Die Klassifizierung der chronischen Leukämien beruht auf den am leukämischen Prozeß beteiligten Zellen. Man unterscheidet 2 grundsätzliche Formen (Tabelle 1):

- die chronische lymphozytäre (lymphatische) Leukämie (CLL) und
- die chronische myelozytäre (myeloïsche) Leukämie (CML).

Dabei gibt es Hinweise darauf, daß die chronischen lymphatischen Leukämien der Proliferation von schon festgelegten („committed") Lymphozyten entsprechen, die der chronischen myeloïschen Leukämien dagegen der von pluripotenten „Stammzellen". Neben den beiden klassischen Formen der chronischen lymphatischen und myeloïschen Leukämie (CLL, CML) sind in Tabelle 1 eine Reihe seltener Formen lymphoproliferativer und myeloproliferativer Hämopathien dargestellt.

**Tabelle 1.** Klassifikation der chronischen Leukämien

|  | Vorkommen | |
| --- | --- | --- |
|  | Häufig | Selten |
| 1) *Chronische lymphatische Leukämien* | | |
| Chronische lymphatische Leukämie, B-Zelltyp (B-CLL) | + | |
| Chronische lymphatische Leukämie, T-Zelltyp (T-CLL) | | + |
| Prolymphozytäre Leukämie, B-Zelltyp (B-PLL) | | + |
| Prolymphozytäre Leukämie, T-Zelltyp (T-PLL) | | + |
| Tricholeukozytäre Leukämie | | + |
| 2) *Chronische myeloische Leukämien* | | |
| Chronische myeloische Leukämie | + | |
| Atypische chronische myeloische Leukämie, $Ph_1$-negativ | | + |
| Chronische myelomonozytäre Leukämie | | + |

# Chronische lymphozytäre Leukämien

Die chronische lymphozytäre Leukämie (CLL) ist eine besondere Form des
lymphoproliferativen Syndroms, charakterisiert durch die Anhäufung kleiner
Lymphozyten. Die lymphozytäre Infiltration kann sich außer in Blut und Knochenmark auch in Lymphknoten, Milz, Leber und anderen Organen manifestieren. Während die Lymphozyten der CLL — mit Ausnahme der selteneren Formen — kaum morphologische Unterschiede gegenüber normalen Lymphozyten
aufweisen, haben Studien mit spezifischen Zellmarkern erlaubt, gewisse Popu-
lationen zu definieren. Im Gegensatz zu den heterogen zusammengesetzten normalen Blutlymphozyten zeigen die chronischen lymphozytären Leukämien eine
monoklonale Proliferation von zumeist B-Lymphozyten, in selteneren Fällen
T-Lymphozyten.

# Chronische lymphozytäre Leukämie vom B-Zelltyp (B-CLL)

## Definition

Die B-CLL ist durch die Proliferation von langlebenden kleinen B-Lymphozyten charakterisiert, die sowohl mikroskopisch als auch elektronenmikrosko-
pisch nicht von normalen Lymphozyten zu unterscheiden sind. Nur zeigen sie
eine größere Zerbrechlichkeit, die zum Auftreten von Kernfragmenten ohne
Zytoplasma (Gumprecht-Schollen) im peripheren Blut führen. Studien der
membrangebundenen Immunglobuline zeigen die Eigenschaften der B-Lymphozyten in einem früheren Stadium ihrer immunologischen Reifung. Man
kann oberflächengebundene IgM oder IgD oder beide, selten IgG oder IgA
nachweisen, dies jedoch in viel geringerer Dichte als auf normalen B-Lymphozyten. Die leukämischen B-Zellen enthalten intrazellulär ebenfalls monoklonale schwere Immunglobulinketten ($\mu$ oder $\mu$ und $\delta$). Der maligne Lymphozyt
reagiert weniger gut oder gar nicht auf Antigenstimulation in vitro und in vivo.

## Vorkommen

Die B-CLL befällt i. allg. ältere Personen und tritt beim Kind praktisch nicht
auf. Die Diagnose ist in vielen Fällen ein Zufallsbefund oder wird anläßlich eines Infekts gestellt.

## Diagnose und Verlauf

Die Diagnose beruht auf dem Nachweis einer lymphozytären Infiltration des
Bluts, des Knochenmarks, lymphatischer und evtl. anderer Organe.

Der Spontanverlauf der CLL ist äußert variabel, mit einer mittleren Überlebensdauer von 4−6 Jahren. Im Hinblick auf die stark unterschiedlichen Krankheitsverläufe wurden zahlreiche Versuche gemacht, prognostische Faktoren zu definieren. Am wertvollsten erscheint z. Z. die Stadieneinteilung von Rai et al. (1975) (Tabelle 2).

**Tabelle 2.** Stadieneinteilung der CLL. (Nach Rai et al. 1975)

| Stadium | Merkmale | Überlebens-zeit [Monate] |
|---|---|---|
| 0 | Lymphozytose > 15 000/mm³<br>Knochenmarkinfiltrat > 40% | > 150 |
| I | Lymphozytose und Adenopathie | 101 |
| II | Lymphozytose und Hepatomegalie und/oder Splenomegalie<br>(mit oder ohne Adenopathie) | 71 |
| III | Lymphozytose und Anämie (Hb < 11 g%)<br>(mit oder ohne Adenopathie und/oder Organomegalie) | 19 |
| IV | Lymphozytose und Thrombozytopenie (< 100 000/mm³)<br>(mit oder ohne Adenopathie und/oder Organomegalie) | 19 |

Im Gegensatz zur CML beobachtet man nur selten eine Transformation der B-CLL in eine echte akute Leukämie; dagegen wird eine Evolution in das sog. Richter-Syndrom beobachtet, d. h. ein Übergang in ein Nicht-Hodgkin-Lymphom vom großzelligen B-Zelltyp. Die Tumorzellen produzieren die gleichen Immunglobuline wie die ursprünglichen leukämischen Lymphozyten.

Die Transformation der B-CLL in eine prolymphozytäre Leukämie, also in eine aggressivere Form der lymphozytären Proliferation mit den entsprechenden morphologischen Veränderungen der Lymphozyten, ist auch beschrieben worden. Die hauptsächlichen Komplikationen der CLL und deren mögliche Ursachen sind in Tabelle 3 zusammengefaßt.

Allgemeinsymptome wie Fieber nichtinfektiösen Ursprungs, Schwitzen und Gewichtsverlust sind Zeichen des die Krankheit in ihrer aggressiveren Form begleitenden Hypermetabolismus. Einige der immunologischen Anomalien der B-CLL sind in Tabelle 3 dargestellt. Besonders wichtig ist dabei die erhöhte Infektanfälligkeit im Zusammenhang mit einer oft bestehenden Hypogammaglobulinämie. In der Tat findet man in 40−50% der Fälle initial eine Hypogammaglobulinämie, die in der Regel im Verlauf der Krankheit zunimmt. Sie betrifft alle Immunglobulinklassen (mit Ausnahme des eventuellen Paraproteins). CLL-Patienten zeigen zudem eine stark verminderte Kapazität, Antikörper gegen Pneumokokkenpolysaccharide zu bilden. Diese verminderte Immunantwort korrigiert sich nicht mit der Behandlung der B-CLL. Damit ist der Nutzen von Pneumokokkenvakzinen sowohl bei unbehandelten als auch bei behandelten Patienten in Frage gestellt.

Eine erhöhte Anfälligkeit gegenüber Zweittumoren wurde durch mehrere Autoren beschrieben. Es handelt sich dabei um ähnliche Tumoren, wie man sie bei immunsupprimierten Transplantationspatienten findet (Epidermoïde

**Tabelle 3.** Hauptsächliche Komplikationen der B-CLL und deren Ursachen

| Komplikation | Ursachen |
| --- | --- |
| Anämie | – Knochenmarkinfiltration durch Tumor<br>– Extravaskuläre Hämolyse bei Hypersplenismus<br>– Coombs-positive, autoimmun-hämolytische Anämie (akut), evtl. Kälteagglutinin (chronisch)<br>– Zytostatika |
| Leukopenie und Thrombopenie | – Knochenmarkinfiltration durch Tumor<br>– Hypersplenismus<br>– Zytostatika |
| Infekte | – Neutropenie<br>– Humoraler Immundefekt (pyogene Keime)<br>– Immunsuppressiva (Zytostatika) |
| Immunologische Störungen | – Hypogammaglobulinämie<br>– Monoklonale Gammapathie<br>– Abgeschwächte Immunreaktion vom verzögerten Typ<br>– Verminderte Antikörperbildung nach Stimulation (Pneumokokken-polysaccharide) |
| Metabolische Störungen | – Hyperurikämie |
| Zweitkarzinome | – Immundefekt (?) |

Hautkrebse, Adenokarzinome, jedoch auch Melanome, Weichteilsarkome, Lungenkrebse). Die Häufigkeit eines Zweitkarzinoms betrug 14,7% in einem großen Kollektiv von Leukämiepatienten, in der Kontrollgruppe dagegen nur 2,8%.

**Therapie der B-CLL**

Die Behandlung der CLL scheint die Überlebenszeit der Patienten nicht signifikant zu verlängern. Allerdings sind in solchen Untersuchungen Unterschiede zwischen der asymptomatischen und der progressiven Krankheitsform nicht erfaßt. Die verschiedenen Stadieneinteilungen werden es vielleicht ermöglichen, Therapien spezifisch für bestimmte Stadien und Krankheitsverläufe anzuwenden. Was die Behandlung bei Diagnosestellung angeht, so stehen sich 2 Auffassungen gegenüber: Entweder bleibt die Behandlung nur auf die progressiven Formen der CLL beschränkt, oder man behandelt in einem möglichst frühen Stadium, um die Transformation in eine progressive Phase zu verhindern. Bis heute steht nicht fest, welche der Auffassungen richtig ist.

Chemotherapie

Die Chemotherapie ist die Behandlung der Wahl. Unter den verschiedenen alkylierenden Substanzen, die in der Behandlung der CLL verabreicht werden, ist

*Leukeran* das am häufigsten verwendete Zytostatikum, obwohl Endoxan ebenso wirksam ist. Sawitsky et al. (1977) untersuchten 3 verschiedene Therapien
bei 92 Fällen von CLL im Stadium III und IV: Chlorambucil (täglich 0,08 mg/
kg KG) plus Prednison wurde mit Leukeran (einmal monatlich 0,4 – 1 mg/kg
KG) plus Prednison und Prednison allein verglichen. Prednison wurde in der
Dosis von 0,8 mg/kg KG täglich 6 Wochen lang gegeben. Bei Verabreichung
von Prednison allein wurde eine Remissionsrate von 11% beobachtet, bei
Behandlung mit Leukeran täglich fortlaufend eine solche von 26% und bei
Leukeran intermittierend monatlich in höherer Dosis eine von 42%.

Trotz dieser Unterschiede in der Remissionsrate fand sich in den 3 Gruppen
kein Unterschied in der mittleren Überlebenszeit. Als Induktionstherapie der
Rai-Stadien III und IV wurde die Kombinationstherapie *CVP* (Cyclophosphamid, Vincristin, Prednison) vorgeschlagen, dabei wurden 44% Remissionen gefunden mit einer Ansprechquote von 72% und einer Überlebenszeit von > 2
Jahren bei 90% der ansprechenden Patienten. Das mit Leukeran veresterte Glu-
kokortikoid Prednimustin hat in 19 von 25 Fällen zu Antworten bei B-CLL geführt und könnte ebenfalls ein nützliches Medikament sein. In wenigen Fällen
wurden gute Wirkungen mit Cytosin-Arabinosid und Endoxan oder Daunorubicin beschrieben. Es ist leider zu bemerken, daß die meisten Patienten nach
einer Behandlungszeit von 3 – 5 Jahren gegenüber Alkylanzien und/oder Steroiden resistent werden.


Strahlentherapie


Verschiedene radiologische Behandlungsformen sind bei der CLL wirksam, da
die leukämischen Lymphozyten sehr radiosensibel sind, auch wenn sie nicht
mitotisch aktiv sind.

Die *Ganzkörperbestrahlung* besteht in der wiederholten Applikation von
0,04 – 0,1 Gy von $^{60}$Co in 10 – 20 Sitzungen; die insgesamt applizierte therapeutische Dosis beträgt 0,6 – 3,6 Gy. In 17 Fällen von symptomatischer und progressiver CLL wurden folgende Behandlungsergebnisse beobachtet: 50% praktisch komplette Remissionen mit Verschwinden der Tumormassen, der Symptome und mit Verbesserung des Blutbilds, 50% unvollständige, aber günstige
Remissionen. Die mittlere Dauer der vollständigen Remission betrug 19 Monate, die der unvollständigen Remission 4 Monate.

Mit der *Milzbestrahlung* wird ein wichtiges Reservoir des lymphozytären
Pools angegangen und nicht nur die Splenomegalie behandelt. Die Wirksamkeit der Milzbestrahlung ist u. a. bei dekompensierter CLL untersucht worden.
Die in 18 Sitzungen applizierten Gesamtdosen betrugen 4,5 – 9 Gy. Es wurde
eine Besserung in 50% der wenig dekompensierten Fälle beobachtet, bei rasch
progressiver CLL dagegen eine Verschlimmerung der medullären Insuffizienz.

Neuerdings wurde über den Gebrauch *tumorspezifischer Antikörper* gegen
idiotypische Determinanten der lymphozytären Immunglobuline der CLL berichtet. Die Zahl der Lymphozyten fiel signifikant, stieg jedoch in 85% der Fälle innerhalb von 8 Tagen wieder rapide an, zumeist auf höhere Werte als vor
jeder Behandlung. Die Autoren schätzen, daß etwa 10% der gesamten Tumor-

last abgetötet wurde. Klinisch scheint somit diese Behandlungsweise im jetzigen Zeitpunkt nicht angebracht. Es wäre jedoch denkbar, daß monoklonale Antikörper Transportmoleküle für Zytostatika darstellen, mit denen das zytostatische Medikament in vivo direkt bis zur Tumorzelle gebracht wird.

## Chronische lymphozytäre Leukämie von T-Zelltyp (T-CLL)

Die T-CLL ist eine seltene Krankheit. Brouet u. Seligmann (1981) haben unter 100 konsekutiven CLL-Patienten 3 T-CLL und bis 1981 insgesamt 26 solcher Fälle beobachtet. Nur ein gewisser Prozentsatz (40−80%) der zirkulierenden leukämischen Zellen formte spontane E-Rosetten, jedoch reagierten über 90% der Zellen mit einem oder mehreren Anti-T-Antiseren. Die Herkunft der kleinen T-Lymphozyten ist ungeklärt. Die fehlende TdT (terminale Desoxynucleotidyltransferase) in 6 von 7 untersuchten Fällen läßt jedoch darauf schließen, daß nur reife T-Zellen proliferieren. Hinweise sowohl auf Suppressor- als auch auf Suppressor- und Helferfunktionen existieren.

Es besteht eine leichte Prädominanz des männlichen Geschlechts, die Krankheit wurde sogar bei 2 Patienten unter 30 Jahren beschrieben. Die wichtigsten klinischen und hämatologischen Befunde der Krankheit sind in Tabelle 4 zusammengestellt.

**Tabelle 4.** T-CLL: Wichtigste klinische und hämatologische Charakteristika (n = 26)

| Veränderungen | n |
| --- | --- |
| Mäßige Blut- und Knochenmarklymphozytose | 21 |
| Massive Splenomegalie | 11 |
| Hautveränderungen | 11 |
| Neutropenie ($<400/mm^3$) | 9 |
| Hoher Gehalt an lysosomalen Enzymen | 26 |
| Azurophile zytoplasmatische Granulationen | 14 |

Die Lymphozytenzahl des peripheren Bluts ist nur wenig erhöht ($4000-15\,000/mm^3$), manchmal werden $< 4000$ Lymphozyten gefunden. Die Knochenmarkinfiltration kann fokal sein. Neben markanten azurophilen Granulationen im Zytoplasma sind Glukuronidase und saure Phosphatase in 90% der Fälle deutlich erhöht. Die Prognose der T-CLL ist noch weitgehend unbekannt. Einige Patienten mit hoher Leukozytenzahl sterben trotz Polychemotherapie kurz nach Diagnose. In anderen Fällen bewirkt Chlorambucil Remissionen. Andere Fälle mit mäßiger Blut- und Knochenmarklymphozytose bleiben ohne Behandlung mehrere Jahre lang stabil. In 2 der 26 von Brouet et al. beschriebenen Fälle wurde eine akute blastische Transformation nach 4−6 Jahren beobachtet.

# Prolymphozytäre Leukämien (PLL)

## Allgemeine Definition

Die chronischen prolymphozytären Leukämien nehmen einen Platz zwischen der klassischen B-CLL und der akuten lymphatischen Leukämie ein. Nach Oberflächen- und anderen Lymphozytenmarkern kann man sowohl B-Zell- als auch T-Zell-prolymphozytäre Leukämien antreffen.

# Prolymphozytäre Leukämie vom B-Zelltyp (B-PLL)

## Definition, Vorkommen, Stadieneinteilung, Therapie

Die B-PLL zeichnet sich durch eine massive Lymphozytose, fast ausschließlich aus Prolymphozyten bestehend, aus. Die Lymphozyten sind größer als die der B-CLL, ihr Zytoplasma ist reichlicher, und ihr Kern enthält dichtes Chromatin mit einem gut sichtbaren Nukleolus. Die Zellen zeigen eine bedeutend größere Dichte an Oberflächenimmunglobulinen (IgM) als die der B-CLL. Am häufigsten kommt die Krankheit bei Patienten im Alter zwischen 70 und 80 Jahren vor. Klinisch findet man eine ausgeprägte Splenomegalie, während die Lymphknoten oft nicht befallen sind. Die mittlere Überlebenszeit beträgt etwa 24 Monate (5–84 Monate). Schwere Thrombozytopenien scheinen eine schlechte Prognose zu beinhalten.

**Tabelle 5.** Nach Rai et al. adaptierte Stadieneinteilung der B- und T-PLL

| Stadium | Charakteristika | Inzidenz [%] | Über-lebenszeit [Monate] |
|---|---|---|---|
| II | HB $\geq$ 10 g% | | |
| | Thrombozyten $\geq$ 100 · $10^9$/l | 30 | 26 |
| III | Hb < 10 g% | 20 | 26 |
| IV | Thrombozyten < 100 · $10^9$/l | 50 | 7 |

Splenomegalie in 95% der Fälle

Adaptiert an die Rai-Klassifikation, wurde die in Tabelle 5 dargestellte Stadieneinteilung vorgeschlagen, die für Fälle von B-PLL und T-PLL gilt. Die Stadien 0 und I scheinen in der PLL nicht vorzukommen.

Die B-PLL spricht wenig oder nicht auf Radiotherapie oder alkylierende Substanzen in Monotherapie an. In einigen Fällen waren Splenektomie, gefolgt

von Leukophorese, erfolgreich. Partielle oder sogar komplette Remissionen
wurden mit CHOP-Therapie gesehen.

## Prolymphozytäre Leukämie vom T-Zelltyp (T-PLL)

### Definition, Vorkommen, Therapie

Die PLL vom T-Zelltyp ist durch massive Splenomegalie, evtl. Hepatomegalie
ohne bedeutende Lymphknotenvergrößerung gekennzeichnet. Oft sind Müdigkeit, Gewichtsverlust und Petechien bei Diagnose vorhanden. Man findet eine
große Zahl von peripheren atypischen Lymphozyten (zwischen 40 000 und
300 000/mm³), wiederum große Zellen mit vesikulärem Nukleus, kondensier-
tem Chromatin und mäßigem Gehalt an Zytoplasma. Die immunologischen
und zytochemischen Charakteristika sind heterogen. Meist werden zwischen 55
und 85% spontane E-Rosetten-positive Prolymphozyten gefunden. Weitere
T-Zell-Charakteristika sind Zytotoxizität der Anti-T-Zell-Antiseren sowie die
des Antithymozytenserums. Die saure Phosphatase ist in 100% der Fälle positiv.
   Die Prognose scheint schlechter als die der B-PLL zu sein. Die mittlere
Überlebenszeit wird auf 7 Monate geschätzt (1−21 Monate).
   Die T-PLL wird als refraktär gegenüber Chemotherapie, sogar gegenüber
Adriamycinkombinationen ausgesehen. Seltene Fälle von partiellen und kom-
pletten Remissionen wurden mit Leukophorese plus Polychemotherapie vom
CHOP-Typ beschrieben.

## Tricholeukozytenleukämie (Hairy-cell-Leukämie, HCL)

### Definition, Vorkommen, Therapie

Die Tricholeukozytenleukämie, eine B-Lymphoproliferation, tritt häufiger
beim männlichen als beim weiblichen Geschlecht auf. Die Krankheit wird ab
dem 3. und 4. Lebensjahrzehnt gefunden. Klinische Zeichen sind eine progressive Milzvergrößerung mit Zeichen von Hypersplenismus, verminderter Knochenmarkfunktion, Tricholeukozyten im peripheren Blut und Knochenmark
sowie eine Monozytopenie. Die Zahl der Lymphozyten ist in der Regel gering.
Der Tricholeukozyt ist oft größer als der reifzellige Lymphozyt. In den meisten
Fällen kann tartratresistente saure Phosphatase im Zytoplasma nachgewiesen
werden, jedoch ist ihr Auftreten nicht spezifisch für HCL. Neben einigen Mo-
nozyteneigenschaften besteht das Hauptmerkmal der B-Lymphozyten in der
Produktion von Immunglobulinen und deren Anwesenheit auf der Zelloberfläche der Tricholeukozyten. Die Tricholeukozytenleukämie verläuft in den meisten Fällen protrahiert.

Die wichtigste Behandlungsmethode ist die Splenektomie. Ebenfalls wirksam sind alkylierende Substanzen, wogegen Radiotherapie unwirksam scheint. Während Exazerbationen der Krankheit sind Anthrazykline von Nutzen.


## Chronische myeloïsche Leukämie

### Definition, Vorkommen

Die chronische myelozytäre (myeloïsche) Leukämie ist das häufigste der chronischen myeloproliferativen Syndrome und macht etwa 25% der Leukämien des Erwachsenen aus. Die Proliferation betrifft hauptsächlich die myeloische, seltener dazu die erythrozytäre und/oder die thrombozytäre Zellinie.

Bei etwa 90% der Patienten findet man bei zytogenetischer Untersuchung des Knochenmarks einen Zellmarker, das Philadelphia-Chromosom $Ph_1$, das durch eine Deletion infolge Translokation eines Teils des langen Arms von Chromosom 22 auf Chromosom 9 gekennzeichnet ist. Das $Ph_1$-Chromosom findet sich sowohl in den myeloischen als auch den erythrozytären und megakaryozytären Mitosen sowie in denen der Makrophagen. Kürzlich konnte gezeigt werden, daß auch gewisse Klone lymphozytärer Zellen diese Mutation aufweisen. Der maligne Zellklon scheint somit seinen Ursprung in einer pluripotenten hämatopoetischen Stammzelle zu haben. Daß die CML einer solchen monoklonalen Proliferation entspricht, konnte sowohl in vivo als auch in vitro anhand von Studien der Glukose-6-phosphat-dehydrogenase (G-6-PD)-Isoenzyme nachgewiesen werden. Während bei G-6-PD-heterozygoten Frauen mit CML die nichthämatopoetischen Zellen wie Fibroblasten das eine oder das andere Isoenzym zeigen, also ein Zellmosaik darstellen, findet man in den leukämischen Zellen in vivo oder in Zellkulturen in Granulozyten-, Erythrozyten- und Thrombozytenvorläufern ausschließlich eine Variante des Isoenzyms. Das $Ph_1$- Chromosom begleitet die Krankheit gewöhnlich während ihres ganzen Verlaufs, jedenfalls bei konservativer Therapie. In nur wenigen Fällen kann sein Prozentsatz im Knochenmark erniedrigt oder vorübergehend auf Null gebracht werden.


### Pathologie

Die Verschiebung der Stammzellen zugunsten der Granulopoese führt zu einer oft beträchtlichen Vermehrung des gesamten granulozytären Anteils, der bis zum 10–150fachen der normalen Werte ansteigen kann. Es besteht eine gesteigerte Produktion der myeloischen Zellen im Knochenmark und in der Milz sowie ein gesteigerter Transport dieser Zellen von Knochenmark und Milz zum Blut. Von Zeit zu Zeit überwiegt die eosinophile oder basophile Zellinie. Die Granulozytenvorläufer zirkulieren im Blut und leben dort länger als beim Gesunden. Ihre Phagozytosekapazität ist vermindert und der Gehalt an alkalischer Phosphatase erniedrigt oder Null.

**Diagnose und Klinik**

Die CML tritt beim Erwachsenen v. a. zwischen dem 20. und 60. Lebensjahr auf. Es werden auch Kinder befallen, diese zeigen jedoch dann häufig die atypische $Ph_1$-negative Form.

Es besteht wahrscheinlich eine mehr oder weniger lange präklinische Phase. Werden die Patienten symptomatisch, so zeigen sie Schwäche, Müdigkeit, Schweregefühl im linken Hypochondrium und evtl. leichtes Fieber, verursacht durch eine eventuelle Anämie, eine progressive Splenomegalie und Hypermetabolismus. Das Blutbild führt zur Diagnose. Diese kann grundsätzlich gestellt werden, wenn folgende Parameter vorhanden sind:

- erhöhte Leukozytenzahl bei fehlender Ursache für eine leukämoide Reaktion;
- Granulozytengehalt meist > 80% der Gesamtleukozytenzahl mit < 30% Myeloblasten und Promyelozyten; Linksverschiebung ohne Hiatus leucaemicus; Eosinophilie und Basophilie in verschiedener Ausprägung;
- meist beeindruckende Splenomegalie; diese kann jedoch auch fehlen;
- hyperzelluläres Knochenmark mit vorherrschender Myelopoese und Vermehrung der Megakaryozyten, Eosinophilen und Basophilen;
- alkalische Phosphatase (PAL) vermindert oder Null;
- Serumgehalt an Vitamin $B_{12}$ 3- bis 10mal höher als normal;
- Chromosom $Ph_1$ in den Knochenmarkzellen von 90% der Patienten, etwa 10% der Patienten sind $Ph_1$-negativ.

In typischen Fällen sind alle erwähnten diagnostischen Kriterien vorhanden. Einige Parameter können jedoch fehlen. Die erniedrigte PAL, das $Ph_1$-Chromosom und der erhöhte Vitamin $B_{12}$-Gehalt sind dann diagnostisch.

Komplikationen während der chronischen Phase der Krankheit sind v. a. das Auftreten von Leukostasen, wenn die Leukozytenzahl auf > 100 000 Zellen/mm³ steigt. Solche „Leukozytenthrombosen" finden sich v. a. im zerebralen und mesenterialen Gefäßbereich, sie können zu Infarkten führen. Sollten Zeichen von solcher Leukoagglutination auftreten, ist eine schnelle Reduzierung der Leukozytenzahl durch Leukopherese oder Hydroxyurea angezeigt. Andere Komplikation sind schmerzhafte Milzinfarkte, manchmal zu Splenektomie führend, sowie Knochenschmerzen, hervorgerufen durch leukämische Infiltrate. Zu nennen sind noch Hyperurikämie und Hyperurikosurie sowie die fast ausschließlich in der terminalen Phase auftretenden leukämischen Meningitiden. Die mediane Überlebenszeit beträgt 2−4 Jahre.

**Blastische Transformationen der CML**

Die terminale Entwicklung der CML ist in den meisten Fällen die Transformation in eine blastische Phase, die i. allg. 3 oder 4 Jahre nach Diagnose auftritt. Ungefähr 8% der Patienten zeigen eine solche akute Transformation schon etwa 10 Monate nach Diagnose, noch seltener präsentiert sich die CML „d'emblée" als blastische Phase.

**Tabelle 6.** Hinweise auf die lymphoblastische Transformation der CML

| Untersuchung/Therapie | Hinweisende Merkmale |
| --- | --- |
| Morphologie | Lymphoblasten („Common"-ALL) |
| Immunologie | „Common"-ALL-Antigen" (cALLA), Ia-Antigen |
| Enzymstudien | TdT, evtl. ADA und/oder 5'N |
| Zytogenetik | Anomalien des Chromosoms 14 (6:14-Translokation) |
| Therapie | Remission mit Vincristin/Prednison |

*TdT*, terminale Desoxynukleotidyltransferase, *ADA*, Adenosindeaminase, *5'N*, 5'-Nucleotidase

Die Diagnose kann gestellt werden, wenn das periphere Blut $\geq$ 30% Blasten und Promyelozyten und/oder das Knochenmark $\geq$ 50% von diesen Zellen zeigen. Manchmal beginnt die blastische Phase extramedullär und Blut und Knochenmark sind noch nicht mit Blasten oder Promyelozyten überschwemmt. Die akute Transformation bedeutet die Umwandlung des leukämischen Prozesses von der Hyperplasie mehr oder weniger reifer myeloischer Elemente zu einer Proliferation von Blasten und Promyelozyten, die die Kapazität zur Differenzierung verloren haben. Es tritt häufig eine therapieresistente Anämie auf sowie eine rasch progrediente Thrombopenie. Zytogenetisch ist die blastische Transformation durch das Auftreten von Chromosomenanomalien zusätzlich zum Philadelphia-Chromosom charakterisiert, wie z. B. die Multiplikation des $Ph_1$-Chromosoms (bis zu vier $Ph_1$) neben anderen Zeichen von Hyperploïdie. Es handelt sich wahrscheinlich um Zellen, welche neue leukämische Klone darstellen. In 25−30% der Fälle von blastischer Transformation zeigen die Blasten Charakteristika, die auf lymphoïde und nicht auf myeloïde oder erythroïde Herkunft hinweisen (Tabelle 6). Morphologisch erscheinen die Zellen wie Lymphoblasten der non-B-non-T-akuten lymphatischen Leukämie des Kindes („Common"-ALL). In Markerstudien reagieren sie oft mit dem von Greaves entwickelten Antiserum gegen Non-B-non-T-Lymphoblasten. Zudem kann das Ia-Antigen nachgewiesen werden. Sehr selten bestehen Hinweise auf einen eventuellen T-Zellursprung wie spontane E-Rosettenformierung und positive PHA-Stimulierbarkeit. Enzymatische Untersuchungen zeigen die Präsenz von terminaler Desoxynucleotidyltransferase (TdT), einer DNA-Polymerase im Zellkern, wie in der lymphatischen Leukämie des Kindes. Auch andere Enzyme lymphoïder Zellen wie Adenosindeaminase (ADA) und 5'-Nucleotidase (5'N) können gefunden werden. In $Ph_1$-negativer blastischer Krise wurde in einigen Fällen zytogenetisch eine 6:14-Translokation gezeigt, was an die Chromosom-14-Anomalien lymphoproliferativer Syndrome erinnert. Die therapeutische Antwort dieser Fälle auf Vincristin/Prednison ist bemerkenswert.

Klinisch weist die blastische Phase eine rasch progrediente Splenomegalie auf sowie oft Knochenschmerzen, meistens ohne pathologischen radiologischen Befund. Zudem können alle Symptome einer akuten Leukämie auftreten.

**Therapie der CML**

## Grundsätze

Die verschiedenen klassischen Methoden der im Verlauf einer CML angewendeten Behandlung haben eine Reduktion der erhöhten Granulozytenzahl zum Ziel. Dies ist meist mit einem Rückgang der Milzgröße bis zur Normalisierung verbunden. Ferner reduzieren sich die unreifen myeloischen Zellen im Blutbild.

Die Senkung der Leukozytenzahl geht mit einer Verbesserung der physiologischen Funktionen und mit einer Normalisierung der Überlebenszeit der weißen Zellen im Blut einher. Die Werte der PAL, die während der aktiven Periode praktisch Null sind, steigen während der Remission oft bis zur Norm an.

Mit intensiver Therapie kann in wenigen Fällen der $Ph_1$-Klon eliminiert werden, jedenfalls vorübergehend. In anderen Fällen wird der Prozentsatz der $Ph_1$-positiven Knochenmarkzellen vermindert. Es scheint, daß eine solche Verminderung auf ⅓ der initial positiven Zellen mit einer etwas längeren Überlebenszeit verbunden ist.

Nach Erreichen einer Remission kann entweder auf eine kontinuierliche Erhaltungstherapie oder auf eine therapiefreie Pause bis zur erneuten Verschlechterung der hämatologischen und klinischen Befunde übergegangen werden. Erst bei der Blastenkrise ist die Behandlung grundsätzlich zu ändern. Während der chronischen Phase der CML ist bis jetzt die Chemotherapie die Behandlung der Wahl geblieben und, für einzelne Fälle, die Milzbestrahlung. Weil diese klassischen Behandlungsmethoden kein kuratives Potential haben und die Überlebenszeit kaum verlängern, ist mit einem neuen Behandlungskonzept experimentiert worden, nämlich der Knochenmarktransplantation mit syngenem oder allogenem Knochenmark, die in spezialisierten Zentren erfolgversprechende Resultate zeigt.

## Chemotherapie

*Busulfan* (Myleran): Dieses alkylierende Medikament wird per os täglich appliziert. Wenn unter der initialen Dosis die Leukozytenzahl auf 50% des Ausgangswerts abgefallen ist, wird die Dosierung um die Hälfte reduziert. Diese Art der Dosisreduktion wird bei jeder Reduktion der Leukozytenzahl um jeweils weitere 50% ausgeführt, bis zu einer Leukozytenzahl von 10 000–15 000/mm³. Danach wird entweder bis zum Rezidiv abgewartet oder eine niedrig dosierte kontinuierliche Erhaltungstherapie (1–2 mg täglich) gegeben. Im letztgenannten Fall ist die Therapie bei Abfall der Leukozyten unter 5000/mm³ Blut zu unterbrechen.

*Dibromomannitol* hat ähnliche Eigenschaften wie Busulfan und weist mit diesem eine Kreuzresistenz auf. Die mit den beiden Medikamenten erreichten Resultate sind bezüglich Remissionsrate und Überlebenszeit praktisch identisch.

*Hydroxyurea* (Litalir) ist ebenfalls ein bei CML sehr wirksames Medikament, das schneller als Busulfan zum Abfall der erhöhten Leukozyten- und

Thrombozytenwerte im peripheren Blut führt. Verschiedene Polychemotherapien wurden in kontrollierten Studien untersucht, jedoch scheinen sie die mediane Überlebenszeit von etwa 4 Jahren, die auch durch Monotherapie erreicht wird, nicht zu verlängern.

An *Komplikationen* der Chemotherapie sind die oft protrahierten toxischen Nebenwirkungen von Busulfan am häufigsten zu beobachten. Neben der seltenen totalen Knochenmarkaplasie, die durch eine Überdosierung des Medikaments entsteht, kann es zu langdauernden Markhypoplasien kommen, die gelegentlich über 1 Jahr andauern. Bei fast allen jungen Frauen kommt es nach 6−8 Behandlungsmonaten zu einer Amenorrhö. Selten ist die oft fatal verlaufende Lungenfibrose. Die Harnsäurenephropathie verhindert man durch Gabe von Allopurinol (Zyloric) in einer Dosierung von 300−600 mg täglich kurz vor und während der zytostatischen Behandlung.

## Strahlentherapie

Die Milzbestrahlung bietet für einige Fälle eine wirksame Behandlungsmöglichkeit. Nach klassischen Behandlungsschemata werden Dosierungen in der Größenordnung von 0,5−1 Gy (4- bis 12mal) unter Kontrolle der Leukozyten appliziert, bis eine Remission erreicht ist. Gelegentlich werden höhere Dosen von 3−4 Gy in einer oder zwei Sitzungen bevorzugt (vgl. Maurice et al. 1970).

## Splenektomie

Eine Splenektomie vermag das Auftreten der blastischen Transformation nicht zu verzögern, sie wirkt rein symptomatisch.

## Knochenmarktransplantation

Obgleich herkömmliche Chemotherapie oder auch Radiotherapie die Lebensqualität der Patienten verbessern können, sind beide unfähig, die blastische Transformation und damit die rasch progressive terminale Phase zu verhindern, da sie den proliferierenden leukämischen Klon nicht definitiv ausrotten können. Aus diesem Grund sind mehrere Gruppen zu syngenen oder allogenen Knochenmarktransplantaten in der chronischen Phase der CML übergegangen. Spender sind der gesunde identische Zwilling oder ein HLA-kompatibler Familienangehöriger. Die Transplantation wird nach hochdosierter Chemotherapie und/oder aplasierender Ganzkörperbestrahlung (TBI) durchgeführt. In fast allen Fällen verschwindet der $Ph_1$-Klon, und normale Spenderknochenmarkzellen bevölkern das Patientenknochenmark. Acht von 12 Patienten lebten ohne Krankheit 21−65 Monate nach Transplantation von Zwillingsknochenmark.

Allogene Knochenmarktransplantation war bei verschiedenen Gruppen erfolgreich. Bei den von Speck et al. (1982) behandelten Patienten wurde das

Transplantat problemlos von fast allen Patienten angenommen, die 6–18 Monate nach der Transplantation zytogenetisch und klinisch in kompletter Remission waren.

Ein therapeutisches Problem stellen noch immer die immunologischen Folgen einer solchen Transplantation dar, v. a. die „Graft-versus-host"-Reaktion, die man mit verschiedenen Methoden zu unterdrücken sucht. Zudem werden tödliche Virusinfektionen, Lungenkomplikationen, Lebervenenthrombosen („veno-occlusive disease") und Katarakte beobachtet. Knochenmarktransplantationen stellen bis heute die einzige kurative Behandlung der CML dar, und ihre Verbesserung ist das Ziel der kommenden Jahre.

Behandlung der Blastenkrise der CML

Die Blastenkrise der CML ist besonders therapierefraktär. Die mittlere Überlebenszeit beträgt weniger als 6 Monate. Gelegentlich werden lange Überlebenszeiten (bis zu 19 Monate) berichtet, dies v. a. bei jüngeren $Ph_1$-positiven Patienten mit lymphoïder Morphologie der Blasten und Antwort auf Vincristin-Prednison-Behandlung während der Induktion.

Bei 30 Patienten wurden schon 1971 über 9 Remissionen nach Therapie mit Vincristin und Prednison berichtet. Zytotoxische Behandlung mit Kombinationen von Cytosin-Arabinosid, Purinethol, Thioguanin, Asparaginase und/oder Prednison ergeben keinen signifikant höheren Anteil an Remissionen. Solche Remissionen sind zudem von kurzer Dauer und von stärker ausgeprägter Panzytopenie begleitet als die Vincristin-Prednison-Behandlung allein. Die Patienten, die mit einer kompletten oder partiellen Remission auf die Induktionstherapie antworten, zeigen eine statistisch signifikante Verlängerung der Überlebenszeit (7–9 Monate) verglichen mit den Patienten, die nicht auf die Therapie antworten und deren mittlere Überlebenszeit 3 Monate beträgt.

*Knochenmarktransplantationen* werden ebenfalls in der blastischen Phase als Behandlungsmethode versucht. Dabei wird allogenes HLA-kompatibles Knochenmark verwendet oder kryopraeserviertes autologes Knochenmark (evtl. periphere Blutstammzellen) aus der chronischen Phase. Die frühe Mortalität dieser Therapie ist jedoch beträchtlich (40–50%) und die hämatologischen Remissionen, falls es zu solchen kommt, sind meist von kurzer Dauer.

## Chronische myeloische Leukämie ohne Philadelphia-Chromosom

In weniger als 10% der Fälle, die sich klinisch und hämatologisch wie eine CML präsentieren, findet man kein Philadelphia-Chromosom. Diese spezielle Form der CML ist in der Regel therapeutisch weniger gut zu beeinflussen als die klassische CML und die blastische Transformation erfolgt meist schneller. Eine bessere oder spezifischere Therapie wurde für diese Fälle bis heute nicht gefunden.

**Tabelle 7.** Empfohlene Therapieschemata der chronischen lymphozytären Leukämien

| Typ der Leukämien | Chemotherapie | Andere Therapien |
|---|---|---|
| B-CLL (chronische lymphatische Leukämie, B-Zelltyp) | a) Keine<br>b) Monochemotherapie[a]:<br>   Alkylanzien:<br>   Leukeran:<br>   1) 3–5 mg/m² p.o., tgl. bis Remission, dann stop bis Rückfall oder Erhaltungsdosis)<br>   2) 20–40 mg/m² p.o., einmal monatlich oder Endoxan.<br>c) Polychemotherapie: CVP[b], CHOP[c] | Ganzkörperbestrahlung: 0,15–0,2 Gy/Woche bis zu einer medianen Gesamtdosis von 2 Gy<br>Immunglobulinantikörper (experimentell) |
| T-CLL (chronische lymphatische Leukämie, T-Zelltyp) | a) Keine<br>b) Monochemotherapie: Alkylanzien<br>c) Polychemotherapie: CVP, CHOP | |
| B-PLL (prolymphozytäre Leukämie, B-Zelltyp) | a) Monochemotherapie: Alkylanzien<br>b) Polychemotherapie: CHOP | Splenektomie |
| T-PLL (prolymphozytäre Leukämie, T-Zelltyp) | a) Polychemotherapie: CHOP | Leukopherese (experimentell) |
| HCL-Tricholeukozytenleukämie | a) Monochemotherapie: Alkylanzien<br>b) CHOP | Splenektomie |

[a] Exakte Therapiedosis muß für jeden Fall adaptiert werden, da sie von der sehr variablen Sensibilität des leukämischen Knochenmarks abhängt.

[b] CVP:   Cyclophosphamid 200–400 mg/m² p.o., Tage 1–5;
          Vincristin            1,4 mg/m² i.v., Tag 1;            Alle 4 Wochen
          Prednison           100 mg/m² p.o., Tage 1–5.

[c] CHOP: Cyclophosphamid 750 mg/m² i.v., Tag 1;
          Adriamycin          50 mg/m² i.v., Tag 1;
          Vincristin            1,4 mg/m² i.v., Tag 1;            Alle 4 Wochen.
          Prednison           100 mg/m² p.o., Tage 1–5.

# Chronische myelomonozytäre Leukämie (CMML)

Neben der akuten Form der myelomonozytären Leukämie, welche eine Variante der akuten myeloischen Leukämie mit einem in der Regel ungünstigeren Spontanverlauf darstellt, gibt es auch eine chronische myelomonozytäre Leukämie. Der Verlauf ist benigner, obwohl diese Krankheit selten auf eine aggressive Chemotherapie anspricht. Die Krankheit tritt vorwiegend bei älteren Patienten auf. Sie beginnt oft plötzlich mit einer Monozytose, welche eine Leuko- und/oder Thrombopenie kompliziert. Man findet häufig eine Splenomegalie, und die Milzgröße nimmt in der Regel kontinuierlich zu. Die Anämie ist dagegen oft weniger ausgeprägt als bei den akuten Formen. Im Blutbild finden sich

**Tabelle 8.** Empohlene Therapieschemata der chronischen myeloischen Leukämie

| Type der Leukämie | Chemotherapie | | Andere Therapien | |
|---|---|---|---|---|
| CML (chronische myeloische Leukämie, chronische Phase) | 1) | Monochemotherapie:<br>a) Myleran: 4–8 mg p.o. tgl. bis Leukozyten auf 50% der Initialwerte gesunken. Dann evtl. Erhaltungsdosis (1–3 mg tgl.)<br>b) Hydroxyurea (Litalir): 1000–2500 mg/m² p.o., tgl. bis Leukozytenwerte $\cong$ 20 000/mm³. Dann evtl. Erhaltungsdosis (300–800 mg/m²) | 1)<br><br>2)<br>3) | Leukopherese (wenn Leukozyten > 200 000/mm³)<br>Milzbestrahlung<br>Knochenmarktransplantation: (Zwillingsknochenmark oder HLA-kompatibles allogenes Knochenmark) nach ablativer Chemoradiotherapie (TBI)[a] |
| CML – Blastenkrise | 1) | Polychemotherapie:<br>a) Vincristin/Prednison<br>b) Bei initialer oder sekundärer Resistenz: Polychemotherapie: Anthracyclin/Antimetaboliten enthaltende Kombinationen[b] | 1) | Allogene oder autologe Knochenmarktransplantation nach ablativer Chemoradiotherapie (experimentell) |
| CMML (chronische myelomonozytäre Leukämie) | 1)<br>2) | Keine<br>Prednison | | |

[a] *TBI*, Ganzkörperbestrahlung ($\sim$ 10 Gy).
[b] Kein definitives Chemotherapieschema anzugeben.

Ansammlungen von Myelozyten und Monozyten, ferner von nichtklassifizierbaren intermediären Zellen. Die Zellen weisen kein Philadelphia-Chromosom auf, und der Serumlysozymspiegel ist häufig erhöht. Fünf von 18 Fällen überlebten mehr als 5 Jahre und 10 mehr als 2 Jahre. Bei der Mehrzahl dieser Fälle war keine Behandlung notwendig. Einige Fälle profitierten von einer Prednisonkur, welche die Anämie oder die hämorrhagische Diathese besserte. Bei den chronischen myelomonozytären Leukämien ist eine aggressive Chemotherapie kontraindiziert und schadet mehr, als daß sie nützt. Angezeigt ist eine rein palliative und symptomatische Behandlung.

## Empfohlene Therapieschemata der chromischen lymphozytären und myeloischen Leukämien

Die gebräuchlichen Therapien für die chronischen lymphozytären Leukämien sind in Tabelle 7 und diejenigen für die myeloischen Leukämien in Tabelle 8 zusammengefaßt.

## Literatur

Brouet JC, Seligmann M (1981) T-derived chronic lymphocytic leukemia. Main clinical and immunological features. Pathol Res Pract 171:261

Catovsky D, Oscier D (1980) Prolymphocytic leukemia (PLL). 12th annual course on advances in haematology. Hammersmith Hospital, London, June 16th–20th

Fefer A, Cheever MA, Greenberg PD, Appelbaum FR, Boyd CN, Buckner CD, Kaplan HG, Ramberg R, Sanders JE, Storb R, Thomas ED (1982) Treatment of chronic granulocytic leukemia with chemoradiotherapy and transplantation of marrow from identical twins. N Engl J Med 306:63

Geary CG, Catovsky D, Wiltshaw EM, Gillian R, Scholes MC, van Noorden S, Wadsworth LD, Muldal S, Maciver JE, Galton DAG (1975) Chronic myelomonocytic leukemia. Br J Haematol 30:289

Maurice PA, Williner B, Gindrat JJ, Brand A (1970) Effect of splenic X-irradiation on bone-marrow function: Experimental studies of a serum mitotic inhibitor in rabbit and patients with chronic myelocytic leukemia. Br J Haematol 17:543–551

Rai KR, Sawitsky A, Cronkite EP, Chanana A, Levy RN, Pasternak BS (1975) Clinical staging of chronic lymphocytic leukemia. Blood 46:219

Ritz J, Schlossman SF (1982) Utilization of monoclonal antibodies in the treatment of leukemia and lymphoma. Blood 59:1

Sawitsky A, Rai KR, Glidewell O, Silver RT et al. (1977) Comparison of daily versus intermittent chlorambucil and prednisone therapy in the treatment of patients with chronic lymphocytic leukemia. Blood 50:1049

Speck B, Gratwohl A, Nissen C, Oberwalder B, Muller N, Bannert T, Mueller HJ, Jeannet M (1982) Allogeneic marrow transplantation for chronic granulocytic leukemia. Blut 45:237

# 16 Maligne Lymphome

F. CAVALLI und H. P. HONEGGER

Als maligne Lymphome werden der M. Hodgkin (MH) und die Non-Hodgkin-Lymphome (NHL) bezeichnet. MH und NHL werden getrennt besprochen, da die Abklärungsuntersuchungen und die Therapie verschieden geplant werden müssen. Die malignen Lymphome stellen die siebthäufigste Krebstodesursache in den entwickelten Ländern dar. Verschiedene Autoren berichten über eine Zunahme der malignen Lymphome in den Entwicklungsländern. Das junge durchschnittliche Alter der Patienten (32 Jahre für MH und 42 Jahre für die NHL) weist auf die Bedeutung dieser Erkrankung hin.

## Morbus Hodgkin

### Inzidenz, Ätiologie, Pathogenese

Der M. Hodgkin weist eine biphasische Altersverteilung mit 2 Häufigkeitsgipfeln auf: der erste um das 20., der zweite um das 50.−70. Lebensjahr. Insgesamt macht der MH etwa ¼ aller malignen Lymphome aus. In den unterentwickelten Ländern tritt der MH weniger häufig auf, jedoch ist die Inzidenz bei Kindern höher. Der MH ist häufiger bei Männern als bei Frauen: Je nach Land variiert das Männer-Frauen-Verhältnis zwischen 1,4−1,9 : 1,0.

Die Suche nach der Ursprungszelle, aus der sich der MH entwickelt, ist noch nicht abgeschlossen. T-Lymphozyten und Zellen aus der Makrophagenreihe oder sogar aus dem myelopoetischen Stammzellpool erscheinen z. Z. als die Hauptkandidaten. Kürzlich erschienene Berichte über erfolgreiche Kulturen von Hodgkin-Zellen und die Entwicklung eines monoklonalen Antikörpers gegen solche Tumorzellen bedürfen der weiteren Bestätigung. Auch die Pathogenese des MH ist noch ungeklärt. Der MH weist mehrere auffällige Besonderheiten im Vergleich zu anderen Neoplasien auf: die axiale Ausbreitung der Erkrankung entlang dem Lymphknotensystem, das spärliche Auftreten von malignen Zellen in den befallenen Lymphknoten inmitten einer überwältigenden Mehrheit von normalen Lymphozyten, das häufige Auftreten einer lymphoiden Hyperplasie in der Nähe des MH, die frühe Störung der zellulären Immunabwehr. Über einen kausalen Zusammenhang mit verschiedenen Viren, insbesondere mit dem Epstein-Barr-Virus, wird immer wieder diskutiert. Eindeutige Beweise fehlen bisher. Wegen einer gewissen Ähnlichkeit des MH mit der „graft-versus-host disease" hat man die Erkrankung als Ausdruck einer Interaktion zwischen normalen Lymphozyten und genetisch verschiedenen stimulierten Zellen interpretiert. Andere Autoren haben den MH als Resultat eines „Bürgerkriegs unter verschiedenen Lymphozytenstämmen" bezeichnet. Es existieren auch Berichte über auffällige epidemiologische Befunde: eine erhöhte Häufigkeit in bestimmten Gebieten bei Menschen mit weniger Geschwistern oder solchen, die in Einfamilienhäusern und mit weniger Spielkameraden aufgewachsen sind; eine erhöhte Häufigkeit nach Tonsillektomie oder Appendektomie und nach durchgemachter Mononukleose. Trotz dieser Hinweise bleibt die Pathogenese des MH noch ungeklärt.

## Pathologie, Klassifikation

Erst das Vorhandensein der sog. Reed-Sternberg-Zellen (RS-Zellen) erlaubt es dem Pathologen, die Diagnose eines MH zu stellen. Wird dadurch die Diagnose gesichert, ist der Nachweis dieser RS-Zellen nicht mehr unbedingt erforderlich, um den Befall extralymphatischer Organe (v. a. Leber und Knochenmark) mit MH-Gewebe zu beweisen. Diese Zellen lassen sich in der Tat weniger gut in den extralymphatischen Organen darstellen als in den Lymphknoten. Die RS-Zellen weisen 2 charakteristische Merkmale auf, die sonst nicht anzutreffen sind: die typischen, großen Nukleolen und die lobulierten und/oder meist multiplen Zellkerne.

Im Jahre 1966 wurde von Lukes und Collins eine neue histologische Einteilung des MH eingeführt und noch im gleichen Jahr anläßlich der Rye-Konferenz etwas vereinfacht. Diese unterteilt den MH in 4 Formen: den lymphozytenreichen Typ, die noduläre Sklerose, den gemischtzelligen und den lymphozytenarmen Typ (Tabelle 1).

Im Prinzip bringt diese Klassifikation des MH die bereits seit längerem vertretene Vorstellung zum Ausdruck, daß das Ausmaß der Lymphozyteninfiltra-

**Tabelle 1.** Gegenüberstellung der histologischen Klassifikation des Morbus Hodgkin (nach Butler 1975) und ihre Häufigkeit (nach Kaplan 1980)

| Jackson u. Parker (1947) | Lukes u. Butler (1966) | Rye-Konferenz (1966) | Häufigkeit [%] |
|---|---|---|---|
| Paragranulom —— | lymphozyten- und histiozytenreiche Form | | |
| | – nodulär ——<br>– diffus —— | Lymphozytenreicher Typ | 10 – 15 |
| | Noduläre Sklerose —— | Noduläre Sklerose | 20 – 50 |
| Hodgkin-Granulom | Gemischtzelliger Typ —— | Gemischtzelliger Typ | 20 – 40 |
| Hodgkin-Sarkom | Diffuse Fibrose<br>Retikulumzellige Form | Lymphozytenarmer Typ | 5 – 15 |

tion und die Häufigkeit der diagnostisch relevanten RS-Zellen einen ausschlaggebenden histologischen Parameter darstellen.

Unterdessen ist auch bekannt geworden, daß es in 20−50% der Fälle während des Verlaufs der Krankheit zu einer Änderung des histologischen Typs kommt, und zwar fast immer in Richtung einer ungünstigeren Form; er geht häufig mit einem abdominalen Befall einher und ist am häufigsten beim lymphozytenreichen Typ (40−50%), sehr selten bei der nodulären Sklerose (weniger als 10%).

Anfänglich wurde den verschiedenen histologischen Untertypen eine prognostische Bedeutung zugemessen, mit dem günstigeren, lymphozytenreichen Typ auf der einen Seite und der lymphozytenarmen, prognostisch ungünstigen Variante auf der anderen Seite. Man erkannte bald, daß eine gewisse Korrelation zwischen Histologie und Ausbreitung der Krankheit existiert. Patienten mit dem lymphozytenreichen Typ und der nodulären Sklerose befinden sich bei Diagnosestellung meist in einem früheren Stadium, während beim gemischtzelligen und lymphozytenarmen Typ häufig ein disseminiertes Stadium gefunden wird. Eine Sonderstellung nimmt die noduläre Sklerose ein, sie weist einen klaren Altersgipfel im 3. Lebensjahrzehnt auf; hier überwiegt das weibliche Geschlecht im Unterschied zu den übrigen Hodgkin-Typen. Diese Form zeigt auch häufiger als andere Untertypen sehr voluminöse Lymphknotenpakete, die das Mediastinum und die supraklavikuläre Gegend bevorzugen. Diese Variante neigt dazu, während längerer Zeit lokalisiert zu bleiben. Es ist wahrscheinlich, daß die verbesserten Therapiemöglichkeiten die prognostische Bedeutung dieser pathologischen Unterteilung etwas relativiert haben. Einzig die an und für sich seltene lymphozytenarme Variante hat auch heute noch eine schlechte Prognose: Nur ¼ dieser Patienten überlebt länger als 5 Jahre. Die Langzeitprognose der 3 übrigen Formen erscheint ähnlich, mit einem noch minimalen Vorteil für den lymphozytenreichen Typ.

## Stadieneinteilung

Tabelle 2 zeigt eine *Ann-Arbor-Klassifikation,* wie sie heute zur Stadieneinteilung verwendet wird. Die Stadien I, II und III definieren im Prinzip die Ausdehnung im lymphatischen System. Dieses umfaßt Lymphknoten, Milz, Thymus, Waldeyer-Rachenring, Appendix und Peyer-Plaques. Ein Befall der Milz wird mit „S" bezeichnet. Extralymphatische Herde werden mit „E" hervorgehoben. Dabei kann es sich um einen *einzelnen* extralymphatischen Herd ohne weitere Manifestationen handeln (IE) oder aber um eine Ausbreitung in Lungengewebe, in Brustwand oder Knochen in unmittelbarer Nähe und in Kontinuität zu befallenen Lymphknotenpaketen (z. B. II E bei mediastinalem Befall). Die Entscheidung, ob extralymphatische Manifestationen als Stadium IV oder I, II, III E zu bezeichnen sind, kann schwierig sein. Generell ist die Bezeichnung „E" für eine extralymphatische Erkrankung vorgesehen, die bezüglich Ausmaß und/oder Lokalisation so limitiert ist, daß sie mit Radiotherapie definitiv behandelbar ist.

**Tabelle 2.** Stadieneinteilung bei Morbus Hodgkin

| | |
|---|---|
| *Stadium I* | Befall einer einzigenLymphknotenregion (*I*), evtl. mit Übergreifen auf benachbartes Gewebe ($I_E$) oder einzelner Herde in einem extralymphatischen Organ ($I_E$). (E Extension bzw. extralymphatisch) |
| *Stadium II* | Befall von 2 oder mehreren Lymphknotenregionen auf der gleichen Seite des Zwerchfells (II) oder lokalisierter Befall eines extralymphatischen Organes plus einer oder mehrerer Lymphknotenregionen auf der gleichen Seite des Zwerchfells ($II_E$). Die Anzahl der befallenen Lymphknotenregionen wird durch eine arabische Zahl angegeben (z. B. $II_3$) |
| *Stadium III* | Befall von Lymphknotenregionen beiderseits des Zwerchfells (III), evtl. mit lokalisiertem Befall extralymphatischer Organe ($III_E$). Befall der Milz wird speziell angegeben ($III_S$) |
| *Stadium IV* | Diffuser oder disseminierter Befall eines oder mehrerer extralymphatischer Organe oder Gewebe mit oder ohne gleichzeitigen Befall lymphatischen Gewebes |

Alle Patienten werden zusätzlich in Stadium A oder B unterteilt:
Stadium A bedeutet Fehlen
Stadium B bedeutet Vorhandensein eines oder mehrerer der folgenden 3 Symptome:

1) Unerklärter Gewichtsverlust von mehr als 10% des Körpergewichtes während der 6 Monate, die der Diagnose vorausgingen
2) Unerklärbares Fieber
3) Nachtschweiß

Das Stadium III wird gelegentlich in die anatomischen Stadien $III_1$ und $III_2$ unterteilt. Diese Einteilung wird seit einigen Jahren vorgenommen, hat aber noch nicht Eingang in die offizielle Ann-Arbor-Klassifikation gefunden. Das Stadium $III_1$ bezeichnet Patienten mit Befall der lymphatischen Strukturen im oberen Abdominalgebiet, d. h. Milz oder Lymphknoten im Bereich von Milz, Leberpforte oder um die A. coeliaca. Im Stadium $III_2$ liegt ein Befall der Lymphknoten im unteren Bauchraum vor, d. h. der paraortalen, iliakalen oder mesenterialen Lymphknoten, mit oder ohne gleichzeitigen Befall von Milz und weiteren Lymphknoten.

## Klinik

*Anamnese, Symptome.*
Fieber, gelegentlich vom Pel-Ebstein-Typ, Nachtschweiß und Gewichtsverlust weisen auf ein malignes Lymphom hin und sind prognostisch wichtig. Müdigkeit, Anorexie und Pruritus werden oft, Alkoholschmerz selten angegeben. Kardiopulmonale Symptome können auf mediastinalen oder pulmonalen, neurologische Symptome auf epiduralen oder meningealen Befall hinweisen.

## Befunde

*Physikalische Befunde*
Bei der klinischen Untersuchung werden sämtliche peripheren Lymphknotenstationen genau untersucht, palpable Lymphknoten werden gemessen und in
ein Schema eingezeichnet. Periphere, vergrößerte Lymphknoten weisen auf einen Befall tiefer liegender, nicht palpierbarer Lymphknotengruppen hin. Befall
der Lymphknoten supraklavikulär oder tief zervikal links gehen häufig mit der
retroperitonäalen Beteiligung einher. Eine genaue Inspektion von Haut und
Mundhöhle ist wichtig. Bei der Palpation des Abdomens wird die Größe von
Leber und Milz festgestellt sowie auf abdominale Tumoren geachtet.

*Laborbefunde*
Ein vollständiges Blutbild gibt wesentliche Informationen. Eine hypochrome,
mikrozytäre Anämie kommt bei MH bei etwa 10% der Patienten vor. Hämoly-
tische Anämien werden bei Morbus Hodgkin in Spätstadien häufiger beobachtet, sie sind selten Coombs-positiv. Eine Anämie mit myeloischer Metaplasie
(Erythroblasten und unreife Zellen der granulozytären Reihe im peripheren
Blut) findet man bei ca. 5% der Patienten mit MH; sie weist auf einen diffusen
Tumorbefall im Knochenmark hin. Das weiße Blutbild zeigt bei Patienten mit
MH häufig eine Leukozytose mit Linksverschiebung, Monozytose und Lymphopenie. Eine Thrombopenie wird selten festgestellt, sofern vorhanden ist sie
häufiger autoimmun oder durch Hypersplenismus bedingt als ein Zeichen einer
Knochenmarkinfiltration. Die Blutsenkung ist beim aktiven MH meistens deutlich erhöht, normalisiert sich jedoch wieder während der Remission. Die Untersuchungen des Serums umfassen eine Bestimmung der alkalischen Phosphatase, der Leber- und Nierenfunktionsparameter, der Elektrolyte, der Harnsäure
sowie von Eiweiß und Elektrophorese. Eine erhöhte alkalische Phosphatase
kann auf eine Leber- oder Knochenbeteiligung hinweisen. Abnorme Immunglobuline fehlen beim MH normalerweise, werden aber bei den NHL häufig
beobachtet.


Diagnose

Voraussetzung für die Diagnose eines malignen Lymphoms ist repräsentatives
Material. Ein möglichst großer Lymphknoten sollte in seiner Gesamtheit entnommen werden. Eine schonende Behandlung des Lymphknotens bei der Entnahme verhindert Artefakte. Eine Lymphknotenpunktion allein genügt nicht
für eine initiale Klassifikation. Sind neben inguinalen oder axillären noch andere Lymphknoten vergrößert, so sollten diese für eine erste diagnostische
Biopsie in Betracht gezogen werden, weil inguinale oder axilläre Lymphknoten
häufig unspezifisch vergrößert sind.

**Tabelle 3.** Diagnostische Maßnahmen bei Morbus Hodgkin und anderen malignen Lymphomen

---

*a) Obligatorische Untersuchungen*

Detaillierte Anamnese (Fieber, Nachtschweiß, Müdigkeit, Gewichtsverlust, Pruritus, Infektionen)

Genaue Statusaufnahme (besonders Lymphknotenstationen, Waldeyer-Rachenring, Leber und Milz, Hoden)

Gute chirurgische Lymphknotenbiopsie (schonende Behandlung des Lymphknotens während der Entnahme, Untersuchung eines *ganzen* Lymphknotens)

Laboruntersuchungen: Vollständiges Blutbild einschließlich Thrombozytenbestimmung, Blutsenkung, Serumchemie (alkalische Phosphatase, Leber- und Nierenfunktionsparameter, Elektrolyte, Harnsäure, Eiweiß, Elektrophorese, evtl. Immunelektrophorese)

Röntgenologische Untersuchungen:
Thorax posterior-anterior und seitlich
Lymphographie
Abdominale Computertomographie und/oder abdominaler Ultraschall
Knochen (klinisch verdächtige Stellen)

*b) Obligatorische Untersuchungen in gewissen Situationen*

Konventionelle oder Computertomographie verdächtiger Stellen im Thorax (bei Verdacht auf Lungenbefall, massiv vergrößerten hilären und/oder mediastinalen Lymphknoten)

Knochenmarkbiopsie (grundsätzlich bei allen Patienten empfohlen):
wenn alkalische Serumphosphatase erhöht
wenn Knochenmarkfunktion aus unerklärlichen Gründen mangelhaft: Leuko- und Thrombopenie, unreife Zellen im Blutbild
wenn röntgenologisch oder szintigraphisch Knochenbefall möglich
bei Stadien III und IV

Laparoskopische Leberbiopsie

Diagnostische Laparotomie und Splenektomie, falls therapeutische Entscheidungen vom Vorhandensein einer abdominalen Erkrankung abhängen

*c) Zusätzliche, nützliche Untersuchungen*
Skelettszintigramm

Galliumzitratszintigramm (teuer!)

---

## Feststellung der Tumorausbreitung

Nach den heutigen Ansichten hängt der Therapieplan vom initialen Krankheitsstadium ab. Die Feststellung der Tumorausdehnung ist somit nicht nur prognostisch, sondern auch therapeutisch entscheidend. In Tabelle 3 sind die Abklärungsuntersuchungen, welche für den Morbus Hodgkin empfohlen wurden, zusammengestellt. Verschiedene Punkte von Tabelle 3 werden im weiteren erläutert und diskutiert.

Röntgenologische Untersuchungen

Die Lymphographie ist eine Standarduntersuchung zur Beurteilung der retroperitonäalen Lymphknoten bei Morbus Hodgkin. Die Beurteilung durch erfahrene Radiologen ergibt 15% falsch-positive und 12% falsch-negative Befunde, wie durch anschließende diagnostische Laparotomien gezeigt werden konnte. Liegengebliebenes Kontrastmittel erlaubt eine Beurteilung der Lymphknoten während der Therapie. Die Lymphknoten des Milzhilus, der Pankreasregion und des Mesenteriums werden allerdings durch die Lymphographie nicht dargestellt. In neuerer Zeit wird zunehmend die Computertomographie (CT) der abdominalen Lymphographie vorgezogen.

## Abdominale Computertomographie

Diese nicht-invasive, schmerzlose Untersuchung gibt neben den lymphographisch beurteilbaren Stationen auch Einblick in die Regionen von Milzhilus, Truncus coeliacus, Mesenterium und Leberhilus. Sie dokumentiert Größe und Lage der Lymphknoten, eine Aussage über ihre Binnenstruktur ist selten möglich. Bezüglich eines Befalls von Leber und Milz sind mittels CT selten Zusatzinformationen erhältlich. Die Sensitivität der CT-Beurteilung schwankt zwischen 25 und 77% (Leberlymphknoten), die Spezifizität zwischen 65 und 98% (Milzlymphknoten).

## Ultraschalluntersuchung

Die Ultraschalluntersuchung erkennt mit hoher Genauigkeit Lymphknoten, deren Durchmesser mehr als 2 cm beträgt. Wie beim CT kann aber die Ultraschalluntersuchung Veränderungen der Architektur der Lymphknoten nicht erfassen. Hingegen liefert die Ultraschalluntersuchung ebenfalls Angaben über die Lymphknoten des oberen Abdomens sowie über Leber- und Milzgröße. Zusätzlich werden die Abflußverhältnisse von Gallen- und Harnwegssystem beurteilt. Die ultraschallgesteuerte Feinnadelpunktion von retroperitonäalen Lymphknoten ist für den Patienten wenig belastend und liefert gelegentlich wichtige Informationen.

## Szintigraphie

Leber- und Milzszintigramme, deren Aussagegenauigkeit sehr unsicher ist, tragen nicht dazu bei, eine diagnostische Laparotomie zu umgehen. Das Galliumzitratszintigramm wird als eine nützliche Ergänzung der Lymphographie angesehen, in 61% wird korrekt ein supradiaphragmatischer und in 40% korrekt ein infradiaphragmatischer Befall vorausgesagt. Nach Chemo- oder Radiotherapie nimmt die Galliumzitrataufnahme in befallenen Lymphknoten deutlich ab.

## Knochenmarkuntersuchung

Ein Knochenmarkbefall wird in 5−14% der unbehandelten MH-Patienten diagnostiziert. Es wird empfohlen, bei sämtlichen Patienten mit MH initial nach dem Knochenmarkbefall zu fahnden. Die Knochenbiopsie (Histologie) ist der Knochenmarkaspiration (Zytologie) meistens überlegen.


Laparoskopie

Bei klinisch eindeutigen Hinweisen auf Leberbefall sollte eine Laparoskopie mit Leberbiopsie durchgeführt werden. Mit dieser einfachen Untersuchung, die eine geringe Morbidität hat, kann oft eine Laparotomie umgangen werden. Gelegentlich wird während der Laparoskopie gleichzeitig eine Milzbiopsie durchgeführt, die in 38% eine Infiltration des Organs ergeben hat. Allerdings muß auf die Blutungsgefahr nach Milzpunktion bei NHL hingewiesen werden.


*Diagnostische Laparotomie mit Splenektomie*
Die Laparotomie und Splenektomie wurde bei malignen Lymphomen eingeführt, um einen abdominalen Befall möglichst genau festzustellen. *3 weitere Aspekte* dieser Operation, die auch einen Einfluß auf ihre Indikation haben können, verdienen erwähnt zu werden:

1) Reduktion des Bestrahlungsfeldes: Soll die Milz adäquat bestrahlt werden, läßt sich nicht vermeiden, daß auch Teile des linken Lungenunterlappens, der Pleura und der linken Niere mitbelastet werden. Durch Splenektomie fallen die Risiken der aktinischen Schädigung dieser Nachbarorgane weg.
2) Erhaltung der Ovarien: Ist eine Bestrahlung des Beckens vorgesehen, können die Ovarien anläßlich der Laparotomie durch Verlagerung aus dem voraussichtlichen Strahlengang genommen werden (mediane Ovariopexie).
3) Verbesserte Verträglichkeit von Radio- und Chemotherapie: Nach Splenektomie wird regelmäßig ein Anstieg der Leuko- und Thrombozyten beobachtet. Großvolumige Radiotherapie und aggressive Chemotherapie werden angeblich besser toleriert.

Die durch die Staginglaparotomie gewonnenen zusätzlichen Informationen verändern den therapeutischen Plan bei 30−40% der Patienten. In größeren medizinischen Zentren hat die Laparotomie eine Mortalitätsrate von unter 1%, mit einer 10- bis 12%igen Inzidenz postoperativer Komplikationen, wie Pneumonie, Lungenembolie usw. Die Splenektomie setzt diese Patienten zusätzlich einem allerdings sehr kleinen Risiko fataler Infektionen, verursacht durch kapseltragende Organismen, aus. Die Komplikationsrate ist im Kindesalter und dann wieder mit zunehmenden Alter ab 50 Jahren höher als in den anderen Altersklassen.


*Kontraindikationen zur diagnostischen Laparotomie*
Wegen der häufiger auftretenden postoperativen Komplikationen sollten Patienten über 60 Jahre i. allg. nicht laparotomiert werden. Bei jungen Patienten unter 15 Jahren sollte die Splenektomie wegen des Risikos von schweren Infektionen mit Zurückhaltung angewandt werden.

**Tabelle 4.** Vorschlag zur Stadienerfassung (Staging) je nach therapeutischen Möglichkeiten

| *Radiotherapie wahrscheinlich Therapie der Wahl* | *Chemotherapie wahrscheinliche Methode der Wahl* |
| --- | --- |
| Lymphographie, Laparotomie und Splenektomie | Abdominale Computertomographie und/ oder Ultraschalluntersuchung |
| Weiteres gemäß Tabelle 2 | Weiteres gemäß Tabelle 2 |
| | *Restaging* mit Lymphographie, evtl. zusätzlich Laparotomie |

*Indikationen zur diagnostischen Laparotomie mit Splenektomie*

Prinzipiell ist eine Staginglaparotomie dann indiziert, wenn aus den Befunden therapeutische Konsequenzen gezogen werden müssen (Tabelle 4). Im Prinzip sollte ein Patient das Minimum an Therapie bekommen, das zur Heilung nötig ist. Praktisch heißt das, daß abgeklärt werden muß, ob z.B. die Radiotherapie allein Therapie der Wahl sein darf. In einer Situation, in der die Bestrahlung allein inadäquat und die Chemotherapie die Therapie der Wahl ist, kann ein ausgedehnteres chirurgisches Staging unterbleiben. Beispielsweise ist bei einem Patienten mit massivem mediastinalem Befall initial ein abdominales Staging nicht nötig, da er mit kombinierter Therapie behandelt werden muß. Auch ein Stadium IIIB und IV muß nach heutigen Kenntnissen mit Chemotherapie allein behandelt werden und bedarf nicht eines invasiven Stagings. Es gelingt häufig, durch eine Knochenbiopsie zusammen mit einer laparoskopisch entnommenen Leberbiopsie das Stadium IV ohne Laparotomie zu sichern.

Die klinischen Stadien I und II, v.a. beim nodulär sklerosierenden oder gemischtzelligen Typ, sollten laparotomiert werden. Auch Patienten im klinischen Stadium IIIA benötigen heutzutage eine eingehendere Abklärung mit Staginglaparotomie.

Besondere Bedeutung hat das Restaging, d.h. die systematische Reevaluation befallener Organsysteme nach abgeschlossener Therapie erhalten. Man stellt dabei bei 10–20% der Patienten, die klinisch eine komplette Remission erreicht haben, eine residuelle Erkrankung fest und kann sie der zusätzlich notwendigen Therapie zuführen. In Einzelfällen, z.B. bei noch vergrößerter Milz, kann eine Laparotomie notwendig sein. Tabelle 4 gibt Empfehlungen für das Stagingprozedere.

## Allgemeine Richtlinien der Therapie des Morbus Hodgkin

In Tabelle 5 sind die üblichen Therapiemodalitäten für die einzelnen Stadien zusammengestellt und es wird auf Situationen hingewiesen, für die noch keine gesicherten Richtlinien bestehen.

Die Radiotherapie gilt als Therapie der Wahl bei MH der pathologisch gesicherten Stadien I, II und evtl. IIIa. Die fortgeschrittenen Stadien IIIb und IVa und b werden primär mit Chemotherapie behandelt, evtl. gefolgt von konsolidierender Radiotherapie spezieller Manifestationen.

**Tabelle 5.** Allgemeine Richtlinien zur Erstbehandlung des Morbus Hodgkin. (*RT* Radiotherapie, *LK* Lymphknoten)

| Stadium | Etablierte Therapie | Spezielle Situation | Noch nicht vollständig etablierte Therapie |
|---|---|---|---|
| PS I A, II A | RT (oberes Mantelfeld; evtl. LK paraaortal und Milzhilus = subtotal nodal) | Supradiaphragmaler Befall; Mediastinum < 1/3 des transversalen Thoraxdurchmessers | |
| | RT (umgekehrtes Y; evtl. oberes Mantelfeld | Subdiaphragmal | |
| CS I $A_E$ II $A_E$ | | Supradiaphragmal > 1/3 des transversalen Thoraxdurchmessers (ohne Laparotomie, negatives CT oder Lymphographie) | Kombinierte Behandlung: 3 Zyklen Chemotherapie (z. B. MOPP), gefolgt von Radiotherapie; meist 3 weitere Chemotherapiezyklen |
| PS II B | | | RT (total nodal) oder Chemotherapie |
| | | Stark vergrößerte LK-Stationen („bulk") und/oder massiver extranodaler Befall | Primäre Chemotherapie und konsolidierende RT |
| | | (gemischtzelliger) lymphozytenarmer Typ | Eventuell primäre Chemotherapie und konsolidierende RT von „bulk" |
| III $A_1$ | | Lymphknotenbefall | RT (total nodal) oder primäre Chemotherapie |
| | | Milzbefall (> 5 Knoten) | Primäre Chemotherapie mit RT von „bulk" oder RT (total nodal mit evtl. zusätzlicher Leberbestrahlung) |
| III $A_2$ | | | Chemotherapie, evtl. kombiniert mit RT von „bulk" |
| III B, | Chemotherapie | | |
| IV A und B | Chemotherapie | „Bulk"-Manifestation | Eventuell zusätzliche konsolidierende RT von „bulk" |

## Chemotherapie des Morbus Hodgkin

Aus der einzig bekannten Serie unbehandelter Fälle mit MH wissen wir, daß diese Patienten durchschnittlich weniger als 1 Jahr überleben. Dank der Einführung der Radiotherapie und der Kombinationschemotherapie können heute die meisten Fälle geheilt werden. Im folgenden Abschnitt sollen die wichtigsten

Tabelle 6. Monochemotherapie des Morbus Hodgkin. (Nach Coltman 1980)

| Substanz | Studien | Patienten | Remissions-rate |
|---|---|---|---|
| | n | n | [%] |
| Chlorambucil | 2 | 50 | 45 |
| Stickstofflost | 5 | 67 | 63 |
| Cyclophosphamid | 3 | 50 | 55 |
| Thiotepa | 2 | 31 | 45 |
| Vincristin | 4 | 24 | 63 |
| Vinblastin | 2 | 82 | 70 |
| Procarbazin | 1 | 22 | 67 |
| Adriamycin | 2 | 13 | 39 |
| Bleomycin | 3 | 29 | 29 |
| Dacarbazin | 1 | 10 | 56 |
| BCNU | 3 | 38 | 46 |
| CCNU | 2 | 20 | 53 |
| Me-CCNU | 1 | 9 | 56 |
| VP-16-213 | 2 | 20 | 38 |
| VM 26 | 1 | 2 | 22 |
| Methyl-GAG | 1 | 5 | 63 |

Polychemotherapieschemata sowie die Probleme besprochen werden, die immer noch ungelöst sind.

## Monochemotherapie

Eine Monochemotherapie sollte zur initialen Behandlung des MH nicht mehr verwendet werden. Seit aufgezeigt wurde, daß eine Erhaltungsbehandlung nach Erreichen einer kompletten Remission unnötig ist und lediglich die Gefahr der Entstehung von Zweittumoren erhöht, besteht auch in dieser Situation keine Indikation mehr für eine Monochemotherapie. Die Behandlung mit einem einzelnen Zytostatikum sollte nur noch in 2 Situationen erwogen werden: 1. bei Patienten, die aus irgendeinem Grunde keine Kombinationschemotherapie ertragen können; 2. in jenen Fällen, die auf die gebräuchlichsten Polychemotherapien resistent sind. Tabelle 6 zeigt die Resultate, die mit einer Monochemotherapie erreicht werden können. Die so erzielten Remissionen halten in den meisten Fällen nur wenige Monate an.

Bei Patienten, die ausbehandelt worden sind, hat sich gezeigt, daß die besten Resultate entweder mit einer alkylierenden Substanz (Tiothepa, Chlorambucil, Cyclophosphamid) oder aber mit einer wöchentlichen Verabreichung von Velbe erreicht werden. In Zentren, die dafür eingerichtet sind, sollten konventionell ausbehandelte Fälle in erster Linie Phase-II-Studien mit experimentellen Zytostatika zugeführt werden. Auch in dieser Situation dürfen die therapeutischen Bemühungen nicht zu früh abgebrochen werden. Eine sinnvoll eingesetzte Monochemotherapie kann nämlich nicht nur lebensverlängernd wirken, sondern v. a. dazu beitragen, quälende subjektive Symptome (Schwitzen, Juckreiz, Dyspnoe, Kompressionserscheinungen usw.) zu lindern. Gelegentlich kann auch der alleinige Einsatz von Steroiden genügen, obwohl dadurch die bereits große Gefahr opportunistischer Infektionen noch erhöht wird. In solchen Situationen sollten v. a. Substanzen eingesetzt werden, die in den früher bereits eingesetzten Polychemotherapieschemata nicht oder nur unterdosiert angewandt worden sind. Oft läßt sich bei diesen Patienten eine subjektiv wertvolle Tumorregression erreichen, die manchmal über mehrere Monate anhalten kann.


## Kombinationschemotherapie

### *Die MOPP-Erfahrung*

Das Polychemotherapieschema MOPP wurde zum ersten Mal 1964 am National Cancer Institute der USA (NCI) eingesetzt. Bei den ersten 43 unbehandelten Patienten wurde eine komplette Remissionsrate von 80% festgestellt. Diese Resultate wurden in einem größeren Kollektiv von ca. 200 Patienten bestätigt, die am selben Institut behandelt wurden. Wir verfügen bei diesem Kollektiv über eine Verlaufsbeobachtung von über 10 Jahren. Es zeigt sich dabei, daß 55% aller behandelten Patienten oder ca. ⅔ derjenigen, die eine komplette Remission erreichten (80%) nach 5 Jahren immer noch krankheitsfrei sind.

Diese erste Studie mit MOPP verdeutlichte auch einige wichtige Aspekte für die Behandlung der fortgeschrittenen Stadien des MH, die später bestätigt werden konnten: die Remissionsrate bei Patienten, die früh nach einer Radiotherapie rezidivieren, ist hoch; auf eine Erhaltungstherapie kann nach 6 Zyklen MOPP oder nach 2 zusätzlichen Behandlungsmonaten nach Erreichen einer gut dokumentierten kompletten Remission verzichtet werden; die Inzidenz von Zweittumoren, insbesondere akuten Leukämien, ist erhöht; Patienten, die mehr als 12 Monate nach Abschluß einer MOPP-Therapie rezidivieren, können erfolgreich wieder mit MOPP behandelt werden. Diese Studie ergab auch, daß eine komplette Remission erst nach einem Restaging angenommen werden darf. Nach dem früher üblichen, klinisch erfolgten Restaging liegt die Fehlerquelle bei 15−20%. Aus einer detaillierten Analyse dieses Patientengutes geht hervor, daß Rezidive meist in den primär stark vergrößerten Lymphknoten oder am Ort der größten Tumormasse auftreten.


### *MOPP-Varianten*

Nach dem Bekanntwerden der Resultate der ersten MOPP-Serie versuchten viele Gruppen, dieses Therapieprogramm abzuändern. In Tabelle 7 sind die wichtigsten Schemata zusammengefaßt, bei denen 1 oder 2 Medikamente im Vergleich zum klassischen MOPP ausgewechselt wurden. Mit keinem Regime konnten durchschnittlich deutlich bessere Resultate erzielt werden als mit MOPP. Eine mögliche Ausnahme stellt das Regime CVPP (CCNU, Vinblastin, Procarbazin, Prednison) der Cancer and Acute Leukemia Group B (CALGB) dar, das in einer randomisierten Studie eine höhere Remissionsrate bei früher

**Tabelle 7.** MOPP und MOPP-ähnliche Polychemotherapien

| | | |
|---|---|---|
| *MOPP* | Mustargen | 6 mg/m² Tag 1, 8 |
| | Oncovin | 1,4 mg/m² Tag 1, 8 |
| | Procarbazin | 100 mg/m² Tag 1 – 14 |
| | Prednison | 40 mg/m² Tag 1 – 14 (nur 1. und 4. Zyklus) |
| | alle 4 Wochen zu wiederholen | |
| *MVPP* | Mustargen | 6 mg/m² Tag 1, 8 |
| | Vinblastin | 10 mg      Tag 1, 8, 14 |
| | Procarbazin | 100 mg/m² Tag 1 – 14 |
| | Prednison | 40 mg/m² Tag 1 – 14 |
| | alle 6 Wochen zu wiederholen | |
| *ChlVPP* | Chlorambucil | 6 mg/m² Tag 1 – 14 |
| | Vinblastin | 6 mg/m² Tag 1, 8 |
| | Procarbazin | 100 mg/m² Tag 1 – 14 |
| | Prednison | 40 mg/m² Tag 1 – 14 |
| | alle 4 Wochen zu wiederholen | |
| *CVPP* | Cyclophosphamid | 1,0 g/m²     Tag 1 |
| | Vinblastin | 0,1 mg/kg  Tag 1, 8 |
| | Procarbazin | 100 mg/m² Tag 1 – 7 |
| | Prednison | 40 mg/m² Tag 1 – 7 |
| | alle 3 Wochen zu wiederholen | |
| *CVPP* (CALGB) | CCNU | 75 mg/m² Tag 1 |
| | Vinblastin | 4 mg/m² Tag 1, 8 |
| | Procarbazin | 100 mg/m² Tag 1 – 14 |
| | Prednison | 40 mg/m² Tag 1 – 14 (nur 1. und 4. Zyklus) |
| | alle 4 Wochen zu wiederholen | |

bestrahlten Patienten oder solchen mit B-Symptomen gezeigt hat. Von dieser
Studie fehlen aber noch Langzeitergebnisse. Eine interessante Abänderung, die
v. a. in Großbritannien sehr populär ist, stellt das Schema ChlVPP (Chlorambucil, Vinblastin, Procarbazin, Prednison) dar. Gesamthaft sind die Resultate
mit denjenigen von MOPP vergleichbar. Die subjektive Toleranz wird aber
durch den Ersatz von Stickstofflost durch Chlorambucil deutlich verbessert.

*Alternative Programme zum MOPP*
Ungefähr 20% der Patienten zeigen ein ungenügendes Ansprechen auf MOPP
und 35 – 40% werden nach einer MOPP-induzierten kompletten Remission einen Rückfall erleiden. MOPP verursacht meistens eine Sterilität bei jungen
Männern und scheint häufiger Zweittumoren zu induzieren. Aus diesen Gründen wurden Alternativprogramme entwickelt, die sich auf Medikamente stützen, die deutliche Wirkung beim MH gezeigt haben. Diese Medikamente sind:
Adriamycin, Bleomycin, Dacarbazin, Vinblastin, verschiedene Nitrosoureaderivate und das Podophyllotoxinderivat VP-16. Das wichtigste Alternativpro-
gramm ist ABVD: Adriamycin 25 mg/m², Bleomycin 10 mg/m², Vinblastin
6 mg/m², Dacarbazin 375 mg/m², gegeben am Tag 1 und 14. Im randomisierten
Vergleich an nicht vorbehandelten Patienten ergaben MOPP und ABVD ähnli-

che Therapieresultate. Widersprüchliche Berichte liegen über die Wirksamkeit von ABVD bei primär oder sekundär MOPP-resistenten Patienten vor.


Aktuelle Probleme der Kombinationschemotherapie, Ausblick

Die Induktionschemotherapie sollte möglichst immer voll dosiert werden, wobei auch die Zeitintervalle genau eingehalten werden sollten. Im Falle einer persistierenden Myelosuppression zum Zeitpunkt des Wiederbeginns der Therapie ist eine Verschiebung der Behandlung einer Unterdosierung vorzuziehen. Noch zum Teil ungelöst bleibt die Frage der notwendigen Dauer der Induktionsbehandlung. Spricht die Krankheit auf die Kombinationschemotherapie gut an, wird meistens eine komplette Remission innerhalb von 3 Monaten erreicht. Die meisten Autoren betrachten deswegen 6 Zyklen oder mindestens 2 Zyklen nach Erreichen einer durch ein genaues Restaging festgehaltenen kompletten Remission als optimal. Einzelne Institutionen behandeln aber die Patienten immer noch während 12 Monaten. Aus verschiedenen Studien konnte kein klarer Nutzen einer Erhaltungstherapie bewiesen werden: Da eine solche die Häufigkeit der Zweittumorentstehung durch die kontinuierliche Immunosuppression wahrscheinlich erhöht, empfiehlt es sich, auf diesen Therapiezusatz zu verzichten.

Die Hauptfrage in der Chemotherapie des MH bleibt, wie die Resultate, die mit MOPP allein erzielt werden, verbessert werden können. In den letzten Jahren wurde v. a. die Möglichkeit des alternierenden Einsatzes von MOPP und einer weiteren „nichtkreuzresistenten" Kombination geprüft. Die einzige positive Studie bis jetzt ist diejenige aus Mailand, in der die Patienten, die alternierend MOPP-ABVD erhielten, eine deutlich höhere Remissionsrate und eine längere rezidivfreie Periode zeigten als diejenigen Fälle, die nur mit MOPP allein behandelt wurden. In dieser Studie waren aber die Ergebnisse für MOPP auffallend schlecht, was auf die viel höhere Häufigkeit eines extranodalen Befalls in dieser Gruppe zurückgeführt werden kann. Diese Ergebnisse bedürfen deswegen dringend der Bestätigung, und der prinzipielle Einsatz dieser alternierenden Behandlung kann nicht als Routinebehandlung empfohlen werden. ABVD oder eine Abänderung dieses Schemas bleibt die Therapie der Wahl bei Patienten, die auf MOPP nicht ansprechen oder nach Erreichen einer kompletten Remission innerhalb eines Jahrs einen Rückfall aufweisen. Tritt dieser Rückfall später auf, dann können 50—60% der Patienten wiederum mit MOPP in eine erneute komplette Remission geführt werden, wobei dieses Ergebnis allerdings nur noch ausnahmsweise als kurativ anzusehen ist.

Unter den neueren Zytostatika hat sich VP-16-213 (Etoposid) als besonders wirksam erwiesen. Es ist möglich, daß in nächster Zukunft durch den Einbau der Etoposide in eine Polychemotherapiekombination die Resultate verbessert werden können.


*Spätkomplikationen der Kombinationschemotherapie*
Die Spätkomplikationen nach MOPP umfassen v. a. Sterilität und Zweitneoplasien. Chemotherapieprogramme, die Bleomycin oder Nitrosoureaderivate ent-

halten, erhöhen die Neigung zu Lungenfibrosen. Kardiotoxizität nach Adriamycin wird meist erst nach einer mittleren Gesamtdosis von 550 mg/m² beobachtet. Patienten, die eine vorgängige mediastinale Bestrahlung erhalten haben,
können eine Kardiomyopathie schon nach kumulativen Dosen von 400
– 450 mg/m² Adriamycin entwickeln.

# Non-Hodgkin-Lymphome

Die Non-Hodgkin-Lymphome (NHL) stellen mit ihrer Vielfalt verschiedenar-
tiger Krankheitseinheiten selbst den erfahrenen Onkologen häufig vor schwierige diagnostische und therapeutische Probleme. Ihre Einteilung und die daraus
resultierenden Therapievorschläge werden den neuesten Erkenntnissen entsprechend immer wieder angepaßt. Man beobachtet eine zunehmende Häufigkeit
der NHL vom Kindes- bis zum hohen Erwachsenenalter. Epidemiologisch weisen die NHL – anders als die MH – große Variationen bezüglich des Alters (in
unterentwickelten Ländern werden v.a. Kinder befallen) wie auch hinsichtlich
der verschiedenen Untertypen (hohe Inzidenz von Burkitt-Lymphomen in Afrika; Häufung von gastrointestinalen Lymphomen im Nahen Osten) auf.

## Zelluläre Grundlage der NHL

Voraussetzung für das Verständnis der Biologie lymphoproliferativer Störungen ist die Kenntnis der Zusammensetzung des lymphoretikulären Systems, wo-
von die Lymphknoten die Hauptmasse des peripheren Anteils dieses Systems
bilden. Darin sind die immunbiologisch kompetenten Zellen, d.h. die verschiedenen Typen von Lymphozyten und deren Abkömmlinge, sowie sog. akzessorische Zellen, insbesondere die sich von Monozyten herleitenden Makrophagen,
beherbergt. Herkunft, Zusammensetzung und Funktion der Lymphozytenpopu-
lation, von der sich wahrscheinlich die meisten NHL herleiten, sind erst teilweise bekannt. Man nimmt an, daß sich aus lymphoiden Vorläuferzellen T- und
B-Lymphozyten entwickeln. Die sich vom Thymus herleitenden T-Lymphozyten zeichnen sich u.a. durch die Fähigkeit aus, mit Schaferythrozyten spontane
Rosetten zu bilden. In den Lymphknoten bevölkern sie in erster Linie den diffusen, tiefen Parakortex (sog. „thymusabhängige Zone"). Die B-Lymphozyten
weisen an ihrer Oberfläche Immunglobuline auf und finden sich in Lymphknoten v.a. im äußeren, follikulären Kortex. Spezifische Antigene bringen B-Lymphozyten zur Proliferation und zur Differenzierung in Plasmazellen, die Immunglobuline sezernieren. Abb. 1 faßt die Entwicklung der 2 Lymphozyten-
hauptpopulationen mit der Ausprägung der verschiedenen zellulären Marker
während der einzelnen Ausreifungsstufen zusammen. In den letzten Jahren sind
mehrere solche Zellmarker für normale und/oder neoplastische lymphoide Zel-

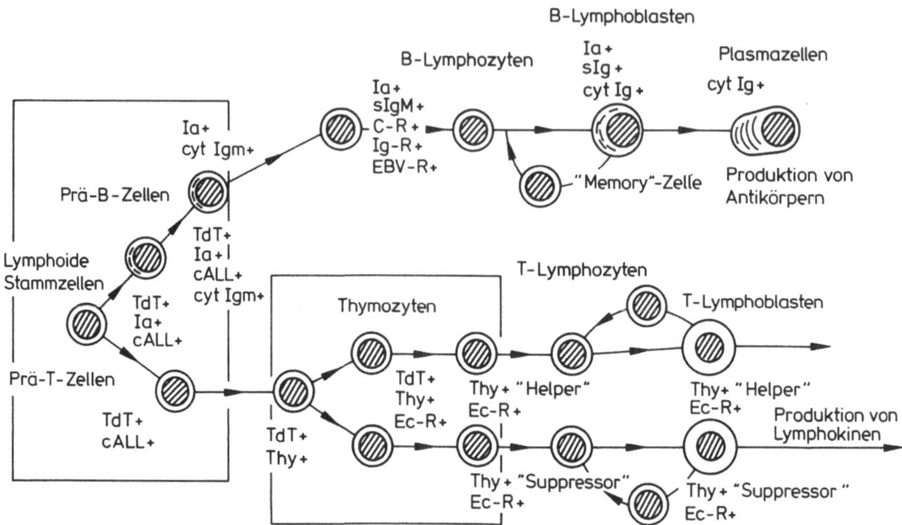



**Abb. 1.** Ausprägung zellulärer Marker während der Entwicklung von B- und T-Zellen. Lymphoide Stammzellen im Knochenmark differenzieren sich über Prä-B-Zellen zu peripheren B-Lymphozyten aus, aus denen B-Lymphoblasten und schließlich antikörperproduzierende Plasmazellen entstehen. Andererseits leiten sich aus lymphoiden Stammzellen auch Prä-T-Zellen ab. Sie wandern in den Thymus ein und reifen dort in verschiedenen Schritten zu T-Lymphozyten mit definierten Funktionen („Helper", „Suppressor" u.a.) aus. T-Lymphozyten können sich zu T-Lymphoblasten ausdifferenzieren und üben ihre spezifische Funktion entweder durch direkten Zellkontakt oder durch Sekretion von Lymphokinen aus. B- und T-Lymphoblasten können sich wieder zu Lymphozyten zurückbilden und als „Memory"-Zellen jahrelang weiterbestehen. Mit allen diesen Entwicklungsstufen lassen sich bestimmte Formen von malignen Lymphomen und Leukämien assoziieren. + positiv für, *TdT* terminale Desoxynucleotidyltransferase, *Ia* Ia-Antigene, *cALL* leukämieassoziiertes Antigen („common ALL antigen"), *cyt Ig*, *cyt IgM* zytoplasmatisches Immunglobulin bzw. zytoplasmatisches IgM, *sIg sIgM* Oberflächen-Ig bzw. Oberflächen-IgM (*s* von „surface"-Ig), *C-R* Rezeptor für Komplement, *Ig-R* Rezeptor für Ig, *EBV-R* Rezeptor für Epstein-Barr-Virus, *Ec-R* Rezeptor für Schaferythrozyten (Rosettenbildung), *Thy* Thymusantigene

len identifiziert worden: spezifische Enzyme (z. B. die terminale Desoxynucleotidyltransferase, TdT), intrazelluläre und/oder Oberflächenimmunglobuline, spezifische Membraneigenschaften (Rezeptoren, Antigene usw.). Diese Marker können bereits bis zu einem gewissen Grad zur Einteilung und Klassifikation der verschiedenen Formen der NHL herangezogen werden. In Tabelle 8 wird eine kurze Übersicht über die Ausprägung einiger Zellmarker bei verschiedenen Typen von NHL gegeben.

## Histopathologische Einteilung der NHL

In den letzten Jahren sind verschiedene Klassifikationsvorschläge für die NHL veröffentlicht worden. Sie zeigen das sich wandelnde Verständnis dieser Lym-

**Tabelle 8.** Ausprägung einiger Zellmarker bei verschiedenen Typen von NHL

| Histologie | Zelluläre Marker | | | | | | Herkunft der Zellinie |
|---|---|---|---|---|---|---|---|
| | TdT | T-Zellen-antigene | Rezeptoren für | | Ia-Antigen | Oberflächen Ig | |
| | | | Schaf-Ec | Komplement | | | |
| Noduläre (follikuläre) Lymphome | – | – | – | + oder – | + + | + + bis + + + | B-Zellen (Keimzentren) |
| Diffuse Lymphome | | | | | | | |
| „lymphocytic, well differentiated" | – | – | – | + | + | +, selten – | B-Zellen (Markstränge) |
| „lymphocytic, poorly differentiated" | – | – | – | + oder – | + + | + + bis + + + | B-Zellen (Keimzentren) |
| „histiocytic lymphoma" rund die Hälfte | – | – | – | + oder – | + + | + + bis + + + | B-Zellen (Keimzentren) |
| Seltenere Fälle | – | + | + | – | – | – | T-Zellen |
| Variabel | – | – | – | + oder – | + oder – | – | Unbestimmbar |
| „lymphoblastic" | + | + | + oder – | –, selten + | – | – | T-Zellen |
| Nichtendemischer Burkitt-Typ | – | – | – | –, selten + | + + | + + bis + + + | B-Zellen (Keimzentren) |

phome. Einige (z. B. die Rappaport-Klassifikation) orientieren sich an anatomisch-morphologischen Eigenschaften, andere (z. B. die sog. Kieler Klassifikation) legen mehr Gewicht auf die zytologischen Eigenschaften bestimmter Zellen. Um der durch die verschiedenen Klassifikationen entstandenen Unsicherheit ein Ende zu bereiten, hat in den letzten Jahren das National Cancer Institute der USA ein Unternehmen finanziert, mit dem Ziel, eine allgemein brauchbare Unterteilung zu schaffen. Dabei ist die sog. „working formulation for clinical usage" entstanden. Diese 3 Nomenklaturen (Rappaport, Kiel, „working formulation") werden in Tabelle 9 zusammengefaßt und einander gegenübergestellt. Bis vor kurzem war die Rappaport-Klassifikation v. a. bei den Klinikern beliebt, weil sie leicht reproduzierbar ist und eine gute Korrelation zu klinischen Verläufen ergibt. In dieser Klassifikation ist das Vorhandensein oder die Abwesenheit eines nodulären bzw. diffusen Befalls des Lymphknotens die Hauptdiskriminante, während der zelluläre Charakter bzw. ihr Ausreifungsgrad an zweiter Stelle steht. Sie zeigt aber vom Konzept her erhebliche Mängel, weil die Zuordnung zu lymphozytären oder histiozytären Zellpopulationen den neueren Vorstellungen nicht mehr gerecht wird. Die neue internationale „working formulation" ist das Resultat einer retrospektiven Unterteilung eines großen Patientengutes aufgrund von Überlebensdaten in 3 Kategorien: Lymphome von niedrigem, intermediärem und hohem Malignitätsgrad. Es bleibt abzuwarten, ob diese neue Klassifikation allgemein akzeptiert wird und ob sie der bisherigen Unsicherheit ein Ende bereiten kann. Es ist aber bereits jetzt vorauszusehen, daß neue Erkenntnisse auf dem Gebiet der Enzymologie, der Zytogenetik und der Immunologie bald neuere Einteilungsversuche erfordern werden.


**Indolente und aggressive NHL**

In der Praxis hat sich eine Unterteilung der NHL in 2 Gruppen bewährt: einerseits in die indolenten oder günstigen, andererseits in die aggressiven oder ungünstigen Formen. In der neuen „working formulation" entsprechen die indolenten Formen weitgehend den Lymphomen von niedrigem Malignitätsgrad, die aggressiven, ungünstigen Formen werden denjenigen mit intermediärem und hohem Malignitätsgrad zugeordnet. Bei der Besprechung der Therapie werden wir uns noch weitgehend an die Unterteilung in die indolenten oder aggressiven NHL aufgrund der Rappaport-Klassifikation halten.

Die *indolenten NHL* machen etwas weniger als die Hälfte aller NHL aus. Dazu werden folgende Lymphomtypen gezählt, die je nach Stadium eine mittlere Lebenserwartung von 3–8 Jahren aufweisen:

- die äußerst seltene noduläre Form der gut differenzierten lymphozytären Lymphome,
- die diffuse Form der gut differenzierten lymphozytären Lymphome (ca. 5% aller indolenten NHL),
- die noduläre Form der schlecht differenzierten („mittel- bis großzelligen") lymphozytären Lymphome, die den weitaus größten Anteil dieser indolenten NHL ausmacht,

**Tabelle 9.** Vergleich der 3 wichtigsten Klassifikationen der NHL

| Rappaport | Kiel | Working formulation |
|---|---|---|
| | *Lymphome von niedrigem Malignitätsgrad* | *Lymphome von niedrigem Malignitätsgrad* |
| Diffus, gut differenziert, lymphozytär | Lymphocytisch B-CLL T-CLL lymphoplasmozytisch/zytoid | – Kleine Lymphozyten |
| Nodulär, gut differenziert, lymphozytär | | |
| Nodulär oder diffus, schlecht differenziert, lymphozytär | Zentroblastisch/zentrozytisch (klein) Follikulär ± diffus | – Follikulär, v. a. kleine eingekerbte Zellen |
| Nodulär oder diffus, gemischtzellig | | – Follikulär gemischt, kleine eingekerbte und großzellige Elemente |
| Histiozytär, nodulär oder diffus | | |
| | | *Lymphome von intermediärem Malignitätsgrad* |
| | Zentroblastisch/zentrozytisch (groß), follikulär ± diffus | – Follikulär, v. a. großzellig |
| | Zentrozytisch (klein) | – Diffus, kleine eingekerbte Zellen |
| | Zentroblastisch/zentrozytisch (klein), diffus lymphoplasmozytisch, polymorph | – Diffus gemischt, kleine eingekerbte und großzellige Elemente |
| | Zentroblastisch/zentrozytisch (groß), diffus | – Diffus, großzellig eingekerbt |
| | Zentrozytisch Zentroblastisch | Nicht eingekerbt |
| | *Lymphome von hohem Malignitätsgrad* | *Lymphome von hohem Malignitätsgrad* |
| Histiozytär, diffus undifferenziert, nodulär oder diffus | Zentroblastisch, immunoblastisch, T-Zone Lymphom | – Großzellig, immunoblastisch |
| Lymphozytär, schlecht differenziert, diffus | Lymphoblastisch | – Lymphoblastisch „convoluted cell" „non-convoluted cell" |
| Undifferenziert, diffus | Lymphoblastisch, Burkitt-Typ und andere B-lymphoblastische Lymphome | – Klein, nicht eingekerbte Elemente, Burkitt-Typ |
| | Mycosis fungoides Plasmazytäres Lymphom | – Weitere Lymphome: T-Zellhautlymphome Histiozytäre Lymphome Extranoduläres Plasmozytäres Lymphom |
| | | – Andere |

– die noduläre Form der lymphohistiozytär gemischten NHL, die ungefähr in
⅕ der Fälle anzutreffen ist.

Unsicher bleibt die Zuordnung der seltenen nodulär-histiozytären Lymphome.

Zu den *ungünstigen, aggressiven* NHL-Formen zählen die diffusen, schlecht
differenzierten lymphozytären Lymphome und die etwas häufigeren diffusen
histiozytären Lymphome: Beide Formen werden gelegentlich unter der Bezeichnung „großzellige Lymphome" zusammengefaßt. Zu den aggressiven Varianten der NHL gehören auch die relativ seltenen diffus gemischtzelligen Formen. Die diffusen, undifferenzierten Formen, zu denen z. B. die Burkitt-Lymphome gehören, werden heute zusammen mit den diffusen, lymphoblastären
NHL infolge eines andersartigen therapeutischen Konzeptes (s. später) etwas
abgegrenzt, gehören aber zu den sehr ungünstig verlaufenden NHL.


## Stadieneinteilung, Abklärung, prognostische Faktoren


Zellmarker können schon heute bei der Einteilung der NHL behilflich sein.
Liegt der Verdacht eines NHL vor und ist das entsprechende Pathologiezen-
trum für solche Untersuchungen ausgerüstet, empfiehlt es sich, das bioptische
Material so zu entnehmen, daß die Bestimmung möglich bleibt, nämlich unfi-
xiert, mit schnellem Transport in die Pathologie zur raschen Verarbeitung.


Stadieneinteilung

Die Ann-Arbor-Klassifikation (Tabelle 2) wird auch für die NHL gebraucht.
Die Unterscheidung der Stadien III und IV ist für die histologischen Untergruppen prognostisch weniger wichtig als z. B. beim Morbus Hodgkin. Tumormasse („bulk disease") oder spezielle Organmanifestationen (Knochenmark,
Haut) werden bei dieser Einteilung nicht berücksichtigt, haben aber einen ent-
scheidenen Einfluß auf die Prognose der NHL.


Feststellung der Tumorausdehnung

Bei den NHL werden ebenfalls die in Tabelle 3 angegebenen Abklärungsuntersuchungen zur Feststellung der Tumorausdehnung durchgeführt. 80% der Patienten mit NHL befinden sich zum Zeitpunkt der Diagnose bereits in Stadium
III oder IV, was mit einer Knochenmarkuntersuchung oder einer laparoskopi-
schen Leberbiopsie bereits bewiesen werden kann. Das *klinische Staging* umfaßt die Dokumentation der Größe der verschiedenen befallenen Lymphknoten
sowie anamnestische Hinweise über die Wachstumsgeschwindigkeit einzelner
Manifestationen. Einige Muster des Befalls verschiedener Lymphknotenlokali-

sationen verdienen es, hervorgehoben zu werden. Eine Vergrößerung der
präaurikulären Lymphknoten geht häufig mit einer gleichzeitigen Erkrankung
des Waldeyer-Rachenrings einher. Bei nachgewiesenem Befall des Waldeyer-
Rachenrings sind Manifestationen im gesamten Gastrointestinaltrakt, speziell
aber im Magen, häufig.


Abklärungsuntersuchungen

Prinzipiell wird gemäß Tabelle 3 vorgegangen. Verschiedene Gesichtspunkte
müssen aber zusätzlich berücksichtigt werden. NHL-Patienten sind meistens älter als solche mit MH. Ihr Zustand kann eine aggressive Chemotherapie unmöglich machen, ein minimales Staging und eine lediglich palliative Therapie
kann in solchen Situationen angebracht sein. Bei den indolenten Lymphomen
wird in gewissen Situationen vorerst keine Therapie als indiziert erachtet; ein
ausgedehntes Staging ist dann nicht sinnvoll.


*Blutuntersuchungen*
In einer größeren Untersuchung wurde in 14% der Lymphompatienten eine
leukämische Phase beobachtet. Besonders häufig, nämlich bei 30−50% der Patienten mit diffusem, schlecht differenziertem lymphozytärem Lymphom treten
pathologische Zellen schon initial im Blut auf. Die Bestimmung der Oberflä-
chenmarker und v. a. der Nachweis ihrer Monoklonalität kann die Beurteilung
dieser Zellen erleichtern. Erst dadurch wird gelegentlich die neoplastische Natur von Zellen sichtbar, die morphologisch noch normal aussehen. Solche Untersuchungen erfordern die rasche Zustellung von heparinisiertem Nativblut.


*Knochenmarkuntersuchung*
Ein Knochenmarkbefall wird beim diffus histiozytären Lymphom in 5−15%
der Fälle gefunden. Die Inzidenz des Knochenmarkbefalls beträgt 60−80% bei
den nodulär und/oder diffus schlecht differenzierten lymphozytären Lymphomen. Die Knochenbiopsie ist der alleinigen Knochenmarkaspiration vorzuziehen. Wegen des oft fokalen Knochenmarkbefalls werden beim NHL-Staging
bilaterale Biopsien empfohlen. Es besteht eine Korrelation zwischen Knochenmarkinfiltration und einem Befall des zentralen Nervensystems bei den Histologien vom diffusen Typ.


*Abdominale Abklärung*
Die abdominalen Lymphknoten sind bei den schlecht differenzierten lymphozytären Lymphomen häufig befallen, etwas seltener bei den histiozytären NHL.
Mesenteriale Lymphknoten sind beim MH in ca. 5%, beim NHL aber in ca.
70% krankhaft verändert. Die Lymphographie ergibt in 83−90% der NHL einen genauen Überblick über das Ausmaß der Erkrankung der abdominalen
Lymphknoten. Bei 81% der Patienten mit einer positiven Lymphographie sind
zusätzlich die Leber oder andere Lymphknotenstationen außerhalb der Reichweite der Lymphographie befallen, bei Patienten mit negativer Lymphographie
sind dies nur 18%.

**Tabelle 10.** Jahresüberlebensrate bei NHL (Klassifikation nach Rappaport)

| NHL-Typ | | Durchschnittliches Überleben (in Monaten) | Fünfjahres-überlebensrate [%] |
|---|---|---|---|
| Nodulär, schlecht differenziert, lymphozytär | (NLPD) | 75 | 58 |
| Nodulär, histiozytär | (NHL) | 86 | 50 |
| Nodulär gemischt | (NML) | 84 | 58 |
| Diffus, gut differenziert lymphozytär | (DLWD) | 54 | 41 |
| Diffus, schlecht differenziert, lymphozytär | (DLPD) | 36 | 40 |
| Diffus, gemischt | (DML) | 24 | 26 |
| Diffus, histiozytär | (DHL) | 14 | 27 |
| Diffus, undifferenziert | (DUL) | 12 | 20 |

Durch die Computertomographie können im Gegensatz zur Lymphographie nur Vergrößerungen der mesenterialen Lymphknoten dargestellt werden. Die Vorteile der Ultraschalluntersuchung wurden schon besprochen, auf die Möglichkeit der ultraschallgesteuerten Feinnadelpunktion muß bei den NHL noch einmal hingewiesen werden; durch sie läßt sich gelegentlich ein abdominaler Befall ohne Laparotomie sicher nachweisen. Sowohl CT wie Ultraschall sind geeignet, die Resultate der Therapie zu überprüfen und zu verfolgen.

Die klinische Evaluation und die Auswertung von Lymphographie, CT und Ultraschall, doppelseitige Knochenbiopsie und Leberbiopsie klassifizieren 80% der Patienten mit NHL in die Stadien III oder IV; sie werden alle mit Chemotherapie behandelt und benötigen keine Laparotomie. Eine *Staginglaparotomie* ist sinnvoll für junge Patienten mit NHL der Stadien I und IE (evtl. II), wenn lediglich eine lokale Radiotherapie ohne Chemotherapie geplant wird. 20–30% dieser Patienten erweisen sich nach Laparotomie als Stadien III oder IV. Besonders bei Patienten mit einem diffus histiozytären NHL des Stadiums I oder IE sollte erst nach Laparotomie entschieden werden, ob sie durch Radiotherapie allein behandelt werden können.


Prognostische Faktoren bei NHL

Tabelle 10 verdeutlicht nochmals anhand der Fünfjahresüberlebensrate die prognostische Bedeutung der verschiedenen histopathologischen Untertypen der NHL.

Die Stadien I, IE und II zeigen einen günstigeren Verlauf als IIE, III und IV. Generell werden noduläre Formen als prognostisch besser angesehen als diffuse; allerdings verläuft ein pathologisch-anatomisch gesichertes Stadium I der diffusen Histologie besser als bestimmte noduläre Formen. B-Symptome, fortgeschrittenes Alter, größere an einem Ort konzentrierte Lymphommassen

(„bulky disease") und deutlich erhöhte LDH-Werte gelten als prognostisch ungünstige Faktoren. Als ungünstige primäre NHL-Lokalisationen werden Hoden, ZNS und das Mediastinum angesehen.

Viele dieser Faktoren verlieren aber ihre prognostische Bedeutung teilweise oder ganz, sobald eine pathologisch-anatomisch bestätigte komplette Remission erzielt wird.

## Behandlungsstrategie bei indolenten NHL

Die Mehrheit dieser Patienten befindet sich bereits bei Diagnosestellung in einem generalisierten Stadium (III oder IV) der Erkrankung. Weniger als 10% dieser Patienten weisen nach Staginglaparotomie noch ein Stadium I oder II auf. Frühstadien werden meist nur mit Radiotherapie behandelt. Eine zusätzliche, adjuvante Chemotherapie hat sich als nutzlos erwiesen. Ein Stadium III oder IV stellt an sich bei den günstigen NHL noch keine sofortige Indikation zur Chemotherapie dar. Lediglich bei den nodulär histiozytären Formen, die aber nicht mit Sicherheit zu den indolenten NHL zu rechnen sind, ist eine rasche Behandlung indiziert. Auch noduläre Formen der lymphohistiozytär gemischten NHL werden heute eher sofort behandelt. Bei den anderen indolenten Typen ist gelegentlich alleinige Beobachtung der Patienten zulässig. In Stanford hat man bei einem retrospektiven Vergleich zwischen 44 Patienten, die zuerst nur beobachtet wurden, und 112 Fällen, die sofort eine Behandlung erhielten, keinen Unterschied in der Überlebenszeit finden können. Bei den initial nur beobachteten Patienten wurde erst nach durchschnittlich 3 Jahren eine Therapie nötig. Fälle der nodulären, gemischtzelligen Variante benötigen demgegenüber viel früher, durchschnittlich nach 9 Monaten, eine Therapie. Eine konservative abwartende Haltung verlangt aber eine engmaschige Beobachtung der Patienten und Erfahrung des Therapeuten mit diesen Erkrankungen. Folgende Symptome weisen auf eine Therapieindikation hin: das Auftreten von Allgemeinsymptomen („B-Symptome"), Verschlechterung des Allgemeinzustands, rapide Zunahme der Tumormassen, Behinderung von Organfunktionen (Niere, Darm, Lunge) durch Lymphome. Besteht eine Indikation zur Chemotherapie, so ist z. Z. eine Monochemotherapie mit niedrig dosierten, täglich gegebenen alkylierenden Substanzen (Cyclophosphamid oder Chlorambucil) bei den meisten Formen der indolenten NHL immer noch die Behandlung erster Wahl. Eine Polychemotherapie ist eher bei den nodulär histiozytären Formen und möglicherweise bei den nodulär gemischtzelligen NHL indiziert. Eine andere Therapiemöglichkeit ist die Ganzkörperbestrahlung. Gelegentlich kann bei diesen, häufig älteren Patienten auch eine isolierte Bestrahlung im Falle einer mechanisch bedingten Organbehinderung genügen. Bei der Wahl der Therapiemodalität muß die Zeitspanne berücksichtigt werden, innerhalb welcher eine möglichst ausgedehnte Tumorrückbildung erreicht werden soll. Die Ganzkörperbestrahlung kann innerhalb von 6−12 Wochen eine komplette Remission erzielen, dafür braucht die Polychemotherapie 6−12 Monate, die Monochemotherapie mit alkylierenden Substanzen 12−24 Monate.

**Tabelle 11.** Indolente NHL: Faktoren zur Therapiewahl. (Nach Portlock 1980)

|  | MT | CVP | C-MOPP | WBI | CT+RT | Beobachtung |
|---|---|---|---|---|---|---|
| **Histologie** |  |  |  |  |  |  |
| NLPD | + | + | ? | + | +/− | ++ |
| NML | + | + | ++ | + | +/− | +/− |
| DLWD | + | + | ? | + | +/− | ++ |
| **Lokalisation der Lymphome** |  |  |  |  |  |  |
| bedrohlich | − | + | + | + | + | − |
| nicht bedrohlich | + | + | + | + | +/− | + |
| **Fortschreiten der Krankheit** |  |  |  |  |  |  |
| rapid | − | + | + | + | + | − |
| kein/langsam | + | + | + | + | +/− | ++ |
| **Systemische Symptome** |  |  |  |  |  |  |
| vorhanden | + | + | + | + | + | − |
| abwesend | + | + | + | + | +/− | ++ |

++: indiziert, +: möglich, +/−: Stellenwert unsicher, −: nicht indiziert
*NLPD* noduläre, schlecht differenzierte lymphozytäre Lymphome; *NML* gemischtzellige Lymphome, *DLWD* diffuse, gut differenzierte lymphozytäre Lymphome; *MT* Monochemotherapie; *CVP* Endoxan, Vincristin, Prednison; *C-MOPP* Endoxan, Oncovin, Procarbazin, Prednison; *WBI* Ganzkörperbestrahlung; *CT+RT* Chemoradiotherapie

Tritt nach einer langjährigen Beobachtung und/oder Behandlung eines indolenten NHL eine plötzliche Verschlechterung des Allgemeinzustandes ein oder wird ein rasches Wachstum einer Lymphknotenstation beobachtet, so kann eine „Entdifferenzierung" des Lymphoms stattgefunden haben. Eine erneute Biopsie ist dann angezeigt. Die günstigen Lymphomformen neigen in 30−35% der Fälle dazu, sich in ihrem Verlauf in ungünstige Formen umzuwandeln. Tabelle 11 faßt nochmals verschiedene Therapieoptionen und Indikationen für die indolenten Formen der NHL zusammen.

## Behandlungsstrategie bei aggressiven NHL

Das Ausmaß der Erkrankung bestimmte früher die initiale Therapie. Patienten mit lokalisierter Erkrankung wurden mit Radiotherapie behandelt, Patienten in fortgeschrittenen Stadien erhielten eine Chemotherapie. Klinisch abgeklärte Stadien I erreichen nach Radiotherapie eine Fünfjahresüberlebensrate von 40−60%, diejenige für das Stadium II beträgt nur 20−40%. Wegen der relativ hohen Rückfallrate während der ersten 2 Jahre nach Radiotherapie in nicht bestrahlten Lymphknotenstationen wurde auch in Frühstadien zunehmend die Chemotherapie eingesetzt. Es gelang mit kombinierter Therapie oder auch mit Chemotherapie allein, die Fünfjahresüberlebensrate der ungünstigen NHL gegenüber Radiotherapie allein deutlich zu verbessern. Heute sollten Fälle mit

**Tabelle 12.** Resultate der Polychemotherapie bei fortgeschrittenen diffusen, histiozytären NHL

| Regime | Komplette Remission [%] | Überlebende insgesamt nach 4 Jahren [%] | Krankheitsfreie Patienten nach kompletter Remission nach 4 Jahren [%] |
|---|---|---|---|
| CHOP | 51 | 37 | 70 |
| BACOP | 48 | – | – |
| COMLA | 55 | 65 | 100 |
| COP-BLAM | 73 | 65 | 90 |
| M-BACOD | 77 | 59[a] | 80[a] |
| PROMACE-MOPP | 74 | 65 | 82 |
| CHOP/HOAP | | | |
| Bleo/IMVP 16 | 82 | 71 | 80 |

[a] Nach 5 Jahren

großer Tumormasse, Stadium II oder abdominalen Lymphommanifestationen nicht mehr allein durch Radiotherapie behandelt werden. Nach Ansicht verschiedener Autoren ist bei kombinierter Therapie die initiale Laparotomie auch beim Stadium I nicht mehr nötig.

In den letzten Jahren wurden intensive Chemotherapieregime für die Stadien II–IV entwickelt, die sich meist auf Cytoxan, Adriamycin, Vincristin und Prednison als initiale tumorreduzierende Medikamente stützen. Bleomycin und Vincristin wurden häufig während der Knochenmarkerholung eingesetzt, um ein Krankheitswachstum während dieser Phase zu verhindern. Der Prophylaxe des prognostisch ungünstigen Befalls des ZNS wurde zunehmende Aufmerksamkeit geschenkt. Medikamente, die die Blut-Hirn-Barriere durchdringen, wie Methotrexat, Ara-C und Procarbazin, wurden inkorporiert. Wie die Tabellen 12 und 13 zeigen, wurden durch die neuen Polychemotherapieschemata komplette Remissionen bei 70% und mehr der Patienten erreicht. Aufgrund zweier neuer Studien, die komplette Remissionen pathologisch-anatomisch verifiziert haben, hält die Krankheitsfreiheit in den meisten Fällen mindestens über 4–5 Jahre an. Eine Erhaltungschemotherapie scheint in solchen Fällen nicht notwendig. Die Frage der optimalen Chemotherapiedauer bleibt aber weiterhin unbeantwortet. In Anlehnung an die Erfahrung beim MH neigen die meisten Zentren heute dazu, nach Feststellung einer kompletten Remission 2–3 weitere Therapiestöße zu verabreichen. In anderen Zentren erhält der Patient dagegen noch dieselbe Anzahl Therapiezyklen, die zum Erreichen der kompletten Remission notwendig waren.

Es wurde auch die „konsolidierende Wirksamkeit" einer Radiotherapie bei Patienten in kompletter Remission geprüft. Ihre Toxizität scheint, v. a. bei einem abdominellen Befall, zu hoch zu sein: Möglicherweise ist eine solche Strategie aber bei anfänglich großen mediastinalen Lymphomen sinnvoll.

Die aggressive Chemotherapie verbunden mit dem Einsatz von speziellen Medikamenten in z. T. hohen Dosen bringt eine erhöhte therapiebedingte Mor-

**Tabelle 13.** Neuere Chemotherapieschemata zur Behandlung der aggressiven NHL

---

*CHOP*
| | |
|---|---|
| Cyclophosphamid | 750 mg/m² i. v., Tag 1 |
| Doxorubicin | 50 mg/m² i. v., Tag 1 |
| Oncovin (Vincristin) | 1,4 mg/m² i. v., (max. 2 mg) Tag 1 |
| Prednison | 100 mg p. o., Tag 1 – 5 |

(alle 2 – 3 Wochen zu wiederholen)

*COMLA*
| | |
|---|---|
| Cyclophosphamid | 1,5  g/m² i. v., Tag 1 |
| Oncovin (Vincristin) | 1,4 mg/m² i. v., (max. 2 mg) Tag 1, 8, 15 |
| Methotrexat | 120 mg/m² i. v., Tag 22, 29, 36, 43, 50, 57, 64, 71 |
| Leukovorin | 25 mg/m² p. o., alle 6 h × 4 Dosen<br>24 h nach dem Methotrexat |
| Cytosin-Arabinosid | 300 mg/m² i. v., Tag 22, 29, 36, 43, 50, 57, 64, 71 |

(nach einer Pause von 2 Wochen 2mal zu wiederholen)

*BACOP*
| | |
|---|---|
| Bleomycin | 5 mg/m² i. v., Tag 15, 21 |
| Doxorubicin | 25 mg/m² i. v., Tag 1, 8 |
| Cyclophosphamid | 650 mg/m² i. v., Tag 1, 8 |
| Oncovin (Vincristin) | 1,4 mg/m² i. v., Tag 1, 8 |
| Prednison | 60 mg/m² p. o., Tag 15, 29 |

(monatlich zu wiederholen)

*PROMACE-MOPP*
| | |
|---|---|
| Cyclophosphamid | 650 mg/m² ⎫ |
| Adriamycin | 25 mg/m² ⎬ i. v., Tag 1, 8 |
| VP-16-213 | 120 mg/m² ⎭ |
| Prednison | 60 mg/m², oral, Tag 1 – 14 |
| MTX | 1,5 g/m² + Leukovorin i. v., Tag 14 |

*M-BACOD*
| | |
|---|---|
| Bleomycin | 4 mg/m² ⎫ |
| Adriamycin | 45 mg/m² ⎪ |
| Cyclophosphamid | 600 mg/m² ⎬ i. v., alle 3 Wochen |
| Vincristin | 1 mg/m² ⎭ |
| Dexamethason | 4 mg/m²  Tag 1 – 7 |
| MTX | 3 g/m² |
| | + Leukocorin i. v., einmal alle 3 Wochen, Tag 7 |

*COP-BLAM*
| | |
|---|---|
| Cyclophosphamid | 400 mg/m² ⎫ |
| Vincristin | 1 mg/m² ⎬ Tag 1, i. v. 21 Tage |
| Doxorubicin | 40 mg/m² ⎭ |
| Prednison | 40 mg/m² ⎫ |
| Procarbazin | 100 mg/m² ⎭ oral, Tag 1 – 10 |
| Bleomycin | 15 mg  i. v., Tag 14 |

---

bidität mit sich. Diese Patienten sollten deswegen durch onkologische Spezialisten betreut und behandelt werden. Die definitive Beurteilung der neueren Chemotherapieregimes wird noch dadurch erschwert, daß keine Studien die untereinander oder z. B. mit dem klassischen CHOP-Regime (s. Tabelle 13) vergleichen, zur Verfügung stehen. Vielversprechend scheint neben dem Einsatz von VP-16 und Bleomycin als kontinuierliche Infusion auch das Prinzip der sequentiellen Chemotherapie, evtl. gefolgt von Spätintensivierung bei den malignen Lymphomen des aggressiven Typs.

Trotz mehrerer Untersuchungen ist bis jetzt unbekannt, welches die beste Prophylaxe im Hinblick auf einen ZNS-Befall der NHL ist. Vermehrter Gebrauch von liquorgängigen Medikamenten wie Methotrexat in höherer Dosis bei gleichzeitigem Verzicht auf eine Radiotherapie erbrachte nicht den gewünschten Effekt. Es scheint noch immer ratsam, bei gewissen Histologien und v. a. bei Knochenmarkbefall eine prophylaktische ZNS-Bestrahlung relativ früh in die Therapie einzuplanen.

## Rezidivbehandlung

Die Behandlung der Rezidive ist ein schwieriges und leider häufiges Problem: 20–30% der Patienten werden mit keinem der verschiedenen Regimes moderner Polychemotherapie eine komplette Remission erreichen und 20–40% derjenigen, die eine komplette Remission aufweisen, werden später rezidivieren. Rezidivpatienten haben i. allg. eine sehr schlechte Prognose mit einer Überlebensaussicht von durchschnittlich 3–7 Monaten. Die Entwicklung einer wirksamen Chemotherapie zweiter Wahl, v. a. wenn sie mit der Chemotherapie erster Wahl nicht kreuzresistent wäre, würde uns später die Möglichkeit bieten, diese beiden Schemata von Anfang an abwechselnd anzuwenden (ähnlich MOPP/ABVD bei MH).

Kürzlich wurde über erste ermutigende Resultate in der Behandlung der NHL-Rezidive berichtet. Die Kombination von Iphosphamid, Methotrexat und Vincristin zeigte eine Remission in 47% dieser Fälle. Dieselbe Kombination mit VP-16 anstelle von Vincristin ergab bei Rezidivpatienten eine partielle Remission in 62% und eine komplette in 35%.

Ähnliche Resultate wurden in der Schweiz mit der Kombination Cisplatin/VP-16 und Iphosphamid/Vincristin und Prednison erreicht. Es ist möglich, daß in den nächsten Jahren weitere Verbesserungen erreicht werden, sei es durch eine optimalere Anwendung einiger Zytostatika (z. B. Bleomycindauertropfinfusion) oder durch den Zusatz von neuen Zytostatika (m-AMSA, Spirogermanium usw.). Erwähnenswert sind auch erste ermutigende Resultate der autologen und heterologen Knochenmarktransplantation.

## Spezielle Formen der NHL

### Lymphoblastäres Lymphom

Diese Erkrankung wird zwischen dem 20. und 30. Lebensjahr sowie bei über 60jährigen Patienten gefunden; sie befällt Männer häufiger als Frauen. Im Anfangsstadium finden sich eine beträchtliche periphere Lymphadenopathie sowie vergrößerte mediastinale Lymphknoten. Die Stadien I und II sind selten, meist befinden sich die Patienten in den Stadien III und IV. Die Erkrankung ist gekennzeichnet durch den raschen und ausgedehnten Befall von Knochenmark und ZNS. Die Prognose ist ungünstig; mittlere Überlebenszeiten von lediglich 1 Jahr werden beschrieben.

Aufgrund von Gemeinsamkeiten mit der akuten lymphatischen Leukämie (ALL) begann man vor einigen Jahren, Patienten mit lymphoblastärem Lymphom wie ALL-Patienten zu behandeln. Sie erhielten eine längere und aggressivere Induktionstherapie, eine ZNS-Prophylaxe sowie eine lange Erhaltungsbehandlung. Initial werden Cyclophosphamid, Adriamycin, Vincristin und Prednison verwendet, bei der Konsolidation wird meist L-Asparaginase, gelegentlich Methotrexat in höherer Dosierung und Leukovorin (Antidot, „rescue") eingesetzt. Aufgrund der vorliegenden Studien ist die Annahme berechtigt, daß mit aggressiven Protokollen wie bei akuten Leukämien auch bei den adulten lymphoblastären Lymphomen eine erfolgreiche Therapie möglich ist. Es werden komplette Remissionen in 53–100% beschrieben; ⅔ der Patienten, die eine komplette Remission erreicht haben, bleiben über längere Zeit krankheitsfrei.


Burkitt-Lymphom


Beim Burkitt-Lymphom handelt es sich um eine Untergruppe der diffusen undifferenzierten Lymphome nach Rappaport, aber mit charakteristischen morphologischen Besonderheiten. Die malignen Zellen enthalten in 97% der Fälle das Epstein-Barr-Virus-Genom. Zytogenetische Untersuchungen haben bei den Burkitt-Lymphomen eine Translokation zwischen den Chromosomen 8 und 14 ergeben. Klinisch findet man große, z.T. extranodale Tumoren, ausgehend von den Kieferknochen oder den abdominalen Organen. Klinisch auffallend ist ein außerordentlich rasches Wachstum; innerhalb von Tagen erreichen die Tumormassen beträchtliche Größe. Die Patienten sind durch die Uratnephropathie gefährdet. Aus diesen Gegebenheiten leiten sich 3 Regeln für die Therapie ab:

1) Es sollte chirurgisch möglichst viel Tumor entfernt werden.
2) Vor allem in der Initialphase sind kurzfristige Kontrollen der Elektrolyte sowie der Harnsäure und der Nierenfunktion unter adäquater Hydration nötig.
3) Die Therapie sollte möglichst rasch nach Diagnosestellung einsetzen.

Therapie der Wahl nach einer möglicherweise chirurgischen Tumorresektion initial ist die Chemotherapie, die sich v.a. auf Cyclophosphamid, Oncovin, Methotrexat, Prednison und Adriamycin stützt. Mit diesem Vorgehen erreicht man in 83% der Patienten eine komplette Remission, von denen 23% später wieder rezidivieren. Eine ZNS-Prophylaxe wird während der Induktion in der Regel durchgeführt.

## Kutane T-Zellymphome

Die Mycosis fungoides (MF) und das Sézary-Syndrom (SS) werden unter dem Begriff „kutane T-Zellymphome" zusammengefaßt (s. Kap. 28).

Die Beziehung zwischen MF und SS zu anderen T-Zellymphomen, die ebenfalls gehäuft mit einem Hautbefall einhergehen, ist nicht klar. Klinisch werden klassischerweise 3 Stadien beschrieben: 1) das *prämykotische Stadium* mit unspezifischen erythematoiden oder ekzematösen Veränderungen; 2) das Stadium mit *infiltrativen Plaques;* 3) die eigentlichen *Hauttumoren.* Als *Sézary-Syndrom* wird eine Krankheit bezeichnet, die mit Pruritus, generalisierter Erythrodermie und abnormen hyperchromatischen, cribriformen mononukleären Zellen im peripheren Blut einhergeht.

Das Intervall vom ersten Symptom bis zur definitiven Diagnose beträgt im Durchschnitt 4 Jahre. 40% der Patienten haben bei Diagnose limitierte Plaques, 27% weisen generalisierte Plaques auf, bei 17% finden sich echte kutane Tumoren und 15% leiden an einer generalisierten exfoliativen Erythrodermie. Die Fünfjahresüberlebensrate bei Patienten mit limitierten Plaques beträgt 90%, bei Patienten mit Erythrodermie oder Hauttumoren ca. 40%. Ein Befall der Lymphknoten wird in 45% beobachtet, die Inzidenz nimmt mit zunehmendem Hautbefall zu. Viszerale Organe, wie Leber, Milz und Lunge, und das Knochenmark werden in späteren Stadien häufig befallen.

Für Patienten mit kutanen T-Zellymphomen werden gegenwärtig 4 verschiedene Therapiemodalitäten eingesetzt. Diese beinhalten topische Chemotherapie mit Mechlorethamin, Photochemotherapie mit Psoralen und Ultraviolettlicht (PUVA), Radiotherapie (mit Elektronen) und systemische Chemotherapie. Generell wird bei Frühstadien topisches Mechlorethamin, PUVA und Elektronenbestrahlung verwendet, in den fortgeschrittenen Stadien wird ein kombiniertes Vorgehen mit lokaler Therapie und systemischer Chemotherapie empfohlen (s. auch Kap. 28).

## Gastrointestinale Lymphome

Unter den extranodalen Lymphomen werden die primär gastrointestinalen Formen am häufigsten beobachtet. Magen, Dünndarm und Dickdarm sind der Reihe nach die häufigsten Lokalisationen. Als prognostisch günstige Faktoren werden geringe Tumorgröße (unter 7 cm), lediglich oberflächlicher Befall (nur Submukosa) und pathologisch verifiziertes Stadium I betrachtet. Häufige hinweisende Symptome sind Schmerzen, Gewichtsverlust, Erbrechen und gelegentlich dyspeptische Beschwerden. Histologisch liegen in ¾ der Fälle diffuse histiozytäre Lymphome vor. Bei Durchsicht verschiedener größerer Serien kommt man zum Schluß, daß sowohl die Chirurgie wie auch die Radiotherapie allein und in Kombination im Stadium I kurativ sein können. Von verschiedenen Autoren wird eine zusätzliche Chemotherapie empfohlen. Größere Serien zur Klärung dieser Frage liegen leider nicht vor. Häufig ist aber der Befall so ausgedehnt, daß nur eine Chemotherapie in Frage kommt. Da diese Lymphome sehr chemosensibel sind, muß man bei Therapiebeginn stets mit der Gefahr einer Magen-Darm-Perforation rechnen. In bestimmten Zentren werden die Patienten „darauf vorbereitet" (Magen-Darm-Sonde, Nahrungskarenz usw.); in anderen versucht man, diese Gefahr mit einschleichender Chemotherapie zu verringern.

## Literatur

Bonadonna G (1982) Chemotherapy strategies to improve the control of Hodgkin's disease: The Richard and Hinda Rosenthal foundation award lecture. Cancer Res 42:4309−4320

Brunner K, Joss R (1981) Die Chemotherapie des Lymphoma malignum Hodgkin. Ther Umsch 38:893−898

Cabanillas F, Hagemeister FB, Bodey GP, Freireich EJ (1982) IMVP-16: An effective regimen for patients with lymphoma who have relapsed after initial combination chemotherapy. Blood 60:693−697

Cavalli F (1981) Die Chemotherapie der Nicht-Hodgkin-Lymphome. Ther Umsch 38:899−903

Coltman CA (1980) Chemotherapy of advanced Hodgkin's disease. Semin Oncol 7:155−173

DeVita VT, Hubbard SM (1982) The curative potential of chemotherapy in the treatment of Hodgkin's disease and non-Hodgkin lymphomas. In: Rosenberg SA, Kaplan HS (eds) Malignant lymphomas: Etiology, immunology, pathology, treatment. Academic Press, New York London, pp 380−418

Fisher RI, DeVita VT, Hubbard SM et al. (1983) Diffuse aggressive lymphomas: Increased survival after alternating flexible sequences of ProMACE and MOPP chemotherapy. Ann Intern Med 98:304−305

Herrmann R, Panahon AM, Barcos MP, Walsh D, Stutzman L (1980) Gastrointestinal involvement in non-Hodgkin's lymphoma. Cancer 46:215−222

Hoppe RT (1983) Stage I−II Hodgkin's disease: Current therapeutic options and recommandations. Blood 62:32−37

Kaplan HS (1980) Hodgkin's disease 2nd edn. Harvard University Press, Cambridge London

Patterson JAK, Edelson RL (1982) Cutaneous T cell lymphoma. Med Clin North Am 66:895−913

Portlock CS (1980) Management of the indolent non-Hodgkin's lymphomas. Semin Oncol 7:292−301

Skarin AT, Canellos GP, Rosenthal DS et al. (1983) Improved prognosis of diffuse histiocytic and undifferentiated lymphoma by use of high dose methotrexate alternating with standard agents (M-BACOD). J Clin Oncol 1:91−98

Sweet DL, Golomb HM (1980) The treatment of histiocytic lymphoma. Semin Oncol 7:302−309

Young RC, Howser DM, Anderson T, Fisher RI, Jaffe E, DeVita VT (1979) Central nervous system complications of non-Hodgkin's lymphoma. Am J Med 66:435−442

# 17 Multiples Myelom

V. E. HOFMANN

## Definition, Inzidenz und Pathogenese

Dem multiplen Myelom liegt eine unkontrollierte Proliferation von Plasmazellen, welche den B-Lymphozyten zugeordnet werden, zugrunde. Die Plasmazellen produzieren ein monoklonales Immunglobulin, welches aus einer Klasse schwerer Ketten ($\alpha$, $\gamma$, $\mu$ selten $\delta$ und $\varepsilon$) und einer Klasse leichter Ketten zusammengesetzt ist. Die Bezeichnung Bence-Jones-Protein wird sowohl für ein bei 40–60 °C ausfallendes und bei höheren Temperaturen sich wieder auflösendes Uroprotein wie auch ganz generell für ein Protein verwendet, das immunelektrophoretisch einer leichten Kette entspricht. Bence-Jones-Proteine bestehen aus einem leichten Kettentyp ($\varkappa$ oder $\lambda$), welcher renal ausgeschieden oder katabolisiert wird.

Der Nachweis eines Paraproteins oder M-Gradienten (*M:* monoklonal) in der Serumelektrophorese muß den Verdacht auf ein multiples Myelom, einen M. Waldenström oder ein malignes Lymphom erwecken. Zahlreiche Studien belegen jedoch, daß monoklonale Gammopathien in Abwesenheit einer dieser Erkrankungen oder sogar bei Gesunden auftreten können. Für diese Paraproteinämien sind verschiedene Bezeichnungen verwendet worden: essentielle Hyperglobulinämie, Begleitparaproteinämie, idiopathische, rudimentäre, kryptogenetische und benigne monoklonale Gammopathie. Vor kurzem hat Kyle diese Paraproteinämien unter den Begriff der „monoclonal gammopathy of undetermined significance" (monoklonale Gammopathie von unklarer Bedeutung: *MGUB*) zusammengefaßt. Während die Paraproteinkonzentration bei MGUB meist stabil bleibt, selten ab- oder leicht zunehmen kann, steigt sie beim multiplen Myelom im Verlauf der Zeit exponentiell an.

Das multiple Myelom macht 1% aller Malignome bzw. 10% der hämatologischen Tumoren aus. Die Inzidenz liegt bei 3:100 000. Die Krankheit befällt vorwiegend Patienten im Alter über 50 Jahren, selten Erwachsene unter 40 Jahren, mit einer leichten Häufung bei Männern. Der M. Waldenström wird 5- bis 15mal seltener beobachtet.

MGUB finden sich nach dem 50. Lebensjahr in ca. 1%, nach dem 70. Lebensjahr in 3% der Bevölkerung. Diese Zahlen weisen darauf hin, daß monoklonale Gammopathien in der Mehrzahl der Fälle nicht mit einer malignen lymphoproliferativen Erkrankung assoziiert sind.

Das multiple Myelom wird gehäuft bei Verwandten ersten Grades beobachtet. Es ist auch beschrieben worden, daß MGUB bei Familienangehörigen von Patienten mit multiplem Myelom und Makroglobulinämie gehäuft auftreten kann. Dies läßt einen prädisponierenden genetischen Faktor vermuten. Überle-

**Tabelle 1.** Einteilung der paraproteinproduzierenden Tumoren

| Tumor | Paraprotein | |
|---|---|---|
| | Schwere Ketten | Leichte Ketten |
| Multiples Myelom | $\gamma$, $\alpha$, $\delta$ oder $\varepsilon$ | $\varkappa$ oder $\lambda$ |
| „Bence-Jones-Myelom" | Keine | $\varkappa$ oder $\lambda$ |
| Nicht-sekretorisches Myelom | Keine[a] | Keine[a] |
| Solitäres Knochenplasmozytom | Spuren[b] | Spuren[b] |
| Extramedulläres Plasmozytom | Spuren[b] | Spuren[b] |
| Makroglobulinämie Waldenström | $\mu$ | $\varkappa$ oder $\lambda$ |
| Maligne Non-Hodgkin-Lymphome | $\mu$, $\gamma$, $\alpha$ oder $\delta$ | $\varkappa$ oder $\lambda$ |
| „Heavy-chain"-Krankheit | $\alpha$, $\gamma$ oder $\mu$ | Keine |

[a] Im Serum bzw. Urin nicht nachweisbar.
[b] Diese sollten, falls nachweisbar, nach Lokaltherapie verschwinden.

bende von Hiroshima und Nagasaki haben im Vergleich zu einer Kontrollpopulation 20 Jahre nach der Strahlenexposition ein ca. 5fach gesteigertes Erkrankungsrisiko für das multiple Myelom gezeigt. Im übrigen sind keine sicheren prädisponierenden Faktoren bekannt.

## Einteilung der malignen Gammopathien

Die paraproteinproduzierenden Neoplasien lassen sich gemäß Tabelle 1 nach schweren und leichten Ketten einteilen.

Neoplastische Proliferationen von Plasmazellen manifestieren sich in über 90% der Fälle unter dem Bild des multiplen Myeloms mit disseminiertem Knochenbefall. In mehr als ⅔ der Fälle findet sich ein Immunglobulin vom IgG-Typ, seltener vom IgA- und IgM-Typ. Myelome, welche Immunglobuline IgD und IgE produzieren, sind eine Rarität und haben eine besonders schlechte Prognose. Leichte Ketten dieser Immunglobuline liegen in 60% als $\varkappa$-Typ und in 40% als $\lambda$-Typ vor. Beim seltenen *nichtsekretorischen* Myelom finden sich typische osteolytische Destruktionen und Plasmazellinfiltrationen, jedoch keine Paraproteinsekretion. Plasmazelltumoren können auch solitär in einem Knochen oder extramedullär z. B. im Bereich der oberen Luftwege auftreten. In den meisten Fällen stellt das solitäre Plasmozytom des Knochens lediglich eine Frühphase des multiplen Myeloms dar. Extramedulläre Plasmozytome bleiben hingegen in der Regel lokalisiert oder haben, falls der Tumor chirurgisch und/oder radiotherapeutisch angegangen wird, eine gute Prognose. Bei Patienten mit *M. Waldenström* infiltrieren lymphoplasmazelluläre Elemente Milz, Leber und/oder Lymphknoten; Osteolysen fehlen in der Regel. Beim gleichzeitigen Vorliegen von Osteolysen und einem IgM-Paraprotein wird gelegentlich der Begriff „IgM-Myelom" benutzt.

*Heavy-chain-Krankheit (HCK).* Bei dieser seltenen Gruppe von Erkrankungen produzieren lymphoplasmozytoide Elemente Fragmente von schweren Im-

**Tabelle 2.** Befunde, welche auf maligne monoklonale Gammopathien bzw. auf eine monoklonale Gammopathie von unklarer Bedeutung (MGUB) hinweisen. (O fehlt; + vorhanden bzw. erhöht)

| Befund | Maligne monoklonale Gammopathie | MGUB |
|---|---|---|
| Paraproteinkonzentration (Elektrophorese) | IgG > 2 g/dl<br>IgM oder IgA > 1g/dl | < 2 g/dl<br>< 1 g/dl |
| Verlauf | Zunahme der Paraproteinkonzentration | Keine oder nur geringe Zunahme der Paraproteinkonzentration |
| Bence-Jones im Urin | O – > 100 mg/l | < 100 mg/l |
| Knochenmarkausstrich | > 10% Plasmazellen oder lymphoplasmozytoide Infiltration oder lymphatische Zellen > 20% | < 5%<br>0<br>< 20% |
| Symptome | Knochenschmerzen, Fieber, Nachtschweiß, Gewichtsverlust | 0 |
| Adenopathie (Thoraxröntgen, evtl. Abdomenultraschall) | O – + | 0 |
| Splenomegalie | O – + | 0 |
| Blutbild | Anämie, Lymphozytose oder Lymphopenie | Normal |
| Kalzium | Normal bis + | Normal |
| Kreatinin | Normal bis + | Normal |
| Skelettstatus | Normal, Osteolysen, Osteoporose | Normal |

munglobulinketten; leichte Ketten werden in der Regel nicht gebildet. Bisher sind HCK-Patienten mit schweren Ketten vom $\alpha$-, $\gamma$- und $\mu$-Typ beschrieben worden. $\mu$-, $\alpha$- und $\gamma$-HCK unterscheiden sich klinisch durch verschiedene Krankheitsbilder. $\mu$-schwere Ketten sind meist mit einer chronisch lymphatischen Leukämie vergesellschaftet. $\alpha$-schwere Ketten begleiten ein Krankheitsbild mit schwerem Malabsorptionssyndrom und vergrößerten mesenterialen und retroperitonealen Lymphknoten. Eine Lymphadenopathie und Hepatosplenomegalie sowie ein Gaumenödem (mit Dyspnoe) sind mit der Produktion von $\gamma$-schweren Ketten assoziiert (Tabelle 1). Die Abgrenzung zwischen MGUB und einer malignen monoklonalen Gammopathie (bei multiplem Myelom, Makroglobulinämie Waldenström oder malignen Lymphomen) kann u. U. schwierig sein.

In Tabelle 2 sind charakteristische Unterscheidungsmerkmale zusammengetragen. In unklaren Fällen kann einzig der *Verlauf* die Dignität einer monoklonalen Gammopathie bestimmen.

## Klinik

Die klinischen Manifestationen des multiplen Myeloms können mannigfaltig sein. Sie entstehen einerseits durch die Plasmazellinfiltration der Knochen, andererseits durch die Sekretion von Paraprotein. Im Gegensatz zu anderen malignen lymphoproliferativen Syndromen vom B-Zelltyp besitzen die Myelomzellen als einzige die Eigenschaft, Knochen zu zerstören. Die generalisierte Knochendestruktion wird zumindest teilweise durch einen vor kurzem beschriebenen osteoklastenaktivierenden Faktor (OAF), welcher von den Myelomzellen produziert wird, herbeigeführt. Klinisch führt dies zu Schmerzen, Kompressionsfrakturen usw. Ferner können die Plasmazellinfiltrate durch noch weitgehend unbekannte Mechanismen die Hämatopoese hemmen, zu Beginn der Krankheit am stärksten die Erythropoese. In der terminalen Phase können die Myelo- und Thrombopoese ebenfalls versagen. Die weiteren Krankheitsmanifestationen entstehen durch die exzessive Produktion des M-Gradienten (Nereninsuffizienz, Hyperviskosität) und gleichzeitige Verminderung der normalen Immunglobuline (Infektgefahr).

## Diagnose

Die Diagnose des multiplen Myeloms ist leicht zu stellen, wenn folgende Trias vorliegt:

— mehr als 10% Plasmazellen im Knochenmark
— Nachweis eines Paraproteins in Serum und/oder Urin
— Nachweis von mindestens einer Osteolyse

In vielen Fällen können die in der folgenden Übersicht angegebenen Haupt- und Nebenkriterien zur Diagnose führen. In Zweifelsfällen ist der Nachweis eines Paraproteinanstiegs hilfreich. Bei Verdacht auf ein nichtsekretorisches Myelom sollte das intrazelluläre Paraprotein in Knochenmarkplasmazellen mittels Immunfluoreszenz und Immunperoxydase demonstriert werden.

*Diagnose des multiplen Myeloms*
*Hauptkriterien*
  I Plasmozytärer Tumor in Gewebebiopsie
 II $\geq$ 30% Plasmazellen im Knochenmarkaspirat
III Monoklonaler Peak in Serumelektrophorese mit $\geq$ 4 g/100 ml IgG oder $\geq$ 2 g/100 ml IgA. Eindeutiger Nachweis von $\varkappa$- oder $\lambda$-Ausscheidung in Urinelektrophorese in Abwesenheit einer Amyloidose
*Nebenkriterien*
a) 10 — 30% Plasmazellen im Knochenmarkaspirat
b) Monokloner Peak vorhanden, aber unter den oben angegebenen Werten
c) Osteolytische Knochenveränderungen
d) Verminderung der normalen Immunglobuline auf < 50 mg% IgM, < 100 mg% IgA, oder < 600 mg% IgG
Die Diagnose wird bestätigt, wenn symptomatische Patienten folgende Befunde aufweisen:
1) I+b, I+c, I+d
2) II+b, II+c, II+d
3) III
4) a+b+c, a+b+d

Folgende unspezifische Befunde unterstützen die Diagnose:
1) Anämie
2) Hyperkalzämie
3) Urämie
4) Osteoporose und Kompressionsfrakturen
5) Hypoalbuminämie

Das solitäre Knochen- und das extramedulläre Plasmozytom müssen bioptisch dokumentiert werden. Im Knochenmarkaspirat außerhalb der befallenen Stellen findet sich keine Vermehrung von Plasmazellen und ein möglicherweise vorkommendes Paraprotein muß nach kurativer Lokalbehandlung (Resektion und/oder Bestrahlung) verschwinden.

## Verlauf

Der Verlauf des multiplen Myeloms ist mit demjenigen der chronischen myeloischen Leukämie vergleichbar. Während der chronischen Phase der Erkrankung sind Zytostatika in der Lage, die Tumormasse vorübergehend zu senken und eine für den Patienten symptomarme Remissionsphase einzuleiten. Rezidive sind in der Regel schwer zu behandeln und sprechen nur kurz auf die Therapie an. In der terminalen Phase der Erkrankung tritt eine „Knochenmarkinsuffizienz" auf mit Panzytopenie. Gelegentlich kann es zu einer Plasmazelleukämie (Ausschwemmung von > 2000 Plasmazellen/mm$^3$) kommen.

Vor kurzem ist ein neues Syndrom in der terminalen Phase dieser Erkrankung beschrieben worden, welches durch das Auftreten von z. T. ausgedehnten Weichteiltumoren, bestehend aus wenig differenzierten Myelomzellen, charakterisiert ist. Die meisten Patienten sind panzytopenisch und die Paraproteinämie/-urie ist selten progredient. Generell sind therapeutische Maßnahmen in den verschiedenen terminalen Phasen der Krankheit wenig wirksam.

Das Risiko einer sekundären Leukämie steigt 24 Monate nach Therapiebeginn deutlich an. Deshalb sollte versucht werden, potentiell leukämogene Zytostatika möglichst kurz einzusetzen. Bei *stabiler* Remission wird aus diesem Grund empfohlen, von einer Erhaltungstherapie abzusehen.

## Abklärungen

Umfassende Untersuchungen sollen erlauben, die Diagnose zu sichern sowie die Ausdehnung der Erkrankung (Stadium) und die Therapiebedürftigkeit richtig beurteilen zu können. In der folgenden Übersicht sind die wesentlichen Abklärungen dargestellt, welche bei Verdacht auf ein multiples Myelom durchgeführt werden sollten.

*Abklärungen bei Verdacht auf multiples Myelom*
Nachweis der Plasmazellproliferation
– Knochenmarkaspiration
– Biopsie einer solitären Osteolyse
– Biopsie eines Weichteiltumors (extramedulläres Plasmozytom)

**Tabelle 3.** Klinische Stadieneinteilung nach Durie u. Salmon (1975)

| Stadium | Tumormasse (Zellen $\cdot 10^{12}/m^2$) | Befunde |
|---|---|---|
| I | < 0,6 | **Alle** Befunde in angegebenen Grenzen<br>1) Hämoglobin > 10 g/dl<br>2) Kalzium normal<br>3) 0 oder max. 1 Osteolyse<br>4) M-Gradient:<br>    IgG < 5 g/dl<br>    IgA < 3 g/dl<br>    $\varkappa$ oder $\lambda$ im Urin < 4 g/24 h |
| II | 0,6 – 1,2 | (Merkmale/Befunde zwischen I und III) |
| III | > 1,2 | **Ein oder mehrere Befunde** weichen von den angegebenen Werten ab<br>1) Hämoglobin < 8,5 g/dl<br>2) Kalzium > 12,0 g/dl<br>3) $\geqq$ 3 Osteolysen<br>4) M-Gradient:<br>    IgG > 7 g/dl<br>    IgA > 5 g/dl<br>    $\varkappa$ oder $\lambda$ im Urin > 12 g/24 h |

Aufgrund des Kreatininwertes unterscheidet man noch Patienten mit einem Wert von $\leqq 2$ mg/dl (A) oder > 2 mg/dl (B).

Nachweis und Charakterisierung der Paraproteinproduktion
– Serum: Elektrophorese (Gesamteiweiß, Albumin, M-Gradient), Immunelektrophorese (Charakterisierung von Kettentyp)
– 24-h Urin: Elektrophorese und Immunelektrophorese
Nachweis der Knochendestruktion
– Skelettstatus (Röntgenaufnahmen von Schädel, Wirbelsäule, Becken, proximalen langen Röhrenknochen); Szintigraphie nicht nützlich
Nichtspezifische Begleitbefunde
– Hämatologie: Hämoglobin, Leuko- und Thrombozyten, Differentialblutbild
– Blutchemie: Kreatinin, Kalzium, Harnsäure, alkalische Phosphatase

Als Verlaufkontrollen sind Knochenmarkaspirationen nur selten indiziert, z. B. bei unklarer progredienter Neutro- und/oder Thrombopenie. Unter Therapie sind regelmäßige Kontrollen von Hämoglobin, Leuko- und Thrombozyten notwendig. Damit ist eine korrekte Dosierung der Medikamente überprüfbar. Dabei muß man daran denken, daß wegen der erratischen Darmresorption Alkeran häufig unterdosiert sein kann. Deswegen ist ein gewisser Grad an Myelotoxizität anzustreben. Serum- und Urinelektrophoresen (jedoch nicht Immunelektrophoresen) sollten unter Therapie regelmäßig (alle 1 – 2 Monate) durchgeführt werden, um den Effekt der Behandlung zu objektivieren. Bei den Röntgenuntersuchungen des Skeletts genügen im Prinzip Kontrollen von repräsentativen Stellen. Neue Schmerzlokalisationen müssen selbstverständlich rasch untersucht werden.

## Stadieneinteilung

Diese erfolgt gemäß Tabelle 3. Durie u. Salmon (1975) haben gezeigt, daß die Prognose beim multiplen Myelom mit der gemessenen Tumormasse korreliert ist. Sie haben auch gezeigt, daß die Tumormasse mit einfachen klinischen Parametern einigermaßen zuverlässig geschätzt werden kann. Paraproteinkonzentration und Osteolysenanzahl sowie Hämoglobin- und Kalziumspiegel erlauben eine Schätzung der Tumormasse. Patienten mit einer geringen Tumorzellmasse ($< 0,6 \cdot 10^{12}$ Zellen/m$^2$) haben keine schwere Anämie, normale Kalziumwerte und relativ geringe Paraproteinkonzentrationen im Serum und/oder Urin sowie keine oder nur eine Osteolyse. Patienten, bei denen ein oder mehrere dieser Tumorparameter von den in Tabelle 3 angegebenen Grenzen abweichen, haben in der Regel eine große Tumormasse und schlechte Prognose. Die Nierenfunktion hat unabhängig von der Tumormasse die größte prognostische Bedeutung, weil selbst Patienten mit geringer Tumormasse und irreversibler Nierenfunktionseinschränkung einen ungünstigen Verlauf zeigen. Aus diesem Grund wurde eine zusätzliche Unterteilung nach dem Kreatininwert geschaffen; Patienten mit einem Wert von unter 2 mg/dl gehören zur Gruppe A, solche mit einem Wert von über 2 mg/dl zur Gruppe B.

## Prognostische Faktoren

Von verschiedenen Autoren sind zusätzliche prognostische Faktoren beschrieben worden (Tabelle 4). So wurde z. B. gezeigt, daß jüngere Patienten mit multiplem Myelom lange überleben können. Eher ungünstig scheint ein rasches (wenige Wochen) Ansprechen auf die Chemotherapie zu sein. Es muß betont werden, daß Tumormasse und andere prognostische Faktoren keine Rückschlüsse auf die Empfindlichkeit bzw. Resistenz der Tumorzellen auf Zytostatika erlauben. Sie gestatten nur eine Schätzung der Überlebenszeit. Der vor kurzem beschriebene vielversprechende In-vitro-Stammzellkulturassay von Hamburger und Salmon ist aufwendig und konnte für die Chemosensibilitätstestung von Myelomzellen bisher nur in wenigen Laboratorien erfolgreich eingesetzt werden.

**Tabelle 4.** Prognostische Faktoren beim multiplen Myelom (O fehlt, + vorhanden)

|  | Günstig | Ungünstig |
|---|---|---|
| Alter | < 40 Jahre | > 40 Jahre |
| Anämie | O | + |
| Hyperkalzämie | O | + |
| Niereninsuffizienz | O | + |
| Immunglobulintyp | IgG > IgA | IgD |
| Leichte Ketten von Typ | $\varkappa$ | $\lambda$ |
| Bence-Jones-Proteinurie | O | + |
| Chemosensibilität | Tumor sensibel | resistent |
| Geschwindigkeit des Ansprechens auf Therapie | Langsam | Rasch |

## Therapie

Das Ansprechen des multiplen Myeloms auf Chemotherapie wurde bis vor wenigen Jahren nicht einheitlich beurteilt. 1968 wurden von der Myeloma Task Force am National Cancer Institute und 1972 von der Southwest Oncology Group (SWOG) Kriterien erarbeitet, mit denen der Behandlungserfolg streng definiert wird. Die Myeloma Task Force verlangt für einen objektiven Tumorrückgang eine Abnahme des Serum- und/oder Urinparaproteins um mehr als 50%. Die SWOG hingegen fordert eine Reduktion von mindestens 75% des Serum-M-Gradienten und/oder über 90% der Paraproteinurie. Die SWOG hat diese strengeren Kriterien gewählt, weil sie mit einer Verlängerung der Überlebenszeit korreliert sein sollen. Will man die Resultate von publizierten Studien vergleichen, müssen immer die Remissionskriterien berücksichtigt werden (s. folgende Übersicht).

*SWOG-Remissionskriterien*
1)  75% Abnahme von Serum-M-Gradient. M-Gradient muß < 2,5 g/dl abfallen. Muß in 2 konsekutiven Messungen mit 4 Wochen Intervall anhalten.
2)  90% Abnahme von 24-h-Urin M-Gradient. M-Gradient muß < 0,2 g/24 h abfallen. Muß in 2 konsekutiven Messungen mit 4 Wochen Intervall anhalten.
3)  Größe und Anzahl der Osteolysen dürfen nicht zunehmen.
4)  Serumkalziumspiegel muß normal bleiben.

## Monotherapie

*Melphalan* ist die meist geprüfte Substanz in der Therapie des multiplen Myeloms. Das Medikament wird peroral entweder intermittierend oder kontinuierlich verwendet. Eine prospektive randomisierte Studie über die kontinuierliche und intermittierende Applikationsform hat gezeigt, daß mit einer intermittierenden Behandlung die Remissionsrate signifikant höher ist, die Überlebensdauer jedoch nicht verlängert wird. Wegen der variablen Darmresorption wurde die Wirksamkeit von intravenös verabreichtem Melphalan untersucht. Verglichen mit einer kontinuierlichen Applikationsform ergab die intravenöse nur einen marginalen Vorteil bezüglich Überlebensdauer; die Toxizität aber war beträchtlich. Aus diesen Gründen wird heute in den meisten Fällen Melphalan intermittierend oral gegeben.

*Kortikosteroide* wirken wahrscheinlich nicht antineoplastisch auf Myelomzellen. Es ist auch gezeigt worden, daß Patienten, welche Prednison allein erhalten, nicht länger überleben als diejenigen, welche unbehandelt bleiben. Prednison kann durch Erhöhung des Eiweißkatabolismus den Paraproteinspiegel senken, ferner den Kalziumspiegel vermindern, den Hämatokrit steigern und wahrscheinlich Knochenschmerzen günstig beeinflussen. Wird dem Melphalan Prednison zugegeben, kann die Remissionsrate erhöht und die Dauer bis zum Erreichen der Remission verkürzt werden; die Überlebensdauer wird jedoch kaum beeinflußt.

*Cyclophosphamid* wurde mit Melphalan (kontinuierlich verabreicht) verglichen und scheint gleich wirksam zu sein. Für melphalanresistente Patienten ist Cyclophosphamid wenig wirksam. Bei unbehandelten Patienten sind *Chlorambucil* und *BCNU* weitere wirksame alkylierende Substanzen. *Adriamycin* besitzt eindeutige antitumorale Aktivität, ist jedoch zumindest als Monotherapie bei vorbehandelten resistenten Patienten nur marginal wirksam. *Vincristin* wird nicht als Monotherapie, sondern in verschiedenen Kombinationschemotherapien benutzt.

**Kombinationschemotherapie**

In zahlreichen Studien wurde versucht, die Resultate der Standardtherapie mit Melphalan/Prednison zu verbessern. Meist wurden 2 oder sogar 3 alkylierende Substanzen mit Prednison kombiniert. Ferner wurden 2 alkylierende Substanzen mit Adriamycin und Vincristin eingesetzt. In 3 Studien wurde berichtet, daß eine Polychemotherapie für bestimmte Patientengruppen wirksamer sei als eine Standardtherapie. Mit dem M-2-Protokoll des Memorial Sloan-Kettering Cancer Center in New York wurden eine Remissionsrate von 83% und eine durchschnittliche Überlebenszeit von 50 Monaten beobachtet (s. Tabelle 5). Diese Resultate waren signifikant besser als eine historische Kontrollbehandlung mit Melphalan/Prednison. Die außerordentlich gute mittlere Überlebenszeit dieser Studie ist zumindest teilweise dadurch erklärt, daß die Überlebenszeit vom Zeitpunkt der Diagnosestellung (und nicht vom Therapiebeginn an) bis zum Tod gerechnet wurde. Die SWOG hat 3 Kombinationschemotherapien, welche auf Vincristin und alkylierenden Substanzen basieren, alternierend verabreicht. Aufgrund ihrer Erfahrung müssen die Medikamente in kurzen Intervallen (3 Wochen) und in maximaler Dosierung appliziert werden. Daraus resultiert eine signifikant verlängerte Überlebenszeit, von der Patienten mit Stadium III am meisten profitieren sollen. Mit 3 Zyklen VMCP (Vincristin, Melphalan, Cyclophosphamid, Prednison) gefolgt von 3 Zyklen VBAP (Vincristin, BCNU, Adriamycin, Prednison) beträgt die Remissionsrate ca. 50% und die durchschnittliche Überlebenszeit für Patienten im Stadium III A 45 Monate; verglichen mit Melphalan/Prednison ist die Remissionsrate nicht höher, die Überlebenszeit jedoch signifikant länger. In einer randomisierten CALGB-Studie aus dem Jahre 1979 konnte ebenfalls gezeigt werden, daß Patienten mit einer großen Tumorzellmasse signifikant länger überleben (24 versus 12 Monate), wenn sie mit BCMP (BCNU, Endoxan, Melphalan, Prednison) verglichen mit Melphalan/Prednison behandelt werden.

**Indikationen zur Therapie**

Symptomatische Patienten und solche im fortgeschrittenem Stadium werden in der Regel behandelt. Die Frage der Behandlung von asymptomatischen Patienten im Stadium I ist noch umstritten. Wir empfehlen bei nachgewiesener Progredienz (z. B. ansteigendes Paraprotein) des multiplen Myeloms die Durchführung einer Chemotherapie. Der Nachweis der Tumorprogredienz als Voraussetzung für eine Chemotherapie ist wichtig, weil in bestimmten Fällen mit sog. „smoldering myeloma" die Krankheit über mehrere Jahre ohne Behandlung stationär bleibt und keine Beschwerden verursacht. Die frühe Behandlung bezweckt die Verhinderung bzw. Verzögerung von Niereninsuffizienz und Knochendestruktionen.

Melphalan/Prednison ist die Standardtherapie des multiplen Myeloms. Die korrekte Dosierung von Melphalan wird am einfachsten durch wöchentliche Kontrollen von Leuko- und Thrombozyten beurteilt; fehlen Zeichen der Myelotoxizität, so muß die Dosis erhöht werden. Cyclophosphamid ist vermutlich gleich wirksam wie Melphalan, wurde aber aus historischen Gründen weniger häufig eingesetzt.

Die Indikation zur Polychemotherapie bei unbehandelten Patienten ist noch nicht etabliert. Die SWOG- und CALGB-Studien lassen vermuten, daß Patienten mit Stadium III von einer (alternierenden) Kombinationschemotherapie profitieren könnten. Eine Polychemotherapie ist sicher indiziert bei Patienten, welche auf eine alkylierende Substanz resistent sind. Ferner sollte sie bei Rezidiven unter oder kurz nach Absetzen der Monotherapie eingesetzt werden. Tritt ein Rezidiv mindestens 6 Monate nach Absetzen der Melphalan-/Prednisontherapie auf, kann im Prinzip eine Reinduktion mit der gleichen Behandlung versucht werden.


## Remissionskriterien, Therapieresultate


Das multiple Myelom gehört zu den wenigen Tumoren, welche einen leicht meßbaren Tumormarker produzieren. Wie bereits erwähnt, korreliert der Paraproteinspiegel mit der Tumormasse. Deswegen können der spontane Verlauf der Erkrankung und die Wirksamkeit der Therapie durch regelmäßige Bestimmung des M-Gradienten genau verfolgt werden. Neben der quantitativen Bestimmung des M-Gradienten sollen Zahl und Größe der Osteolysen kontrolliert werden. Zur weiteren Objektivierung einer Remission fordert die SWOG, daß der Serumkalziumspiegel normal bleiben muß (s. Übersicht „SWOG-Remissionskriterien"). Als nicht objektive Remissionskriterien gelten der Rückgang von Schmerzen, die Verbesserung der Leistungsfähigkeit usw.

Vor der Einführung von Melphalan betrug die durchschnittliche Überlebenszeit von Myelompatienten 17 Monate nach der ersten Manifestation bzw. 7 Monate ab Therapiebeginn. Mit Melphalan/Prednison kann bei etwa 50% der Patienten eine objektive Tumorreduktion erzielt werden; die durchschnittliche Überlebenszeit beträgt 25 – 30 Monate. Durch Zugabe von Procarbazin, Cyclophosphamid, BCNU und Adriamycin konnten diese Resultate nicht wesentlich verbessert werden. Mit dem Einsatz von Vincristin in Kombinationschemotherapien und Verkürzung des Behandlungsintervalls auf 3 Wochen kann die Anzahl der Remissionen (50%) nicht wesentlich erhöht, aber vielleicht die Überlebenszeit verlängert werden. Wie erwähnt, ist indessen die Überlegenheit einer

Polychemotherapie noch nicht definitiv etabliert. Am meisten profitieren Patienten mit großer Tumormasse (Stadium III) von intensiven Therapien. Bei Patienten im Stadium I und II genügt die Melphalan-Prednison-Behandlung.

## Komplikationen beim multiplen Myelom

### Hyperkalzämie

Eine Hyperkalzämie wird bei Krankheitsbeginn bei etwa 20% der Patienten beobachtet. Im Verlauf der Erkrankung tritt sie in mehr als 40% der Fälle auf. Bei Patienten mit IgA und Bence-Jones-Myelom soll die Hyperkalzämie besonders häufig vorkommen. Die Hyperkalzämie entsteht durch Knochenzerstörung, für die teilweise der „osteoklastenaktivierende Faktor" verantwortlich ist. Eine Einschränkung der Nierenfunktion begleitet häufig die Hyperkalzämie. Jede Hyperkalzämie muß sofort behandelt werden (vgl. Kap. 8).

### Niereninsuffizienz

Eine der wichtigsten Komplikationen des multiplen Myeloms ist die Niereninsuffizienz, welche schon bei Diagnose vorliegen kann. Im Verlauf der Erkrankung entsteht bei 50% der Patienten eine Nierenfunktionseinschränkung. Die Ätiologie der Niereninsuffizienz ist multifaktoriell. Die sog. Myelomniere entsteht durch die Ausscheidung von leichten Immunglobulinketten, welche einen Tubulusschaden hervorrufen. In diesen Fällen finden sich im Urin nur wenig oder kein Albumin und hauptsächlich leichte Ketten. In der Regel liegt kein glomerulärer Schaden vor. Ein solcher kann im Rahmen einer Amyloidose auftreten; dann wird eine unspezifische Proteinurie (Eiweißverteilung wie im Serum) beobachtet. Mehrere andere Faktoren können die Niereninsuffizienz herbeiführen bzw. aggravieren; z. B. eine Hyperkalzämie, Hyperurikämie, Hyperviskosität, Pyelonephritis und eine Dehydrierung. Die begünstigenden Faktoren müssen rasch korrigiert werden. Entscheidend ist aber, daß die Grundkrankheit gleichzeitig angegangen wird, um die Paraproteinproduktion zu senken. Eine akute schwere Niereninsuffizienz erfordert allenfalls eine Peritoneal- oder Hämodialyse.

### Hyperviskositätssyndrom

Das Hyperviskositätssyndrom wird bei weniger als 5% der Patienten mit multiplem Myelom, jedoch häufiger beim Morbus Waldenström beobachtet. Es entsteht meist durch Aggregatbildung von hauptsächlich $IgG_3$ und IgA. Klinisch manifestiert sich das Hyperviskositätssyndrom durch neurologische Symptome (Schwäche, Kopfschmerzen, Schwindel, Koma), eine hämorrhagische

Diathese (Epistaxis, Purpura, Schleimhautblutung), eine Retinopathie (Papillenödem, Retinablutungen, Venenstauungen) und Hypervolämie (Herzinsuffizienz).

In dieser Situation mit gesteigertem Plasma- und vermindertem Erythrozytenvolumen sind Bluttransfusionen gefährlich. Einzig eine konsequente Plasmapherese kann die Situation rasch beherrschen. Selbstverständlich muß eine Chemotherapie zur Reduktion der Paraproteinproduktion eingeleitet werden.


## Knochenfrakturen

Radiologisch feststellbare Veränderungen (Osteoporose, Osteolyse und/oder Frakturen) finden sich in etwa 80% der Fälle. Eindeutige Osteolysen kommen aber nur bei etwa 50% der Patienten vor. Knochenschmerzen, welche durch Wirbelkörperkompressionen entstehen, können in der Regel durch die Chemotherapie günstig beeinflußt werden. Bei lokalisierten, therapieresistenten Schmerzen sollte bestrahlt werden. Lange Röhrenknochen mit ausgedehnten Osteolysen können spontan frakturieren. Deswegen ist in diesen Fällen eine prophylaktische orthopädische Versorgung mit anschließender Strahlentherapie empfehlenswert. Bei Patienten mit neurologischen Ausfällen infolge Rückenmarkkompression oder Nervenwurzelkompression muß eine Strahlentherapie sofort eingeleitet werden. Bei therapieresistenten Schmerzen, bzw. bis zum Einsetzen der Wirkung der antineoplastischen Substanzen, müssen Schmerzmittel gegeben werden. Wegen einer möglichen schweren Nierenfunktionseinschränkung nach Einsatz von nichtsteroidalen entzündungshemmenden Mitteln verzichten wir auf diese Klasse von Substanzen bei Patienten mit multiplem Myelom. In Frage kommen Analgetika, wie z. B. Paracetamol.

Die Behandlung der generalisierten Osteoporose mit Natriumfluorid, Kalzium und Vitamin D ist bezüglich ihrer Wirksamkeit umstritten.


## Infektionsneigung

In über 90% der Fälle ist die Konzentration der „normalen" Immunglobuline erniedrigt. Dies ist einer der Faktoren, welcher die gesteigerte Infektanfälligkeit von Myelompatienten, erklärt. Andere Gründe sind die Neutropenie, die gestörte Funktion der Neutrophilen (verminderte Phagozytose und Opsonisierung), eine Progression der Erkrankung und eine Niereninsuffizienz. Infektionen sind die häufigste Todesursache beim multiplen Myelom und treten im Verlauf der Erkrankung häufig auf. Die häufigsten Erreger sind grampositive Bakterien. Fieberzustände müssen rasch abgeklärt werden. Dies ist besonders bei Patienten mit Neutropenie, Niereninsuffizienz und aktivem Grundleiden notwendig. Der Wert der Meningokokken- und Pneumokokkenimpfung ist beim multiplen Myelom umstritten. Dies gilt auch für die Verabreichung von Immunglobulinen.

## Amyloidose

Die immunglobulinassozierte Amyloidose befällt Niere, Leber, Milz, Herz und Zunge. Im fortgeschrittenen Stadium mit Kardiomegalie und massiver Proteinurie sind die therapeutischen Möglichkeiten sehr beschränkt. Im Frühstadium lohnt sich ein Therapieversuch mit Melphalan/Prednison. Dadurch kann zwar die Immunglobulinproduktion vermindert werden, die Amyloidablagerung in Geweben wird jedoch nicht aufgelöst, sondern bestenfalls aufgehalten.

## Häufige Todesursachen

Etwa 50% der Myelompatienten sterben während der chronischen Phase der Erkrankung an den Folgen der therapierefraktären Grundkrankheit. In ⅔ dieser Fälle tritt eine irreversible Niereninsuffizienz und/oder eine Sepsis auf. In der terminalen Phase der Erkrankung ist meist eine Sepsis für den tödlichen Ausgang verantwortlich. In seltenen Fällen kann auch eine schwere hämorrhagische

**Tabelle 5.** Empfohlene Therapieschemata

| Schema/Dosis | Intervalle |
|---|---|
| **Monotherapie** | |
| Melphalan p.o. 0,25 mg/kg KG/Tag × 4 | Alle 4 – 6 Wochen |
| Prednison p.o. 60 mg/m²/Tag × 4 | Dosis anpassen! |
| Cyclophosphamid i.v. 1000 mg/m²<br>p.o. 1 – 3 mg/kg KG/Tag | Alle 3 Wochen oder<br>kontinuierlich |
| **Kombinationschemotherapie** | |
| *M-2-Protokoll* | |
| Melphalan p.o. 0,25 mg/kg KG, Tag 1 – 4<br>Cyclophosphamid i.v. 10 mg/kg KG, Tag 1<br>BCNU i.v. 0,5 mg/kg KG, Tag 1<br>Prednison p.o. 1 mg/kg KG, Tag 1 – 7<br>0,5 mg/kg KG, Tag 8 – 14<br>Vincristin i.v. 0,03 mg/kg KG, Tag 1 | Alle 5 Wochen |
| *SWOG* | |
| Vincristin i.v. 1 mg, Tag 1<br>Melphalan p.o.[a] 4 – 5,5 mg/m², Tag 1 – 4<br>Cyclophosphamid p.o.[a] 80 – 110 mg/m², Tag 1 – 4<br>Prednison 60 mg/m², Tag 1 – 4 | Alle 3 Wochen × 3 |
| | Alternierend mit |
| Vincristin i.v. 1 mg, Tag 1<br>BCNU i.v.[a] 20 – 30 mg/m², Tag 1<br>Adriamycin i.v.[a] 20 – 30 mg/m², Tag 1<br>Prednison p.o. 60 mg/m², Tag 1 – 4 | Alle 3 Wochen × 3 |

[a] Die untere Dosierung wird „Poor-risk"-Patienten gegeben: Alter > 70 Jahre, Kreatinin > 3,0 mg/dl, großvolumige Vorbestrahlung (1 Beckenhälfte ≧ 5 lumbale und/oder thorakale Wirbelkörper).

Diathese auftreten. Das Risiko einer vermutlich therapieinduzierten sekundären Leukämie steigt 24 Monate nach Therapiebeginn beträchtlich. In der Regel
handelt es sich um akute Myelo- oder Monoblastenleukämien. Wegen dieser
Gefahr muß bei Patienten in stabiler Remission versucht werden, die Behandlung abzusetzen.

## Empfohlene Chemotherapieschemata beim multiplen Myelom

Die Standardtherapie beim multiplen Myelom sowie einige Kombinationschemotherapien sind in Tabelle 5 dargestellt.

## Literatur

Bergsagel DE, Bailey AJ, Langley GR, McDonald RN, White DF, Miller AB (1979) The
    chemotherapy of plasma cell myeloma and the incidence of acute leukemia. N Engl J Med
    301:743
Case DC, Lee BJ, Clarkson BD (1977) Improved survival times in multiple myeloma with
    melphalan, prednisone, cyclophosphamide, vincristine and BCNU: M-2 protocol. Am J
    Med 63:897
Durie BGM, Salmon SE (1975) A clinical staging system for multiple myeloma. Correlations
    of measured myeloma cell mass with presenting clinical features, response to treatment and
    survival. Cancer 36:842
Harley JB, Pajak TF, McIntyre OR, Kochwa S, Cooper MR, Coleman M, Cuttner J (1979) Im-
    proved survival of increased-risk myeloma patients on combined triple-alkylating-agent
    therapy: A study of the CALGB. Blood 54:13
Hofmann V (1982) Monoklonale Gammopathien von unklarer Bedeutung. Schweiz Med Wo-
    chenschr 112:1718
Hofmann V, Salmon SE, Durie BGM (1981) Drug resistance associated with high in vitro in-
    corporation of 3H-Thymidine. Blood 58:471
Kyle RA (1975) Multiple myeloma. Review of 869 cases. Mayo Clin Proc 50:29
Kyle RA (1978) Monoclonal gammopathy of undetermined significance. Natural history of
    241 cases. Am J Med 64:814
Mundy GR, Raisz LG, Cooper RA, Schechter GP, Salmon SE (1974) Evidence for the secre-
    tion of an osteoclast stimulating factor in multiple myeloma. N Engl J Med 291:1041
Sonntag RW (1978) Prognose und Therapie des multiplen Myeloms. Schweiz Med Wo-
    chenschr 108:1247
Wiltshaw E (1976) The natural history of plasmacytoma and its relation to solitary myeloma
    of bone and myelomatosis. Medicine (Baltimore) 55:217
Woodruff R (1981) Treatment of multiple myeloma. Cancer Treat Rev 8:225

# 18  Mammakarzinom

K. W. Brunner und G. Martz

## Epidemiologie und Erscheinungsformen

Das Mammakarzinom ist in den industrialisierten Ländern die häufigste Krebsform der Frau. Jede 14.–15. Frau erkrankt an diesem Tumor.

Als Ursache für die Entstehung eines Mammakarzinoms sind eine Reihe von endogenen und exogenen prädisponierenden Faktoren bekannt, welche mit einer 2- bis 5fachen Erhöhung der normalen Inzidenz verbunden sind. Diese Faktoren sind in der folgenden Übersicht dargestellt.

*Prädisponierende Faktoren für erhöhte Mammakarzinomrate*

*Endogene Faktoren*

| | |
|---|---|
| Endokrine Einflüsse | – Frühe Menarche, späte Menopause (Ovarektomie < 40 Jahre reduziert Risiko) |
| | – Nulliparität oder späte 1. Schwangerschaft |
| Genetische Faktoren | – Mammakarzinom bei Verwandten 1. Grades (häufiger bilaterale und aggressive Mammakarzinome) |
| Benigne Mastopathien | – 4mal häufiger mit Mammakarzinom assoziiert (nicht im Sinne von Präkanzerosen) |

*Exogene Faktoren*
Strahlenbelastung
Langdauernde Östrogenbehandlung in Postmenopause
Diät (?): In westlichen Ländern 5mal häufiger Mammakarzinome als in Asien oder Afrika
Die Einnahme der „Pille" auch über Jahre erhöht dagegen die Inzidenz des Mammakarzinoms nicht.

In der Praxis hat es der Arzt mit 4 grundsätzlich verschiedenen Präsentationsformen des Mammakarzinoms mit entsprechend unterschiedlichen diagnostischen, therapeutischen und prognostischen Konsequenzen zu tun:

1) lokalisiertes operables Mammakarzinom mit oder ohne Lymphknotenmetastasen,
2) lokal fortgeschrittenes Mammakarzinom, das operabel oder inoperabel sein kann,
3) Lokalrezidiv: Monate oder Jahre nach der Primärtherapie.
4) metastasierendes Mammakarzinom: selten bei Diagnose, meistens nach einem sehr unterschiedlich langen krankheitsfreien Intervall seit der Primärtherapie.

Rund 80−90% aller Mammakarzinome präsentieren sich bei der Diagnose und nach klinischer Abklärung in einem operablen, und 5−10% in einem lokal fortgeschrittenen oder seltener bereits in einem metastasierenden Stadium. Das Lokalrezidiv ist die erste Manifestation der Metastasierung in 20−30% der Fälle. Eine Fernmetastasierung tritt früher oder später in 65−70% aller Mammakarzinome auf. Häufigkeit und Zeitpunkt der Fernmetastasierung hängen neben dem Stadium bei der primären Diagnose von zahlreichen weiter unten beschriebenen prognostischen Faktoren ab (Tabelle 1). Eine Besonderheit des Mammakarzinoms besteht darin, daß das Risiko der Fernmetastasierung auch nach 20 und mehr Jahren noch besteht. Die größte Schwierigkeit in der Bewertung verschiedener therapeutischer Strategien, sowohl bei der Primärbehandlung wie auch im metastasierenden Stadium, liegt in der großen Variabilität der spontanen Verläufe. Das Mammakarzinom kann nicht als einheitliche Krankheit betrachtet werden. Es muß auch bezüglich der Behandlung sowohl im lokalisierten wie im metastasierenden Stadium in mehrere prognostische Untergruppen gegliedert werden.

## Klinik, Diagnose, Krankheitsbilanz

Das Mammakarzinom wird in den meisten Fällen zuerst von der Patientin, seltener vom Arzt bei einer Routineuntersuchung, als knotige Veränderung in der Brust festgestellt. In 48% der Fälle liegt der Tumor im oberen äußeren Quadranten, in 11% im unteren äußeren Quadranten, in 17% zentral, in 15% im oberen inneren und in 6% im unteren inneren Quadranten. In 3−5% der Fälle ist der Tumor bei der Diagnose multifokal oder präsentiert sich als diffuse Infiltration der Mamma.

Die ersten diagnostischen Schritte sind die *Mammographie* beidseits und die *Feinnadelpunktion* (FNP) eines lokalisierbaren Knotens. Die Thermographie kann Hinweise auf ein malignes Geschehen geben, wenn die FNP nicht gelingt oder nicht positiv ausfällt. Nur die positive FNP erlaubt eine Aussage. Bei negativer FNP muß bis zur gesicherten Diagnose, meistens mittels offener Biopsie, weiter abgeklärt werden.

Steht die Diagnose eines Mammakarzinoms fest, so muß eine Krankheitsbilanz nach den in den folgenden Übersichten dargestellten Richtlinien erstellt werden.

*Krankheitsbilanz bei Mammakarzinom*

*Wichtige anamnestische Angaben*
− Schwangerschaftsanamnese, Menstruationsanamnese, Hormoneinnahme.
− Familienanamnese bezüglich Mammakarzinom.
− Zeitdauer seit der Entdeckung der ersten Brustveränderung.
− Evolution seit der ersten Entdeckung: Größenveränderung, Beschwerden lokoregional oder an anderen Orten (Skelett, Abdomen usw.).

**Tabelle 1.** Stadieneinteilung und Prognose des Mammakarzinoms

| Kategorie | TNM-System<br>[$T$ Primärtumor,<br>$N$ Lymphknoten (LK),<br>$M$ Metastasen] | Stadium<br>I – IV | Metastasierungs-<br>risiko<br>[%] | Prognose, Verlauf |
|---|---|---|---|---|
| 1) *Lokalisiert operabel* | T1: bis 2 cm<br>T2: 2 – 5 cm<br>T3: > 5 cm<br>N0: axilläre LK negativ<br>N1: 1 – 3 LK positiv<br>    > 3 LK positiv | I<br>(außer<br>$T_3$ = III)<br><br>II | 15 – 30<br><br>65 – 90<br>(je nach Zahl<br>positiver LK) | Gut bis<br>mäßig gut<br><br>Ungünstig bis<br>schlecht |
| 2) *Lokal fortgeschritten* | T3bNx: Fixation auf Unterlage<br>TxN2:  Fixierte Lymphknoten<br>T4aNx: Brustwandfixation<br>T4bNx: Hautödem/Ulzeration<br>T4cNx: Beides (a + b)<br>T4dNx: Inflammatorisch<br>$N_3$:    LK supra- oder infra-<br>    klavikulär, Armödem | III<br><br>IV | 60 – 90<br>wenn operabel<br><br>80 – 90<br><br>> 90 | Schlecht<br><br>Schlecht bis<br>sehr schlecht<br><br>Sehr schlecht |
| 3) *Metastasierend* M 1<br>– Indolente Form | Begrenzt ossäre oder lokoregionale Metastasen | | | Evolution of langsam |
| – Mäßig aggressive<br>Form | Metastasen in 2 Organsystemen, ohne Leber- oder<br>lymphangitische Lungen- oder Hautmetastasen | | | Mittlerer Verlauf |
| – Aggressive Form | Metastasen in > 2 Organsystemen einschließlich viszerale<br>Organe und/oder lymphangitische Lungen- oder Hautmetastasen<br>Lebermetastasen | | | Meist rasche<br>Evolution |

*Klinische Befunde*
a) Lokoregional
– Lage und Größe des Knotens in cm.
– Beziehung des Knotens zur Haut (Einziehung, Ödem, Rötung) und zur Unterlage (Fixation an M. pectoralis oder Thoraxwand).
– Lymphknoten: axillär, supra- und infraklavikulär beidseits.
b) Allgemein
– Allgemeinstatus,
– Druck- oder Klopfdolenz des Skeletts,
– physikalischer Lungenbefund
– Lebergröße.

*Röntgen- und nuklearmedizinische Untersuchungen*
– Mammographie beidseits,
– Thoraxröntgenbild,
– Skelettszintigramm: routinemäßig nur bei auf metastatischen Befall hinweisenden Zeichen (klinisch oder Labor, oder ab Stadium III),
– Lebersonogramm, abdominales CT: nur bei klinischen oder labormäßigen Hinweisen.

*Labor*
– Blutsenkungsreaktion, Hämoglobin, Leukozyten, Thrombozyten, Differentialblutbild;
– alkalische Phosphatase, SGOT, $\gamma$-GT, Kalzium, Kreatinin im Serum;
– Hormonrezeptorenbestimmung im Tumorgewebe (meistens in Biopsie).

Andere Laboruntersuchungen nur gezielt nach klinischen Befunden und Beschwerden, z. B. FSH, LH und Östrogene bei Frauen mit unklarem Menstruationsstatus oder 1 – 3 Jahre nach Eintritt der Menopause, CEA evtl. bei großen und prognostisch ungünstigen Tumoren, mit nachfolgender Verlaufskontrolle

*Zusätzliche Abklärungen im metastasierenden Stadium*
1) Gleiche Untersuchungen wie in obenstehender Übersicht
2) Skelettszintigramm mit konventioneller Röntgenuntersuchung aller verdächtiger Skelettabschnitte.
3) Lebersonogramm oder abdominales CT bei klinisch verdächtiger Leber oder erhöhten Leberenzymwerten.
4) Knochenmarkausstrich und -biopsie bei Blutbildanomalien, namentlich bei Ausschwemmung unreifer weißer und roter Zellen.
5) Bei biopsierbaren Metastasen erneute Bestimmung der Hormonrezeptoren (bis 25% im Primärtumor positive Rezeptoren sind bei Metastasen negativ).

## Stadieneinteilung und prognostische Faktoren

Die Stadieneinteilung sollte grundsätzlich nur aufgrund pathologisch-anatomischer Kriterien erfolgen, namentlich bezüglich der axillären Lymphknoten. Die klinische Beurteilung der Axilla ist mit einer hohen Fehlerquote behaftet (ca. 28% falsch-positive und 33% falsch-negative Befunde).

Die beiden am häufigsten verwendeten Stadieneinteilungen beim Mammakarzinom und ihre prognostische Bedeutung sind in Tabelle 1 dargestellt. Der wichtigste Risikofaktor für die Prognose ist in den operablen Stadien die Zahl der befallenen axillären Lymphknoten und erst in zweiter Linie die Größe des Primärtumors. Der pathologisch-anatomische Lymphknotenstatus der Axilla sollte stets mit dem Verhältnis

$$\frac{\text{Anzahl metastatischer Lymphknoten}}{\text{Anzahl der insgesamt untersuchten Lymphknoten}}$$

angegeben werden.

Das lokal fortgeschrittene Mammakarzinom kann operabel (T3b, T4a, evtl. T4b) oder inoperabel (T4b−d; N2, N3) sein. Es setzt sich aus prognostisch sehr unterschiedlichen Untergruppen zusammen.

Neben dem TNM-Stadium bestimmen eine Reihe weiterer Risikofaktoren den Verlauf und die Prognose sowohl beim lokalisierten wie auch beim metastasierenden Mammakarzinom. Diese Faktoren sind in den folgenden Übersichten aufgeführt.

*Prognostische Faktoren im lokalisierten operablen Stadium*
1) Zahl der metastatisch befallenen axillären Lymphknoten (es sollten mindestens 8 exzidiert und untersucht werden).
2) Größe des Primärtumors, Beziehung zur Umgebung.
3) Gehalt an Östrogen- und Progesteronrezeptoren (ER und PR).
4) Histologischer Malignitätsgrad (Grad I−III).
5) Alter.
6) Menstruationsstatus.
7) Proliferative Aktivität (Markierungsindex).

*Prognostische Faktoren im metastasierenden Stadium*
1) Zahl und Organlokalisation der ersten Metastasen:
   − rein ossär oder rein lokoregional: günstig;
   − ossär + lokoregional oder ± noduläre Lungenmetastasen, 2 Organsysteme befallen, beschränkte Tumormasse: intermediär;
   − mehr als 2 Organsysteme befallen oder lymphangitische Haut- und Lungenmetastasen oder Lebermetastasen: ungünstig.
2) Evolutionstendenz der Metastasen: Größenzunahme, Intervall bis zum Auftreten neuer Metastasen.
3) Allgemeinbefinden (Aktivitätsindex), Gewichtsverlauf.
4) Krankheitsfreies Intervall seit der Primärbehandlung: Je länger, desto günstiger (3 Gruppen: unter 1 Jahr, 1−5 Jahre, über 5 Jahre).
5) Menstruationsstatus: Am ungünstigsten Perimenopause (1−3 Jahre um Menopause).
6) Hormonrezeptorengehalt: bestimmt auch Ansprechen auf Hormontherapie.
7) CEA-Wert: je höher, desto ungünstiger.
8) Ansprechen auf Hormon- und Chemotherapie.

Zum Teil bestimmen im metastasierenden Stadium die gleichen Faktoren, welche die Überlebenszeit beeinflussen, auch das Ansprechen auf die Therapie.

Dies gilt namentlich für die Hormontherapie, dagegen weniger für die Chemotherapie.


## Allgemeine Behandlungsrichtlinien für die verschiedenen Stadien

In Tabelle 2 sind die allgemeinen Richtlinien für die Behandlung des Mammakarzinoms in den verschiedenen Stadien dargestellt. Eine solche Übersicht kann Details und Kontroversen nicht berücksichtigen und hat keinen Anspruch auf absolute Gültigkeit. Als „experimentell" werden Behandlungsstrategien be-

**Tabelle 2.** Allgemeine Behandlungsrichtlinien in den verschiedenen Stadien des Mammakarzinoms (*ER* = Östrogenrezeptor, *CT* = Chemotherapie)

| Stadium | Routine | Experimentell |
|---|---|---|
| I *Lokalisiert, operabel* | | |
| T1–2, N0 | Modifizierte radikale Mastektomie: | „Lumpectomie" + Strahlentherapie |
| | Mastektomie + Axillaausräumung | ER negativ: Adjuvante Chemotherapie |
| T1–3, N1    Prämenopause | Mastektomie + Axillaausräumung + adjuvante CT | |
|        Postmenopause | Mastektomie + Axillaausräumung | Zusätzlich: adjuvante CT |
| T3a, N0, ER negativ | Mastektomie + Axillaausräumung | Zusätzlich: adjuvante CT |
| II *Lokal fortgeschritten* | | |
| T3bNx, T4aNx T4b mit geringer Hautulzeration | Modifizierte radikale Mastektomie + Strahlentherapie + adjuvante Chemotherapie | |
| T4b, 4c, 4d Nx Tx N2 oder N3 | 3 – 4 Monate Chemotherapie gefolgt von kurativer Strahlentherapie gefolgt von 6 – 7 Monaten Chemotherapie Mastektomie, wenn möglich | |
| III *Lokalrezidiv* | | Zusätzlich: |
| Haut, Lymphknoten | Exzision + Nachbestrahlung (inoperabel: Strahlentherapie) | ER + : Hormontherapie ER – : Chemotherapie |
| IV *Metastasierend* | | |
| ER + oder indolente bis mäßig aggressive Form, wenn ER unbekannt | Primär Hormontherapie, bei Nichtansprechen: Chemotherapie | Kombination mehrerer hormoneller Maßnahmen |
| ER – und/oder aggressive Form | Chemotherapie | Sequentielle nicht kreuzresistente Chemotherapien |
| Lokale Komplikationen oder nicht ansprechende Schmerzen oder Hirnmetastasen | Strahlentherapie (zusätzlich zu Systemtherapie) | |

zeichnet, die entweder noch keine in mehreren Untersuchungen bestätigten langfristigen Resultate aufweisen oder die nur in kontrollierten klinischen Untersuchungen durchgeführt werden sollten.


## Systemtherapie


Beim Mammakarzinom stehen grundsätzlich folgende allgemein wirkende Systemtherapien zur Verfügung:

1) *Hormonelle Maßnahmen:* Bei positiven Hormonrezeptoren, oder wenn diese unbekannt sind, als erste Versuchstherapie bei nicht aggressiven Formen.
   a) Ablativ: Ovarektomie (Prämenopause)
              Hypophysektomie:  bei früher nachgewiesener Hormonabhängigkeit;
              Adrenalektomie:    heute durch Aminoglutethimid (Orimeten) + Kortison ersetzbar.
   b) Additiv: Antiöstrogen: Tamoxifen (Nolvadex): vorwiegend in Postmenopause;
              Aminoglutethimid (Orimeten) + Kortison,
              Gestagene,
              Östrogene, Androgene,
              Kortikosteroide.


2) *Chemotherapie:* Bei Hormonresistenz oder bei negativen Hormonrezeptoren;
   – Monochemotherapie,
   – Kombination von 3–5 Zytostatika,
   – Dauertherapie oder intermittierende Therapie,
   – alternierende nicht kreuzresistente Kombinationen,
   – kombinierte Hormon- und Chemotherapie.


3) *Immuntherapien:* Bis heute noch im experimentellen Stadium, ohne gesicherte Wirkungen.


**Hormontherapie**

Hormonabhängigkeit und Hormonrezeptoren

Mit der Entdeckung des Rezeptormechanismus und mit der Erweiterung unserer Kenntnisse über den Wirkungsmechanismus von Hormonen sowie mit der Entwicklung einer Reihe neuer Modalitäten der endokrinen Therapie hat die antitumorale Hormontherapie in den letzten Jahren eine eigentliche Renaissance erlebt.

Voraussetzung dafür, daß eine hormonelle Maßnahme zur Tumorrückbildung führt, ist das Vorhandensein eines hormonabhängigen Tumors. Nur 20−30% aller metastasierenden Mammakarzinome sind hormonabhängig. Die Wahrscheinlichkeit der Hormonabhängigkeit kann heute durch den biochemischen und in naher Zukunft wahrscheinlich durch den immunhistochemischen Nachweis der Hormonrezeptoren im frischen, nach Entnahme sofort tiefgekühlten Tumorgewebe bestimmt werden (s. Kap. 3). Beim Mammakarzinom sind es die Östrogen- und die Progesteronrezeptoren (ER, PR), welche die Hormonabhängigkeit bestimmen. Die therapeutischen Chancen einer hormonellen Maßnahme sind um so größer, je höher der Gehalt an Östrogenrezeptoren im Tumorgewebe ist oder je häufiger beide Rezeptoren, ER und PR, positiv sind (ER > 10 fmol/mg, PR > 20 fmol/mg). Betragen die ER > 100 fmol/mg oder sind beide Rezeptoren positiv, so sprechen über 80% der Tumoren auf eine Hormontherapie an. Der Anteil der rezeptorpositiven Tumoren wie auch der durchschnittliche Rezeptorgehalt nehmen mit dem Alter zu. In der Prämenopause weisen nur 40−50% der Tumoren ER über 10 fmol/mg auf, in der Postmenopause 60−70%. Die Hormonrezeptoren werden meistens zuerst im Primärtumor bestimmt. Bis zum Auftreten der Metastasen kann sich der Rezeptorgehalt verringern. In 20−25% der Fälle mit früher positivem Befund fällt die Untersuchung in den Metastasen negativ aus. Deswegen empfiehlt sich − falls technisch möglich − die Bestimmung in biopsierbaren Metastasen, bevor über die Systemtherapie entschieden wird.

Die Hormonrezeptoren sind nicht spezifisch für eine bestimmte hormonelle Maßnahme, etwa die Antiöstrogentherapie, sondern vielmehr ein allgemeiner Indikator der Hormonabhängigkeit für alle hormonellen Therapien. Dies ist schwer zu erklären, weil nicht alle endokrinen Maßnahmen über die Rezeptoren, sondern auch über andere Mechanismen wirken, wie z. B. über die Hypophysen-Nebennieren-Achse, die Hemmung bestimmter Enzyme (Aminoglutethimid) durch Hormonentzug (Ovarektomie) oder direkt auf Tumorzellen (Gestagene?).


## Prognostische Faktoren für das Ansprechen auf Hormontherapie

Der Gehalt an Hormonrezeptoren hat eine wichtige therapeutische Bedeutung, weil er eine bessere Selektion bzw. den Ausschluß von rezeptornegativen Patientinnen von der Hormontherapie ermöglicht. Darüber hinaus kommt ihm auch prognostische Bedeutung sowohl im lokalisierten wie auch im metastasierenden Stadium zu. ER-negative Primärtumoren sind mit einer höheren Metastasierungsrate nach Primärbehandlung und mit einem kürzeren mittleren rezidivfreien Intervall korreliert. Der Verlauf von ER-positiven Tumoren ist im metastasierenden Stadium meistens günstiger. Positive Hormonrezeptoren sind häufig mit anderen günstigen prognostischen Faktoren korreliert. Ist der Hormonrezeptorgehalt nicht bekannt, so können diese Faktoren für die Beurteilung der Wahrscheinlichkeit einer Hormonabhängigkeit herangezogen werden. Diese klinischen Merkmale für das Ansprechen auf Hormontherapie sind in Tabelle 3 dargestellt.

**Tabelle 3.** Prognostische Faktoren für das Ansprechen auf Hormontherapie

| Ansprechen wahrscheinlich | Ansprechen unwahrscheinlich |
| --- | --- |
| 1) Langes Intervall bis Metastasierung: > 5 Jahre | Kurzes Intervall: < 1 Jahr |
| 2) Alter: Höheres Alter | Unter 35 Jahre alt |
| 3) Metastasierungstyp: Ossär, lokoregional, minimale Lungenmetastasen | Rasche und ausgedehnte Metastasierung, Lebermetastasen, Hirnmetastasen, Lymphangiosis carcinomatosa der Lunge |
| 4) Histologischer Malignitätsgrad I und II | Malignitätsgrad III |
| 5) Lange Dauer früherer hormoneller Remissionen | Kurze Dauer früherer hormoneller Remissionen |

## Indikationen der primären alleinigen Hormontherapie

Die Indikationen ergeben sich aus den Tabellen 2 und 3. Neben den Fällen mit positiven Hormonrezeptoren ist bei unbekanntem Rezeptorgehalt bei den meisten Patientinnen nach Auftreten von Metastasen ein 4–6 Wochen dauernder Hormontherapieversuch vertretbar, außer bei Lebermetastasen oder rasch progredienter ausgedehnter Metastasierung. Der Therapieversuch muß aber vom Arzt gut kontrolliert und in bezug auf die objektive Wirkung sorgfältig überwacht werden. Eine evtl. notwendige Chemotherapie darf nicht durch unwirksame Versuche mit Hormontherapie unnötig lange verzögert werden. Sonst können sich auch die Chancen einer Chemotherapie verschlechtern.

## Arten, Reihenfolge und Ergebnisse der Hormontherapie beim Mammakarzinom

Die zur Verfügung stehenden Hormontherapien wurden bereits weiter oben dargestellt.

Grundsätzlich wird bei Frauen in der Prämenopause die Ovarektomie, in der Postmenopause die Antiöstrogentherapie mit Tamoxifen (Nolvadex 20–40 mg täglich) als erste therapeutische Maßnahme durchgeführt. Nolvadex ist zwar auch in der Prämenopause wirksam, doch bestehen bezüglich des Wirksamkeitsgrades und der mittleren Remissionsdauer noch Fragen.

Patientinnen, die innerhalb von 4–6 Wochen auf die erste hormonale Maßnahme nicht ansprechen oder gar eine Tumorprogredienz aufweisen, sollten der Chemotherapie zugeführt werden. Nach Tumorrückbildung unter der ersten Hormontherapie, die Monate oder Jahre anhalten kann, wird bei erneuter Tumorprogression vorerst eine weitere hormonale Maßnahme versucht. Die optimale Sequenz sekundärer Hormontherapien nach Erfolg der ersten Maßnahme steht nicht eindeutig fest. Wir schlagen die in Tabelle 4 dargestellte Sequenz vor. Nach jedem endokrinen Therapieerfolg ist bei Rezidiv ein neuer Hormonversuch angezeigt. Dabei sinkt aber die Chance einer Remission mit jedem weiteren Versuch um etwa 50% ab.

**Tabelle 4.** Resultate und Sequenz von Hormontherapien. (*P* Progression, *R* Remission)

| Menstruations-status | Hormonelle Maßnahmen | Remissionen [%] | Remissions-dauer |
|---|---|---|---|
| Prämenopause ⟶ Ovarektomie | | – Unselektioniert: | |
| Remission          Progression | | 20 – 30 | 10 – 20 |
| | | – ER +:          50 – 60 | Monate |
| | | – ER +, PR +: 70 – 80 | |
| Postmenopause    Nolvadex | | | |
| R          P | | | |
| Orimeten | | | |
| Kortison          P | | Erfolgsrate sinkt | |
| R | | mit jeder weiteren | |
| Gestagene          P | | Hormontherapie auf | Meist kürzer |
| R | | ca. die Hälfte der | als primäre |
| Östrogene | | vorangegangenen | Remission |
| Androgene          P | | Remissionsrate ab | |
| R | | | |
| Kortikosteroide          P | | | |
| Chemotherapie | | | |

Die Präparate, Dosierungen, Applikationsformen und Nebenwirkungen von Geschlechtshormonen (Östrogene, Androgene, Gestagene) sind in Kap. 3 aufgeführt.

Andere ablative Maßnahmen als die Ovarektomie werden immer seltener durchgeführt. Die Hypophysektomie kann erwogen werden, wenn nach vorangegangener Remission mit Ovarektomie oder Nolvadex schmerzhafte generalisierte Skelettmetastasen bestehen. Die chirurgische Adrenalektomie ist durch die „chemische Adrenalektomie" mit Aminoglutethimid (Orimeten) und Kortison ersetzt worden. Nachfolgend sei noch kurz auf neuere Hormontherapien eingegangen.

*Aminoglutethimid* hemmt verschiedene Hydroxylierungsschritte bei der Synthese von Steroidhormonen in der Nebenniere (Androgene, Östrogene, Kortikosteroide) sowie die Aromatasen, welche Androgene in Östrogene umwandeln. Die Dosierung erfolgt langsam einschleichend bis auf 500 – 1000 mg p. o. pro Tag. Die Substanz wurde ursprünglich als Antiepileptikum entwickelt und kann bei zu rascher Dosissteigerung zu übermäßigen zentral-sedierenden Wirkungen führen. Diese klingen aber meist trotz Fortsetzen der Therapie mit reduzierter Dosis ab. Dies gilt auch für gelegentlich auftretende Hautexantheme. Seltener kommt es zu passageren Leuko- und Thrombozytopenien, Nausea und Erbrechen oder Kopfschmerzen.

Kortison in der Dosierung von 2mal 25 mg täglich wird mit Aminoglutethimid kombiniert, um einen Anstieg des ACTH infolge Absinkens der Steroidproduktion zu verhindern. ACTH könnte sonst den Block der Hormonsynthese in der Nebenniere überwinden. Eine klinisch relevante Nebenniereninsuffizienz tritt dagegen unter Orimeten nie auf und ist bei Absetzen des Präparats nicht zu befürchten.

Aminoglutethimid ist nur in der Postmenopause wirksam, also nach Ausschaltung der Ovarien.

*Tamoxifen und Sequenz von Tamoxifen und Aminoglutethimid.* Tamoxifen (Nolvadex) kann mit leichten östrogenen Wirkungen verbunden sein und selten uterine Blutungen auslösen. Nausea oder andere gastrointestinale Beschwerden sind, im Gegensatz zu Östrogenen, beim Tamoxifen selten. Es ist auch seltener mit Ödemneigung und thromboembolischen Komplikationen verbunden. Dies ist der wichtigste Grund, warum Tamoxifen den Geschlechtshormonen vorgezogen wird; die Remissionsraten sind nicht signifikant höher. Wie die Geschlechtshormone kann Tamoxifen bei Skelettmetastasen eine Hyperkalzämie oder eine initiale, meist kurzfristige Schmerzexazerbation induzieren. Bei ossären Metastasen sind daher Serumkalzium und Kreatinin etwa 1 Woche nach Einleitung der Therapie zu kontrollieren. Das Präparat ist trotz dieser initialen subjektiven und objektiven Symptome unter sorgfältiger Kontrolle weiter zu verabreichen. Gerade solche Patientinnen scheinen in der Folge auf die Behandlung besonders gut anzusprechen.

Tamoxifen wird als primäre Hormontherapie in der Postmenopause dem Aminoglutethimid/Kortison vorgezogen, weil es in der üblichen Dosierung von 20−30 mg täglich mit weniger Nebenwirkungen verbunden ist. In 7−10% der Fälle muß Aminoglutethimid wegen Unverträglichkeit abgesetzt werden, während dies bei Tamoxifen praktisch nie der Fall ist.

*Hochdosiertes Medroxyprogesteronacetat* (MAP) (Depo-Provera, Farlutal). Aufgrund verschiedener Berichte wurde dem hochdosierten MPA eine im Vergleich zu anderen Hormontherapien bessere therapeutische Wirkung zugeschrieben. Es werden Dosen von 500−1000 mg täglich i.m. oder p.o. an 5 Tagen pro Woche während 4 Wochen, gefolgt von 2mal 500 mg i.m. pro Woche empfohlen. Diese Resultate konnten in mehreren Nachuntersuchungen nicht bestätigt werden. Die Remissionsrate übersteigt bei einem nicht selektionierten Krankengut nicht die übliche, mit anderen Hormontherapien erzielbare Rate von 25−30%. Die Resultate mit hohen Gestagendosen sind lediglich besser als mit den früher verwendeten niedrigeren Dosierungen. Den hohen Dosen wird dagegen ein metabolisch günstiger Effekt (Gewichtszunahme, Verbesserung des Allgemeinzustandes), ferner eine schmerzlindernde Wirkung bei Skelettmetastasen sowie ein knochenmarkschützender Effekt in Kombination mit Chemotherapie zugeschrieben.

*Kombination mehrerer hormoneller Maßnahmen.* Klinische Studien prüfen z.Z. die Frage, ob durch gleichzeitige oder sequentielle Kombination mehrerer endokriner Maßnahmen die „Schallgrenze" von ca. 30% Remissionen, die praktisch mit jeder einzeln angewandten Hormontherapie erreicht wird, überwunden oder ob die Remissionsdauer durch Verzögerung der Resistenz verlängert werden kann. Bessere Wirkungen wurden bis heute mit der Kombination von Tamoxifen und Androgenen, ferner mit Aminoglutethimid und hochdosierten Gestagenen beschrieben. Diese Berichte bedürfen aber noch der Überprüfung.

**Tabelle 5.** Wirksame Zytostatika beim Mammakarzinom, Remissionsraten bei Monochemotherapie

| Zytostatikum | $n$ | Remissionen [%] | Remissions-dauer Monate |
|---|---|---|---|
| 1) *Alkylierende Substanzen* | | | |
| Cyclophosphamid (Endoxan) | 529 | (34) | |
| Chlorambucil (Leukeran) | 54 | (20) | |
| Thiotepa | 162 | (30) | |
| Melphalan (Alkeran) | 131 | (23) | |
| 2) *Antimetaboliten* | | | |
| 5-Fluoruracil | 1 263 | (26) | 3 – 4 |
| Methotrexat | 356 | (34) | |
| 3) *Spindelgifte* | | | |
| Vincristin (Oncovin) | 226 | (21) | |
| Vinblastin (Velbe) | 95 | (20) | |
| Vindesin (Eldisine) | 21 | (29) | |
| 4) *Antitumor-Antibiotika* | | | |
| Adriamycin (Adriblastin) | | | |
| Früher unbehandelt | 131 | (38 – 50) | 7 |
| Vorbehandelt | 100 | (27 – 38) | 7 – 8 |
| Mitomycin C (Mutamycin) | 60 | (38) | |

Zahlreiche andere theoretisch begründete Kombinationen und Sequenzen werden z. Z. klinisch geprüft. Bis heute kann noch keine Kombination oder Sequenz empfohlen werden, die zu wesentlich besseren Ergebnissen führt als eine einzelne hormonelle Maßnahme.

**Chemotherapie**

Die beim Mammakarzinom wirksamsten Zytostatika und die bei deren Einzelanwendung erzielbaren Remissionsraten sind in Tabelle 5 angegeben. Mit Monochemotherapie läßt sich eine gleiche Remissionsrate erreichen wie mit Hormontherapie; die Remissionsdauer ist aber in der Regel kürzer und beträgt nur wenige Monate.

Kombinationschemotherapie

Die eigentliche Ära der Chemotherapie des Mammakarzinoms begann 1969, als Cooper mit einer Fünferkombination (Tabelle 6) eine Remissionsrate von 90% beschrieb. In den folgenden Jahren wurden zahlreiche Modifikationen des Cooper-Schemas mit 3 – 5 Zytostatika bei kontinuierlicher oder intermittierender Anwendung geprüft. Dabei zeigte sich, daß die kontinuierliche Anwendung in der Anfangsphase der Behandlung mit dem intermittierenden Schema mit

**Tabelle 6.** Die Fünferkombination: Das „Cooper-Schema"

| Substanz | Dosierung |
| --- | --- |
| $C$ = Cyclophosphamid (Endoxan) | 2,5 mg/kg/Tag p. o. |
| $M$ = Methotrexat | 25 – 50 mg/Woche i. v. |
| $F$ = 5-Fluorouracil | 12 mg/kg/Tag × 4, dann wöchentlich |
| $V$ = Vincristin (Oncovin) | 0,035 mg/kg/Woche i. v. |
| $P$ = Prednison | 0,75 mg/kg/Tag p. o. |

2wöchigen Pausen wahrscheinlich überlegen ist. Die Kombination CMF oder CMFP ist dem ursprünglichen Cooper-Schema praktisch ebenbürtig. Der Zusatz von Prednison scheint die hämatologische und übrige Toleranz zu verbessern. Ungewiß ist, ob das im CMF- oder CMF (P)-Schema enthaltene, hauptsächlich für den Haarausfall verantwortliche Endoxan ohne Wirkungseinbuße durch Leukeran oder Thiotepa ersetzt werden kann.

Während die Untersuchungen mit den Modifikationen des Cooper-Schemas noch im Gange waren, wurde Adriamycin als neues beim Mammakarzinom hochwirksames Zytostatikum in die Klinik eingeführt. Dies war der Anlaß zur klinischen Prüfung von Adriblastinkombinationen mit 2–5 Zytostatika. Dabei bewährten sich die Kombinationen Adriblastin/Endoxan ± Oncovin (AC- oder VAC-Schema) und Endoxan/Adriblastin/5-Fluorouracil (CAF-Schema). Die heute gebräuchlichsten zytostatischen Kombinationschemotherapien sind auf S. 181–183 dargestellt.

Die Frage, ob eine CMF (VP)-Kombination oder eine Adriblastinkombination als erste Therapie eingesetzt werden soll, ist bis heute nicht entschieden. Ein signifikanter Unterschied in der Remissionsrate, in der Remissionsdauer oder in der Wirkung auf die Überlebenszeit besteht nicht. Adriblastinkombinationen sind häufiger mit Haarausfall verbunden, wenn keine Kopfhauthypothermie (vor und nach Applikation) angewendet wird. Sie haben auf der anderen Seite den Vorteil, daß sie in 3- bis 4wöchigen Abständen injiziert werden, während CMF oder CMF (P) entweder kontinuierlich wöchentlich oder während 2 Wochen, gefolgt von 2 Wochen Pause, appliziert wird. Es gibt auch Anhaltspunkte dafür, daß Adriblastinkombinationen, v.a. CAF, bei aggressiver, ausgedehnter und rasch progredienter Metastasierung, insbesondere bei Lebermetastasen, wirksamer sind.

Resultate der Chemotherapie des metastasierenden Mammakarzinoms

Die Kombinationschemotherapien mit den bis heute zur Verfügung stehenden Zytostatika haben bezüglich Remissionsrate, Remissionsdauer und Wirkung auf die Überlebenszeit ein Plateau erreicht. Mit den gebräuchlichsten Kombinationen unterscheiden sich die Resultate bei optimaler Dosierung kaum voneinander. Diese Resultate sind in der folgenden Übersicht dargestellt.

*Resultate der gebräuchlichsten Chemotherapien beim metastasierenden Mammakarzinom*

1) Remissionen mit          Vollständig                    10−20%
   CMF, CMFP, AC, CAF:      Vollständig und partiell: 50−70%
2) Mittlere Remissionsdauer:                             8−12 Monate
3) Mittlere Überlebenszeit bei Remission:                20−25 Monate
4) Resultate in Untergruppen sehr unterschiedlich und abhängig von:
   − Zahl und Lokalisation der Metastasen
   − Allgemeinzustand bei Therapiebeginn
   − Frühere Chemo- oder Strahlentherapie
5) Wenig Einfluß auf die Resultate haben:
   − Alter, Menstruationsstatus
   − Krankheitsfreies Intervall bis Metastasierung
   − Hormonrezeptorengehalt

## Dosierung der Zytostatika

Es besteht heute in der Praxis die fragwürdige Tendenz, die Nebenwirkungen der Zytostatika durch niedrige Dosierungen zu vermeiden. Damit riskiert man aber schlechtere Resultate, raschere Resistenzbildung und eine kürzere Dauer der Remission. Selbstverständlich müssen die Dosierungen den Nebenwirkungen angepaßt werden. Es dürfen keine die Lebensqualität auf die Dauer belastenden Nebenwirkungen in Kauf genommen werden. Viele Patienten vertragen aber die Standarddosen ohne wesentliche Nebenwirkungen, und man würde das therapeutische Resultat gefährden, wenn von vorneherein niedrigere Dosen angewandt würden. Es ist daher besser, mit den Standarddosen zu beginnen und die Dosierung den Nebenwirkungen erst anzupassen, wenn solche auftreten. Zudem ist bei schlechter Verträglichkeit einer Kombination häufig nur *ein* Zytostatikum dafür verantwortlich. Es ist Aufgabe des Therapeuten, aufgrund seiner Kenntnisse und Erfahrungen zytostatikaspezifische Nebenwirkungen zu erkennen und das betreffende Zytostatikum anzupassen oder auszutauschen.

## Probleme der Chemotherapie

In diesem Abschnitt sollen einige Probleme, die gegenwärtig die klinische Forschung in bezug auf die optimale Behandlung des metastasierenden Mammakarzinoms beschäftigen, kurz erörtert werden.

1) Kann die Systemtherapie des Mammakarzinoms durch kombinierte Hormon- und Chemotherapie verbessert werden? Welches ist die optimale Sequenz von Hormon- und Chemotherapie?
2) Führt die alternierende Verabreichung von nicht kreuzresistenten Zytostatikakombinationen zu besseren Resultaten?
3) Welche Chemotherapie ist im Einzelfall optimal?

4) Welche sekundären und tertiären Chemotherapien stehen zur Verfügung?
5) Soll die Chemotherapie bei stabiler Remission weitergeführt werden, und
   ggf. wie lange?

*Optimale Sequenz von Hormon- und Chemotherapie*
Mit der Hormon- und Chemotherapie stehen beim Mammakarzinom 2 im Wirkungsmechanismus verschiedene Modalitäten der Systemtherapie zur Verfügung. Es war daher naheliegend zu prüfen, ob die kombinierte Hormon- und
Chemotherapie zu besseren Resultaten führt als die primäre alleinige Hormontherapie, gefolgt von Chemotherapie erst bei Hormonresistenz, oder als die primäre alleinige Chemotherapie. Aufgrund zahlreicher Untersuchungen können
heute folgende Schlußfolgerungen gezogen werden:

- Die kombinierte Hormon- und Chemotherapie führt zwar bei einem ausgewählten Krankengut zu einer höheren Remissionsrate als die alleinige Hor-
  mon- oder Chemotherapie, aber nicht zu einer längeren mittleren Überlebenszeit.
- In gewissen Untergruppen ist die primär kombinierte Hormon- und Chemotherapie sogar mit einer kürzeren mittleren Überlebenszeit verbunden als die
  Hormontherapie, der erst bei Resistenz die Chemotherapie folgt. Dies gilt
  v. a. für Frauen in der Postmenopause mit wenig aggressivem Metastasierungstyp.
- Es gibt wenige gesicherte Indikationen für die gleichzeitige Hormon- und
  Chemotherapie. Reagiert das Karzinom auf Hormone, so ist vorerst keine
  Chemotherapie angezeigt; ist es hormonresistent, so wirkt nur noch die Chemotherapie. Eine Ausnahme bilden möglicherweise Patientinnen in der Prämenopause, die trotz positiver Hormonrezeptoren einen aggressiven Metastasierungstyp (s. unten) aufweisen: In diesen Fällen kann die Ovarektomie
  gefolgt von intensiver Chemotherapie Vorteile haben.

*Alternierende nicht kreuzresistente Zytostatikakombinationen*
Mit den CMF (VP)- und Adriblastinkombinationen stehen beim Mammakarzinom 2 nicht kreuzresistente Kombinationen zur Verfügung. Der Sinn der alternierenden Anwendung nicht kreuzresistenter Kombinationen besteht darin,
Zellen, die auf die eine Kombination ungenügend reagieren, mit der anderen
Kombination zu treffen und damit Zahl und Vollständigkeit der Tumorrückbildungen zu verbessern, die Resistenzentwicklung zu verlangsamen sowie Remissionsdauer und Überlebenszeit zu verlängern. Dieses Konzept hat sich bei einigen anderen Tumorarten bewährt. Beim Mammakarzinom zeigten die bis heute
durchgeführten Untersuchungen mit alternierenden Kombinationen, etwa von
CMF und Adriblastin/Oncovin, keine Verbesserung der Resultate.

*Optimale Sequenz verschiedener und unterschiedlich intensiver Chemotherapien*
Die beste erste Chemotherapie im Einzelfall ist nicht unbedingt jene, welche in
einem heterogenen Gesamtkollektiv zur höchsten Remissionsrate führt. Häufig
sind diese höheren Remissionsraten nicht mit einer signifikant längeren mittleren Überlebenszeit, wohl aber mit wesentlich mehr Nebenwirkungen verbun-

**Tabelle 7.** Sekundäre Chemotherapien beim Mammakarzinom

| | Remissions-rate % |
|---|---|
| I. *Nach intermittierender Anwendung von Endoxan oder Leukeran/Methotrexat/Fluoruracil + Prednison (CMF, LMF ± Pred)* | |
| – CMFVP kontinuierlich wöchentlich | ca. 20 |
| – Adriblastin/Endoxan (AC-Schema) | 20 – 35 |
| – Adriblastin/Dibromodulcitol/Mutamycin | 54 |
| – Thiotepa/Adriblastin/Velbe/Tamoxifen/Halotestin | 45 |
| – Adriblastin/Dibromodulcitol/Oncovin/Halotestin/Tamoxifen | 40 |
| II. *Nach CMF(VP)- und Adriblastinkombinationen* | |
| – Velbe 5-Tage-Dauertropfinfusion (1,6 mg/m²/Tag) | 36 – 47 |
| – Vindesin (Eldisine) 5-Tage-Dauertropfinfusion (1,0 – 1,2 mg/m²/ Tag) | 24 – 31 |
| – Velbe oder Vindesininfusionen + Mutamycin | 40 |
| III. *Neue Zytostatika* | |

den. Zudem beeinflußt nicht allein die zuerst angewandte Chemotherapie den weiteren Krankheitsverlauf. Es ist die Gesamtheit aller angewandten Behandlungen und deren Resultat, die sich auf die Überlebenszeit auswirkt. Damit stellt sich die Frage der optimalen Sequenz verschiedener Chemotherapien. Untersuchungen über solche optimalen Sequenzen gibt es bis heute praktisch nicht, wohl deshalb, weil sie methodisch außerordentlich schwierig sind. Solange das Mammakarzinom im metastasierenden Stadium nicht geheilt werden kann, müssen wir diejenige initiale Chemotherapie als optimal bezeichnen, die im Einzelfall mit den geringsten Nebenwirkungen zur Tumorrückbildung führt. Das bedeutet, daß im Einzelfall die Intensität der zuerst angewandten Chemotherapie der Schwere der Krankheit und dem erwarteten Krankheitsverlauf angepaßt werden muß. Die weiter unten empfohlenen Therapieschemata tragen solchen prognostischen Faktoren Rechnung.

*Sekundäre und tertiäre Chemotherapien beim Mammakarzinom*
Wie bei den Hormontherapien sind auch sekundäre und tertiäre Chemotherapien in der Regel bedeutend weniger wirksam als die Ersttherapie, namentlich wenn die Ersttherapie schon sehr intensiv war. Dies scheint auch nach adjuvanter Chemotherapie der Fall zu sein. In Tabelle 7 sind die Möglichkeiten für Zweit- und Dritttherapien schematisch dargestellt. Sind diese Möglichkeiten erschöpft, so bleibt nur die Anwendung neuer, sich im klinischen Versuch befindender Zytostatika, von denen es heute eine ganze Reihe gibt. Solche Versuche sollten aber dem spezialisierten Onkologen vorbehalten bleiben.

*Dauer der Chemotherapie bei stabiler Remission*
Die eingeleitete Chemotherapie muß mindestens so lange fortgeführt werden, bis eine mehrere Monate dauernde vollständige oder stabile Teilremission erreicht ist. Ob sie dann ohne Nachteil bis zur erneuten Tumorprogression abge-

setzt werden kann, oder ob sie mit größeren therapiefreien Intervallen fortgesetzt werden soll, ist eine noch offene Frage, die gegenwärtig geprüft wird. Ein Absetzversuch 6 Monate nach Erreichen einer stabilen Remission scheint zumindest in Fällen mit wenig aggressiver Metastasierung und langsamer Evolution gerechtfertigt. Er bedingt aber engmaschige Nachkontrollen aller Tumorparameter. Bei Zeichen von Tumorprogression muß sofort wieder mit der Therapie begonnen werden.

## Spezielle Therapieprobleme beim metastasierenden Mammakarzinom

Die häufigsten speziellen Therapieprobleme beim Mammakarzinom betreffen:

1) Frakturen bei Skelettmetastasen
2) Hyperkalzämie: spontan oder hormoninduziert
3) Maligner Pleuraerguß
4) Hirnmetastasen

Da es sich nicht nur um beim Mammakarzinom auftretende Komplikationen handelt, verweisen wir auf Kap. 8, in dem das therapeutische Vorgehen bei diesen Komplikationen dargestellt wird. Es sei hier lediglich darauf verwiesen, daß Hirnmetastasen bei Mammakarzinom häufig gut und lange Zeit auf Strahlentherapie ansprechen, aber eher selten auf Hormontherapie.

## Lokal fortgeschrittener Tumor

Definition und Prognose sind in Tabelle 1, die Therapiegrundsätze in Tabelle 2 dargestellt. Wir beschränken uns hier auf einige Erläuterungen.

Diese Erscheinungsform des Mammakarzinoms setzt sich aus prognostisch sehr unterschiedlichen Untergruppen zusammen. Für die Prognose bedeutsam ist auch, ob das lokal fortgeschrittene Stadium durch Verschleppung der Diagnose (lange Anamnese) oder wegen besonderer Aggressivität des Tumors (kurze Anamnese) zustande gekommen ist. Trifft ersteres zu und handelt es sich um ein Stadium $T_{3b}$, $T_{4a}$ oder $T_{4b}$ mit geringer Hautinfiltration oder Ulzeration, so ist die Prognose mit einer modifizierten radikalen Operation und Nachbestrahlung oft nicht schlechter als beim lokalisierten Mammakarzinom, v. a. wenn die regionären Lymphknoten nicht oder nur gering metastatisch befallen sind. Bei alten Patientinnen kann dabei u. U. auch auf die postoperative Strahlentherapie verzichtet werden.

Dem stehen die prognostisch sehr ungünstigen Formen des inflammatorischen Mammakarzinoms (peau d'orange), des Mammakarzinoms mit ausgedehnter Hautulzeration, mit Hautmetastasen, mit supra- oder infraklavikulären Lymphknotenmetastasen und mit Armödem gegenüber. Bei diesen Formen sollte auf ein primär chirurgisches Vorgehen verzichtet werden, selbst wenn der Tumor technisch operabel erscheint. Meistens liegt bereits eine Fernmetastasierung vor, auch wenn sie klinisch noch nicht nachweisbar ist. Als Standardtherapie gilt in diesen Fällen initial die Chemotherapie während 3−4 Monaten, gefolgt von Strahlentherapie. Findet sich nach Abschluß der Bestrahlung klinisch eine vollständige Tumorrückbildung, so sollte die Mastektomie vorgenommen werden, gefolgt von weiteren 6 Monaten Chemotherapie. Bei großen Tumoren über 5 cm Durchmesser führt die Chemo- und Strahlentherapie selten zur lokalen Heilung.

In allen anderen Fällen von lokal fortgeschrittenem Mammakarzinom ist bei guter technischer Operabilität eine modifizierte Radikaloperation durchzuführen, gefolgt von Strahlen- und einer mindestens 6monatigen adjuvanten Chemotherapie. Nach neueren Berichten können die Strahlen- und Chemotherapie ohne größere Risiken gleichzeitig durchgeführt werden. Damit wird eine zu lange Verzögerung der Chemotherapie vermieden.

## Therapie des Lokalrezidivs

Das Lokalrezidiv ist in bis zu 30% der Fälle die erste Lokalisation des Rezidivs nach der Primärbehandlung des Mammakarzinoms. Es kann intrakutan oder subkutan im Narbenbereich oder irgendwo im Bereich der operierten Thoraxseite gelegen sein oder axilläre, supra- und infraklavikuläre sowie parasternale Lymphknoten betreffen. Die prognostisch ungünstigen Formen des Lokalrezidivs sind die lymphangitische Haut- und die supra- oder infraklavikuläre Lymphknotenmetastasierung. Das Lokalrezidiv ist häufig durch Operation und/oder Strahlentherapie beherrschbar. Fast immer kommt es aber früher oder später zur Fernmetastasierung, im Durchschnitt innerhalb von 8−10 Monaten. Häufig folgt dem Lokalrezidiv im Bereich der Thoraxwand der maligne Pleuraerguß als nächste weitere Manifestation.

Die *Therapie* des Lokalrezidivs muß in erster Linie darauf ausgerichtet sein, weitere Lokalrezidive und die mit Recht gefürchtete ausgedehnte, ulzerierende Brustwandmetastasierung (cancer en cuirasse) zu verhindern. Als Standardtherapie gilt daher bei allen operablen Lokalrezidiven die chirurgische Resektion, meistens gefolgt von Strahlentherapie, bei Inoperabilität die hochdosierte Strahlentherapie. Bei alten Patientinnen und wenig aggressivem Tumorwachstum kann die operative Entfernung allein − evtl. bei sukzessiven Rezidiven wiederholt − zu lang anhaltenden Remissionen führen.

Ob nach dieser Lokalbehandlung des Rezidivs die weitere, praktisch stets zu erwartende Fernmetastasierung durch eine zusätzliche Systemtherapie (Hormontherapie bei rezeptorpositivem, Chemotherapie bei rezeptornegativem Rezidiv) wesentlich verzögert oder sogar verhindert werden kann, steht noch nicht fest und wird gegenwärtig untersucht. Bei sehr ausgedehntem und v. a. bei lymphangitischem Hautrezidiv sollte wegen der schlechten weiteren Prognose an die Strahlentherapie eine mindestens 6-monatige Systemtherapie angeschlossen werden.

## Adjuvante Chemotherapie

Die operablen Stadien des Mammakarzinoms sind langfristig in weniger als 50% durch Operation (mit oder ohne zusätzliche Strahlentherapie) heilbar. Es muß somit angenommen werden, daß die Mehrzahl der Patientinnen zum Zeitpunkt der Primärbehandlung bereits Mikrometastasen entwickelt hat, die mit den heutigen diagnostischen Methoden nicht nachweisbar sind. Werden die Metastasen klinisch manifest, so besteht trotz der Fortschritte der Hormon- und Chemotherapie keine Heilungsaussicht mehr. Zellkinetische und tierexperimentelle Untersuchungen zeigen, daß die medikamentöse Tumorbehandlung um so wirksamer ist, je kleiner die Tumorherde sind. Dies hat zum Konzept der adjuvanten Chemotherapie geführt, welche theoretisch − und praktisch − z. Z. die einzige Möglichkeit bietet, die Heilungsrate beim Mammakarzinom zu verbessern.

Dieses Konzept ist in den letzten 10 Jahren mit großem Aufwand in zahlreichen prospektiv geplanten klinischen Studien empirisch geprüft worden. Die Durchführung dieser Studien und die Erarbeitung zuverlässiger Resultate gestaltete sich aus folgenden Gründen wesentlich schwieriger, als ursprünglich angenommen wurde:

1) Das Mammakarzinom ist eine sehr heterogene Tumorkrankheit mit schwer voraussehbarem und außerordentlich variablem Verlauf. Deswegen sind nur langfristige Beobachtungen über 5−10 Jahre an einem sehr großen Krankengut, das prospektiv in zahlreiche prognostisch unterschiedliche Untergruppen aufgegliedert werden muß, aussagekräftig.

2) Die adjuvante Chemotherapie sollte idealerweise auf jene Patientinnen begrenzt werden können, bei denen tatsächlich eliminierbare Mikrometastasen zum Zeitpunkt der Diagnose vorhanden sind. Entsprechende diagnostische Methoden stehen aber nicht zur Verfügung. Man ist daher bei der Auswahl der Patientinnen für die adjuvante Chemotherapie auf klinische, histopathologische und biochemische (Hormonrezeptorgehalt) Kriterien angewiesen, wie sie in obenstehender Übersicht („Prognostische Faktoren im lokalisierten operablen Stadium" S. 365) aufgeführt werden. Mit diesen prognostischen Faktoren läßt sich zwar für bestimmte Patientengruppen das bestehende Metastasierungsrisiko statistisch abschätzen, aber nicht das Risiko im Einzelfall. Die wichtigsten Risikofaktoren sind der metastatische Befall der axillären Lymphknoten, der Menstruationsstatus und der Hormonrezeptorgehalt. Bei Befall axillärer Lymphknoten schwankt aber die Metastasierungsrate je nach Zahl der befallenen axillären Lymphknoten von 65% bis über 90%.

3) Die effektiven Wirkungen der adjuvanten Chemotherapie auf die Dauer der Rezidivfreiheit und auf die Überlebenszeit können durch Fälle, die keine Mikrometastasen aufweisen, oder durch solche, bei denen die Mikrometastasierung zu weit fortgeschritten ist, verschleiert werden. In den bisher laufenden Studien wurden die Resultate meistens getrennt nach Prä- und Postmenopause und nach Zahl der befallenen Lymphknoten (1−3 und mehr als 3), also insgesamt in 4 Untergruppen, analysiert. Tatsächlich soll-

**Tabelle 8.** Resultate von Studien über die adjuvante Chemotherapie bei axillärem Lymphknotenbefall

| Autor der Gruppe | Therapie | Patienten *n* | Therapie-dauer | Mittlere Beobach-tungszeit | Resultat |
|---|---|---|---|---|---|
| Skandinavien (Nissen-Meyer 1983) | Endoxan<br>Kontrolle | 1 022 | 6 Tage | 14 Jahre | 12% höhere Überlebensrate mit Endoxan |
| NSABP[a] (Fisher 1981) | Alkeran<br>Kontrolle | 851 | 2 Jahre | 6 Jahre | Alkeran besser bei Patientinnen in Prämenopause mit 1 – 3 positiven LK |
| Mailand (Bonadonna u. Valagussa 1983) | CMF<br>Kontrolle | 386 | 1 Jahr | 8 Jahre | CMF in Prämenopause in allen Gruppen bessere Überlebenszeit; in Postmenopause bei adäquater Dosierung |
| Manchester (Howat 1981) | Alkeran<br>CMF<br>Kontrolle | 215 | 1 – 2 Jahre | 5 Jahre | Prämenopause: Alkeran und CMF besser Postmenopause: Nur CMF besser als Kontrollgruppe |
| Ludwig-Studie (Goldhirsch 1983) | CMFP +<br>Tam.<br>Tam. +<br>Prednison<br>Kontrolle | 461 | 1 Jahr | 31 Monate | Studie nur in Postmenopause: CMFP + Tam. besser als Tam. + Prednison; Tam. + Prednison besser als Kontrolle |

[a] National Surgical Adjuvant Breast Cancer Project

ten sicher mehr Untergruppen unterschieden werden, so z. B. auch nach Rezeptoren.

4) Zu den bisher aufgezählten Schwierigkeiten bei den Untersuchungen über die adjuvante Chemotherapie kommt noch die Frage der optimalen Dauer und Intensität der Chemotherapie.

Angesichts der Komplexität des Problems und der zahlreichen unbekannten Variablen, die bei den Untersuchungen über die adjuvante Chemotherapie beteiligt sind, erstaunt es nicht, daß nicht alle Untersuchungen in den verschiedenen Untergruppen zu gleichen statistisch signifikanten Ergebnissen gelangen. In Tabelle 8 sind die Ergebnisse der wichtigsten Studien, die über 3 – 14 Jahre laufen, übersichtsmäßig dargestellt.

Aus den bis heute vorliegenden Resultaten können bei kritischer Betrachtung folgende Schlußfolgerungen gezogen werden:

– In der Prämenopause verlängert die adjuvante Chemotherapie die rezidivfreie Zeit und verbessert wahrscheinlich die Heilungsrate. 6 Monate Therapie scheinen zu genügen. Als Therapie empfiehlt sich CMF.

– In der Postmenopause wird trotz negativer Ergebnisse in 2 Studien ein günstiger Effekt aufgrund einer zunehmenden Zahl weiterer Untersuchungen bei adäquater Dosierung und Intensität immer wahrscheinlicher. Dabei ist noch ungewiß, wie lange und wie intensiv behandelt werden muß und ob die definitive Heilungsrate oder nur die Dauer der Rezidivfreiheit verbessert wird.

– Viele Fragen der adjuvanten Chemotherapie sind noch ungelöst und bedürfen der weiteren Abklärung durch laufende und künftige Studien. Diese müssen vermehrt darauf ausgerichtet sein, die Selektionskriterien für die Anwendung der adjuvanten Chemotherapie zu verbessern. Es ist daher zu empfehlen, eine adjuvante Chemotherapie nur im Rahmen von kontrollierten Studien durchzuführen und nicht als Routine, z. B. bei allen nodal-positiven Fällen.

– Bei nodal-negativen Patientinnen mit kleinem Primärtumor ist die adjuvante Chemotherapie nicht indiziert, weil der Aufwand in der Mehrzahl der Fälle in keinem vernünftigen Verhältnis zur möglichen Verbesserung der Heilungsrate steht. Ob es eine Untergruppe gibt, die trotz negativer axillärer Lymphknoten ein so hohes Metastasierungsrisiko aufweist, daß die adjuvante Chemotherapie sinnvoll würde, wird gegenwärtig geprüft. Das Ziel dieser Studien ist es, klinische, histopathologische, zellkinetische und biochemische Kriterien zu definieren, die eine adjuvante Chemotherapie rechtfertigen würden.

## Empfohlene Chemotherapieschemata und Therapiesequenzen

### Chemotherapieschemata

In der folgenden Übersicht und in Abb. 1a, b sind 2 heute gebräuchliche zytostatische Therapieschemata mit CMF(VP)-Kombinationen und in Abb. 2 mit Adriblastinkombinationen für das metastasierende Mammakarzinom dargestellt.

**Abb. 1a, b.** Empfohlene Routinetherapien ohne Adriamycin
**a)** Endoxan, Methotrexat, Fluoruracil, Prednison (CMFP)

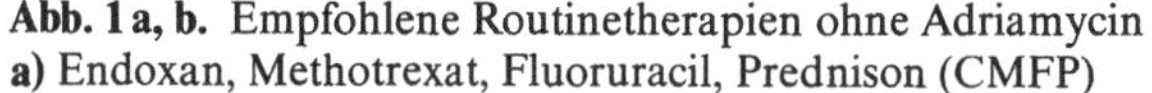
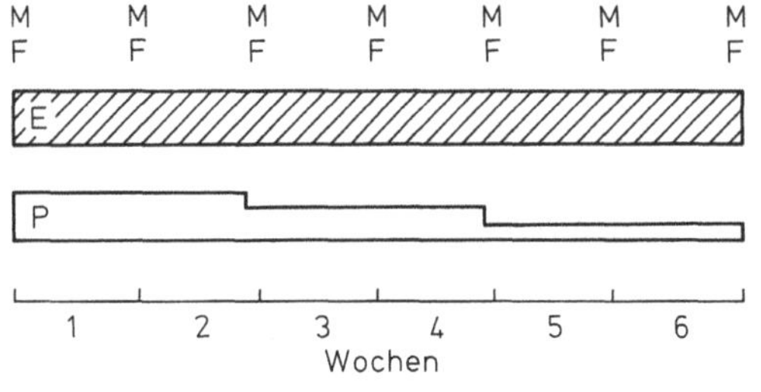


3 Monate kontinuierlich, dann je 2 Wochen Therapie, 2 Wochen Pause

*M* Methotrexat 40 mg/m², 1mal pro Woche i. v.;
*F* Fluoruracil 400 mg/m² 1mal pro Woche i. v.;
*E* Endoxan 80 mg/m² tgl. p. o.;
*P* Prednison 40 mg/m² tgl. p. o., in einer Dosis morgens, Reduktion alle 2 Wochen um ⅓ bis ca. 10 mg/m² tgl.

Dosisanpassung an wöchentlich bestimmte Blutwerte

**b)** Endoxan, Methotrexat, Prednison alternierend mit Fluoruracil, Oncovin, Prednison (CMP/FVP)

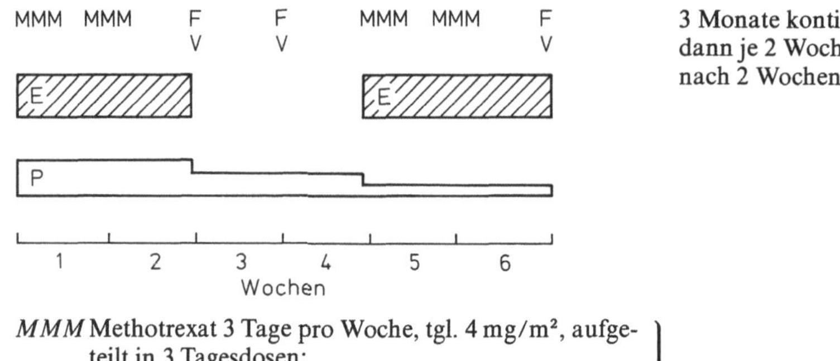


*MMM* Methotrexat 3 Tage pro Woche, tgl. 4 mg/m², aufge-
teilt in 3 Tagesdosen;
*E*  Endoxan 80 mg/m² tgl. p.o.;
*F*  Fluoruracil 400 mg/m², 1mal pro Woche i.v.;
*V*  Oncovin 1 mg/m² 1mal pro Woche i.v.;
*P*  Prednison 40 mg/m² tgl. p.o., Reduktion um ⅓
alle 2 Wochen bis ca. 10 mg/m² tgl.

Dosisanpassung an wöchentlich bestimmte Blutwerte

Für die *adjuvante Chemotherapie* bei nodal-positiven Patientinnen in der Prämenopause ist das intermittierende, höher dosierte CMF-Schema am gebräuchlichsten:

C = Endoxan 100 mg/m² p.o., Tag 1−14
(oder 600 mg/m² i.v. Tag 1+8)
M = Methotrexat 40 mg/m² i.v., Tag 1+8
F = 5-Fluorouracil 600 mg/m² i.v., Tag 1+8

Wiederholung alle 4 Wochen,
insgesamt 6 Monate.

**Abb. 2.** Empfohlene Routinetherapien mit Adriamycinkombinationen

1) Adriblastin und Endoxan (AC, Salmon-Schema)
Tag 1:        Adriblastin 40 mg/m² streng i.v.
Tag 3−6:    Endoxan täglich 200 mg/m² i.v. oder p.o.
Wiederholung alle 3−4 Wochen, je nach hämatologischen Werten

2) Adriblastin, Fluorouracil, Endoxan (FAC)
Tag 1:        Adriblastin 30−50 mg/m² streng i.v. (oder 30 mg/m² Tag 1+8)
Tag 1+8:    Fluorouracil 500 mg/m² i.v.
Tag 1:        Endoxan 500 mg/m² i.v. (oder 100 mg/m² tgl. 14 Tage)
Wiederholung alle 3 bzw. 4 Wochen, je nach hämatologischen Werten

Endoxan p.o. kann auch durch Leukeran p.o. in der Dosierung von 6 mg/m² Körperoberfläche ersetzt werden, wenn dies zur Herabsetzung des Risikos des Haarausfalls als geboten erscheint. Ob dadurch mit einer Wirkungseinbuße gerechnet werden muß, ist nicht bekannt.

**Richtlinien für die Sequenz von Hormon- und Chemotherapie
nach prognostischen Faktoren**

Indolente, wenig progressive Metastasierung

ER und PR deutlich positiv oder mindestens 3 der folgenden Kriterien:
- Nur 1 Organsystem metastatisch befallen, keine Leber-, Hirn- oder lymphan-
  gitischen Haut- oder Lungenmetastasen.
- Geringe Evolutionstendenz der Metastasen.
- Guter Allgemeinzustand, kein Gewichtsverlust.
- Keine Anämie, keine Leberfunktionsanomalien.
- Intervall seit Primärbehandlung > 5 Jahre.

*Therapie*
- Prämenopause:  Ovarektomie
- Postmenopause:  Nolvadex 20 mg täglich p. o.
Nach Remission weitere Hormontherapien. Bei Tumorprogression nach 2 Mo-
naten Beobachtung: „milde" Chemotherapie, s. Abb. 1b.


Mäßig aggressive Metastasierung

Wenn 3 der folgenden Kriterien erfüllt sind:
- 1 Organsystem ausgedehnt oder 2 Organsysteme metastatisch befallen.
- Keine Leber-, Hirn- oder lymphangitischen Haut- oder Lungenmetastasen.
- Guter Allgemeinzustand, kein Gewichtsverlust.
- Keine Anämie oder Leberfunktionsstörung.
- Intervall seit Primärbehandlung 1–5 Jahre.


*Therapie*
a) ER deutlich positiv, oder ER und PR positiv:
   Gleiches Vorgehen wie bei der indolenten, wenig progressiven Metastasierung.
b) ER und PR marginal positiv (20 fmol/mg) oder unbekannt:
   - Prämenopause:  Ovarektomie
   - Postmenopause: Nolvadex 20 mg täglich p. o.   Wenn keine *Tumorrück-
                                                   bildung* nach 2 Monaten:
                                                   Chemotherapie hinzufü-
                                                   gen.
c) ER negativ: Chemotherapie

Aggressive Metastasierung

Wenn 3 der folgenden Kriterien erfüllt sind:
- 2 oder mehr Organsysteme, einschließlich Leber-, oder lymphangitische
  Haut- oder Lungenmetastasen.
- Beeinträchtigter Allgemeinzustand oder Gewichtsverlust.
- Anämie oder Leberfunktionsstörungen.
- Intervall seit Primärbehandlung weniger als 1 Jahr.

*Therapie*
a) ER negativ, PR negativ:
   – Intensive Chemotherapie
   – Bei Lebermetastasen: FAC (S. 381).
b) ER oder PR positiv oder unbekannt:
   – Prämenopause:   Ovarektomie und Chemotherapie
   – Postmenopause:  Nolvadex 20 mg tgl. und Chemotherapie


## Mammakarzinom und Schwangerschaft

Etwa 3% aller Mammakarzinome werden bei schwangeren Frauen festgestellt und in einer von 3000 Schwangerschaften tritt ein Brustkrebs auf. Das in der Gravidität oder postpartalen Periode in Erscheinung tretende Mammakarzinom soll nach vielen Berichten eine besondere schlechte Prognose haben. Neuere Untersuchungen zeigen jedoch, daß der Verlauf – bezogen auf das Tumorstadium – dann kaum ungünstiger ist als bei nicht schwangeren Patientinnen, wenn die Mastektomie in gleicher Weise und etwa gleich rasch nach der Diagnosestellung erfolgt. Man rechnet mit ca. 1% Abortrisiko durch die Operation. Es finden sich bei Schwangeren allerdings häufiger tumorbefallene axilläre Lymphknoten, was eine entsprechend schlechtere Prognose bedeutet. Möglicherweise ist daran die schwangerschaftsbedingte „Abwehrschwäche" (gegenüber dem „antigenen Tumortransplantat") schuld, die eine Abstoßung des Fetus verhindert. Aggressivere Histologien oder – wie früher angenommen – ein größerer Anteil von inflammatorischem Karzinom werden jedoch nicht gefunden.

Da einerseits die Schwangerschaft an sich den Krankheitsverlauf nicht ungünstig beeinflußt und andererseits das mütterliche Karzinom auf den Fetus keinen Schaden (insbesondere keine Tumorübertragung) ausübt, *ist eine Schwangerschaftsunterbrechung aus medizinischen Gründen nicht indiziert.* Ein anderer Gesichtspunkt wäre eine evtl. soziale Indikation, die jedoch streng von der medizinischen zu unterscheiden ist. Ausnahmen: 1) Auftreten eines lokal weit fortgeschrittenen T3B–T4) oder disseminierten Karzinoms während der ersten beiden Trimena, das eine palliative Therapie (Strahlen, Hormone, Zytostatika) notwendig macht. 2) Bei Feststellung eines Karzinoms im letzten Trimenon evtl. vorzeitige Beendigung der Schwangerschaft, damit die Therapie nicht verzögert wird. Die Frage, ob beim Vorliegen eines T1- bzw. T2-Tumors mit weniger als 3 befallenen axillären Lymphknoten während der ersten beiden Trimena die Indikation zur Schwangerschaftsunterbrechung im Hinblick auf eine adjuvante Therapie gegeben ist, kann z. Z. nicht beantwortet werden. In keinem Fall hat die Schwangerschaftsunterbrechung an sich einen günstigen Einfluß auf den Krankheitsverlauf. Auch die früher empfohlene (prophylaktische) Ovarektomie im Anschluß an die Geburt oder den Abort verbessert die Prognose nicht und soll deshalb unterlassen werden.

Ein anderes Problem sind die ca. 7% aller Mammakarzinompatientinnen im gebärfähigen Alter, die nach kurativer Behandlung des Primärtumors und ohne

Krankheitszeichen, also potentiell geheilt, schwanger werden. Eine Gravidität führt nicht – wie vielfach angenommen – zu einer Reaktivierung des Tumorwachstums. Sie bedeutet auch nicht eine Verschlechterung der Prognose. Es gibt im Gegenteil Berichte, die der Schwangerschaft bei einer Mammakarzinompatientin eine Art „Schutzeffekt" zuschreiben. Es empfiehlt sich jedoch, zwischen der Primärbehandlung des Brustkrebses und der nächsten Schwangerschaft ein Intervall von 2–3 Jahren einzulegen, da während dieser Zeitspanne die meisten Rezidive und Metastasen auftreten.

## Mammakarzinom des Mannes

Bei Männern tritt dieser Tumor etwa 100mal seltener auf als bei Frauen. Für die Primärtherapie, die Indikationen zur Behandlung im metastasierenden Stadium und die Verlaufskontrollen gelten die gleichen Grundsätze wie beim weiblichen Brustkrebs. Über den Einsatz und den eventuellen Wert einer adjuvanten Therapie liegen – wegen der Seltenheit der Krankheit – keine Erfahrungen vor.

Beim Auftreten progredienter oder symptomatischer Metastasen, die durch chirurgische oder radiotherapeutische Maßnahmen nicht beeinflußbar sind, ist auch hier die Indikation zur Systemtherapie gegeben. Bisherige Verlaufsbeobachtungen an Patienten mit Tumoren von bekanntem Rezeptorgehalt rechtfertigen es heute (noch?) nicht, daß die Therapie sich – wie beim weiblichen Mammakarzinom – nach den Rezeptorwerten ausrichtet.

Die *Orchidektomie* ist die wirksamste und am wenigsten belastende Behandlung und soll grundsätzlich als erste endokrine Maßnahme durchgeführt werden. Sie ist von einer ca. doppelt so hohen Remissionsrate gefolgt wie die Ovarektomie bei bezüglich Hormonrezeptoren unselektionierten Mammakarzinompatientinnen. Eine Behandlung mit Östrogenen, Kortikosteroiden, Androgenen oder Tamoxifen kommt für Patienten als primäre Systemtherapie in Frage, die die Kastration verweigern und für solche, die von der Orchidektomie nicht profitiert haben, oder bei denen – nach Abklingen einer günstigen Wirkung der Kastration – eine erneute Tumorprogression aufgetreten ist. Die genannten additiven hormontherapeutischen Maßnahmen haben sich als so wirksam erwiesen, daß die früher empfohlene Adrenalektomie oder Hypophysektomie heute kaum mehr durchgeführt wird.

Die obengenannten Steroidhormone sowie das Antiöstrogen Tamoxifen haben – allerdings an jeweils kleinen Serien – Remissionsraten von 30 bis über 50% erbracht. Im Gegensatz zu den Beobachtungen beim weiblichen Brustkrebs kann bei Männern mit metastasierendem Mammakarzinom eine additive Hormontherapie auch dann Erfolg haben, wenn die Kastration ohne Wirkung war. Dies gilt besonders bei einem freien Intervall (Zeitspanne zwischen Primäroperation und Auftreten von Metastasen) von über 1 Jahr (Tabelle 9).

Eine *Chemotherapie* kommt als letzte Modalität nach Versagen der ablativen und additiven endokrinen Maßnahmen in Frage. Bei einem freien Intervall von weniger als 12 Monaten ist das Ansprechen auf additive Hormontherapie

**Tabelle 9.** Richtlinien für die Behandlung des Mammakarzinoms des Mannes, nach Stadien

| Stadien | Routine | Experimentell |
|---|---|---|
| I *Lokalisiert, operabel* <br> T1, T2, T3, T3a <br> N0, N1 | Modifizierte radikale Mastektomie mit Axillaausräumung | Zusätzlich adjuvante Chemotherapie (evtl. Tamoxifen) |
| II *Lokal, fortgeschritten* <br> T3b, T4a – d <br> Nx <br> alle N | Modifizierte radikale Mastektomie ± Axillaausräumung, evtl. Strahlentherapie, evtl. Chemotherapie | Orchidektomie |
| III *Lokalrezidiv* <br> Haut, Lymphknoten | Exzision + evtl. Nachbestrahlung (inoperabel: Strahlentherapie) | Zusätzlich Chemotherapie oder Hormontherapie (ablativ oder additiv) |
| IV *Metastasierend* | Orchidektomie <br><br> 2. Maßnahme: <br> Tamoxifen <br><br><br> Weitere Maßnahmen: <br> Östrogene <br> Androgene <br> Kortikosteroide <br> (beste Reihenfolge <br> nicht bekannt) | Antiandrogene <br> GnRH-agonisten <br> Bei kurzem freiem <br> Intervall: <br> 5-Fluoruracil oder <br> Endoxan oder <br> Methotrexat u. a. <br> – <br> Polychemotherapie |
| Lokale Komplikationen oder auf Systemtherapie nicht ansprechende Skelettschmerzen sowie Hirnmetastasen: Zusätzliche *Strahlentherapie* | | |
| | Alter und Hormonrezeptorengehalt (ER + / –, PR + / –) des Primärtumors oder einer Metastase beeinflussen den therapeutischen Entscheid nicht | |

erfahrungsgemäß schlecht (10 – 20%). Bei solchen Patienten ist die Chemotherapie überlegen. Folgende Zytostatika sind, als Monotherapie, mit einer Ansprechrate von 40 – 50% gegeben worden: 5-Fluorouracil, Methotrexat, Thiotepa, Endoxan und Melphalan. Über eine kombinierte Chemotherapie gibt es nur vereinzelte Berichte. Bei der Behandlung des Mammakarzinoms der Frau bewährte Zytostatikakombinationen dürften jedoch auch hier eine vergleichbare Wirkung haben.

# Literatur


Bonadonna G, Valagussa P (1983) Chemotherapy of breast cancer: Current views and results. Int J Radiat Oncol Biol Phys 9:279

Brennan J (ed) (1977) Breast cancer research report. UICC Technical Series, vol 27. UICC, Geneva

Büchner TH, Urbanitz D, van de Lo J (1985) Therapie des Mammakarzinoms. Mit Beiträgen von Brunner KW, Heilmann H-P, Nagel GA, Schmidt-Matthisen H, Schmidt CG, Senn HJ. Springer, Berlin Heidelberg New York Tokyo

Canellos GP, Hellman S, Veronesi V (1982) The management of early breast cancer. N Engl J Med 306:1430

Carter SK (1981) The interpretation of trials: Combined hormonal therapy and chemotherapy in disseminated breast cancer. Breast Cancer Res Treat 1:42−52

Cavalli F, Beer M, Martz G et al. (1982) Gleichzeitige oder sequentielle Hormon-Chemotherapie sowie Vergleich verschiedener Polychemotherapien in der Behandlung des metastasierenden Mammakarzinoms. Schweiz Med Wochenschr 112:774−783

Donegan WL (1983) Cancer and pregnancy. CA J Clin 33:194

Everson RB, Lippman ME, Thompson EB et al. (1980) Clinical correlations of steroid receptors in male breast cancer. Cancer Res 40:991

Hellman S, Harris JR, Canellos GP, Fisher B (1982) Cancer of the breast. In: DeVita VT Jr, Hellman S, Rosenberg SA (eds) Cancer principles and practice of oncology. Lippincott, Philadelphia Toronto, pp 914−970

Henderson C, Canellos BP (1980) Cancer of the breast. N Engl J Med 302:17

Kantarjian H, Yap H, Hortobagyi G et al. (1983) Hormonal therapy for metastatic male breast cancer. Arch Intern Med 143:237

Kelsey JL, Hildreth NG (1983) Causative factors in breast cancer. In: Margolese R (ed) Breast cancer. Churchill Livingstone, New York Edinburgh London Melbourne, pp 23−56

Seibert K, Lippman M (1982) Hormone receptors in breast cancer. Clin Oncol 1:735−794

Valagussa P, DiFronzo G, Bignami P et al. (1981) Prognostic importance of estrogen receptors to select node negative patients for adjuvant chemotherapy. In: Salmon SE, Jones SE (eds) Adjuvant chemotherapy for cancer, vol III. Grune & Stratton, New York pp 329−339

# 19 Maligne gynäkologische Tumoren (Genitalkarzinome)

A. GOLDHIRSCH und A. C. ALMENDRAL

## Häufigkeit, Verteilung, Klinik

Maligne Genitaltumoren stellen 20 – 25% der Krebskrankheiten der Frau dar. Sie machen 15% der weiblichen Krebstodesfälle aus. Folgende Häufigkeitsverteilung dürfte für die hochindustrialisierten Länder der westlichen Hemisphäre gelten: Uterus 73%; Korpus 52%; Zervix, invasiv, 21%; Ovar 23%; andere 4%. Die altersstandardisierte Inzidenzrate zeigt für jeden Genitaltumor, je nach Kontinent, Land und Rasse, erhebliche Schwankungen.

Vorstufen und Frühfälle sind asymptomatisch und werden anläßlich von Vorsorgeuntersuchungen (Zytologie, Kolposkopie usw.) diagnostiziert. Klinisch machen sich die Tumoren in der Regel durch eine gynäkologische Symptomatik bemerkbar. Blutungsanomalien und/oder Fluor, Schmerzen, Miktionsbeschwerden, Tenesmen und allgemeine Symptome kommen bei ausgedehnten Erkrankungen vor. Speziell das Ovarialmalignom kann sich primär durch eine extragenitale abdominale Symptomatik äußern.

## Zervixkarzinom

### Epidemiologie, Wachstum, Ausbreitung, Stadieneinteilung und Verlauf

Die Ursache des Zervixkarzinoms ist unbekannt. Prädisponierende Faktoren sind: früher Beginn des Geschlechtsverkehrs, häufiger Partnerwechsel, Multiparität, niedriger sozioökonomischer Status und gehäufter Virusbefall (Herpes-Virus-Typ 2, Papillomavirus). Das hellzellige Adenokarzinom bei jungen Frauen kommt gehäuft vor, wenn deren Mütter während der Schwangerschaft mit Diäthylstilböstrol (DES) behandelt worden waren.

Das invasive Karzinom geht aus bereits vorliegenden Epithelatypien hervor. Die Latenzzeit von der prämalignen Läsion bis zur Invasion beträgt mehrere Jahre. Histologisch handelt es sich in 90% der Fälle um Plattenepithelkarzinome, in 10% um Adenokarzinome.

Das Zervixkarzinom disseminiert am häufigsten entlang des parametranen Lymphabflusses in die iliakal externen, die iliakal internen, die paraaortalen und in die obturatorischen Lymphknoten. In den fortgeschrittenen Stadien findet man auch mediastinale und supraklavikuläre Lymphknotenmetastasen sowie seltener pulmonale, ossäre und hepatische Ableger.

Die Prognose des Zervixkarzinoms wird durch das Tumorstadium, den Status der regionären Lymphknoten, die Tumorgröße und den histologischen Typ des Karzinoms bestimmt (Tabelle 1).

**Tabelle 1.** Zervixkarzinom

| Stadium | | Häufigkeit bei primärer Diagnose [%] | Häufigkeit im Krankheitsverlauf | | | Fünfjahres-überlebens-rate [%] |
| --- | --- | --- | --- | --- | --- | --- |
| | | | Lymphknotenbefall [%] | | Fernmetastasen [%] | |
| | | | Pelvin [%] | Para-aortal [%] | | |
| 0 | Carcinoma in situ (intraepithelial) | | 0 | 0 | 0 | > 98 |
| I | Auf die Zervix beschränkt | 32 | | | | 87 |
| I A | Mikroinvasiv (≦ 3 mm in Stroma) | | 1 | 0 – 1 | < 1 | 90 – 95 |
| I B | Invasiv (okkult) | | 15 | 7 – 8 | 5 | 70 – 85 |
| II | Über die Zervix hinausgehend, nicht bis Beckenwand | 37 | 7 – 44 | 7 – 33 | 9 – 16 | 55 |
| II A | Vaginale Infiltration bis 2/3 (ohne Parametrium) | | | | | |
| II B | Parametriuminfiltration | | | | | |
| III | Extensive Infiltration | 27 | 47 – 66 | 10 – 46 | 20 – 25 | 25 – 32 |
| III A | In das distale Drittel der Vagina | | | | | |
| III B | Fixation an der Becken-wand und/oder Hydronephrose und/oder stumme Niere | | | | | |
| IV | Befall von Rektum und/oder Blase oder über Becken hinausgehend | 42 | | | | |
| IV A | Infiltration der Schleim-häute des Rektums oder der Blase | | | ≧ 50 | 100 | 7 |
| IV B | Fernmetastasen | | | | | |

Etwa 40% der klinisch manifesten Zervixkarzinome werden nicht geheilt. Diese Frauen sterben in absteigender Häufigkeit an Urämie, Infekten und Blutungen. Andere Todesursachen sind selten.

## Klinik und Abklärung

Das Carcinoma in situ ist häufig asymptomatisch und wird im Rahmen einer Vorsorgeuntersuchung (Kolposkopie und Zytologie) entdeckt. Beim invasiven Karzinom bestehen oft Schmierblutungen (Metrorrhagien oder Kontaktblutungen). In fortgeschritteneren Stadien tritt häufig serös-blutiger oder gelblicher Fluor auf. Schmerzen im Hypogastrium, lumbosakral oder im Epigastrium sind als Zeichen des prävertebralen Lymphknotenbefalls zu werten. Zystitische Beschwerden und Stuhltenesmen sind in der Regel Zeichen für den Befall des betreffenden Organs. Eine genaue Abklärung der initialen Tumorausdehnung ist wegen therapeutischer Konsequenzen unerläßlich, Anweisungen dazu vermittelt die folgende Übersicht.

*Zervixkarzinom. Abklärungen zur Stadienerfassung*

| | |
|---|---|
| *Klinische Untersuchung* | — Bimanuelle pelvine und rektale Untersuchung (evtl. in Anästhesie) |
| | — Kolposkopie |
| *Zytologie* | — Bei schwerer Dysplasie oder Carcinoma in situ Zytologie zuverlässig (in > 90%) |
| | Bei sichtbaren Portioveränderungen: Probeexzision |
| *Labor* | — Hämatologische Parameter |
| | — Nieren- und Leberfunktion |
| | — Urinstatus |
| *Röntgen* | — Thorax und i. v.-Pyelogramm |
| | — Lymphographie kann sich trotz fehlender Darstellung der Obturatoria- und der hypogastrischen Lymphknoten als nützlich erweisen (falsch-positiv < 5%, falsch-negativ 20%). Vorsicht bei älteren Patientinnen wegen Kontrastmittelembolien. |
| | — Computerisierte axiale Tomographie (CAT), Stellenwert unklar; Alternativmethode zur Lymphographie? |
| *Spezielle Untersuchungen* | — Zystoskopie und Rektosigmoidoskopie indiziert bei Patientinnen mit entsprechenden Symptomen oder den Krankheitsstadien IIB, III und IVA (v. a. als Ausgangsuntersuchung für eine spätere Beurteilung der Tumorausbreitung) |
| *Chirurgisches Staging* | — Fraktionierte Kürettage |
| | — Laparotomie und paraaortale Lymphknotenbiopsie (hohe Morbidität v. a. bei zusätzlicher nachfolgender Strahlentherapie) |
| | — Nutzen einer Skalenusbiopsie bei Patientinnen mit paraaortalen Lymphknotenmetastasen zweifelhaft (gemäß verschiedenen Serien in 0 − 35% positiv) |

## Prognostische Faktoren

Die Prognose des Zervixkarzinoms wird bestimmt durch:

- das Tumorstadium und den Lymphknotenbefall,
- die histopathologischen Eigenschaften des Tumorgewebes, wie Differenzierungsgrad, histologischer Typ (die Fünfjahresüberlebensraten betragen beim großzelligen, nichtverhornenden Karzinom 78%, beim verhornenden Plattenepithelkarzinom 45% und beim kleinzelligen Karzinom 17%) und Gefäßeinbrüche,
- patientenbezogene Faktoren, wie Nierenfunktion, Aktivitätsindex und Alter.

## Therapie

Durch Erfassung der Krankheit in der Frühphase und deren Behandlung können invasive Karzinome vermieden werden. Die primäre Therapie (Chirurgie und/oder perkutane bzw. intrakavitäre Strahlentherapie) richtet sich nach dem Krankheitsstadium (Tabelle 2).

Darmstrikturen, Darmulzerationen und -perforationen kommen v. a. in den ersten 2 Jahren nach einer Strahlentherapie vor. Die Obstruktion der ableitenden Harnwege oder die Strahlenzystitis werden am häufigsten 3–4 Jahre nach einer Bestrahlung beobachtet.

80% der Rezidive treten innerhalb der ersten 3 Jahre nach der primären Behandlung, 95% innerhalb von 5 Jahren auf. Lokalisiert sind sie in den Parametrien, in den Lymphknoten, in der Zervix und Vagina. Die Behandlung richtet sich nach der Lokalisation, der vorausgegangenen Therapie und individuellen Faktoren. Nur Patientinnen mit zentralen Rezidiven ohne Metastasierung können zu etwa 30–50% mit einer Beckeneviszeration 5 Jahre überleben. Die Fünfjahresüberlebensrate nach Rezidivbehandlung liegt bei 10%.

### Stellung der Chemotherapie

Grundsätzlich wird die Chemotherapie mit folgenden Zielsetzungen eingesetzt:

- als *palliative* Maßnahme: Bei Patientinnen mit fortgeschrittenem Zervixkarzinom (als alleinige Behandlung oder nach einer Strahlentherapie und/oder Chirurgie);
- in *kurativer* Absicht bei Patientinnen, die nur geringe Aussichten haben, durch eine alleinige Strahlentherapie und/oder Chirurgie langfristig tumorfrei zu überleben (Stadien II B, III und IV A);
- als strahlensensibilisierende Substanzen (s. Kap. Strahlentherapie).

Bisher wurde die Chemotherapie v. a. bei Patientinnen mit fortgeschrittenen Erkrankungen bzw. erst beim Auftreten eines Tumorrezidivs eingesetzt. Die

**Tabelle 2.** Therapie des Zervixkarzinoms

| Stadium | Chirurgie | Strahlentherapie (RT) | Chemotherapie | Fünfjahres-überlebens-rate [%] |
|---|---|---|---|---|
| 0 | Koagulation, Kryochirurgie $CO_2$-Laser[a] Konisation oder H | Curie-Therapie, wenn allgemein inoperabel oder bei multiplen Herden (Zervix und Vagina) | – | 98 |
| I A | H[b] | Curie-Therapie bei allgemeiner Inoperabilität | – | 95 |
| I B, II A | erweiterte H[c] | Anschließend RT | – | 60 – 75 |
| II B, III A und B | „Staginglaparotomie"[d] | Anschließend RT | CT vor oder nach RT (experimentell) | 30 – 60 |
| IV A (Rektum und/ oder Blasenbefall) | Exenteration in aus-gewählten Fällen | Perkutane RT (hochdosiert) | Primäre CT gefolgt von RT (experimentell) | 7 |
| IV B (Fernmetastasen) | | Palliative RT (Blutungen, Schmerzen) | Kombinationschemotherapie | Remissionsrate 20 – 60% |

[a] Konservierende Therapie (Koagulation, Kryochirurgie und $CO_2$-Laser) von Dysplasien und Carcinoma in situ nur unter folgenden Voraussetzungen: 1) Junge Patientin mit Kinderwunsch; 2) Infiltrierendes Wachstum ausgeschlossen; 3) Läsion kolposkopisch überschaubar; 4) gesicherte Nachbehandlung.

[b] *H* einfache vaginale oder abdominale Hysterektomie ohne oder mit Scheidenmanschette (Ausdehnung) evtl. bds. Adnexektomie.

[c] *H* erweiterte Hysterektomie (Wertheim-Operation) ohne oder mit bds. Adnexektomie, obligate pelvine Lymphadenektomie und fakultativ paraaortale Lymphadenektomie. Keine routinemäßige Nachbestrahlung. Diese ist nur indiziert bei Zervixbefall von $\geq 2/3$, Gefäßeinbrüchen, Resektionsränder nicht tumorfrei, LK-Metastasen. Bei jüngeren Patientinnen bietet die Operation den Vorteil, daß die Ovarialfunktion erhalten bleibt und eine Strahlenfibrose der Vagina vermieden werden kann.

[d] „Staginglaparotomie" (nur in einigen nordamerikanischen Kliniken durchgeführt): Die Ergebnisse beeinflussen Indikation und Art der Strahlentherapie.

**Tabelle 3.** Chemotherapie beim Zervixkarzinom

| *a) Monochemotherapie*<br>(untersucht an mehr als 25 Patientinnen) | Remissionsrate<br>[%] |
|---|---|
| CTX | 14 |
| CLB | 25 |
| 5-FU | 20 |
| MTX | 16 |
| ADM | 10 |
| BLM | 10 |
| MIT | 27 |
| VCR | 23 |
| DDP | 40 |
| HXM | 22 |

| *b) Kombinationschemotherapie* | | Remissionsrate<br>(komplette Remission)<br>[%] |
|---|---|---|
| 1) ADM  50 mg/m² i.v., Tag 1<br>MTX  20 mg/m² i.v., Tag 1, 8 | alle 3 Wochen | 21 – 66 (0 – 22) |
| 2) 5-FU  500 mg/m² i.v., Tag 1, 8<br>ADM  40 mg/m² i.v., Tag 1<br>CTX  100 mg/m² p.o., Tag 1 – 14<br>VCR  1,2 mg/m² i.v., Tag 1, 8<br>(maximal 2 mg) | alle 4 Wochen | 58 (13) |
| 3) MTX  30 mg/m² i.v., Tag 1<br>BLM  15 mg i.m., Tag 1 | wöchentlich | 60 (10) |

(Die Nebenwirkungen dieser Medikamente, insbesondere auch in Kombination und kumulativer Dosis, sind in Kap. 2 beschrieben.)

praktische Durchführung der Behandlung wie auch deren Erfolgsbeurteilung sind in dieser Situation aus folgenden Gründen erschwert:

- Die Wirksamkeit der Zytostatika ist in einem chirurgisch oder radiotherapeutisch vorbehandelten Gebiet geringer (Durchblutungsstörungen?). Metastasen außerhalb des Beckens sprechen daher im Vergleich zu pelvinen Tumormanifestationen häufig besser auf eine Chemotherapie an.

- Bei einer eingeschränkten Nierenfunktion ist infolge einer Obstruktion der ableitenden Harnwege durch Tumor oder Fibrose die Auswahl der anwendbaren Zytostatika beschränkt.

- Nach einer Strahlentherapie im Beckenbereich sind die Knochenmarkreserven reduziert.

- Tumoren im kleinen Becken sind nur selten meßbar und mit den zur Verfügung stehenden Methoden, wie Computertomographie oder Sonographie, von Bindegewebe kaum zu unterscheiden. Über die Wahl der Chemotherapie beim Zervixkarzinom orientiert Tabelle 3.

Mit der Monochemotherapie werden meist nur partielle Remissionen erzielt, die nur über kurze Zeit anhalten. Mit der Polychemotherapie können die Remissionsraten gegenüber der Monochemotherapie deutlich verbessert werden. Die aufgeführten Resultate wurden bei nicht vorbehandelten Patientinnen erzielt. Auch mit der Kombinationschemotherapie erzielte Remissionen halten aber in der Regel nur 3–6 Monate an. Vorläufige Ergebnisse zeigen, daß durch den Einbau des hochaktiven Cisplatins in Chemotherapiekombinationen möglicherweise die Remissionsdauer verlängert werden kann. Solche Kombinationen bleiben jedoch vorerst Behandlungen im Rahmen klinischer Studien vorbehalten.

Der Wert einer Hormontherapie des Zervixkarzinoms ist bisher nicht bekannt, obwohl aufgrund des Nachweises von Hormonrezeptoren im Tumorgewebe eine Hormonabhängigkeit vermutet werden kann.

Für die Praxis kann folgendes empfohlen werden: Eine Chemotherapie ist beim Auftreten von extrapelvinen Metastasen oder bei Tumorrezidiven im kleinen Becken nach Operation und/oder Strahlentherapie indiziert, wenn die Patientin unter tumorbedingten Beschwerden leidet oder aufgrund des raschen Tumorwachstums demnächst solche auftreten werden. Voraussetzung ist eine weitgehend normale Nieren- und Leberfunktion. Bei Vorliegen dieser Bedingungen soll Kontakt mit einem medizinischen Onkologen aufgenommen werden.

# Vulvakarzinom

## Vorkommen, Klinik, Prognose

Das Vulvakarzinom stellt 3% aller malignen gynäkologischen Erkrankungen und 95% der Vulvamalignome dar. Andere Malignome der Vulva sind: das maligne Melanom, das Basalzellkarzinom oder Basaliom und die Sarkome. Das häufigste histopathologische Bild des Vulvakarzinoms ist das ausgereifte verhornende Plattenepithelkarzinom (97%); die Adenokarzinome (3%) sind selten. Das Durchschnittsalter der Erkrankten liegt zwischen 60 und 70 Jahren, ein Auftreten vor dem 40. Lebensjahr ist selten. Patientinnen mit diesem Tumor leiden häufig unter einer Hypertonie, einer anderen kardiovaskulären Erkrankung, Übergewicht und/oder einem Diabetes mellitus.

Epithelatypien (Dysplasien und intraepitheliales Karzinom) gelten als Vorstufen. Klinisch beobachtet man zuerst umschriebene, nicht selten multiple ulzerierende Knötchen, die im weiteren Verlauf papillomatös oder infiltrierend wachsen. Später kommt es zum Befall der ganzen Vulva und der benachbarten Strukturen, wie Urethra, Vagina und Rektum. Frühzeitig kommt es zu einer lymphogenen Ausbreitung in die inguinalen Lymphknoten und von hier zu weiter zentral gelegenen Lymphknotenstationen. Fernmetastasen sind extrem selten.

Die Prognose wird durch den Status der regionären Lymphknoten, die Tumorgröße und das Vorhandensein bzw. Fehlen der Infiltration anderer pelviner Organe bestimmt. Die Fünfjahresüberlebensrate beträgt ohne Lymphknotenbefall > 75%, mit Lymphknotenbefall 40%, beim Befall pelviner Organe oder bei ulzerierenden Lymphknotenmetastasen < 10%. Die gesamte Fünfjahresüberlebensrate liegt bei 46% (20−69%).

## Therapie

Die Therapie der Wahl ist chirurgisch. Elektrokoagulation, Exzision oder $CO_2$-Laser, „Skinning"-Vulvektomie und einfache Vulvektomie kommen für die Behandlung der präinvasiven Erkrankungen in Frage. Die erweiterte Vulvektomie, evtl. mit pelviner Lymphadenektomie, ist die Operation der Wahl eines invasiven Vulvakarzinoms. Die Strahlentherapie kann zur Tumorreduktion vor der Operation und/oder beim rezidivierenden Karzinom angewandt werden. Über die Chemotherapie − lokal und systemisch − liegen nur spärliche Mitteilungen vor. Grundsätzlich kommen die gleichen Zytostatika und Kombinationen wie beim Zervixkarzinom in Betracht. Prämaligne Erkrankungen werden lokal mit Podophyllin und 5-Fluorouracil behandelt.

## Vaginakarzinom

### Vorkommen, Klinik, Prognose

Weniger als 2% der malignen gynäkologischen Erkrankungen sind Vaginalkarzinome. Vorwiegend handelt es sich um Plattenepithelkarzinome. Die kausale Genese ist unbekannt (Epidemiologie wie beim Zervixkarzinom?). Klinik und prognostische Faktoren sind ähnlich wie beim Zervixkarzinom, mit Ausnahme des Häufigkeitsgipfels, welcher beim Vaginalkarzinom zwischen dem 50. und 70. Lebensjahr liegt. Das distal liegende Karzinom breitet sich wie das Vulvakarzinom, das proximal liegende wie das Zervixkarzinom aus.

### Therapie

Die Therapie der Wahl ist die kombinierte lokale und perkutane Strahlentherapie. Eine Operation kann beim Versagen der Radiotherapie selektiv vorgenommen werden. Die Fünfjahresüberlebensrate von mehr als 80% bei Patientinnen mit einem auf die Vagina beschränkten Karzinom sinkt bei Frauen mit perivaginaler Infiltration auf 25−55% ab und bei Befall pelviner Organe oder Fernmetastasen auf unter 10%. Auch beim Karzinom der Vagina können die beim Zervixkarzinom empfohlenen Chemotherapiekombinationen palliativ eingesetzt werden.

# Korpuskarzinom

## Vorkommen, Epidemiologie, Pathologie, Verlauf

Das Karzinom des Corpus uteri stellt 10% aller bösartigen Tumoren der Frau dar und ist der häufigste Tumor der weiblichen Geschlechtsorgane. Häufig leiden die betroffenen Frauen an Übergewicht, Diabetes mellitus sowie arterieller Hypertonie. Vermutlich spielt ein abnormes Östrogen-Gestagen-Verhältnis eine ätiologische Rolle; ein Hinweis darauf ist, daß Korpuskarzinome gehäuft beobachtet werden bei feminisierenden Ovarialtumoren, Nebennierenrindenhyperplasie oder nach einer längerdauernden Östrogenbehandlung ohne Gestagenzusatz. Als Schutzfaktoren gelten: Schwangerschaft, Gestagenbehandlung, hormonale Kontrazeption und die Stillamenorrhöe. Das Korpuskarzinom tritt hauptsächlich bei Frauen zwischen dem 60. und dem 70. Lebensjahr auf.

Histologisch handelt es sich in über 90% aller Fälle um Adenokarzinome. Der Rest sind Müller-Mischtumoren, Sarkome (v. a. Leiomyosarkome) und maligne Lymphome. Das adenosquamöse Karzinom kommt bei älteren Patientinnen vor und hat eine sehr schlechte Prognose.

Es sind vorwiegend die *gut differenzierten* Tumoren, welche entlang dem Endometrium infiltrieren. Die *schlechter differenzierten* Tumoren infiltrieren früher ins Myometrium und dann in die Parametrien. Der lymphatische Ausbreitungsweg geht über die pelvinen und die paraaortalen Lymphknoten. Eine peritoneale Aussaat kommt gelegentlich vor (Ovarien, Peritoneum, Darm). Fernmetastasen treten in Lunge, Leber, Skelett und Gehirn auf. Stadieneinteilung (FIGO) und Prognose des Korpuskarzinoms sind in Tabelle 4 dargestellt.

## Klinik, Abklärung, prognostische Faktoren

Die Postmenopauseblutung bzw. eine Menometrorrhagie in der Prämenopause sind meistens das erste Krankheitssymptom eines Korpuskarzinoms. Seltener führen vaginaler fleischwasserfarbener Fluor, Schmerzen im Unterbauch, Pyometra oder Lumboischialgien beim Lymphknotenbefall zur Diagnose. Die folgende Übersicht gibt Hinweise zur Stadienerfassung beim Endometriumkarzinom.

**Tabelle 4.** Korpuskarzinom: Stadieneinteilung (FIGO) nach den Richtlinien der FIGO und Prognose, Lymphknotenbefall, Fernmetastasen, (FIGO-Stadien 0-IVA entsprechen den Stadien Tis – T4 des TNM-Systems)

| Stadium | | | Häufig-keit [%] | Häufigkeit im Krankheitsverlauf | | Fünfjahres-überlebens-rate |
|---|---|---|---|---|---|---|
| | | | | Lymph-knoten-befall [%] | Rezidiv oder Fernmetastasen [%] | |
| 0 | Carcinoma in situ | | | 0 | 5 | 95 |
| I[a] | Auf das Korpus begrenzt | | 75 | 11 – 13 | 10 – 15 | 66 – 95 |
| I a | Cavum uteri ≦ 8 cm | G 1 | | < 10 | | 85 |
| | | G 2 | | > 10 | | |
| | | G 3 | | | | 76 |
| I b | Cavum uteri > 8 cm | G 1 | | < 10 | | 95 |
| | | G 2 | | > 10 | | 76 |
| | | G 3 | | bis 50 | | 66 |
| | Myometrium- | ≦ 1/3 | | 8 | | 80 – 85 |
| | infiltration | > 1/3 | | 29 | | 50 |
| II | Befall der Zervix | | 15 | 40 | 25 | 50 – 60 |
| III | Ausdehnung über den Uterus hinaus, aber auf das kleine Becken begrenzt | | 7 | > 50 | 75 | 26 |
| IV | Über das kleine Becken hinaus oder Rektum- oder Blaseninfiltration | | 3 | > 70 | > 80 | 10 |
| IV a | Über das kleine Becken hinausgehend und/oder Blasen- oder Rektumin-filtration | | | | | |
| IV b | Fernmetastasen | | | | | |

[a] Beim Stadium I werden histologisch folgende Differenzierungsgrade unterschieden: G 1 Hochdifferenziertes Adenokarzinom (60%), G 2 differenziertes Adenokarzinom mit soliden Anteilen (20%), G 3 undifferenzierte Karzinome, vorwiegend solide (20%).

*Endometriumkarzinom. Abklärungen zur Stadienerfassung*

*Klinische Untersuchung*   — Bimanuelle pelvine und rektale Untersuchung in Anästhesie (durch Gynäkologen und Radiotherapeuten)

— Kolposkopie einschließlich Untersuchung der Vulva und des Introitus vaginae (wegen häufiger Metastasierung in diesem Bereich)

*Histologie und Zytologie*   — Zytologie, bei Zellabstrich von der Endozervix, Ektozervix und dem hinteren Scheidengewölbe nur in 50% der Fälle aussagekräftig

— Endometriumbiopsie und fraktionierte Kürettage (zervikal und endometrial)

| | |
|---|---|
| *Labor* | — Hämatologische Parameter |
| | — Nieren- und Leberfunktion |
| | — Urinstatus |
| *Röntgen* | — Thorax und i. v.-Pyelogramm |
| | — Kontrastmitteluntersuchung des Kolons bei Verdacht auf Rektum- oder Sigmainfiltration |
| | — Lymphographie zur Beurteilung der paraaortalen Lymphknoten v. a. bei undifferenzierten Tumoren oder im Stadium II. Vorsicht bei älteren Patientinnen wegen Kontrastmittelembolien |
| | — Eventuell Hysterographie zur Beurteilung der Tumorausdehnung im Cavum uteri |
| *Spezielle Untersuchungen* | — Zystoskopie und Rektosigmoidoskopie bei Verdacht auf Tumorbefall der betreffenden Organe (anstelle der Röntgenuntersuchung dieser Organe) |

Die *Prognose* des Korpuskarzinoms wird bestimmt durch:

- das Tumorstadium und den Lymphknotenbefall,
- die histopathologischen Eigenschaften des Tumorgewebes, speziell durch den Differenzierungsgrad,
- die Hormonabhängigkeit des Tumors (in fortgeschrittenen Stadien),
- patientenbezogene Faktoren, wie Alter, Nierenfunktion, Aktivitätsindex.

67% der Patientinnen mit Korpuskarzinom erreichen die Fünfjahresüberlebensgrenze.


## Therapie


Die Wahl der Behandlung hängt vorwiegend vom Tumorstadium ab. Zusätzlich werden der Differenzierungsgrad des Tumors, medizinische Begleitleiden sowie die individuelle Erfahrung des behandelnden Arztes die Wahl beeinflussen. Die therapeutischen Möglichkeiten beim Korpuskarzinom sind aus Tabelle 5 ersichtlich.


### Hormontherapie

Metastasierende Korpuskarzinome sprechen in 30–40% der Fälle auf eine Gestagenbehandlung an. Prognostische Faktoren, welche das Ansprechen auf eine Hormontherapie begünstigen, sind: langes tumorfreies Intervall (mehr als 3 Jahre von der Diagnose bis zum Rezidiv); gut differenzierter Tumor; Nachweis von Hormonrezeptoren im Tumorgewebe (?). Die Hormontherapie des Korpuskarzinoms kann wie folgt durchgeführt werden:

**Tabelle 5.** Therapie des Korpuskarzinoms

| Stadium | Chirurgie | Radiotherapie | Gestagene/Chemotherapie | Fünfjahres-überlebensrate [%] |
|---|---|---|---|---|
| 0 | $H^a$, BA | – | Bei Inoperabilität/– | 95 |
| I, $G_1$, $G_2^b$ | $H^a$, BA | Curie-Therapie (Vagina). RT perkutan, wenn Myometrium $\geq 2/3$ infiltriert | Adjuvant (experimentell)/– | 78 |
| I, $G_3^b$ | $H^a$, BA Selektive Lymphadenektomie (pelvine ± paraaortale) | Vorbestrahlung intrauterin oder perkutan | Adjuvant (experimentell)/– | 56 |
| II | Erweiterte $H^a$ (Wertheim-Operation) Lymphadenektomie (pelvine ± paraaortale) | Vorbestrahlung | Adjuvant (experimentell)/– | 54 |
| III | $H^a$, BA | Perkutane Strahlentherapie | Bei Metastasen/– | 27 |
| IVa | Exenteration (selektiv) | Perkutane RT (hochdosiert) | Palliativ/palliativ | 9 |
| IVb | – | Palliative RT | Palliativ/palliativ | 0 |

(*H* Hysterektomie, *BA* beidseitige Adnexektomie, *RT* Radiotherapie)

[a] Die Operation sollte den Eckstein der Therapie bilden (Stadium I, II und evtl. III). Bei allgemeiner Inoperabilität: (intrauterine und perkutane) Strahlentherapie.

[b] Beim Stadium I werden histologisch folgende Differenzierungsgrade unterschieden: G 1 Hochdifferenziertes Adenokarzinom (60%), G 2 differenziertes Adenokarzinom mit soliden Anteilen (20%), G 3 undifferenzierte Karzinome, vorwiegend solide (20%).

- *Medroxyprogesteronacetat* (Depo-provera, Farlutal) *parenteral:* Initial 500 mg i. m. täglich während 7 Tagen, dann 500 mg 3mal wöchentlich bis zum Eintritt einer objektiven Remission, anschließend 500 mg i. m. wöchentlich. *Peroral:* 250 – 500 mg täglich während 6 Wochen. Erhaltungstherapie 100 – 250 mg täglich.
- *17-Hydroxynorprogesteroncapronat* (Depostat): 3mal 200 mg i. m. wöchentlich während 6 Wochen (bis zur Remission), dann Erhaltungstherapie mit 200 mg i. m. 1- oder 2mal monatlich.
- *Megestrolacetat* (Megestat, Niagestin): 40 – 60 mg p. o. täglich.
- *Tamoxifen* (Nolvadex): 40 mg p. o. täglich.

Zu beachten sind die Nebenwirkungen der Gestagenbehandlung, v. a. die Flüssigkeitsretention und Gewichtszunahme mit kardialer Dekompensation, sowie gehäufte thromboembolische Komplikationen. Bei objektivierbarer Remission muß die Hormonbehandlung bis zur gesicherten Tumorprogression fortgesetzt werden. Ist der Tumor unter Gestagenen progredient, kann mit Tamoxifen oder der Kombination von Tamoxifen und Megestrolacetat eine Zweitremission erzielt werden.

Der Wert einer *adjuvanten Gestagentherapie* in den Stadien I und II nach FIGO ist bisher nicht gesichert. Die hormonelle Zusatztherapie in den Frühstadien bleibt klinischen Untersuchungen vorbehalten.


## Chemotherapie

Bisher liegen nur wenige Untersuchungen über die zytostatische Therapie des Korpuskarzinoms vor. Diese sollte erst nach Versagen einer Hormontherapie erwogen werden (s. Tabelle 6).


**Tabelle 6.** Korpuskarzinom: Wirksame Zytostatika und Kombinationen

|  | Remissionsrate [%] |
|---|---|
| *Monotherapie* | |
| CTX    1000 mg/m² i. v., alle 2 – 3 Wochen | bis 20 |
| 5-FU    375 mg/m² i. v., Tag 1 – 5 alle 3 Wochen | 23 |
| ADM     50 mg/m² i. v., alle 3 Wochen | 36 |
| DDP   40 – 100 mg/m² i. v. (forcierte Diurese) | 20 – 50 |
| *Kombinationschemotherapie* | |
| ADM   40 mg/m² i. v., Tag 1<br>CTX   250 mg/m² p. o., Tag 3 – 6 } alle 3 – 4 Wochen | 27 – 60 |

# Mueller-Mischtumoren des Corpus uteri

## Vorkommen, Prognose

Die Müller-Mischtumoren des Uterus bilden eine heterogene Gruppe unterschiedlicher histologischer Formen. Sie weisen eine wesentlich schlechtere Prognose auf als die Adenokarzinome. Die Fünfjahresüberlebensrate beträgt höchstens 30%. Lokalrezidive werden bei 20–30% der Fälle beobachtet und Fernmetastasen bei über 50% der Erkrankten. Die Dreijahresüberlebensraten betragen für das Stadium I 58%, für das Stadium II 30% und für weiter fortgeschrittene Stadien 0%.

## Therapie

Die primäre Behandlung besteht in der Operation (Hysterektomie mit beidseitiger Adnexektomie), kombiniert mit einer Strahlentherapie. ADM, 5-FU und alkylierende Substanzen waren in Einzelfällen wirksam.

# Tubenkarzinom

0,5–1% aller malignen gynäkologischen Erkrankungen gehen von den Tuben aus. Der Ausbreitungsweg entspricht demjenigen des Ovarialkarzinoms. Die Therapie der Wahl ist die totale abdominale Hysterektomie mit bilateraler Adnexektomie. Infiltriert das Tubenkarzinom die Nachbarschaft, ist eine zusätzliche Strahlentherapie (wie beim Ovarialkarzinom) angezeigt. Die Chemotherapie des *metastasierenden* Tubenkarzinoms erfolgt mit den gleichen Zytostatika wie beim Ovarialkarzinom (s. dort).

# Ovarialkarzinom

## Epidemiologie, Histopathologie, Prognose

Das Ovarialkarzinom ist die vierthäufigste Krebstodesursache der Frau. Jährlich sterben in der Schweiz 8 Frauen pro 100 000 Einwohner an dieser Krankheit. Die Häufigkeit des Ovarialkarzinoms hat in den letzten 40 Jahren um das

**Tabelle 7.** Histopathologische Einteilung des Ovarialkarzinoms

| | Häufigkeit [%] | Fünfjahresüberlebensrate (alle Stadien zusammengefaßt [%] |
|---|---|---|
| *a) Epitheliale Tumoren* | | |
| – Seröse (papilläre) Zystadenokarzinome | 48 | 32 |
| – Muzinöse Zystadenokarzinome | 13 | 45 |
| – Endometroide Adenokarzinome | 15 | 31 |
| – Undifferenzierte Karzinome | 20 | 13,5 |
| – Hellzellige Karzinome (Mesonephroide) | 6 | 20 |
| – „Border-line"-Tumoren | – | 73 |
| *b) Andere Primärtumoren des Ovars* | | |
| – Granulosazelltumor des Stromas (Thekazelltumor, Arrhenoblastom, Androblastom, Gynandroblastom) | < 10 | |
| – Lipoidzelltumore und Keimzelltumore (Dysgerminom, Carcinoma embryonale, Chorionkarzinom, Teratokarzinom, Gonadoblastom) | < 10 | |

Bei dieser Einteilung, v. a. bei der Angabe der Häufigkeit, sind die sekundären Ovarialmalignome nicht berücksichtigt worden. 30% aller Tumore, die primär als Ovarialkarzinome bezeichnet worden sind, erweisen sich nach einer kritischen pathologischen Beurteilung als Metastasen eines gastrointestinalen Tumors, eines Mammakarzinoms, eines Korpuskarzinoms oder anderer Primärtumore

**Tabelle 8.** Ovarialkarzinom

| Stadien | Häufigkeit [%] | Fünfjahresüberlebensrate [%] |
|---|---|---|
| I Tumor auf Ovar(ien) beschränkt | 26 | 61 |
| a) auf ein Ovar beschränkt; i: kein Oberflächentumor, Kapsel intakt; ii: Oberflächentumor und/oder Kapsel rupturiert | | 65 |
| b) auf beide Ovarien beschränkt; i: wie a) i; ii: wie a) ii. | | 52 |
| c) Ovar(ien) befallen, mit Aszites oder zytologisch positiver peritonäaler Spülflüssigkeit | | 52 |
| II Primärer Ovarialtumor mit pelviner Ausdehnung | 21 | 40 |
| a) Ausbreitung auf Uterus oder Tuben | | 60 |
| b) Infiltration anderer Beckenorgane | | 38 |
| c) II a oder b mit Aszites oder zytologisch positiver peritonäaler Spülflüssigkeit | | ? |
| III Primärtumor mit Befall der Abdominalorgane außerhalb des kleinen Beckens, der retroperitonealen Lymphknoten oder des Dünndarms und des Omentums (einschließlich Leber*kapsel*) (evtl. auch nur histologisch nachweisbar) | 37 | 5 |
| a) Befall außerhalb des kleinen Beckens nur histologisch nachweisbar | | |
| b) einzelner Resttumor nach Laparotomie $\leq$ 2 cm $\varnothing$ | | |
| c) einzelne Resttumoren nach Laparotomie > 2 cm $\varnothing$ | | |
| IV Fernmetastasen (Leber*parenchym*-metastasen, zytologisch positiver Pleuraerguß usw.) | 16 | 3 |

3fache zugenommen. Das Risiko, an einem Ovarialkarzinom zu erkranken, ist höher bei sozioökonomisch besser gestellten Frauen, bei Frauen mit Mamma- und/ oder Endometriumkarzinom und bei Frauen mit häufigen Ovulationen (unverheiratet, infertil, geringere Zahl an Schwangerschaften, keine Anwendung einer hormonellen Kontrazeption). Das Erkrankungsrisiko steigt vom 35. bis über das 70. Lebensjahr ständig an.

90% aller malignen Tumoren des Ovars sind epitheliale Geschwülste. Tabelle 7 zeigt die histopathologische Einteilung des Ovarialkarzinoms.

Verschiedentlich wurde versucht, die Prognose des Ovarialkarzinoms mit histomorphologischen Aspekten zu korrelieren. Muzinöse und endometrioide Karzinome weisen eine etwas bessere Prognose auf als die serösen Karzinome (Fünfjahresüberlebensrate von 45% gegenüber 32%). Eine gesonderte Stellung nehmen die sog. „Border-line"-Tumoren ein. Morphologisch erfüllen sie die Kriterien der Malignität, weisen aber kein invasives Wachstum auf. Patientinnen mit diesen Tumoren haben mit einer Zehnjahresüberlebensrate von 70–80% eine besonders gute Prognose. Unabhängig vom histologischen Typ des Ovarialkarzinoms ist der *Grad der zellulären Differenzierung* ein sehr wichtiger prognostischer Faktor. Aus Tabelle 8 gehen Häufigkeit, Stadieneinteilung und Prognose der Ovarialkarzinome hervor.

## Ausbreitung, Klinik und Diagnose

Am häufigsten breitet sich das Ovarialkarzinom in Form einer Peritonealkarzinose aus. Maligne Zellen gelangen durch die Drainagewirkung des Zwerchfells in die diaphragmalen Lymphgefäße, von wo aus sie in die subpleuralen und retrosternalen bzw. mediastinalen Lymphknotenstationen weitermetastasieren. Sind die Lymphgefäße des Zwerchfells durch Tumorzellen verstopft, fällt der wichtigste Mechanismus für die Drainage der Peritonealhöhle weg; es kommt zum Aszites. Auch bei scheinbar lokalisierten Tumoren mit intakter Kapsel sind häufig bereits neoplastische Zellen in der Peritonealflüssigkeit nachweisbar. 11–44% der Fälle, welche makroskopisch noch als Stadien I oder II imponieren, weisen bereits diaphragmale Metastasen auf. Ein zweiter wichtiger Metastasierungsweg ist die direkte lymphogene Ausbreitung in den Bereich der Lymphknoten des Nierenhilus sowie in die iliakalen und paraaortalen Lymphstationen. Seltener sind auch die inguinalen Lymphknoten befallen. Im Stadium I oder II weisen etwa 10% aller Patientinnen Lymphknotenmetastasen auf. Autoptisch zeigen 4 von 5 Patientinnen einen Lymphknotenbefall. Fernmetastasen kommen in absteigender Häufigkeit in folgenden Organen vor: Leber, Lunge, Pleura, Niere, Knochen, Nebenniere, Blase, Milz und sehr selten im ZNS.

Das Ovarialkarzinom wird in der Regel spät diagnostiziert. Tumorbedingte Symptome sind häufig bereits Ausdruck einer weit fortgeschrittenen Erkrankung: Bauchschmerzen, Blähungen und Menometrorrhagien sind die häufigsten Symptome. Bei allen Frauen mit unspezifischen Bauchbeschwerden muß deshalb eine gynäkologische Untersuchung durchgeführt werden. Mehr als 90% aller vergrößerten Eierstöcke bei Frauen *unter 30 Jahren* sind Zeichen einer *benignen* Erkrankung. Eine Kontrolle des Tastbefunds nach 6−8 Wochen ist aber angezeigt. ⅓ aller vergrößerten Ovarien (≥ 5 cm im Durchmesser) bei *perimenopausalen* Frauen ist durch ein Malignom verursacht. Bei Frauen in der Postmenopause sind die Ovarien in der Regel nicht palpabel. Ein tastbarer Eierstock ist deshalb in dieser Altersgruppe stets malignitätsverdächtig. Über das diagnostische Vorgehen bei Verdacht auf Ovarialkarzinom orientiert die folgende Übersicht.

*Ovarialkarzinom. Abklärungsuntersuchungen*

a) *Beim Verdacht auf Ovarialkarzinom:*
   − klinische und gynäkologische Untersuchung
   − hämatologische Werte, Nieren und Leberfunktion
   − Ultraschalluntersuchung mit Feinnadelpunktion solider und zystischer Anteile
   − Röntgenaufnahme: Thoraxaufnahme. CAT (bei adipösen Patienten oder ausgeprägtem Meteorismus dem Ultraschall überlegen)
b) *Bei nachgewiesenem Ovarialkarzinom:*
   − wie unter a angegeben und chirurgische Beurteilung der Tumorausdehnung (s. unter „chirurgisches Staging")

Trotz intensiver Bemühungen steht z. Z. kein für die Praxis geeigneter Tumormarker zur Verfügung. Das karzinoembryonale Antigen (CEA) ist beim Ovarialkarzinom in 35% der Fälle falsch-negativ. Das „ovarian cystadenocarcinoma associated antigen" (OCAA) ist bei 70% der Patientinnen mit einem Ovarialkarzinom im Stadium III oder IV nachweisbar. Seine Blutkonzentration korreliert direkt mit der Tumormasse und kann zur Erfolgsbeurteilung einer *chirurgischen*, nicht aber einer *chemotherapeutischen* Tumorreduktion eingesetzt werden. Der Wert monoklonaler oder polyklonaler Antikörper gegen ovarialkarzinomspezifische Antigene, der Galaktosyltransferase und der plazentaren alkalischen Phosphatase ist z. Z. noch nicht definiert.

## Therapie

### Chirurgisches Staging und Tumorreduktion

Die Verantwortung für die Planung der Behandlung des Ovarialkarzinoms sollte durch ein Team, das aus einem Gynäkologen, einem Chirurgen, einem medizinischen und strahlentherapeutischen Onkologen besteht, getragen werden. Das chirurgische Vorgehen beim Ovarialkarzinom bezweckt, die Ausdehnung des Karzinoms exakt festzulegen, den Tumor so radikal wie möglich zu entfernen und verbleibende Tumorreste genau zu lokalisieren. Das Staging ist nur dann vollständig, wenn genaue Angaben über Größe und Lokalisation von *Resttumoren* nach der Operation vorliegen. In der folgenden Übersicht ist angegeben, was beim chirurgischen Staging des Ovarialkarzinoms besonders zu beachten ist.

*Chirurgisches Staging des Ovarialkarzinoms*

*Vorgehen*
- Mediane Laparotomie
- Extrafasziale totale Hysterektomie mit Adnexektomie

*Beurteilung*
- Einseitiger oder beidseitiger Ovarialbefall
- Tumorbefall der Ovarialoberfläche
- Kapselinfiltration
- Entleerung einer Ovarialzyste (und Zytologie)
- Aszites (und Zytologie)

*Biopsien*
- Jede verdächtige Läsion (wenn immer möglich radikale Entfernung)
- Peritoneum des Beckens (3 Biopsien)
- Douglas-Raum
- Peritoneum der Flanken beidseits
- Zwerchfellkuppen beidseits
- Partielle Omentektomie
- Paraaortale Lymphknoten (Feinnadelpunktion)
- Peritoneallavage für zytologische Beurteilung (bei Fehlen von Aszites)

Die tumorreduktive Chirurgie hat zum Ziel, alle Tumorherde zu entfernen. Die Größe des Resttumors ist ein wichtiger prognostischer Faktor für den weiteren Krankheitsverlauf, unabhängig von der Therapie nach der Operation (Tabelle 9).

**Tabelle 9.** Resttumor und Prognose

| Institution | Krankheits-stadien | Tumorrest Durchmesser in cm | Überlebensrate [%] |
|---|---|---|---|
| NCI | III | < 1,5 | 20 (nach 6,5 Jahren) |
| | | > 1,5 | 0 (nach 3,5 Jahren) |
| M. D. Anderson | II, III, IV | 0 – 1 | 52 |
| | | 1 – 2 | 53 |
| | | 3 – 6 | 17 } (5 Jahre) |
| | | 7 – 9 | 22 |
| | | 10 + | 0 |

Die Siebenjahresüberlebensrate der Ovarialkarzinome aller Stadien beträgt 30% und hat sich in den letzten Jahren kaum geändert. Terminal führen Kachexie (stark katabole Eigenschaften des Ovarialkarzinoms), Elektrolytstörungen, thromboembolische Komplikationen und mechanischer Ileus zum Tode.

Zusammenfassend wird die Prognose des Leidens durch folgende Faktoren bestimmt:

1) Tumorbezogene Faktoren: Resttumor nach primärer Operation, Stadium, Differenzierungsgrad, histologischer Typ, möglicherweise Lymphknotenbefall überhaupt.
2) Patientenbezogene Faktoren: Alter, Aktivitätsindex, Nieren- und Leberfunktion.


**Therapie nach Chirurgie**

In den meisten Fällen wird die Krankheit heute primär *kurativ* angegangen. Therapierichtlinien in bezug auf pathologisches Stadium und Resultate vermittelt Tabelle 10.

**Tabelle 10.** Therapierichtlinien nach pathologischem Stadium und Resultate

| Stadium | Hist-Grad | Resttumor | Postoperative Therapie | Resultate |
|---|---|---|---|---|
| I a | 1 | – | – | 95% Tumorfreiheit nach 6 Jahren |
| I a<br>I b – III | >1<br>1 – 3 | *Keiner* | Ganzabdomenbestrahlung | 30 – 80% Fünfjahres-überlebensrate |
| I b – IV | 1 – 4 | *Vorhanden* (mikroskopisch oder makroskopisch) | Chemotherapie (Ganzabdomenbestrahlung als Konsolidation wird gegenwärtig untersucht) | 20 – 40% Fünfjahres-überlebensrate |

Eine gesonderte Stellung nehmen alle radikal operierten Tumoren bis und mit Stadium III ein, sofern sie nach sorgfältigem chirurgischem und histopathologischem Staging die Kriterien der sog. „low potential malignancy" erfüllen. Sie bedürfen keiner Nachbehandlung, wohl aber einer engmaschigen Nachkontrolle.

Die Indikation zur *Strahlentherapie* ist oben beschrieben. Grundsätzlich stehen dem Radiotherapeuten 2 Behandlungsmethoden zur Verfügung:

– die Ganzabdomenbestrahlung („moving strip" oder „abdominal bath"),
– die intraabdominale Instillation von Radioisotopen ($^{198}$Au und $^{32}$P). Die kurativen Möglichkeiten dieser Methode sind aber durch den relativ häufigen Befall von *retroperitonealen* Lymphknoten eingeschränkt.

Die Strahlentherapie ist kontraindiziert, wenn nach der primären Behandlung Aszites oder Resttumoren von mehr als 1 cm Durchmesser verblieben sind. Dasselbe gilt für den Fall, daß intrahepatische Metastasen, Befall der Nieren oder nierennaher Gewebe vorliegen. Die Nebenwirkungen der abdominalen Strahlentherapie stehen im Zusammenhang mit dem großen Volumen, der relativ hohen Strahlenempfindlichkeit der mitbestrahlten Gewebe (Darm, Leber usw.) und den vorausgegangenen Behandlungen (Chirurgie, Chemotherapie). Bei fast allen bestrahlten Patientinnen treten Müdigkeit, Übelkeit, Durchfälle und Myelosuppression auf. Die wichtigsten Spätkomplikationen sind Verwachsungen, Ileus und Strahlenenteritis.

## Chemotherapie

Die Chemotherapie ist heute, nach der Chirurgie, die einzige Möglichkeit, auch vollständige Tumorrückbildungen zu erzielen, weshalb sie prinzipiell bei gegebener Indikation in kurativer Absicht eingesetzt wird. Die Beurteilung eines Therapieerfolgs beim Ovarialkarzinom ist sehr schwierig, weil nur bei einem kleineren Teil der Patientinnen objektiv meßbare Tumormanifestationen vorliegen. Die Wirksamkeit einer Behandlung wird deshalb verständlicherweise auch an ihrem Einfluß auf die Überlebenszeiten abgeschätzt. Wirksame Zytostatika beim Ovarialkarzinom sind in der Tabelle 11 zusammengefaßt.

**Tabelle 11.** Wirksame Zytostatika beim Ovarialkarzinom im fortgeschrittenen Stadium

|  |  | Remissionsrate[a] [%] |
| --- | --- | --- |
| *Alkylanzien* | L-PAM | 47 |
|  | CTX | 49 |
|  | CLB | 50 |
|  | ThioTEPA | 65 |
| *Antimetaboliten* | 5-FU | 32 |
|  | MTX | 25 |
| *Spindelgifte* | VLB | 13 |
| *Varia* | DDP | 27 |
|  | ADM | 28 |
|  | HMM | 41 |
|  | Gestagene | 10 |

[a] Die Resultate stammen aus einer Summe von jeweils unterschiedlich ausgewählten Patientengruppen und sind deswegen methodologisch nicht vergleichbar.

Mit der Monochemotherapie, v. a. mit alkylierenden Substanzen, wird bei etwa der Hälfte der Patientinnen eine objektive Tumorrückbildung, und bei 10−20% eine komplette Remission erzielt. Die mittlere Überlebenszeit beträgt dabei 9−18 Monate. Die am häufigsten eingesetzten alkylierenden Substanzen sind:

- L-PAM:  0,2 mg/kg KG p.o. tgl. während 5 Tagen alle 6 Wochen
- CTX:  100 mg/m² Körperoberfläche  p.o.  tgl.,  kontinuierlich  oder 1200 mg/m² Körperoberfläche i. v. alle 3 Wochen
- CLB:  6 mg/m² Körperoberfläche p.o. tgl., kontinuierlich

Außer den alkylierenden Substanzen kann auch
– DDP:      80 mg/m² Körperoberfläche i. v. unter forcierter Diurese alle 3
            Wochen

eingesetzt werden.

Eine bessere objektive Tumorrückbildung als mit einer Einzelsubstanz wird mit Polychemotherapien erreicht, v. a. lassen sich damit mehr komplette Remissionen erzielen (vergleiche Tabelle 12).

**Tabelle 12.** Kombinationschemotherapie beim fortgeschrittenen Ovarialkarzinom

| | | Remissionsrate (komplette Remission, [%] | Mittlere Überlebenszeit [Monate] |
|---|---|---|---|
| I *HexaCAF:* Alle 4 Wochen | | | |
| HMM | 150 mg/m² p.o., Tag 1 – 14 | | |
| CTX | 150 mg/m² p.o., Tag 1 – 14 | 36 – 75[a] (14 – 33[a]) | 11 – 29 |
| 5-FU | 600 mg/m² i.v., Tag 1, 8 | | |
| MTX | 40 mg/m² i.v., Tag 1, 8 | | |
| II *CHAD:* Alle 4 Wochen | | | |
| CTX | 600 mg/m² i.v., Tag 1 | | |
| ADM | 25 mg/m² i.v., Tag 1 | 64 – 90 (30 – 39) | 19 |
| DDP | 50 mg/m² i.v., Tag 1 | | |
| HMM | 150 mg/m² p.o., Tag 8 – 21 | | |
| III *CAP:* Alle 3 Wochen | | | |
| CTX | 500 mg/m² i.v., Tag 1 | | |
| ADM | 50 mg/m² i.v., Tag 1 | 80 (30) | 18 |
| DDP | 50 mg/m² i.v., Tag 1 | | |
| IV *PAMP:* Alle 4 Wochen | | | |
| DDP | 80 mg/m² i.v., Tag 1 | | |
| L-PAM | 12 mg/m² i.v., Tag 2 | 59 (24[a]) | 16 |

[a] Resultate histologisch bestätigt.

Nur die histologisch bestätigte komplette Remission bietet Aussicht auf langfristig tumorfreies Überleben und Heilung. Bei der Planung der Therapie werden grundsätzlich die Weichen für ein kuratives oder palliatives Vorgehen gestellt. Folgende Faktoren lassen uns eher für eine *kurative* Behandlung entscheiden: jüngere Patientin, gute psychische Belastbarkeit, kleiner Resttumor (nach adäquater Chirurgie), normale Leber- und Nierenfunktion, günstige Histologie (serös, endometrioid, undifferenziert), keine frühere Chemotherapie. Sind diese Bedingungen nicht erfüllt, wird man je nach Symptomen eine *palliative* Behandlung einleiten.

**Kurative Behandlung – praktisches Vorgehen, nach Absprache
mit den beteiligten Disziplinen**

1) Adäquates, klinisches und chirurgisches Staging mit Tumorreduktion.
2) Bei verbleibendem Tumor Einleitung einer Polychemotherapie mit einer
   DDP-Kombination (6 Zyklen). Die metabolischen Komplikationen beim
   Ovarialkarzinom korrelieren mit der jeweiligen Tumormasse. Patientinnen,
   bei denen die therapeutischen Möglichkeiten wegen eines reduzierten Er-
   nährungszustandes nicht voll ausgeschöpft werden können, sollten deshalb
   hyperkalorisch ernährt werden.
3) Die „Second-look"-Operation ist indiziert, wenn nach Chemotherapie eine
   Remission oder – bei ausgangs fehlenden meßbaren Tumormassen – keine
   Progression eingetreten ist. Das Ziel der Zweitlaparotomie ist es, nach erzielter Remission residuelle Tumormassen möglichst vollständig zu entfernen und den Therapieerfolg genau zu erfassen. Im Rahmen dieses Eingriffs
   werden die extrafasziale totale Hysterektomie, die beidseitige Adnexektomie sowie die Omentektomie vorgenommen, sofern diese nicht bereits bei
   der Erstoperation durchgeführt wurden.
4) Bei pathologisch bestätigter kompletter Remission wird im Einzelfall eine
   *konsolidierende* Therapie erwogen werden, z. B. weitere 3 Zyklen Chemotherapie oder eine Ganzabdomenbestrahlung. Dasselbe Vorgehen wird man
   bei sehr kleinen Resttumoren (< 1 cm) wählen („Third-look"-Operation?).
   In allen anderen Fällen ist ein palliatives Vorgehen indiziert.

**Palliative Behandlung – praktisches Vorgehen**

1) Bei Behandlungsindikation wird die erste Wahl in einer Monochemotherapie mit einer alkylierenden Substanz bestehen.
2) Liegen mechanisch bedingte Symptome wie Aszites oder Ileus vor, sollten
   zusätzlich zur Chemotherapie auch chirurgische Maßnahmen erwogen werden. Die Möglichkeiten, nach einer Kombinationschemotherapie oder einer
   Strahlentherapie mit einer zytostatischen Zweitbehandlung eine weitere Remission zu erzielen, sind beschränkt. Im Gegensatz dazu erzielt die Polychemotherapie nach vorangegangener Behandlung mit alkylierenden Substanzen eine Remissionsrate von 30%. Nach einer Vorbehandlung mit alkylierenden Substanzen sind Medikamente wie Hexamethylmelamin, Adriamycin, 5-Fluorouracil und Cisplatin noch deutlich wirksam.
3) Die Stellung der *Hormontherapie* ist nicht klar definiert. Die wenigen Mitteilungen berichten über eine Remissionsrate von 10–24%, Gestagene und
   Antiöstrogene dürften eine hemmende Wirkung auf das Tumorwachstum
   haben.

**Merksätze für die Praxis**

– Eine angemessene chirurgische Untersuchung und Operation sind Voraussetzung für eine adäquate Therapie. Diese fehlen häufig, so daß im Einzelfall

vor der Festlegung des interdisziplinären Behandlungsplans eine adäquate
(Re)-Laparotomie erwogen werden sollte.
– Keiner weiteren Therapie bedürfen Patientinnen mit Stadium Ia und gut dif-
  ferenziertem Tumor nach *adäquater* chirurgischer Evaluation.
– Bei den Stadien Ib–III ist das nachchirurgische therapeutische Vorgehen Er-
  messensfrage. Sicher nicht optimal sind: keine weitere Therapie, Strahlenthe-
  rapie *nur* des kleinen Beckens, Ganzabdomenbestrahlung *ohne* Einbeziehung
  von Diaphragma und mit Abschirmung der Leber.
– Bei allen Patientinnen in voller klinischer Remission ist die „Second-look"-
  Operation indiziert.

## Maligne Keimzelltumoren des Ovars

Bezüglich der Keimzelltumoren des Ovars verweisen wir auf Kap. 21. Mit der
Kombinationschemotherapie mit VCR, Act-D und CTX sowie mit DDP, VLB
und BLM sind ähnliche Ergebnisse wie beim Keimzelltumor des Hodens erzielt
worden.

## Trophoblastische Neoplasien der Frau: Blasenmole, Chorionkarzinom

Obwohl selten, haben die vom Trophoblasten ausgehenden malignen Neoplasien (TNF) in der Onkologie große Bedeutung gefunden, weil sie Modellcharakter aufweisen:

– Diese Tumoren sind sehr empfindlich auf Zytostatika und können mit Chemotherapie geheilt werden.
– Die trophoblastischen Tumoren produzieren ein spezifisches Hormon, das
  humane Choriongonadotropin.
– Sie stellen ein Homotransplantat von fetalem Gewebe dar mit allen biologischen und immunologischen Konsequenzen.

### Epidemiologie, Häufigkeit nach Geographie

Die Hälfte aller trophoblastischen Tumoren entwickelt sich im Anschluß an eine Schwangerschaft (Molenschwangerschaft). Sie können sowohl nach einer
normalen (25%) oder einer extrauterinen Schwangerschaft wie auch nach einem
Abort (25%) auftreten. In Europa kommt es lediglich bei 1 von 2000 Schwan-

gerschaften zur Entwicklung einer Blasenmole. Die Häufigkeit des Chorionkarzinoms ist mit 1 Fall auf 40 000 Geburten gering. In Asien hingegen ist die Inzidenz bis zu 10mal höher, speziell in sozioökonomisch niedrigen Schichten und bei Frauen unter 20 oder über 40 Jahren. 80−90% der Blasenmolen bleiben benigne, 10−20% wachsen invasiv oder entwickeln sich zu einem Chorionkarzinom.

## Definition, Pathologie, Malignitätskriterien, Marker

Die gestationsbedingten Trophoblastenerkrankungen bilden ein Spektrum von Krankheiten, die von der hydropischen Zottendegeneration über die Blasenmole zur Übergangsmole, zum Chorioadenoma destruens und bis zum Chorionepitheliom reichen. Die histopathologische Diagnose ist häufig bezüglich Malignität schwierig. Durch den Nachweis des Choriongonadotropins (HCG) und Beachtung des Titerverlaufs kann das Fortschreiten der Krankheit frühzeitig erfaßt werden. Daher richtet sich die Therapie weniger nach den histologischen als nach klinischen und biochemischen (HCG) Gesichtspunkten. Die Menge des produzierten HCG ist direkt proportional zur Zahl der aktiven Tumorzellen. Die heute gemessene $\beta$-Fraktion des HCG als spezifischer Tumormarker, welche nur selten eine Kreuzreaktion mit hypophysären Hormonen aufweist, erlaubt eine genaue Überwachung des Krankheitsverlaufs vor, während und nach Abschluß der Therapie.

Die trophoblastischen Neoplasien werden nach Bagshawe wie folgt eingeteilt:

*Unkomplizierte TNF* (Stadium 0)

− Primäre, nichtevakuierte Blasenmole
− Andere (hydropische Degeneration usw.)

*Komplizierte TNF* (invasive Blasenmole, Chorionkarzinom)
− Nichtmetastasierend (Stadium I)
− Metastasierend
  1) Becken und Vagina (Stadium II)
  2) Lunge (Stadium III)
  3) Leber, Gehirn, andere (Stadium IV)
  *„Gute Prognose"*
  − $\beta$-HCG im Serum < 40 000 mIE/ml bzw. HCG im Urin < 100 000 IE/24 h
  − Krankheitssymptome seit weniger als 4 Monaten
  − *Keine* Leber- oder Hirnmetastasen
  − Keine zytostatische Vorbehandlung
  *„Schlechte Prognose"*
  − $\beta$-HCG im Serum > 40 000 mIE/ml bzw. HCG im Urin > 100 000 IE/24 h
  − Krankheitssymptome seit mehr als 4 Monaten
  − Leber- oder Hirnmetastasen

– Zytostatische Vorbehandlung
– Krankheit nach beendeter Schwangerschaft aufgetreten


## Blasenmole: Klinik, Diagnose, prognostische Faktoren, Therapie und Überwachung

Das Leitsymptom der Blasenmole ist die vaginale Blutung mit oder ohne Abgang von Bläschen. Im weiteren weisen eine EPH-Gestose und ein im Vergleich zur Schwangerschaftsdauer zu großer Uterus auf die Möglichkeit eines trophoblastischen Tumors hin. Der Verdacht wird erhärtet durch einen Serum-$\beta$-HCG-Titer von über 40 000 mIE/ml, den Nachweis von Blasen bei der Ultraschalluntersuchung sowie fehlende klinische und physikalische Zeichen eines Fetus (fehlende Herztöne, Sonographie, Amniographie).

Zur prätherapeutischen Beurteilung sind bei Verdacht auf Blasenmole folgende Untersuchungen von Bedeutung:

– Anamnese und klinische Untersuchung,
– hämatologische Parameter einschließlich Gerinnungsstatus,
– Leber- und Nierenfunktion,
– Schilddrüsenfunktion (wegen der Möglichkeit einer Hyperthyreose infolge TSH-Produktion durch Tumorzellen),
– $\beta$-HCG-Konzentration im Serum bzw. HCG-Titer im Urin,
– Ultraschall des Abdomens,
– Thorax, evtl. i. v.-Pyelogramm,
– bei Metastasenverdacht entsprechende Abklärung (CAT).

Prognostische Faktoren, die auf einen malignen Verlauf einer Blasenmole hindeuten, sind: Serum-HCG über 100 000 IE/ml, Uterus größer als der Schwangerschaftswoche entsprechend, Thekaluteinzysten (Ovar) größer als 6 cm im Durchmesser, Alter über 40 Jahre, Hyperthyreoidismus, EPH-Gestose, Trophoblastenembolien und Zeichen einer disseminierten intravasalen Gerinnung.

Nach der lokalen Sanierung sind regelmäßige Kontrollen der Serum-$\beta$-HCG-Titers angezeigt: Bis zur Normalisierung alle 1–2 Wochen, anschließend in monatlichen Abständen während eines Jahres. Zudem ist bis zur Normalisierung des Titers monatlich ein Thoraxröntgenbild und eine gynäkologische Untersuchung angezeigt. Eine neue Gravidität soll bis 6 Monate nach Negativierung des $\beta$-HCG-Titers verhindert werden. Falls sich der $\beta$-HCG-Titer nicht normalisiert oder gar ansteigt, falls Metastasen auftreten, ist – nach genauer Erfassung der Tumorausdehnung (Staging) – die Indikation zur Chemotherapie gegeben.

**Tabelle 13.** Maligne trophoblastische Tumoren: Bestimmung des Risikos

| Risikofaktoren/Bewertung | 0 | 10 | 20 | 40 |
|---|---|---|---|---|
| Alter | $\leqq 39$ | $> 39$ | | |
| Parität | 1, 2 oder $> 4$ | 3 oder 4 | | |
| Vorausgegangene Gravidität | Mole | Abort | Am Termin | |
| Intervall von Gravidität bis Therapie (Monate) | $< 4$ | $4 - 7$ | $8 - 12$ | $> 12$ |
| $\beta$-HCG im Serum mIE/ml oder HCG im Urin IE/24 h | $< 10^3$ | $10^3 - 10^4$ | $10^4 - 10^5$ | $> 10^5$ |
| Blutgruppe (Patientin und Partner) | A × A<br>Alle × B<br>Alle × AB | 0 × 0<br>A × 0 | B × alle<br>AB × alle | |
| Metastasenzahl | Keine | $1 - 4$ | $5 - 8$ | $> 8$ |
| Metastasenlokalisation | Keine oder genital<br>Lunge | Milz<br><br>Niere | Gastrointe-stinaltrakt<br>Leber | Gehirn |
| Größter Tumordurchmesser | $< 3$ cm | $3 - 5$ cm | $> 5$ cm | |
| Lymphozyteninfiltration | Deutlich | Mittelgradig | Gering | |
| Vorausgegangene Chemotherapie | Keine | – | Monochemo-therapie | Polychemo-therapie |

„low risk": 　　 50 oder weniger
„medium risk": 　50 – 95
„high risk": 　　 $> 95$

## Persistierende (maligne) Trophoblasterkrankungen und Chorionkarzinom

Die Erkennung einer malignen Trophoblasterkrankung nach Blasenmole ist relativ einfach, nach normaler Schwangerschaft dagegen besonders schwierig. Verdacht besteht bei: Persistenz von genitalen Blutungen, Persistenz oder Neuauftreten von Schwangerschaftszeichen, bei pulmonalen, kardialen oder neurologischen Symptomen, bei Ovarialzysten und bei andauernd erhöhten $\beta$-HCG-Werten. Tabelle 13 gibt Faktoren an, die eine gewisse Risikoeinschätzung zulassen.

Die quantitative Bestimmung von HCG ist der erste Schritt bei Verdacht auf maligne Trophoblasterkrankung. Bei erhöhtem Titer ergibt sich das Problem des Nachweises der (persistierenden) Trophoblastherde. Die prätherapeutische Beurteilung beinhaltet:

– Anamnese und klinische Untersuchung
– hämatologische Parameter, Gerinnungsstatus, Blutgruppe
– Nieren- und Leberfunktion
– HCG-Titer
– Schilddrüsenfunktion
– Blutnachweis im Stuhl

- Thoraxröntgenbild p.-a. und seitlich
- Kürettage, evtl. Laparoskopie
- Überprüfung der histopathologischen Diagnose
- Sonographie des Beckens und Abdomens (evtl. CAT)
- Hirn-CAT
- *im Einzelfall:* i. v.-Pyelogramm; HCG im Liquor; Magen-Darm-Passage und/oder Kolonkontrasteinlauf

Diese Untersuchungen erlauben die Bestimmung des Risikos anhand der Bewertungsskala (s. Tabelle 13).

## Chemotherapie der trophoblastischen Tumoren

Das chemotherapeutische Vorgehen richtet sich nach den Risikofaktoren (Tabellen 14 und 15): Ist bei *nichtmetastasierenden* trophoblastischen Tumoren die Indikation zur Chemotherapie gegeben, soll primär mit einer Einzelsubstanz behandelt werden. Eine Heilung wird in 99% der Fälle erzielt. Dieser therapeutische Weg wird auch eingeschlagen beim Vorliegen eines *metastasierenden* Stadiums, sofern die Bedingungen für eine „*gute Prognose*" erfüllt sind. Die Heilungschance beträgt dabei immer noch 85%. Die restlichen 15% der Patientinnen fallen dann definitionsgemäß in die Gruppe „schlechte Prognose", welche nur noch mit einer Polychemotherapie erfolgreich kurativ behandelt werden kann (evtl. in Kombination mit chirurgischen und/oder strahlentherapeutischen Maßnahmen).

Während der Therapie sind wöchentliche Bestimmungen des $\beta$-HCG-Titers indiziert. Die Therapie wird fortgeführt, bis 3 aufeinanderfolgende normale Werte des $\beta$-HCG-Titers vorliegen. Fällt der Titer um weniger als eine Zehnerpotenz während 3 aufeinanderfolgender Bestimmungen ab, deutet dies auf eine Chemotherapieresistenz hin, und eine Polychemotherapie, am besten nach vorheriger Hysterektomie, ist indiziert.

Die Behandlung der metastasierenden trophoblastischen Tumoren mit ungünstigen prognostischen Faktoren sollte an einem spezialisierten Zentrum durchgeführt werden, weil eine komplette Remission oft nur durch die Kombination einer Operation (Entfernung solitärer Metastasen) mit einer Strahlentherapie (Hirn- und/oder Leberbestrahlung) sowie mit einer zytostatischen Therapie erreicht werden kann. Der Therapieerfolg ist abhängig von der An- oder Abwesenheit von Leber- und Hirnmetastasen einerseits und von der vorangegangenen Behandlung andererseits. Über späte Nebenwirkungen der Therapie bei behandelten und geheilten Frauen oder über Häufung von Mißbildungen bei Kindern, welche nach einer zytostatischen Behandlung geboren wurden, ist bis heute nicht berichtet worden.

**Tabelle 14.** Monochemotherapie (nichtmetastasierende TNF oder metastasierende TNF mit „guter Prognose")

|  | Dosierung |
|---|---|
| 1) MTX | 0,3 mg/kg KG i.m. tgl., Tag 1 – 5 alle 2 Wochen |
| 2) MTX<br>Folinsäure (Leukovorin) | 1 mg/kg KG i.m., Tag 1, 3, 5, 7,<br>0,1 mg/kg KG i.m., Tag 2, 4, 6, 8, alle 2 Wochen |
| 3) Act-D (Cosmegen) | 12 mcg/kg KG, Tag 1 – 5 alle 2 Wochen |

**Tabelle 15.** TNF – Polychemotherapie bei „schlechter Prognose"

*a) MAC-Regime*
– MTX 0,2 mg/kg KG i.m. Tag 1 – 5
– Act-D (Cosmegen) 8 mcg/kg KG/täglich i.v., Tag 1 – 5
– CLB (Leukeran) 0,1 mg/kg KG/täglich p.o., Tag 1 – 5
(alle 3 Wochen zu wiederholen)

*b) CHAMOCA (mod. nach Bagshawe 1976)*

| Tag | Uhrzeit | Therapie |
|---|---|---|
| 1 | 7.00 | HU    500 mg p.o. |
|  | 13.00 | HU    500 mg p.o. |
|  | 19.00 | Act-D  0,5 mg i.v. |
| 2 | 1.00 | HU    500 mg p.o. |
|  | 7.00 | VCR    1 mg/m² i.v. |
|  |  | HU    500 mg p.o. |
|  | 19.00 | MTX  100 mg/m² direkt i.v. |
|  |  | MTX  200 mg/m² über 12 |
|  |  | Act-D  0,5 mg i.v. |
| 3 | 19.00 | Act-D  0,5 mg i.v. |
|  |  | CTX  500 mg/m² i.v. |
|  |  | FS     14 mg i.m. |
| 4 | 1.00 | FS     14 mg i.m. |
|  | 7.00 | FS     14 mg i.m. |
|  | 13.00 | FS     14 mg i.m. |
|  | 19.00 | FS     14 mg i.m. |
|  |  | Act-D  0,5 mg i.v. |
| 5 | 1.00 | FS     14 mg i.m. |
|  | 19.00 | Act-D  0,5 mg i.v. |
| 6 |  | Keine Therapie |
| 7 |  | Keine Therapie |
| 8 |  | CTX  500 mg/m² i.v. |
|  |  | ADM   30 mg/m² i.v. |

*c) Platinumkombinationen*
Einzelne Kombinationen mit Cisplatin wie PVB (s. Kap. 21), DDP/MTX/FS/VCR oder DDP/VP-16 haben in resistenten Fällen eine Wirkung gezeigt

## Literatur


Bagshawe KD (1976) Risk and prognostic factors in trophoblastic neoplasia. Cancer 38:1373–1385

Fuks Z (1980) Patterns of spread of ovarian carcinoma: Relation to therapeutic strategies. In: Newman CE, Ford CHJ, Jordan JA (eds) Ovarian cancer. Advances in the biosciences, vol 26. Pergamon, Oxford, pp 39–55

Goldhirsch A, Joss R, Greiner R, Brunner KW (1980) Das Ovarialkarzinom: Neue prognostische und therapeutische Gesichtspunkte. Schweiz Med Wochenschr 110:1597–1605

Greiner R, Egli R, Garavaglia G, Goldhirsch A (1981) Die Bedeutung der Ovarialkarzinome – Indikationen, Techniken, Resultate. Schweiz Rundsch Med (Praxis) 18:815–822

Griffiths CT (1975) Surgical resection of bulk tumor in the primary treatment of ovarian carcinoma. Symposium on ovarian cancer. Natl Cancer Inst Monogr 42:101–104

Griffiths CT, Fuller AF (1978) Intensive surgical and chemotherapeutic management of advanced ovarian cancer. Surg Clin North Am 58:131–142

Hammond CB, Weed JC, Currie JL (1980) The role of operation in the current therapy of gestational throphoblastic disease. Am J Obstet Gynecol 136:844–858

Hammond CB, Weed JC, Barnard DE et al. (1981) Gestational throphoblastic neoplasia. CA J Clin 31/6:322–332

Herbst AL, Robboy SJ, Scully RE et al. (1974) Clear cell adenocarcinoma of the vagina in girls: Analysis of 170 registry cases. Am J Obstet Gynecol 119:713–724

Marcial VA (1977) Carcinoma of the cervix. Present status and future. Cancer 39:945–958

Ozols RF, Gravin AJ, Costa J, Simon R, Young RC (1980) Advanced ovarian cancer. Correlation of histologic grade with response to therapy and survival. Cancer 45:572–581

Perez CA, Askin F, Baglan RJ et al. (1979) Effect of irradiation on mixed mullerian tumors of the uterus. Cancer 43:1274–1284

Perez CA, Knapp RC, Young RC (1982) Gynecologic tumors. In: DeVita VT Jr, Hellman S, Rosenberg SA (eds) Cancer principles and practice of oncology. Lippincott, Philadelphia Toronto, pp 823–883

Petersen O (1956) Spontaneous course of cervical pre-cancerous conditions. Am J Obstet Gynecol 72:1063–1071

Scully RE (1979) Tumors of the ovary and maldeveloped gonads. Hartmann WH (ed) Armed Forces Inst of Pathology, Washington DC

Young RC, Knapp RC, Perez CA (1982) Cancer of the ovary. In: DeVita VT Jr, Hellman S, Rosenberg SA (eds) Cancer principles and practice of oncology. Lippincott, Philadelphia Toronto pp 884–913


## Weiterführende Literatur


Ballon CS (1981) Gynecologic oncology, controversies in cancer treatment. Hall, Boston Massachusetts

Barber HRK (1978) Ovarian cancer, etiology, diagnosis and treatment. Masson, New York Paris Barcelona Milan

Barber HRK, Sommers SC (1981) Carcinoma of the endometrium, etiology, diagnosis and treatment. Masson, New York Paris Barcelona Milan Mexico City Rio de Janeiro

Barker GH (1983) Chemotherapy of gynecological malignancies. Castle House, London

Coppleson M (1981) Gynecologic oncology, vol 1 and 2. Livingstone, Edinburgh London Melbourne New York

DiSaia PJ, Creasman WT (1981) Clinical gynecologic oncology. Mosby, St. Louis Toronto London

Goldstein DP, Berkowitz RS (1982) Gestational trophoblastic neoplasms. Clinical principles of diagnosis and management. Saunders, Philadelphia London Toronto Mexico City Sydney Tokyo

Hertz R (1978) Choriocarcinoma and related gestational trophoblastic tumors in women. Raven, New York
McGowan L (1978) Gynecologic oncology. Appleton-Century-Crofts, New York
Morrow CP, Townsend DE (1975) Synopsis of gynecologic oncology. Wiley, New York Chichester Brisbane Toronto
van Nagell JR, Barber HRK (1982) Modern concepts of gynecologic oncology. Wright, Boston Bristol London
Piver MS (1983) Ovarian malignancies. The clinical care of adults and adolescents. Livingstone, Edinburgh London Melbourne New York
Zander J (1982) Ovarialcarcinom. Fortschritte für das diagnostische und therapeutische Handeln. Urban & Schwarzenberg, München Wien Baltimore

# 20 Prostatakarzinom

G. MARTZ

## Vorkommen, histopathologische Klassifikation

Das Prostatakarzinom ist in den westlichen Industrieländern wahrscheinlich die häufigste Krebsart bei Männern vorgerückten Alters, wenn man von den — meist heilbaren — Hautneoplasien absieht. Auf der Liste der krebsbedingten Todesursachen bei Männern steht dieser Tumor nach dem Bronchus- und evtl. dem Dickdarmkrebs an zweiter oder dritter Stelle. Aus unbekannten Gründen ist der klinisch manifeste Prostatakrebs in Japan und anderen östlichen Ländern sehr viel seltener als in den USA, obschon seine latente Form dort etwa gleich häufig gefunden wird. Weil sich die Krankheitsinzidenz bei japanischen Einwanderern an diejenige der USA angleicht, werden als Ursache Umweltfaktoren vermutet. Hormonale Besonderheiten wurden bei Prostatakarzinomkranken nicht nachgewiesen. 85% der Patienten sind bei der Diagnosestellung älter als 65 Jahre.

Innerhalb der letzten ca. 10 Jahre hat sich unser Verständnis dieser Tumorart gewandelt und vertieft. Gleichzeitig ist die Behandlung wirksamer geworden. Folgende Entwicklungen sind dafür verantwortlich:

- Einführung von Tiermodellen in die Forschung
- Verfeinerung der zytologischen und histologischen Diagnostik
- genauere Stadieneinteilung durch neue diagnostische Methoden (Abb. 1)
- darauf beruhend: differenzierteres, dem Einzelfall besser angepaßtes und damit wirksameres therapeutisches Vorgehen
- Verbesserung der Resultate der kurativen Behandlung durch Fortschritte in den chirurgischen und strahlentherapeutischen Techniken
- Verbesserung der palliativen Therapie durch die Anwendung neuartiger endokriner Behandlungsmethoden und durch den Nachweis der Wirksamkeit von Zytostatika
- größere Aussagekraft klinischer Studien durch Beachtung genau definierter subjektiver und objektiver Kriterien der Therapiewirkung (vgl. folgende Übersicht).

*Beurteilung der Therapiewirkung beim metastasierenden Prostatakarzinom*

*A) Objektive Regression:* Alle nachfolgenden Kriterien müssen erfüllt sein
a) Komplette Remission
    - alle vorhandenen Metastasen vollständig verschwunden, keine neuen Tumore
    - Prostataphosphatase normal bzw. normalisiert
    - osteolytische Läsionen rekalzifiziert

- osteoplastische Läsionen verschwunden, Skelettszintigraphie normal
- bei metastatischer Hepatomegalie: Normalisierung der Lebergröße und der Leberfunktionstests, sowie der Ultraschalluntersuchung und/oder der Leberszintigraphie
- normales (bzw. normalisiertes) Körpergewicht, keine karzinombedingten Beschwerden, keine karzinombedingte Verminderung des Aktivitätsindexes

b) Teilremission

1) *Eines* der folgenden Kriterien muß erfüllt sein:
- Rekalzifizierung (mindestens teilweise) von osteolytischen Metastasen
- Rückbildung von mindestens einer meßbaren Tumormasse um 50% oder mehr (Durchmesser)
- bei metastatischer Hepatomegalie: Rückgang der Masse und der pathologischen Leberfunktionswerte um mindestens 30%

2) *Alle* folgenden Kriterien müssen erfüllt sein:
- keine neuen Tumorläsionen, insbesondere keine Ausdehnung von osteoplastischen Metastasen
- Normalisierung der Prostataphosphatase
- normales (bzw. normalisiertes) Körpergewicht, keine karzinombedingten Beschwerden, keine karzinombedingte Verminderung des Aktivitätsindexes

*B) Objektive Stabilisierung:* Alle nachfolgenden Kriterien
- keine neuen Läsionen, keine Größenzunahme vorhandener Metastasen um mehr als 25% (Durchmesser)
- Abnahme (nicht unbedingt Normalisierung) des Wertes der Prostataphosphatase, falls vorher erhöht
- osteolytische Läsionen: keine Zunahme
- osteoplastische Läsionen: keine Zunahme
- bei metastatischer Hepatomegalie: Größenzunahme von weniger als 30%, keine Verschlechterung der Leberfunktionstests
- normales (bzw. normalisiertes) Körpergewicht, keine karzinombedingten Beschwerden, keine karzinombedingte Verminderung des Aktivitätsindexes

*C) Objektive Progression oder Rückfall nach adäquater Therapie:* Eines oder mehrere der nachfolgenden Kriterien
- Verschlechterung des Aktivitätsindexes, Gewichtsabnahme, Zunahme der karzinombedingten Beschwerden
- neue metastatische Läsionen
- Zunahme irgendeiner meßbaren Metastase um mehr als 25% (Durchmesser)
Eine erhöhte Prostata- oder alkalische Serumphosphatase bedeutet für sich allein keine objektive Progression.

Ca. 98% der Prostatakrebse sind Adenokarzinome von verschiedenem histologischem Differenzierungsgrad bzw. mit einem unterschiedlichen Ausmaß von Kernatypien. Je geringer die Differenzierung, desto ungünstiger der Krankheitsverlauf. Die histologisch-zytologischen Gradingsysteme umfassen 3-4 Klassen: von hochdifferenzierten (Grad 1) bis zu anaplastischen, entdifferenzierten Tumoren (Grad 3 oder 4). Letztere sind häufiger als die gut differenzierten Tumoren. Wegen der solchen Einteilungen inhärenten Subjektivität verdienen Bemühungen um eindeutig meßbare, objektive histologisch/zytologische Kriterien Beachtung: Messung der Kerngröße, Gehalt an saurer Phosphatase u. a.

Man unterscheidet neben den *klinisch manifesten,* lokal symptomatischen Prostatakarzinomen (mit oder ohne Fernmetastasen) noch folgende Erscheinungsformen: *latente* (d.h. zufällig bei der Obduktion entdeckte), *inzidentelle* (d.h. vom Pathologen in einer wegen Hyperplasie entfernten Prostata zufällig gefundene) und *okkulte* (d. h. lokal asymptomatische, jedoch anhand von Metastasen diagnostizierte) Karzinome.

Ein latentes Karzinom findet sich bei ca. ⅓ aller Männer, die älter als 45 Jahre sind, ein inzidentelles Karzinom in 15 bis über 20% aller wegen benigner Hyperplasie entfernten Prostatadrüsen. Da jedoch die histologische Untersuchung nie vollständig sein kann, ist die Häufigkeit sicher erheblich größer. Welche Bedeutung haben diese histologischen Zufallsbefunde? Sind es Karzinome oder Präkanzerosen? Es ist sinnvoll, 2 Formen des inzidentellen Karzinoms auseinanderzuhalten: 1) eine gut differenzierte und/oder fokale, 2) eine wenig differenzierte und/oder diffuse bzw. multifokale Form. Die erste Form hat keine klinische Bedeutung, bei der letzten besteht die Gefahr des postoperativen Übergangs in ein klinisch manifestes Karzinom.


## Symptome, Diagnose, Abklärung


Weil das Prostatakarzinom — im Gegensatz zur benignen Hyperplasie — seinen Ausgang von den äußeren Anteilen der Vorsteherdrüse nimmt, führt es relativ spät zu Symptomen. Diese gehen entweder vom Primärtumor aus (Miktionsstörungen), oder vom Übergreifen des Tumorwachstums in die Umgebung (lokaler Schmerz, Beinödeme, Nierenstauung) oder von Fernmetastasen (meist Rücken- oder Beinschmerzen). Nur etwa 5% der Prostatakarzinome werden bei symptomlosen Patienten entdeckt.

*In jedem Fall* muß zur Stellung der Diagnose die Prostata bzw. der Primärtumor biopsiert werden, i. allg. durch transurethrale Resektion oder durch transrektale Punktion. Denn eine bei der Rektaluntersuchung vergrößert und verhärtet gefundene Prostata, eine erhöhte Prostataphosphatase im Serum und osteoplastische Metastasen im Röntgenbild sind wohl suggestiv, nie aber beweisend für das Vorliegen eines Prostatakarzinoms.

Die Ausdehnung des Primärtumors (T-Stadium) wird durch die digitale Rektaluntersuchung festgestellt. Es hat sich gezeigt, daß diese Untersuchungsmethode die tatsächlich vorliegende Tumorausdehnung in den meisten Fällen unterschätzt. Die folgenden zusätzlichen diagnostischen Maßnahmen werden heute zur exakteren Definition des klinischen Stadiums angewandt:

1) Zur Feststellung der lokoregionalen Ausbreitung:
– transrektales Ultraschallstudium

– i. v.-Pyelogramm
– Computertomographie des kleinen Beckens und des Retroperitonäums
2) Zur Fahndung nach Fernmetastasen:
– Thoraxröntgenbild
– Ganzkörperskelettszintigraphie (mit Röntgenaufnahmen von metastasenverdächtigen Regionen)
– ultrasonographische Untersuchung der Leber

Die Skelettszintigraphie dient gleichzeitig der Beurteilung des oberen Harntrakts (stumme Nieren, Hydronephrose). Ein Blutstatus, evtl. – bei nicht eindeutig negativem Skelettszintigramm oder bei auf Markbefall hinweisendem Blutbild – eine Knochenmarkbiopsie, die Bestimmung der Serumwerte für Nieren- und Leberfunktion sowie der Wert der Prostata- und der alkalischen Phosphatase gehören zur Abklärung jedes Prostatakarzinoms.

Die Bestimmung der *prostataspezifischen (tartratgehemmten) sauren Phosphatase* im Serum hat nur eine beschränkte diagnostische Bedeutung. Die Werte sind bei ca. ⅔ der Patienten mit Skelettmetastasen erhöht; mit neuen immunologischen Meßmethoden findet man eine Erhöhung in ca. 90%. Auch Patienten ohne Knochenbefall können eine hohe Prostataphosphatase haben. Als diagnostische Hilfe bei Frühstadien versagt dieser Tumormarker jedoch meistens. Er ist auch relativ unspezifisch: Es gibt pathologische Werte bei benigner Hypertrophie und Prostatitis. In vielen Fällen korrelieren die Werte der Prostataphosphatase mit dem klinischen Verlauf bzw. mit der Tumormasse und zeigen Progression oder Remission an – in anderen besteht jedoch kein Zusammenhang. Die *alkalische Serumphosphatase* spiegelt die Osteoblastenaktivität wider. Ihre Erhöhung kann – besonders bei gleichzeitig fallender Prostataphosphatase – Reparaturvorgänge am Skelett, d. h. z. B. ein Ansprechen auf Systemtherapie, anzeigen.

Wenn keine Fernmetastasen nachweisbar sind und aufgrund des Palpationsbefundes sowie des Allgemeinbefindens des Patienten eine kurative Therapie (radikale Prostatektomie, Strahlentherapie) möglich scheint, stellt sich die Frage nach dem Befall der regionären Lymphknoten. Der Lymphographie kommt heute, verglichen mit der Ultraschallsonographie und der Computertomographie, eine untergeordnete Bedeutung zu. Die zuerst befallenen obturatorischen und hypogastrischen Lymphknoten werden durch die pedale Lymphographie nicht dargestellt. Umfangreiche Vergleiche von Lymphographieresultaten mit der Histologie später exzidierter Lymphknoten haben je ca. ⅓ falsch-positive und falsch-negative Lymphographien aufgezeigt. Die *pelvine Staginglymphadenektomie* wird als sicherste – wenn auch sehr aufwendige – Methode zunehmend angewandt. Die Kenntnis der lokalen Tumorausbreitung (T-Stadium) und der Histologie des Primärtumors läßt in vielen Fällen auf den Lymphknotenbefall (N-Stadium) des kleinen Beckens schließen: z. B. 0% beim inzidentellen fokalen Karzinom, über 50% bei Kapseldurchbruch. Die Lymphadenektomie hat wahrscheinlich nur diagnostische und keine therapeutische Bedeutung.

## Stadieneinteilung, Krankheitsverlauf

Abbildung 1 stellt das in den USA gebräuchliche System der in Europa angewandten TNM-Klassifikation gegenüber.

Die möglichst genaue Beachtung einer sorgfältigen Stadieneinteilung erlaubt einen sinnvollen Therapieentscheid, besonders für die Patienten mit lokalisiertem Tumor (Stadien A, B, C), bei denen eine kurative Behandlung (radikale Prostatektomie, Strahlentherapie) noch in Frage kommt.

Bei ca. 90% aller Patienten ist an eine kurative Therapie jedoch nicht zu denken: Bei der Diagnosestellung macht die regionale Ausdehnung (Stadien $C_2$, $D_1$) eine radikale Entfernung des Primärtumors unmöglich bzw. es sind bereits (bei ca. 35% der Kranken) Metastasen nachweisbar (Stadium $D_2$). Die therapeutischen Bemühungen können hier nur ein palliatives Ziel haben.

Die Beurteilung des Krankheitsverlaufs beim metastasierenden Prostatakrebs (Remission, stabiler Zustand, Progression) bereitet besondere Schwierigkeiten. Die weitaus häufigste Metastasenlokalisation ist das Skelett (Becken, Wirbelsäule, Rippen). Da die Knochenmetastasen fast immer vom osteoblastischen Typ sind, können sie − im Gegensatz zu den osteolytischen Metastasen − nur schwer, wenn überhaupt, gemessen werden. Selten begegnet man bei Patienten mit Prostatakarzinom leicht meßbaren Metastasen, wie z.B. Rundherden in den Lungen, Weichteiltumoren, Osteolysen. Die Skelettszintigraphie ist − im Gegensatz zu wiederholten Röntgenaufnahmen − nur beschränkt für eine objektive Verlaufskontrolle geeignet, da i. allg. nur große Unterschiede in der Isotopenbelegung ausgewertet werden können.

Es ist das Verdienst einer amerikanischen Gruppe von urologischen Kliniken des „National Prostatic Cancer Projects" (NCPC), ein Schema aufgestellt zu haben, das möglichst genau und klinisch relevant die (objektiven und subjektiven) Kriterien des Krankheitsverlaufs unter Therapieeinfluß definiert. Erst mit der Einführung dieser klaren und einfach zu bestimmenden Meßkriterien sind zuverlässige klinische Studien möglich geworden. Ein großer Teil unserer heutigen Kenntnisse über die Wirksamkeit verschiedener Systemtherapien basiert auf den Erfahrungen dieser kooperativen Gruppe. Die Kriterien sind in obenstehender Übersicht wiedergegeben (S. 418−419).

## Kurative Behandlungsmethoden des lokalisierten Prostatakarzinoms

### Chirurgie

Die Therapie des inzidentellen Karzinoms, Stadium $A_1$ (ca. 3% aller Prostatakrebse), ist mit der Prostatektomie abgeschlossen. Dieser histologische Zufallsbefund beeinträchtigt die Lebenserwartung nicht.

Bei den 5−10% der Patienten, deren Tumor auf die Prostata begrenzt ist (Stadien $A_2$, $B_1$, $B_2$, evtl. $C_1$), kommt die radikale Entfernung der Drüse und

| Amerikanisches System | Palpations-befund | TNM-System (UICC) |
|---|---|---|
| Stadium A: Inzidentelles Karzinom | | Stadium T 0:  Kein tastbarer Tumor |
| $A_1$      Fokal | | pT 0        Fokal, kein Tumorgewebe in der übrigen Drüse |
| $A_2$      Diffus | | pT 1–2     Diffus |
| Stadium B: Begrenzt auf die Prostata | | Stadium T 1:  Intrakapsulärer Tumor, von normalem Gewebe umgeben |
| $B_1$      Kleiner (tastbarer) Knoten | | |
| $B_2$      Großer oder multiple Knoten | | Stadium T 2:  Tumor auf Drüse beschränkt, deformiert Kontur, jedoch nicht seitliche Sulci; Samenblasen nicht befallen |
| Stadium C: Begrenzt auf periprostatisches Gebiet | | Stadium T 3:  Kapselüberschreitend, mit oder ohne Befall der Sulci und/oder der Samenblasen |
| $C_1$      Samenblasen nicht befallen | | |
| $C_2$      Samenblasen befallen | | Stadium T 4:  Tumor fixiert oder auf benachbarte Strukturen übergreifend |
| Stadium D: Metastasierendes Karzinom | | N 0:  Kein Befall von regionären Lymphknoten |
| $D_1$      Befall pelviner Lymphknoten oder Ureterobstruktion mit Hydronephrose | | N 1:  Nur ein homolateraler Lymphknoten befallen<br>N 2:  Kontralaterale oder bilaterale oder multiple regionäre (d. h. pelvine) Lymphknoten befallen |
| | | N 3:  Fixierte regionäre Lymphknoten (fixierter Tumor am Beckenrand, mit Primärtumor nicht verwachsen) |
| | | N 4:  Befall juxtaregionärer (d. h. inguinaler, iliakaler, paraaortaler) Lymphknoten |
| $D_2$      Skelett-, Organ-, Weichteil- oder entfernte Lymphknotenmetastasen | | M:   Fernmetastasen |

**Abb. 1.** Gegenüberstellung der amerikanischen Stadieneinteilung und des TNM-Systems der UICC (Union Internationale contre le Cancer). *p* pathologisches (histologisches) Stadium

der Samenblasen in kurativer Absicht in Frage. Folgende Voraussetzungen müssen jedoch erfüllt sein:

- histologisches Grading 1 oder 2
- guter Allgemeinzustand
- geschätzte Lebenserwartung von mindestens 10 Jahren
- nicht mehr als ein befallener regionärer Lymphknoten (pelvine Lymphadenektomie)

Die pelvine Staginglymphadenektomie ist somit in der Regel ein Teil des chirurgischen Eingriffs. Sie ist mit einer relativ hohen Komplikationsrate (ca. 25%) belastet: Bein- und Penisödem, Störung der Wundheilung.

Für die radikale Prostatektomie wird eine Mortalität von ca. 1% angegeben. Ihre Komplikationen sind: Impotenz (80−90%), Urininkontinenz (5−10%), Strikturen im Anastomosenbereich (ca. 5%).

Die radikale Elektroresektion und die Kryotherapie sind transurethrale Alternativverfahren, die zur Vermeidung der Komplikationen der offenen Prostatektomie erprobt werden. Ihre Indikation und Wirksamkeit sind z. Z. nicht beurteilbar.

Die folgenden Überlebensraten werden nach radikaler Prostatektomie angegeben:

5−10 Jahre:   ca. 70%
10−15 Jahre:   ca. 40%

Die Aufschlüsselung nach Stadien zeigt eine Verringerung der Überlebenszeiten mit zunehmender Ausdehnung des Tumors bei der Operation.


**Strahlentherapie**

Indikationen für eine kurative Strahlentherapie:

- Stadien $A_2$ und B $(T_1, T_2)$ bei Patienten, denen das Operationsrisiko nicht zugemutet werden kann, die die Prostatektomie verweigern oder die eine relativ kurze Lebenserwartung haben
- Stadium C $(T_3)$
- Stadium $D_1$ $(T_4)$: fraglich

Die Radiotherapie kann *lokal* (auf die Prostata konzentriert), *regional* (Einbeziehung der pelvinen Lymphknoten) oder *supraregional* (Einbeziehung der paraaortalen Lymphknoten) erfolgen.

Neben der perkutanen Hochvolttherapie wird an einigen Zentren auch eine interstitielle Bestrahlung mit Implantation von $^{125}$J- oder $^{198}$Au-Seeds in die Prostata und/oder die pelvinen Lymphknoten angewandt. Die Frage, ob eine pelvine Staginglymphadenektomie routinemäßig vor Radiotherapiebeginn durchzuführen sei, wird − wegen der summierten Morbidität beider Methoden − unterschiedlich beantwortet.

Folgende Komplikationen werden im Anschluß an die Radiotherapie bei 10−20% der Patienten beobachtet:

– Urethrastrikturen
– Rektumulzerationen
– Streßinkontinenz (Blase und Darm)
– Bein- und Skrotalödeme

Strahlenschädigungen des Dünndarms treten bei über 60% der Patienten auf, wenn sich durch vorangehende abdominale Operationen (besonders auch durch die transperitonäal durchgeführte pelvine Lymphadenektomie) Dünndarmschlingen narbig fixiert haben. Bei normalem Darmsitus läßt sich diese belastende Komplikation weitgehend vermeiden.

Die Radiotherapie hat bei ca. ¾ der Patienten einen Potenzverlust zur Folge.

Die Ergebnisse der kurativen Strahlenbehandlung hängen vom Stadium und dem Differenzierungsgrad der Tumoren ab. Sie schwanken zwischen 90% (Stadien A, B) und 60% (Stadium C) Fünfjahresüberlebenszeit. Langzeitresultate sind noch nicht übersehbar. Es steht jedoch fest, daß früher inkurable Patienten heute durch Radiotherapie definitiv geheilt werden können.

Stellt die Strahlentherapie in den operablen Stadien eine kurative Alternative zur radikalen Prostatektomie dar? Prospektive Studien zum Vergleich der Heilungsquoten und des Ausmaßes der Lebensqualitätverminderung durch die Komplikationen der beiden Behandlungsmethoden fehlen.

Die Therapie mit hochenergetischen Partikelstrahlen steht an verschiedenen Zentren im Versuchsstadium.

Eine kurative (chirurgische oder Strahlen-) Behandlung soll grundsätzlich nicht primär mit einer palliativen Systemtherapie kombiniert werden. Deren Einsatz kommt erst dann in Frage, wenn Kontrolluntersuchungen ein Fortschreiten der Krankheit, d. h. ein Versagen der kurativen Behandlung, ergeben haben (Tabelle 1).

## Systemtherapie

Etwa 90% der Prostatakarzinome werden bei Patienten diagnostiziert, die aus Gründen der Tumorausbreitung oder des Allgemeinzustandes einer kurativen Therapie nicht zugänglich sind. Eine palliative endokrine (und evtl. zytostatische) Behandlung verbessert die Lebensqualität der Mehrzahl dieser Kranken.

Die erfahrungsgemäß ungünstigen Voraussetzungen für eine Systemtherapie sind in der folgenden Übersicht aufgezählt.

*Ungünstige prognostische Faktoren (bezüglich Überlebenszeit und Ansprechen auf Therapie) beim lokal fortgeschrittenen oder metastasierenden Prostatakarzinom*
– Wenig differenzierte Histologie
– Mehr als ein regionärer Lymphknoten befallen
– Rasche Evolution von lokoregionaler Ausbreitung zu Fernmetastasen
– Harnwegsobstruktion

**Tabelle 1.** Behandlungsrichtlinien in den verschiedenen Stadien des Prostatakarzinoms

| Stadium | Routine | Experimentell |
|---|---|---|
| A 1 | Nach Prostatektomie keine weitere Therapie | |
| A 2 | Radikale Prostatektomie | Radiotherapie |
| B 1 | Radikale Prostatektomie | |
| B 2 | Radikale Prostatektomie + kurative Radiotherapie | Orchidektomie<br>Hormontherapie<br>(adjuvant) |
| C 1 | Kurative Radiotherapie | |
| C 2 | (evtl. radikale Prostatektomie) | |
| D 1 | *1. Maßnahme* | GnRH |
| D 2 | Bei Beschwerdefreiheit: Kontrollen | Antiandrogene |
| | Bei Beschwerden und/oder objektivierbarer | |
| | Tumorprogression: | |
| |    Orchidektomie | |
| |    (additive Hormontherapie bei Refus oder | |
| |    Inoperabilität) | |
| | *2. Maßnahme* (bei Nichtansprechen | Aminoglutethimid |
| | auf 1. Maßnahme oder bei Rezidiv nach | Bromocriptin |
| | Ansprechen) | Tamoxifen |
| |    Östrogene | |
| |    Gestagene | |
| |    Antiandrogene | |
| |    Estracyt | |
| | *3. Maßnahme* | Polychemotherapie |
| | Monochemotherapie mit: | Kombinierte Hormon- |
| |    Endoxan | und Chemotherapie |
| |    Adriamycin | |
| |    Cisplatin | |
| |    Fluoruracil | |
| |    CCNU | |
| |    Methotrexat | |

In jedem Stadium können – unabhängig von der Systemtherapie- nach Bedarf *lokale urologische Maßnahmen* (z. B. TUR) angewandt werden. Auch eine *Radiotherapie* schmerzhafter oder komprimierender Metastasen (Skelett, Retroperitonäum) ist bei Resistenz auf die Systemtherapie oder als zusätzliche Behandlung häufig indiziert. Bei metastasenbedingten Frakturen (Femur, Becken u. a.) kommen *chirurgische Palliativeingriffe* in Betracht.

- Stark erhöhte Prostataphosphatase im Serum
- Anämie
- Reduzierter Allgemeinzustand (Aktivitätsindex)
- Gewichtsverlust
- Ausgedehnte Metastasen im Skelettszintigramm
- Metastatischer Leberbefall

Die heute gebräuchlichen Methoden und Medikamente werden nachfolgend kurz beschrieben (s. auch Tabelle 4 und Kap. 3).

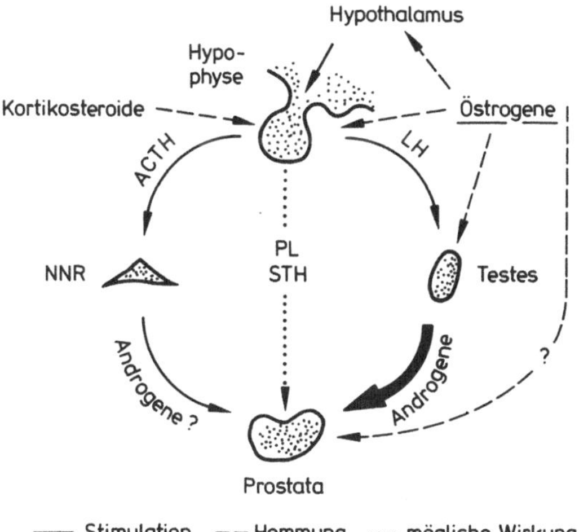


**Abb. 2.** Hormonelle Beeinflussung des Wachstums der Prostata und des Prostatakarzinoms
*NNR* Nebennierenrinde, *LH* luteinisierendes Hormon, *STH* Somatotropin, *PL* Prolaktin

## Hormonale Behandlung

Die von Huggins et al. auf eine rationale und experimentell begründete Basis
gestellte Hormontherapie beim Prostatakarzinom beruht auf der Ausschaltung
der Androgenproduktion, bzw. einer „antiandrogenen" Medikation.

Es ist leicht verständlich, daß die für ihr Wachstum und für ihre Funktion
von Androgenen abhängige Vorsteherdrüse – und damit das diese Hormonabhängigkeit beibehaltende Prostatakarzinom – auf die Ausschaltung der Andro-
genquellen mit einer Größenabnahme reagiert. Dies erklärt den oft spektaku-
lären Erfolg der Orchidektomie, in deren Folge die Testosteronkonzentration im
Plasma um 80–90% abfällt. Östrogene hemmen die LH-Produktion der Hypophyse und erhöhen die Konzentration des plasmatischen testosteronbindenden
Globulins (TeBG). Damit wird das zirkulierende freie Testosteron auf Kastrationswerte abgesenkt. Zusätzlich scheinen die Östrogene eine direkte
Hemmwirkung auf die Prostata (und auf das Prostatakarzinom) zu haben
(s. Abb. 2).

Nachdem die *Bestimmung der Hormonrezeptoren* im Tumorgewebe von
Mammakarzinompatientinnen zu einem besseren Verständnis der Krankheit
und v. a. zu einer signifikanten Stratifikation bezüglich Prognose und Therapiewahl geführt hat (s. Kap. 18), lag es nahe, auch beim Prostatakarzinom die
Hormonrezeptoren zu messen. Tatsächlich finden sich solche spezifischen zyto-
plasmatischen und nukleären Bindungsproteine für Steroidhormone (Androgene, Östrogene, Gestagene) in der Prostata und im Prostatakarzinom. Ihre biochemische Rolle entspricht derjenigen der Hormonrezeptoren in anderen endokrin gesteuerten Geweben (s. Kap. 3). Die Anwesenheit von Östrogen- und

Gestagenrezeptoren in der Prostata erklärt z.T. die günstige therapeutische Wirkung dieser Steroidhormone.

Die routinemäßige Bestimmung des Rezeptorgehalts, wie wir sie beim Mammakarzinom kennen, stößt beim Prostatakarzinom auf technische Schwierigkeiten, weil

— Prostata- und Prostatakarzinomgewebe nicht in ausreichender Menge zur Verfügung steht,
— das Drüsen- bzw. Tumorgewebe durch endogene Androgene und durch das „sex-hormone-binding globulin" (SHBG) im Plasma kontaminiert ist.

Eine Vorhersage über das vermutliche Ansprechen auf eine endokrine Therapie anhand des Androgenrezeptorgehalts ist deshalb heute (noch) nicht möglich. Dem Rezeptorgehalt kommt z. Z. auch keine prognostische Bedeutung zu.

### Orchidektomie

Sie stellt einen relativ kleinen chirurgischen Eingriff dar, der dem Patienten auch im hohen Alter zugemutet werden kann. Wesentlicher ist das psychologische Trauma der Kastration. Es wird deshalb die subkapsuläre Entfernung der Testes durchgeführt unter Belassung eines Skrotuminhalts bestehend aus Kapsel, Nebenhoden und Hämatom. Es ist sorgfältig darauf zu achten, daß kein inkretorisch aktives Leydig-Zellgewebe zurückgelassen wird.

### Weitere ablative Hormontherapien

Die chirurgische Adrenalektomie wird heute nicht mehr durchgeführt, da der Eingriff — obschon von nachgewiesener Wirkung — den meist alten Patienten kaum zugemutet werden kann. Zudem ist heute eine „medikamentöse Adrenalektomie" möglich: 1) durch Prednisonmedikation, 2) durch Aminoglutethimid (Orimeten + Kortison).

Auch von der Hypophysektomie ist man heute weitgehend abgekommen. Sie kann bei mit anderen Mitteln nicht beherrschbaren schweren Schmerzzuständen einzelnen Patienten noch Erleichterung bringen (stereotaktische Operation).

### Östrogene

Es liegen bis heute keine verläßlichen Angaben über das beste Präparat und die optimale Dosierung vor. Synthetische Östrogene wirken ebenso gut wie natürliche Extrakte oder halbsynthetische Verbindungen. Wir sind der Auffassung, daß die Östrogene wenn möglich parenteral verabreicht werden sollten. Damit ist eine ununterbrochene Behandlung gewährleistet und gleichzeitig die Gelegenheit zur regelmäßigen Kontrolle der Patienten gegeben. Wie bei allen Medikamenten gilt der Grundsatz, daß die Östrogentherapie so lange ohne Unterbrechung fortgeführt werden soll, als Anhaltspunkte für ihre Wirksamkeit bestehen (Wirkungsmechanismus: s. Abb. 2).

### Gestagene

Ihre Wirkung beruht wahrscheinlich auf einer Hypophysenhemmung (LH-Suppression) sowie auf einem antiandrogenen Effekt, indem sie die prostatischen Androgenrezeptoren besetzen. Sie zeichnen sich durch gute Verträglichkeit aus.

*Antiandrogene*
Diese Substanzen interferieren mit endogenen Androgenen im Zielorgan, indem sie deren Bindung an die Androgenrezeptoren oder den Transport des Androgenrezeptorkomplexes in den Zellkern verhindern (s. Kap. 3).

Cyproteronacetat (Androcur) ist bei uns das gebräuchlichste Antiandrogen. Es ist strukturmäßig ein Gestagen und hat wahrscheinlich den gleichen Wirkungsmechanismus.

Flutamide ist ein nichtsteroidales Präparat. Seine antiandrogene Wirkung beruht auf einer Verdrängung der aktivierten Androgene vom Kernrezeptor der Prostata(karzinom)zelle.

*Estramustinphosphat (Estracyt)*
Estramustinphosphat ist ein Östradiol in Phosphatform, das an Stickstofflost (eine alkylierende Substanz) gebunden ist. Die Östrogenkomponente soll das Medikament an hormonrezeptortragende Gewebe (Prostata, Metastasen) lenken, wo das Alkylans dann freigesetzt und zytostatisch wirksam werden kann.

Es ist nicht klar, ob diese Kombinationssubstanz unter die Hormone oder die Zytostatika eingereiht werden muß. Die Nebenerscheinungen (Gynäkomastie, Thrombophlebitis) sprechen eher dafür, daß es sich grundsätzlich um ein Östrogen handelt. Eine Knochenmarkdepression (Alkylanswirkung) wird nur ganz selten beobachtet.

*Prolaktinhemmer: Bromocriptin (Pravidel, Parlodel, Metergolin)*
Das Prolaktin, das auf die Prostata wachstumsfördernd wirkt, soll bei Prostatakarzinompatienten erhöht sein. Eine Östrogenmedikation scheint die Hyperprolaktinämie zu verstärken. Es wurde deshalb vorgeschlagen, gleichzeitig mit einer Östrogenbehandlung immer auch einen Prolaktinhemmer zu verabreichen. Diese Präparate sollen angeblich eine Verminderung der Östrogennebenwirkungen (besonders kardiovaskuläre Komplikationen, Gynäkomastie) sowie bei Metastasenschmerzen eine Analgesie bewirken, nicht aber eine Tumorregression.

*Aminoglutethimid (Orimeten)*
Diese Substanz hemmt die Synthese von Steroidhormonen in der Nebennierenrinde und verhindert gleichzeitig die Umwandlung von Androgenen in Östrogene. Sie bewirkt eine „medikamentöse Adrenalektomie" und hat bei der Behandlung des metastasierenden Mammakarzinoms ihren festen Platz.

Für das Prostatakarzinom liegen nur wenig Berichte vor, die z. T. jedoch günstig lauten. Da Aminoglutethimid immer zusammen mit Kortison gegeben werden muß, stellt sich die Frage, wieviel von der beobachteten klinischen Wirkung kortisonbedingt ist.

*Kortikosteroide*
15–30 mg Prednison/Tag hemmen die Funktion der Nebennierenrinde. Neben dieser spezifischen hormonalen Wirkung hat das Prednison einen allgemein eu-

phorisierenden und analgetischen Effekt. Wegen der bekannten Nebenerscheinungen sollte dieses Medikament jedoch nicht routinemäßig oder während langer Zeit gegeben werden. Prednison kombiniert mit einem Östrogen kann gelegentlich eine Zustandsbesserung bei Patienten bewirken, die auf Östrogenmedikation allein nicht mehr ansprechen.

*Tamoxifen (Nolvadex)*
Dieses synthetische Antiöstrogen wird beim metastasierenden Mammakarzinom mit großem Erfolg eingesetzt. Die Resultate bei der Behandlung des Prostatakarzinoms sind widersprüchlich. Da sowohl in der normalen als auch in der karzinomatös veränderten Prostata Östrogenrezeptoren gefunden werden, ist für Östrogene *und* Antiöstrogene ein direkter Wirkungsmechanismus denkbar.

*Gonadotropin-releasing-Hormonanaloge (GnRH-Agonisten:*
*Buserelin, Leuprolide)*
Die erst seit kurzem klinisch geprüften GnRH-Analoge werden möglicherweise schon in nächster Zukunft eine neue Ära der Behandlung des Prostatakarzinoms eröffnen. Ursprünglich zur Behebung von Infertilität getestet, führten diese – verglichen mit den natürlichen hypothalamischen Peptiden sehr viel aktiveren – synthetischen Substanzen unerwarteterweise zu einer Reduktion der Gonadotropinfreisetzung und damit zu einer Blockierung der Testosteronsekretion der Hoden. Bei kontinuierlicher Anwendung des Buserelins oder ähnlicher GnRH-Analoge kommt es nach einer kurzen initialen Steigerung der Gonadotropinausschüttung zu einer hypophysären Desensibilisierung sowie zu einer direkten Hemmwirkung auf die gonadale Steroidproduktion. Die plasmatische Testosteronkonzentration fällt innerhalb von Tagen auf Kastrationswerte ab – eine „medikamentöse Kastration" ist erreicht. Präliminäre klinische Angaben bestätigen eine hervorragende, der chirurgischen Orchidektomie durchaus vergleichbare klinische Wirkung bei praktisch fehlenden Nebenerscheinungen.

Bisher mußten täglich subkutane Injektionen oder mehrmals täglich nasale Sprays zur Aufrechterhaltung der testosteronsenkenden Wirkung verabfolgt werden. Eine neue, einfacher zu handhabende Applikationsform wird getestet: die subkutane Implantation eines Depots.

*Zytostatika*
Bis vor kurzem galt das Prostatakarzinom, wie eine Reihe anderer Adenokarzinome, als weitgehend chemotherapieresistent. Da die meisten Patienten mit metastasierendem Prostatakarzinom auf hormonale Behandlungen während langer Zeit gut ansprechen, wurden die ersten klinischen Versuche mit Zytostatika an hormonresistenten Kranken durchgeführt, die oft in einem schlechten Allgemeinzustand waren und denen die Nebenerscheinungen der zytostatischen Therapie kaum zugemutet werden konnten. Die Erfahrungen mit verschiedenen Zytostatika waren aufgrund von wenigen halbherzig durchgeführten Studien entsprechend negativ.

**Tabelle 2.** Zytostatische Behandlung (Monotherapie) des metastasierenden Prostatakarzinoms. Die Zytostatika wurden als Zweittherapie bei hormonresistenten Patienten angewandt

| Präparat | Applikationsart | Dosierung (Mittelwerte, Anpassung an individuelle Verträglichkeit) | Objektives Ansprechen[a] (% der behandelten Patienten) |
|---|---|---|---|
| 5-Fluoruracil | i.v. | 600 mg/m²/Woche | 25 |
| Endoxan | i.v. | 1000 mg/m²/Woche | 25 |
| Methotrexat | i.v. | 50 mg/m²/Woche | 40 |
| Adriamycin | i.v. | 40 mg/m²/alle 3 – 4 Wochen | 30 |
| Cisplatin | i.v. | 60 mg/m²/2 mal wöchentlich alle 3 – 4 Wochen | 30 |
| CCNU | p.o. | 100 – 120 mg/m² alle 6 Wochen | 30 |
| Estramustin (nicht sicher ein Zytostatikum) | p.o. | 560 – 840 mg/Tag | 30 |

[a] Geschätzt, nach verschiedenen publizierten Statistiken.

Innerhalb der letzten Jahre sind, besonders von amerikanischen Studiengruppen, systematisch verschiedene Zytostatika, allein oder in Kombination, klinisch geprüft worden, wobei die objektiven Verlaufskriterien (s. S. 418 und 419) eine wichtige Grundlage für die Beurteilung der therapeutischen Wirkung bildeten.

Es hat sich gezeigt, daß mehrere Zytostatika eine den Hormonen vergleichbare subjektive und objektive günstige klinische Wirkung haben, falls sie als erste Systembehandlung gegeben werden. Die Erfolgsrate ist jedoch viel niedriger, wenn sie nach Versagen der Hormontherapie eingesetzt werden (s. Tabelle 2). In Analogie zu anderen Tumorarten wäre von einer Polychemotherapie ein besseres Resultat zu erwarten als von einer Monotherapie. Entsprechende Untersuchungen sind im Gange, jedoch noch nicht genügend auswertbar.

Es wird heute angenommen, daß sich jedes Prostatakarzinom aus hormonsensiblen und hormonresistenten Zellpopulationen zusammensetzt. Die nur ca. 70%ige Ansprechrate auf endokrine Maßnahmen ließe sich vielleicht dadurch erklären, daß ⅓ der Karzinome primär mehrheitlich aus hormonresistenten Zellen bestehen. Das nach einer gewissen Zeit des Ansprechens auf Hormontherapie immer eintretende erneute Tumorwachstum (sog. Hormonresistenz) könnte auf ein Überhandnehmen von endokrin unabhängigen Zellen zurückgehen.

Eine primär *kombinierte Hormon-Zytostatika-Therapie* wäre im Hinblick auf die Heterogenität des Tumors eine logische Behandlungsform. Erste Erfahrungen sind ermutigend. Das Resultat weiterer kontrollierter Studien bleibt jedoch abzuwarten, bevor verbindliche Angaben für eine Routinetherapie gemacht werden können.

**Durchführung der Systemtherapie**

Grundsätze

Eine Systemtherapie darf nur dann erfolgen, wenn die Diagnose des Prostatakarzinoms histologisch (evtl. zytologisch) gesichert ist.

Vor Therapiebeginn ist die Ausdehnung der Krankheit möglichst exakt festzustellen (s. Abb. 1). Für jeden Patienten sind die − wenn möglich meßbaren − Parameter zu bestimmen, anhand derer das Ansprechen auf die Behandlung (Remission, stationärer Zustand, Progression) definiert werden soll (s. auch Tabelle 3). Alter, Allgemeinzustand, Begleitkrankheiten und psychosoziale Situation sind bei der Wahl des therapeutischen Vorgehens zu berücksichtigen − im Bewußtsein, daß jede Systemtherapie Nebenerscheinungen macht und daß von ihr im besten Falle eine zeitlich limitierte palliative Wirkung zu erwarten ist (Tabelle 4).

Die Entscheidung über den Beginn und die Art der Behandlung soll wenn möglich zusammen mit dem Kranken gefällt werden.

Der Patient muß während der ganzen Therapiedauer sorgfältig überwacht werden (s. Tabelle 3). Dabei sind sowohl die lokalen Veränderungen (Miktionsverhältnisse, Größe des Primärtumors) als auch die Metastasenzeichen (Schmerzen, Röntgenbilder, Serumphosphatasen) und der Allgemeinzustand (Aktivitätsindex, Gewicht, Hämoglobinwert) regelmäßig zu kontrollieren und zu registrieren. Die Therapie mit Östrogenen und Gestagenen verlangt − im besonderen Maße bei älteren Kranken − Kontrollen der Herz-, Nieren- und Leberfunktion. In vielen Fällen ist eine gleichzeitige kardiale und/oder diuretische Behandlung notwendig. Die zytostatische Therapie macht die Überwachung hämatologischer und blutchemischer Parameter notwendig.

Jeder Patient mit Prostatakarzinom bedarf deshalb − neben der hausärztlichen Betreuung − regelmäßiger Kontrollen durch einen Urologen und evtl. durch einen Internisten bzw. Onkologen.

Eine wirksame Behandlung mit Hormonen oder Zytostatika ist immer so lange ununterbrochen fortzuführen − bzw. der therapeutische Effekt der Orchidektomie so lange ohne zusätzliche Medikamente anhalten zu lassen −, bis eindeutige Zeichen von Tumorprogression das Ende der Therapiewirkung bewiesen haben.


Wann soll mit der Systemtherapie begonnen werden?


Patienten mit einem lokalisierten Stadium ($A_2$, B und C) nach in kurativer Absicht durchgeführter radikaler Prostatektomie und/oder Radiotherapie sind potentiell geheilt. Einer zu diesem Zeitpunkt eingeleiteten Systemtherapie käme adjuvanter Charakter zu, analog der Situation beim Mammakarzinom. Für die Wirksamkeit einer adjuvanten Chemo- oder endokrinen Therapie beim Prostatakarzinom gibt es jedoch keine Hinweise. Wir lehnen deshalb z. Z. für diese Stadien eine Systemtherapie ab.

Bei symptomlosen Patienten im Stadium D stellt sich die Frage, ob eine Systemtherapie sofort nach Feststellung von Metastasen einzuleiten ist oder ob damit bis zum Auftreten von Beschwerden zugewartet werden soll.

Das Intervall zwischen dem Auftreten von *symptomatischen* Metastasen und Tod ist durch die Anwendung der endokrinen Systemtherapie nicht meßbar verlängert worden. Es beträgt nach wie vor ca. 3 Jahre. Da jede hormonale oder zytostatische Therapiemaßnahme nur während einer gewissen — meist in Monaten gemessenen — Zeit wirksam bleibt, und eine Heilung nicht möglich ist, sind wir der Ansicht, daß in der Regel eine Systemtherapie erst dann beginnen soll, wenn Metastasen nachweisbar rasch wachsen oder wenn sie Beschwerden verursachen (s. Kap. 1, Definition der Behandlungsbedürftigkeit).

Sollten klinische Studien in Zukunft jedoch zeigen, daß eine früh einsetzende Systemtherapie das Fortschreiten regionaler Metastasen bzw. die Bildung von Fernmetastasen verzögert oder verhindert, dann müßte diese Ansicht revidiert werden. Es ist auch denkbar, daß die noch nicht genügend erprobte frühe Verwendung von Zytostatika, evtl. kombiniert mit wenig toxischen endokrin aktiven Präparaten (z.B. Buserelin), zu einer Revision des hier dargelegten Konzepts führen könnte.

Sequenz der systemtherapeutischen Maßnahmen

Die Tabelle 1 enthält die Behandlungsarten mit nachgewiesener Wirkung. Da in den letzten Jahren viele neue Substanzen bzw. Therapiemodalitäten entwickelt wurden, die erst am Anfang der klinischen Erprobung stehen, können z. Z. keine Richtlinien über deren Einsatz aufgestellt werden. Für Angaben über Dosierung und Nebenerscheinungen s. Kap. 3.

Wir geben, sobald eine Behandlungsbedürftigkeit feststeht, der *Orchidektomie als erster Maßnahme* den Vorzug. Falls die Operation verweigert wird, verschreiben wir Östrogene oder — besonders bei Patienten mit kardiovaskulären Problemen (auch anamnestisch) — ein Antiandrogen.

Eine zusätzlich zur Orchidektomie verabfolgte Östrogenmedikation bringt unseres Erachtens keine Vorteile. Klinische Studien, die die Kastration allein mit Kastration gefolgt von Östrogentherapie verglichen, kamen zu widersprüchlichen Ergebnissen. Es steht jedoch fest, daß eine solche vorsorgliche Zusatzbehandlung den Patienten mit Nebenerscheinungen belastet und ihn möglicherweise gegenüber einer später wegen Tumorsymptomen benötigten Hormontherapie resistent macht.

Nach kürzer oder länger dauernder Remission (meistens Monate, selten Jahre) kommt es immer — wahrscheinlich wegen Überhandnehmens primär resistenter Zellen — zu erneutem Tumorwachstum, das sich in Skelettschmerzen, Harnretention, Phosphataseanstieg und/oder durch das Auftreten von neuen Metastasen äußert. Gleichzeitig verschlechtert sich in der Regel der Allgemeinzustand: Gewichtsabnahme, allgemeine Schwäche, Anämie. Diese Patienten, sowie die ca. 25% der gegenüber der initialen endokrinen Therapie resistenten Kranken, haben eine viel schlechtere Aussicht, auf weitere Palliativmaßnah-

**Tabelle 3.** Krankheitsbilanz vor und Kontrolluntersuchungen während der Systemtherapie des Prostatakarzinoms (s. auch S. 418–419). (Die Angaben gelten hauptsächlich für die Hormontherapie. Für Kontrollen unter Chemotherapie s. Kap. 4)

| vor Therapiebeginn | | Kontrolluntersuchungen [a] |
|---|---|---|
| 1) *Klinik* Anamnese, Beschwerden | – Miktion (Pollakis-, Nykturie) – Skelettschmerzen – Aktivitätsindex | Bei jeder Konsultation |
| Befunde | – Allgemeinzustand – Gewicht (Ödeme?) – Skelett: Druck-, Klopfdolenz – Thoraxorgane – Lebergröße – Messung von Weichteilmetastsen | |
| | – Rektaluntersuchung | Bei pathologischem Palpationsbefund: ca. 1 mal im Monat |
| 2) *Labor* Hämatologie | – Ganzer Blutstatus – Knochenmarkbiopsie (bei auf Skelettmetastasen verdächtigen Blutbildanomalien, falls Skelettszintigraphie und -röntgenbilder unauffällig) | Hämoglobin bei jeder Konsultation (bei zytostatischer Therapie: i. allg. wöchentliche Hämoglobin-, Leuko- und Thrombozytenkontrollen) |
| Blutchemie | – Nierenfunktion – Leberfunktion – Alkalische Phosphatase und saure Prostataphosphatase – Kalzium | Harnstoff, Kreatinin, Phosphatasen, SGOT alle 1 – 3 Monate |
| Urin | – Status (Hämaturie?) | Alle 1 – 3 Monate |
| 3) *Röntgenbilder* | – Thorax – Becken – Schmerzhafte und szintigraphisch vermehrt speichernde Skelettabschnitte | – Bei negativem Befund: 1- bis 2mal im Jahr – Bei Metastasen: Thorax alle 2 – 3 Monate Skelett alle 6 – 9 Monate |

| | | |
|---|---|---|
| 4) *Nuklearmedizinische Untersuchungen* | – Skelettszintigraphie (erlaubt auch die Diagnose einer eventuellen Harnabflußstörung)<br>(Leberszintigraphie nur in speziellen Fällen, z. B. Metastasenverdacht bei negativer Sonographie und CT) | – Bei initial negativem Befund: 1- bis 2mal im Jahr<br>– Bei pathologischem Befund nur falls andere Verlaufsparameter (einschließlich Röntgenbilder) nicht genügend aussagekräftig: alle 3 – 6 Monate |
| 5) *Andere Untersuchungen* | – Biopsie des Primärtumors, falls histologische Diagnose nicht schon vorhanden<br>– Biopsie von Weichteilmetastasen, falls Tumordiagnose nicht feststeht<br>– Abdominale Sonographie (Lebermetastasen, Nierenstauung, Metastasen im Retroperitonäum)<br>Bei negativem Ultraschall: evtl. CT<br>– Rektale Sonographie, CT des kleinen Beckens: bei regionaler Tumorausdehnung | – Bei pathologischem Befund alle 1 – 3 Monate<br>– Falls Kontrollparameter: alle 3 – 6 Monate |

[a]  Zu Beginn der Therapie: alle 1 – 2 Wochen, während der weiteren Behandlung: i. allg. alle 1 – 3 Monate.

**Tabelle 4.** Nebenerscheinungen der endokrinen Systemtherapie (s. auch Tabelle 3, Kap. 3)

| Behandlung | Nebenerscheinungen | Kontrollen, vorbeugende und Gegenmaßnahmen |
|---|---|---|
| Orchidektomie | Libidoverlust, Impotenz[a]<br>Feminisierung<br>Psychisches Trauma | Psychologische Vorbereitung, Belassung eines „Skrotuminhaltes" |
| | Gynäkomastie | Bestrahlung der Mammae *vor* Behandlungsbeginn[b] |
| Östrogene | Gastrointestinale Unverträglichkeit | Parenterale Verabreichung, Präparatwechsel |
| Estramustin-phosphat[c] | Wasserretention | Tägliche Kontrollen des Körpergewichts (besonders bei Therapiebeginn), evtl. kardiale und/oder diuresefördernde Behandlung |
| Honvan[d] | Leberfunktionsstörung (Östrogene bei Hepathopathie kontraindiziert) | Pathologische blutchemische Werte normalisieren sich i. allg. unter fortgesetzter Therapie |
| | Erhöhte Koagulationsbereitschaft (durch Senkung der plasmatischen Antithrombin-III-Aktivität?):<br>Myokardinfarkt, zerebrale Thrombose, Lungenembolie | Eventuell Kontrolle des Antithrombin III<br>Anwendung der minimalen wirksamen Östrogendosis (die Koagulationsstörung ist dosisabhängig) |
| | Libidoverlust, Impotenz, Feminisierung | Psychologische Vorbereitung |
| Gestagene | Gleiche Nebenerscheinungen wie Östrogene, jedoch weniger ausgeprägt | s. oben |
| Antiandrogene | Impotenz<br>Gynäkomastie (selten)<br>Müdigkeit, Depression | |

[a] Ungefähr 1/3 der Patienten behalten eine gewisse sexuelle Aktivität
[b] Die Bestrahlung der etablierten Gynäkomastie ist unwirksam.
[c] Östrogennebenwirkungen schwächer. Selten Leuko- und Thrombopenie.
[d] Zusätzliche Nebenerscheinungen bei i.-v.-Applikation: Brennen, Jucken, Schmerzen im Genital-, Anal- und Dammbereich.

men anzusprechen. Auch werden die Remissionen mit jeder weiteren Maßnahme kürzer.

Die Reihenfolge der therapeutischen Maßnahmen im Rezidiv nach der ersten Systemtherapie ist umstritten (s. Tabelle 1).


## Behandlungsresultate der Systemtherapie

70–80% der Patienten sprechen auf die initiale endokrine Systemtherapie an. Eine definitive Heilung wird nicht erreicht, die Überlebenszeit wahrscheinlich nur in einzelnen Fällen verlängert. Eine nicht optimal durchgeführte oder schlecht kontrollierte Systembehandlung kann jedoch leicht zu einer Lebensverkürzung führen, z. B. durch östrogeninduzierte thromboembolische Komplikationen.

Realistische Ziele der Systemtherapie sind (s. a. Übersicht zur „Beurteilung der Therapiewirkung beim metastasierenden Prostatakarzinom", S. 418 – 419):

- bei einer Minderzahl der Patienten eine objektivierbare partielle – ganz selten eine komplette – Remission, d. h. eine meßbare Verkleinerung des Primärtumors und/oder von Metastasen im Röntgenbild, ein Rückgang der sauren Prostataphosphatase, ein Anstieg des Hämoglobinwerts;
- bei der Mehrzahl der Kranken eine nur schwer meßbare, aber oft markante Besserung des Allgemeinzustands und der Beschwerden, besonders der Skelettschmerzen.

Patienten, die auf die endokrine Systemtherapie ansprechen, haben eine signifikant längere Überlebenszeit als solche, die resistent sind.

Die palliative Systembehandlung des Prostatakarzinoms gehört zu den wirksamsten und befriedigendsten Methoden der heutigen internistischen Krebstherapie. Die oft rasch eintretende Verbesserung der Lebensqualität der meisten Patienten ist eindrucksvoll. Damit eine optimale Therapiewirkung erlangt wird und zur Vermeidung belastender oder bedrohlicher iatrogener Nebenerscheinungen ist es wichtig, die hier dargelegten therapeutischen Richtlinien zu befolgen.

## Spezielle Therapieprobleme

Die beim metastasierenden Prostatakarzinom als spezifische Komplikation beobachtete *Fibrinolyse* bzw. intravasale Gerinnung äußert sich in einer hämorrhagischen Diathese. Eine Östrogentherapie ist in der Regel sofort wirksam.

Eine ein- oder doppelseitige Nierenstauung durch *Ureterkompression* soll strahlentherapeutisch oder – nach Harnableitung – durch Orchidektomie angegangen werden. Diese beiden Maßnahmen wirken am schnellsten.

Als lokale Palliativmaßnahme bei *Miktionsstörungen* – besonders bei Patienten in schlechtem Allgemeinzustand – hat sich an einigen Zentren die transurethrale Kryotherapie bewährt.

Bei sehr starken *therapieresistenten Skelettschmerzen* kann eine hochdosierte intravenöse Honvan-Applikation (evtl. Dauerinfusion) Erleichterung bringen. Auch eine (stereotaktische) Hyperphysektomie kann erwogen werden.

## Ausblick

In nächster Zukunft sind durch kontrollierte klinische Studien folgende therapeutischen Fragen zu beantworten: Wirksamkeit und Zeitpunkt des Einsatzes verschiedener Zytostatika, der Antiandrogene und der GnRH-Analoge; Wirkung der Kombination Hormone/Zytostatika und der Kombination Radiotherapie/internistische Therapie; Wirkung einer adjuvanten Systemtherapie bei Patienten mit lokalisiertem und potentiell kurativ behandeltem Karzinom.


## Literatur

Jacobi GH (1982) Tumoren der Prostata und der Samenblasen. In: Hohenfellner R, Zingg EJ (Hrsg) Urologie in Klinik und Praxis, Bd I. Thieme, Stuttgart New York, S 566

Jacobi GH, Wenderoth UK (1982) Gonadotropin releasing hormone analogues for prostate cancer. Eur Urol 8:129

Huggins C, Stevens RE, Hodges CV (1941) The effects of castration on advanced carcinoma of the prostate gland. Arch Surg 43:209

Klein LA (1979) Prostate carcinoma. N Engl J Med 300:824

Klosterhalfen H, Altenähr E, Franke HD (1982) Das Prostatakarzinom. Thieme, Stuttgart New York

Loening SA, Beckley S, Brady MF et al. (1983) Comparison of estramustine phosphate, methotrexate and Cis-platinum in patients with adanved, hormone refractory prostate cancer. J Urol 129:1001

Murphy GP, Gaeta JF, Pickren J et al. (1980) Current status of classification and staging of prostate cancer. Cancer 45:1889

Murphy GP, Beckley S, Brady MF et al. (1983) Treatment of newly diagnosed metastatic prostate cancer patients with chemotherapy agents in combination with hormones versus hormones alone. Cancer 51:1264

Pavone-Macaluso M, EORTC Urological Group (1983) Medroxyprogesterone acetate in the treatment of prostatic cancer. In: Campio L et al. (eds) Role of medroxyprogesterone in endocrine-related tumors, vol 2. Raven, New York, p 183

Robinson MRG (1982) Carcinoma of the prostate: Hormonal therapy. In: Furr BJA (ed) Hormone therapy. Saunders, London, p 233

Torti FM, Carter SK (1980) The chemotherapy of prostatic adenocarcinoma. Ann Intern Med 92:681

Worgul TJ, Santen RJ, Samojlik E et al. (1983) Clinical and biochemical effect of aminoglutethimide on the treatment of advanced prostatic carcinoma. J Urol 129:51

# 21 Hodentumoren

R. W. SONNTAG und J.-P. OBRECHT

## Vorkommen, Häufigkeit, Epidemiologie

Maligne Tumoren des Hodens sind seltene Erkrankungen, die vorwiegend junge Männer befallen. Am häufigsten sind die malignen Keimzelltumoren (über 90%); ihre Inzidenz beträgt 2−3/100 000 Männer; sie machen etwa 1−2% aller malignen Tumoren des Mannes aus. Das Prädilektionsalter liegt zwischen dem 20. und 40. Lebensjahr. Maligne Keimzelltumoren sind zwischen dem 29. und 35. Lebensjahr die häufigste Krebstodesursache.

Neben einseitigen werden auch bilaterale maligne Tumoren des Hodens beobachtet. Sie sind eine Rarität und kommen nur in etwa 2−2,5% aller Fälle vor. Meist treten sie innerhalb von Monaten kurz nacheinander auf. Die häufigsten beidseitigen malignen Tumoren des Hodens sind maligne Lymphome.

Manche Keimzelltumoren entstehen außerhalb der Gonaden, sog. *primärextragonadale Keimzelltumoren;* sie sind ebenfalls eine ausgesprochene Seltenheit. Es ist oft sehr schwer nachzuweisen, daß es sich bei diesen Geschwülsten um Primärtumoren und nicht um Metastasen handelt.

Der klinische Verlauf von malignen Keimzelltumoren kann sehr variabel sein. Vereinzelt sind *Spontanremissionen* beschrieben worden. Sie können bis zu 12 Jahren dauern.

Die *Ätiologie* der malignen Hodentumoren ist unbekannt. 10−20% aller Patienten führen die Entstehung des Hodentumors auf ein Trauma in ihrer Anamnese zurück. Ein ursächlicher Zusammenhang besteht jedoch nicht; vielmehr handelt es sich um eine zufällige zeitliche Koinzidenz, wobei das Trauma nicht selten den Patienten erstmals auf einen bisher latenten Hodentumor aufmerksam macht.

1,5−2% aller Hodenkarzinome entstehen in atrophischen (nach Infektionen, namentlich nach einer Parotitis epidemica) und 3,6−11,6% in kryptorchen Hoden. Das Risiko der malignen Entartung kann durch eine Orchipexie, wenn sie vor dem 10. Lebensjahr vorgenommen wird, signifikant vermindert werden, nicht aber, wenn der Eingriff nach der Pubertät erfolgt. Es wird empfohlen, die Orchipexie vor dem 6. Lebensjahr durchzuführen. Bei Kryptorchismus neigt auch der orthotope kontralaterale normale Hoden zur malignen Entartung (20%). Angehörige der schwarzen erkranken 4mal häufiger an Hodentumoren als Angehörige der weißen Rasse.

Ein gewisser ursächlicher Zusammenhang scheint auch zwischen primären mediastinalen Chorionkarzinomen und dem Klinefelter-Syndrom zu bestehen.

Das vereinzelt familiäre Vorkommen von Keimzelltumoren weist auf genetische Einflüsse hin.

## Pathohistologie, Verlauf, Prognose

Die verschiedenen malignen Tumoren des Hodens sind nach histologischem Typ und Inzidenz in Tabelle 1 aufgelistet. Bezüglich der malignen Keimzelltumoren ist zu berücksichtigen, daß sowohl Mischformen als auch verschiedene Differenzierungsgrade, v. a. bei Teratomen und Seminomen, vorkommen.

Maligne Keimzelltumoren entstehen nach heutiger Ansicht aus einer gemeinsamen primordialen Keimzelle. Die maligne Transformation kann auf jeder Differenzierungsstufe stattfinden; das erklärt die verschiedenen histologischen Varianten.

Das Chorionkarzinom breitet sich in der Regel schon sehr früh auf hämatogenem Wege aus, während die anderen Hodentumoren zunächst lymphogen und erst später hämatogen metastasieren. 85% der initialen Metastasen sind in retroperitonealen Lymphknoten lokalisiert. Rechtsseitig sind die Lymphknotenmetastasen parakaval in Höhe der Nierengefäße (L 1−3) zu finden, aber fast nie oberhalb derselben; linksseitig liegen sie periaortal unter- und oberhalb der A. mesenterica inferior (L 1−2). Kontralaterale aortale Lymphknotenmetastasen werden selten beobachtet; Voraussetzung ist fast immer ein gleichzeitiger ipsilateraler Befall. Keimzelltumoren metastasieren in der Regel auch nicht in die inguinalen oder iliakalen Lymphknoten, es sei denn, daß inguinoskrotale chirurgische Eingriffe, wie eine Herniorrhaphie oder Orchipexie, vorangegangen sind oder daß der Tumor die Epididymis, die Tunica vaginalis oder den Ductus deferens infiltriert hat.

**Tabelle 1.** Hodentumoren − Histologie und Inzidenz

| Tumortypen | Anteile [%] |
|---|---|
| 1) Keimzelltumoren | 90 − 95 |
|    Seminome | 40 |
|    − Klassisch     (80%) | |
|    − Spermatozytär   (9%) | |
|    − Anaplastisch   (10%) | |
|    Embryonales Karzinom | 15 − 20 |
|    Teratom [a] | 5 − 10 |
|    Chorionkarzinom | < 5 |
|    Dottersackkarzinom | < 5 |
|    Gemischte Formen [b] | 30 − 40 |
| 2) Nichtkeimzelltumoren | 5 − 10 |
|    − Stromazelltumoren (Sertoli- und Leydig-Zellen) | |
|    − Maligne Lymphome | |
|    − Sarkome | |
|    − Fibroma, Leiomyoma | |
|    − Metastasen | |

[a] Differenzierungsgrad anzugeben
[b] Relativanteil anzugeben

**Tabelle 2.** Einteilung der Keimzelltumoren des Hodens

| Dixon + Moore | Brit.Testic. Tumor Panel | Mostofi + Price | WHO |
|---|---|---|---|
| Seminoma | Seminoma<br>– classic<br>– spermatocytic | Seminoma<br>– typical<br>– spermatocytic<br>– anaplastic | Seminoma<br>– typical<br>– spermatocytic<br>– anaplastic |
| Embryonal carcinoma | Malignant teratoma undifferentiated | Embryonal carcinoma<br>– adult<br>– polyembryoma | Embryonal carcinoma |
| Teratoma with embryonal carcinoma (teratocarcinoma) | Malignant teratoma intermediate | Embryonal carcinoma with teratoma (teratocarcinoma) | Embryonal carcinoma with teratoma (teratocarcinoma) |
| Teratoma, adult | Teratoma differentiated | Teratoma<br>– mature<br>– immature | Teratoma<br>– mature<br>– immature |
| Choriocarcinoma | Malignant teratoma trophoblastic | Choriocarcinoma | Choriocarcinoma |
| – | Yolk-sac tumor | Embryonal carcinoma infantile | Yolk-sac tumor |

Die weitere Tumorausbreitung erfolgt über den Ductus thoracicus, wobei Absiedlungen in den supraklavikulären Lymphknoten links und im Mediastinum in Erscheinung treten. Bemerkenswert ist, daß die Tumorzellen die mediastinalen Lymphknoten sowohl von kranial her als auch von kaudal direkt über akzessorische Verbindungen aus dem Retroperitoneum erreichen können. In späteren, fortgeschrittenen Erkrankungsstadien sind hämatogene Metastasen praktisch in allen Organen möglich. Bevorzugt werden Lunge, Pleura, Skelett, Leber und Hirn befallen. Hirnmetastasen kommen ohne vorbestehende Absiedlungen in den Lungen nicht vor.

Den histologischen Spielformen des Seminoms kommt eine prognostische Bedeutung zu: Der spermatozytäre Typ ist meist höher differenziert und hat eine günstigere Prognose. Er befällt vorwiegend ältere Männer. Der anaplastische Typ hingegen hat eine schlechtere Prognose.

Verlauf und Prognose der nichtseminomatösen Keimzelltumoren unterscheiden sich nicht wesentlich voneinander; lediglich das Chorionkarzinom hat wegen seiner frühen hämatogenen Metastasierung eine schlechtere Prognose. Bei Mischformen bestimmt der Anteil mit der schlechteren Prognose die weitere Lebenserwartung. Primärtumoren und Metastasen müssen histomorphologisch nicht immer identisch sein. Das Carcinoma embryonale soll auf Zytostatika besser ansprechen als das Teratokarzinom. Zytostatika schädigen bzw. zerstören v.a. weniger differenzierte Tumorzellen, während gut differenzierte Teratomanteile überleben können.

Es gibt bis heute noch keine einheitliche und verbindliche histopathologische Klassifikation. Die gebräuchlichsten Einteilungen sind in Tabelle 2 einander gegenübergestellt.

Im Gegensatz zu den Keimzelltumoren sind die Geschwülste des gonadalen Stromas meist benigne. 3% der Geschwülste des Hodens entfallen auf *Tumoren der Leydig-Zellen.* Diese gehen mit endokrinologischen Symptomen einher, die sehr variabel sind. Beim Kind kommt es zu früher Maskulinisation; Beschwerden fehlen meist. Beim Erwachsenen kommt es zur Feminisation mit Gynäkomastie. Der Östrogen-Testosteron- oder 17-Ketosteroidspiegel im Urin ist bei über der Hälfte aller Patienten erhöht. 10% der Leydig-Zelltumoren sind maligne. Hierauf weist histologisch die Infiltration der Gefäßwand hin. *Sertoli-Zelltumoren* und die noch selteneren Granulosa- und *Thekazelltumoren* machen nur etwa 3% aller Geschwülste des Hodens aus. Auch sie können mit einer Gynäkomastie einhergehen, obwohl sonst endokrinologische Symptome oder hormonelle Abweichungen eher selten nachweisbar sind. Circa 10% der Sertoli-Zelltumoren entarten maligne und können dann metastasieren. Eindeutige histologische Kriterien für Malignität fehlen jedoch.

Das *maligne Lymphom* ist der häufigste Nichtkeimzelltumor des Hodens. Dabei handelt es sich bei mehr als der Hälfte um histiozytäre und bei ca. einem Drittel um lymphozytäre Lymphome. Häufig treten sie beidseitig auf. Es ist umstritten, ob diese Lymphome primär im Hoden entstehen, zumal bei 90% aller Patienten innerhalb von 2 Jahren das Lymphom generalisiert ist.

## Klinik, Diagnose, Stadieneinteilung, Tumormarker und andere prognostische Faktoren

Das typische Erscheinungsbild ist die schmerzlose Schwellung des Hodens. Wenn Schmerzen angegeben werden, sind diese meist die Folge zusätzlicher Ereignisse wie Trauma, Blutungen oder Stieldrehung. Zum Zeitpunkt der Diagnose wird eine Schwellung des Hodens bzw. ein Tumor bei 75−90% aller Patienten gefunden. Schmerzen bestehen aber nur bei 13−50%. Symptome, die sich auf Metastasen zurückführen lassen, sind in 5−15% der Fälle vorhanden, obwohl Metastasen schon bei 14−34% der Patienten nachgewiesen werden können.

Jede Schwellung oder tumoröse Verdickung des Hodens, besonders bei jungen Männern, ist auf eine Neoplasie verdächtig. Gleiches gilt für entzündliche Prozesse, die sich trotz adäquater Therapie nicht rasch und vollständig zurückbilden. Auch die Hydrozele ist in die differentialdiagnostischen Erwägungen einzubeziehen, namentlich wenn die Punktionsflüssigkeit hämorrhagisch ist.

Jeder Verdacht auf einen Hodentumor muß so schnell und so gründlich wie möglich abgeklärt werden. Die erforderlichen diagnostischen Maßnahmen sind aus der folgenden Übersicht ersichtlich. Wenn erforderlich, wird in einem zweiten Schritt der verdächtige Hoden über einen hohen inguinalen Zugangsweg freigelegt und inspiziert. Als letzter Schritt folgt die Orchidektomie mit Abtragung am inneren Leistenband, sofern die Inspektion einen suspekten Befund ergibt.

*Abklärung vor Orchidektomie*
1) *Anamnese*
   Wie lange ist die Schwellung des Hodens vorhanden; allgemeine Symptome wie Müdigkeit, Inappetenz, Gewichtsverlust; Schmerzen lokal, regional, Rücken, pleural, Skelett; Dyspnoe oder Husten.
2) *Klinische Untersuchungen*
   *Lokal*befund: Hoden und Skrotum;
   *Regional*befund: Inguinale Lymphknoten, alte inguinoskrotalchirurgische Narben, Beinödeme;
   *Abdominal*befunde: Leber, abdominelle Tumormassen;
   *Thorax:* Gynäkomastie, supraklavikuläre Lymphknoten, Lungenuntersuchung.
3) *Laboruntersuchungen*
   *Tumormarker:* β-HCG, Alphafetoprotein, LDH;
   *Nierenfunktion:* Harnstoff oder Kreatinin;
   *Leberenzyme:* Alkalische Phosphatase, Transaminasen;
   *Hämatologie:* Hämoglobin, Leukozyten, Thrombozyten.
4) *Röntgenuntersuchungen*
   Thorax p.-a. und seitlich. Bei Unklarheiten Tomogramm oder Computertomogramm.

Jede Probebiopsie des verdächtigen Hodens und/oder transskrotale Eingriffe sind zu unterlassen.

Die Orchidektomie ist, wenn die histologische Untersuchung des Hodens einen malignen Keimzelltumor ergibt, zugleich der erste therapeutische Eingriff. Das weitere therapeutische Vorgehen richtet sich nach dem Resultat der postoperativen Diagnostik, wie sie in der folgenden Übersicht angegeben ist. Wegleitend sind das Tumorstadium und die Histologie der Geschwulst.

*Abklärungen nach Orchidektomie*
1) *Labor*
   Wiederholung der Tumormarker: β-HCG, Alphafetoprotein; LDH, wenn initial positiv.
2) *Radiologisch*
   Pedale Lymphangiographie IVP;
   wenn möglich, Computertomographie von Abdomen und Becken;
   wenn nicht möglich: Sonographie oder Leberszintigramm.
   Bei ausgedehntem retroperitonealem Tumorbefall ist noch eine Kavographie oder eine i.v.-Pyelographie zu empfehlen.

Eine allseits akzeptierte und verbindliche Einteilung der Erkrankungsstadien gibt es heute noch nicht. Die Aufgabe einer *Stadieneinteilung* ist eine dreifache: 1) Bestimmung von Größe und Zahl von Primärtumor und Metastasen, 2) Beschreibung der Topographie der Tumorerkrankung und 3) Definition von prognostischen Gruppen aufgrund der verschiedenen Ausbreitungsgrade des Tumors. Die neueren Klassifikationen sind Versuche, diesen Anforderungen gerecht zu werden. In Tabelle 3 ist die Stadieneinteilung der UICC wiedergegeben; Tabelle 4 verzeichnet die modifizierte Version des „Workshop for Staging

**Tabelle 3.** UICC-Stadieneinteilung – klinisches Stadium

---

T: Primärtumor
    T0:   Kein Primärtumor nachweisbar
    T1:   Tumor auf den Hoden beschränkt
    T2:   Tumor über die Tunica albuginea hinaus
    T3:   Tumorbefall des Rete testis oder epididymis
    T4:   Tumorbefall des Samenstrangs (T4a) oder der Skrotalwand (T4b)

N: Lymphknoten
Regionale Lymphknoten sind paraaortale bzw. parakavale Lymphknoten; nach Skrotal-
chirurgie auch homolaterale, inguinale Lymphknoten
Juxtaregionale Lymphknoten sind pelvine, mediastinale und supraklavikuläre Lymphknoten
    N0:   Keine Lymphknotenmetastasen nachweisbar
    N1:   Befall eines einzelnen homolateralen, regionalen Lymphknotens; wenn inguinal,
           muß er beweglich sein
    N2:   Befall von bilateralen, kontralateralen oder multiplen regionalen Lymphknoten;
           wenn inguinal, müssen sie beweglich sein
    N3:   Ein tastbarer Abdominaltumor ist vorhanden oder fixierte inguinale Lymphknoten
    N4:   Befall von juxtaregionalen Lymphknoten

M: Fernmetastasen
    M0:   Keine Fernmetastasen nachweisbar
    M1:   Fernmetastasen nachweisbar
           M1a: Okkulte Metastasen – gestützt auf biochemische und/oder andere Tests
           M1b: Eine einzelne Metastase in einem einzelnen Organ
           M1c: Multiple Metastasen in einem einzelnen Organ
           M1d: Metastasen in multiplen Organen

---

**Tabelle 4.** Stadieneinteilung der Hodentumoren – klinisch und chirurgisch-pathologisch. (Modifizierte Version des Workshop for Staging and Treatment of Testicular Cancer, Lugano 1979)

---

| | |
|---|---|
| Stadium I: | Keine Metastasen nachweisbar |
|   IA: | Tumor auf den Hoden und die Nebenorgane beschränkt (T1 = im Testes; Tunica albuginea nicht befallen; T2 = Durchbruch durch die Tunica albuginea; T3 = Rete-testis- oder Epididymisinfiltration) |
|   IB: | Tumor im Kryptorchischen Hoden oder Infiltration des Samenstrangs (T4a) |
|   IC: | Tumor infiltriert Skrotalhaut (oder transskrotal operiert) (T4b) |
| Stadium II: | Lymphknotenmetastasen unterhalb des Zwerchfells |
|   IIA: | Alle Lymphknoten < 2 cm |
|   IIB: | Mindestens 1 Lymphknoten > 2 – 5 cm |
|   IIC: | Retroperitoneale Lymphknoten > 5 cm oder Tumorinvasion der Venen. Kein makroskopischer Resttumor nach Lymphadenektomie |
|   IID: | Makroskopischer Resttumor nach Lymphadenektomie; fixierte inguinale Lymphknoten; tastbare Abdominaltumoren (inoperabel) |
| Stadium III: | Metastasen oberhalb des Zwerchfells |
|   III0: | Positive Tumormarker ohne sichtbare Metastasen |
|   IIIA: | Supraklavikulärer oder mediastinaler Lymphknotenbefall ohne Organmetastasen |
|   IIIB: | Nur Lungenmetastasen |
|   IIIC: | Hämatogene Metastasen außerhalb der Lunge |

and Treatment of Testicular Cancer", der im September 1979 in Lugano stattfand. Das UICC-Schema beruht ausschließlich auf klinischen Befunden, während die Lugano-Workshop-Einteilung sich auf klinische, chirurgische bzw. histopathologische Daten stützt. Beide Schemata sind deshalb nicht ohne weiteres miteinander vergleichbar.

Die biologische Bedeutung einer Stadieneinteilung hängt vom Wert der benutzten diagnostischen Maßnahmen ab. Im folgenden sei daher zum besseren Verständnis kurz auf einzelne Methoden eingegangen.

Die *Lymphangiographie* ist in der Diagnostik von Patienten mit Hodentumoren unerläßlich und eignet sich besonders zur Darstellung der iliakalen und unteren lumbalen Lymphknoten. In diesem Bereich ist ihre Zuverlässigkeit groß. Falsch-positive Resultate sind selten; falsch-negative Ergebnisse werden mit 10–15% angegeben. Die höheren lumbalen Lymphknoten können im Lymphangiogramm oft nur schwer beurteilt werden; hier liegen die falsch-negativen Befunde um 20–30%. Zu falsch-negativen Resultaten führen oft auch große Lymphknotenmetastasen, weil die Sinus in den Lymphknoten durch Tumorgewebe verlegt sind und diese daher nicht angefärbt werden können.

Die *Computertomographie* ist eine ergänzende diagnostische Methode. Sie erfaßt nicht nur die großen Lymphknotenpakete des zentralen Lymphsystems, die, wie erwähnt, lymphographisch stumm bleiben (obere lumbale einschließlich krurale Lymphknoten), sondern auch Vergrößerungen von Lymphknoten außerhalb desselben, die aus anatomischen Gründen lymphographisch nicht dargestellt werden können. Zudem sind auch Metastasen in der Leber der computertomographischen Diagnostik zugänglich. Normal große, aber bereits befallene Lymphknoten ebenso wie Organmetastasen mit einem Durchmesser von < 1,5 cm überfordern das computertomographische Auflösungsvermögen und entziehen sich deshalb dem Nachweis.

Die zuverlässigsten diagnostischen Resultate können daher von der Kombination von Lymphographie und Computertomographie erwartet werden. Entsprechend niedrig – unter 15% – sind die falsch-negativen Befunde zu veranschlagen.

Die *i.v.-Pyelographie* und/oder die *Kavographie* sind durch die Computertomographie verdrängt worden und werden heute nur noch selten angewandt. Sie sind besonders bei großen retroperitonealen Metastasen hilfreich oder in Fällen, wo keine Computertomographie zur Verfügung steht. Wie die Computertomographie erleichtern Kavographie und/oder i.v.-Pyelographie die Beurteilung der Operabilität von ausgedehnten retroperitonealen Metastasen.

Keimzelltumoren produzieren und sezernieren *Tumormarker*, die im Serum nachgewiesen werden können. Die Einführung von hochempfindlichen Bestimmungsmethoden (Radioimmunoassay) zum Nachweis des *Alphafetoproteins* (AFP) und der β-Fraktion des humanen *Choriogonadotropins* (β-HCG) hat die Diagnostik von Hodenkarzinomen entscheidend bereichert. Die herausragende Bedeutung der Tumormarker liegt in der Beurteilung des Therapieeffekts und in der Kontrolle des Krankheitsverlaufs. Die Reduktion der initial erhöhten Tumormarker zeigt eine wirksame Verminderung der Tumormasse an, ein Anstieg der Tumormarker weist frühzeitig auf ein beginnendes Rezidiv hin. Eine adäquate Behandlung von Patienten mit Keimzelltumoren ist heute ohne Hilfe von Tumormarkern kaum mehr denkbar. Die Bedeutung der LDH als Tumormarker bei Patienten mit Hodenkarzinomen ist unklar; immerhin konnte ein enger Zusammenhang zwischen Tumorverlauf und LDH-Aktivität beobachtet werden.

Das *humane Choriongonadotropin* (HCG) ist ein Glykoprotein. Sein Molekulargewicht beträgt 38 000. Es wird bei Gesunden nur während der Schwangerschaft in erhöhter Konzentration im Urin ausgeschieden. Das HCG besteht aus 2 ungleichen Anteilen, der $\alpha$- und der $\beta$-Kette. Die $\alpha$-Kette findet sich auch in den hypophysären Glykoproteinhormonen LH, FSH und TSH. Die $\beta$-Kette unterscheidet sich von der $\alpha$-Kette v. a. durch die Zusammensetzung der terminalen 29 Aminosäuren. Bisher konnte die $\beta$-Kette in keiner anderen biologisch aktiven Verbindung entdeckt werden. Ihr Nachweis ist daher für HCG spezifisch. Kreuzreaktionen mit dem LH, wenn dieses stark erhöht ist, sind aber möglich und führen gelegentlich zu Fehlbeurteilungen. Diese falsch-positiven $\beta$-HCG-Resultate normalisieren sich, wenn Testosteron zugeführt wird. Selten sind $\beta$-HCG-Erhöhungen bei anderen Tumoren als Keimzellneoplasien nachweisbar, z. B. bei Mamma-, Lungen-, Leber-, Magen- und Pankreaskarzinomen. Eine Erhöhung der $\beta$-HCG-Konzentration bei Seminomen spricht für die Anwesenheit von trophoblastischen Tumoranteilen. $\beta$-HCG-Erhöhungen werden auch nach Konsum von Marihuana beobachtet; mit der Abstinenz kehren die Werte aber wieder zur Norm zurück. 40—60% aller nichtseminomatösen testikulären Neoplasien haben einen erhöhten $\beta$-HCG-Spiegel.

Das *Alphafetoprotein* (AFP) ist ebenfalls ein Glykoprotein; sein Molekulargewicht beträgt 70 000. Alphafetoprotein wird im Dottersack, der Leber und im Gastrointestinaltrakt des Fetus gebildet. Im Serum des Fetus wird eine Konzentration von 3 mg/ml gemessen. Nach dem 1. Lebensjahr fällt der Wert auf 1—16 ng/ml ab. Bei Patienten mit nichtseminomatösen Hodentumoren ist das Alphafetoprotein in 70% aller Fälle erhöht nachweisbar.

Alphafetoprotein ist auch im Erwachsenenalter nicht spezifisch für Hodentumoren. Ein erhöhter Alphafetoproteinspiegel kann bei hepatozellulären Karzinomen gefunden werden sowie bei 20—23% aller Patienten mit Magen- oder Pankreaskarzinomen, in 5% der Fälle mit Kolonkarzinomen und bis zu 7% bei Kranken mit Bronchuskarzinomen. Ferner wurde eine Alphafetoproteinerhöhung bei allen Patienten mit Ataxia teleangiectatica nachgewiesen, bei regenerativen Prozessen in der Leber, bei Patienten mit viraler Hepatitis (27%) sowie bei Leberzirrhose (5—24%).

Jede Beurteilung erhöhter Serummarker hat die Halbwertszeiten von Alphafetoprotein und $\beta$-HCG (Tabelle 5) sowie ihre zelluläre Herkunft (Tabelle 6) mit zu berücksichtigen. Bevor klinische Entscheidungen gefällt werden, ist auch an die erwähnten Möglichkeiten eines falsch-positiven Reaktionsausfalls zu denken. Ein initial negatives Markerresultat ist wenig bedeutsam. Negative Markerbefunde werden bei fast allen Seminomen und einem Drittel der nichtseminomatösen Keimzelltumoren im Stadium I gefunden. Nur bei etwa ⅓ der Patienten, deren Marker während einer Behandlung negativ werden, klinisch oder radiologisch aber noch Hinweise für Resttumoren zeigen, ist noch aktives Karzinomgewebe zu finden. In der Mehrzahl findet sich nur noch nekrotisches oder narbiges Gewebe; vielfach sind noch benigne Tumorreste vorhanden, ein

**Tabelle 5.** Merkmale der Serummarker

| Marker | Halbwertszeit | Kreuzreaktion | Quelle |
|---|---|---|---|
| Alpha-Fetoprotein | 5 Tage | Keine | Fetalleber, Hodenkarzinom, Andere Erkrankungen (s. Text) |
| HCG | 24 h | LH, FSH, TSH | Plazenta, Hodenkarzinom |
| $\alpha$-HCG | 20 min | LH, FSH, TSH | Plazenta, Hodenkarzinom |
| $\beta$-HCG | 60 min | Keine (s. Text) | Plazenta, Hodenkarzinom |

**Tabelle 6.** Zellulärer Ursprung der Serummarker (*STA* synzytiotrophoblastische Anteile)

| Tumor | AFP | $\beta$-HCG |
|---|---|---|
| Seminom | – | – |
| Seminom mit STA | – | + |
| Embryonales Karzinom | + | – |
| Embryonales Karzinom mit STA | + | + |
| Dottersackkarzinom | + | – |
| Dottersackkarzinom mit STA | + | + |
| Reifes Teratom | – | – |

sog. adultes Teratom. Um in solchen Fällen die richtigen therapeutischen Maßnahmen zu treffen − Abbruch der Therapie oder Therapiewechsel −, ist eine histologische Abklärung der Resttumoren dringend erforderlich.

## Allgemeine Behandlungsstrategie nach Stadium und anderen Risikofaktoren

Dank der Fortschritte, die in den letzten Jahren in der Behandlung der malignen Keimzelltumoren erzielt werden konnten, sind heute die meisten Patienten auch in fortgeschrittenen Erkrankungsstadien potentiell heilbar. Zu dieser erfreulichen Entwicklung hat v. a. die medikamentöse oder zytostatische Therapie beigetragen. Trotzdem ist die Behandlungsstrategie immer noch multidisziplinär. Die enge Kooperation zwischen Chirurgen, Strahlentherapeuten und medizinischem Onkologen ist die beste Voraussetzung für eine adäquate und erfolgreiche Behandlung. Die Erstellung des Therapieplans richtet sich nach der histologischen Diagnose und dem vorliegenden Stadium der Erkrankung. Der Stellenwert der Einzeldisziplin in den verschiedenen Krankheitsstadien ist vorläufig noch nicht genau zu definieren. Ebenso müssen der optimale Zeitpunkt und die Reihenfolge des Einsatzes der verschiedenen Therapieformen noch festgelegt werden.


## Seminome

Die Therapie der Seminome ist in den frühen Stadien (I, II A, II B) weitgehend standardisiert. Seminome sind strahlensensible Tumoren. Deshalb darf, falls die Tumormarker vor der Orchidektomie negativ sind, auf die bei den nichtseminomatösen Keimzelltumoren erforderliche retroperitoneale Lymphadenektomie verzichtet werden. Die Therapie der Wahl nach der Entfernung des Primärtumors ist die *Strahlentherapie.* Im Stadium I werden die ipsilateralen iliakalen und die paraaortalen Lymphregionen bestrahlt. Die einzustrahlende Dosis liegt zwischen 25 und 30 Gy in 3 Wochen. Eine zusätzliche Bestrahlung der mediastinalen oder supraklavikulären Lymphknotenregion, die früher vielfach vorgenommen wurde, ist nicht erforderlich. Hingegen sind Skrotum und Inguina in das Strahlenfeld einzubeziehen, wenn chirurgische Eingriffe am Skrotum vorausgingen. Im frühen Stadium II (II A und II B) wird im Prinzip wie im Stadium I vorgegangen: Bestrahlung der paraaortalen und ipsilateralen iliakalen Lymphregionen mit 25 – 35 Gy in 3 – 4 Wochen. Sind die unteren paraaortalen Lymphknoten befallen, wird das Strahlenvolumen auf ein kontralaterales iliakales Feld ausgedehnt. Auf die früher übliche Bestrahlung des Mediastinums und der Supraklavikulärregion kann wahrscheinlich verzichtet werden, da heute wirksame chemotherapeutische Regimes zur Verfügung stehen, die, falls supradiaphragmale Metastasen auftreten sollten, immer noch rechtzeitig und mit Erfolg eingesetzt werden können. Zudem wird auf diese Weise die Knochenmarkreserve geschont und die Dosierung einer ggf. erforderlichen Chemotherapie erleichtert.

Im späteren Stadium II (II C und II D) sowie in den Stadien III 0 und III A ist eine primäre Chemotherapie mit nachfolgender kurativer Bestrahlung zu empfehlen.

Ob Patienten mit den maligneren anaplastischen Seminomen und Seminomen mit erhöhtem $\beta$-HCG-Titer schon im Stadium I und in den frühen Stadien II mit einer primären Kombinationschemotherapie und anschließender Bestrahlung behandelt werden sollten, ist noch offen. Bei größeren Tumormassen wäre ein solches Vorgehen gerechtfertigt.

Die Heilungsraten im Stadium I (etwa ¾ aller Patienten mit Seminomen) liegen nach Orchidektomie und Strahlentherapie bei über 90% (Tabelle 7). Bei fortgeschrittenen retroperitonealen Metastasen oder bei supradiaphragmalem Lymphknotenbefall sind die therapeutischen Resultate noch unbefriedigend. Hierfür werden 3 Gründe angeführt:

1) Es kann schwierig sein, bei großen Tumormassen adäquate Bestrahlungsfelder zu definieren und eine genügende Strahlendosis zu applizieren.
2) Oft sind in fortgeschrittenen Krankheitsstadien schon unerkannte mikroskopische Absiedelungen von Tumorzellen außerhalb der Bestrahlungsfelder vorhanden.

**Tabelle 7.** Strahlentherapie – Resultate beim Seminom

| Stadium | Fünfjahresüberlebensrate | |
|---|---|---|
| | *n* | [%] |
| I | 176/187 | (94) |
| II | 18/ 21 | (86) |
| III | 9/ 13 | (69) |

3) ⅓ oder mehr der Metastasen bei „Seminomen" sind histologisch nicht seminomatös.

1) bis 3) sind die Begründung für die oben empfohlene multimodale Behandlung – initiale Polychemotherapie mit nachfolgender Bestrahlung – der späten Stadien II sowie der Stadien III0 und IIIA. Es bleibt abzuwarten, ob dadurch die Therapieresultate verbessert werden können.

## Nichtseminomatöse Keimzelltumoren

Die Behandlung wird auch bei den nichtseminomatösen Keimzelltumoren durch das Stadium bestimmt. Der Stadienzuweisung, die bei den nichtseminomatösen Keimzelltumoren auf den Resultaten der Lymphadenektomie beruht, kommt aber eine größere Bedeutung zu als bei den Seminomen. Die therapeutischen Entscheidungen sind komplizierter. Ein einheitliches Vorgehen ist noch nicht zu erkennen. Der histologische Typ beeinflußt die Behandlungsstrategie nicht; eine Ausnahme bildet lediglich das Chorionkarzinom, das, wie erwähnt, schon früh hämatogen metastasiert und deswegen immer chemotherapiert werden muß.

Im *Stadium I* ist nach der Orchidektomie immer noch die retroperitoneale Lymphadenektomie vorzunehmen. Das neuere Konzept des „wait and see", das die retroperitoneale Lymphadenektomie ersetzen soll, wird unter den „speziellen Therapieproblemen" diskutiert. Die retroperitoneale Lymphadenektomie verfolgt 2 Ziele: Sie klärt und sichert die Stadieneinteilung und hat dadurch zunächst eine diagnostische Bedeutung. Zugleich ist sie aber auch als therapeutischer Eingriff zu betrachten, da Tumorgewebe – falls bereits ein Stadium II vorliegt – entfernt wird. Die retroperitoneale Lymphadenektomie wird bevorzugt in den USA durchgeführt. Vor allem in europäischen Zentren gibt man der Strahlentherapie vor der Lymphadenektomie den Vorzug. Sie soll die Sterilität (retrograde Ejakulation), die bei bis zu 80% aller lymphadenektomierten Patienten auftritt, vermeiden.

Beide Verfahren – retroperitoneale Lymphadenektomie bzw. Radiotherapie der retroperitonealen Lymphregionen – führen zu guten Resultaten, die sich wahrscheinlich nicht wesentlich unterscheiden. Die Fünfjahresüberlebensraten liegen zwischen 80 und 90%. Aus diesem Grund wird meistens auf eine

**Tabelle 8.** Kombinationschemotherapie, Schemata

| Medikamente | VAB – 6<br>(Memorial Sloan Kettering) | PVB<br>(Einhorn-Indiana) |
|---|---|---|
| Cyclophosphamid | 600 mg/m² i.v., Tag 1 | – |
| Actinomycin D | 1,0 mg/m² i.v., Tag 1 | – |
| Vinblastin | 4,0 mg/m² i.v., Tag 1 | 0,15 mg/kg KG i.v., Tage 1 und 2 |
| Cisplatin | 120 mg/m² i.v., Tag 4 | 20 mg/m² i.v., Tage 1 – 5 |
| Bleomycin | 20 mg/m² täglich als 24stündige Infusion, Tage 1 – 3, nur im 1. und 2. Zyklus | 30 mg i.v., wöchentlich während 12 Wochen |
| Induktion | 3 Zyklen in 3- bis 4wöchigen Abständen; chirurgische Resektion von residualem Tumor | 3 – 4 Zyklen mit Cisplatin, Zyklen alle 3 Wochen wiederholen |
| *Sekundäre Chemotherapie* | | |
| Etoposid (VP-16-213, Vepesid) | 100 – 120 mg/m² i.v., Tage 1 – 3 | |
| Cisplatin | 20 mg/m² i.v., Tage 1 – 5 | |
| Bleomycin | 30 mg/m² i.v., Tag 1 + wöchentlich × 12 | |
| Doxorubicin | 40 – 50 mg/m² i.v., Tag 1 4 Zyklen in 3- bis 4wöchigen Abständen | |

weitere nachfolgende Therapie verzichtet. Unerläßlich sind jedoch engmaschige Nachkontrollen, da 10−20% der Patienten innerhalb von 2 Jahren rezidivieren werden. Die Nachkontrollen beeinhalten: sorgfältige klinische Untersuchung, Röntgenaufnahmen des Thorax in 2 Ebenen, Alphafetoprotein und β-HCG. Im 1. postoperativen Jahr werden die Kontrollen monatlich, im 2. Jahr alle 2 Monate und im 3. und den folgenden Jahren alle 4−6 Monate durchgeführt. Sobald Zeichen eines Rezidivs festgestellt werden, ist eine adäquate *Chemotherapie* einzuleiten (Tabelle 8).

Die retroperitoneale Lymphadenektomie wird auch in den klinischen Stadien II A−C von vielen Zentren durchgeführt. Andere ziehen zumindest im Stadium II A die Radiotherapie vor (s. oben). Die vorliegenden Fünfjahresüberlebensraten variieren stark und liegen in älteren Serien zwischen 38 und 68%. Einer der Gründe für diese Schwankungen dürfte sicher im jeweils unterschiedlichen retroperitonealen Metastasenbefall zu suchen sein, der, wie man heute weiß, die Prognose mitbestimmt. Genauere Unterteilungen des Stadiums II nach der Tumormasse wurden aber in den erwähnten älteren Serien nicht vorgenommen.

*Pathologische Stadien II A und II B.* Per definitionem ist hier eine radikale Tumorentfernung vorausgegangen. Trotzdem ist − selbst im günstigsten Fall − noch mit einer Metastasierungsrate von 40% zu rechnen. Es liegt nahe zu versuchen, diese Rückfallrate durch eine intensive postoperative und adjuvante Chemotherapie, wie sie im Stadium III angewendet wird, zu senken. Dies geschieht auch mancherorts mit Erfolg. Ob sich allerdings dadurch die endgültigen Heilungsraten signifikant verbessern lassen, ist noch offen. Ebenso ist noch ungeklärt, ob es nicht ratsamer ist, engmaschig zu kontrollieren (wie im Stadium I) und die Chemotherapie erst beim Auftreten von Metastasen einzusetzen. Diese Frage wird z. Z. in einer großen multizentrischen Studie untersucht. Sollte die späte Chemotherapie zu ähnlichen Resultaten führen wie die adjuvante, so könnte 50–60% der Patienten in den Stadien II A und II B die intensive Chemotherapie erspart bleiben.

*Pathologisches Stadium II C.* Im Stadium II C sind fast immer mikroskopische Tumorreste lokal zurückgeblieben oder bereits Fernmetastasen vorhanden. Das rechtfertigt in jedem Fall eine postoperative Chemotherapie (s. Stadium III). Dieses Vorgehen dürfte wahrscheinlich zu einer kompletten Remissionsrate von annähernd 100% führen, da definitionsgemäß „minimal diseases" vorliegen.

*Die Stadien II D und III* sind die Indikationen für eine intensive Polychemotherapie. Die 2 gebräuchlichsten Therapieregimes, das PVB von Einhorn u. Donohue und das VAB-6-Schema vom Memorial Sloan Kettering Institute, New York, sind Tabelle 8 zu entnehmen. Beide Schemata wurden vielfach abgewandelt. Alle Varianten enthalten stets die Substanzen Vinblastin, Bleomycin und Cisplatin.


**Chemotherapie**

Keimzelltumoren sind, wie schon lange bekannt ist, chemosensibel. Tumorrückbildungen, oft verbunden mit einer subjektiven Besserung der Beschwerden, wurden nach zahlreichen Zytostatika beobachtet, z. B. nach Melphalan, Chlorambucil, Cyclophosphamid, Ifosfamid, Methotrexat, 5-Fluoruracil, Vinblastin, Vincristin, Actinomycin D, Mithramycin, Bleomycin, Adriamycin, Cisplatin und Vepesid. Die durch diese Einzelsubstanzen erzielbaren Remissionen schwanken zwischen 20 und 60%. Komplette Remissionen sind sehr viel seltener; vereinzelt erreichen sie die 30-%-Marke. Die Mehrzahl der Remissionen, d. h. die partiellen Remissionen, waren stets von kurzer Dauer und führten nicht zu einer signifikanten Verlängerung der Überlebenszeit. Eine Anhebung der Rate der kompletten Remissionen konnte durch die Kombination von Actinomycin D, Methotrexat und Chlorambucil erwirkt werden, die 1960 erstmals von Li et al. eingesetzt wurden. 16 Jahre später vermochten Samuels et al. mit verschiedenen Vinblastin- und Bleomycinkombinationen die komplette Remissionsrate zunächst auf 32% und 3 Jahre später sogar auf 47% zu verbessern. Heute sind durch den Zusatz von Cisplatin (vgl. PVB-Regime) oder Cyclophosphamid und Actinomycin D (vgl. VAB-6-Regime) bei über 70% aller behandelten Patienten komplette Remissionen erreichbar (Tabelle 8). Durch die nachfolgende chirurgische Entfernung der Metastasen kann die Remissionsrate sogar noch um weitere 10–20% erhöht werden.

Von klinischer und biologischer Bedeutung ist allein die *komplette Remission*. Nur wenn sie erreicht wird, besteht eine echte Heilungschance. Hierzu ist es erforderlich, die maximal tolerierbare Zytostatikadosis zu verabreichen, weil zwischen Dosis und Therapieeffekt bzw. Rückfallrate eine enge Beziehung besteht. Leider lassen sich infolge der steilen Dosis-Wirkungs-Kurve, die für viele Zytostatika charakteristisch ist, Nebenwirkungen z. T. beträchtlichen Ausmaßes, nicht vermeiden.

Dieses aggressive und den Patienten belastende Vorgehen ist nur zu rechtfertigen, wenn das Ziel, die definitive Heilung, auch realisierbar ist. Das ist in der Tat heute der Fall.

Die erwähnten zytostatischen Regimes sind schwierig zu handhaben. Um das Optimum für den Patienten herauszuholen, müssen sie spezialisierten Zentren vorbehalten bleiben.

Nicht immer gelingt es, trotz optimaler Chemotherapie, eine vollständige Tumorrückbildung zu erreichen. Der neoplatische Restbefund ist, wenn irgend möglich, chirurgisch zu sanieren. Das bedeutet, daß eine Laparotomie oder Thorakotomie oder u. U. beide Eingriffe, dann aber zweizeitig, durchgeführt werden müssen. Das weitere therapeutische Vorgehen hängt von der Radikalität der Operation und vom Histologiebefund ab. Das Resektat besteht bei etwa einem Drittel der Patienten aus nekrotischem oder fibrotischem Gewebe, in einem zweiten Drittel wird ein ausgereiftes Teratoma adultum gefunden und nur im letzten Drittel sind noch maligne Tumorreste nachweisbar. Die Prognose der ersten 2 Gruppen ist gut, falls alle Tumorreste entfernt werden konnten. Die Rückfallrate ohne weitere Therapie liegt bei etwa 10, maximal 20%. Bei der dritten Gruppe ist eine zusätzliche aggressive Chemotherapie anzuschließen; ohne sie ist mit einer ca. 90%igen Rezidivrate zu rechnen.

Die primäre, zytoreduktive *Operation vor Einleitung der Chemotherapie* wird heute kaum mehr durchgeführt. Meist sind hierzu große chirurgische Eingriffe erforderlich und eine Tumorsanierung von vornherein wenig aussichtsreich. Zudem wird der Beginn der Chemotherapie um Wochen verzögert und der günstigste Zeitpunkt möglicherweise verpaßt. Bei einigen Patienten sind nach solchen Operationen sogar Exazerbationen des Tumors mit massivem Anstieg der Tumormarker beschrieben worden.

Die *Resultate der modernen Chemotherapie* metastasierender Keimzelltumoren hängen von verschiedenen Faktoren ab. Zu den wichtigsten gehört die Tumormasse, d. h. die Ausdehnung der Tumorerkrankung zum Zeitpunkt des Therapiebeginns, aber auch eine vorgängige Behandlung mit Zytostatika oder ionisierenden Strahlen sowie der histologische Typ. Der enge Zusammenhang zwischen dem Ausmaß der Metastasierung und dem therapeutischen Resultat bzw. der Remissionsrate und dem Remissionsgrad („minimal disease" und „advanced disease") geht aus Tabelle 9 deutlich hervor.

In den Studien der SAKK wird ein von der üblichen Stadieneinteilung nach Samuels abweichendes Schema (s. folgende Übersicht) benutzt. Dieses ist bezüglich der Definition der „minimal disease" (Tumordurchmesser < 3 cm, Zahl der vorhandenen Lungenmetastasen) etwas großzügiger. Trotzdem unterscheiden sich die therapeutischen Ergebnisse kaum voneinander.

**Tabelle 9.** Therapieresultate bei „advanced disease" und „minimal disease". (*CR* komplette Remission)

|                        | Anderson | | Einhorn | | SAKK | |
|------------------------|------|------|------|------|------|------|
|                        | *n*  | (%)  | *n*  | (%)  | *n*  | (%)  |
| *n* gesamt             | 189  |      | 47   |      | 91   |      |
| „minimal disease"      | 47   | (25) | 22   | (47) | 37   | (41) |
| „advanced disease"     | 142  | (75) | 25   | (53) | 54   | (59) |
| CR, gesamt             | 114  | (60) | 33   | (70) | 54   | (59) |
| CR, „minimal disease"  | 41   | (87) | 19   | (86) | 35   | (95) |
| CR, „advanced disease" | 73   | (51) | 14   | (56) | 19   | (35) |

*Kriterien zur Definition von „minimal" und „advanced disease" beim metastasierenden nichtseminomatösen Hodenkarzinom*

*Thorax:*   „*Minimal Disease*"
Lungenmetastasen
– 1 – 10 Metastasen
– Durchmesser < 3 cm
Mediastinale oder hiläre Lymphknotenmetastasen[1]

„*Advanced disease*"
Lungenmetastasen
– mehr als 10 Metastasen
– Durchmesser ≥ 3 cm

*Abdomen:*   „*Minimal disease*"
Lymphographie mit Lymphknotenmetastasen < 3 cm Durchmesser
Keine Verlagerung des Ureters im i. v.-Pyelogramm
Keine Impression oder Infiltration der V. cava im Kavogramm

„*Advanced disease*"
Palpable Tumormassen
Ureterverlagerung oder komplette Ureterobstruktion im i. v.-Pyelogramm
Impression oder Infiltration der V. cava im Kavogramm
Lebermetastasen

Eine besonders *ungünstige Prognose* haben Patienten mit folgenden Tumorkriterien: Geschwülste mit einem Durchmesser von > 10 cm, Leber- oder Hirnmetastasen, und einem 75- bis 500fach die Norm übersteigenden Tumormarker. Solche Kranken werden wahrscheinlich am wirksamsten mit aggressiven, alternierenden und nicht kreuzresistenten Chemotherapieregimes behandelt. Versuche mit ultrahochdosierten Chemotherapien oder Transplantation von autologem Knochenmark haben bisher keinen durchschlagenden Erfolg erzielt. Die Zahl der so behandelten Patienten ist allerdings noch sehr gering.

---

[1] Primär extragonodale Keimzelltumoren des Mediastinums oder Retroperitoneums gleich „advanced disease".

Fast alle *Rezidive* von Patienten in kompletter Remission treten innerhalb der ersten 12 Monate auf; nach 24 Monaten werden praktisch keine Rückfälle mehr gesehen. Die Rückfallrate beträgt bei Patienten in kompletter Remission 10−20%. Patienten, die durch eine adäquate Induktionstherapie in eine komplette Remission gekommen sind, benötigen wahrscheinlich keine Erhaltungstherapie.

Die intensiven Induktionstherapien gehen fast immer mit erheblichen *Nebenwirkungen* einher. In den ersten Untersuchungen wurden sogar in 3−6% der behandelten Fälle toxische Todesfälle registriert. Solche schweren Zwischenfälle werden heute kaum mehr gesehen, nachdem durch Reduktion der Vinblastindosis die Gefahr von Granulozytopenien mit Sepsis erheblich vermindert wurde, ohne die therapeutischen Resultate ungünstig zu beeinflussen. Schwere irreversible Nierenschädigungen nach hohen Einzeldosen von Cisplatin sind gleichfalls selten geworden, weil heute routinemäßig für eine forcierte Diurese gesorgt und zusätzlich keine weiteren nephrotoxischen Substanzen wie Aminoglykoside mehr gegeben werden. Schwere und lang persistierende Hörverluste nach hochdosiertem Cisplatin kommen hingegen immer wieder vor. Bleomycinbedingte Lungenfibrosen sind trotz hoher kumulativer Dosen (bis 1,0 g) auffallend selten. Möglicherweise hat das Alter der meist jugendlichen Patienten einen günstigen Einfluß. Nach Bleomycintherapie ist stets an die Möglichkeit von Narkosezwischenfällen zu denken. Nausea und Erbrechen sind nach den verabreichten Dosen Cisplatin die Regel. Häufig wird eine vorübergehende totale Alopezie beobachtet. Myalgiforme Schmerzen und Meteorismus bis zu Subileus sind weitere Komplikationen. Bleomycin verursacht in etwa 50% der Fälle Fieber und Schüttelfrost; dies kann durch prophylaktische Gaben von Prednison wirksam behandelt werden. Hin und wieder kann ein dem Raynaud-Syndrom ähnliches Phänomen auftreten und bis zu mehreren Jahren bestehen bleiben. Sterilität muß nicht unbedingt Folge der Therapie sein; 2 Patienten aus der SAKK-Serie sind später Vater geworden. Spätfolgen der zytostatischen Behandlung sind glücklicherweise selten und nicht gravierend. Eine erhöhte Inzidenz von Zweittumoren wurde bisher nicht beschrieben.

## Spezielle Therapieprobleme

### Stadium I − Frage der radikalen Lymphadenektomie

Die Frage, ob im Stadium I nach der Orchidektomie lymphadenektomiert oder bestrahlt werden sollte, hat in den letzten Jahren an Aktualität verloren. Im Vordergrund der Diskussion steht heute die Frage, ob im klinischen Stadium I nach der Orchidektomie überhaupt noch eine weitere Therapie folgen müsse oder ob nicht abgewartet werden könne, bis Metastasen nachweisbar werden.

Die Änderung des ursprünglichen Therapiekonzepts zum „wait and see" ist durch verschiedene Faktoren und Entwicklungen herbeigeführt worden: 1) Die neueren diagnostischen Verfahren (Lymphangiographie, Ultraschall, Computertomographie, Serummarker) ermöglichen eine sehr zuverlässige Stadieneinteilung, 2) die Erfolge der modernen Chemotherapie in den fortgeschrittenen Krankheitsstadien rechtfertigen den Einsatz von Zytostatika auch bei geringerer Tumorausbreitung und 3) erweiterte Kenntnisse über Krankheitsverlauf und Risikofaktoren bei testikulären Neoplasien.

Erste Resultate aus England, Kanada und den USA scheinen die Richtigkeit des „wait and see" zu bestätigen: Die Rezidivrate lag in 2 Serien zwischen 17 und 19% und in der 3. Serie bei 40%. Alle Rezidive traten in den ersten 12 Monaten, meist schon innerhalb der ersten 6 Monate auf. Alle Rückfälle konnten chemotherapeutisch und/oder chirurgisch beherrscht und vollständig zum Verschwinden gebracht werden.

Die „Wait-and-see"-Strategie ist nur erlaubt, wenn nach der Orchidektomie eine engmaschige (monatliche) und sorgfältige Nachkontrolle gewährleistet ist. Diese beinhaltet: Computertomographie von Thorax und Abdomen, Ultraschall des Abdomens, Bestimmung von Alphafetoprotein und $\beta$-HCG sowie der Leberenzyme (SGOT, alkalische Phosphatase, $\gamma$-GT).

Eine endgültige Beurteilung der „Wait-and-see"-Strategie im Stadium I ist z. Z. noch nicht möglich, weitere Resultate bleiben abzuwarten. Wenn sich die Richtigkeit der Arbeitshypothese herausstellen sollte, wird manchem Patienten die „Überbehandlung" mit schweren Nebenwirkungen (Sterilität!) erspart werden können.


## Stadium II – adjuvante Chemotherapie

Patienten im Stadium II haben nach alleiniger Chirurgie (Orchidektomie und Lymphadenektomie) bei mikroskopisch positiven Lymphknoten eine Heilungsrate zwischen 60 und 80%. Bei extensiv befallenen Lymphknoten beträgt die Heilungsrate nur 20–60%. Diese Daten legen es nahe, im Stadium II eine adjuvante Chemotherapie anzuwenden.

Eine Bestrahlung des Retroperitoneums in adjuvanter Absicht ist nicht indiziert, da die meisten Patienten nach radikaler Lymphadenektomie Metastasen in fernen Organen haben werden und die Toleranz gegenüber einer späteren Chemotherapie herabgesetzt wird.

Die Gruppe von Patienten im Stadium II, die wahrscheinlich von einer adjuvanten postoperativen Chemotherapie profitieren dürfte, läßt sich heute noch nicht exakt beschreiben. Ebenso ungeklärt ist, ob im Stadium II sofort nach der radikalen Operation oder erst nach der Diagnose der Metastastierung chemotherapiert werden soll. Diese Frage wird z. Z. in einer großen amerikanischen Studie untersucht. Sie wird zugleich neue Informationen über Risikofaktoren und deren Wichtigkeit für den weiteren klinischen Verlauf liefern. Erst nach Kenntnis dieser Daten wird es möglich sein, die Indikation zur Chemotherapie im Stadium II rational stellen zu können. Patienten mit erhöhtem Risiko müssen dann folgerichtig adjuvant behandelt, und solche mit minimalem Risiko nur exakt nachkontrolliert werden (vgl. Patienten im Stadium I).

**Hirnmetastasen**

Hirnmetastasen kommen bei Patienten mit disseminierten und/oder refraktären testikulären Neoplasien relativ häufig vor. Ihre Inzidenz wird mit etwa 15% angegeben.

Es lassen sich einige Untergruppen von Patienten definieren, die wahrscheinlich ein höheres Risiko haben, ZNS-Metastasen zu entwickeln: 1) Patienten mit Chorionkarzinom oder Dottersacktumoren, 2) vorausgehende intensive Therapie und 3) ausgedehnte Tumormassen. Hirnmetastasen kommen fast nie ohne gleichzeitige oder vorausgegangene Lungenmetastasen vor.

Das mediane Intervall vom Zeitpunkt der Diagnose des Hodentumors bis zum Auftreten von Hirnmetastasen soll 18–33 Monate betragen. Die mittlere Zeit bis zur Progression, vom Beginn der Chemotherapie mit platinhaltigen zytostatischen Regimes an bis zur Ausbreitung des Tumors in das ZNS, wird mit nur 6 Monaten (0–19 Monate) angegeben.

Zur Diagnose von Hirnmetastasen sollte die Computertomographie durchgeführt sowie das $\beta$-HCG im Liquor cerebrospinalis bestimmt werden. Serielle $\beta$-HCG-Bestimmungen eignen sich auch zur Steuerung der Therapie bzw. zur Verlaufskontrolle der zerebralen Metastasen.

Die verfügbaren Modalitäten zur Behandlung des ZNS-Befalls sind unbefriedigend, und die optimale Behandlung ist noch unbekannt. Dies kommt auch in der kurzen mittleren Überlebenszeit von nur 1,5 Monaten zum Ausdruck, gerechnet vom Zeitpunkt der Diagnose der neurologischen Komplikation bis zum Tod. Seminome und Dottersacktumoren sind strahlenempfindlicher als die anderen testikulären Tumortypen. Bemerkenswert ist, daß nach intravenöser Gabe von Bleomycin und Cisplatin im Liquor cerebrospinalis wirksame zytostatische Konzentrationen gemessen werden konnten.

Trotz der schlechten Prognose ist deshalb in geeigneten Fällen ein aggressiver Therapieversuch gerechtfertigt, weil immer wieder einzelne Patienten subjektiv und objektiv hiervon profitieren. Solitäre Hirntumoren sind primär operativ anzugehen. Eine prophylaktische ZNS-Bestrahlung von Risikopatienten hat sich bislang nicht als wirksam erwiesen. Die aussichtsreichste Methode, das Auftreten von ZNS-Metastasen zu verhindern, ist wahrscheinlich die frühzeitige Anwendung einer wirksamen systemischen Chemotherapie.


**Primär-extragonadale Keimzelltumoren**

Extragonadale Keimzelltumoren sind, wie man heute weiß, keine eigenständige klinisch-pathologische Entität. Sie sind histopathologisch mit den Keimzellneoplasien, die orthotop im Hoden entstehen, identisch und können im vorderen Mediastinum, im Retroperitoneum oder in der Glandula pinealis lokalisiert sein. In seltenen Fällen treten sie auch in Blase, Prostata, Magen und Thymus in Erscheinung.

Die Existenz primärer extragonadaler Neoplasien war lange Zeit umstritten. Ihre Entstehung wird heute auf eine neoplastische Transformation der primordialen Keimzellen zurückgeführt, welche auf ihrer embryonalen Wanderung

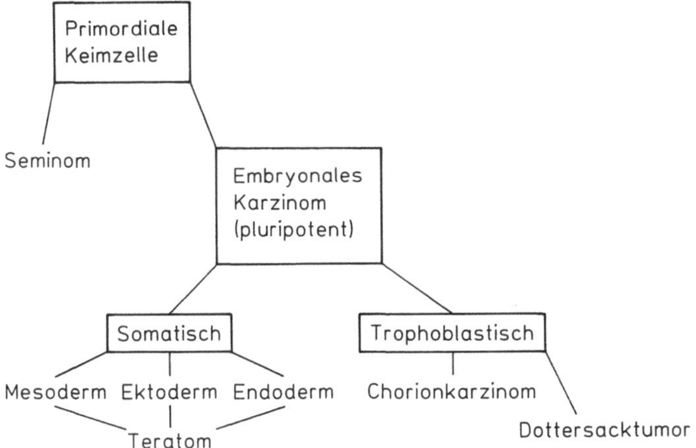


**Abb. 1.** Die Entstehung von Keimzelltumoren aus der primordialen Keimzelle

zur Urogenitalleiste abirrten oder von dort aus fehlgeleitet wurden (Abb. 1). Die Zellen des ektopischen Keimepithels haben wahrscheinlich ein höheres Risiko zur malignen Transformation als ihre orthotopen Varianten.

Die Inzidenz der extragonadalen Neoplasien läßt sich nur schwer exakt bestimmen. Sie wird in der Regel mit 1—2% aller Keimzelltumoren angegeben. Sie dürfte aber höher liegen, weil manche dieser Geschwülste verkannt werden.

Zur Sicherung der Diagnose ist bei extragonadalen mediastinalen Tumoren fast immer eine Thorakotomie, bei extragonadalen retroperitonealen Neoplasien eine Laparotomie erforderlich. Die Bestimmung der Serummarker $\beta$-HCG und Alphafetoprotein erleichtert die Diagnose und ist für die Differentialdiagnose von Bedeutung. Die weitere diagnostische Abklärung zur Stadieneinteilung (Staging) ist mit dem Vorgehen bei Tumoren des Hodens identisch.

Extragonadale mediastinale und retroperitoneale Keimzelltumoren sind bei ihrer Diagnose meist schon von beachtlicher Größe bzw. in einem fortgeschrittenen Stadium, vermutlich, weil sie in relativ stummen Zonen entstehen. Das ist wohl auch der Hauptgrund, dafür, daß ihnen ein aggressiveres Verhalten zugeschrieben wurde als den testikulären Spielarten und daß die Behandlungsergebnisse schlecht waren. Das biologische Verhalten bzw. die Virulenz und die therapeutische Ansprechbarkeit der extragonadalen Tumoren dürfte aber den Tumoren gleicher Histologie, die im Hoden entstehen, ähnlich sein.


Therapie


Extragonadale Keimzelltumoren sind wie Hodentumoren zu behandeln. Übereinstimmend ist auch die Nachsorge, die stets die Bestimmung von Alphafetoprotein und $\beta$-HCG einschließt. Die Orchidektomie ist nicht erforderlich.

Extragonadale Seminome haben nach Strahlentherapie eine hohe Heilungsrate. Sie beträgt 50—75%. Die Strahlentherapie ist daher die Behandlung der

Wahl. Es werden allerdings, wenn auch weniger oft, Heilungen durch alleinige Operation erzielt.

*Extragonadale embryonale Karzinome, Teratokarzinome und Chorionkarzinome:* Ältere Therapieresultate waren enttäuschend. Die neueren Ergebnisse mit aggressiven, platinhaltigen zytostatischen Kombinationen rechtfertigen einen vorsichtigen Optimismus. Die mittleren Überlebenszeiten sind länger geworden und schon jetzt vergleichbar mit den Resultaten bei primären Hodenkarzinomen in fortgeschrittenen Stadien.

*Extragonadale Dottersacktumoren:* Die Therapieresultate, namentlich bei mediastinaler Lokalisation, sind nach wie vor sehr unbefriedigend. Zwar induzieren platinhaltige Zytostatikaregimes eindrucksvolle Remissionen; Überlebenszeiten von mehr als 1 Jahr sind aber selten. Dottersacktumoren werden als strahlensensitive Geschwülste angesehen; diese Eigenschaft hat aber bisher noch nicht zu einer Verlängerung der Überlebenszeit geführt.


## Sekundäre Chemotherapie nach primärem Versagen oder Rückfällen

Obgleich 80% aller Patienten mit disseminierten testikulären Karzinomen entweder durch PVB allein oder mit zusätzlicher Resektion der Resttumoren einen krankheitsfreien Status (CR) erreichen, wird eine kleine Minderheit doch noch eine sekundäre Therapie („Salvage"-Therapie) benötigen. Dabei handelt es sich um jene Patienten, welche auf die primäre Chemotherapie nicht oder ungenügend ansprechen (partielle Remission) − ca. 20% −, oder jene, welche nach einer vollständigen Remission wieder rezidivieren − ca. 10%.

Patienten mit fortgeschrittenen Keimzellneoplasien, bei denen die primäre Chemotherapie versagt hat oder die rezidivieren, galten bislang als schwer therapierbar. Behandlungsversuche mit Cisplatin und Daunorubicin verliefen enttäuschend. Eine Wiederaufnahme der Therapie mit PVB oder ähnlichen Regimes erwies sich meistens als ineffektiv.

Diese Situation hat sich seit Einführung des Zytostatikums Epipodophyllotoxin VP-16-213 (Etoposid) in die Therapie der Hodentumoren geändert. Kombinationen von VP-16 mit Cisplatin + Bleomycin oder Cisplatin + Doxorubicin + Bleomycin haben in mehreren Serien, allerdings bei nur insgesamt 51 Patienten, die alle schon vorher intensiv cisplatinhaltige Kombinationen erhalten hatten, eine Rate von kompletten Remissionen von ca. 45% induzieren können. Durch zusätzliche Resektion der „residual disease" konnte der Anteil der krankheitsfreien Patienten sogar auf über 60% erhöht werden. Rund ⅓ davon waren Langzeitremissionen (16−32 Monate). Ein Teil dieser Kranken dürfte wahrscheinlich geheilt sein.

Eine abschließende Beurteilung der vorgeschlagenen Sekundärtherapien ist z. Z. noch nicht möglich. Trotzdem ist bemerkenswert, daß VP-16-213-haltige Kombinationen erstmals bei rezidivierenden oder refraktären Hodentumoren zu dauerhaften Remissionen führen können.

In Tabelle 8 ist ein VP-16-213-haltiges Zytostatikaregime für die Sekundärtherapie wiedergegeben.

## Hodentumoren im Kindesalter

Hodentumoren im Kindesalter stehen in der Reihenfolge der Häufigkeiten an 7. Stelle. Die meisten davon stammen von Keimzellen ab; über 50% sind Dottersacktumoren. Die Hodentumoren im Kindesalter werden in Kap. 29 beschrieben.

## Maligne Keimzelltumoren der Ovarien

Keimzelltumoren der Ovarien sind selten. Sie machen etwa 5% aller Neoplasien der Ovarien aus und schließen folgende Tumoren ein: Dysgerminome, Dottersacktumoren, embryonale Karzinome, unreife Teratome und mischzellige Keimzelltumoren. Es sind somit die gleichen Tumortypen, wie sie auch beim männlichen Geschlecht vorkommen.

Unreife Teratome haben offensichtlich die Neigung, ins Knochenmark zu metastasieren. Hierauf weisen im peripheren Blutbild leukoerythroblastische Veränderungen hin.

Dysgerminome sind, ähnlich ihren Seminomanalogen beim Mann, ausgesprochen radiosensitiv. Die Therapie des Dysgerminoms entspricht daher derjenigen des Seminoms: Ovarektomie mit nachfolgender Strahlentherapie. Die Chemotherapie spielt in der Primärbehandlung keine Rolle; hingegen wird man bei fortgeschrittenen Erkrankungsstadien mit Fernmetastasen (Stadium III) oder großen Tumoren (Stadium II B) auf sie zurückgreifen müssen.

Die übrigen ovariellen Keimzelltumoren haben, wenn sie nach der Ovarektomie bestrahlt werden oder nur eine zytostatische Monotherapie erhalten, eine schlechte Prognose. Es überleben nur wenige Patienten. Günstigere Resultate mit Langzeitüberlebenden werden nach Debulkingoperationen (palliative Reduktion der Tumorzellmasse) fortgeschrittener Teratome und nachfolgender kombinierter Chemotherapie erzielt.

3 verschiedene zytostatische Regimes haben sich bei malignen Keimzelltumoren der Ovarien als wirksam erwiesen: 1) Methotrexat, Actinomycin D und Chlorambucil (MAC), 2) Vincristin, Actinomycin D und Cyclophosphamid (VAC) und 3) cisplatinhaltige Kombinationen (PVB oder VAB-6; Tabelle 8).

Das MAC-Regime führt zu einer Zweijahresüberlebensrate von 89%. Dieses Resultat ist jedoch mit Vorsicht zu werten, da es nur auf einer Serie beruht und bisher nicht reproduziert wurde.

Höhere Cisplatindosen sind wirksamer als niedrige. VAB-Kombinationen, namentlich VAB-6, sind in der Lage, in 60—70% der behandelten Fälle objektive Remissionen (CR und PR) selbst bei intensiv vorbehandelten Patienten zu induzieren. Etwa 45% der Patienten mit objektiven Remissionen werden lange Zeit krankheitsfrei bleiben und sind möglicherweise geheilt. Die Resultate nach VAB- und PVB-Regimen beruhen bisher auf erst kleinen Fallzahlen; sie sind aber sehr ermutigend.

Als prognostisch ungünstige Faktoren haben sich in den Chemotherapiestudien schlechter Allgemeinzustand und große Tumoren erwiesen.

Unreife Teratome gehen oft, ähnlich wie ihre männlichen Varianten, unter Chemotherapie in reife Teratome (Grad 0) über.

## Literatur

Bradof JE, Hakes TB, Ochoa M et al. (1982) Germ cell malignancies of the ovary. Treatment with vinblastine, actinomycin D, bleomycin and cis-platinum containing chemotherapy combinations. Cancer 50:1070

Carter SK (1983) The management of testicular cancer. In: Torti FM (ed) Recent results in cancer research. Urologic cancer. Chemotherapeutic principles and management. Springer, Berlin Heidelberg New York

Cavalli F (1983) Chemotherapy of testicular cancer. From palliation to cure. In: Muggia FM (ed) Cancer chemotherapy 1. Nijhoff, The Hague Boston London

Cortez Funes H, Leiva O, Mendiola C et al. (1982) Cisplatin, vinblastine and bleomycin combination chemotherapy for advanced germ cell tumors. In: Cortes Funes H, Rozencweig M (eds) New approaches in cancer chemotherapy. Raven, New York

Dixon FJ, Moore RA (1952) Tumors of the Male Sex Organs. In: Atlas of Tumor Pathology, Section 8, Fascicles 31 b + 32, Armed Forces Institute of Pathology Washington, D.C.

Einhorn LH, Donohue JP (1977) Cis-diamminedichloroplatinum, vinblastine and bleomycin combination chemotherapy in disseminated testicular cancer. Ann Intern Med 87:293

Fraley EE, Lange PH, Kennedy BJ (1979) Germ-cell testicular cancer in adults. N Engl J Med 301:1370, 1420

Javadpour N, Soares T (1981) False-positive and false-negative alphafeto protein and human chorionic gonadotropin assays in testicular cancer: A double blind study. Cancer 48:2279

Li MC, Whitmore WF, Golby R (1960) Effects of combined drug therapy on metastatic cancer of the testes. JAMA 174:1291

Mostofi KF (1973) Testicular Tumors. Epidemiologic, etiologic and pathologic features. Cancer 32:1186

Mostofi FK, Price EB Jr (1973) Testicular Tumors, Tumors of the Male Genital System. In: Atlas of Tumor Pathology, Second Series, Fascicle 8, Armed Forces Institute of Pathology Washington, D.C.

Paulson DF, Einhorn L, Packham M et al. (1982) Cancer of the testes. In: DeVita VT Jr, Hellman S, Rosenberg SA (eds) Cancer, principles and practice of oncology. Lippincott, Philadelphia

Samuels ML, Lanzotti VJ, Holoye PJ (1976) Combination chemotherapy in germinal cell tumors. Cancer Treat Rev 3:185

Yagoda A, Golby RB (eds) (1979) Germ cell tumors. Semin Oncol 6:1

# 22 Übrige Urogenitaltumoren

E. E. HOLDENER

## Nierenmalignome

### Epidemiologie

Das Adenokarzinom der Niere ist nach dem Prostatakarzinom und nach dem Blasenkarzinom der dritthäufigste urologische Tumor. Etwa 2% der bösartigen Geschwülste beim Erwachsenen sind Nierenkarzinome. Diese zeigen einen Altershäufigkeitsgipfel zwischen dem 50. und 70. Lebensjahr. Die altersstandardisierte Inzidenz in der Schweiz beträgt für Männer 10,9 und für Frauen 5,3 pro 100 000. In den Vereinigten Staaten werden 1985 etwa 18 300 neue Fälle von Nierenkarzinomen erwartet. Der Tumor ist bei Männern 2- bis 3mal häufiger als bei Frauen. Etwa 30% aller Patienten haben bereits Fernmetastasen zum Zeitpunkt der Diagnose. Trotz mittlerer Überlebenszeit von weniger als 1 Jahr bei Patienten mit lokal fortgeschrittenem oder fernmetastasierendem Nierenkarzinom überleben doch etwa 20% dieser Patienten 10 Jahre, was auf große individuelle Unterschiede in der Gesamtprognose dieser Krankheit hindeutet.

Berufliche Exposition gegenüber *Kadmium* führte zu erhöhter Inzidenz von Nierenkarzinomen, insbesondere bei gleichzeitigem Nikotinabusus. Eine mögliche Assoziation zwischen *chronischem Phenacetinabusus* und erhöhter Nierenkarzinominzidenz wird diskutiert. Familiäre Häufung mit bis zu 10 Nierenkarzinomen innerhalb von 3 Generationen wurde beschrieben. Chromosomenanalysen bei 8 dieser Patienten ergaben eine Translokation des kurzen Arms von Chromosom 3 auf den langen Arm von Chromosom 8. Etwa 60% dieser 10 Tumorträger zeigten bilaterale Nierenkarzinome. Patienten mit diesem Tumor entwickeln normalerweise in weniger als 2% bilaterale Karzinome. Dabei handelt es sich am häufigsten um Tumoren in einer solitären Niere nach vorangegangener kontralateraler Nephrektomie wegen Nierenkarzinom.

## Histopathologie, Klinik und Stadieneinteilung

Die maligne entarteten Zellen stammen wahrscheinlich aus Epithelzellen der Nierentubuli. Die neuere Bezeichnung „Nierenadenokarzinom" hat deshalb die früheren Begriffe des „Hypernephroms" oder des „Grawitz-Tumors" abgelöst. Die häufigsten Symptome, abnormen klinischen Befunde oder Laborwerte sind in Tabelle 1 wiedergegeben.

**Tabelle 1.** Häufigste Symptome, klinische Befunde und Laborwerte bei Patienten mit Nierenkarzinom

| Symptome | Häufigkeit [%] |
| --- | --- |
| Hämaturie | 60 |
| Palpabler abdominaler Tumor | 45 |
| Flankenschmerz | 40 |
| Gewichtsverlust | 25 |
| Anämie | 20 |
| Symptomentrias (Hämaturie, palpabler Tumor und Flankenschmerz) | 15 |
| Fieber | 10 |

**Tabelle 2.** TNM-Klassifizierung des Nierenadenokarzinoms

| Stadium | Merkmale |
| --- | --- |
| T | *Primärtumor* |
| T1 | Kleiner Tumor, minimale Deformierung von Niere bzw. Nierenkelchen mit umschriebener Gefäßneubildung, umgeben von normalem Parenchym |
| T2 | Großer Tumor mit Verformung und/oder Vergrößerung der Niere und/oder des Sammelsystems |
| T3a | Tumor infiltriert perirenales Gewebe |
| T3b | Tumor infiltriert Nierenvene |
| T3c | Tumor infiltriert Nierenvene und infradiaphragmatische V. cava inferior |
| T4a | Tumorinvasion von renalen Nachbarstrukturen (Muskeln, Darm) |
| T4b | Tumorinvasion in supradiaphragmatische V. cava inferior |
| N | *Lymphknotenbefall* |
| N0 | Kein Lymphknotenbefall |
| N1 | Solitärer, homolateraler regionaler Lymphknotenbefall |
| N2 | Befall von multiplen, regionalen und kontralateralen oder bilateralen Lymphknoten |
| N3 | Fixierte, tumorbefallene regionale Lymphknoten (nur als Operationsbefund) |
| N4 | Befall von juxtaregionalen Lymphknotenregionen |
| M | *Metastasen* |
| M0 | Kein Hinweis für Fernmetastasen |
| M1 | Fernmetastasen vorhanden |

**Tabelle 3.** Fünf- und Zehnjahresüberlebensraten bei Nierenkarzinom nach Nephrektomie

| Stadium | (TNM-System) | Überlebensrate [%] | |
| --- | --- | --- | --- |
| | | 5 Jahre | 10 Jahre |
| I | (T1 + T2) | 70 – 90 | 30 – 60 |
| II | (T3a) | 50 – 80 | 0 – 60 |
| III | (T3b, c) | 10 – 50 | 0 – 40 |
| IV | (T4a, b) | 0 – 15 | 0 – 10 |

Neben diesen klassischen Symptomen können auch *paraneoplastische Phänomene* beim Nierenkarzinom auftreten. Diese sind relativ häufig (bis zu 30%), vielfältig und stellen gelegentlich sogar das Tumorleitsymptom dar. Neben orthotoper Hormonsekretion von Erythropoetin (→ Polyglobulie) und Renin (→ Hypertonie) kommt es auch zu ektoper Sekretion von ACTH (→ Cushing-Syndrom), Parathormon (→ Hyperkalzämie) sowie Gonadotropin und Prolaktin. Pareneoplastische Myasthenien sowie periphere Neuropathien wurden als neuromuskuläre Paraneoplasien im Rahmen von Nierenkarzinomen beschrieben.

Mit Hilfe von *Anamnese* und *klinischer Untersuchung* kann die *Diagnose* aufgrund der in Tabelle 1 angegebenen Befunde in den meisten Fällen gestellt werden. Die abdominelle *Sonographie* − als nichtinvasive Methode während der letzten Jahre stärker verbreitet − erlaubt, vermehrt asymptomatische Nierenkarzinome zu diagnostizieren. Zusammen mit der *Computertomographie* gelingt es, die Tumorausdehnung so gut zu beschreiben, daß heute meist auf invasivere Techniken (routinemäßige Arteriographie und Kavaphlebographie) verzichtet werden kann. Zusammen mit dem Ausscheidungsurogramm liegt die diagnostische Treffsicherheit dieser radiologischen Untersuchungsmethoden bei Nierenkarzinomen bei 95%.

Die exakteste *Tumorstadieneinteilung* kann nach dem TNM-System gemacht werden (Tabelle 2).

Andere Einteilungssysteme wurden ebenfalls gebraucht, und viele Überlebenszeiten basieren auf diesen Einteilungen (Tabelle 3).

Vergleiche mit dem TNM-System können zumindest annähernd gemacht werden. Bei Infiltration in die Nierenvene soll sich − bei fehlendem Befall von perirenalem Fettgewebe und Lymphknoten sowie Fernmetastasen − die Prognose gegenüber Tumoren, welche nur auf die Niere beschränkt sind, nicht verschlechtern.

Nach langem Intervall manifest werdende Metastasen sind beim Nierenkarzinom nicht ungewöhnlich, wobei bis zu 10% der Fälle später als 10 Jahre nach Resektion des Primärtumors auftreten können. Häufigste Lokalisation von Metastasen sind die Lungen (50%), die Lymphknoten (30%), die Leber (30%) und das Skelettsystem (30%). Etwa 10% der Patienten zeigen Metastasen in der kontralateralen Niere. Hirnmetastasen findet man bei etwa 5−10% der Patienten, dies meist in Verbindung mit anderen Fernmetastasen.

## Therapieresultate mit Chirurgie und Radiotherapie

Durch radikale chirurgische Resektion werden die Niere mit dem Tumor, die Nebenniere, das perirenale Fettgewebe sowie die regionalen Lymphknoten entfernt. Zur Verhinderung der perioperativen hämatogenen Metastasierung wird frühzeitig die Gefäßligatur angestrebt. Gegenüber einfacher Nephrektomie zeigen Patienten mit radikaler Resektion wie oben beschrieben eine erhöhte Fünfjahresüberlebensrate, wobei sich die Differenz (bis zu 30%) v. a. bei histologisch wenig differenzierten Formen zeigt. Die Lymphadenektomie bei befallenen Lymphknoten brachte bisher keinen sicheren Gewinn an Überlebenszeit. Das Auftreten eines Nierenkarzinoms bei anatomisch oder funktionell solitärer Niere bietet ein besonders schwieriges therapeutisches Problem. Etwa 80 solcher Fälle sind bisher in der Literatur mitgeteilt worden. Bei fehlendem Hinweis auf Fernmetastasierung soll eine partielle Nephrektomie mit Tumorentfernung angestrebt werden. Langzeitüberlebende bis maximal 18 Jahre wurden nach solchen Eingriffen beobachtet, und mittlere Überlebenszeiten von 2−6 Jahren scheinen, v. a. bei niedrigen Tumorstadien, die Regel zu sein.

Wie bereits einleitend erwähnt, zeigen etwa 25−35% der Patienten bei Diagnosestellung *Fernmetastasen*. Häufig bestehen Kontroversen, ob der Primärtumor in solchen Fällen entfernt werden soll. Eine palliative Resektion ist bei ausgeprägtem lokalem Schmerz oder anämisierender Hämaturie sicher indiziert. Häufig können auch paraneoplastische Phänomene (z. B. Hyperkalzämie, Polyglobulie, Hypertonie) durch die Entfernung des Primärtumors trotz Verbleiben von Metastasen deutlich korrigiert werden. Spontane Regressionen von Metastasen bei Nierenkarzinom wurden verschiedentlich berichtet, sind jedoch statistisch außerordentlich selten. In einer neuesten Übersicht werden weltweit 67 dokumentierte Fälle, meist nach erfolgter Nephrektomie, angegeben (Fairlamb, 1981).

Für solitäre, langsam wachsende *Lungenmetastasen* bei Nierenkarzinomen wird eine Resektion empfohlen, wobei für diese Patienten eine mittlere Überlebenszeit von 3 Jahren und eine Fünfjahresüberlebensrate von 30−40% zu erwarten ist. Eine primäre Radiotherapie wird bei *Nierenkarzinomen* als ineffektiv angesehen. Weder eine prä- noch postoperative adjuvante Radiotherapie führen im Vergleich zur Nephrektomie allein zu einer signifikanten Lebensverlängerung. Dasselbe gilt derzeit auch von einer adjuvanten Chemotherapie nach Radikaloperation.


## Stand der Systemtherapie


### Hormonale Therapie

Obwohl tierexperimentell gewisse Hinweise auf eine mögliche Hormonabhängigkeit des Nierenkarzinoms vorliegen, konnte klinisch mittels kontrollierter und gut dokumentierter Studien keine signifikante Wirksamkeit der hormonellen Therapie gefunden werden (Tabelle 4).

Die mittleren Remissionsraten liegen für Gestagene, Androgene und Antiöstrogene unter 10%. Remissionsraten über 20% wurden lediglich vereinzelt mit jeweils sehr niedrigen Patientenzahlen (weniger als 15) gefunden. Die hormonelle Therapie in der oben angegebenen Form hat deshalb beim Nierenkarzinom keinen Standardplatz.

**Tabelle 4.** Zusammenfassende Übersicht der mittleren Remissionsraten mit Gestagenen, Androgenen und Antiöstrogenen bei Nierenkarzinom

| Hormontyp | Studien-anzahl | $\bar{n}$ pro Studie (Bereich) | Mittlere Remissionrate [%] (Bereich) |
|---|---|---|---|
| Gestagene | 19 | 28 (4 – 85) | 5 (0 – 25) |
| Androgene | 11 | 21 (2 – 37) | 2,5 (0 – 9,0) |
| Antiöstrogene | 12 | 16 (1 – 79) | 5,5 (0 – 50) |

**Tabelle 5.** Wirksamste Zytostatika als Monotherapie beim Nierenkarzinom

| Zytostatikum | Studien-anzahl | $\bar{n}$ pro Studie (Bereich) | Remissionen ($\bar{n}$)/ Studie (Bereich) |
|---|---|---|---|
| Vinblastin | 7 | 14 (2 – 44) | 16,8 (0 – 50) |
| CCNU | 3 | 17 (7 – 23) | 16 (0 – 20) |
| Hydroxyurea | 4 | 10 (1 – 19) | 15 |

## Zytostatische Monotherapie

Auch mit zytostatischer Therapie konnten beim Nierenkarzinom bisher keine signifikanten Remissionen erzielt werden. Marginale Aktivität konnte für Vinblastin, CCNU sowie Hydroxyurea nachgewiesen werden (Tabelle 5). Die übrigen Zytostatika aus den Gruppen der Pflanzenalkaloide, der alkylierenden Substanzen, der Antibiotika sowie der Antimetaboliten zeigten keine nennenswerte antitumorale Wirkung. Zu erwähnen ist, daß einige dieser Zytostatika (z. B. Vincristin, ThioTEPA, DTIC, Mitomycin-C) sicher nicht optimal geprüft wurden.

## Zytostatische Kombinationstherapie

Die Kombination der in Form einer Monotherapie aktivsten Zytostatika (Vinblastin und Nitrosourea) ergab bei 4 Studien mit insgesamt 110 Patienten 12 Remissionen (= 11%). Eine Verbesserung der Remissionsrate konnte durch Kombinationschemotherapie bisher nicht erzielt werden.

## Kombinierte hormonale und zytostatische Therapie

Gestagene (Medroxyprogesteronacetat) in Kombination mit Zytostatika zeigten in 3 Studien Remissionsraten von 10,5% (+CCNU), 19% (+CTX, VLB, HU und PRD) und 21% (+VLB). Depo-Provera in Kombination mit ADM, VCR +

BCG ergab bei 18 von 38 Patienten (= 47%) eine Tumorremission. Diese letzteren, relativ optimistischen Remissionsziffern bedürfen der Bestätigung.

**Ausblick**

Die klinische Testung neuer Medikamente (m-AMSA, Mitotan, Aziridinylbenzoquinon-Analog, α-Interferon, Dianhydrogalactitol) hat leider keine signifikante antitumorale Wirkung beim Nierenkarzinom erbracht. Am vielversprechendsten scheint z.Z. eine Kombinationstherapie von Hormonen mit Nitrosourea, Adriblastin und/oder Pflanzenalkaloiden, insbesondere Vinblastin. Eine allgemein gültige Empfehlung für eine Standardchemotherapie beim Nierenkarzinom ist zu diesem Zeitpunkt jedoch noch nicht möglich.


# Urothelkarzinom der ableitenden Harnwege und der Harnblase

## Epidemiologie und Ätiologie

Etwa 5% aller Nierentumoren sind Nierenbeckenkarzinome. Der Altershäufigkeitsgipfel liegt zwischen 50 und 60 Jahren, ähnlich wie beim Ureterkarzinom. Die Harnblasenkarzinome, häufigste Tumoren der ableitenden Harnwege, zeigten während der letzten Jahre eine deutliche Zunahme der Inzidenz. Sie beträgt für die Schweiz ca. 22 pro 100 000 Männer und 4 pro 100 000 Frauen. In den USA werden für 1985 40 000 Neudiagnosen (= 4,5% aller maligner Tumoren) von Blasenkarzinomen erwartet mit über 10 000 Todesfällen (= 3,5% aller Krebstodesfälle). Uretertumoren sind beim Mann 2mal häufiger, Blasenkarzinome etwa 3mal häufiger als bei Frauen.

Bereits 1895 wurde erstmals auf das erhöhte Risiko von Blasenkrebs bei Arbeitern in der Farbstoffindustrie hingewiesen. Karzinogene aromatische Amine, insbesondere Benzidin und 2-Naphtylamine, konnten als hauptverantwortliche Substanzen identifiziert werden. Große Kontroversen ergaben sich über die mögliche karzinogene Wirkung der künstlichen Süßstoffe (Saccharin und Cyclamat), welche tierexperimentell in sehr hohen Dosen Blasenkarzinome erzeugten. Außer in Einzelfällen konnten diese Resultate beim Menschen nicht bestätigt werden. Hingegen häufen sich die Berichte über eine Zunahme der Inzidenz von Blasenkarzinomen in Abhängigkeit vom *Zigarettenkonsum*. Als mögliches Kokarzinogen kommen die im Urin ausgeschiedenen Tryptophanmetaboliten in Frage. Daß die zunehmende Inzidenz des Blasenkarzinoms v. a. in städtischen bzw. hochindustrialisierten Regionen zu beobachten ist, weist auf mögliche Umweltfaktoren als Kofaktoren in der Entstehung dieses Tumors hin. Das gehäufte Auftreten von malignen Tumoren im Bereich der ableitenden Harnwege (Nierenbecken, Ureter, Blase) konnte auch bei Patienten mit *chronischem Phenacetinabusus* nachgewiesen werden, wobei v. a. der Phenazetinmetabolit N-Acetyl-p-aminodiphenyl ursächlich beteiligt scheint.

**Tabelle 6.** Histopathologische Klassifizierung und Stadieneinteilung der Blasenkarzinome

| Jewett et al. 1952 | Tumorausdehnung | UICC 1979 | |
|---|---|---|---|
| | | Klinisch – pathologisch | |
| 0 | Kein definitiver Tumornachweis | T0 | P0 |
| | Carcinoma in situ | Tis | Pis |
| A | Papillärer Tumor ohne | Ta | Pa |
| | Invasion der Lamina propria | T1 | P1 |
| $B_1$ | Oberflächliche Muskelinvasion | T2 | P2 |
| $B_2$ | Tiefe Muskelinvasion | T3a | P3a |
| C | Invasion ins Fettgewebe | T3b | P3b |
| $D_1$ | Invasion benachbarter Organe: | | P4 |
| | Prostata, Uterus, Vagina | T4a | |
| | Becken- oder Bauchwand | T4b | |
| | Pelvine Lymphknoten | N1–3 | |
| $D_2$ | Lymphknoten oberhalb der Aortenbifurkation (juxtaregionär) | N4 | |
| | Fernmetastasen | M1 | |

# Histologie und Stadieneinteilung

Etwa 90% der malignen Blasentumoren sind Urothelkarzinome. Das gleiche gilt für die Tumoren im Bereich des Ureters bzw. des Nierenbeckens. Plattenepithelkarzinome (4–6%) und Adenokarzinome (1–2%) sind weitere mögliche Histologien für Blasenkarzinome. In Ländern mit endemischem Vorkommen von *Bilharziose,* wie z.B. in Ägypten, handelt es sich in bis zu 70% der Fälle um Plattenepithelkarzinome in der Blase. Der Grad der Entdifferenzierung hat neben der Ausdehnung des Tumors bei Therapiebeginn die wichtigste prognostische Bedeutung. Trotz Zystoskopie, Lymphographie, i.v.-Urographie und bimanueller Palpation in Narkose kommt es in bis zu 40% der Fälle zum „Understaging". Die 2 am häufigsten gebrauchten Stadieneinteilungen sind in Tabelle 6 wiedergegeben.

# Therapieresultate mit Chirurgie und Radiotherapie

Als potentiell kurative Therapiemodalitäten standen bisher die Chirurgie und Radiotherapie zur Verfügung. In Abhängigkeit vom lokalen Tumorstadium wird die chirurgische Resektionstechnik, z.B. die transurethrale Resektion, die Blasenteilresektion sowie die einfache und erweiterte Zystektomie gewählt. Radiotherapeutisch werden hauptsächlich intrakavitäre, interstitielle und perkutane Therapietechniken angewendet, wobei mit der zuletzt genannten Methode Dosen bis zu 7000 cGy appliziert werden. Fünfjahresüberlebensraten bei den Tumorstadien T3 und T4 sind in Abhängigkeit der oben erwähnten Therapiemodalitäten in Tabelle 7 wiedergegeben.

*Zusammenfassend* ist bei den Tumorstadien T3 und T4 mit einer Fünfjahresüberlebensrate von 20–30% bzw. 0–10% der Fälle zu rechnen. Die Notwendigkeit einer systemischen Therapie für viele dieser Patienten ist deshalb offensichtlich.

## Chemotherapie

Bis vor kurzem war die Behandlung des metastasierenden Urothelkarzinoms, insbesondere des Blasenkarzinoms, mit systemischer Chemotherapie wenig erfolgreich. Die Remissionsziffern waren niedrig, und die mittlere Überlebenszeit im fortgeschrittenen Krankheitsstadium betrug durchschnittlich 3–6 Monate. Als die 4 wirksamsten Zytostatika beim Urothelkarzinom haben sich bisher v. a. ADM, CDDP, CTX und MTX erwiesen (Tabelle 8), wobei in den einzelnen Studien über Remissionsbereiche von 5–36% für ADM, 33–50% für CDDP, 31–52% für CTX und 26–56% für MTX berichtet wurden. Kombinationschemotherapien mit CDDP scheinen eine zusätzliche Erhöhung der Remissionsrate zu ermöglichen (Tabelle 9). Am häufigsten wurde die zytostatische Dreierkombination mit ADM, CDDP und CTX angewandt (Tabelle 10).

Die in den einzelnen Studien verwendeten Dosierungen variierten für alle 3 Zytostatika beträchtlich, was teilweise für die große Streuweite der Remissionsraten (13–83%) verantwortlich ist. Andererseits müssen weitere Faktoren (z. B. Remissionskriterien, Dosiskompromisse, Patientenzahlen) diese Streuungen der Remissionsraten bedingt haben, weil bei 2 Studienpaaren mit identischer Dosierung 73% versus 13% bzw. 83% versus 41% Remissionen angegeben wurden.

2 prospektive randomisierte Studien, welche CDDP versus CDDP + ADM + CTX und CDDP versus CDDP + CTX verglichen, zeigten keinen Unterschied zwischen CDDP allein und den Kombinationsbehandlungen. Die Remission wird durchschnittlich innerhalb von 2–3 Wochen erreicht. Die mittlere Remissionsdauer beträgt 6 Monate. Die auf die Chemotherapie ansprechenden Patienten („responders") zeigen mittlere Überlebenszeiten von 16 Monaten. „Non-responders" hingegen leben durchschnittlich nur noch 8 Monate. Diskordantes Remissionsverhalten kann in mehrmals voroperierten oder vorbestrahlten Tumorregionen beobachtet werden, wo gegenüber nicht vorbehandelten Gebieten ein eindeutig schlechteres Ansprechen auf Chemotherapie zu finden ist.

Dominierende Nebenwirkungen der ADM, CDDP und CTX Kombinationstherapie sind Knochenmarkdepression, gastrointestinale Toxizität mit Nausea und Erbrechen sowie eine temporäre totale Alopezie.

**Tabelle 7.** Fünfjahresüberlebensraten (Mittelwerte) von Patienten mit Blasenkarzinom (Stadien T3 und T4)

| Therapie | Studien-anzahl | Stadien | | |
|---|---|---|---|---|
| | | T3a [%] | T3b [%] | T4 [%] |
| Transurethrale Resektion | 8 | | 20 | 0 |
| Blasenteilresektion | 14 | 31 | 19 | 7 |
| Einfache und radikale Zystektomie | 13 | 26 | 17 | 7 |
| Radiotherapie | 13 | | 20 | |
| Zystektomie und Radiotherapie | 11 | | 36 | 9 |

**Tabelle 8.** Zytostatische Monotherapie beim metastasierenden Urothelkarzinom der Blase

| Zytostatikum | Studien-anzahl | *n* | Remissionsrate[a] [%] |
|---|---|---|---|
| ADM | 5 | 230 | 25 |
| CDDP | 5 | 136 | 37 |
| CTX | 2 | 119 | 34 |
| MIT | 1 | 19 | 21 |
| MTX | 3 | 92 | 36 |

[a]  Mittelwert

**Tabelle 9.** Zytostatische Kombinationschemotherapie (Zweierkombination) beim metastasierenden Urothelkarzinom der Blase

| Zytostatika-kombination | *n* | Remissionsrate [%] |
|---|---|---|
| ADM + CTX | 39 | 18 |
| ADM + 5-FU | 52 | 40 |
| AMD + VM-26 | 27 | 19 |
| CDDP + CTX | 34 | 44 |
| CDDP + ADM | 29 | 48 |

**Tabelle 10.** Zytostatische Kombinationschemotherapie (Dreierkombination) beim metastasierenden Urothelkarzinom der Blase

| Zytostatika-kombination | *n* | Remissionsrate [%] |
|---|---|---|
| CDDP + ADM + 5-FU | 16 | 63 |
| CDDP + ADM + CTX | 185[a] | 49[b] |
| MTX + ADM + CTX | 38 | 39 |

[a]  8 Studien
[b]  13% komplette Remissionen, Mittelwert

Neben der obligaten Leukopenie muß auch mit einer kumulativen Anämie gerechnet werden. Diese ist hauptsächlich auf eine direkte Wirkung von CDDP auf erythropoetische Vorläuferzellen zurückzuführen. Gelegentlich kann eine CDDP-induzierte hämolytische Komponente zusätzlich die Anämie verstärken. Im weiteren muß mit einer CDDP-bedingten Verschlechterung der Nierenfunktion sowie Neuro- und Ototoxizität gerechnet werden. Renal tubuläre Schädigungen durch CDDP können zu Hypomagnesiämie und Hypokalzämie führen. Kardiale Nebenwirkungen sind v. a. mit kumulativen Adriamycindosen zu erwarten.

## Empfehlungen zur Chemotherapie der Urothelkarzinome

Eine Standardchemotherapie kann beim metastasierenden Urothelkarzinom der Blase aufgrund bisheriger Daten nicht mit Sicherheit festgelegt werden. Aufgrund der heutigen Remissionsraten empfiehlt sich aber ein Chemotherapieversuch, welcher allerdings stationär durch erfahrene Onkologen durchzuführen ist.

Im Rahmen eines gut kontrollierten Therapieversuchs kommt folgende Chemotherapie in Frage: CDDP (Platinol) 100 mg/m² Körperoberfläche i. v., alle 3 Wochen. Kurzfristige Hospitalisation, adäquate Hydrierung und ausreichende antiemetische Behandlung sind dabei unerläßlich.

## Intravesikale Applikation von Zytostatika für das nichtinfiltrative Blasenkarzinom

Von den neu diagnostizierten Blasenkarzinomen sind etwa 75% nichtinfiltrative, lokalisierte Tumoren (Stadium 0 und A der Jewett-Klassifikation). Die meisten Rezidive erfolgen während der ersten 6−12 Monate nach initialer Therapie, und die Rezidivrate beträgt zwischen 40−80%. Wie Tabelle 11 zeigt, be-

**Tabelle 11.** Fünfjahresüberlebensrate von nichtinfiltrativen Blasentumoren

| Therapiemodalität | $n$ | Fünfjahres-überlebensrate [%] |
|---|---|---|
| Totale Zystektomie | 194[a] | 51 − 64 |
| Totale Zystektomie + präoperative Radiotherapie | 205[b] | 54 − 59 |
| Transurethrale Resektion | 840[c] | 61 − 62 |
| Segmentale Zystektomie | 162[d] | 67 − 76[e]/43 − 55[f] |

[a] 5 Studien
[b] 2 Studien, Radiotherapie 2000 cGy bzw. 4000 cGy
[c] 2 Studien
[d] 4 Studien
[e] Tis- + T1-Stadien
[f] T2-Stadien

**Tabelle 12.** Therapeutische intravesikale Zytostatikainstillationen für nichtinfiltrative Blasentumoren

| Zytostatikum | $n$ | Komplette Remission $n$ (%) |
|---|---|---|
| Thiotepa | 308[a] | 123 (40) |
| Mitomycin | 146[b] | 83 (57) |
| Adriamycin | 347[c] | 108 (31) |
| Epodyl | 279[d] | 126 (45) |

[a] Resultate von 9 Institutionen
[b] Resultate von 4 Institutionen, einschließlich Rezidive nach Thiotepa
[c] 5 Studien
[d] 7 Studien

**Tabelle 13.** Dosierung intravesikal applizierter Zytostatika

| Zytostatikum | Dosis | Schema |
|---|---|---|
| Thiotepa | 30 mg/100 ml steriles $H_2O$<br>60 mg/100 ml steriles $H_2O$ | Alle 4 Wochen |
| Mitomycin | 20 – 60 mg/20 – 60 ml steriles $H_2O$ | Wöchentlich $\times 8$ |
| Adriamycin | 50 mg/50 ml steriles $H_2O$ | Wöchentlich $\times 4$<br>dann monatlich |

trägt die Fünfjahresüberlebensrate nach den aufgeführten operativen Behandlungsformen 50–70%. Die Patientenselektion war allerdings unterschiedlich, und die Resultate sind deshalb nur bedingt vergleichbar.

Die intravesikale Applikation von Zytostatika ist keine neue Idee, wurden während der vergangenen 80 Jahre doch mindestens 20 verschiedene Substanzen getestet. Von den Zytostatika haben sich v. a. Thiotepa, Mitomycin, Adriamycin, Epodyl und Teniposid – sowohl als adjuvante Therapie wie auch in der direkten Behandlung des nichtinfiltrativen Urothelkarzinoms der Blase – als wirksam erwiesen. Mittels prophylaktischer Instillationschemotherapie konnte mit Thiotepa und mit Adriamycin die Rezidivrate im Vergleich zu nichtbehandelten Patients um 20–40% gesenkt werden. Die mittlere Beobachtungszeit betrug für Thiotepa 1–3 Jahre und für Adriamycin 1½ Jahre. Die komplette Remissionsrate bei intravesikaler Zytostatikatherapie liegt für die z. Z. aktivsten Substanzen bei etwa 40–60% (Tabelle 12). Die Gesamtremissionsraten liegen bei 60–80%, wobei die mittlere Beobachtungsdauer häufig weniger als 2 Jahre beträgt. Die Dosierung und der Applikationsrhythmus der 3 am häufigsten intravesikal applizierten Zytostatika sind in Tabelle 13 wiedergegeben.

Systemische Nebenwirkungen, insbesondere Leukopenie und Thrombozytopenie, sind infolge Resorption (ca. 30–50%) von Thiotepa zu erwarten. Hingegen wurde nur vereinzelt über systemische Nebenwirkungen nach Adriamycin berichtet. Bei Mitomycin fehlen diese ganz.

**Ausblick**

Prospektive randomisierte Studien müssen zuerst den Wert von Kombinationschemotherapien sowie optimale Cisplatindosierungen definieren. Zusätzlich
versprechen bereits im Test befindliche Platinanaloge mit weniger renaler Toxizität neue therapeutische Möglichkeiten.


# Peniskarzinom


## Epidemiologie


Die Häufigkeit des Peniskarzinoms ist in westeuropäischen Ländern sowie in
den USA, Kanada und Israel mit 0,1 − 1,2 pro 100 000 Männer oder unter 1%
aller männlicher Tumoren im Vergleich zu vielen südostasiatischen (bis zu
22%) und afrikanischen Ländern (bis zu 10%) bedeutend geringer. Die altersstandardisierte Inzidenz in der Schweiz beträgt 1,2 Fälle pro 100 000 Männer.
Zirkumzision bei der Geburt oder kurz danach oder vor Aufnahme der sexuellen Aktivität scheint ein weitgehender Schutz gegen diesen Tumortyp zu sein,
was die extrem niedrige Inzidenz dieses Tumors bei Juden und Moslems zeigt.
Bowen-Krankheit, Leukoplakie und Queyrat-Erythroplasie sowie Balanitis xerotica obliterans werden als Präkanzerosen angesehen. Mit Ausnahme einiger
südostasiatischer Länder, wo das Peniskarzinom z. T. schon im jungen Alter
(20−30 Jahre) auftreten kann, liegt der Altersgipfel normalerweise zwischen
dem 40. und 70. Lebensjahr.


## Klinik, Histopathologie und Stadieneinteilung

Häufigste Tumorlokalisation ist die Glans penis, seltener die Vorhaut, oder der
Penisschaft. Das Peniskarzinom zeigt sich in Form eines wachsenden Tumors
oder eines Ulkus. Schmerzen, Schwellung, Ausfluß können weitere hinweisende
Symptome sein. Die weitaus häufigste histopathologische Form des Peniskarzinoms ist in 96% der Fälle ein Plattenepithelkarzinom. Melanome, Sarkome sowie Metastasen von anderen Primärtumoren sind Raritäten. Die Stadieneinteilung ist in Tabelle 14 wiedergegeben.


## Therapie, Resultate und Prognose

Adäquate chirurgische Versorgung und/oder Radiotherapie kann beim Stadium
I eine Fünfjahresüberlebensrate von 90% erzielen. Bei lokal fortgeschrittenen

**Tabelle 14.** Stadieneinteilung beim Peniskarzinom

| Stadium (Jackson) | Merkmale | TNM-System (UICC) |
|---|---|---|
| I | Tumor lokalisiert auf Glans Penis oder Vorhaut, keine Metastasen | |
| | – Tumordurchmesser 2 cm oder weniger | T1 N0 M0 |
| | – Tumordurchmesser > 2 cm, aber < 5 cm | T2 N0 M0 |
| II | Infiltration in den Penisschaft ohne Lymphknotenmetastasen | |
| | – Tumor > 5 cm | T3 N0 M0 |
| III | Tumor auf den Penisschaft beschränkt, aber mit mobilem inguinalem Lymphknotenbefall | |
| | – unilateral | Tx N1 M0 |
| | – bilateral | Tx N2 M0 |
| IV | Lokale Ausdehnung über den Penisschaft | T4 |
| | Inoperabel oder juxtaregionale Lymphknotenmetastasen | Tx N3 oder N4 M0 |
| | Fernmetastasen | Tx Nx M1 |

**Tabelle 15.** Zytostatische Therapie beim Peniskarzinom

| Tumortyp | Zytostatikum | Studienanzahl | $n$ | Remissionen [%] |
|---|---|---|---|---|
| Primärtumor | Bleomycin | 5 | 35 | 50 – 100 |
| Metastasierender Tumor | DDP | 1 | 11 | 33 |
| | MTX | 1 | 8 | 38 |

Tumorstadien werden Fünfjahresüberlebensraten von 50 – 60% mit beiden Therapievarianten beschrieben. Etwa 30 – 60% der Patienten zeigen bei Diagnosestellung eine lokoregionale Lymphadenopathie. Die histologische Untersuchung von klinisch vergrößerten Lymphknoten ist jedoch in etwa einem Drittel der Fälle negativ. Es wird deshalb empfohlen, daß nur Lymphknoten, die mehr als 5 Wochen nach Tumorentfernung noch vergrößert bleiben, als klinisch positiv betrachtet werden. Eine dadurch verzögerte, später jedoch notwendige Lymphadenektomie scheint sich auf die Überlebenszeit gegenüber Patienten mit initialer Lymphadenektomie nicht auszuwirken. Bei Stadium I mit klinisch negativen Lymphknoten wird keine routinemäßige Lymphadenektomie empfohlen. Hingegen wird die initiale bilaterale Resektion der Lymphknoten bei dokumentierten regionalen Lymphknotenmetastasen durchgeführt, da ein kontralateraler Befall der Lymphknoten bei bis zu 60% der Patienten nachgewiesen werden kann.

Chemotherapie wurde sowohl zur Behandlung des Primärtumors als auch bei lokal fortgeschrittenem inoperablem oder metastasierendem Peniskarzinom angewendet (Tabelle 15). Mit Ausnahme des Bleomycins, welches v. a. bei primären Tumoren des Penis bei größeren Patientenzahlen geprüft wurde, handelt es sich durchwegs um Therapien bei ausgesprochen kleinen Patientenzahlen. Bemerkenswert sind immerhin die relativ hohen Remissionsraten mit Bleomycin, wobei Totaldosen zwischen 300 und 400 mg gegeben wurden. Beim metastasierenden Peniskarzinom wurden Remissionsraten zwischen 30 und 40% v. a. für CDDP und MTX erreicht. Letzteres wurde häufig hochdosiert mit Leukovorin (Antidot, „rescue") appliziert, wobei die Methotrexatdosis zwischen 1 und 3 g/m² betrug (vgl. Kap. 2). Die normale Methotrexatdosis wie auch die Dosen von Bleomycin und Cisplatin entsprechen den Standarddosen, wie sie in Kap. 2 angegeben sind.

## Ausblick

Zur Zeit gibt es keine Standardchemotherapie, weder für die Primärläsion noch für das metastasierende Peniskarzinom. Die wirksamsten Zytostatika scheinen ähnlich wie bei anderen Plattenepithelkarzinomen Bleomycin, Cisplatin und Methotrexat zu sein. Genaue Informationen über die Wirksamkeit von Bleomycin beim metastasierenden Peniskarzinom fehlen noch. Umgekehrt ist über die Höhe der Remissionsraten bei der Primärläsion mit CDDP bzw. MTX keine Information vorhanden. Kombinationschemotherapien wurden ungenügend getestet.

# Literatur

### Nierenkarzinom

Fairlamb DJ (1981) Spontaneous regression of metastases of renal cancer: a report of two cases including the first recorded regression following irradiation of a dominant metastasis and review of the world literature. Cancer 47:2102–2106
McDonald MW (1982) Current therapy for renal cell carcinoma. J Urol 127:211
Poster DS, Bruno S, Penta JS (1982) Current status of chemotherapy, hormonal therapy, and immunotherapy in the treatment of renal cell carcinoma. Am J Clin Oncol 5:53
Torti FM (1983) Treatment of metastatic renal cell carcinoma. Recent Results Cancer Res 85:58

### Blasenkarzinom

Jewett HJ, Strong GH (1946) Infiltrating carcinoma of the bladder: relation of depth of penetration of the bladder wall to incidence of local extension and metastasis. J Urol 55:366–372
Harker WG, Torti FM (1983) The chemotherapy of bladder carcinoma: Systemic therapy. Recent Results Cancer Res 85:37
Lum BL (1983) Intravesical chemotherapy of superficial bladder cancer. Recent Results Cancer Res 85:3–36

Marshall VF (1952) The relation of the preoperative estimate to the pathologic demonstration of the extent of vesical neoplasms. J Urol 68:714−723
Prout GR Jr (1979) Classification and staging of bladder carcinoma. Semin Oncol 6:189
Soloway MS (1980) The management of superficial bladder cancer. Cancer 45:1856−1865
Thüroff JW, Jacobi GH (1980) Therapie, Nachbehandlung und Prophylaxe des Harnblasenkarzinoms. Onkologie 5:248
Yagoda A (1980) Chemotherapy of metastatic bladder cancer. Cancer 45:1879
Zingg EJ (1982) Maligne Tumoren der Harnblase. In: Hohenfellner R, Zingg EJ (Hrsg) Urologie der Klinik und Praxis. Thieme, Stuttgart, S 520


## Peniskarzinom

Jackson SM (1966) The treatment of carcinoma of the penis. Brit J Surg 53:33
Merrin CE (1980) Cancer of the penis. Cancer 45:1973
Meyers FJ (1983) Penile cancer chemotherapy. Recent Results Cancer Res 85:143

# 23 Bronchialkarzinome

R. A. Joss und K. W. Brunner

## Epidemiologie, Ätiologie, histopathologische Klassifikation und Prognose

Die malignen Tumoren der Lunge erfüllen heute die Kriterien einer Pandemie. Sie sind in allen westlichen Industrieländern die wichtigste Krebskrankheit des Mannes, und ihre Bedeutung wächst auch bei der Frau rasch. Die Häufigkeit nimmt weiterhin zu. Bei Männern im Alter zwischen 40 und 45 Jahren stellt das Bronchuskarzinom die absolut häufigste Todesursache dar. Gegenwärtig sterben in der Schweiz 63 Männer und 6 Frauen pro 100 000 Einwohner pro Jahr an einem bösartigen Tumor der Lunge. Die ökonomischen Konsequenzen sind enorm. Allein für die Schweiz wird die Summe der direkten und indirekten Kosten (durch die Behandlung und durch den Verlust an sozioökonomisch produktiven Patientenjahren verursacht) auf mindestens 40 Mio. Franken pro Jahr geschätzt. Diese Zahlen sind um so alarmierender, als heute unzweifelhaft belegt ist, daß der Tabakrauch mit seinen Karzinogenen das wichtigste ätiologische Agens in der Pathogenese des Lungenkarzinoms darstellt. Neben der herausragenden Bedeutung des Tabakrauchs treten andere Ursachen wie industrielle Karzinogene (Asbest, Nickel, Chrom, Arsen, Abgase von Koksöfen, halogenierte Äther, Uran usw.) und die Luftverschmutzung weit in den Hintergrund.

Nach der revidierten WHO-Klassifikation werden 4 histologische Hauptformen der Lungenkarzinome unterschieden (s. folgende Übersicht). Das kleinzellige Karzinom wird heute als eigenständiges Krankheitsbild von den übrigen Formen der Lungenkarzinome abgegrenzt. Letztere werden unter dem sprachlich nicht sehr glücklichen Sammelbegriff der „nichtkleinzelligen Bronchuskarzinome" zusammengefaßt. Die Häufigkeit der histologischen Untertypen und deren Fünfjahresüberlebensraten sind in Tabelle 1 zusammengefaßt. Sowohl licht- als auch elektronenmikroskopische und immunhistochemische Befunde zeigen, daß viele Lungenkarzinome histologische Mischtypen darstellen, und in vivo wie in vitro sind Übergänge einer histologischen Form in eine andere beobachtet worden.

*Histopathologie des Bronchuskarzinoms (revidierte WHO-Klassifikation)*
1) Plattenepithelkarzinom (Variante: spindelzelliges Karzinom)
2) Kleinzelliges Karzinom
    a) Oat-cell-Karzinom,
    b) intermediär,
    c) kombiniert

**Tabelle 1.** Bronchuskarzinom: Histologie, Häufigkeit (%) und
Fünfjahresüberlebensrate (%)

| Histologie | Häufigkeit [%] | Fünfjahres-Überlebensrate [%] |
|---|---|---|
| Plattenepithelkarzinom | 45 | 15 |
| Adenokarzinom | 20 | 10 |
| Anaplastisches groß-zelliges Karzinom | 10 | 10 |
| Anaplastisches klein-zelliges Karzinom | 25 | 1 |

3) Adenokarzinom
   a) azinär,
   b) papillär,
   c) bronchioloalveolär,
   d) solid, mit Schleimbildung
4) Großzelliges Karzinom
   (Varianten: a) riesenzellig  b) klarzellig)

## Grundsätze der Therapie nach Histologie und Stadium

Steht die exakte histopathologische Diagnose des Bronchuskarzinoms fest, muß
die initiale Tumorausdehnung zur weiteren Behandlungsplanung erfaßt werden. Die Behandlungsgrundsätze sind, nach Histologie und Stadium geordnet,
in Tabelle 2 zusammengestellt. Bezüglich Einzelheiten verweisen wir auf die
nachstehenden Ausführungen. Im Rahmen klinischer Forschungsprojekte wird
zudem bei den nichtkleinzelligen Bronchuskarzinomen die Stellung der adjuvanten Bestrahlung, der adjuvanten Chemo- und der Immuntherapie bei operierten Fällen geprüft. Bei lokoregionär fortgeschrittenen nichtkleinzelligen
Bronchuskarzinomen wird heute auch im Rahmen von Studienprojekten versucht, die Resultate durch hyperfraktionierte Radiotherapie, Radiosensibilisatoren und kombinierte multimodale Behandlungen (Chemotherapie plus Operation plus Bestrahlung) zu verbessern. Bei den kleinzelligen Bronchuskarzinomen stellen die tumorreduktive Chirurgie in Kombination mit Chemotherapie
und Bestrahlung, die Ganzkörperbestrahlung, die hochdosierte Chemotherapie
mit autologer Knochenmarktransplantation und die Metastasierungsprophyla-
xe mit Antikoagulanzien bzw. Thrombozytenaggregationshemmern aktuelle
Forschungsrichtungen dar.

**Tabelle 2.** Therapiegrundsätze des Bronchuskarzinoms nach Histologie und Stadium

| Histologie | Stadium (TNM-System) | Therapie |
| --- | --- | --- |
| Nichtkleinzelliges Bronchuskarzinom | *Lokal* (Stadium I, II = T1 N0, T1 N1, T2 N0, T2 N1) | Lobektomie/Pneumonektomie |
| | *Lokoregionär* (Stadium III M0 = T3 mit irgendeinem N, N2 mit irgendeinem T) | In kurativer Absicht: Bestrahlung oder Operation, sofern technisch möglich, evtl. inklusive erweiterter mediastinaler Ausräumung In palliativer Absicht: Chemotherapie, vorzugsweise vorgängig Bestrahlung |
| | *Metastasierend* (Stadium III M1 = M1 mit irgendeinem T, N) | Chemotherapie. Bei chemotherapieresistenten Beschwerden → lokale Bestrahlung |
| Kleinzelliges Bronchuskarzinom | *Solitärer peripherer Rundherd* (Stadium I = T1 N0, T1 N1, T2 N0) | Lobektomie + Chemotherapie |
| | Lokoregionär fortgeschritten („limited disease") (Stadium II, III M0 = T2 N1, T3 N1 – 2) | Chemotherapie, evtl. zusätzliche Bestrahlung des Primärtumors/Mediastinums. Bei kompletter Remission prophylaktische Ganzhirnbestrahlung |
| | *Metastasierend („extensive disease")* (Stadium III M1 = M1 mit irgendeinem T, N) | Chemotherapie + lokale Strahlentherapie bei chemotherapieresistenten Beschwerden |

# Nichtkleinzellige Bronchuskarzinome

## Definition und Häufigkeitsverteilung

Wie bereits erwähnt, werden unter dem Begriff der nichtkleinzelligen Bronchuskarzinome das Plattenepithel-, das Adeno- und das anaplastische großzellige Karzinom der Lunge zusammengefaßt. Sie machen etwa ¾ aller Bronchialkarzinome aus. Das *Plattenepithelkarzinom* ist der häufigste histologische Typ der nichtkleinzelligen Bronchuskarzinome. 50−60% dieser Tumoren liegen im proximalen Bronchialbaum. Sie metastasieren relativ spät und vorwiegend lokoregionär und zeigen eine Tendenz zu zentripetalem Wachstum. Die Plattenepithelkarzinome wachsen üblicherweise exophytisch ins Bronchiallumen ein und führen zur Obstruktion mit poststenotischer Pneumonie oder Atelektase. 10% der Plattenepithelkarzinome bilden eine Tumorkaverne. Die *Adenokarzinome* sind in 70% der Fälle in der Peripherie lokalisiert, und 10% dieser Tumoren manifestieren sich primär als Pleuraerguß. Sie metastasieren früh hämatogen. Die *anaplastischen großzelligen Karzinome* sind wahrscheinlich ein Sammelbegriff für wenig differenzierte Karzinome, die aufgrund elektronenmikroskopischer und immunhistochemischer Befunde teils den Plattenepithel- und teils den Adenokarzinomen zugerechnet werden müssen. Sie sind etwas häufiger peripher lokalisiert und metastasieren früh hämatogen.

## Stadieneinteilung

Für praktische Zwecke können die Patienten mit nichtkleinzelligem Bronchuskarzinom je nach initialer Tumorausdehnung in 3 Gruppen unterteilt werden (Tabelle 3). Für wissenschaftliche Untersuchungen hat sich das differenzierte TNM-System durchgesetzt (Tabelle 4). Grundsätzlich sind nur die lokalisierten Formen, d. h. die Stadien I und II operabel, wobei das Stadium II bereits mit einer wesentlich düstereren Prognose behaftet ist. Die Resektion des Stadiums III $M_0$ mit erweiterter mediastinaler Ausräumung kommt nur in ausgewählten Fällen in Frage. Die Fünfjahresüberlebensraten, geordnet nach Stadien und Histologie, sind ebenfalls in Tabelle 3 zusammengefaßt.

## Klinische Diagnostik, Diagnosesicherung und prognostische Faktoren

Ein Viertel der nichtkleinzelligen Bronchuskarzinome verursacht zum Zeitpunkt der Diagnose keine Beschwerden. Die übrigen Patienten weisen Sym-

**Tabelle 3.** Stadieneinteilung der nichtkleinzelligen Bronchuskarzinome, deren Häufigkeit und Fünfjahresüberlebensrate

| Praktisch-klinisches Stadium | TNM-Stadium | Häufigkeit [%] | Fünfjahresüberlebensrate | |
|---|---|---|---|---|
| | | | Platten-epithel-karzinom [%] | Adeno-karzinom, großzelli-ges Karzi-nom [%] |
| Lokal | Stadium I (T1 N0 M0, T1 N1 M0, T2 N0 M0) | 20 | 54 | 51 |
| | Stadium II (T2 N1 M0) | 5 | 35 | 18 |
| Lokoregionär | Stadium III M0 (T3 mit irgendeinem N, N2 mit irgendeinem T) | 20 | 19 | 10 |
| Metastasierend | Stadium III M1 (M1 mit irgendeinem T oder N) | 55 | 0 | 0 |

**Tabelle 4.** Stadieneinteilung des nichtkleinzelligen Bronchuskarzinoms

*TNM-Klassifikation*

| Klassifikation | Merkmale |
|---|---|
| **Primärtumor (T)** | |
| T0 | Kein Primärtumor |
| Tx | Sputumzytologie positiv, kein Primärtumor faßbar |
| Tis | Carcinoma in situ |
| T1 | Tumor von maximal 3 cm Durchmesser, umgeben von normalem Lungengewebe oder viszeraler Pleura. Tumor auf Lappenbronchus beschränkt |
| T2 | Tumordurchmesser > 3 cm oder Tumor von beliebiger Größe, der die viszerale Pleura infiltriert oder eine Atelektase oder poststenotische Pneumonie durch Hilusbeteiligung verursacht. Bronchoskopisch ist der Tumor mindestens 2 cm von der Carina entfernt. Die Atelektase oder poststenotische Pneumonie erfaßt weniger als eine ganze Lunge. Kein Pleuraerguß |
| T3 | Tumor beliebiger Größe mit direkter Infiltration in benachbarte Strukturen wie parietale Pleura, Thoraxwand, Zwerchfell, Mediastinum und dessen Organe. Oder Tumor der bronchoskopisch näher als 2 cm an die Carina heranreicht. Oder Tumor mit Atelektase oder poststenotischer Pneumonie einer ganzen Lunge; Pleuraerguß |
| **Lymphknoten (N)** | |
| N0 | Keine Metastasen in regionären Lymphknoten |
| N1 | Metastasen in peribronchialen und (oder) ipsilateralen hilären Lymphknoten, inklusive direktes Einwachsen des Primärtumors in den Hilus |
| N2 | Mediastinale Lymphknotenmetastasen |

**Tabelle 4** (Fortsetzung)

---

*TNM-Klassifikation*

| Klassifikation | Merkmale |
|---|---|

---

**Fernmetastasen (M)**

| | |
|---|---|
| M x | Nicht untersucht |
| M0 | Keine nachweisbaren Fernmetastasen |
| M1 | Nachweisbare Fernmetastasen |

---

*Befundbewertung*

| Klassifikation | Wert für Stadieneinteilung |
|---|---|

---

**Primärtumor (T)**

| | |
|---|---|
| Tx | 0 |
| T1 | 1 |
| T2 | 2 |
| T3 | 4 |

**Lymphknoten (N)**

| | |
|---|---|
| N0 | 0 |
| N1 | 1 |
| N2 | 4 |

**Fernmetastasen (M)**

| | |
|---|---|
| M0 | 0 |
| M1 | 4 |

---

Die Werte für Primärtumor, Lymphknoten und Metastasen werden summiert, und anschließend wird aufgrund der untenstehenden Tabelle das Stadium ermittelt

---

*Stadieneinteilung*

| Stadium | Wert | TNM-Klassifikation |
|---|---|---|
| I | 1 oder 2 | T1 N0, T1 N1, T2 N0 |
| II | 3 | T2 N1 |
| III [a] | 4 oder mehr | T3 mit irgendeinem N oder M |
| | | N2 mit irgendeinem T oder M |
| | | M1 mit irgendeinem T oder N |

---

[a] Das Stadium III wird unterteilt in: Stadium III M0 = Tumor auf Thorax beschränkt, Stadium III M1 = Tumor mit Fernmetastasen

ptome von seiten des Primärtumors, der Infiltration von Nachbarorganen oder von Fernmetastasen auf. Paraneoplastische Syndrome werden bei etwa $\frac{1}{5}$ der Patienten mit nichtkleinzelligen Bronchuskarzinomen gefunden (Trommelschlegelfinger, Uhrglasnägel, pulmonale hypertrophe Osteoarthropathie, Hyperkalzämie usw.). Sobald die histologische oder zytologische Diagnose eines nichtkleinzelligen Bronchuskarzinoms gesichert ist, müssen die weiteren Abklärungen die folgenden Fragen beantworten (vgl. Abb. 1):

1) Ausdehnung des Tumors (Tumorstadium),
2) drohende Komplikationen,
3) Funktion kritischer Organe.

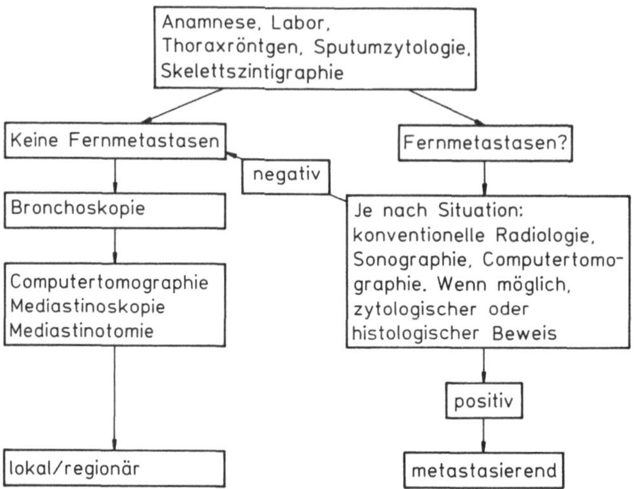


**Abb. 1.** Diagnosesicherung beim nichtkleinzelligen Bronchuskarzinom

Die Anamnese und die klinische Untersuchung geben erste Hinweise auf die Wachstumsgeschwindigkeit des Tumors (Dauer der Symptome, Funktion kritischer Organe sowie das Vorliegen möglicher Fernmetastasen (Haut- und Lymphknotenmetastasen, Hepatomegalie, neurologische Symptome, schmerzende Skelettabschnitte). Stets müssen eine Hyperkalzämie und eine Hyperurikämie gesucht werden. Die Thoraxaufnahme bildet die Grundlage zur Beurteilung der intrathorakalen Tumorausdehnung. Die Bronchoskopie gibt Auskunft über die proximale Ausdehnung des Tumors im Bronchialbaum. Die thorakale Computertomographie ersetzt in zunehmendem Maße die konventionelle Tomographie und die Mediastinoskopie. Falsch-negative Mediastinoskopien sind bei Primärtumoren des linken Lungenoberlappens möglich. Die Untersuchung auf Fernmetastasen umfaßt: 1) Die Skelettszintigraphie, 2) bei entsprechendem Verdacht die Knochenmarkaspiration und -biopsie, welche beim Adenokarzinom und beim großzelligen Karzinom in bis zu 20% der Fälle einen positiven Befund ergeben, 3) die Lebersonographie oder Computertomographie bei Verdacht auf Lebermetastasen wegen eines abnormen Palpationsbefunds oder pathologischen Leberenzymen; 4) die Computertomographie des Schädels bei entsprechendem klinischem Verdacht (s. Abb. 1). Neben der Tumorausdehnung bestimmt namentlich die Funktion kritischer Organe die Operabilität. Die kardiale Funktion wird aufgrund der Klinik, des Blutdrucks, des Elektrokardiogramms und der Thoraxaufnahme beurteilt. Die Lungenfunktionsprüfung erlaubt, die Atemreserven zu erfassen und die postoperativ zu erwartende Restfunktion abzuschätzen. Bei ventilatorischen Reserven über 50% bzw. einem $FEV_1$ von 2 l und normalen arteriellen Blutgasen (insbesondere keine alveoläre Hypoventilation) bestehen keine Kontraindikationen zur Lobektomie oder Pneumonektomie. Die blutchemischen Analysen gestatten es, die renale und hepatische Funktion abzuschätzen und einen Diabetes mellitus auszuschließen.

Während die Prognose der operablen nichtkleinzelligen Bronchuskarzinome v. a. durch Histologie und Tumorstadium bestimmt werden (s. Tabelle 3), beeinflussen beim inoperablen, lokoregionär begrenzten und metastasierenden nichtkleinzelligen Karzinom auch der Aktivitätsindex und der Körpergewichtsverlust in den 6 Monaten vor Therapiebeginn den weiteren Verlauf. In einer Analyse von 5138 in verschiedenen Chemotherapieprotokollen der Veteran's Administration Lung Cancer Study Group behandelten Patienten, wurde gezeigt, daß allein unter Berücksichtigung dieser 3 Faktoren die mittleren Überlebenszeiten von 6 Wochen bis zu knapp 1 Jahr variieren können. Diese 3 Faktoren charakterisieren den gegenwärtigen und den früheren physischen Zustand des Patienten sowie den aktuellen Stand der Tumorkrankheit. Neben den drei erwähnten Faktoren (Tumorstadium, Aktivitätsindex und Körpergewichtsverlust) wird der Chemotherapieerfolg durch eine zytostatische Vorbehandlung negativ beeinflußt.


## Therapiegrundsätze


Nur die *radikale chirurgische Resektion* bietet dem Patienten mit nichtkleinzelligem Bronchuskarzinom Aussichten auf Heilung und stellt deshalb bei den lokalisierten Stadien (TNM-Stadien I und II) die Therapie der Wahl dar. Die Lobektomie ist der Pneumonektomie vorzuziehen, weil sie bezüglich lokaler Rezidivfreiheit gleichwertige Ergebnisse erzielt, aber die postoperative Letalität bei der Entfernung nur eines Lungenflügels geringer ist. Hiläre und ipsilaterale mediastinale Lymphknotenmetastasen können nur mit der (erweiterten) Pneumonektomie radikal entfernt werden. Die Prognose der operablen Stadien der nichtkleinzelligen Bronchuskarzinome ist in Tabelle 3 dargestellt.

Bei 25—33% der Patienten mit nichtkleinzelligem Bronchuskarzinom wird der Tumor wegen eines lokoregionär fortgeschrittenen Stadiums oder kardiopulmonalen Gründen nicht resezierbar sein. Bei Patienten in gutem Allgemeinzustand ohne Pleura- oder Perikarderguß und mit ausreichender Lungenfunktion kann die *Strahlentherapie* in kurativer Absicht durchgeführt werden. Das bestrahlte Volumen sollte nicht mehr als 1 l Lungengewebe umfassen. Die Fünfjahresüberlebensrate für kurativ bestrahlte Patienten beträgt etwa 6%.

Die *Chemotherapie* wirkt beim nichtkleinzelligen Bronchuskarzinom rein palliativ. Eine lebensverlängernde Wirkung der zytostatischen Behandlung ist bisher nicht gesichert. Die Indikation zur Chemotherapie des nichtkleinzelligen Bronchuskarzinoms ist relativ. Der erzielbare Nutzen einer Chemotherapie muß stets den möglichen Nebenwirkungen gegenübergestellt werden. Dies kann meist nur im Lauf eines gut kontrollierten Behandlungsversuchs getan werden. Grundsätzlich besteht eine Indikation zum Einsatz einer Chemotherapie immer dann, wenn der Patient Beschwerden aufweist oder aufgrund des bisherigen Tumorwachstums angenommen werden muß, daß in naher Zukunft Symptome auftreten werden. Bei protrahiertem Verlauf ist es namentlich beim Plattenepithelkarzinom durchaus gerechtfertigt, mit einer Chemotherapie bis zum Auftreten signifikanter Beschwerden abzuwarten. Zur Einleitung einer Chemotherapie sollten die folgenden Punkte beachtet werden:

- Die Tumorausdehnung oder die allgemeine medizinische Abklärung muß eine Operabilität des Tumors ausschließen.
- Die Erfolgschancen einer Strahlentherapie müssen beim lokoregionär begrenzten nichtkleinzelligen Bronchuskarzinom gegenüber den Aussichten einer Chemotherapie sorgfältig abgewogen werden.
- Die Patienten sollten ambulant zu behandeln sein (Aktivitätsindex $\leq$ 2).
- Die Patienten sollten nicht mehr als 10% ihres Körpergewichts verloren haben.
- Der Therapieerfolg sollte an einem meßbaren oder evaluierbaren Tumorparameter abschätzbar sein.
- Es sollten keine medizinischen Kontraindikationen gegen die geplante Chemotherapie vorliegen.
- Die Patienten sollte nicht mit einer Chemotherapie vorbehandelt sein.
- Die Patienten sollten über Nutzen und mögliche Nebenwirkungen der geplanten Behandlung informiert sein.

In der Praxis stellt sich häufig die Frage nach der optimalen Sequenz von Radio- und Chemotherapie. Aufgrund einer großen Untersuchung der Schweizerischen Arbeitsgruppe für Klinische Krebsforschung wird die zytostatische Therapie vorzugsweise zuerst eingesetzt, womit die Beurteilung des Chemotherapieerfolgs möglich wird und eine nachfolgende Bestrahlung noch gewisse Aussichten auf Erfolg hat. Dagegen ist der Einsatz einer Chemotherapie nach erfolgloser Bestrahlung kaum mit Erfolgsaussichten verbunden.


**Chemotherapie**

Die meisten Zytostatika erreichen beim nichtkleinzelligen Bronchuskarzinom die konventionelle Grenze klinischer Wirksamkeit von 20 oder mehr Prozent objektiver Tumorrückbildungen nur selten (Tabelle 5). Zudem werden mit der *Monochemotherapie* praktisch nie komplette Remissionen erzielt. Die Remissionen halten in der Regel nur über wenige Monate an. Wegen der unbefriedigenden Wirkung der Monochemotherapie sind in den letzten 15 Jahren zahlreiche Kombinationschemotherapien beim nichtkleinzelligen Bronchuskarzinom geprüft worden. Bisher wurde aber nicht überzeugend gezeigt, daß eine Polychemotherapie gegenüber der Monochemotherapie sowohl bezüglich der Remissionsrate wie auch bezüglich der Überlebenszeit klare Vorteile bietet, obwohl in einzelnen randomisierten Studien die Kombinationschemotherapie bessere Ergebnisse erzielte als die Monotherapie. Die cisplatinhaltigen Therapieschemata stellen wahrscheinlich die aktivsten Polychemotherapien des nichtkleinzelligen Bronchuskarzinoms dar. Cisplatindosen von mehr als 40 mg/ m$^2$ Körperoberfläche müssen aber mit einer forcierten Diurese appliziert werden, was praktisch nur unter stationären Bedingungen möglich ist. Die schlechte gastrointestinale Toleranz von Cisplatinkombinationen wird mit fortschreitender Therapiedauer zu einem zunehmenden Problem, das nicht selten die

**Tabelle 5.** Aktive Zytostatika (Monotherapie) beim nichtkleinzelligen Bronchuskarzinom

| Zytostatika | Remissionsrate [%] |
|---|---|
| *Alkylanzien* | |
| Mechlorethamin | 13 |
| Cyclophosphamid | 10 |
| Ifosfamid | 36 |
| Hexamethylmelamin | 13 |
| Dibromodulcitol | 19 |
| *Nitrosoharnstoffe* | |
| CCNU | 18 |
| *Antimetaboliten* | |
| Methotrexat | 11 |
| 5-Fluoruracil | 13 |
| *Pflanzenalkaloide* *und Podophyllotoxinderivate* | |
| Vincristin | 5 |
| Vinblastin | 12 |
| Vindesin | 22 |
| VP-16-213 | 17 |
| *Antibiotika* | |
| Adriamycin | 18 |
| Mitomycin C | 16 |
| Bleomycin | 10 |
| *Varia* | |
| Procarbazin | 18 |
| cis-Diammindichlorplatin (II) | 26 |

Fortsetzung der Therapie unmöglich macht. In Tabelle 6 sind die kumulativen,
in der Literatur mitgeteilten Remissionsraten für einige Polychemotherapieschemata zusammengestellt.


## Kombinierte Strahlen- und Chemotherapie

Da die Ergebnisse sowohl der Chemo- als auch der Strahlentherapie unbefriedigend sind, liegt der Gedanke nahe, beide Therapiemodalitäten beim lokoregionär begrenzt wachsenden, inoperablen nichtkleinzelligen Bronchuskarzinom
zu kombinieren. Bis heute sind zahlreiche Untersuchungen in dieser Richtung
mit unterschiedlichen Ergebnissen durchgeführt worden. Keine der prospektiv
geplanten randomisierten Studien zeigt, daß die kombinierte Behandlung bezüglich der Überlebenszeiten eindeutige Vorteile bietet. Möglicherweise besteht aber ein Vorteil für die kombinierte Behandlung bezüglich lokaler Tumorkontrolle. Da verschiedene Zytostatika als Radiosensibilisatoren wirken
können, ist die Toxizität der multimodalen Behandlung häufig erheblich.

**Tabelle 6.** Resultate der Polychemotherapie beim nichtkleinzelligen Bronchuskarzinom (kumulative Remissionsraten aus der Literatur)

| Chemotherapieregime | $n$ | Remissionsraten [%] | | | |
|---|---|---|---|---|---|
| | | Gesamt | Platten-epithel-karzinom | Adeno-karzinom | Großzelliges Karzinom |
| MTX/ADM/CTX/CCNU | 266 | 29 | 21 | 37 | 28 |
| CTX/ADM/MTX/PCZ | 295 | 27 | 30 | 28 | 22 |
| CTX/ADM/DDP | 494 | 28 | 33 | 27 | 33 |
| DDP/VP-16-213 | 251 | 32 | 34 | 22 | 26 |
| DDP/VDS | 224 | 32 | – | – | – |

Außerhalb von klinischen Untersuchungen besteht vorläufig keine Indikation zu einer primär kombinierten Strahlen- und Chemotherapie.

Adjuvante Therapien beim operablen nichtkleinzelligen Bronchuskarzinom

Rund die Hälfte der radikal operierten Patienten mit nichtkleinzelligem Bronchuskarzinom entwickelt trotz makroskopisch scheinbar vollständiger Tumorentfernung ein Rezidiv. Die meisten Rezidive treten in den ersten 3 postoperativen Jahren, z. T. in Form von Lokalrezidiven, z. T. in Form von Fernmetastasen, auf. In zahlreichen klinischen Untersuchungen wurde geprüft, ob die chirurgischen Resultate durch eine postoperative Bestrahlung, eine adjuvante Chemo- oder Immuntherapie oder durch eine Kombination dieser Modalitäten zu verbessern sei. Weder der Wert der postoperativen Bestrahlung noch der adjuvanten Chemo- oder Immuntherapie konnte aber bis heute gesichert werden. Die adjuvanten Therapien bleiben beim nichtkleinzelligen Bronchuskarzinom weiterhin ein klinisches Experiment.

# Kleinzelliges Bronchuskarzinom

Das kleinzellige Bronchuskarzinom wurde Ende der 60er Jahre wegen seines einzigartigen pathobiologischen und klinischen Verhaltens sowie der Empfindlichkeit dieses Tumors auf eine Radio- und Chemotherapie von den übrigen Formen der Lungenkarzinome abgegrenzt. 20–25% der Bronchialkarzinome sind diesem histologischen Typ zuzuordnen. Das kleinzellige Karzinom ist prozentual häufiger bei unter 50jährigen Bronchuskarzinompatienten und bei starken Rauchern (> 30 Zigaretten pro Tag). Die Hälfte bis zwei Drittel der Patienten mit einem kleinzelligen Bronchuskarzinom werden bei der Diagnose Tumormanifestationen außerhalb der initial befallenen Thoraxhälfte aufweisen.

# Biologie

Das kleinzellige Bronchuskarzinom ist durch die 3 folgenden Eigenschaften charakterisiert:

1) *Rasche Zellzykluszeit bei relativ langer Tumorverdopplungszeit.* Bisher wurde angenommen, daß das kleinzellige Bronchuskarzinom ein sehr rasch wachsender Tumor sei. Aufgrund neuerer Arbeiten beträgt die Tumorverdopplungszeit etwa 60 Tage und unterscheidet sich damit nicht wesentlich von derjenigen anderer Formen von Lungenkarzinomen. Die Zellzykluszeit der einzelnen proliferierenden Tumorzelle ist aber kurz, was die Chemotherapieempfindlichkeit dieses Tumors erklärt.

2) *Neigung zur frühen Fernmetastasierung.* Das kleinzellige Karzinom weist eine ausgeprägte Tendenz zur frühen Fernmetastasierung auf. Bei Patienten, die wegen eines scheinbar lokalisierten kleinzelligen Bronchuskarzinoms operiert wurden und in der Folge innerhalb von 30 Tagen an einer postoperativen Komplikation starben, wurden in ⅔ der Fälle autoptisch Fernmetastasen gefunden. Ableger außerhalb der initial befallenen Thoraxhälfte werden in folgender abnehmender Häufigkeit gefunden: Skelett, Leber, abdominelle Lymphknoten, Nebennieren, Pleura, kontralaterale Lunge, Niere, Pankreas, Knochenmark, ZNS, Schilddrüse, Hypophyse, Hoden und Herz.

3) *Beziehungen zum APUD (Amine Precursor Uptake and Decarboxylation-) System).* Die kleinzelligen Karzinome weisen Eigenschaften von Zellen auf, welche biogene Amine produzieren, und enthalten das Schlüsselenzym des APUD- Systems, die L-DOPA-Decarboxylase. Im Elektronenmikroskop zeigen die Tumorzellen neurosekretorische Granula, ein Charakteristikum von APUD-Zellen. Patienten mit kleinzelligem Bronchuskarzinom weisen bei der Diagnose in bis zu ⅓ der Fälle erhöhte Serum-ACTH-Spiegel, in bis zu ¾ der Fälle erhöhte ADH- und Kalzitoninwerte auf. Klinisch manifeste paraneoplastische endokrine Syndrome sind wesentlich seltener, jedoch typisch für kleinzellige Bronchuskarzinome. Ein manifestes Cushing- und/oder Schwartz-Bartter-Syndrom wird in etwa 5% aller frisch diagnostizierter Fälle gefunden.

## Klinik, Abklärung und prognostische Faktoren

Praktisch alle Patienten mit kleinzelligem Bronchuskarzinom weisen bei der Diagnose meist rasch zunehmende tumorbedingte Symptome auf. Die wichtigsten Diagnosesicherungen sind in Tabelle 7 zusammengestellt. Die zytologische wie auch die histologische Diagnose sind zuverlässig und reproduzierbar. Die Beurteilung des Primärtumors, des Mediastinums und der Pleura basiert auf dem Thoraxröntgenbild. Die Bronchoskopie ist wertvoll zur Sicherung der Diagnose und sollte auch bei den Patienten durchgeführt werden, bei denen nach dem Erreichen einer kompletten Remission über das Absetzen der Behandlung diskutiert wird. Skelettmetastasen werden durch Knochenmarkaspiration und

**Tabelle 7.** Initiale Diagnosesicherungen beim kleinzelligen Bronchuskarzinom

| Lokalisation | Untersuchungsmethode | Routine-mäßig | In speziellen Situationen |
|---|---|---|---|
| Primärtumor | Thoraxröntgen | + | – |
|  | Tomographie | – | + |
|  | Computertomographie | – | + |
|  | Bronchoskopie | – | + |
| Mediastinum | Thoraxröntgen | + | – |
|  | Tomographie | – | + |
|  | Computertomographie | – | + |
|  | Mediastinoskopie | – | + |
| Pleura | Thoraxröntgen | + | – |
|  | Zytologie | + | – |
|  | Thorakoskopie | – | + |
| Supraklavikuläre Lymphknoten | Feinnadelaspiration | + | – |
|  | Biopsie | – | + |
| Skelett | Szintigraphie | + | – |
|  | Röntgen | – | + |
|  | Biopsie | – | + |
| Knochenmark | Aspiration | + | – |
|  | Biopsie | + | – |
| Leber | Ultraschall (+ Zytologie) | – | + |
|  | Computertomographie (+ Zytologie) | – | + |
|  | Laparoskopie + Leberbiopsie | – | + |
| ZNS | Szintigraphie | – | + |
|  | Computertomographie | – | + |
|  | Lumbalpunktion | – | + |
| Haut, Lymphknoten | Feinnadelaspiration | + | – |

-biopsie (die beiden Untersuchungen sind komplementär und sollten stets zusammen durchgeführt werden) sowie durch Skelettszintigraphie erfaßt. Szintigraphisch suspekte Regionen müssen konventionell radiologisch weiter abgeklärt werden. Der metastatische Befall der Leber ist beim kleinzelligen Bronchuskarzinom, abgesehen von den bereits klinisch eindeutigen Fällen mit Hepatomegalie und abnormen Leberenzymen, schwierig nachzuweisen. Werden therapeutische Entscheidungen aufgrund des Vorliegens bzw. Fehlens von Fernmetastasen gefällt, sollte die Laparoskopie mit Leberbiopsie als zuverlässigste Methode zum Nachweis hepatischer Ableger durchgeführt werden. Die Methode der Wahl zum Nachweis von Hirnmetastasen ist die Computertomographie.

Das bei den nichtkleinzelligen Bronchuskarzinomen vorzugsweise angewandte TNM-System zur Stadieneinteilung hat bei den kleinzelligen Karzinomen keine praktische Bedeutung, weil mehr als 90% der Fälle bereits dem Stadium III zugeordnet werden müssen. Hingegen hat das erstmals durch die Veteran's Administration Lung Cancer Study Group vorgeschlagene Einteilungssystem in *regionär begrenzte Stadien („limited disease")* und *Stadien mit Fernmeta-*

*stasen ("extensive disease")* auch heute noch, 15 Jahre nach seiner Einführung, praktische Bedeutung. Hierbei werden Patienten, deren Tumor auf eine Thoraxhälfte, die ipsilateralen hilären, mediastinalen und die ipsilateralen supraklavikulären Lymphknoten beschränkt ist, dem Stadium „limited disease" zugeordnet, alle übrigen Patienten dem Stadium „extensive disease".

Die wichtigsten prognostischen Faktoren bezüglich Chemotherapieerfolg und Überlebenszeit sind das Tumorstadium und der Aktivitätsindex. Patienten mit „limited disease" und in gutem Allgemeinzustand haben bessere Aussichten auf eine objektive Tumorrückbildung und überleben länger als Patienten mit „extensive disease" mit deutlich eingeschränkter körperlicher Leistungsfähigkeit. Haut-, Leber- und Hirnmetastasen beinhalten eine schlechtere Prognose als andere Metastasenlokalisationen. Gewichtsverlust von weniger als 3 kg KG, weibliches Geschlecht, Alter unter 60 Jahren, intakte immunologische Abwehr sowie Rauchabstinenz nach der Diagnose sind prognostisch günstig. Bezüglich des Chemotherapieerfolgs wirkt sich eine vorgängige Radio- und/oder Chemotherapie ungünstig aus.


## Therapie


Weil das kleinzellige Bronchuskarzinom bereits bei der Diagnose meist eine Systemkrankheit ist, gilt diese histologische Diagnose als Kontraindikation zur Operation. Hiervon sind lediglich die seltenen Fälle kleiner solitärer peripherer Lungenrundherde ausgenommen.

Die Indikation zur Einleitung einer Chemotherapie ist, abgesehen von sehr alten, bettlägerigen Kranken, bei allen Patienten mit einem kleinzelligen Bronchuskarzinom gegeben, weil durch die zytostatische Behandlung nicht nur die Überlebenszeit im Mittel um das 5fache verlängert werden kann, sondern auch die Lebensqualität deutlich verbessert wird. Ziel der Behandlung ist das Erreichen einer kompletten Remission, da nur diese Aussichten auf langfristig tumorfreies Überleben bietet.

Die Chemotherapie bildet die Grundlage der Behandlung des kleinzelligen Bronchuskarzinoms. Die Veteran's Administration Lung Cancer Study Group zeigte 1969 erstmals, daß durch die Gabe von Cyclophosphamid die Überlebenszeit gegenüber unbehandelten Patienten statistisch signifikant verlängert wird. In der Folge konnte in 2 prospektiven randomisierten Studien gezeigt werden, daß die Kombinationschemotherapie der Monotherapie überlegen ist. Die simultane Gabe der Zytostatika einer Kombination erzielt bessere Resultate als die sequentielle Verabreichung der einzelnen Medikamente. Schließlich ist klar, daß eine alleinige Radiotherapie der kombinierten Radio- und Chemotherapie unterlegen ist.

Die in der Monotherapie aktiven Zytostatika sind in Tabelle 8 zusammengestellt. Die Remissionsraten der neueren Zytostatika liegen meist wesentlich niedriger, weil diese Medikamente an einem schwer vorbehandelten Krankengut geprüft wurden, im Gegensatz zu den älteren, meist an unbehandelten Pa-

**Tabelle 8.** Aktive Zytostatika (Monotherapie) beim kleinzelligen Bronchuskarzinom

| Zytostatikakarzinom | Remissionsrate [%] |
|---|---|
| *Alkylanzien* | |
| Cyclophosphamid | 35 |
| Ifosfamid | 70 (?) |
| Mechlorethamin | 44 |
| Hexamethylmelamin | 30 |
| *Nitrosoharnstoffe* | |
| BCNU | 26 |
| CCNU | 14 |
| Me-CCNU | 26 |
| *Antimetaboliten* | |
| Methotrexat | 30 |
| *Pflanzenalkaloide und Podophyllotoxinderivate* | |
| Vincristin | 42 |
| Vinblastin | 50 |
| Vindesin | 29 |
| VP-16-213 | 40 |
| *Antibiotika* | |
| Adriamycin | 30 |
| *Varia* | |
| Procarbazin | 47 |
| Cisplatin | 30 |

**Tabelle 9.** Resultate der Polychemotherapie beim kleinzelligen Bronchuskarzinom (*LD* „limited disease", *ED* „extensive disease")

| Chemotherapie-kombinationen | *n* | Stadium | Remissionsraten [%] | |
|---|---|---|---|---|
| | | | Gesamt | Komplette Remissionen |
| CTX/ADM/VCR | 737 | LD | 82 | 49 |
| | | ED | 61 | 18 |
| CTX/ADM/VP-16-213 | 383 | LD | 85 | 51 |
| | | ED | 78 | 33 |
| ADM/VP-16-213/DDP | 128 | LD+ED | 87 | 40 |
| CCNU/CTX/MTX/VCR | 280 | LD+ED | 82 | – |
| CCNU/CTX/MTX | 253 | LD+ED | 58 | 11 |
| CCNU/CTX/MTX | | LD | 100 | 74 |
| alternierend mit | 61 | | | |
| ADM/VCR/PCZ | | ED | 91 | 36 |
| CTX/ADM/VP-16-213 | | LD | 91 | 65 |
| alternierend mit | 56 | | | |
| CCNU/MTX/VCR/PCZ | | ED | 85 | 36 |

tienten geprüften Zytostatika. Die mit der Monotherapie erzielten Remissionen sind selten komplett und halten meist nur über wenige Wochen an. Mit den alkylierenden Substanzen, den Nitrosoharnstoffen, dem Methotrexat, den Podophyllum- und Vincaderivaten, mit Adriamycin, Procarbazin, Hexamethylmelamin und Cisplatin stehen uns aber Zytostatika mit gesicherter Wirkung zur Verfügung. Mit den heute eingesetzten intensiven Polychemotherapien mit 3 oder 4 aktiven Zytostatika gelingt es, bei etwa 80% aller Patienten mit kleinzelligem Bronchuskarzinom eine objektive Tumorrückbildung zu erzielen (Tabelle 9). Vollständige Remissionen werden bei etwa 40% der Patienten mit „limited disease" und bei 20% der Patienten mit Fernmetastasen erreicht. Die durchschnittlichen Überlebenszeiten betragen für zytostatisch behandelte Patienten mit „limited disease" 15 Monate, für Patienten mit „extensive disease" im Mittel 10 Monate. 5–10% aller Patienten und etwa jeder 5.–10. Patient mit „limited disease" überlebt länger als 24 Monate nach der Diagnosestellung tumorfrei. Beim kleinzelligen Bronchuskarzinom sollte vor der Einleitung einer Chemotherapie eine Uratnephropathieprophylaxe mit Allopurinol durchgeführt werden.

Da rund die Hälfte der Patienten, die chemotherapeutisch behandelt werden, ein intrathorakales Rezidiv entwickelt, liegt der Gedanke nahe, mittels einer Bestrahlung des Primärtumors und des Mediastinums erneuten Tumormanifestationen in diesem Gebiet vorzubeugen. Bisher wurde in mindestens 7 randomisierten Studien geprüft, ob durch eine zusätzliche Bestrahlung die mit der Chemotherapie erzielten Resultate verbessert werden können. Zumindest 2 Untersuchungen weisen darauf hin, daß der Anteil langfristig tumorfrei überlebender Patienten in der kombiniert behandelten Gruppe größer ist als bei Patienten, die eine alleinige Chemotherapie erhielten. Diese Beobachtung wird durch die kumulativen, im Rahmen nichtrandomisierter Studien erzielten Resultate indirekt unterstützt. Solange aber die endgültigen Ergebnisse weiterer gegenwärtig laufender klinischer Untersuchungen nicht vorliegen, rechtfertigt der mögliche Nutzen einer zusätzlichen Radiotherapie u. E. nicht den routinemäßigen Einsatz der z. T. mit erheblichen Nebenwirkungen behafteten kombinierten Behandlung. Die Bestrahlung des Primärtumors sollte aber bei Patienten mit lokoregionär begrenzt wachsendem kleinzelligem Bronchuskarzinom nach dem Erreichen einer kompletten Remission durchgeführt werden.

Mit der unter den intensiven Polychemotherapien zu beobachtenden Verlängerung der Überlebenszeiten stieg auch die Inzidenz von Metastasen im Bereich des ZNS (ZNS-Metastasen) an. Heute werden ohne Prophylaxe bei 25–40% der Patienten zu Lebzeiten durch ZNS-Metastasen bedingte, klinisch bedeutende neurologische Symptome beobachtet. Werden Hirnmetastasen klinisch manifest, ist die Überlebenszeit kurz, auch bei einer sofort eingeleiteten therapeutischen Ganzhirnbestrahlung unter gleichzeitiger Gabe von Kortikosteroiden. Im Hinblick auf die enttäuschenden Resultate der Therapie manifester Hirnmetastasen wird seit 10 Jahren in zunehmendem Maß der ganze Hirnschädel prophylaktisch bestrahlt. Aufgrund der Resultate von bisher 6 randomisierten Studien und einer großen Zahl nichtrandomisierter Studien kann nicht daran gezweifelt werden, daß durch die prophylaktische Ganzhirnbestrahlung der Entwicklung von Hirnmetastasen wirksam vorgebeugt werden kann.

Allerdings wird durch die ZNS-Prophylaxe die mittlere Überlebenszeit der bestrahlten Patienten im Vergleich zu Patienten ohne Prophylaxe nicht verlängert, da die Mehrzahl der ZNS-Metastasen im Rahmen einer allgemeinen Tumorprogredienz auftritt. Eine signifikante Verlängerung der Überlebenszeiten wäre nur zu erwarten, wenn ein großer Teil der Patienten wegen eines isolierten ZNS-Rezidivs ad exitum kommen würde. Außerhalb von klinischen Forschungsprojekten sollte die prophylaktische Ganzhirnbestrahlung in der Regel nur bei Patienten mit lokoregionär begrenztem kleinzelligem Bronchuskarzinom nach dem Erreichen einer kompletten Remission durchgeführt werden.

## Spezielle Therapieprobleme bei den Bronchialkarzinomen

### Obere Einflußstauung

Einer oberen Einflußstauung liegt heute in etwa 85% der Fälle ein Bronchuskarzinom zugrunde, wobei das kleinzellige Karzinom für rund 50% aller Fälle verantwortlich ist. Für Einzelheiten bezüglich des diagnostischen und therapeutischen Vorgehens verweisen wir auf Kap. 8.

### Hirnmetastasen

Hirnmetastasen werden v. a. beim kleinzelligen Karzinom, beim Adenokarzinom und beim anaplastischen großzelligen Karzinom der Lunge beobachtet. Bezüglich der prophylaktischen Ganzhirnbestrahlung beim kleinzelligen Bronchuskarzinom verweisen wir auf obige Ausführungen. Weitere diagnostische und therapeutische Richtlinien finden sich in Kap. 8.

### Perikarderguß

Das Perikard ist autoptisch bei rund 15% der Bronchuskarzinome befallen, und etwa 3−5% der Patienten entwickeln im Krankheitsverlauf klinische Zeichen eines Perikardbefalls. Neben der neoplastischen muß stets auch eine Strahlenperikarditis erwogen werden. Die klinische und radiologische Vermutungsdiagnose wird echokardiographisch bestätigt. Stets sollte die maligne Natur eines Perikardergusses zytologisch gesichert werden. Therapeutische Möglichkeiten sind die Drainage mit anschließender Sklerosierung (Tetrazykline, Zytostatika, Radionukleide), die Radiotherapie oder die Perikardektomie.

### Pleuraerguß

Das Bronchuskarzinom, v. a. das Adenokarzinom der Lunge, kann sich primär als Pleuraerguß manifestieren. Zudem entwickelt rund die Hälfte aller Patienten mit einem malignen Lungentumor im Verlauf der Krankheit einen Pleuraerguß. Während Patienten mit einem kleinen asymptomatischen Erguß keiner Therapie bedürfen, besteht die Behandlung von großen, nach Thorakozentese sich rasch nachfüllenden Ergüssen in der Pleuradrainage mit nachfolgender Sklerosierung. Für diesbezügliche Einzelheiten verweisen wir auf Kap. 30.

## Empfohlene Chemotherapieschemata

Empfohlene Chemotherapieschemata beim nichtkleinzelligen Bronchuskarzinom

*1) Cyclophosphamid/Adriamycin/Methotrexat/Procarbazin (CAMP)*

- Cyclophosphamid 300 mg/m² i. v. tgl., Tage 1 und 8;
- Adriamycin 20 mg/m² i. v. tgl., Tage 1 und 8;
- Methotrexat 15 mg/m² i. v. tgl., Tage 1 und 8;
- Procarbazin 100 mg/m² p. o. tgl., Tage 1−10.

An den Tagen 11−28 folgt eine Therapiepause, dann beginnt ein neuer Therapiezyklus wie beschrieben.

*2) Cyclophosphamid/Adriamycin/Cisplatin (CAP)*

- Cyclophosphamid 400 mg/m² i. v., Tag 1;
- Adriamycin 40 mg/m² i. v., Tag 1;
- Cisplatin 40 mg/m² i. v., Tag 1.

Der Therapiestoß wird je nach hämatologischen Werten nach 3−4 Wochen wiederholt.

*3) Vindesin/Cisplatin*

- Vindesin 3 mg/m² i. v., einmal wöchentlich über 6 Wochen, dann jede 2. Woche;
- Cisplatin 120 mg/m² i. v. tgl., Tage 1 und 29, dann alle 6 Wochen.

Empfohlene Chemotherapieschemata beim kleinzelligen Bronchuskarzinom

*1) Cyclophosphamid/CCNU/Methotrexat/Vincristin*

- Cyclophosphamid 1000 mg/m² i. v., Tag 1;
- CCNU 70 mg/m² p. o., Tag 1;
- Methotrexat 20 mg/m² p. o. tgl., Tage 15 und 18;
- Vincristin 1,3 mg/m² i. v., wöchentlich während des 1. Therapiezyklus, dann nur noch Tag 1.

Dieser Chemotherapiezyklus wird alle 4 Wochen wiederholt.

*2) Cyclophosphamid / Adriamycin / Vincristin (VAC oder ACO)*

- Cyclophosphamid 750 mg/m² i. v., Tag 1;
- Adriamycin 50 mg/m² i. v., Tag 1;
- Vincristin 1,4 mg/m² i. v., Tag 1.

Die Therapie wird alle 3 Wochen wiederholt.

*3) Cyclophosphamid / Adriamycin / VP-16-213*

- Cyclophosphamid 1000 mg/m² i. v., Tag 1;
- Adriamycin 45 mg/m² i. v., Tag 1;
- VP-16-213 50 mg/m² i. v. tgl., Tage 1−5.

Die Therapie wird alle 3−4 Wochen wiederholt.

## Literatur


Aisner J, Hansen HH (1981) Commentary: Current status of chemotherapy for non-small cell lung cancer. Cancer Treat Rep 65:979

Cohen MH, Perevodchikova NI (1979) Single agent chemotherapy of lung cancer. In: Muggia F, Rozencweig M (eds) Lung cancer: Progress in therapeutic research. Raven, New York

Golomb HM (1983) Non-small cell carcinoma of the lung. Semin Oncol 10:1

Hansen HH, Aisner J (1983) Workshop on small-cell anaplastic carcinoma of the lung. Cancer Treat Rep 67:1

Joss R, Gervasi A, Goldhirsch A (1983a) Können kleinzellige Bronchuskarzinome heute geheilt werden? Schweiz Rundsch Med (Praxis) 72:464

Joss R, Bleher EA, Goldhirsch A (1983b) Adjuvante Therapien beim operablen nicht-kleinzelligen Bronchuskarzinom. Schweiz Rundsch Med (Praxis) 72:553

Stanley KE (1980) Prognostic factors for survival in patients with inoperable lung cancer. JNCI 65:25

World Health Organization (1982) The World Health Organization histological typing of lung tumors, 2nd edn. Am J Clin Pathol 77:123

# 24 HNO-Tumoren

H. P. Honegger und W. Wey

## Vorkommen, Ätiologie, Lokalisation

Maligne Tumoren des Hals-Nasen-Ohren-Gebiets (HNO) repräsentieren in unseren Breitengraden 5% aller neu diagnostizierten Krebserkrankungen. Dabei sind Patienten mit Ösophagus- und Bronchialkarzinomen sowie mit Schilddrüsenmalignomen nicht eingerechnet. Das onkologische Krankengut der HNO-Kliniken wird in seiner Vielfalt aus internistischer Sicht häufig unterschätzt.

Männer sind — wegen der Lebensgewohnheiten (Tabak, Alkohol) — häufiger befallen als Frauen. Es scheint aber, daß nun auch Frauen in zunehmender Zahl erkranken. Das mittlere Alter der Patienten liegt bei 60 Jahren; Speicheldrüsentumoren und nasopharyngeale Karzinome treten in jüngeren Altersgruppen auf. Bei 10–20% der Patienten wird eine Krebsmultiplizität (gleichzeitig oder aufeinanderfolgend) beobachtet, wobei die Zweit- und Drittkarzinome mehrheitlich wiederum im HNO-Bereich sowie im Ösophagus und im Bronchialbaum zu erwarten sind. Trotz Intensivierung der Krebsaufklärung der Bevölkerung kann eine erkennbare Verbesserung in der Früherfassung des Plattenepithelkarzinoms nicht verzeichnet werden. Internistische Begleiterkrankungen (chronische Bronchitis, Koronarsklerose, Leberzirrhose, Diabetes mellitus u.a.) sind bei diesen Patienten fast regelmäßig vorhanden. Mehr als ¼ der Kranken stirbt nicht am HNO-Malignom, sondern im Lauf weniger Jahre an den konkomitierenden internistischen Krankheiten.

Über 90% der HNO-Malignome sind Plattenepithelkarzinome.

Zigaretten-, Zigarren- oder Pfeifenrauchen über viele Jahre hin, verbunden mit regelmäßigem Alkoholabusus und einer Vernachlässigung von Mundhygiene und Zahnpflege, stellen die entscheidenden Voraussetzungen für die Karzinomentstehung im Luft- oder oberen Speiseweg dar und führen auch zu einer hohen gleichzeitigen oder aufeinanderfolgenden Krebsmultiplizität. Andere ätiologische Möglichkeiten (chronischer Eisenmangel mit Plummer-Vinson-Syndrom, rezidivierender Herpes, intensive Sonnenlichtbestrahlung als Gefährdung für die Gesichtshaut usw.) sind in ihrer Bedeutung für das Gesamtkrankengut eher belanglos.

### Tumorlokalisation und Histologie

Anatomisch-topographisch werden folgende Tumorlokalisationen unterschieden (Abb. 1):

- Mundhöhle,
- Oropharynx (vom Tonsillarbereich über den Zungengrund hin bis zum Kehlkopfeingang),

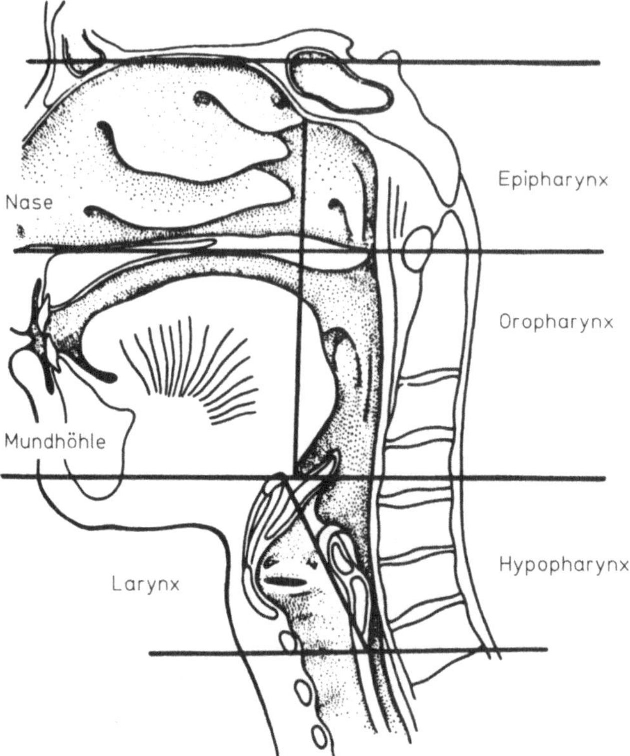


**Abb. 1.** Anatomisch-topographische Tumorlokalisationen

- Epipharynx (Synonym: Naso- und Rhinopharynx),
- Hypopharynx (Recessus piriformes und Postkrikoidregion bis zum Ösophagusmund),
- Larynx (mit den Regionen Glottis, Supraglottis und Infraglottis),
- Nase und Nasennebenhöhlen,
- Speicheldrüsen.

Eine zusätzliche Unterteilung in Regionen und Bezirke innerhalb dieser großen topographischen Hauptlokalisationen des HNO-Gebiets ist in therapeutischer (v. a. operativ-technischer) und prognostischer Hinsicht bedeutsam (s. Abschnitt „Stadieneinteilung").

Histologisch handelt es sich meistens um mehr oder weniger stark verhornende Plattenepithelkarzinome. Eine histologische Gradierung, die den Differenzierungsgrad und die Verhornungstendenz berücksichtigt, findet zunehmende Beachtung. Sarkome, maligne Lymphome, Knochentumoren, Odontome und die verschiedenen Typen der malignen Speicheldrüsengeschwülste repräsentieren zusammen weniger als 10% der Krebsfälle im HNO-Bereich bei Erwachsenen.

**Tabelle 1.** Spezielle Symptome einzelner HNO-Tumoren

| Lokalisation | Symptome |
| --- | --- |
| Stimmband | – Heiserkeit (deshalb häufiger Frühdiagnose im Vergleich zu anderen HNO-Tumoren und bessere Prognose) |
| Supraglottischer Kehlkopf | – Uncharakteristische Globussensationen mit Räusperzwang (wie bei Oro- und Hypopharynxkarzinomen),<br>– häufig nur belegte Stimme |
| Epipharynx (Rhino- und Nasopharynx) | – Unklarer Mittelohrkatarrh mit Schalleitungsschwerhörigkeit,<br>– Hirnnervenausfall (Schädelbasisinfiltration),<br>– sanguinolenter oder fötider Nasenfluß,<br>– unklar vergrößerte Halslymphknoten (hinter M. sternocleidomastoideus oder nuchal) |
| Nasennebenhöhlen | – Oft sehr spät Symptome,<br>– ophthalmologische Symptome bei Siebbein- oder Antrumkarzinom |

## Klinik, Diagnose, Abklärung, Stadieneinteilung

### Klinik und Untersuchungstechnik

Jeder schwere Raucher ist an ein fast chronisches Fremdkörpergefühl („Kratzen und Brennen") und andere Dysästhesien in Mundhöhle, Rachen und Kehlkopf gewöhnt, so daß er durch die diskrete Frühsymptomatik eines Karzinoms nie alarmiert wird. Oft führt erst das Hinzutreten von Schmerzen, vorwiegend Irradiationsotalgien, als Zeichen tiefer lokaler Tumorinfiltration, oder das Auftreten einer regionären Lymphknotenschwellung den Kranken schließlich zum Arzt. Viele Monate verstreichen in der Regel zwischen dem Auftreten einer ersten Tumorsymptomatik bis zum erstmaligen Arztbesuch. Es liegt somit am konsultierten Hausarzt, „banale" Symptome richtig zu deuten, wenn Nikotin- und Alkoholabusus bekannt sind, und nach dem Karzinom zu suchen. Uncharakteristische Beschwerden werden oft ohne vollständige HNO-Untersuchung als Banalität symptomatisch und somit erfolglos behandelt, bis der Patient sich der weiteren Kontrolle entzieht. Einige wichtige Punkte der Untersuchungstechnik der besonders häufig karzinomatös erkrankten anatomischen Bereiche (Mundhöhle, Oropharynx und Larynx) sind in der folgenden Übersicht zusammengefaßt. Wie bereits erwähnt, ist die klinische Symptomatik vieler HNO-Tumoren am Anfang sehr uncharakteristisch und unspezifisch. Für eine Reihe von HNO-Malignomen gibt es aber doch gewisse typische hinweisende Symptome. Sie sind in Tabelle 1 dargestellt.

*Untersuchungstechnik im Bereich von Mundhöhle, Oropharynx und Larynx*
– Untersuchung stets mit Stirnlampe oder Stirnspiegel,
– Entfernung von Zahnprothesen,
– Exploration von Falten und Buchten mit zweitem Spatel,

- Austasten der Mundhöhle mit dem Finger (v. a. Mundboden, Zunge),
- Kehlkopfspiegel für Stimmbänder und tiefen Oropharynx (Zungenbasis, Valleculae),
- Suchen nach regionär vergrößerten Lymphknoten (auch dolente Lymphknoten sprechen nicht gegen Malignom: Begleitlymphadenitis),
- Beachtung von scheinbar banalen Tonsillenveränderungen oder Schleimhauterosionen.

## Diagnose

Entscheidend ist eine repräsentative Biopsie, die aus dem Primärtumor erfolgen sollte. Es ist ein Fehler im taktischen Vorgehen, wenn wegen eines zufällig am Hals entdeckten „Knotens" überstürzt eine offene Biopsie am Hals vorgenommen wird. Sie kann zur Tumordissemination führen und damit die Prognose verschlechtern. In dieser Situation ist nicht die diagnostische Lymphomektomie, sondern ein exakter und vollständiger HNO-Status die erste Maßnahme. Die Schnellschnittdiagnostik (Gefrierschnitt) ist im HNO-Bereich reserviert für Entscheidungen im Operationssaal (Beurteilung von Resektaten und Exzisionsrändern). Weichteiltumoren, granulomatöse Prozesse und lymphoretikuläre Erkrankungen eignen sich wie Knochengeschwülste nicht für die Gefrierschnitttechnik.

## Abklärungsuntersuchungen bei HNO-Tumoren

Die wichtigsten Abklärungsuntersuchungen bei Verdacht auf einen HNO-Tumor, aber auch bei bereits gesicherter Diagnose, sind in der folgenden Übersicht zusammengefaßt.

*Abklärungsuntersuchungen*
- Vollständiger HNO-Status,
- internistische Allgemeinuntersuchung,
- Thoraxröntgenbild p.-a. und seitlich,
- Nebenhöhlendiagnostik je nach klinischem Befund,
- Computertomographie zur Klärung besonderer Fragestellungen,
- Hämatologische und serumchemische Laborwerte (vgl. Kap. 5),
- Feinnadelpunktion verdächtiger Lymphknoten: Wenn Plattenepithelkarzinom gefunden wird, aber trotz Panendoskopie kein Primärtumor, dann Exzision des Lymphknotens.

Für die *Stadieneinteilung* der Plattenepithelkarzinome im HNO-Bereich wird das TNM-System der UICC empfohlen. Dessen Differenziertheit mit Beachtung von Unterregionen und anatomischen Bezirken entspricht dem klinischen Bedürfnis (Tabelle 2).

Der regionäre Lymphknotenbefund wird für alle Lokalisationen gleichermaßen klassifiziert. $N_3$ als massivster Befund bedeutet, daß tastbare Lymphknotenmetastasen fixiert sind; $N_2$ beinhaltet mobile Lymphknoten beid-

**Tabelle 2.** TNM-Klassifikation der HNO-Tumoren (Häufigste Tumorlokalisationen, nach UICC)

| Lokalisation | Stadium | Ausdehnung |
| --- | --- | --- |
| **1) T-Stadium (Primärtumor)** | | |
| Lippe, Mundhöhle | T1 | $\geq 2$ cm |
| Epi- und Oropharynx | T2 | 2 – 4 cm |
| | T3 | < 4 cm |
| | T4 | Ausdehnung in angrenzende Strukturen |
| Hypopharynx | T1 | Einzelne Lokalisation |
| | T2 | Extension in angrenzende Region *ohne* Larynxfixation |
| | T3 | Mit Fixation des Larynx |
| | T4 | Extension in angrenzende Strukturen |
| Larynx | T1 | Beschränkt auf eines oder beide Stimmbänder, die mobil sind |
| | T2 | Ausdehnung supra- oder subglottisch |
| | T3 | Fixiertes Stimmband |
| | T4 | Geht über Larynx hinaus |
| **2) N-Stadium (Lymphknoten)** | | |
| Alle Regionen | N1 | Homolateral, beweglich |
| | N2 | Kontra- oder bilateral, beweglich |
| | N3 | Fixiert |

seitig oder kontralateral. Wahrscheinlich besonders bedeutungsvoll für die Prognose wirkt sich ein (präoperativ nicht ohne weiteres erkennbarer) Kapseldurchbruch des Lymphknotens aus.

Lediglich bei 10 – 12% aller Plattenepithelkarzinome des HNO-Bereichs treten Fernmetastasen auf. Das Schicksal der HNO-Patienten entscheidet sich somit in erster Linie lokal und regionär. 80% der Fernmetastasen werden nach 2 Jahren, 90% nach 3 Jahren beobachtet. Einige Primärtumoren zeigen nur in 3 – 7,5% Fernmetastasen (Mundhöhle und Kehlkopf), andere wiederum weisen in 15 – 28% solche auf (Oropharynx, Epipharynx, Hypopharynx). Fernmetastasen sind in der Hälfte der Fälle in den Lungen lokalisiert und in 20% im Skelett.


## Prognostische Faktoren

Die wichtigsten prognostischen Faktoren, welche bei HNO-Tumoren Verlauf und Überlebenszeit bestimmen und auch häufig Therapieentscheidungen beeinflussen, sind in der folgenden Übersicht zusammengefaßt.

*Prognostische Faktoren bei HNO-Tumoren*
1)  Größe des Primärtumors und Lymphknotenstatus gemäß TNM-System, bilaterale Lymphknotenmetastasen besonders ungünstig;
2)  Lokalisation des Primärtumors im HNO-Bereich (vgl. Tabelle 2);

3) Metastasierungstendenz: ebenfalls nach Lokalisation unterschiedlich. Zungenbasis, Recessus piriformes, Tonsillen häufig; Stimmlippen selten, erst bei Infiltration in Umgebung;
4) histologischer und zytologischer Differenzierungsgrad;
5) Aktivitäts- und Ernährungszustand des Patienten; Begleiterkrankungen.

## Therapie

### Allgemeine Behandlungsstrategie: interdisziplinäre Planung

Das therapeutische Konzept sollte in jedem Fall *vor* Einleitung der Behandlung interdisziplinär festgelegt werden. Der tumorchirurgisch tätige HNO-Facharzt wird dabei zum Vorteil des Kranken den Radioonkologen, den internistischen Onkologen und den Hausarzt in die Therapieplanung von Anfang an einbeziehen. Die Lokalisation des Primärtumors, dessen Histologie, die Klassifizierung nach dem TNM-System wie die internistischen Begleitkrankheiten und die sozialen Hintergründe des Patienten und seiner Familie müssen bekannt sein. Für die Patienten sind die Konsequenzen der aggressiven Tumortherapie oft überaus einschneidend. Vor einer Strahlentherapie ist ein zahnärztliches Konsilium notwendig. Es gilt zu entscheiden, inwieweit schadhafte oder sanierte Zähne extrahiert werden müssen. Auf die Bedeutung zahnärztlicher und prothetischer Nachsorge von Tumorpatienten muß hingewiesen werden.

Die gebräuchlichsten Behandlungsstrategien und deren Resultat sind nach Tumorlokalisation und Stadium bei der Diagnose in Tabelle 3 dargestellt.

**Tabelle 3.** Gebräuchliche Behandlungsmodalitäten für einzelne Tumorstadien mit Fünfjahresüberlebensraten. *a* Radiotherapie, *b* Chirurgie, *c* Chemotherapie im Rahmen von Studien

| Lokalisation | Stadien | | | | | |
|---|---|---|---|---|---|---|
| | $T1–2\ N_0$ | | $T3, 4\ N_0$ | | $T1–4\ N1–3$ | |
| | Fünfjahresüberlebensrate [%] | Behandlung | Fünfjahresüberlebensrate [%] | Behandlung | Fünfjahresüberlebensrate [%] | Behandlung |
| Lippe | 80–90 | a, b | 30–60 | a, b | 20–50 | a, b, c? |
| Mundhöhle | 60–80 | a, b | 40–60 | a, b, c? | 10–20 | a, b, c |
| Oropharynx | 50–70 | a, b | 20–40 | a, b, c | 5–25 | a, b, c |
| Hypopharynx | 25–40 | a, b | 15–25 | a, b, c | 5–20 | a, b, c |
| Larynx | | | | | | |
| supraglottisch | 60–85 | a, b | 20–50 | a, b, c? | 10–30 | a, b, c |
| glottisch | 75–95 | a, b | 30–60 | a, b, c? | 10–30 | a, b, c |

Primärkarzinome mit relativ geringer Metastasierungstendenz können im Frühstadium mit Chirurgie oder Strahlentherapie allein geheilt werden. Leider ist dies im Bereich des gesamten Pharynxs fast nie, bei Karzinomen der Mundhöhle und des supraglottischen Kehlkopfs nur in einer Minderzahl der Fälle möglich.

Die Bemühungen, fortgeschrittene Stadien auch ungünstiger Lokalisation mehrheitlich zu beherrschen, haben in den vergangenen Jahrzehnten zu auffälligen Kehrtwendungen im therapeutischen Konzept geführt. Die 50er und 60er Jahre standen ganz im Zeichen einer ultraradikalen, überaus aggressiven Chirurgie („we safe live – no function"). Die radikale Blockresektion im Regionärbereich („radical neck dissection") wurde rasch zur Standardoperation; nach dem Modell der „composite operation" (Monoblockresektion) wurde die Lymphknotenchirurgie als einzeitiger, großer Eingriff zum Primärtumor ausgedehnt. Mit der Empfehlung der elektiven („prophylaktischen") Neck-dissection auch auf der oppositionellen Halsseite, an gewissen Zentren oftmals simultan durchgeführt, erhöhten sich indessen auch Morbidität und Mortalität sprunghaft, ohne daß eine eklatante Verbesserung der Heilungsraten zu verzeichnen gewesen wäre. Eine gewisse Ernüchterung trat Ende der 60er Jahre ein. Die Erkenntnis setzte sich durch, daß Mikrometastasen durch eine elektive Strahlentherapie zuverlässiger und mit weniger Risiken beherrscht werden können. Radiotherapeutisch-chirurgische Kombinationsverfahren, auch chemotherapeutisch-chirurgische, werden heute für die Karzinome mit hoher Metastasierungspotenz weltweit bevorzugt. Allerdings bestehen nach wie vor große Meinungsverschiedenheiten in der Präferenz von prä- oder postoperativer Strahlentherapie. Die präoperative Strahlentherapie ist radiobiologisch der postoperativen Behandlung überlegen; indessen muß dabei aus chirurgischer Sicht ein erhöhtes postoperatives Morbiditätsrisiko eingegangen werden; zudem sind Rekonstruktionsmöglichkeiten (z.B. an der Mandibula) erheblich erschwert. Betont operativ orientierte Autoren empfehlen aus diesem Grund die strahlenbiologisch weniger effiziente Nachbestrahlung. Namhafte Autoren und Zentren indessen plädieren für eine Radioonkologie mit kurativer Zielsetzung bei der Mehrzahl der Patienten und limitieren die Chirurgie auf Resektion von Residualtumoren bzw. Rezidiven im Sinne der „salvage surgery" („chirurgie de ratrappage"). Dazu kommt noch die Entwicklung der Chemotherapie in den letzten Jahren, deren Stellung in der kurativen Therapie noch nicht eindeutig geklärt ist.

Ein großer Teil des HNO-Schrifttums widmet sich der zentralen Frage, in welcher Weise multimodale Behandlungen für den Patienten am vorteilhaftesten gestaltet werden können.

Operative, radioonkologische oder kombinierte Therapieverfahren erlauben derzeit die Heilung von mindestens ⅓ aller Patienten mit Karzinomen im HNO-Bereich bei einem nicht ausgewählten Krankengut. Dabei bestehen erhebliche prognostische Unterschiede je nach topographischer Tumorlokalisation und Stadium (Tabelle 3). Frühstadien der meisten Lokalisationen (T 1 und T 2/N 0) sind sowohl chirurgisch als auch strahlentherapeutisch im Alleingang in vergleichbarer Weise kurabel. Lokalisationen mit Neigungen zu frühzeitigem regionärem Lymphknotenbefall sind schwer zu beherrschen. Die Erprobung neuer Therapiekonzepte mit Einsatz von Chemotherapie scheint für die Fälle besonders lohnend zu sein, von denen während der letzten Jahrzehnte eine Fünfjahresüberlebensrate von lediglich 30—40% oder weniger bekannt ist. Bei der Beurteilung der Resultate aggressiver, multimodaler Therapien wirken sich folgende Faktoren generall ungünstig und limitierend aus:

1) schwere vorbestehende oder interkurrent aufgetretene internistische Erkrankungen und ein reduzierter Allgemein- und Ernährungszustand sowie
2) die bisher unterschätzte Tendenz zur Entwicklung von Krebsmultiplizität gleichzeitig oder aufeinanderfolgend (8—20% der Patienten).

Die Fünfjahresüberlebensraten werden sich aus diesem Grund für einen gewissen Prozentsatz der Patienten nicht wesentlich verbessern lassen. So ließ sich beispielsweise nachweisen, daß selbst unter der hypothetischen Annahme, alle Patienten mit einem supraglottischen Tumor wären heilbar, 50% dieses Kollektivs innerhalb von 5 Jahren tumorfrei den internistischen Begleitkrankheiten und Zweitkarzinomen (vorwiegend Bronchialbaum) erliegen.

## Chemotherapie

Versuche mit Zytostatika bei HNO-Tumoren blieben bis vor kurzem weitgehend auf vorbehandelte Patienten in fortgeschrittenen Rezidivstadien und mit Metastasen beschränkt; dennoch zeigten dabei Methotrexat, Bleomycin und Cisplatin eine deutliche Aktivität, allerdings ohne wesentlichen Einfluß auf das Überleben.

Die Evaluation der Chemotherapie ist dadurch erschwert, daß die Kriterien für das Ansprechen teilweise ungenau definiert sind, die Dokumentation der Therapieresultate unvollständig ist und sich die Resultate auf ein anderes, inhomogenes Krankengut beziehen. Es scheint, daß ein stark reduzierter Aktivitäts- und Ernährungszustand der Patienten, eine vorausgegangene Radio- und/ oder Chemotherapie und auch gewisse Tumorlokalisationen (Epipharynx, Hypopharynx) als prognostisch ungünstige Faktoren im Hinblick auf den Erfolg der Chemotherapie zu werten sind. Neuere Studien an einem unbehandelten Krankengut lassen dagegen bei Tumoren sämtlicher Hauptlokalisationen ungefähr gleich gute Ansprechraten erkennen.

Die wichtigsten prognostischen Faktoren für das Ansprechen auf eine Chemotherapie sind der Allgemeinzustand des Patienten bei Therapiebeginn und die Vorbehandlung, namentlich eine vorangegangene Strahlentherapie.

## Monochemotherapie

Die wirksamen Zytostatika sind in Tabelle 4 zusammengefaßt. *Methotrexat* ist unter den einzelnen bei HNO-Plattenepithelkarzinomen verwendeten Zytostatika am besten untersucht. 8—52% der Patienten verschiedener Stadien sprechen auf Methotrexat an; im Mittel darf bei rund 40% der Patienten bei wöchentlicher i. v.-Applikation ein Effekt erwartet werden. Wöchentliche Dosen von

**Tabelle 4.** Resultate zytostatischer Monotherapie beim Plattenepithelkarzinom des HNO-Bereichs. (Mod. nach Carter 1977 und Glick u. Taylor 1981)

| Substanz | $n$ | Ansprechrate [%] |
|---|---|---|
| Methotrexat | 1038 | 43 |
| Hydroxyurea | 18 | 39 |
| Cyclophosphamid | 77 | 36 |
| Cisplatin | 159 | 30 |
| Vinblastin | 35 | 29 |
| Adriamycin | 34 | 23 |
| Bleomycin | 346 | 21 |
| 5-Fluoruracil | 118 | 15 |
| Dibromodulcitol | 81 | 31 |

40–60 mg/m² i.v. sind wirksamer und weniger toxisch als geringer dosierte tägliche Gaben peroral oder höher dosierte, 3- bis 4wöchentliche i.v.-Applikationen. Wöchentliche i.v.-Gaben lassen im Vergleich zum hochdosierten MTX (1–7,5 g/m²), kombiniert mit Leukovorin (Antidot, „rescue") keinen Vorteil bezüglich des Überlebens erkennen. Myelosuppression, Schleimhaut- und Nierentoxizität treten bei hochdosiertem MTX viel häufiger auf.

*Bleomycin* zeigt bei 20% der behandelten Patienten Aktivität bei HNO-Karzinomen. Verschiedene Applikationsarten (2mal wöchentlich i.m. oder i.v.; kontinuierlich) haben keine eindeutigen Vorteile ergeben. Hauptsächlichste Nebenwirkungen sind Mukositis und, als Spätkomplikation, die von der Gesamtdosis abhängige Lungenfibrose. Neuerdings wird Bleomycin direkt in den Tumor injiziert, entweder in wäßriger oder in öliger Lösung, oder es wird ein mit Bleomycin imprägniertes Polyäthylenröhrchen appliziert. Sofern sich dieses Vorgehen weiterhin bewährt, dürfte es v.a. für Läsionen der vorderen Mundpartie und bei älteren Kranken in reduziertem Allgemeinzustand in Frage kommen.

30% der vorbehandelten Patienten mit HNO-Tumoren sprechen auf *Cisplatin* an. Bei vorbehandelten Patienten und bei Erstbehandlungen werden vereinzelt komplette Remissionen beobachtet. DDP in einer Dosierung von 50 mg/m² (Tage 1 und 8) i.v. oder 120 mg/m² einmalig oder 20 mg/m² über 5 Tage erweist sich als recht wirksam. Nausea, Oto- und Nephrotoxizität sind hauptsächlichste Nebenwirkungen bei höherer Dosierung.

5-Fluoruracil, Hydroxyurea, Cyclophosphamid, Adriamycin und einige andere Zytostatika weisen bei HNO-Tumoren ebenfalls Aktivität auf.

Polychemotherapie

Die Kombination von mehreren einzeln wirksamen Medikamenten *ohne* Cisplatin ergibt ein Ansprechen in 30–60% (Tabelle 5). Sowohl nach sequentieller

**Tabelle 5.** Resultate der Kombinationschemotherapie *ohne* Cisplatin im Rezidiv. (Mod. nach Taylor 1982; Glick u. Taylor 1981 und Mead u. Jacobs 1982)

| Autor (Jahr) | Chemotherapie-kombination | $n$ | Komplette Remission [%] | Komplette Remission und Teilremission [%] |
|---|---|---|---|---|
| Molinari (1980) | MTX, BLM, VCR | 60 | 32 | 62 |
| Medenica (1981) | MTX, BLM, HU | 32 | 34 | 65 |
| Vanhallen (1979) | MTX, BLM, VLB | 33 | 10 | 27 |
| Huong (1980) | MTX, VCR, ADM | 46 | 3 | 15 |
| Pouillart (1980) | MTX, BLM, VCR, HU | 41 | 2 | 22 |
| Mamede (1980) | MTX, BLM, CTX, PRD | 117 | 30 | 58 |
| Cortes (1981) | MTX, BLM, CTX, 5-FU | 39 | 18 | 36 |
| Lester (1979) | MTX, BLM, VCR, ADM | 34 | 12 | 18 |

**Tabelle 6.** Resultate der Kombinationschemotherapie *mit* Cisplatin im Rezidiv. (Mod. nach Taylor 1982; Glick u. Taylor 1981 und Mead u. Jacobs 1982)

| Autor (Jahr) | Chemotherapie-kombination | $n$ | Komplette Remission [%] | Komplette Remission und Teilremission [%] |
|---|---|---|---|---|
| Wittes (1975) | DDP, BLM | 28 | – | 11 |
| Kaplan (1981) | DDP, MTX, BLM | 61 | 18 | 46 |
| Perry (1981) | DDP, BLM, VLB | 42 | 14 | 45 |
| Bruntsch (1981) | DDP, MTX, BLM, VCR | 30 | 20 | 77 |
| Creagan (1981) | DDP, CTX, ADM | 25 | – | 64 |
| Vogl (1980) | DDP, MTX, BLM, MIT-C | 33 | 15 | 61 |

Applikation von 6 verschiedenen Zytostatika wie auch nach Schemata, die auf zellkinetischen Überlegungen basieren, werden in der Literatur günstige Resultate erwähnt. Leider sind diese Resultate häufig durch andere Untersucher nicht reproduzierbar. Tabelle 6 faßt die Resultate einiger *Cisplatin* enthaltender Kombinationen zusammen.

Für die meisten Polychemotherapieregimes bei HNO-Karzinomen gilt, daß sie mit erhöhter Toxizität gegenüber einer Monotherapie einhergehen. Es ist bemerkenswert, daß nach Polychemotherapie komplette Remissionen bei vorbehandelten Patienten beobachtet wurden; die präoperative Chemotherapie von nicht vorbehandelten Patienten ergibt komplette Remissionen in 23–38%, neuerdings sogar in über 50% der Fälle.

Eine entscheidende Frage besteht darin, ob die meist wesentlich stärker toxischen Polychemotherapien gegenüber einer Monochemotherapie echte Vorteile bieten. In mindestens 5 randomisierten Studien konnte ein solcher Vorteil zumindest bezüglich der Überlebenszeit nicht eindeutig nachgewiesen werden,

auch wenn vielfach höhere Remissionsraten mit Kombinationen beschrieben
werden. Das Problem ist aber dadurch kompliziert, daß sich prognostisch verschiedene Untergruppen unterschiedlich verhalten können, was in globalen Resultaten nicht zum Ausdruck kommt. Man wird daher in Zukunft nicht darum
herumkommen, wichtige prognostische Untergruppen bezüglich dieser Frage
getrennt zu untersuchen. Dabei ist die Gesamtremissionsrate, die mit einer bestimmten Chemotherapie erzielt wird, weniger wichtig als die Zahl der beobachteten Vollremissionen und die Wirkung auf die Überlebenszeit.

Eine Monotherapie mit MTX ist aufgrund der heute zur Verfügung stehenden Daten nach wie vor als Therapie gerechtfertigt und verdient als Gradmes-
ser im Rahmen von Studien Beachtung.


Indikationen zur Mono- und Polychemotherapie

Die Chemotherapie wird in 2 grundsätzlich verschiedenen Situationen eingesetzt: einerseits bei Patienten mit fortgeschrittenem Tumorleiden zur Palliation;
andererseits wird bei neu diagnostizierten HNO-Tumoren ausgewählter Stadien versucht, im Rahmen von randomisierten Studien mittels Chemotherapie
den Langzeitverlauf des Leidens zu verbessern. Die weiteren Ausführungen sollen Indikationen für die Chemotherapie erläutern.

Therapieziel bei Patienten mit einem (loko)regionären Rezidiv oder Metastasen ist die Verbesserung der Lebensqualität. Indikation zur Therapie sind
meistens Schmerzen und/oder dysphagische Beschwerden, Symptome, die auch
durch tiefe Begleitentzündungen verursacht sein können. Sie sind nicht von
vornherein mit einer progredienten Tumorerkrankung gleichzusetzen. Mund-
pflege und antibiotische Therapie lindern solche Beschwerden häufig. Ist ein
direkter Zusammenhang zwischen Tumorleiden und Beschwerden anzunehmen, besteht die Indikation für eine *palliative Chemotherapie.* Dysfunktionen
anderer Organsysteme sind in die Überlegungen bei der Wahl der Chemotherapeutika einzubeziehen. Polychemotherapien gehen in der Regel mit mehr Nebenwirkungen einher als Monotherapien. Eine Monotherapie mit MTX kann
durchaus vertretbar sein. Die Behandlung im Rahmen eines auswertbaren Protokolls ist vorzuziehen. Bei vorbehandelten, namentlich bei bestrahlten Patienten ist eine hochtoxische Polychemotherapie − etwa eine Cisplatinkombination
− selten indiziert, auch wenn damit höhere Remissionsraten erzielt werden. Remissionsdauer, meistens nur wenige Monate, und Überlebenszeit werden dadurch nicht signifikant verbessert. Nur bei Metastasen außerhalb der bestrahlten Gebiete oder bei Fernmetastasen kann eine Polychemotherapie erwogen
werden.

Bei großen Primärtumoren (T 3, T 4) und/oder regionären Lymphknotenmetastasen (N 1 − N 3) sind trotz kombinierter chirurgischer und radiothera-
peutischer Behandlung lokoregionäre Rezidive und Fernmetastasen häufig.

Die Kombination von Chirurgie und Radiotherapie hat zwar das Risiko der
Lokalrezidive gesenkt, jedoch wird damit weder das Auftreten von Fernmetastasen verhindert, noch die Überlebenszeit verlängert. Im Rahmen verschiedener Studien werden deshalb Chemotherapiekombinationen zur Beantwortung

**Tabelle 7.** Resultate der adjuvanten Polychemotherapie mit und ohne Cisplatin. (Mod. nach Taylor 1982; Glick u. Taylor 1981 und Mead u. Jacobs 1982)

| Autor (Jahr) | Chemotherapie-kombination | $n$ | Komplette Remission [%] | Komplette Remission und Teil-remission [%] |
|---|---|---|---|---|
| Petrovich (1981) | MTX, VCR | 12 | – | 25 |
| Weidauer (1981) | MTX, BLM, VCR | 121 | 24 | 78 |
| Shaw (1980) | MTX, BLM, VCR, 5-FU | 101 | – | 56 |
| Smith (1980) | BLM, ADM, 5-FU | 36 | 55 | 81 |
| Hong (1979) | DDP, BLM | 39 | 20 | 76 |
| Al-Sharraf (1979) | DDP, 5-FU | 26 | 19 | 88 |
| Böheim (1981) | DDP, MTX, BLM | 21 | 38 | 62 |
| Perry (1981) | DDP, BLM, VLB | 64 | 22 | 66 |
| Al-Sharraf (1979) | DDP, BLM, VCR | 35 | 23 | 80 |

der Frage eingesetzt, ob dadurch bei gewissen Tumorstadien das Auftreten von Lokalrezidiven und/oder Fernmetastasen verhindert werden kann (*adjuvante Chemotherapie*).

Eine Verbesserung der Heilungsrate durch Polychemotherapie ist auf verschiedene Arten denkbar. Einerseits kann eine lokal wirksame, präoperative Chemotherapie einen zunächst unbeherrschbaren Primärtumor verkleinern und möglicherweise operabel machen. Andererseits kann Chemotherapie nach primärer Chirurgie und/oder Radiotherapie mit dem Ziel eingesetzt werden, Mikrometastasen zu vernichten. Die bis jetzt vorliegenden Resultate zeigen, daß die *präoperative Chemotherapie* recht wirksam ist (Tabelle 7) und nicht zu einer Häufung von postoperativen Komplikationen führt. Engmaschige Kontrollen sind aber wichtig, damit Patienten mit progredienter Tumorerkrankung möglichst rasch einer lokoregionären Therapie zugeführt werden können. Es bestehen Hinweise darauf, daß ein gewisser Prozentsatz von chemotherapieinduzierten partiellen Tumorremissionen mit anschließender Chirurgie und/oder Radiotherapie in komplette Remissionen übergeführt werden können. Die komplette Remission, nach Möglichkeit histologisch überprüft, scheint wie bei anderen Tumoren Voraussetzung für einen günstigen Verlauf der Erkrankung zu sein.

Die *postoperative adjuvante Chemotherapie* wird im Rahmen größerer Studien ebenfalls geprüft. Eine abschließende Beurteilung ist z. Z. aber noch nicht möglich. Eine gesicherte Wirkung auf die definitive Überlebensrate konnte bis jetzt noch nicht nachgewiesen werden. Eine derartige Therapie, die mit Nebenwirkungen einhergehen kann, sollte nur im Rahmen einer kontrollierten Studie durchgeführt werden.

**Tabelle 8.** Empfohlene Therapieschemata

| Indikation | Chemotherapie | Dosierung |
|---|---|---|
| *Palliativ* | MTX (Monotherapie) | 40 mg/m² i.v., einmal wöchentlich |
| | MTX, BLM, HU, + / – DDP[a] | MTX 30 mg/m² i.v., Tage 1, 8, 15, 22; BLM 15 mg i.v., Tage 1, 8, 15, 22; HU 1000 mg/m² p.o., 3mal wöchentlich; DDP 60 mg/m² i.v., Tag 1 (Wiederholung alle 28 Tage) |
| *Adjuvant* | MTX, BLM, HU + / – DDP[a] | MTX 30 mg/m² i.v., Tage 1, 8, 15, 22; BLM 15 mg i.v., Tage 1, 8, 15, 22; HU 1000 mg/m² p.o., 3mal wöchentlich; DDP 60 mg/m² i.v., Tag 1 (Wiederholung alle 28 Tage) |

[a] Sollte nur im Rahmen von kontrollierten Studien zur Anwendung kommen z.B. SAKK 10/82

## Besondere Formen der Therapie

Die intraarterielle Applikation von Zytostatika scheint besonders geeignet, vorwiegend lokoregionär sich ausbreitende Tumoren zu beeinflussen. Sie wurde v.a. bei Karzinomen der Mundhöhle, des Oropharynx und der Nebenhöhlen versucht.

Verwendet wurden einerseits Methotrexat, Bleomycin und 5-FU als Monotherapie, andererseits auch Kombinationen, bestehend aus Methotrexat, 5-FU und Vinblastin oder MTX, Bleomycin und Vinblastin. Meist erfolgte gleichzeitig eine lokale Radiotherapie. Die intraarterielle Applikation von Zytostatika über die A. carotis externa oder die A. temporalis superficialis ist mit beträchtlicher Toxizität behaftet; letale Komplikationen werden in bis zu 9% der Fälle beschrieben. In randomisierten Studien erwies sich die intraarterielle Gabe von MTX gefolgt von Radiotherapie, verglichen mit Radiotherapie allein als gleichwertig. Bis heute lassen sich keine gesicherten Vorteile für die intraarterielle Chemotherapie nachweisen; möglicherweise kann sie bei der Behandlung von Nebenhöhlenkarzinomen in gewissen Situationen Erfolg bringen.

Verschiedene Zytostatika (MTX, HU, Bleomycin und 5-FU) werden gleichzeitig mit Radiotherapie als sog. Sensitizer eingesetzt. Aber die positiven Resultate der verschiedenen Phase-II-Studien mit Sensitizern konnten nicht eindeutig bestätigt werden. Die neuen Sensitizer wie Misonidazol sind möglicherweise wirksamer. Resultate größerer Studien mit Misonidazol stehen noch aus.

## Empfohlene Therapieschemata

2 gebräuchliche Therapieschemata der palliativen und adjuvanten Chemotherapie der HNO-Tumoren sind in Tabelle 8 dargestellt.

## Spezielle Tumorsituationen

Nasopharyngeale Karzinome

Diese Karzinome werden v. a. bei Männern in China und im Orient beobachtet. Ätiologisch spielt die Infektion mit dem Epstein-Barr-Virus eine Rolle. Histologisch handelt es sich v. a. um undifferenzierte oder schlecht differenzierte Plattenepithelkarzinome, begleitet von einer nichtmalignen lymphozytären Infiltration. Der Begriff „undifferenziertes Karzinom des Nasopharynx" wird gelegentlich anstelle der klassischen Bezeichnung „Lymphoepitheliom" (nach Regaud u. Reverchon bzw. Schmincke) verwendet. Andere histologische Befunde (Adenokarzinome und Sarkome) sind selten.

Klinisch stehen vergrößerte Halslymphknoten (57%), Schalleitungsschwerhörigkeit (48%), nasale Obstruktion (29%) und Epistaxis (22%) im Vordergrund. Röntgenologisch ist eine Knochenstruktion im Bereich der Schädelbasis in 11% der Fälle nachweisbar (Hirnnervenausfälle). Patienten unter 20 Jahren überleben länger; ein Befall der zervikalen Lymphknoten bilateral geht mit einer ungünstigeren Prognose einher. Ausgedehnter Knochenbefall mit multiplen Hirnnervenausfällen ist selten zu beherrschen.

Die Therapie der Wahl für diese radiosensiblen Tumoren ist die Radiotherapie; die Chirurgie beschränkt sich dabei fast immer auf Ausräumung allenfalls persistierender Metastasen in der Ursprungsregion (sofern der Primärtumor unter Kontrolle ist). Verschiedenen Zytostatika wie Methotrexat, Bleomycin, 5-Fluoruracil, Vinblastin, Adriamycin und Cisplatin werden bei diesem Tumor eine Wirkung zugeschrieben. Über günstige Resultate von Polychemotherapie zusammen mit Radiotherapie wurde berichtet. Neben der üblichen Indikation zur Palliation bei disseminiertem Tumorleiden wird die Chemotherapie gelegentlich für prognostisch ungünstige Situationen (befallene Lymphknoten tief zervikal oder bilateral) vor der Radiotherapie ins Auge gefaßt.


Speicheldrüsentumoren

Die *gutartigen* Speicheldrüsengeschwülste einschließlich des pleomorphen Adenoms und des Warthin-Tumors repräsentieren 70–75%; nur 20–30% aller Speicheldrüsentumoren sind somit maligne. Dieses Krankengut ist sehr heterogen, zerfällt es doch in eine ganze Reihe histologisch verschiedener Krebstypen mit ganz unterschiedlicher Prognose. Es sind dies:

a) Acinuszelltumoren (15%),
b) Mukoepidermoidtumoren (30%),
c) Karzinome
   – adenoid-zystisch (ehemals „Zylindrom") (30–35%),
   – Adenokarzinome (10%),
   – Plattenepithelkarzinome (5–10%),
   – Karzinome innerhalb eines pleomorphen Adenoms (10–20%),
   – hellzellige-, undifferenzierte- und Speichelgangkarzinome,
d) Sarkome und Lymphome (2–3%).

Alle diese verschiedenen malignen Geschwülste haben ihre speziellen klinischen, chirurgischen und prognostischen Charakteristika. Es muß hier auf die

Spezialliteratur verwiesen werden. Die Behandlung ist mit wenigen Ausnahmen (maligne Lymphome) rein chirurgisch. Dabei bestehen in manchen Teilaspekten gewisse Unterschiede in der therapeutischen Empfehlung je nach Literaturquelle. Es betrifft dies v. a. das Verhalten zum Fazialisnervenfächer während der Operation und die regionäre Halslymphknotenchirurgie. Für gewisse Tumorformen, wie die Azinuszelltumoren, werden i. allg. jene Nervenäste peinlich geschont, die nicht im unmittelbaren Tumorbereich liegen; bei diesen Geschwülsten mit relativ guter Prognose drängt sich nicht konsequent eine Neckdissection auf. Beim sehr gefürchteten adenoid-zystischen Karzinom wird indessen aggressiver operiert und eine Chirurgie empfohlen, die auf den Fazialisnervenfächer keine Rücksicht nimmt. Hier drängt sich meist eine Neck-dissection auf. Prinzipiell ist die Chirurgie der malignen Speicheldrüsengeschwülste in den letzten Jahrzehnten von den Fortschritten der Mikrochirurgie (Möglichkeit der Nerventransplantation) beeinflußt worden.

Die hochdosierte Nachbestrahlung stellt keine gesicherte Alternative zur radikalen Operation mit Opferung des Nervenfächers dar. Die überwiegende Mehrzahl der HNO-Fachärzte begegnet diesem Vorgehen vorerst mit Skepsis und reserviert die Nachbestrahlung für besondere Problemfälle. Die Erfahrung der Strahlentherapie bei ausgedehnten Residualtumoren oder bei Rezidiven und Metastasen von Speicheldrüsentumoren sind i. allg. enttäuschend. Die Rolle der Chemotherapie bei diesen Tumoren ist unklar. Einzelbeobachtungen vermitteln Hinweise, daß Chlorambucil, 5-Fluoruracil, Adriamycin und die Kombination von Cyclophosphamid, Adriamycin und Cisplatin gelegentlich wirksam sind.

## Literatur


Baker SR, Wolfe RA (1982) Prognostic factors of nasopharyngeal malignancy. Cancer 49:163

Berendes J, Link R, Zoellner F (1977−1983) Hals-Nasen-Ohren-Heilkunde in Praxis und Klinik. Handbuch in 6 Bänden, 2., neubearbeitete und erweiterte Aufl. Thieme, Stuttgart New York

Bromer R, Hong W, Vaughan C et al. (1983) Patterns of relapse in advanced head and neck cancer patients who achieved complete remission after combined modality therapy (Abstract C-629). Proc Am Soc Clin Oncol 2:161

Carter SK (1977) The chemotherapy of head and neck cancer. Semin Oncol 4:413

Glick JH, Taylor SG (1981) Integration of chemotherapy into a combined modality treatment plan for head and neck cancer: A review. Int J Radiat Oncol Biol Phys 7:229

Mead GM, Jacobs C (1982) Changing role of chemotherapy in treatment of head and neck cancer. Am J Med 73:582

Spiessl B, Scheibe O, Wagner G (1982) TNM Atlas der UICC (Union International Contre le Cancer). Springer, Berlin Heidelberg New York

Sugimura M, Horibata K, Shiba R et al. (1981) Experimental and clinical studies of local application of solid and oil bleomycins for the treatment of oral cancer. J Maxillofac Surg 9:26

Taylor SG (1982) Head and neck cancer. In: Cancer chemotherapy 1982 (The EORTC cancer chemotherapy annual 4). Excerpta Medica, Amsterdam, p 235

Wagenfeld DJH, Harwood AR, Bryce DP et al. (1981) Second primary respiratory tract neoplasm in supraglottic carcinoma. Arch Otolaryngol 107:135

Wolf GT, Chretien PB (1981) The chemotherapy and immunotherapy of head and neck cancer. In: Suen JY, Myer EN (eds) Cancer of head and neck. Livingstone, Edinburgh, p 782

# 25  Tumoren des Gastrointestinaltrakts

G. A. Nagel

## Vorkommen, Diagnostik

Die bösartigen Geschwülste des Gastrointestinaltrakts von Ösophagus bis Rektum, einschließlich Leber, Pankreas und Gallenwege, sind zusammengenommen die häufigste Tumorart. Trotz verschiedenster Organherkunft haben sie vieles gemeinsam:

- Sie kommen bei beiden Geschlechtern gleich häufig vor.
- Sie sind zwar Karzinome der 2. Lebenshälfte, mehr und mehr Menschen erkranken jedoch schon im 3. und 4. Lebensjahrzehnt.
- Sie manifestieren sich sehr spät und damit zumeist schon in inkurablem Zustand und
- entziehen sich weitgehend einer Früherfassung.
- Die Fünfjahresüberlebensraten liegen − abgesehen von den seltenen nichtinvasiven Frühstadien − weit unter 50%.
- Sie sind durch strahlentherapeutische und chemotherapeutische Maßnahmen nicht kurativ zu beeinflussen.
- Gute palliative Effekte werden mit Zytostatika in weniger als 30% der Fälle erzielt.
- Trotz einiger guter palliativer Effekte sind lebensverlängernde Wirkungen mit Chemotherapie nur in Einzelfällen zu erzielen.
- Therapieeffekte sind meistens nur sehr schwer meßbar und von kurzer Dauer.

Die für die Abdominaldiagnostik zur Verfügung stehenden *Untersuchungsmethoden* sind − von der Endoskopie abgesehen − sehr unspezifisch. Insbesondere Tumoren des Pankreas und der Gallenwege können sich selbst angiographischen und computertomographischen Nachweisverfahren, sogar noch in fortgeschrittenen, erhebliche Beschwerden verursachenden Stadien entziehen. Bei dringendem Tumorverdacht sollte man deswegen vor der frühzeitigen *Laparotomie* nicht zurückschrecken.

## Karzinoembryonales Antigen (CEA)

Besondere Hoffnungen werden heute in die immunologische Tumordiagnostik gesetzt, seitdem mit dem CEA der Prototyp von Substanzen gefunden wurde, die oberhalb einer kritischen Serumkonzentration sehr oft auf einen malignen Prozeß hinweisen.

CEA ist ein Polysaccharid, welches normalerweise im fetalen Darmepithel bis zum Beginn des 3. Trimenons gefunden wird, anschließend verschwindet und bei Erkrankungen des Darms wieder auftritt. Leider hat der CEA-Test nicht die ihm ursprünglich zugeschriebene Tumorspezifität. Um ihn diagnostisch richtig zu interpretieren, ist daher folgendes zu beachten:

- CEA ist eine auch normalerweise vorkommende, keineswegs tumorspezifische Substanz.
- Je höher die CEA-Bluttiter, desto größer die Wahrscheinlichkeit, daß ein maligner Prozeß vorliegt.
- Sehr kleine Darmtumoren gehen in der Regel noch nicht mit einer CEA-Titererhöhung einher, so daß der CEA-Titer zur Früherfassung von Tumoren ungeeignet ist.
- Ein negativer oder normaler CEA-Test schließt einen Tumor nicht aus.
- Titererhöhungen finden sich bei malignen Tumoren von Kolon, Magen, Pankreas, Leber, Lunge, Mamma, Prostata, Ovarien und einzelnen anderen.
- Titererhöhungen finden sich aber auch bei folgenden gutartigen Erkrankungen: Colitis ulcerosa, M. Crohn, Kolonpolypen, Enteritis, Pankreatitis, Leberkrankheiten (Alkohol), bei chronischem Nierenversagen und bei starken Rauchern.
- Nach Entfernung eines Tumors, der mit hohem CEA-Titer einherging, fallen die CEA-Werte meistens zur Norm ab; in diesen Fällen kann ein Wiederanstieg des CEA auf ein Rezidiv hinweisen.
- Bei schwer meßbaren generalisierten Darmtumoren kann vom Verhalten des CEA-Titers zusammen mit anderen Verlaufsparametern auf Erfolg oder Mißerfolg einer Systemtherapie geschlossen werden.

## Therapiegrundsätze

Die *Operation* ist die Therapie der Wahl bei lokalisierten Tumoren. Werden nach Eröffnen der Bauchhöhle bereits Metastasen festgestellt, so wird bei gut resezierbaren Primärtumoren dennoch häufig die Indikation zu ihrer Exstirpation gestellt, um einer drohenden Verschlußsymptomatik vorzubeugen.

Umstritten ist der Wert der operativen Reduktion der Tumorzellmasse bei nicht kurativ resezierbaren Primärtumoren oder Metastasen, das sog. *Debulking*. Es fehlt der Beweis, daß mit dieser Maßnahme die Ergebnisse einer nachfolgenden medikamentösen Therapie verbessert werden können.

*Palliative chirurgische Eingriffe* spielen demgegenüber eine große Rolle, gerade weil beim spontan langsamen Tumorwachstum viele lange, lebenswerte Monate gewonnen werden können und kaum brauchbare strahlentherapeutische oder medikamentöse Alternativen zur Verfügung stehen. Beispiele solcher chirurgischen Indikation sind: Beheben eines mechanischen Ileus durch Umgehungsanastomosen und/oder Anus praeternaturalis; Wiederherstellung der Ösophaguspassage durch die Implantation von Endoprothesen; Dekompression und Drainage der Gallenwege bei obstruktiven Prozessen im Leberhilus; Shuntoperationen bei Aszites.

Die *Strahlentherapie* allein hat heute noch keinen etablierten Platz in der Behandlung kurabler Intestinaltumoren. Eine Ausnahme machen hier die seltenen primären Lymphome des Darms, die operiert und/oder kurativ bestrahlt werden.

Der Beweis, daß die *adjuvante Strahlentherapie* – präoperativ oder postoperativ – zur Verbesserung der chirurgischen Therapieresultate beitragen kann, wurde bis heute noch nicht erbracht. Eine Ausnahme scheint die Vor- und/oder Nachbestrahlung des tiefsitzenden Rektumkarzinoms zu machen.

Es fehlt jedoch nicht an neuen radiotherapeutischen Ansätzen: intraoperative Bestrahlung, z. B. von Pankreaskarzinomen, Kombination der Hyperthermie mit Bestrahlung bei Magenkarzinomen, präoperative Bestrahlung bei Rektumkarzinomen oder die Kombination von strahlensensibilisierenden Substanzen mit Radiotherapie.

Die Strahlentherapie ist jedoch oft eine wertvolle Palliativmaßnahme bei Stauungsikterus durch Leberhilusmetastasen (z. B. maligne Lymphome), Aszites bei Kavakompression, Schmerzen bei Plexusläsionen, zur Frakturprophylaxe, bei Hirnmetastasen usw. Sie kann dabei mit 5-Fluoruracil zur Verbesserung der Ergebnisse kombiniert werden.

Die *Chemotherapie* kann in allen operativ nicht heilbaren Fällen erwogen werden. Die Indikation zur Chemotherapie ist jedoch aus folgenden Gründen sehr streng zu stellen:

- Die für die Behandlung der Gastrointestinaltumoren zur Verfügung stehenden Zytostatika sind beschränkt auf 5-Fluoruracil, BCNU, CCNU, Adriamycin, Mitomycin C.
- Die erzielbaren Remissionsraten betragen bestenfalls 20 – 30%, beim Magenkarzinom unter strenger Patientenselektion vielleicht etwas mehr. Tumoren des Gastrointestinaltrakts gelten als sehr chemotherapieresistent.
- Langfristige Vollremissionen mit sehr gutem Palliativeffekt (z. B. Schmerzen beim Pankreaskarzinom, Gewichtszunahme beim Magenkarzinom) sind nur selten zu erzielen.
- Tumoren des Abdominalbereichs verlaufen lange auch spontan asymptomatisch. Eine aggressive Chemotherapie führt jedoch in der Regel zu subjektiv belastenden Nebenwirkungen, die in keinem Verhältnis zum therapeutischen Gewinn stehen.
- Ob mit Zytostatika trotz erzielbarer Remissionen Leben signifikant verlängert werden kann, ist fraglich.

Andererseits können mit der Chemotherapie bei Patienten, die unter starken Tumorsymptomen leiden, oft befriedigende palliative Effekte, auch ohne eindrucksvolle Tumorregressionen, beobachtet werden. Besonders ist dies der Fall, wenn es nur einer minimalen Größenabnahme des Tumors bedarf, um Beschwerden zu beseitigen, z. B. einen Verschlußikterus vollständig zur Rückbildung zu bringen.

Die adjuvante *postoperative Chemotherapie* hat bis heute zu keiner signifikanten Verbesserung der nur mit Chirurgie erzielbaren Langzeitergebnisse geführt.


## Indikationen zur Chemotherapie

Eine Zytostatikatherapie bei Darmtumoren ist indiziert, wenn eine oder mehrere der folgenden Bedingungen erfüllt sind:

- wesentliche Beschwerden, die mit einfachen symptomatischen Mitteln nicht behoben werden können,
- rasche Tumorprogredienz bei noch gutem körperlichen Allgemeinzustand,
- unmittelbar drohende Gefahr einer tumorbedingten Komplikation, v.a. Ileus, Ikterus, Kavaverschluß usw.,
- dringender Therapiewunsch des informierten Patienten,
- soziale Indikationen, jugendliches Alter usw.,
- Vorliegen prognostisch günstiger Faktoren.

### Relative Indikationen

- Erhöhtes Behandlungsrisiko bei an sich gegebener Therapieindikation: latente Infekte, erhöhte Infektbereitschaft (Diabetiker, Urämiker, chronische Harnweginfekte usw.), vorbestehende Nausea und Erbrechen, Diarrhö, Leberfunktionseinschränkung;
- höheres Alter;
- nur lokal bedingte Beschwerden: hier evtl. in Kombination mit Strahlentherapie;
- bei klinisch sehr wahrscheinlichem Rezidiv oder Metastasen ohne gesicherte Histologie (steigende CEA-Werte).

### Kontraindikationen

- Langsam wachsende, asymptomatische Tumoren, v.a. bei älteren Patienten;
- schwere Begleiterkrankungen, wenn sie vorherrschend für die Krankheitssymptome verantwortlich sind (z.B. terminales Nierenversagen, dekompensierte Leberzirrhose);
- persistierende Toxizität vorausgegangener Therapieversuche, insbesondere Knochenmarkinsuffizienz, Diarrhö, Nausea und Erbrechen;
- ausgedehnte, großfeldrige gleichzeitige Strahlentherapie;
- durch Chemotherapie nicht oder sehr schwer beeinflußbare Metastasen: Hirn-, Meningeal- und Epiduralmetastasen, die nicht gleichzeitig bestrahlt werden können; Tumorherde in sehr gefäßarmen fibrotischen oder nekrotischen Geweben, z.B. nach intensiver Strahlentherapie;
- terminale Krankheitsstadien;
- Vorliegen mehrerer prognostisch ungünstiger Faktoren.

Bei der geringen Remissionsrate und der fraglichen lebensverlängernden Wirkung muß jede Chemotherapie der Tumoren des Magen-Darm-Trakts als therapeutischer Versuch bewertet werden, der bei nachgewiesener objektiver und subjektiver Wirkungslosigkeit sofort abzubrechen ist. Dazu ist in der Regel eine Behandlungsdauer von 4—8 Wochen notwendig. Nach eingetretener Besserung sollte eine Dosierung gesucht werden, die mit möglichst wenigen subjektiven Nebenwirkungen verbunden ist. Eine dauernde aggressive Therapie, die dem Patienten erhebliche Beschwerden bereitet, ist bei Magen-Darm-Tumoren nicht indiziert.

### Wahl und Dosierung der Chemotherapie

Die wichtigste Einzelsubstanz in der Behandlung der Adenokarzinome des Gastrointestinaltrakts ist nach wie vor 5-Fluoruracil. In den meisten Fällen wird 5-FU auch in der Monotherapie eingesetzt.

Für 5-FU bestehen zahlreiche Dosierungsschemata und Applikationsarten. Üblicherweise wird es in der Dosierung von 12—15 mg/kg KG in einer raschen i. v.-Injektion einmal pro Woche verabreicht.

Bei hospitalisierten Patienten oder bei relativer Therapieresistenz auf wöchentliche Injektionen können *tägliche Infusionen* von 5-Fluoruracil während mehrerer Tage versucht werden. Die Infusionsserie ist abzubrechen, wenn die jeden 2. Tag zu bestimmenden Leukozyten < 4000/mm³ Blut und die Thrombozyten < 100 000/mm³ Blut absinken, Durchfälle, Stomatitis oder Schluckbeschwerden auftreten. 5-FU, in täglichen Infusionen verabreicht, besitzt wahrscheinlich einen anderen Wirkungsmechanismus als die rasch i. v. injizierte Substanz. Bei einer Dauertropfinfusion über mehrere Stunden bzw. über 24 h an mehreren aufeinanderfolgenden Tagen liegen die 5-FU-Dosen zwischen 15—30 mg/kg KG/24 h.

Die *perorale Verabreichung* von 5-FU in Form von Trinkampullen, die in Orangensaft eingenommen werden, initial während 3—5 Tagen täglich, dann 1- bis 2mal pro Woche, wird v. a. bei Lebermetastasen empfohlen. 5-FU soll hierbei direkt über den Pfortaderkreislauf in relativ hoher Konzentration in die Leber gelangen. Die perorale Therapie mit 5-FU zeichnet sich durch geringere Hämotoxizität, aber durch häufigere gastrointestinale Nebenwirkungen aus. Ob sie der systemischen Gabe gleichwertig ist, bleibt zu beweisen.

Die *intrahepatische Verabreichung* von 5-FU in die katheterisierte A. hepatica wird in Kap. 6, die intraarterielle bei perinealen und Sakralschmerzen bei Status nach Rektumamputation unten näher beschrieben.

# Tumoren des Magens

## Vorkommen, Pathologie, klinische Besonderheiten, Prognose

Die Häufigkeit des Magenkarzinoms nimmt in den westlichen Ländern ab, möglicherweise als Folge wechselnder Eß- und Lebensgewohnheiten. Als prädisponierender Faktor nimmt die perniziöse Anämie mit Magenanazidität eine besondere Stellung ein: Das Risiko eines Magenkarzinoms ist bei Perniziosakranken 20mal größer als bei altersentsprechenden Gesunden.

Am häufigsten sind Adenokarzinome, gefolgt von den invasiv wachsenden szirrhösen Formen (Linitis plastica) und den selteneren Gallertkarzinomen. Maligne Lymphome, Leiomyome und Sarkome machen gemeinsam nur 5% aller Magentumoren aus. 75% der Karzinome wachsen ulzerös, 10% polypös, 10% szirrhös und 5% oberflächlich.

Die *Tumorausbreitung* kann lokal-infiltrativ, direkt in Form einer peritonealen Aussaat, lymphogen in die regionalen oder die Lymphknoten des Mediastinums der Supraklavikulargegend (Virchow-Drüsen) oder hämatogen in Leber, Lunge, Knochen, Haut (v. a. periumbilikal), selten ins Hirn erfolgen.

Das Magenkarzinom wird mit zunehmendem Alter häufiger, kann aber auch bei Patienten unter 30 Jahren vorkommen. Außer beim Ulkuskarzinom fehlt typischerweise eine lange Anamnese. Unbestimmte Magenbeschwerden, Gewichtsverlust und okkulte Darmblutung stehen sowohl bei der Erstdiagnose als auch beim Rezidiv nach anfänglich erfolgreicher Operation im Vordergrund.

Eine Heilung ist nur durch Radikaloperation möglich. Die *Heilungsaussichten* hängen weitgehend vom Ausbreitungsgrad des Karzinoms bei der Operation ab. Die Fünfjahresüberlebensraten liegen bei oberflächlich wachsenden Karzinomen um 90%, bei Infiltration der Muskularis um 70%, bei Überschreiten der Serosa um 20%, bei Vorliegen von regionalen Lymphknotenmetastasen nur bei etwa 5%. Inoperable Patienten leben nach der Diagnosestellung im Mittel noch 4 Monate, bei Ansprechen auf eine Systemtherapie noch ca. 6−8 Monate.

Die postoperative Strahlen- und Chemotherapie vermochten bis heute die Heilungsquoten nicht signifikant zu verbessern und gehören daher nicht zur Standardtherapie. Neuere therapeutische Ansätze werden z. Z. in Studien überprüft, z. B. adjuvante FAM-Therapie, Hochvoltbestrahlung, verbunden mit Hyperthermie.

## Therapie im inoperablen Stadium

Bei Inoperabilität können besonders die polypös wachsenden Magenkarzinome auf eine *palliative Strahlentherapie* gut ansprechen.

*Chemotherapie.* Die früher übliche 5-FU-Monotherapie wurde durch die heute übliche sog. FAM-Kombination (s. folgende Übersicht) verdrängt.

*FAM-Schema bei Magenkarzinom*
− 5-Fluoruracil     600 mg/m² i.v., Tage 1, 8, 29 und 36;
− Adriamycin        30 mg/m³ i.v., Tage 1 und 29;
− Mitomycin C       10 mg/m² i.v., Tag 1.
(Beginn des nächsten Therapiezyklus am Tag 57.)

**Tabelle 1.** Prognosefaktoren beim metastasierenden Magenkarzinom

| Prognosefaktoren | Für eine Chemotherapie | |
|---|---|---|
| | günstig | ungünstig |
| Gewichtsverlust | Fehlt | Vorhanden |
| Nahrungsaufnahme | Gewährleistet | Eingeschränkt |
| Aktivitätsindex | 0 – 2 | > 2 |
| Metastasierung | Weichteile, Leber, Peritoneum | Lymphknoten Lunge, Knochen(mark) |
| Geschlecht | Männer | Frauen |
| Alter (Jahre) | 40 – 60 | > 60 |
| Differenzierung des Tumors | Mäßig bis gut | Undifferenziert |
| Freies postoperatives Intervall | Lang | Kurz |
| Primärtumor | Reseziert | Nicht reseziert |

Nur bei Mitomycin-C- und Adriamycinkontraindikationen kommt die 5-FU-Therapie noch in Frage. Das FAM-Schema zeichnet sich bei Patienten in gutem Allgemeinzustand durch eine gute subjektive Verträglichkeit aus. Bei Patienten mit ungünstigen Prognosefaktoren ist die Komplikationsrate, besonders bezüglich gastrointestinaler Nebenwirkungen, Inappetenz und protrahierter Panzytopenie, jedoch erheblich. Die Remissionsraten mit dem FAM-Schema betragen für Patienten mit günstigen Prognosefaktoren bis zu 50%, mit ungünstigen Prognosefaktoren unter 20%. Die Chemotherapie kommt deswegen v. a. bei symptomatischen Patienten mit guter Spontanprognose in Frage. Die Prognosefaktoren beim Magenkarzinom zeigt Tabelle 1.

Die Kombination einer *lokalen Strahlentherapie* mit 5-FU, evtl. mit Hyperthermie, wird in Studien geprüft.

## Spezielle Probleme bei Magentumoren

Besondere und seltene Tumorformen des Magens stellen die malignen Lymphome und Leiomyosarkome dar. Maligne Lymphome werden operiert und nachbestrahlt, wenn sie aufgrund der üblichen Abklärungsuntersuchungen zur Feststellung des Stadiums lokalisiert sind. Im Fall der Generalisierung wird zytostatisch behandelt.

Das *Leiomyosarkom* des Magens hat eine bessere Prognose als das Magenkarzinom, wahrscheinlich weil es später metastasiert. Die Stellung einer zusätz-

lichen Nachbestrahlung und/oder Zusatztherapie mit Adriamycin ist noch ungeklärt.

Besondere Aufmerksamkeit erfordern beim Magenkarzinom *Sekundär-
krankheiten* und *Operationsfolgen* wie:

- Dumpingsyndrom,
- Anastomosenulkus,
- Syndrom der zuführenden Schlinge,
- Postvagotomiesyndrom,
- verschiedene Mangelzustände (Eisen, Vitamin $B_{12}$, Folsäure, Malabsorp-
  tionssyndrom).

Symptome solcher Folgezustände erschweren häufig eine Chemotherapie.
Sie dürfen nicht als Tumorprogression oder Chemotherapietoxizität interpretiert werden.

# Tumoren des Dünndarms

## Vorkommen, Pathologie, klinische Besonderheiten, Prognose

Maligne Tumoren des Dünndarms sind wesentlich seltener als die des Magens,
Pankreas oder Kolons. Circa 40% sind Karzinoide, 30% Adenokarzinome, 20%
Leiomyosarkome und 10% maligne Lymphome und andere seltene Tumoren.

Die klinischen Symptome der Dünndarmtumoren unterscheiden sich —
Ausnahme Karzinoidsyndrom — nicht von den Symptomen der Neoplasien anderer Darmabschnitte und sind uncharakteristisch: Ileus bis Subileus, Durchfälle, Gewichtsverlust, unbestimmte Abdominalschmerzen, gelegentliche Blutungen und Perforationen.

Die *Karzinoide* werden in Kap. 27 näher abgehandelt.

Die Prognose des seltenen Adenokarzinoms des Dünndarms unterscheidet
sich nicht wesentlich von derjenigen der Dickdarmkarzinome.

## Therapie im inoperablen Stadium

Die *Strahlentherapie* bleibt den malignen Lymphomen des Dünndarms vorbehalten. Beim exophytisch wachsenden Adenokarzinom kann gelegentlich die
palliative Strahlentherapie Erleichterung verschaffen.

Das Adenokarzinom des Dünndarms wird nach den eingangs beschriebenen
Richtlinien mit 5-Fluoruracil behandelt.

# Kolon- und Rektumkarzinome

## Vorkommen, Pathologie, klinische Besonderheiten, Prognose

60% aller Gastrointestinaltumoren entfallen auf Kolon und Rektum. Kolon- und Rektumkarzinome sind typische Alterskarzinome, verschonen aber auch junge Patienten nicht. Colitis ulcerosa und familiäre Polyposis sind fakultative Präkanzerosen. Die meisten Dickdarmtumoren sind Adenokarzinome, davon ein kleiner Teil schleimbildende und ein noch kleinerer Teil szirrhöse. Plattenepithelkarzinome, Karzinoide, Leiomyosarkome und maligne Lymphome des Dickdarms sind äußerst selten. Doppel- oder Mehrfachtumoren des Rektums und Kolons finden sich in 2—7% der Fälle.

Abdominalschmerzen und Subileuserscheinungen treten oft beim proximal gelegenen Kolonkarzinom auf; Änderungen der Stuhlgewohnheiten, Blutungen, Tenesmen und Schleimabgänge, wechselnd mit Obstipation und Diarrhö, imperativer Stuhldrang sind dagegen häufiger beim distalen Kolon- und Rektumkarzinom anzutreffen. Beim Rektumkarzinom besteht frühzeitig eine Tendenz zur Invasion des umliegenden Gewebes wie Blase, Ureteren, Vagina, Prostata, Sakrum und Sakralnerven. Entsprechende Beschwerden sind auch häufig das erste Zeichen des Rezidivs nach einer Operation.

75% der Rektumkarzinome sind mit dem Finger zu tasten, der Rest sowie die tiefer gelegenen Sigmoidkarzinome werden durch eine Rektosigmoidoskopie erfaßt.

Die Prognose der Kolon- und Rektumkarzinome hängt von der Tumorausdehnung bei der Operation ab. Dies ist in Tabelle 2 dargestellt.

## Therapie im inoperablen Stadium

Ob die Ergebnisse der *Radikaloperation* allein in gewissen Fällen durch Vorbestrahlung, Nachbestrahlung oder postoperative Chemotherapie verbessert werden können, ist ungewiß. Auf die mögliche Ausnahme der Rektumkarzinome wurde bereits hingewiesen.

Die *Strahlentherapie* des primären oder rezidivierenden, lokal-invasiven inoperablen Kolon- oder Rektumkarzinoms hat gute palliative Ergebnisse in etwa der Hälfte aller Fälle aufzuweisen, wobei ausschließlich hochenergetische Strahlen zur Anwendung kommen sollten. Bei allzu großer Tumorausdehnung, die große Abdominalfelder bedingen würden, sowie bei Fernmetastasen ist sie nicht indiziert. Ob die palliativen Ergebnisse der Strahlentherapie durch gleichzeitige Behandlung mit 5-FU verbessert werden können, ist nicht ausreichend untersucht.

Bei der *Chemotherapie* des Kolon- und Rektumkarzinoms im lokal ausgedehnten oder metastasierenden Stadium ist 5-FU das Zytostatikum der Wahl.

**Tabelle 2.** Fünfjahresprognose des Rektumkarzinoms in Abhängigkeit vom Krankheitsstadium bei Operation

| Stadium | Lokalisation | Fünfjahres-heilungsrate [%] |
|---|---|---|
| A | Ausschließlich Mukosa | 84 |
| B | Mukosa und Muskularis | 66 |
| $C_1$ | Alle Wandschichten; Lymphknoten positiv, proximale mesenteriale Lymphknoten befallen | 42,8 |
| $C_2$ | Alle Wandschichten; Lymphknoten positiv, distale mesenteriale Lymphknoten befallen | 22,8 |

**Tabelle 3.** Prognosefaktoren beim metastasierenden Dickdarmkarzinom

| Prognosefaktor | Für eine Chemotherapie | |
|---|---|---|
| | günstig | ungünstig |
| Gewichtsverlust | Fehlt | Vorhanden |
| Aktivitätsindex | 0 – 2 | > 2 |
| Metastasierung | Leber | Andere |
| Geschlecht | Frauen | Männer |
| Ikterus | Fehlt | Vorhanden |
| Aszites | Fehlt | Vorhanden |
| Differenzierung des Tumors | Mäßig bis gut, nicht schleimbildend | Undifferenziert, schleimbildend |

Die objektive Remissionsrate wird im Durchschnitt mit 20 – 30% bei prognostisch günstigen Fällen, unter 10% bei ungünstigen Fällen (Tabelle 3), subjektive Besserung bei ca. 30% der mit 5-FU behandelten Patienten, die Remissionsdauer im Mittel mit 4 – 6 Monaten angegeben. Die Überlebenszeiten werden auch bei Remission in den meisten Fällen nur um wenige Wochen bis Monate verlängert. Die rein palliativen Effekte stehen daher im Vordergrund.

Alle anderen Zytostatika wie BCNU, CCNU, Mitomycin C, Cytosin-Arabinosid, Adriamycin, Vincristin und Amethopterin haben, wenn einzeln verabreicht, geringere Remissionsraten. Die Kombination mehrerer Zytostatika hat keine entscheidende Besserung der Ergebnisse der 5-FU-Monotherapie gebracht.

*Gegenwärtige Entwicklungen.* Wegen ihrer Häufigkeit und – außer im lokalen Stadium – notorischen Therapieresistenz beanspruchen die malignen Dickdarmgeschwülste große Aufmerksamkeit im Rahmen klinischer Studien. Die *Strahlentherapie* prä- oder postoperativ, in Kombination mit Hyperthermie und/oder strahlensensibilisierenden Substanzen, weiterhin postoperativ *adjuvante Therapien* mit Antikoagulanzien, Immunmodulatoren oder Zytostatikakombinationen sind in Prüfung. Erfolgversprechend erscheinen auch Zwischenergebnisse prospektiver Studien zu sein, in denen der Versuch einer Frühtherapie *intrahepatischer Mikrometastasen* durch peri- oder postoperative adjuvante Leberinfusion von Zytostatika gemacht wird.

## Spezielle Probleme beim Kolon- und Rektumkarzinom

Das lokal-invasive Rektumkarzinom kann zur Obstruktion der Ureteren führen. Es ist dann praktisch nie resezierbar. Meist führt auch die Strahlentherapie nicht zum Erfolg. Ob in diesen Fällen eine Nephrostomie oder Ureterfistel angelegt werden soll, hängt vom Allgemeinzustand des Patienten, der übrigen Tumorausbreitung und dem Alter ab.

Ein schwieriges Problem stellen häufig die sakroperinealen Schmerzzustände, die sog. *Postproktektomiesyndrome* dar. Meistens handelt es sich um eine lokale Infiltration des Plexus sacralis. Die Schmerzen können in Rücken, Beine und Penis ausstrahlen und sind gelegentlich von Miktionsstörungen und anderen neurologischen Ausfällen begleitet. Selten sind anfallsweise auftretende Vernichtungsschmerzen, die zu vasovagalen Kollapszuständen führen können. Bei der Palpation und auch bei der Röntgenuntersuchung des Os sacrum sowie der Computertomographie des kleinen Beckens ist oft kein pathologischer Befund zu erheben. Das Syndrom muß von Kokzygodynie und Proctalgia fugax abgegrenzt werden. Versagen palliative Schmerzbestrahlung, 5-FU systemisch oder eine medikamentöse Analgetikabehandlung, verspricht die Beckenperfusion mit 5-FU 30 mg/kg KG über 24 h während mehreren Tage Schmerzfreiheit in über 90% der Fälle.

## Pankreastumoren

## Vorkommen, Pathologie, klinische Besonderheiten, Prognose

Die Pankreaskarzinome werden aus unbekannten Gründen immer häufiger. Man unterscheidet:

*Malignome des exkretorischen Pankreas.* Pankreasgangzellkarzinome (75−80%). Azinuszellkarzinome (ca. 15%), Zystadenokarzinome und andere seltenere Formen.

*Malignome des endokrinen Pankreas.* Nicht-$\beta$-Zelltumoren mit dem Zollinger-Ellison-Syndrom; $\beta$-Zelltumoren, $\alpha$-Zelltumoren (Apudome s. Kap. 27).

95% der Pankreaskarzinome sind mehr oder weniger differenzierte Adenokarzinome. Charakteristisch ist die feingewebliche Vielfalt mit szirrhösen, anaplastischen, medullären und gelegentlich auch Epithelzellanteilen.

Das Pankreaskarzinom macht typischerweise lange Zeit keine oder völlig unspezifische *Beschwerden.* Die Diagnose ist wegen der Lage des Organs schwierig. 80% aller diagnostizierten Pankreaskarzinome sind bei der Diagnosestellung chirurgisch bereits nicht mehr heilbar. Die folgenden Leitsymptome müssen, namentlich wenn sie kombiniert auftreten, an ein Pankreaskarzinom denken lassen:

- uncharakteristische Oberbauchschmerzen, die sich auf das 7.–10. Thorakalsegment, den Rücken, den Lumbalbereich, die rechte Flanke und in das rechte Schulterblatt projizieren können,
- dauernder langsamer Gewichtsverlust bei anscheinend normaler Nahrungsaufnahme,
- Ikterus (typisch für Pankreaskopfkarzinome),
- Stearrhö,
- Darmblutungen,
- Thrombophlebitis migrans,
- neu aufgetretener Diabetes mellitus (bis zu 30% der Fälle).

Eine Frühdiagnose des Pankreaskarzinoms ist mit allen heute zur Verfügung stehenden Untersuchungsmethoden nicht möglich. Sie bleibt vielleicht in der Zukunft spezifischen immunologischen Tests vorbehalten.

Vier Fünftel aller Pankreaskarzinome erweisen sich als inoperabel; von den resezierbaren Fällen können nur ¼ geheilt werden. Die zusätzliche Strahlentherapie kann die Resultate der operablen Fälle nicht sicher verbessern. Die intraoperative Radiotherapie ist in Prüfung.

## Therapie im inoperablen Stadium

Die *Strahlentherapie* kann in inoperablen Fällen bei nicht allzu großer lokaler Tumorausbreitung oder Metastasierung häufig eine vorübergehende Palliation bei starken Schmerzen, blutenden Darmherden, arrodierten Knochen und infiltrierten Nerven bringen.

Die *Chemotherapie* des inoperablen Pankreaskarzinoms liefert bis heute wenig befriedigende Ergebnisse. Das Pankreaskarzinom gilt als eines der am stärksten chemotherapieresistenten Karzinome überhaupt. Objektive therapeutische Wirkungen sind in den meisten Fällen sehr schwer oder gar nicht zu erfassen. Es muß daher meistens auf die subjektive Palliation abgestellt werden. Diese wird in etwa 20% der Fälle mit 5-FU oder auch dem FAM-Schema (s. obenstehende Übersicht) erreicht.

## Spezielle Probleme beim Pankreaskarzinom

Im Vordergrund steht bei Versagen der palliativen Strahlentherapie und der Chemotherapie die Schmerzbekämpfung. Salizylate oder auch Antirheumatika sollten zunächst probiert werden.

Nach *Pankreatektomie* können Stearrhö und Hypoinsulinismus Probleme verursachen. Bei Stearrhö sind versuchsweise Pankreasfermente (Pankreatin 5–20 g tgl.) zu verabreichen. Beim Hypoinsulinismus sollen schnellwirkende Insulinpräparate und nicht Depotinsuline verwendet werden.

Ein seltenes Problem bei Pankreastumoren, das auch zu 50% bei gutartigen Pankreasadenomen vorkommt, ist die *pankreatische Cholera.* Leitsymptom sind klare, wäßrige Stühle von mehreren Litern pro Tag, begleitet von einer schweren Hypokaliämie, gelegentlich auch von Flush ohne nachweisbare Serotoninüberproduktion. Gleichzeitig besteht Hypo- oder Achlorhydrie. Das Syndrom verschwindet nach der Tumorresektion. Kortikosteroide können eine palliative Besserung bringen.


## Tumoren der Leber


## Vorkommen, Pathologie, klinische Bedeutung, Prognose

Primäre Tumoren der Leber sind selten und machen weniger als 1% aller Krebstodesfälle aus.

Am häufigsten sind die *Hepatome* (die eigentlichen Leberzellkarzinome). Sie werden in einzelnen Gegenden Afrikas und Asiens wesentlich häufiger gesehen und mit Aflatoxinen, Parasiten der Leber und Mangelernährung ätiologisch in Zusammenhang gebracht. Bei uns entwickelt sich das Hepatom v. a. auf dem Boden einer Leberzirrhose. 10- bis 20mal weniger häufig sind die *Cholangiokarzinome* (Karzinome der intrahepatischen Gallenwege).

Das früher viel verwendete Thorotrast verursacht nach einer vieljährigen Latenzzeit in erster Linie *Hämangiosarkome* der Leber.

Das Leberkarzinom bleibt lange auf die Leber beschränkt, verursacht erst in fortgeschrittenen Stadien Symptome und führt meistens zum terminalen Leberversagen, bevor regionale oder Fernmetastasen nachweisbar sind. Oberbauchschmerz, cholezystitische Beschwerden, Verschlußikterus, Hepatomegalie, Aszites, Venenthrombosen mit Kollateralkreislauf, Begleitpleuritis usw. sind uncharakteristische Symptome, bei deren Abklärung man schließlich szintigraphisch, laparoskopisch und bioptisch auf die richtige Diagnose stößt. Hilfreich kann bei allen Verdachtsfällen die Bestimmung des *Alphafetoproteins* im Serum sein. Dieses ist für das Leberkarzinom sehr spezifisch und fällt in ein bis zwei Drittel aller Fälle positiv aus. In wenigen Prozent der Fälle ist das Leberzellkarzinom durch *Leberteilresektion* heilbar.

## Therapie im inoperablen Stadium

Primäre Leberzellkarzinome sind in seltenen Fällen, wenn sie auf einen Leberlappen begrenzt sind, einer Resektion zugänglich, dagegen durch eine Strahlentherapie kaum beeinflußbar. Leberperfusionen mit 5-FU in die A. hepatica scheinen therapeutisch am wirksamsten bezüglich Palliation, und der wenig befriedigenden intravenösen 5-FU-Therapie überlegen.

## Spezielle Probleme beim Leberkarzinom

Schwierigkeiten bietet gelegentlich die Abgrenzung gegenüber einer isolierten Lebermetastasierung eines anderen Primärtumors, wie Mammakarzinom, Lungenkarzinom, malignes Melanom, Kolon- und Rektumkarzinom. Häufig führt nur die Probelaparotomie weiter. Im Fall einer Probelaparotomie muß sowohl beim primären Leberkarzinom als auch bei der isolierten Metastasenleber stets die *Ligatur der A. hepatica* erwogen werden. Metastasen werden von Ästen der A. hepatica versorgt und können gelegentlich nach deren Ligatur eine eindrucksvolle Rückbildung zeigen. Voraussetzung sind ausreichende Leberfunktionstests.

## Tumoren der extrahepatischen Gallenwege

2 – 3% aller Karzinome entfallen auf die extrahepatischen Gallenwege. 80% sind Gallenblasenkarzinome, 10% Karzinome der Papilla duodeni major, die restlichen 10% betreffen die übrigen Gallenwege. Weitaus die meisten dieser Karzinome sind unterschiedlich differenzierte Adenokarzinome. Selten handelt es sich um Plattenepithelkarzinome. Die *Prognose* ist sehr schlecht, weil die Gallenwegskarzinome früh lymphogen in die regionalen Lymphknoten, hämatogen in die Leber, das Peritoneum und die Pleura metastasieren oder sich ausgedehnt per continuitatem ausbreiten. Das Gallenblasenkarzinom kann auf dem Boden eines langjährigen Steinleidens entstehen; man schätzt, daß jeder 200ste Steinträger ein Gallenblasenkarzinom entwickelt. Die hohe Operationsmorbidität und -mortalität rechtfertigen jedoch nicht die prophylaktische Cholezystektomie bei Cholelithiasis.

Nur 20% aller Gallenwegskarzinome sind zum Zeitpunkt der Diagnose operabel, wenige Prozent der Patienten erreichen das 5. Jahr nach der Operation. Eine Ausnahme bildet lediglich das Papillenkarzinom mit einer Fünfjahresüberlebensrate von 30% nach radikaler Operation.

Die palliative *Strahlentherapie* ist namentlich bei frisch auftretendem Verschlußikterus indiziert, wenn nicht die Indikation zur palliativen Operation gestellt wird. Die Resultate der *Chemotherapie* sind bis heute bei den Gallengangskarzinomen wenig befriedigend. Verwendet wird in erster Linie 5-FU, das in 20–30% der behandelten Fälle palliativ günstig wirkt.


# Ösophaguskarzinom

## Vorkommen, Pathologie, Klinik, Prognose

1% aller Krebsarten und 2% aller Malignome des Mannes sind Ösophaguskarzinome. Ätiologisch wird das Ösophaguskarzinom, das im Orient viel häufiger vorkommt, mit Karzinogenen in der Nahrung, bei uns mit starken alkoholischen Getränken in Zusammenhang gebracht, ferner mit dem Plummer-Vinson-Syndrom und Säure- bzw. Laugenstrikturen.

98% aller Ösophaguskarzinome sind Plattenepithelkarzinome, 2% Adenokarzinome. Maligne Melanome und verschiedene Sarkome sind sehr selten.

Dysphagie, retrosternaler Schmerz, Stenosezeichen und Schluckschmerz, häufig verbunden mit Sialorrhö und Regurgitation, sind *Leitsymptome*.

Die *Prognose* des Ösophaguskarzinoms ist sehr schlecht. Nur 50% aller diagnostizierten Fälle kommen überhaupt für eine Resektion in Betracht, und nur in ungefähr der Hälfte dieser Fälle ist tatsächlich eine Resektion durchführbar. Die postoperative Mortalität schwankt zwischen 6 und 41% mit einem Mittel von 22%. Die Fünfjahresüberlebensrate der resezierten Fälle beträgt im Durchschnitt 9,5%. Nur 1–2% aller diagnostizierten Ösophaguskarzinome überleben somit 5 Jahre.


## Therapie im inoperablen Stadium

Die *Strahlentherapie* führt meistens zu guter, leider zeitlich beschränkter Palliation mit Wiederherstellung der Schluckfähigkeit. Allerdings sind oft hohe Strahlendosen notwendig, die ihrerseits wieder zu Komplikationen führen können. Es scheint, daß die Kombination der Strahlentherapie mit 5-FU es erlaubt, gleiche palliative Wirkungen mit niedrigeren Strahlendosen zu erzielen.

Die *Chemotherapie* des inoperablen oder nach Strahlentherapie rezidivierenden Ösophaguskarzinoms ist unbefriedigend, selbst bezüglich der Palliation. Viele Patienten mit Ösophaguskarzinom sind mangelernährt und weisen ein erhöhtes Toxizitätsrisiko unter Chemotherapie auf. Besonders empfindlich sind die Schleimhäute bei Vorbestrahlung oder vorbestehendem exzessiven Alkohol- oder Nikotinkonsum sowie Mangelernährung. Schwierig ist weiterhin die Objektivierung des Therapieerfolgs beim Ösophaguskarzinom. Verwendet werden in erster Linie 5-FU, Bleomycin und alkylierende Substanzen oder eine Kombination hiervon. Ein Therapieversuch ist nur in ausgewählten Fällen indiziert (s. folgende Übersicht).

*Kriterien der Patientenauswahl zur Chemotherapie des Ösophaguskarzinoms*
- Operation/Bestrahlung nicht möglich,
- meßbare Tumormanifestation,
- ambulante Patienten,
- Gewichtsverlust < 10% Körpergewicht in 6 Monaten,
- Kalorienaufnahme > 6280 J/Tag,
- Alter < 65 Jahre,
- keine Infekte, Niereninsuffizienz, koronare Herzkrankheit,
- keine vorherige Chemotherapie,
- Information, Kooperation gewährleistet.

Aus der Literatur zur Chemotherapie des Ösophaguskarzinoms geht hervor, daß v. a. Patienten in gutem Ernährungszustand ohne wesentlichen Gewichtsverlust und solche mit Lymphknoten- oder auch Lungenmetastasen auf eine Chemotherapie ansprechen. Es werden Remissionsraten bis zu 30% und Remissionsdauern um 6 Monate angegeben. Haben die Patienten jedoch stark an Gewicht verloren, und sind sie zu keiner genügenden Kalorienaufnahme fähig, liegen die Remissionsraten unter 10% bei einer oft prohibitiven Toxizität der Chemotherapie, so daß sich hier ein Zytostatikaversuch verbietet.

Eine besondere Bedeutung wird die Chemotherapie möglicherweise im Rahmen kombinierter Behandlungsverfahren erlangen. Mit der kombinierten Chemoradiotherapie erzielten einzelne Untersucher Remissionsraten um 50%.

# Literatur


Beyer J-H, Heyden H-W von, Bartsch H-H, Klee M, Nagel GA, Schuster R, Romatowski HJ von (1983) Intra-arterial perfusion therapy with 5-fluorouracil in patients with metastatic colorectal carcinoma and intractable pelvic pain. Recent Results Cancer Res 86:33−36

Davis HL (1982) Chemotherapy of large bowel cancer. Cancer 50:2638−2648

De Cosse JJ, Sherlock P (eds) (1981) Gastrointestinal cancer. Nijhoff, The Hague Boston London

Joss R, Goldhirsch A, Kappeler M, Nöthiger F, Greiner R, Brunner KW (1982) Das Magenkarzinom. Spontanverlauf, Behandlung und Prognose. Schweiz Med Wochenschr 112:290−296

Lokich JJ (ed) (1983) Primary and metastatic liver cancer. Semin Oncol 10/2

Lokich JJ, Skarin AT, Mayer RJ, Frei E (1977) Lack of effectiveness of combined 5-fluorouracil and methyl-CCNU therapy in advanced colorectal cancer. Cancer 40:2792

McDonald JS, Schein PS, Woolley PV (1980) 5-FU, doxorubicin and mitomycin (FAM) combination chemotherapy for advanced gastric cancer. Ann Intern Med 93:533−536

McDonald JS, Haller DG, Kisner DL (1982) Adjuvant chemotherapy in colon and gastric cancer. Recent Results Cancer Res 80:284−290

Moertel CG, Mittelman JA, Bakemeier RF, Engstrom P, Hanley J (1976) Sequential and combination chemotherapy of advanced gastric cancer. Cancer 38:678

Nagel GA, Scherpe A (1981) Chemotherapie des Ösophagus- und Kardiakarzinoms. Langenbecks Arch Chir 355:77−80

Proceedings of the 1977 workshop on large bowel cancer (1977) National large bowel cancer project Houston, Texas, January 21−23, 1977. Cancer 40:2405

Weber W, Nagel G (1977) Adjuvante Chemotherapie des Kolon- und Rektumkarzinoms. Konzepte und bisherige Resultate. Schweiz Med Wochenschr 107:840

# 26 Maligne Tumoren der Knochen und Weichteile

M. Varini

Sarkome werden als eine Klasse maligner Tumoren definiert, die weitgehend, aber nicht exklusiv aus dem mesenchymalen Bindegewebe stammen und sich durch gemeinsame morphologische Erscheinungen und klinisches Verhalten auszeichnen. Für praktische Zwecke können Sarkome in Knochensarkome, Weichteilsarkome und viszerale Sarkome unterteilt werden. In diesem Kapitel werden Knochen- und Weichteilsarkome besprochen, während einzelne viszerale Sarkome unter den entsprechenden Organtumoren diskutiert werden.

## Osteogenes Sarkom und andere maligne Knochentumoren

Maligne primäre Knochentumoren sind, im Gegensatz zu Skelettmetastasen aus extraossären Primärtumoren, mit einer Inzidenz von 1−2:100 000 jährlich selten, zeigen eine ausgesprochene Altersabhängigkeit mit Vorliebe für das jugendliche Alter und kommen wesentlich seltener vor als benigne primäre Knochentumoren (maligne:benigne = 1:7).

Relative Häufigkeit, Altersabhängigkeit und Lokalisation der primären Knochentumoren sind aus Tabelle 1 ersichtlich. Die zwei klinisch wichtigsten Formen sind das osteogene Sarkom (Osteosarkom) und das Ewing-Sarkom. Letzteres wird bei den pädiatrischen Tumoren (s. Kap. 29) abgehandelt.

## Definition, Vorkommen und Pathologie des osteogenen Sarkoms

Das Osteosarkom ist mit einer jährlichen Inzidenz von 1 auf 1 Mio. Einwohner in den USA das häufigste unter den primären malignen Knochentumoren. Mit einer Inzidenzhäufung zwischen dem 10. und 30. Lebensjahr ist es ein typischer Tumor des Adoleszentenalters. Das Verhältnis männlich:weiblich ist 2:1. In 60−80% der Fälle sind die Knochen der Extremitäten befallen. Am häufigsten kommt es in der Kniegegend (distale Femurmetaphyse oder proximale Tibiametaphyse) vor. Zweithäufigste Lokalisation ist der proximale Humerus, dann Fibula, Becken, Oberkiefer und andere Lokalisationen in abnehmender Häufigkeit. Die Ätiologie des Osteosarkoms ist unbekannt. Sein Auftreten wird häufig in Beziehung zu einem vorangegangenen Trauma gesetzt, obwohl eine Kausalität bisher noch nie gezeigt werden konnte. Es kommt bei M. Paget (ca.

**Tabelle 1.** Primäre maligne Knochen- und Knorpeltumoren. Relative Häufigkeit, Lokalisation und Altersverteilung

| Tumor | Häufigste Lokalisationen | Relative Häufigkeit [%] | Altersverteilung (80% der Fälle) [Jahre] | Inzidenzspitze [Jahre] |
|---|---|---|---|---|
| Osteosarkom | Femur, Tibia, Humerus | 40 | 10 – 55 | 10 – 20 |
| Chondrosarkom | Becken, Rippen, Femur, Schultergürtel | 20 | 25 – 65 | 50 – 60 |
| Ewing-Sarkom | Femur, Rippen, Tibia, Humerus | 10 | 10 – 30 | 10 – 20 |
| Fibrosarkom | Femur, Tibia | 5 | 25 – 60 | 30 – 40 |
| Riesenzelltumor | Femur, Tibia | – | 40 – 60 | 35 – 55 |
| Chordom | Wirbelsäule, Kreuzbein | – | 40 – 70 | 55 – 65 |
| Primäre Non-Hodgkin-Lymphome (Retikulosarkome) | | 5 | 15 – 70 | 50 – 60 |

0,2% der M.-Paget-Patienten) und in Knochen, die früher in ein Radiotherapiefeld einbezogen wurden, gehäuft vor.

## Pathologie

Das Osteosarkom ist ein mesenchymaler Tumor, der histologisch durch tumorbedingte Osteoidbildung charakterisiert ist. Zur Stellung der histologischen Diagnose muß der Nachweis von Osteoid, mindestens an vereinzelten Stellen, erbracht werden. Aufgrund des prädominierenden mesenchymalen zellulären Anteils werden 3 histologische Untertypen unterschieden: 1) fibroblastisch; 2) chondroblastisch und 3) osteoblastisch. Darüber hinaus wird von einzelnen Autoren noch eine seltene teleangiektatische Form beschrieben. Diese Unterformen können relativ differenziert oder stark anaplastisch erscheinen, wobei anaplastische Formen am häufigsten sind.

Nach der makroskopischen Erscheinung werden folgende 3 Präsentationen unterschieden:

1) Intraossär oder medullär: Diese häufige Form mit Entstehung im Knochenmarkkanal entspricht klinisch und im Verlauf dem klassischen Osteosarkom.
2) Periostal: mit Entstehung auf der äußeren Knochenoberfläche, v.a. des Femurs; der Verlauf ist oft weniger maligne.
3) Paraossär: seltenste Form mit Entstehung an der hinteren distalen Femuroberfläche, histologisch wenigen mitotischen Figuren und ausgesprochen langsamer spontaner Progredienz.

## Klinik, Diagnose und Stadieneinteilung

Lokaler Schmerz, meist von einer zunehmenden schmerzempfindlichen Weichteilschwellung begleitet, ist das häufigste initiale Symptom. Die Beschwerden sind häufig vage und werden vorangegangenen Traumen zugeschrieben. Eine pathologische Fraktur, gelegentlich als solche verkannt und als gewöhnlicher Bruch versorgt, kann die Erstmanifestation bei ausgedehnten osteolytischen Läsionen oder bei der teleangiektatischen Form sein. In ca. 60% der Fälle ist die alkalische Phosphatase erhöht, und in 20% bestehen klinisch stumme Lungenmetastasen schon bei Diagnose. Das meist charakteristische radiologische Bild (Durchsetzung der Knochenstruktur mit osteolytischen und osteoblastischen Bezirken, Kortikaliszerstörung, periostaler Reaktion) läßt, v. a. wenn der Prozeß am distalen Femurende lokalisiert ist, wenige Zweifel an der Diagnose zu.

Der infauste natürliche Verlauf dieses früher als extrem chemo- und radioresistent geltenden Tumors ist in früheren chirurgischen Serien verschiedentlich detailliert dokumentiert worden. Daten aus radiotherapeutischen Serien sind spärlich. In der Zusammenstellung von Friedmann u. Carter (1972) überlebten nur 19,7% von 1337 Patienten, die vor 1970 in verschiedenen Zentren chirurgisch behandelt wurden, 5 Jahre. Die Metastasierung erfolgt vorwiegend auf hämatogenem Weg, in den meisten Fällen in die Lungen. Vor allem aufgrund autoptischer Beobachtungen sind auch seltenere Metastasierungsorte wie Skelett, Leber, Nieren, Lymphknoten usw. bekannt. Die mittlere Zeit zwischen der primären chirurgischen Behandlung bis zum Auftreten von Lungenmetastasen beträgt 10 Monate, während ohne weitere Behandlung die durchschnittliche Überlebenszeit nach Auftreten von Lungenmetastasen 6 Monate beträgt.

Einzelne prognostische Faktoren haben einen starken Einfluß auf den Spontanverlauf und müssen bei der Interpretation therapeutischer Resultate berücksichtigt werden. Tumoren mit einem Durchmesser von mehr als 10 cm haben eine ungünstigere Prognose als kleinere Tumoren. Der Extremitätenbefall ist günstiger als das Auftreten am Becken oder an den Gesichtsknochen. Die ungünstigsten Extremitätenläsionen sind am Femur lokalisiert. Das paraossäre Osteosarkom hat einen besonders günstigen Verlauf, während die Prognose bei Patienten mit M. Paget infaust ist. Der prognostische Wert der Dauer der Symptome ist umstritten.

Die von einigen Autoren früher praktizierte präoperative Radiotherapie sowie Chemotherapieversuche vor 1970 haben die chirurgischen Resultate nicht wesentlich beeinflußt. Erst die Beobachtung von Remissionen unter Adriamycin oder hochdosiertem Methotrexat mit Citrovorumfaktor in den frühen 70er Jahren, haben die Behandlung dieses Tumors stark geändert. Dank verfeinerter Diagnostik, genau geplanten multimodalen Behandlungsstrategien und nicht zuletzt infolge einer anderen Grundeinstellung der Ärzte zu dieser Krankheit ist heute die Langzeitprognose wesentlich gebessert worden.

## Diagnostische Abklärungen

Bereits in der Abklärungsphase ist eine gut abgestimmte interdisziplinäre Zusammenarbeit erfahrener Spezialisten (Radiologie, Pathologie, Chirurgie, Radiotherapie, medizinische Onkologie und Rehabilitation) eine wesentliche Voraussetzung für optimale Therapieresultate. Die Abklärungsphase soll an dem Zentrum erfolgen, das auch die definitive Behandlung durchführen wird. Bei Verdacht auf ein Osteosarkom verfolgen die Abklärungsuntersuchungen folgende 3 Ziele: 1) histologische Sicherung der Diagnose und quantitative Erfassung histologischer Charakteristika; 2) genaue Feststellung der anatomischen Ausdehnung des Primärtumors; 3) Ausschluß oder Nachweis von Fernmetastasen.

Biopsie

Diese ist die wichtigste Untersuchung, die neben der Sicherung der Diagnose auch wichtige Informationen zur späteren Interpretation der Behandlungsergebnisse liefern kann. Sie wird stets offen durchgeführt; die Schnittführung erfolgt unter Berücksichtigung späterer chirurgischer Eingriffe und voraussichtlicher Rehabilitationsmaßnahmen. Zur Vermeidung einer lokalen Tumorausbreitung werden biopsiebedingte Hämatome möglichst verhindert.

Um repräsentatives Material zu gewinnen, soll die Biopsie unbedingt aus dem intramedullären Raum gewonnen werden, da häufig die Osteoidbildung in der Tumorperipherie ungenügend ist. Die definitive Therapieplanung darf nicht auf Schnellschnittuntersuchungen abgestellt werden. Aus diesem Grund müssen Biopsie und definitive chirurgische Behandlung in 2 separaten Schritten durchgeführt werden.

Radiologische und nuklearmedizinische Untersuchungen

Die genaue anatomische Darstellung der Ausdehnung des Primärtumors erfolgt durch geeignete Aufnahmen mit empfindlichen Filmen in mehreren Ebenen und mit dem Computertomogramm. Xerogramme sind zur feineren Darstellung befallener Weichteilpartien nützlich. Ein Arteriogramm kann für die Erfassung der Tumorausdehnung nützlich sein und ist, falls eine intraarterielle Chemotherapie in Frage kommt, unbedingt nötig. Die Ganzkörperskelettszintigraphie gibt Auskunft über die intraossäre Tumorausdehnung und kann gelegentlich auch Lungenmetastasen durch Anreicherung des Radioisotops sichtbar machen.

Die Suche nach Lungenmetastasen erfolgt primär durch konventionelle Thoraxbilder in 2 Projektionen. Wegen der wichtigen therapeutischen Konsequenzen wird bei negativen Thoraxbildern die Metastasensuche mit Ganzlungentomogrammen oder besser mit dem Computertomogramm weitergeführt.

Bei solitären Lungenherden ist der Verdacht wenn möglich zytologisch oder bioptisch zu sichern.

Von den blutchemischen Untersuchungen ist v. a. die alkalische Phosphatase von Bedeutung, da diese von einzelnen Autoren als Marker der Tumoraktivität oder des Ansprechens auf die Chemotherapie benutzt wird. Die Kontrolle von hämatologischen, Nieren- und Leberparametern ist wegen der später zu applizierenden Chemotherapie notwendig.

## Therapie

### Allgemeines

Die *primäre Behandlung* des nichtmetastasierenden osteogenen Sarkoms erfolgt mit kurativer Intention. Die therapeutische Strategie hat 2 Ziele: 1) lokale Kontrolle und 2) Verhinderung der Bildung von Fernmetastasen. Seitdem wirksame Zytostatika gegen das osteogene Sarkom bekannt sind (HDMTX, ADM), wird an den meisten Zentren die primäre Behandlung in Form einer multimodalen Strategie mit radikaler chirurgischer Entfernung des Primärtumors und adjuvanter Chemotherapie praktiziert. Inoperable Tumoren versucht man initial durch systemische bzw. intraarterielle regionale Chemotherapie operabel zu machen. Falls dies nicht gelingt, kann eine lokale Radiotherapie in den Behandlungsplan einbezogen werden.

Die *Therapie bei Fernmetastasierung* ist in erster Linie palliativ. In dieser Situation ist die Chemotherapie die Behandlung der Wahl und wird bei Bedarf durch chirurgische und/oder radiotherapeutische Maßnahmen ergänzt. Die chirurgische Entfernung von Lungenmetastasen kann zu einer wesentlichen Lebensverlängerung beitragen.

### Chirurgie

Die Chirurgie findet ihre hauptsächliche Indikation in der primären Therapie, wo ihr wesentlicher Beitrag in der Erzielung der lokalen Kontrolle liegt. Als alleinige Modalität wird die Chirurgie allerdings nur noch selten angewandt. Grundsätzlich kann sie sowohl vor als auch nach chemotherapeutischen Maßnahmen durchgeführt werden. Weitere Indikationen sind die Behandlung lokaler Rezidive und die Entfernung resezierbarer Fernmetastasen, v. a. in den Lungen.

Die am häufigsten vorkommenden *Extremitätenläsionen* wurden früher stets radikal mit Gliedamputation operiert. Seit der Einführung multimodaler Behandlungen wird an mehreren Zentren, wie bei den Weichteilsarkomen, immer mehr eine gliederhaltende konservative Chirurgie als Alternative zur Amputation in Betracht gezogen. Die heutigen prothetischen Möglichkeiten erlauben den Ersatz des ganzen Kniegelenks, evtl. mit totalem Femurersatz, und die

Applikation von Humerus-Schulter-Prothesen. Langfristige Resultate dieser prothetischen Substitutionen müssen jedoch noch abgewartet werden. Auch ist eine konservative Extremitätenchirurgie nur in höchstens 50% der Fälle möglich. Bei Läsionen, bei denen aus anatomischen Gründen eine chirurgische Radikalität mit histologisch tumorfreien Resektionsrändern nicht erwartet werden kann, muß eine Amputation durchgeführt werden. Die Entscheidung zwischen konservativer gliederhaltender Chirurgie und Amputation muß sehr sorgfältig aufgrund minutiöser Auswertung histologischer, nuklearmedizinischer, arteriographischer und computertomographischer Befunde gefällt werden.

Bei den selteneren *Stamm- und Gesichtsläsionen* ist es schwieriger, eine chirurgische Radikalität zu erreichen. Vor allem in diesen Fällen kann die Kombination mit Radiotherapie und intraarteriellen Zytostatikaperfusionen zur Anwendung kommen.

## Chemotherapie

### Allgemeines

Das osteogene Sarkom zählte lange zu den chemotherapieresistenten Tumoren. Mit einzelnen Substanzen wie Mitomycin C, L-PAM und Cyclophosphamid wurden objektive Remissionen um $10-15\%$ beobachtet. Ungefähr gleichzeitig mit der Entdeckung der Aktivität des Adriamycins berichteten Jaffe et al. (1981) über 42% objektive Remissionen mit hochdosiertem Methotrexat $(50-300 \text{ mg/kg KG i.v.})$ gefolgt von Citrovorumfaktor. Dadurch wurde die gesamte Behandlungsstrategie dieses Tumors revolutioniert. Zusammen mit dem später hinzugekommenen Cisplatin bilden HDMTX und ADM die z.Z. wirksamsten Medikamente zur Behandlung des osteogenen Sarkoms.

Die Aktivität der bis heute im metastasierenden Stadium geprüften Einzelsubstanzen ist in Tabelle 2 zusammengefaßt.

Tabelle 3 gibt Auskunft über die meistgebrauchten Polychemotherapien. Diese Resultate haben allerdings nur beschränkten Wert, da es sich um kleine Serien mit z.T. uneinheitlichen Remissionskriterien handelt. Wegen der Seltenheit dieses Tumors sind auch keine randomisierten Studien zum Vergleich verschiedener Chemotherapien durchgeführt worden. Es ist somit schwierig, Prioritäten zwischen einzelnen Chemotherapieprogrammen festzulegen. Eine realistische Einschätzung der Aktivität der Einzelsubstanzen Adriamycin, Methotrexat (hochdosiert) und Cisplatin liegt bei $20-30\%$ objektiven Remissionen, während diese bei Polychemotherapien zwischen $30-40\%$ liegen dürfte.

Obwohl die Überlegenheit des HDMTX gegenüber konventionelleren Dosierungen in Frage gestellt wurde, konnte bis heute die Aktivität gewöhnlicher Dosierungen nicht belegt werden. Nach Rosen ist die Aktivität der HDMTX von einer Schwellendosis abhängig. Diese liegt bei $8 \text{ g/m}^2$ bei ausgewachsenen Adoleszenten und bei $12 \text{ g/m}^2$ bei noch nicht ausgewachsenen Kindern. Eine Dosissteigerung bringt angeblich keine Erhöhung der Remissionsrate, während bei Unterschreitung derselben weniger Tumorrückbildungen gesehen werden.

**Tabelle 2.** Aktivität einzelner Substanzen beim Osteosarkom

| Substanz | Komplette Remission und Teil-remission/$n$ | Ansprechrate [%] |
|---|---|---|
| Cyclophosphamid | 4/28 | 14 |
| Melphalan | 5/32 | 16 |
| Actinomycin D | 2/25 | $\leqq 8$ |
| Mitomycin C | 11/76 | 14 |
| Vincristin | 0/21 | 0 |
| Hydroxyurea | 0/5 | 0 |
| DTIC | 2/14 | 14 |
| Adriamycin | 39/183 | 21 |
| Cisplatin | 12/66 | 18 |
| HDMTX | 13/31 | 42 [a] |
|  | 8/31 | 27 [b] |

[a] Teilremissionen > 25%
[b] Teilremissionen > 50%

**Tabelle 3.** Kombinationschemotherapie beim Osteosarkom

| Kombinationen | $n$ | Ansprechrate [%] |
|---|---|---|
| MMC, L-PAM, VCR | 28 | 21 |
| ADM, DTIC, VCR (ADIC) | 46 | 35 |
| CTX, VCR, ADM, DTIC (CYVADIC) | 29 | 24 |
| HDMTX, ADM | 13 | 54 |
| HDMTX, ADM, CTX | 16 | 25 |
| BLM, CTX, Act-D (BCD) | 13 | 62 |

## Resultate der adjuvanten Chemotherapie

Obwohl die adjuvante Chemotherapie heute fast überall routinemäßig angewandt wird und ihre Resultate z. T. vielversprechend sind, kann sie heute noch
nicht als etablierte Behandlungsmethode bezeichnet werden. Die meisten publizierten Serien mit adjuvanter Chemotherapie weisen nach 2–5 Jahren
40–60% Rezidivfreiheit auf. Diese Resultate sind in Tabelle 4 zusammengefaßt. Zum besseren Vergleich wird die Rezidivfreiheit nach 24 Monaten angegeben. Dieses Zeitintervall ist klinisch relevant, da nach den früheren chirurgischen Serien ¾ der Osteosarkome bereits während dieser Zeit rezidivierten. Die
meisten Chemotherapieregimes basieren auf AMD oder HDMTX, entweder als
Monotherapie oder in Kombination. Je nach Institution können Intensität und
Sequenz der Therapie stark differieren. Auch die Dauer der adjuvanten Behandlung kann zwischen 12 und 24 Monaten variieren. Bei neueren Studien hat

**Tabelle 4.** Adjuvante Chemotherapie beim Osteosarkom. (*V* Vincristin; *DFS* rezidivfreies Intervall)

| Gruppe | Regime | *n* | 2 Jahre DFS [%] |
|---|---|---|---|
| CALGB | ADM (20 mg/m² tgl., 3 mal), alle 4 Wochen | 88 | 56 |
| NCI, Mailand | ADM (75 mg/m²), alle 4 Wochen | 14 | 42 |
| Sidney Farber | V-HDMTX alle 3 Wochen | 12 | 42 |
| | V-HDMTX → ADM alle 3 Wochen | 22 | 62 |
| | V-HDMTX wöchentlich 4 mal → HDMTX + ADM alle 3 Wochen | 43 | 72 |
| NCI | ± V-DHMTX → BCG | 39 | 43 |
| CALGB | ADM | 32 | 50 |
| | versus | | |
| | ADM → HDMTX | 30 | 50 |
| Mayo-Klinik | V-HDMTX | | 52 |
| | versus | 37 | |
| | Beobachtung | | 52 |
| Stanford | HDMTX-CF → VCR, ADM, CTX | 29 | 48 |
| MSKCC | T4/5 V-HDMTX | 32 | 37 |
| | T7 | 23 | 63 |
| | T10 | 41 | 82 |
| SWOG | COMPADRI I | 44 | 55 |
| | II | 60 | 45 |
| | III | 44 | 50 |
| SWOG | CYVADIC | 31 | 61 |
| Universität Rochester | ADM + DDP | 19 | 84 |

DDP mit vielversprechenden Resultaten in adjuvante Regimes Eingang gefunden.

Die bisher besten Resultate stammen von Rosen et al. (1982), der nach einer Reihe von sukzessiv durchgeführten, sehr intensiven Chemotherapieprogrammen (Protokolle T 4, T 5, T 7 und T 10) mit dem Protokoll T 10 über eine Rezidivfreiheit von 82% nach einer medianen Beobachtungszeit von 22 Monaten berichtet. Die Protokolle T 7 und T 10 sind in Abb. 1 dargestellt; in beiden wird die Chemotherapie bereits präoperativ eingesetzt (s. unten).

Mit einer Ausnahme wurden alle Studien ohne randomisierten chirurgischen Kontrollarm durchgeführt. Dieser Umstand wird vielfach beanstandet, da sich im letzten Jahrzehnt die Patientenselektion des chirurgischen Krankenguts durch die neueren präziseren diagnostischen Möglichkeiten wesentlich geändert hat. Die Mayo-Klinik hat aufgrund ihrer gegenüber anderen Serien deutlich besseren chirurgischen Resultate den Wert der adjuvanten Chemotherapie in Frage gestellt. Große Erwartungen zur Klärung dieser Streitfrage werden in eine laufende multizentrische amerikanische Studie gesetzt, in der das T 10-Regime von Rosen mit alleiniger Chirurgie verglichen wird.

*T7-Protokoll*

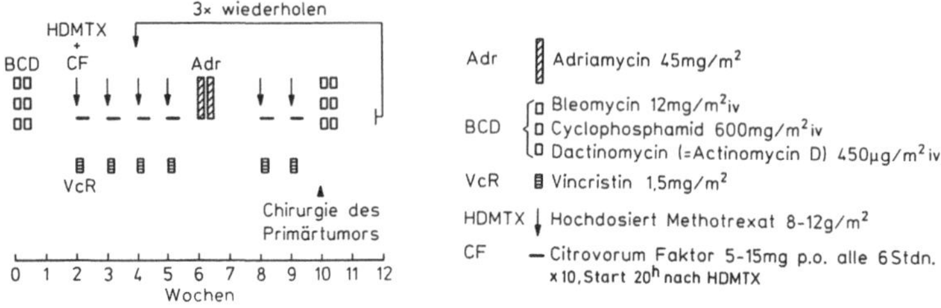



*T10-Protokoll*

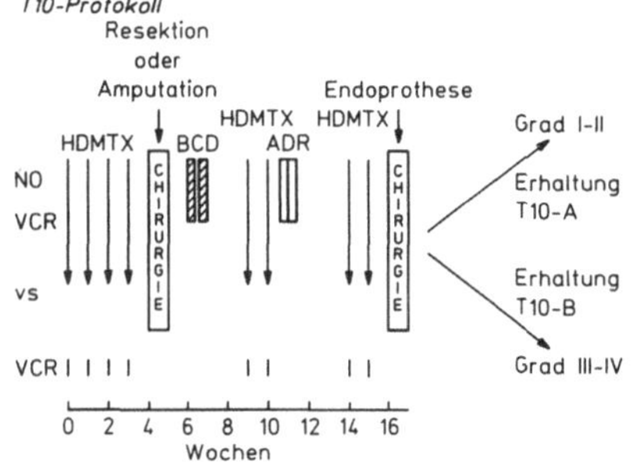



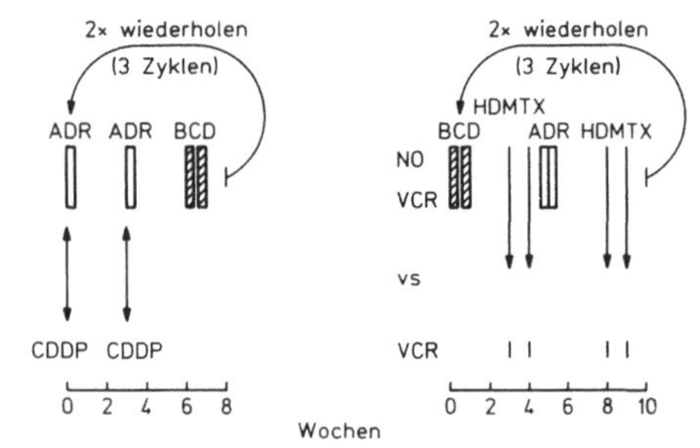



Resektion des Primärtumors oder Amputation 4 Wochen nach
Chemotherapiebeginn.
Patienten, die eine Endoprothese erhalten, werden erst nach
16 Wochen operiert.

*T10-Protokoll Induktionschemotherapie des Osteosarkoms (T10)*

HDMTX 8-12g/m² (Stop nach 12 resp. 16 Dosen)
Leucovorin 10-15mg p.o. 6-stündlich × 10, Start 20ʰ nach HDMTX
BCD.-Bleomycin 15mg/m²/täglich iv
Cyclophosphamid 600mg/m²/täglich iv
Dactinomycin 600µg/m²/täglich iv
Adriamycin (ADR) 30mg/m²/täglich iv

*T10-Protokoll Erhaltungschemotherapie des Osteosarkoms nach der
histologischen Remission des Primärtumors*

| Remissionsgrad I-II | Remissionsgrad III-IV |
|---|---|
| T10-A | T10-B |
| ADR 30mg/m²/täglich iv | Bleomycin 15mg/m²/täglich iv |
| CDDP 120 mg/m² oder 3mg/kg iv | Cyclophosphamid 600mg/m²/täglich iv |
| | Dactinomycin 600µg/m²/täglich iv |

**Abb. 1.** Die Protokolle T7 und T10 von Rosen am Memorial Sloan-Kettering Cancer Center.
In beiden Protokollen ist eine präoperative Chemotherapie bis zur definitiven lokalen chirurgischen Versorgung vorgesehen. Danach wird eine adjuvante Chemotherapie nach dem angegebenen Schema für weitere 6 Monate gegeben. Im Protokoll T10 richtet sich die postoperative Chemotherapie nach der histologischen Reaktion auf die präoperative Behandlung. Bei
schlechtem präoperativem Ansprechen (Grad I−II) Fortführung der Behandlung unter Einführung von DDP anstelle von HDMTX, bei gutem Ansprechen (Grad III−IV) Beibehaltung
des HDMTX im Behandlungsschema

Aus der Durchsicht aller Daten geht klar hervor, daß im Lauf der letzten 10
Jahre das Gesamtüberleben von Osteosarkompatienten gegenüber früher eindeutig besser geworden ist. Zu dieser Verbesserung haben neben der adjuvanten Chemotherapie folgende weitere Faktoren beigetragen: 1) effizientere
Diagnostik zur Metastasensuche (CT, Skelettszintigraphie und deshalb geän-
derte Patientenselektion aufgrund eines genaueren Stagings); 2) aggressivere
Chirurgie im Metastasierungsstadium; 3) aggressivere therapeutische Grundeinstellung der Krankheit gegenüber.

## Präoperative Chemotherapie

Es besteht heute eine zunehmende Tendenz zur präoperativen Chemotherapie, die entweder intraarteriell oder systemisch appliziert werden kann.

Zur präoperativen intraarteriellen Chemotherapie werden v. a. Adriamycin und/oder Cisplatin verwendet. Diese Applikationsart wurde zunächst zur Tumorreduktion vor einer gliederhaltenden Chirurgie eingesetzt. Die Resultate aus den bisher größten Serien lassen sich gut mit denen der radikalen Chirurgie vergleichen. Neuerdings findet die präoperative intraarterielle Chemotherapie auch bei Gesichts- und Stammläsionen Anwendung, d. h. dort, wo eine chirurgische Radikalität schwer zu erzielen ist.

Vom Konzept her wohl am interessantesten ist die von Rosen in seinen bereits besprochenen T7- und T10-Protokollen eingeführte *systemische präoperative Chemotherapie*. Sie erlaubt, die Tumorempfindlichkeit auf ein bestimmtes Medikament in vivo, nämlich bei der nachfolgenden Operation zu prüfen. Bei Unwirksamkeit können teure und toxische Substanzen wie das HDMTX aus dem Behandlungsprogramm gestrichen und durch andere ersetzt werden. Die Beurteilung des therapeutischen Resultats basiert auf dem Vergleich der Biopsie mit dem Operationspräparat aufgrund von eigens dazu entwickelten histologischen Beurteilungskriterien.

Nach dem chirurgischen Eingriff wird eine 30wöchige postoperative Chemotherapie angeschlossen, die in der Medikamentenwahl die präoperativ erzielten Resultate berücksichtigt.

*Zusammenfassend* besteht für das osteogene Sarkom heute noch keine Behandlung der Wahl. Alle vorliegenden Daten weisen auf die Nützlichkeit einer adjuvanten Chemotherapie hin, obwohl diese bisher nicht restlos durch randomisierte Studien bewiesen werden konnte. Die adjuvante Chemotherapie bleibt somit eine experimentelle Behandlung. Wegen der sehr limitierten Kasuistik und der vielen Spezialprobleme, die bei jedem einzelnen Patienten auftreten können, ist darauf zu achten, daß möglichst alle Patienten im Rahmen kontrollierter Protokolle an spezialisierten Zentren behandelt werden.

Insgesamt ist die Prognose des Osteosarkoms im letzten Jahrzehnt als Resultat verschiedener Faktoren, diagnostischer wie auch therapeutischer Art, deutlich besser geworden.

## Palliative Chemotherapie

Nach Ausschöpfung der Möglichkeiten der palliativen Chirurgie und bei Patienten, die nicht oder nur teilweise mit Chemotherapie vorbehandelt wurden, empfiehlt es sich, die gleichen Medikamente oder Medikamentenkombinationen wie bei adjuvanten Regimes (in erster Linie HDMTX, ADM und DDP in optimaler Dosierung) einzusetzen. Wegen der finanziellen und praktischen Implikationen soll zunächst die Tumorempfindlichkeit auf HDMTX in 4wöchentlichen Stößen von $8-12$ g/m$^2$ getestet werden. Sollte in dieser Zeit keine objektive Remission oder mindestens eine Rückbildung der alkalischen Phosphatase erzielt werden, so fällt das HDMTX für weitere therapeutische Überlegungen weg. Es ist wichtig, das eine normale Nierenfunktion bedingende HDMTX vor dem nephrotoxischen DDP anzuwenden. Die zu erwartenden Resultate mit diesen Medikamenten sind oben besprochen worden.

*Chemotherapieschemata*

Adjuvant:
Protokolle T 7 und T 10 nach Rosen in Rosenberg et al. (1982) (Abb. 1)
Palliativ:
1) VCR-HDMTX-CF: MTX 3−12 g/m², wöchentlich bis alle 3 Wochen.
2) ADM: 60−75 mg/m² i. v., alle 3−4 Wochen.
3) DDP: 120 mg/m² i. v., alle 3−4 Wochen.
4) ADM, CTX, HDMTX-CF: ADM 25 mg/m²/Tag i. v., Tage 1 und 2;
                        CTX 600 mg/m² i. v., Tag 3;        alle 4
                       ·MTX 100−300 mg/kg/m²,      Wochen
                             6-h-Infusion am Tag 14.
                       CF Antidot („rescue").
5) BCD: BLM 12 mg/m²/Tag i. v., Tage 1 und 2;
          CTX 600 mg/m²/Tag i. v., Tage 1 und 2;     alle 2 Wochen
          Act-D 0,45 mg/m²/Tag i. v., Tage 1 und 2.
6) ADIC, CYVADIC: s. „Weichteilsarkome"


**Spezielle Therapieprobleme**

Durchführung der hochdosierten Methotrexattherapie mit Citrovorumfaktor (HDMTX-CF)

*Allgemeines*
Man spricht von HDMTX, wenn MTX-Dosen ≧ 1 g appliziert werden, die sehr hohe intrazelluläre MTX-Konzentrationen erlauben und wahrscheinlich einen höheren zytotoxischen Effekt erzielen. Bei diesen sehr hohen Dosen wird der toxische MTX-Effekt durch genügende und zeitgerechte Verabreichung des MTX-Antagonisten Citrovorumfaktor (= CF, Leukovorin) verhindert. VCR wird häufig vor HDMTX zur Erhöhung der Zellmembranpermeabilität für MTX verabreicht, obwohl der klinische Wert dieser Maßnahme nicht gesichert ist.

Die *MTX-Toxizität* hängt von der MTX-Gewebeexpositionsdauer ($> 36−42$ h) und von einer Schwellenkonzentration von $10^{-8}−10^{-7}$ Mol/l ab, und nicht so sehr von der erreichten maximalen MTX-Plasmakonzentration. Da Knochenmark und Schleimhäute des Magen-Darm-Trakts die MTX-empfindlichsten Gewebe sind, sind Myelodepression und schwere Mukositiden die häufigsten Erscheinungen bei toxisch verlaufenden Behandlungen. Transitorische Transaminaseerhöhungen und seltene Hypersensibilitätsreaktionen können ebenfalls auftreten.

Die *MTX-Ausscheidung* erfolgt bei intakter Nierenfunktion und fehlenden Drittraumproblemen bis zu 80% innerhalb von 24 h renal. Bereits geringe Einschränkungen der Kreatininclearance (z. B. nach nephrotoxischen Medikamenten wie Cisplatin oder gewissen Antibiotika, bei unstabilen Kreislaufverhältnissen) können toxische MTX-Blutkonzentrationen über längere Zeit aufrecht erhalten. Das MTX ist in den hier gebrauchten hohen Dosierungen durch Ausfällung in den Nierentubuli selbst potentiell nephrotoxisch. Diese Komplikation wird weitgehend durch eine genügende Diurese und Alkalinisierung des Urins verhindert.

*Behandlungsrichtlinien*
Korrekt durchgeführt, ist die HDMTX-CF-Behandlung weitgehend untoxisch und nur unwesentlich myelosuppressiv. Nichtbeachtung aller Vorsichtsmaßnahmen oder mangelnde Erfahrung mit der Behandlungsmethode können letale Folgen haben (Knochenmarkaplasie, lebensbedrohende Mukositiden, Anurie). Diese Therapie gehört deshalb ausschließlich in die Hände des erfahrenen Spezialisten.

Als unentbehrliche Vorsichtsmaßnahmen (für Details s. einschlägige Literatur) gelten:

— strenge Beachtung der Kontraindikationen,
— strenge Überwachung von kritischen klinischen und Laborparametern (Diurese, Urinalkalinisierung, Flüssigkeitsbilanz, Kreatininspiegel),
— MTX-Spiegelbestimmung 24 h und 48 h nach Behandlungsbeginn,
— zeitlich exakte Leukovoringabe mit Dosiserhöhung bei MTX-Ausscheidungsstörungen.

*Kontraindikationen zur HDMTX-CF-Therapie:*
— febriler Infekt (Grippe, Pneumonie),
— Drittraumprobleme (Pleuraerguß, Aszites, Anasarka),
— Dehydrierung,
— bestehende Stomatitis oder Mukositis oder andere Zeichen von MTX-Toxizität,
— abnorme Creatininclearance,
— Bilirubin $\geq$ 1,2 mg% (20 µmol/l); LDH und SGOT $>$ 3fache Norm,
— Leukozyten $<$ 2000; Thrombozyten $<$ 50 000.


## Seltene Knochentumoren


Chondrosarkom


Das seltene reine Chondrosarkom stammt aus Knorpelgewebe und weist keine Osteosarkomanteile auf. Seine Abgrenzung gegenüber dem Osteosarkom ist grundsätzlich wichtig, da sich daraus klinische, therapeutische und prognostische Konsequenzen ergeben. Das Chondrosarkom wächst langsam, es weist eine ausgesprochene Tendenz zur lokalen Invasion und zum Lokalrezidiv auf. Eine Fernmetastasierung tritt selten und wenn überhaupt, sehr spät auf. Die wichtigste therapeutische Maßnahme ist die Operation. Mit einem adäquaten Ein-

griff kann eine dauerhafte lokale Kontrolle erreicht werden. Chondrosarkome
gelten als sehr radio- und chemotherapieresistent.

## Fibrosarkom

Das primäre Fibrosarkom des Knochens ist ein sehr seltener Tumor, der keine
Tendenz zur Bildung von Osteoid, Knorpel oder Knochen aufweist. Histolo-
gisch entspricht es dem Fibrosarkom der Weichteile und muß von benignen
Läsionen und vom Osteosarkom abgegrenzt werden. Es weist eine große Varia-
bilität in Wachstum und Aggressivität auf. Es kann lokal invasiv sein und hä-
matogen streuen. Die primäre Behandlung der Wahl ist chirurgisch. Rosen in
Rosenberg et al. (1982) schlägt ähnliche therapeutische Prinzipien wie für das
Osteosarkom vor, also eine prä- und postoperative Chemotherapie.

## Chondrome und Riesenzelltumoren

Chondrome und Riesenzelltumoren sind gut differenzierte Tumoren mit lokaler Aggressivität. Die Behandlung ist chirurgisch und zielt auf lokale Radikalität.

## Non-Hodgkin-Lymphome der Knochen

Non-Hodgkin-Lymphome der Knochen, früher als Retikulumzellsarkome bezeichnet, werden wie sonstige Non-Hodgkin-Lymphome behandelt und müssen
entsprechend abgeklärt werden. Die Krankheit ist systemischer Natur, weshalb
mit rein lokalen Maßnahmen kaum eine dauerhafte Kontrolle erzielt werden
kann.

# Weichteilsarkome

## Definition, Vorkommen und Pathologie

Diese seltenen Tumoren mit einer jährlichen Inzidenz von 1 auf 50 000 Einwoh-
nern stellen weniger als 1% aller malignen Tumoren dar. Außer dem kindlichen
Rhabdomyosarkom zeigen sie kein besonderes Prädilektionsalter.

Der Sammelbegriff „Weichteilsarkome" bezieht sich auf eine heterogene
Gruppe von Tumoren aus den Körperweichteilen, die viele gemeinsame Züge
bezüglich pathoanatomischem Bild, klinischer Präsentation und Spontanverlauf haben. Alle bisherigen Versuche, diese Tumoren aufgrund embryonaler,
funktioneller oder morphologischer Kriterien näher einzuteilen, müssen als un-

**Tabelle 5.** Relative Häufigkeit histologischer Untertypen von Weichteilsarkomen bei 1215 untersuchten Fällen (Nach Russel 1977)

| Typ | Häufigkeit [%] |
| --- | --- |
| Nicht klassierbar | 10 |
| Liposarkom | 18,2 |
| Rhabdomyosarkom | 19,3 |
| Synovialsarkom | 6,9 |
| Neurofibrosarkom | 4,9 |
| Fibrosarkom | 19,0 |
| Angiosarkom | 2,7 |
| Leiomyosarkom | 6,5 |
| Mesenchymom | 0,3 |
| Malignes fibröses Histiozytom | 10,5 |
| Andere | 1,7 |

vollständig betrachtet werden. Praktisch alle Weichteilsarkome stammen aus dem primitiven Mesenchym, obschon nicht exklusiv. Wie bei den Knochensarkomen weiß man sehr wenig über relevante epidemiologische und ätiologische Faktoren. Trotz häufiger Angabe eines Traumas spielt dies auch hier kaum eine ätiologische Rolle.

Vor 1965 war das Fibrosarkom die am häufigsten gestellte histologische Diagnose innerhalb der Weichteilsarkome. Seither wurde die große histologische Vielfalt dieser Tumoren allgemein erkannt und die früher übliche Bezeichnung „Fibrosarkom" mußte vielfach differenzierteren Diagnosen weichen. Nach der WHO-Nomenklatur werden bei den Weichteilsarkomen aufgrund ihres angenommen zellulären Ursprungs (und nicht aufgrund ihrer morphologischen Beschreibung) 20 histologische Untergruppen unterschieden.

Die wichtigsten sind mit ihrer Häufigkeit in Tabelle 5 aufgezählt. Bei sehr undifferenzierten Formen ist es vielfach nicht möglich, die Ursprungszellen zu benennen. Das Rhabdomyosarkom in seiner alveolären und embryonalen Form kommt v. a. bei Kindern vor und wird in Kap. 29 besprochen.

Die Angabe des histologischen „Grading" gehört heute als wichtigstes Merkmal der Malignität und der Prognose in die histologische Diagnose. Dieser Malignitätsgrad wird aufgrund mehrerer morphologischer Merkmale (Mitosenzahl, vorhandene Nekroseareale, Zellularität, Kernpolymorphismus, Zelltyp usw.) bestimmt. Grad I entspricht einem gut und Grad III einem schlecht differenzierten Sarkom.

## Klinik, Diagnose und Stadieneinteilung

Die Präsentation ist häufig die einer soliden, indolenten Masse im subkutanen Gewebe, in der Muskulatur oder zwischen den Muskelbündeln. Diese Masse ist häufig von einer fibrösen *Pseudokapsel* umgeben, die *keine* anatomische Barriere für die Tumorinfiltration darstellt. Weichteilsarkome sind dadurch charakterisiert, daß sie wegen Infiltration auch von solchen Gebieten, die weit vom Primärtumor entfernt sein können, eine ausgesprochene lokal-aggressive Tendenz aufweisen. Unabhängig vom histologischen Typ rezidivieren etwa die Hälfte der Fälle lokal innerhalb von 3 Jahren nach der chirurgischen Behandlung. Bei Anwendung moderner chirurgischer Grundsätze kann die Rezidivquote wesentlich reduziert werden. Das Lokalrezidiv ist prognostisch infaust, da es in ⅔ der Fälle Vorbote einer Fernmetastasierung ist. Etwa ⅓ der Weichteilsarkome, meist bei hohem Malignitätsgrad, entwickeln trotz adäquater lokaler Behandlung Fernmetastasen.

Die Lungen sind der weitaus häufigste Fernmetastasierungsort, seltener kommen Metastasen auch in Leber, ZNS, Skelett und anderen Organen vor. Regionäre Lymphknotenmetastasen sind beim Erwachsenen selten (5%), im Gegensatz zum kindlichen Rhabdomyosarkom. Deshalb bedürfen die regionären Lymphknotenstationen normalerweise keiner besonderen diagnostischen und therapeutischen Berücksichtigung. Mehr als ⅔ der Weichteilsarkome sind an den Extremitäten lokalisiert, während sich der Rest auf Stamm und Gesicht verteilt.

Die Fünfjahresüberlebensrate nach ausschließlich chirurgischer Behandlung bewegt sich bei den meisten früheren Serien um 40%, ist aber bei optimaler Chirurgie höher.

Die *diagnostische Abklärung* erfolgt nach den gleichen Grundsätzen wie beim Osteosarkom, insbesondere was Biopsie und radiologische Untersuchungen betrifft. Lediglich der alkalischen Phosphatase kommt keine besondere Bedeutung zu.

Die histologische Differentialdiagnose zwischen benignen, lokal invasiven und malignen Läsionen ist nicht immer einfach. Einzelne semimaligne Formen (desmoide Tumoren oder aggressive Fibromatose, Dermatofibrosarcoma protuberans) benötigen trotz fehlender Metastasierungstendenz sehr eingreifende lokale Maßnahmen, um wiederholte Lokalrezidive zu verhindern. Bei Rezidiven besteht allgemein eine Tendenz zu zunehmender Malignität.


## Stadieneinteilung, prognostische Faktoren

Nach heutiger Auffassung ist der histologische Malignitätsgrad der Weichteilsarkome neben der Tumorgröße der wichtigste prognostische Faktor, während dem histologischen Typ nur noch eine untergeordnete Rolle zuerkannt wird.

Das vom American Joint Committee Task Force on Soft Tissue Sarcoma vorgeschlagene Stagingsystem (Tabelle 6) umfaßt 4 Stadien (I−IV) und basiert auf TNM-Kategorien mit besonderer Berücksichtigung des histologischen Gradings. Die klinische Relevanz dieses Stagingsystems wurde von Russel (1977) an 702 Fällen nachgewiesen (Abb. 2).

**Tabelle 6.** Stadieneinteilungen für Weichteilsarkome auf Grund des TNM-Systems[a]

| Parameter | Merkmale | TNM-Kategorien | |
|---|---|---|---|
| Histologischer | Gut differenziert | G 1 | |
| Grad | Mäßig differenziert | G 2 | |
| | Schlecht differenziert bis undifferenziert | G 3 | |
| Tumorgröße | $< 5$ cm | T 1 | |
| | $> 5$ cm | T 2 | |
| | Invasion von Hauptgefäßen, Nerven, Knochen | T 3 | |
| Lymphknoten- | Keine | N 0 | |
| metastasen | Vorhanden | N 1 | |
| Fernmetastasen | Keine | M 0 | |
| | Vorhanden | M 1 | |
| Stadieneinteilungen unter Berücksichtigung des histologischen Gradings | | I A | G1 T1 N0 M0 |
| | | I B | G1 T2 N0 M0 |
| | | II A | G2 T1 N0 M0 |
| | | II B | G2 T2 N0 M0 |
| | | III A | G3 T1 N0 M0 |
| | | III B | G3 T2 N0 M0 |
| | | III C | Alle G, T1 oder T2, N1, M0 |
| | | IV A | Alle G, T3 N1 M0 |
| | | IV B | Alle G, T1 N0 M1 |

[a]  Nach dem System des American Joint Committee Task Force on Soft Tissue Sarcoma

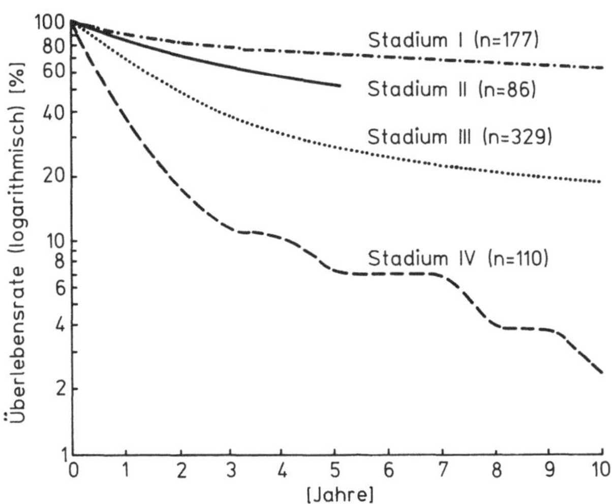


**Abb. 2.** Weichteilsarkome: Einteilung der Überlebensraten nach Stadien (Nach Russel 1977)

## Therapie

### Chirurgie

Aufgrund der Beziehung des resezierten Tumors zu den Operationsrändern kann man nach Enneking folgende Operationstypen unterscheiden:

1) *Intraläsionelle Exzision,* die meist zur Biopsie angewandt wird. Dabei bleiben immer makroskopische Residuen zurück, die einen zweiten Eingriff zur Radikaloperation bedingen.
2) *Marginale Exzision,* die häufig als Enukleation aus der Pseudokapsel praktiziert wird. Dabei werden praktisch immer, trotz häufig vermeintlicher Radikalität, mikroskopische Residuen zurückgelassen, die die Pseudokapsel überschritten haben. Entsprechend treten in 80−100% der Fälle Lokalrezidive auf.
3) *Weite Exzision,* die als En-bloc-Tumorentfernung mit großzügigen Resektionsrändern im Gesunden innerhalb der befallenen anatomischen Struktur durchgeführt wird. Die Lokalrezidivrate bewegt sich um 50%.
4) *Radikale Resektion,* die durch Amputation oder En-bloc-Entfernung der ganzen vom Tumor befallenen anatomischen Struktur (z.B. gesamte Muskelgruppe samt Ursprung und Ansatz, alle knöchernen oder Gelenkstrukturen im befallenen anatomischen Gebiet) nach den Prinzipien der sog. *kompartimentalen Chirurgie* durchgeführt wird. Bei Beachtung dieser Grundsätze ist in etwa der Hälfte der Fälle eine Amputation vermeidbar. Die Rezidivquote nach einer solchen radikalen Chirurgie beträgt ca. 20%.

### Radiotherapie

Früher wurden Weichteilsarkome als radioresistent betrachtet. Mit heutigen Hochvoltenergien und aufwendigen Bestrahlungsanordnungen haben kleine Läsionen ($< 5$ cm) mit 70−80 Gy in 7−8 Wochen eine gewisse Heilungschance. Die Lokalrezidivrate wird allerdings höher eingestuft als nach ausschließlich chirurgischer Therapie. Man nimmt hingegen an, daß mikroskopische Reste mit Dosen von 60 Gy sterilisiert werden können. Die Radiotherapie hat deshalb eine breite adjuvante Anwendung gefunden, obwohl nur wenig exakt erforschte Daten vorliegen.

### Chemotherapie

Monochemotherapie

Tabelle 7 faßt die Aktivität der bis heute geprüften Einzelsubstanzen zusammen. Die Einführung des Adriamycins hat einen wesentlichen Fortschritt in der Behandlung dieser Tumoren gebracht, und es bleibt bis heute das wirksamste

**Tabelle 7.** Monochemotherapie der Weichteilsarkome

| Substanz | Anzahl Remissionen/ Anzahl behandelte Fälle | Ansprech- rate [%] |
|---|---|---|
| Cyclophosphamid | 2/15 | 13 |
| Vincristin | 1/19 | 5 |
| Actinomycin D | 5/30 | 17 |
| Methotrexat | 9/49 | 18 |
| HDMTX-CF | 12/57 | 21 |
| Adriamycin | 96/357 | 27 |
| DTIC | 17/109 | 16 |
| Cisplatin | 6/73 | 8 |
| VP-16-213 | 3/52 | 6 |
| Vindesin | 3/46 | 6 |

Medikament. Eine realistische Einschätzung seiner Wirksamkeit liegt zwischen 25–35%, mit einer mittleren Remissionsdauer von 4–5 Monaten. Die Remissionsrate ist anscheinend vom histologischen Typ unabhängig. Ein weiteres wirksames Medikament ist auch das DTIC mit einer Remissionsrate von 17% in Serien von mehr als 100 Patienten. Herkömmliche Medikamente wie VCR, Act-D und CTX haben höchstens eine marginale Aktivität. Neuerdings besteht ein erhöhtes Interesse für das Ifosfamid, das nach vorläufigen Resultaten, die noch der Bestätigung bedürfen, eine höhere Aktivität als das Analog Cyclophosphamid aufweist. Eine gewisse Wirksamkeit wird auch für das MTX angegeben, die jedoch auch unter Einsatz von HDMTX-CF-Regimes nicht wesentlich gesteigert werden konnte.

Die Resultate mit neueren Substanzen wie DDP, VP-16-213 und VDS sind leider enttäuschend geblieben.


Polychemotherapie

Detaillierte und zusammenfassende Angaben zur Polychemotherapie können in den ausführlichen Übersichtsarbeiten von Bramwell und Pinedo (1979 und 1980), Bonadonna und Santoro (1982), sowie Rosenberg et al. (1982) gefunden werden.

Die wichtigsten Resultate sind in Tabelle 8 zusammengestellt. Die gebräuchlichsten Schemata beziehen sich auf die Erfahrung von Gottlieb und bauen auf der Kombination ADM/DTIC (ADIC) auf, die später zum Schema CYVADIC (CTX + VCR + ADIC) erweitert wurde. Das ADIC hat nach einer großen Studie eine Remissionsrate von 47%, während CYVADIC 51% aufweist; der Beitrag von CTX und VCR ist somit fraglich. Nach einer anderen Studie ergab CYVADIC (in 4wöchentlichen statt 3wöchentlichen Intervallen) sogar nur 37% Remissionen. Es scheint, daß nur vollständige Remissionen in der Lage sind, eine wesentliche Lebensverlängerung herbeizuführen.

**Tabelle 8.** Resultate einiger Kombinationschemotherapien bei
den Weichteilsarkomen

| Schema | $n$ | Komplette Remission + Teil-remission [%] |
|---|---|---|
| ADIC | 192 | 47 |
| CYVADIC I | 118 | 59 |
| CYVADIC II | 193 | 52 |
| CYVADACT | 199 | 40 |

Andere Polychemotherapien mit Zusatz von MTX oder HDMTX-CF,
Act-D oder Methyl-CCNU brachten keine Besserung der genannten Resultate.


## Interdisziplinäres Behandlungskonzept

Obwohl eine multimodale Behandlung grundsätzlich in allen klinischen Situationen (Primärtumor, Lokalrezidiv oder Fernmetastasen) in Frage kommt, erlangt sie bei der primären Behandlung besondere Bedeutung.

Die *Primärbehandlung* hat als therapeutisches Ziel die Verhinderung des
Lokalrezidivs und der Fernmetastasierung. Die Chirurgie bleibt nach wie vor
die wichtigste Modalität, häufig allerdings um den Preis großer entstellender
Eingriffe oder einer Gliedamputation. Durch besseres Verständnis der biologischen Eigenheiten dieser Tumoren und seit der Einführung von Hochvoltbe-
strahlungsenergien ist es nun möglich, bei gut selektionierten Patienten mit
sorgfältig gewählten gliederhaltenden Eingriffen eine gleiche lokale Kontrolle
wie mit der Amputation zu erreichen. Der Erfolg hängt wesentlich von der
sorgfältigen präoperativen anatomischen Beurteilung ab. Aufgrund einer retrospektiven Analyse von 300 Fällen zeigt Lindberg (1981), daß die Fünfjahresre-
sultate nach gliederhaltender optimaler Chirurgie und postoperativer Radiotherapie mit denen einer radikalen Chirurgie vergleichbar sind. Dadurch konnte in 84,5% der Extremitätenläsionen ein funktionierendes Glied erhalten bleiben. Vorläufige Resultate einer prospektiven randomisierten Studie scheinen
die Gleichwertigkeit von Gliedamputation und gliederhaltender Chirurgie, gefolgt von postoperativer Radiotherapie, zu bestätigen.

Bei optimaler lokaler Behandlung ist das Auftreten von Fernmetastasen der
eigentliche limitierende Faktor. Während Fernmetastasen bei niedriggradigen
Läsionen kaum auftreten, sind sie die Regel bei Tumoren mit einem hohen Malignitätsgrad. Somit stellt sich die Frage nach der Indikation einer adjuvanten
Chemotherapie. Einige nichtrandomisierte Studien zeigen im Vergleich mit historischen Kontrollen einen Vorteil der adjuvanten Chemotherapie bei hoch-
gradiger Malignität.

Kürzlich publizierte Resultate einer randomisierten Studie (Rosenberg
1983) bestätigen den Nutzen der adjuvanten Chemotherapie für hochmaligne
Extremitätenläsionen. Nach durchschnittlich 3 Jahren Beobachtungszeit sind

92% (3/37) der mit ADM/CTX gefolgt von HDMTX behandelten Patienten rezidivfrei, im Vergleich zu 60% (9/28) bei der Kontrollgruppe. In die gleiche Richtung weisen auch andere Daten mit adjuvantem ADM/DTIC/CTX bei Patienten mit hochmalignen Läsionen.

Bei Stamm- und Gesichtsläsionen, die bekanntlich schwierige therapeutische Probleme bieten, scheint die Chemotherapie nicht wesentlich zur Verlängerung der rezidivfreien Zeit beizutragen.

*Zusammenfassend* wird in einem hohen Prozentsatz von Weichteilsarkomen eine gute lokale Kontrolle mit optimaler radikaler Chirurgie allein oder in Kombination mit Radiotherapie erreicht, falls moderne Behandlungskriterien befolgt werden. Zur Kontrolle der hohen Fernmetastasierungsrate bei hochgradig malignen Histologien sind erste Daten zumindest für Extremitätenläsionen vielversprechend. Für die prognostisch ungünstigen Gesichts- und Stammläsionen liegen noch keine schlüssigen Daten vor. Die adjuvante Chemotherapie dieser Tumoren hat somit experimentellen Charakter und sollte nur im Rahmen von Studienprotokollen an spezialisierten Institutionen erfolgen.

· Vor allem folgende Fragen zur adjuvanten Chemotherapie bedürfen einer klaren Antwort: 1) Definition der behandlungsbedürftigen Risikogruppen nach Grading und evtl. Histologie; 2) optimale Chemotherapiekombination; 3) optimale Behandlungsdauer.

*Chemotherapieschemata*

| ADIC | ADM 60 mg/m² i. v., Tag 1; | |
| | DTIC 250 mg/m² i. v., Tage 1−5 | Alle 3 Wochen |
| CYVADIC I | CTX 500 mg/m² i. v., Tag 1; | |
| | VCR 1,5 mg/m² i. v., Tage 1 und 5; | |
| | ADM 60 mg/m² i. v., Tag 1; | alle 3 Wochen |
| | DTIC 250 mg/m² i. v. Tage 1−5. | |
| CYVADIC II | CTX 500 mg/m² i. v., Tag 2; | |
| | VCR 1,5 mg/m² i. v., Tag 1, 8, 15 (maximal 7mal); | |
| | ADM 50 mg/m² i. v., Tag 2 | Alle 3 Wochen |
| | DTIC 250 mg/m² i. v., Tage 1−5 | |
| CYVADACT | CTX 500 mg/m², i. v., Tag 2; | |
| | VCR 1,5 mg/m², i. v., Tag 1, 8, 15 (maximal 7mal); | |
| | ADM 50 mg/m², i. v., Tag 2; | Alle 3 Wochen |
| | ActD 0,3 mg/m², i. v., Tage 3−5 (maximal 0,5 mg). | |

## Spezielle Therapieprobleme

Die *präoperative Chemotherapie* ist wie beim osteogenen Sarkom eng mit dem Problem der konservativen Chirurgie verknüpft. Sie wird v. a. mit ADM-Infusionen bei folgenden Indikationen angewandt: 1) Vorbereitung einer gliederhaltenden Chirurgie; 2) Tumorreduktion von Stamm- bzw. Gesichtsläsionen, die sonst nicht radikal operiert werden können.

Nach gewissen Berichten (Eilber et al. 1980) kann die Lokalrezidivrate mit präoperativer intraarterieller Chemotherapie, gefolgt von gliederhaltender Chirurgie, auf unter 5% gesenkt werden. Diese Behandlungsstrategie wird zur Zeit nur von einzelnen Zentren befolgt, weshalb sie vorläufig noch als experimentell betrachtet werden muß.

# Mesotheliom

T. KRONER

## Epidemiologie

Das Mesotheliom ist relativ selten. Zuverlässige Zahlen zur Inzidenz fehlen. In der Schweiz (Kanton Zürich) findet sich ein Mesotheliom bei 1,5‰ aller Autopsien von Erwachsenen, in der BRD bei 2,1‰. Zwei Drittel der Patienten sind zwischen 40 und 70 Jahre alt, Männer sind zwei- bis dreimal häufiger betroffen als Frauen.

Auf besonderes Interesse stößt die Beziehung zu Asbeststaub, seit 1960 erstmals über das gehäufte Vorkommen von Mesotheliomen bei Arbeitern in südafrikanischen Asbestminen berichtet wurde. Seither wurde wiederholt bestätigt, daß bei 50−70% der Mesotheliome anamnestisch eine Asbestexposition festgestellt werden kann. In Risikogruppen mit starker und langer Asbestexposition beträgt die Inzidenz etwa 2−3%. Die Latenzzeit zwischen Asbestexposition und Manifestation des Mesothelioms beträgt 20 bis 40 Jahre. Dies und die gelegentlich kurze Dauer der Exposition erklären die Schwierigkeiten, anamnestisch verläßliche Angaben über eine Asbeststaubexposition zu erhalten. Die lange Latenzzeit erklärt auch, weshalb trotz zunehmend strengen arbeitshygienischen Vorschriften noch für längere Zeit nicht mit einer Abnahme der Mesotheliomfälle zu rechnen ist. Versicherungsrechtlich ist das Mesotheliom in der Schweiz und in Deutschland als Berufskrankheit anerkannt.

## Klinik und Diagnose

Das maligne Mesotheliom ist ein Tumor der serösen Oberflächen der Pleura oder des Peritonäums. In größeren Serien finden sich 60−85% pleurale und etwa 15−40% peritoneale Mesotheliome. Selten ist der Tumor im Perikard oder der Tunica vaginalis des Hodens lokalisiert.

Das *pleurale Mesotheliom* manifestiert sich mit Thoraxwandschmerz oder Dyspnoe. Meist liegt gleichzeitig ein Erguß vor. Die Ergußzytologie ist oft negativ; bei Vorliegen von Tumorzellen ist die sichere Unterscheidung zwischen Mesotheliom- und Karzinomzellen meist unmöglich. Zytochemische Untersuchungen sowie die Bestimmung der Hyaluronsäure im Erguß sind im Einzelfall wenig hilfreich. Auch die Nadelbiopsie der Pleura erlaubt oft keine eindeutige histologische Diagnose. Eine Thorakoskopie oder Thorakotomie ist meist erforderlich, um genügend Material für die genaue histologische Diagnose zu gewinnen. Die Computertomographie ist wertvoll zur Bestimmung der Ausdehnung des Tumors.

Auch bei früher Diagnosestellung ist meist bereits die parietale und viszerale Pleura diffus infiltriert. Der Verlauf ist charakterisiert durch eine zunehmende Ummauerung und Infiltration der Lungen sowie eine Infiltration des Mediastinums, der Thoraxwand und des Diaphragmas.

Das *peritoneale Mesotheliom* wird meist aufgrund eines Aszites oder von uncharakteristischen Abdominalbeschwerden festgestellt. Später tritt häufig ein Ileus auf.

### Differentialdiagnose

In erster Linie ist das Mesotheliom von einem in die Pleura einwachsenden peripheren Bronchuskarzinom abzugrenzen. Dies ist klinisch und histologisch oft außerordentlich schwierig. Ein positiver zytologischer Befund in Sputum oder Bronchialsekret spricht gegen das Mesotheliom. Auch Pleura- resp. Peritonealkarzinosen anderer Karzinome können zu differentialdiagnostischen Problemen führen. Pleurale Plaques oder eine interstitielle Lungenfibrose als radiologische Zeichen einer Asbest-Exposition finden sich bei 20% der pleuralen und 50% der peritonealen Mesotheliome. Ihr differentialdiagnostischer Wert ist beschränkt, da auch das Bronchuskarzinom nach Asbest-Exposition gehäuft vorkommt.

### Histopathologie

Entsprechend seiner Abstammung vom Coelom-Epithel kann das Mesotheliom epitheliale oder mesenchymale Strukturen bilden. Man unterscheidet deshalb folgende histologische Typen:

epithelialer     = tubulopapillärer Typ
mesenchymaler = fibrosarkomatöser Typ
gemischter      = biphasischer Typ

Der epitheliale Typ ist von einem Adeno-Karzinom gelegentlich kaum zu unterscheiden. Bei klinischem Verdacht auf ein Mesotheliom können elektronenmikroskopische und histochemische Untersuchungen oft weiterhelfen.

### Prognostische Faktoren

Mediane Überlebenszeiten in Abhängigkeit von verschiedenen prognostischen Faktoren sind in Tabelle 1 dargestellt. Die Ausdehnung des Tumors hat ebenfalls prognostische Bedeutung; eine allgemein akzeptierte Stadien-Einteilung liegt jedoch nicht vor.

### Grundsätze der Therapie

Die Therapie des Mesothelioms ist unbefriedigend, eine Heilung auch in frühen Stadien ist praktisch in allen Fällen unmöglich; Die mediane Überlebens-

**Tabelle 1.** Prognostische Faktoren und Überlebenszeit

|  | Mediane Überlebenszeit nach Stellung der Diagnose Monate |
| --- | --- |
| *Histologie* |  |
| Epithelial | 13,7 |
| Biphasisch | 9,8 |
| Fibrosarkomatös | 7,0 |
| *Alter* |  |
| < 65 Jahre | 13,0 |
| ≧ 65 Jahre | 8,5 |
| *Lokalisation* |  |
| Pleura | 12,9 |
| Peritoneum | 7,0 |

zeit nach Stellung der Diagnose beträgt lediglich 12 Monate. Der palliativen Behandlung von Schmerzen und Ergüssen (siehe Kapitel 8) kommt deshalb beim Mesotheliom erstrangige Bedeutung zu.

*Chirurgie.* Die Rolle der Chirurgie beschränkt sich meist auf die diagnostische Thorakotomie. Eine Heilung durch radikale Operationen (erweiterte Pleurapneumektomie mit Entfernung von Zwerchfell und Perikard) wurde in Einzelfällen postuliert. Die Indikation zu diesem Eingriff ist wegen der hohen Komplikationsrate bei geringer Erfolgsaussicht sehr umstritten. Durch eine partielle, parietale Pleurektomie kann oft eine weitere Ergußbildung verhindert werden. Es ist fraglich, ob die durch diesen Eingriff erzielte Reduktion des Tumorvolumens für eine nachfolgende Radio- oder Chemotherapie von Bedeutung ist. Eine längere Überlebenszeit von partiell pleurektomierten Patienten wurde beschrieben. Wahrscheinlich ist sie eher durch das frühe, noch operable Stadium als durch den Eingriff zu erklären.

*Radiotherapie.* Das Mesotheliom gilt nicht als sehr strahlenempfindlich. Zur Kontrolle großer Tumorvolumina sind in der Regel Dosen über 50 Gy nötig. Solche hochdosierten Bestrahlungen können zu wertvoller Palliation lokaler Symptome führen. Der Wert einer postoperativen Radiotherapie nach partieller Pleurektomie wird gegenwärtig untersucht.

*Chemotherapie.* Die Chemotherapie des malignen Mesothelioms ergibt vorläufig wenig befriedigende Resultate. Adriamycin gilt als aktive Einzelsubstanz, mit der in kleinen Serien Remissionsraten bis 45% erreicht wurden. Es scheint jedoch, daß die Aktivität von Adriamycin überschätzt wurde. In einer größeren prospektiven Untersuchung an 51 Patienten wurde mit Adriamycin eine Remissionsrate von nur 14% erreicht. Eine gewisse Aktivität zeigen möglicherweise auch Cyclophosphamid, 5-Fluoro-uracil, 5-Azacytidin und Cisplatinum. Mit adriamycinhaltigen Kombinationen werden Remissionsraten von 8 – 40% angegeben. Es handelt sich dabei meist um partielle Remissionen von wenigen Monaten Dauer. Die Überlegenheit dieser Kombinationen über Adriamycin als Einzelsubstanz wurde bis jetzt nicht bewiesen.

Die Indikationen zur Chemotherapie des malignen Mesothelioms sind nicht gesichert. Ein Therapieversuch ist bei einem progredienten Tumor mit sonst nicht zu behebenden Symptomen oft angezeigt.

Es ist denkbar, daß die therapeutischen Resultate durch kombinierten Einsatz von Chirurgie, Radiotherapie und Chemotherapie in früheren Krankheitsstadien verbessert werden können. Entsprechende Untersuchungen sind im Gange. Vor einer unkritischen Kombination verschiedener therapeutischer Modalitäten ist aber zu warnen, da bei der Kombination von großvolumiger Radiotherapie mit Adriamycin eine erhöhte Toxizität an den Thoraxorganen zu erwarten ist.

*Empfohlene Chemotherapieschemata*

|       | Adriamycin      | 50 mg/m² iv Tag 1    |
|-------|-----------------|----------------------|
|       | Cyclophosphamid | 750 mg/m² iv Tag 1   |
|       | alle 3 Wochen   |                      |
| oder: | Adriamycin      | 50 – 70 mg/m² iv     |
|       | alle 3 Wochen   |                      |

# Literatur


Aisner J, Wiernik PH (1981) Chemotherapy in the treatment of malignant mesothelioma. Semin Oncol 8:335

Bonadonna G, Santoro A (1982) Bone and soft tissue sarcomas. In: Pinedo HM (ed) Cancer chemotherapy 1982, Vol 4, Excerpta Medica, Amsterdam, 373–396

Bramwell VHC, Pinedo HM (1979) Bone and soft tissue sarcomas. In: Pinedo HM (ed) Cancer chemotherapy 1979, Vol 1, Excerpta Medica, Amsterdam, 424–450

Bramwell VHC, Pinedo HM (1980) Bone and soft tissue sarcomas. In: Pinedo HM (ed) Cancer chemotherapy 1980, Vol. 2, Excerpta Medica, Amsterdam, 393–413

Eilber FR, Mirra JJ, Grant TT et al. (1980) Is amputation necessary for sarcomas? A seven-year experience with limb salvage. Ann Surg 192:421–437

Enneking WF, Spanier SS, Malower NM (1981) The effect of the anatomic setting on the results of surgical procedures for soft parts sarcoma of the thigh. Cancer 47:1005–1022

Friedmann MA, Carter SK (1972) The therapy of osteogenic sarcoma. Current status and thoughts for the future. J Surg Oncol 4:482–510

Jaffe N, Link MP, Cohen D et al. (1981) High dose methotrexate in osteogenic sarcoma. Natl Cancer Inst Monogr 56:201–206

Lange B, Levine AS (1982) Is it ethical not to conduct a prospectively controlled trial of adjuvant chemotherapy in osteosarcoma? Cancer Treat Rep 66:1699–1704

Lindberg RD, Martin RG, Romsdahl MM et al. (1981) Conservative surgery and postoperative radiotherapy in 300 adults with soft-tissue sarcomas. Cancer 47:2391–2397

Morton DL, Eilber FR (1982) Soft tissue sarcomas. In: Holland JF, Frey E III (eds) Cancer medicine, Lea & Febiger, Philadelphia, 2141–2157

Murray JA, Sutow WW, Martin RG et al. (1982) Bone and cartilage tumors. In: Cancer medicine, Holland JF, Frei E III (eds) Lea & Febiger, Philadelphia, 2159–2179

Rosen G, Nierenberg A (1982) Chemotherapy for osteogenic sarcoma: An investigative method not a receipt. Cancer Treat Rep 66:1687–1697

Rosenberg SA, Suit HD, Baker LH, Rosen G (1982) Sarcomas of the soft tissue and bone. In: De Vita VT, Hellman S, Rosenberg SA. Cancer. Principles and practice of oncology, Lippincott, Philadelphia Toronto, 1036–1093

Rosenberg SA, Tepper J, Glatstein E et al. (1983) Prospective randomized evaluation of adjuvant chemotherapy in adults with soft tissue sarcomas of the extremities. Cancer 52:424–434

Russel WO, Cohen J, Enzinger F et al. (1977) A clinical and pathological staging system for soft tissue sarcomas. Cancer 40:1562–1570

Yarbro JW, Bomstein RS, Mastrangelo MJ (eds) (1981) Soft tissue sarcoma. Semin Oncol 8:129–240

# 27 Hirntumoren, Tumoren endokriner Organe und Thymom

T. KRONER

## Hirntumoren beim Erwachsenen

### Epidemiologie und Klassifikation

Die Inzidenz der Hirntumoren liegt bei 4,5 − 6 jährlichen Neuerkrankungen pro 100 000 Einwohner. Etwa 2% aller Malignomtodesfälle im Erwachsenenalter sind durch primäre Tumoren des ZNS bedingt.

Eine einheitliche Einteilung hat sich bis jetzt nicht durchgesetzt. Neben unterschiedlichen histologischen Klassifikationen verwirren unterschiedliche Bezeichnungen des Malignitätsgrades. Dieser bezieht sich bei den meisten Autoren auf histologische Kriterien. Grad I und II bezeichnen differenzierte, III und IV undifferenzierte und anaplastische Tumoren. Dabei entspricht etwa das Astrozytom IV dem Glioblastoma multiforme der konventionellen Terminologie. Morphologisch und klinisch bestehen fließende Übergange zwischen Astrozytomen III und IV und Glioblastomen. Es hat sich deshalb eingebürgert, diese Tumoren gemeinsam als *maligne Gliome* zu bezeichnen.

Histologisch differenzierte ZNS-Tumoren (Grade I und II) werden auch benigne genannt. Es ist aber zu beachten, daß die meisten sog. benignen Gliatumoren letal verlaufen und sich die Benignität nur auf die im Vergleich zu den malignen Gliomen lange Überlebenszeit bezieht. Auch „benigne" Membrantumoren wie Meningeome und Neurinome können bei Inoperabilität oder ungünstiger Lokalisation einen letalen Verlauf nehmen. Tabelle 1 gibt eine Übersicht über die häufigsten primären ZNS-Tumoren. In über der Hälfte handelt es sich um Gliome. Diese sind beim Erwachsenen zu 90% im Großhirn lokalisiert. Die für das Kindesalter typischen, meist infratentoriellen ZNS-Tumoren werden in Kap. 29 besprochen. Sie treten gelegentlich auch bei Erwachsenen auf. Ihre Behandlung richtet sich im Kindes- und Erwachsenenalter nach den gleichen Prinzipien.

### Symptome und Diagnostik

Je nach Lokalisation und Wachstumsgeschwindigkeit verursachen Hirntumoren unterschiedliche Symptome. Diese lassen sich auf Erhöhung des Hirndrucks oder auf Störungen lokaler Funktionen zurückführen. Die radiologische

**Tabelle 1.** ZNS-Tumoren im Erwachsenenalter

| Tumortypen | Häufigkeit [%] | Mittlere Überlebenszeit |
|---|---|---|
| *Gliome* | | |
| Astrozytome III/IV | } 50 | 4 – 10 Monate |
| Glioblastoma multiforme | | |
| Astrozytome I/II | 12 | 2 –  8 Jahre[a] |
| Oligodendrogliom | 4 | 4 –  5 Jahre |
| Ependymom | 2 | 2 – 10 Jahre |
| Medulloblastom | 1 | 3 –  4 Jahre |
| *Membrantumoren* | | |
| Neurinom | 10 | [b] |
| Meningeom | 15 | [b] |
| *Embryoblastische Tumoren* | | |
| Kraniopharyngeom | 1 | 4 –  6 Jahre[a] |
| *Mesenchymale Tumoren* | | |
| Zerebelläres Hämangioblastom | 1 | [b] |

[a] Selten chirurgisch radikal resezierbar
[b] Häufig durch chirurgische Resekton heilbar

Diagnostik der Hirntumoren wird heute von der Computertomographie dominiert. Ergeben Anamnese oder neurologische Untersuchungen Hinweise auf das
Vorliegen eines Hirntumors, ist in der Regel eine Computertomographie als
nächster diagnostischer Schritt indiziert. Auch mit dieser Untersuchung sind allerdings kleinere Tumoren, v. a. in der Nähe der Schädelbasis, schwierig nachzuweisen. Wertvoll ist die Computertomographie auch zur Verlaufskontrolle
bei behandelten Tumoren; hier hat auch die Hirnszintigraphie ihre Bedeutung
behalten. Die Indikation zur Angiographie der Hirngefäße wird vom Neurochirurgen gestellt; sie dient in erster Linie der präoperativen Darstellung der
Gefäßversorgung des Tumors. Eine Lumbalpunktion ist bei Verdacht auf Hirndruckerhöhung nur bei speziellen Fragestellungen erlaubt. Für die histologische Diagnose ist ein neurochirurgischer Eingriff nötig. Außer bei sehr ungünstiger Lage des Tumors sollte darauf nicht verzichtet werden.

## Prognose und Grundsätze der Behandlung

Tabelle 1 zeigt die Prognose einiger primärer Hirntumoren beim Erwachsenen.
Sie sind mit wenigen Ausnahmen unheilbar. Besonders schlecht ist die Prognose der häufigen malignen Gliome: Nur 10% dieser Patienten überleben die
Operation länger als 2 Jahre.

*Chirurgie:* Neurochirurgisch können mit guten Resultaten v.a. nichtgliale ZNS-Tumoren angegangen werden. So sind bei Meningeomen und Neurinomen Radikaloperationen mit hoher Heilungschance bei entsprechenden Lokalisation möglich, meist auch bei Kleinhirnhämangioblastomen. Selten ist ein radikaler chirurgischer Eingriff auch beim Kraniopharyngeom durchführbar. Das zystische zerebelläre Astrozytom ist der einzige gliale Tumor, bei dem eine kurative Radikaloperation gelegentlich gelingt. Bei allen anderen Gliatumoren, insbesondere bei den häufigen Astrozytomen und Glioblastomen, sind wegen ihres infiltrativen Wachstums immer nur palliative Eingriffe möglich. Diese beschränken sich meist auf eine Teilresektion des Tumors. Bei ungünstiger Lage des Tumors muß auch darauf verzichtet werden. Gelegentlich sind, v. a. bei infratentoriellen Tumoren, vor oder anstelle einer Resektion Liquordrainageoperationen zur Druckverminderung indiziert.

*Radiotherapie:* Beim Medulloblastom und beim seltenen Germinom kann die Radiotherapie kurativ wirken. Alle anderen ZNS-Tumoren sind relativ wenig strahlensensibel. Immerhin ist bei den undifferenzierten Astrozytomen und Glioblastomen ein gewisser palliativer Effekt gesichert und die Bestrahlung indiziert. Sie führt meist zu einer Reduktion der neurologischen Ausfälle und verlängert die durchschnittliche Überlebenszeit um etwa 3 Monate. Auch bei Ependymomen und differenzierten Astrozytomen (I/II) scheint die postoperative Bestrahlung die Überlebenszeit zu verlängern; sie ist auch hier in den meisten Fällen indiziert.

Außer beim Medulloblastom und beim Germinom sind zur postoperativen Radiotherapie hohe Strahlendosen erforderlich, die nach Monaten oder Jahren zu Spätschäden führen können. Dies ist zu berücksichtigen, wenn bei langsam wachsenden Hirntumoren die Indikation zur Radiotherapie gestellt wird. Strahlennekrosen stellen diagnostisch große Probleme. Sie manifestieren sich klinisch sehr unterschiedlich, etwa unter dem Bild eines vaskulären Insults oder einer langsam progredienten Demenz; sie können mit Hirndruckzeichen auch ein Tumorrezidiv vortäuschen.

*Chemotherapie:* Auch die Chemotherapie hat bis jetzt keinen wesentlichen Einfluß auf die schlechte Prognose der malignen Gliome bei Erwachsenen. Mögliche Indikationen werden im nächsten Abschnitt besprochen. Für die Chemotherapie der Ependymome und Medulloblastome wird auf Kap. 29 verwiesen. Im Zentrum der Chemotherapie der Hirntumoren bei Erwachsenen steht die Frage, ob sie adjuvant vor oder nach der lokoregionalen Behandlung oder erst bei Rezidiv angewandt werden soll.

### Chemotherapie der malignen Gliome

*Zytostatika.* In mehreren großen Untersuchungen wurde die Wirkung von Zytostatika bei undifferenzierten Astrozytomen (III/IV) und Glioblastomen geprüft. Es liegen keine verwertbaren Daten zur Chemotherapie von Gliomen niedrigeren Malignitätsgrads und von Membrantumoren (Meningeome, Neurinome) vor. Bei den genannten malignen Gliomen erwiesen sich die Nitrosoureaderivate CCNU, BCNU und Me-CCNU sowie Procarbazin als relativ wirksame Substanzen. Eine gewisse Aktivität zeigen auch VM-26, Dianhydrogalactidol, Vincristin und Cisplatin. Den meisten dieser Medikamente ist eine gute Fettlöslichkeit, geringe Molekulargröße und eine geringe Ionisation gemeinsam. Diese Eigenschaften erleichtern die Diffusion im Hirngewebe. Kombinationen verschiedener Zytostatika sind der Monotherapie nicht überlegen.

Der Platz der Zytostatika im Behandlungsplan maligner Gliome ist noch nicht gesichert. Besonders widersprüchliche Resultate liegen vor für die *adjuvante Chemotherapie* als Zusatz zur Primärbehandlung: In einigen Studien scheinen Zytostatika die Überlebenszeit und das rezidivfreie Intervall nach Operation und Radiotherapie geringgradig zu verlängern. Im Gegensatz dazu stehen allerdings Resultate einer europäischen Studie: Hier überlebten Patienten, die erst bei Rezidiv mit CCNU behandelt wurden, signifikant länger als eine Kontrollgruppe, die bereits adjuvant CCNU erhalten hatte. Es wird eine wichtige Aufgabe weiterer Untersuchungen sein, Patientengruppen zu charakterisieren, die evtl. von einer adjuvanten Chemotherapie profitieren können. Vorläufig scheint bei malignen Gliomen eine adjuvante Chemotherapie nicht allgemein indiziert, um so mehr als bei gleichzeitiger Radio- und Chemotherapie die zerebrale Spättoxizität deutlich erhöht ist.

Zytostatika haben bei malignen Gliomen allerdings einen gewissen Wert in der Behandlung des *Rezidivs:* Hier kann mit Nitrosoureaderivaten bei 30−50% der Patienten eine Remission oder Stabilisation mit einer mittleren Dauer von 4−9 Monaten erwartet werden. Eine Chemotherapie ist indiziert bei Patienten, die sich vor dem Rezidiv in einem guten Allgemeinzustand mit nur geringen neurologischen Ausfällen befunden haben.

*Empfohlenes Chemotherapieschema*
BCNU 80 mg/m² tgl., i. v., Tage 1−3, alle 6−8 Wochen oder: CCNU 130 mg/m² p. o., Tag 1, alle 6−8 Wochen.

Die beschränkte Wirksamkeit der Chemotherapie bei malignen Hirntumoren hat wahrscheinlich verschiedene Gründe. Traditionellerweise wird der *Blut-Hirn-Schranke* eine besondere Bedeutung zugeordnet. Die Blut-Hirn- Schranke ist aber zumindest im Zentrum maligner Hirntumoren weder funktionell noch anatomisch intakt. Die variable Durchblutung, v. a. im ödematösen Randbezirk und in der zentralen Nekrosezone des Tumors, mag zu ungenügenden Konzentrationen der Medikamente führen. Wie bei anderen, extrakranialen Tumoren ist der Grund für die unbefriedigende Wirkung jedoch in erster Linie in der zu geringen therapeutischen Breite der zur Verfügung stehenden Zytostatika zu suchen.

Es wurde versucht, durch intraarterielle Applikation von Zytostatika eine höhere Konzentration im Tumorgewebe zu erreichen. Dieses Vorgehen ist mit stark erhöhter Toxizität verbunden; eine bessere Tumorwirkung konnte bis jetzt nicht nachgewiesen werden.

*Kortikosteroide:* Kortikosteroide haben in der Therapie der Hirntumoren einen festen Platz. Sie bewirken eine Rückbildung des peritumoralen Ödems. Eine eigentliche zytostatische Wirkung scheint dagegen nicht vorzuliegen. Mit der Ödemrückbildung ist meist eine eindrucksvolle klinische Besserung und Rückbildung neurologischer Ausfälle verbunden. Der Eintritt der klinischen Wirkung beginnt etwa 8 — 24 h nach Einleitung der Steroidtherapie. Für akute Notfälle müssen also zur Dekompression zusätzliche Maßnahmen, z.B. hyperosmolare Infusionen, getroffen werden.

In der Neurochirurgie wird als Kortikosteroid prä- und postoperativ gerne Dexamethason in einer Dosierung von 10 mg/m² täglich verwendet. Andere Steroide ergeben in äquivalenter Dosierung gleiche Resultate. Gegen Ende der Nachbestrahlung ist eine Dosisreduktion und womöglich das Absetzen der Steroide anzustreben. Bei Rezidiven kann oft mit einer Erhöhung der Dosis nochmals eine Besserung erreicht werden.

## Hirnmetastasen bei soliden Tumoren

Bei etwa 10 — 20% aller an einem soliden malignen Tumor Verstorbenen finden sich autoptisch Hirnmetastasen. Folgende Primärtumoren neigen besonders zur Metastasierung ins ZNS: Malignes Melanom, Bronchus- und Mammakarzinom, Hypernephrom, Schilddrüsen- sowie HNO-Karzinome. Häufig sind auch ZNS-Manifestationen bei Leukämien und malignen Lymphomen; diese werden in den entsprechenden Kapiteln behandelt (Leukämien: Kap. 13, Lymphome: Kap. 16).

Hirnmetastasen solider Tumoren sind meist multipel. Autoptisch handelt es sich nur in etwa 10% der Fälle um solitäre Metastasen. Bei der seltenen diffusen leptomeningealen Karzinomatose (Meningiosis carcinomatosa) findet sich als Primärtumor meist ein schleimbildendes Adenokarzinom des Magen-Darmtrakts oder der Lungen.

Das Auftreten zentralnervöser Symptome bei Karzinompatienten ist nicht gleichbedeutend mit der Diagnose von Hirnmetastasen. Wegen der therapeutischen Konsequenzen ist differentialdiagnostisch auch an metabolische paraneoplastische Störungen (Hyperkalzämie, Hyponatriämie, Hypoglykämie) zu denken. Auch vaskuläre (Embolien bei marantischer Endokarditis) und infektiöse Prozesse sind auszuschließen.

*Therapeutisch* führen *Kortikosteroide* auch bei Hirnmetastasen durch Reduktion des Ödems zu rascher symptomatischer Besserung; sie sind als palliative Maßnahme fast immer indiziert. Vor allem bei Patienten mit strahlensensiblem Primärtumor und in gutem Allgemeinzustand ist meist zusätzlich eine *Radiotherapie* angezeigt. Da fast immer multiple Metastasen vorliegen, wird in der Regel der ganze Hirnschädel bestrahlt. 50 — 60% der Patienten mit Hirnmetastasen eines Mamma- oder Bronchuskarzinoms zeigen unter Radiotherapie eine deutliche Rückbildung der neurologischen Symptome. Die mittlere Lebenserwartung dieser Patienten ist jedoch auch nach Bestrahlung schlecht: Sie beträgt beim Mammakarzinom nach Diagnose der Hirnmetastasen für ambulante Patienten 33 Wochen, für bettlägerige Patienten 11 Wochen. Beim Bronchuskarzinom betragen die entsprechenden Überlebenszeiten 20 bzw. 12 Wochen.

Bei strahlenresistenten Primärtumoren ist in bestimmten Fällen die *chirurgische Resektion* einer solitären Hirnmetastase sinnvoll. Dieser Eingriff soll bei

Patienten diskutiert werden, die folgende Bedingungen erfüllen: Guter Allgemeinzustand, keine anderen extrazerebralen Metastasen, computertomographisch gesicherte solitäre Hirnmetastase mit günstiger Lokalisation, ferner langes Intervall seit Behandlung des Primärtumors. Bei noch unbekanntem Primärtumor kann die Indikation erweitert werden.

Die Bedeutung der *zytostatischen Therapie* bei Hirnmetastasen ist noch weitgehend unklar. Eine Chemotherapie kann das Auftreten von Hirnmetastasen nicht verhindern. Diese entwickeln sich, etwa beim kleinzelligen Bronchuskarzinom, oft während einer in bezug auf den Primärtumor und extrazerebrale Metastasen erfolgreichen zytostatischen Systemtherapie. Als Grund für dieses Verhalten wird angenommen, daß bei intakter Blut-Hirn-Schranke im Hirngewebe ungenügende Zytostatikakonzentrationen erreicht werden. Bei etablierten Hirnmetastasen fehlt aber eine funktionelle Blut-Hirn-Schranke. Bei nicht vorbehandelten hormon- oder zytostatikaempfindlichen Tumoren mit generalisierter Metastasierung wird bei Systemtherapie deshalb gelegentlich auch ein Ansprechen der Hirnmetastasen beobachtet.

# Schilddrüsenkarzinom

## Epidemiologie und Histologie

Die jährliche Inzidenz klinisch relevanter Schilddrüsenkarzinome beträgt etwa 1−3/100 000 Einwohner. Wesentlich höher ist allerdings die Frequenz von okkulten oder latenten Schilddrüsenkarzinomen, die erst autoptisch festgestellt werden. Ihre Häufigkeit in einem nichtselektionierten Autopsiematerial wird mit 0,5−8% angegeben. Ähnlich wie beim Prostatakarzinom wird also die Mehrzahl aller Schilddrüsenkarzinome klinisch nie manifest.

Es liegt eine allgemein akzeptierte histologische Klassifikation der malignen Schilddrüsentumoren vor. Sie ist in Tabelle 2 angegeben. Bei über 95% aller

**Tabelle 2.** Maligne Tumoren der Schilddrüse (prozentuale Verteilung im Zürcher Biopsiegut)

| Tumortypen | Häufigkeit [%] |
|---|---|
| *Epitheliale Tumoren* | |
| Follikuläres Karzinom | 30 |
| Papilläres Karzinom | 38 |
| Undifferenziertes (anaplastisches) Karzinom | 24 |
| Medulläres Karzinom | 3 |
| *Verschiedene Tumoren* | |
| Malignes Hämangioendotheliom | 4 |

Malignome der Schilddrüse handelt es sich um Karzinome. Auch das maligne Hämangioendotheliom, das in der Schweiz etwa 5% aller Schilddrüsenmalignome ausmacht, ist wahrscheinlich als ein undifferenziertes, stark vaskularisiertes Karzinom anzusehen.

Das medulläre Schilddrüsenkarzinom geht von den dem APUD-System zugeordneten kalzitoninproduzierenden C-Zellen der Schilddrüse aus. Es wird unter den APUD-Tumoren besprochen.

Es ist umstritten, ob in Kropfendemiegebieten Schilddrüsenkarzinome häufiger auftreten. In der Schweiz ist seit Einführung der Jodsalzprophylaxe keine Abnahme der Schilddrüsenkarzinome beobachtet worden, wohl aber eine Verschiebung von den undifferenzierten zu den differenzierten Formen und eine Zunahme der papillären Karzinome auf Kosten der follikulären. Vor allem die differenzierten Schilddrüsenkarzinome treten bei Frauen häufiger auf als bei Männern. Bestrahlungen der Halsregion im Jugendalter erhöhen das Risiko, an einem, meist papillären, Schilddrüsenkarzinom zu erkranken.

## Klinik

Das *papilläre Karzinom* betrifft oft sehr junge Patienten. Die Tumorherde finden sich oft multifokal in einem oder beiden Schilddrüsenlappen. Lymphknotenmetastasen sind bei Diagnosestellung bereits bei etwa 40% nachzuweisen; sie sind oft die erste Manifestation des Tumors. Fernmetastasen sind selten.

Das *follikuläre Karzinom* zeigt ein höheres Manifestationsalter, im Durchschnitt etwa 50 Jahre. Es handelt sich in der Regel um solitäre Tumorknoten. Histologisch sind gut und weniger gut differenzierte Formen zu unterscheiden. Das follikuläre Schilddrüsenkarzinom metastasiert hauptsächlich hämatogen, gelegentlich liegen bereits bei Diagnosestellung Skelett- oder Lungenmetastasen vor.

Das *anaplastische Karzinom* ist ein Tumor des höheren Alters. Es handelt sich um sehr aggressive Tumoren mit raschem, vorwiegend lokal-invasivem Wachstum. Auch lymphogene und hämatogene Metastasen sind häufig.

## Prognose

Die Prognose der *anaplastischen* Karzinome ist schlecht, mit wenigen Ausnahmen sterben alle Patienten innerhalb eines Jahres nach Diagnose. In Gegensatz dazu steht der allgemein günstige Spontanverlauf der papillären und follikulären Karzinome, ihre Heilungsrate ist hoch. Bei den *papillären* Schilddrüsenkarzinomen sterben nur etwa 3−10% der Patienten an ihrem Tumor. Die Prognose der gut differenzierten *follikulären* Karzinome unterscheidet sich bei gleichem Alter kaum von der des papillären Karzinoms, bei schlechter differenzierten

**Tabelle 3.** Prognostische Faktoren beim follikulären und beim papillären Schilddrüsenkarzinom

| Karzinomtyp/Prognostische Faktoren | Prognose | |
| --- | --- | --- |
| | Günstig | Ungünstig |
| *Follikuläres Karzinom* | | |
| Alter | < 40 Jahre | > 40 Jahre |
| Histologische Differenzierung | Gut | Mäßig |
| Fernmetastasen | Keine | Vorhanden |
| *Papilläres Karzinom* | | |
| Alter | < 40 Jahre | > 40 Jahre |
| Größe des Primärtumors | < 2,5 cm | > 2,5 cm |
| Infiltration der Schilddrüsenkapsel | Keine | Kapsel durchbrochen |
| Lymphknotenmetastasen | Ohne Einfluß auf Überleben! | |

follikulären Karzinomen liegt die Heilungsrate allerdings wesentlich tiefer und beträgt höchstens 50%. Tabelle 3 zeigt voneinander unabhängige, die Überlebenszeit beeinflussende prognostische Faktoren.

## Therapeutische Grundsätze

Anaplastische Karzinome

Etwa 90% der anaplastischen Karzinome sind bei Diagnosestellung bereits inoperabel. Radiotherapie und/oder Chemotherapie können zu kurzdauernder Palliation führen. Bei den seltenen chirurgisch resezierbaren Fällen ist eine Nachbestrahlung, evtl. auch eine adjuvante Chemotherapie indiziert.

Follikuläre und papilläre Karzinome

Die Behandlung der follikulären und papillären Schilddrüsenkarzinome ist sehr umstritten. Von einigen Autoren wird grundsätzlich bei allen Fällen ein radikaler, kombinierter Einsatz aller zur Verfügung stehenden therapeutischen Möglichkeiten gefordert, auch oder gerade bei Fällen mit zufällig entdeckten, kleinen Karzinomen. Andere Autoren weisen auf den günstigen Spontanverlauf vieler Fälle hin und empfehlen wegen der Morbidität bei Überbehandlung eine zurückhaltendere Therapie unter Berücksichtigung der prognostischen Faktoren im Einzelfall. Umstritten ist v. a. die Forderung nach radikaler beidseitiger Thyreoidektomie sowie nach zusätzlicher Radiojodtherapie in allen Fällen.

Eine Stellungnahme zu diesen kontroversen Standpunkten ist schwierig: Prospektive Studien mit unterschiedlichen Behandlungen als einziger Variabler fehlen. Zudem wird das Schicksal der Patienten, unabhängig von der Behandlung, in erster Linie durch die erwähnten biologischen prognostischen Faktoren bestimmt.

*Chirurgie.* Die totale oder fast totale Thyreoidektomie gilt als Standardoperation. Von zahlreichen Autoren wird aber in ausgewählten Fällen, v. a. bei jungen Patienten mit kleinen papillären oder hochdifferenzierten follikulären Karzinomen, eine Hemithyreoidektomie ohne oder mit nur partieller Resektion des gesunden Lappens als genügend angesehen. Parathyreoidale und befallene Lymphknoten werden beim papillären Karzinom reseziert, eine verstümmelnde „radical neck dissection" ist nicht indiziert. Ein Lymphknotenrezidiv kann im Gegensatz zum Rezidiv in einem Schilddrüsenrest oder im Schilddrüsenbett chirurgisch meist erfolgreich behandelt werden.

*Strahlentherapie*
*Radiojodbehandlung.* Resttumoren oder jodaufnehmende Metastasen können durch $^{131}$Jod behandelt und u. U. geheilt werden. Die Radiojodbehandlung hat 2 Ziele:

— Radiojodelimination der Restschilddrüse: Durch die $\beta$-Strahlung des von der Restschilddrüse aufgenommen $^{131}$Jod können etwaige mikroskopische, im Schilddrüsenrest zurückgelassene Tumorherde zerstört werden, auch wenn diese selbst kein Jod aufnehmen. Dies erlaubt dem Chirurgen, auch beim oft multifokalen papillären Karzinom, statt der totalen nur eine fast totale Thyreoidektomie durchzuführen und so das Risiko der postoperativen Rekurrensparese und der strumipriven Tetanie zu verringern.
— Diagnose und Therapie von regionalen und Fernmetastasen: Etwa 50−70% der differenzierten Schilddrüsenkarzinome nehmen Jod auf, allerdings weit weniger als das normale Schilddrüsengewebe. Etwaige regionale Metastasen können nach Elimination des normalen Schilddrüsengewebes diagnostiziert und behandelt werden. Auch die Radiojodaufnahme und damit die Möglichkeit einer Radiojodtherapie von Lungen- oder Skelettmetastasen kann nach vorausgegangener Elimination des normalen Schilddrüsengewebes beurteilt werden.

Eine Radiojodbehandlung ist bei allen älteren Patienten indiziert. Bei jüngeren Patienten sollte sie durchgeführt werden bei Vorliegen von großen, multiplen oder lokal-invasiven Tumoren, beim mäßig oder wenig differenzierten follikulären Karzinom sowie bei Fernmetastasen. Bei jungen Patienten ohne die genannten ungünstigen Faktoren kann auch nach nicht totaler Thyreoidektomie auf den Einsatz von Radiojod verzichtet werden.

Eine *perkutane Bestrahlung* ist wahrscheinlich nur in wenigen Fällen mit Weichteilinfiltration angezeigt.

*Thyroxin.* Bei allen papillären und follikulären Karzinomen muß − unabhängig von der Art der durchgeführten Chirurgie und Radiotherapie − eine lebenslange Schilddrüsenhormonbehandlung durchgeführt werden. Diese dient nicht nur der Substitution der postoperativen Hypo- oder Athyreose, sondern v. a. der

Suppression der TSH-Produktion, und soll ein TSH-abhängiges Tumorwachstum verhindern. Die Mechanismen dieser TSH-Abhängigkeit sind noch wenig untersucht. Jodaufnahme und TSH-Abhängigkeit gehen nicht in allen Fällen parallel. Auch bei fehlender Jodaufnahme können Schilddrüsenkarzinomzellen TSH-Rezeptoren aufweisen und dadurch TSH-abhängig sein. Die minimale supprimierende Thyroxindosis soll, v.a. bei älteren Patienten, mit dem TRH-Test ermittelt werden; eine chronische exogene Hyperthyreose kann so vermieden werden.

**Chemotherapie der Schilddrüsenkarzinome**

Es liegen beschränkte Erfahrungen mit Zytostatika bei Schilddrüsenkarzinomen vor. Es hat sich dabei gezeigt, daß dieser Tumor entgegen früheren Ansichten nicht völlig chemotherapieresistent ist. Als wirksamstes Zytostatikum gilt Adriamycin, das in mehreren, teils prospektiven Untersuchungen geprüft wurde. Mit Adriamycin ist bei etwa 35% der Patienten eine meist partielle Remission zu erreichen; komplette Remissionen werden nur ausnahmsweise beobachtet. Differenzierte und anaplastische Schilddrüsenkarzinome sprechen etwa gleich häufig an, die mittlere Remissionsdauer ist bei differenzierten Karzinomen mit über 13 Monaten aber etwa doppelt so lang wie bei anaplastischen. Remissionen werden bei Lungen- und Skelettmetastasen sowie bei Lokalrezidiven gesehen.

Andere Zytostatika, bei denen in kleinen Serien über eine gewisse Aktivität berichtet wurde, sind Bleomycin, Actinomycin D, VP-16 und Cisplatin. Verschiedene Kombinationen wurden geprüft, ihre Wirksamkeit scheint die von Adriamycin als Einzelsubstanz nicht zu übertreffen.

Die *Indikation* zur zytostatischen Chemotherapie ist bei *differenzierten Karzinomen* gegeben, wenn bei Lokalrezidiv oder Fernmetastasen chirurgische und radiotherapeutische Möglichkeiten ausgeschöpft sind. Auch bei *anaplastischen Karzinomen* ist in metastasierenden Stadien ein Chemotherapieversuch indiziert. Bei diesen meist rasch progredienten Tumoren wird gelegentlich auch ein adjuvanter Therapieversuch nach radikaler oder partieller chirurgischer Resektion unternommen. Kontrollierte Untersuchungen zum Wert einer solchen adjuvanten Therapie stehen noch aus.

Für die obgenannten Indikationen kann folgendes *Therapieschema* empfohlen werden: Adriamycin 60–75 mg/m² i.v., alle 3 Wochen.

# Nebennierenrindenkarzinom

## Vorkommen, Klinik, Prognose

Das Nebennierenrindenkarzinom ist mit einer jährlichen Inzidenz von 0,2/100 000 Einwohner sehr selten. Die meisten Nebennierenrindenkarzinome sind endokrin aktiv und manifestieren sich als Cushing-Syndrom, Virilisierung bzw.

Feminisierung oder Pubertas praecox, sehr selten als Hyperaldosteronismus. Im Gegensatz zu den gutartigen Nebennierenrindenhyperplasien und -adenomen sind bei Karzinomen oft endokrine Mischbilder, etwa ein Cushing-Syndrom mit Virilisierung, zu beobachten. Hauptsymptome der endokrin inaktiven Tumoren sind lokale Schmerzen, oft auch Verminderung des Allgemeinzustands und Fieber. Das Nebennierenrindenkarzinom hat i. allg. eine ungünstige Prognose, die mittlere Überlebenszeit nach Diagnose beträgt nur 5 – 10 Monate.

## Therapie

Die radikale operative Entfernung des Tumors ist anzustreben. Wegen ausgedehnter Infiltration des Retroperitoneums ist eine kurative Operation aber nur selten möglich. Bei endokrin aktiven Tumoren ist die kontralaterale Nebennierenrinde oft atrophisch; es sind deshalb intra- und postoperativ Steroide zu substituieren. Das Nebennierenrindenkarzinom gilt als wenig strahlensensibel; von einer Nachbestrahlung wird meist abgesehen. Lokalrezidive können u. U. erneut operiert werden.

Zur Chemotherapie des inoperablen oder metastasierenden Nebennierenrindenkarzinoms steht in erster Linie o,p'-DDD (Mitotan) zur Verfügung, ein Derivat des lipophilen Insektizids DDT mit einer relativ selektiven zytostatischen Wirkung auf die Zellen der Nebennierenrinde.

Die o,p'-DDD-Dosis beträgt initial 6 – 8 g täglich peroral. Dosislimitierend ist die gastrointestinale und zentralnervöse Toxizität. Zur Vermeidung von verzögert auftretenden toxischen ZNS-Symptomen wie Ataxie, Dysarthrie oder Verwirrungszuständen soll die Dosierung nach 6 Monaten auf 3 g täglich reduziert werden.

Unter der o,p'-DDD-Behandlung müssen Gluko- und Mineralokortikoide substituiert werden. Die Substitutionsdosis ist höher als üblich zu wählen, da o,p'-DDD den peripheren Steroidmetabolismus beeinflußt. Folgendes Schema kann zu Therapiebeginn als Substitution empfohlen werden: Kortisonacetat p.o., morgens 25 mg, nachmittags 12,5 mg *und* Fludrocortison (Florinef) p.o., 0,1 mg morgens. Diese Dosierungen sind im Verlauf allenfalls anzupassen.

o,p'-DDD ist bei endokrin aktiven und inaktiven Nebennierenrindenkarzinomen wirksam, am besten bei histologisch gut differenzierten. 10 – 30% aller Patienten zeigen eine Größenabnahme meßbarer Tumoren, 70 – 80% eine Verminderung der zuvor erhöhten Steroidproduktion. Eine Tumorwirkung tritt oft erst nach 4- bis 8wöchiger Behandlungsdauer ein, ein Therapieversuch darf daher nicht vorzeitig als unwirksam abgebrochen werden. Die mittlere Remissionsdauer beträgt 6 – 8 Monate.

Jahrelange Remissionen sind beschrieben worden. Unabhängig von seiner zytotoxischen Aktivität wirkt o,p'-DDD auch auf den peripheren Steroidmetabolismus und reduziert so die Ausscheidung von 17-OHCS. Die Messung der 17-OHCS im Urin ist deshalb zur Beurteilung der therapeutischen Wirkung ungeeignet; zu diesem Zweck werden besser die Plasmasteroide bestimmt.

Es ist fraglich, ob eine o,p′-DDD-Therapie unmittelbar nach Tumorresektion zu einer Lebensverlängerung führt. Es wird i. allg. befürwortet, die Therapie erst bei Auftreten von Symptomen einzuleiten.

Zur palliativen Behandlung endokriner Symptome steht auch der Steroidsyntheseblocker Aminoglutethimid zur Verfügung. Aminoglutethimid besitzt im Unterschied zu o,p′-DDD keine zytotoxische Wirkung.

Es liegen nur wenig Erfahrungen mit konventionellen Zytostatika vor; in Einzelfällen wurde über Remissionen mit Adriamycin und Cisplatin berichtet. Bei tumorbedingten Lokalbeschwerden sollte ein Versuch mit Radiotherapie gemacht werden.

## Tumoren des diffusen endokrinen (APUD-)Systems

Das diffuse endokrine System wird von über 40 verschiedenen Zellen gebildet. Gemeinsam haben diese Zellen die Eigenschaft, Vorstufen biogener Amine aufzunehmen, sie zu dekarboxylieren oder verschiedene Peptide zu synthetisieren. Nach dem Akronym der englischen Bezeichnungen — Amine Precursor Uptake and Decarboxylation — wurden die Zellen als APUD-Zellen, das System auch als APUD-System bezeichnet. Außer den Steroidhormonen sind die meisten Hormone Produkte dieses diffusen endokrinen Systems. Endokrine APUD-Zellen, früher auch helle und gelbe Zellen genannt, finden sich in zahlreichen Organen, so v. a. in der Schleimhaut des Magen-Darm-Trakts, im Pankreas (Inselzellen), in der Bronchialschleimhaut, in der Schilddrüse (C-Zellen), in den Epithelkörperchen, im Nebennierenmark und im Hypophysenvorderlappen.

Tumoren von Zellen des diffusen endokrinen Systems werden zusammenfassend als *Apudome* bezeichnet. Sie treten als gutartige Hyperplasie, als Adenom oder als Karzinom in Erscheinung. Auch die bösartigen Apudome zeigen i. allg. ein langsames Wachstum und eine geringe Metastasierungstendenz. Alle Apudome können große Mengen von Hormonen produzieren. Im Vordergrund des klinischen Bilds steht denn auch oft die hormoninduzierte Symptomatik, während lokale, mechanische Tumorsymptome in den Hintergrund treten oder fehlen.

## Tumoren des endokrinen Pankreas (Inselzelltumoren)

### Vorkommen, Klinik, Prognose

Tumoren des endokrinen Pankreas sind selten. Sie können histochemisch oder nach ihren endokrinen Symptomen klassifiziert werden (Tabellen 4 und 5). Hi-

**Tabelle 4.** Klassifikation und relative Häufigkeit der endokrinen Pankreastumoren

| Tumor | Hormon | Zelle | Relative Häufigkeit [%] |
|---|---|---|---|
| Insulinom | Insulin Proinsulin | B | 70 – 75 |
| Gastrinom | Gastrin | G | 20 – 25 |
| Vipom | Vasoaktives intestinales Polypeptid | D 1 | 3 – 4 |
| Kortikotrophinom | Ektopes ACTH | | 4 – 5 |
| Glukagonom | Glukagon | A | 1 |
| Somatostatinom | Somatostatin | D | ≪ 1 |
| PP-om | Pankreatisches Polypeptid | PP | ≪ 1 |
| Karzinoid | Serotonin | EC | ≪ 1 |

**Tabelle 5.** Eigenschaften der häufigsten endokrinen Pankreastumoren. (Nach Klöppel et al. 1979)

| | Insulinom | Gastrinom | | Vipom |
|---|---|---|---|---|
| *Klinik* | Hypoglyk-ämien | Zollinger-Ellison-Syndrom (peptische Ulzera, Durchfälle) | | Verner-Morrison-Syndrom (pankreatische Cholera) |
| *Lokalisation* (%) | | | | |
| Intrapankreatisch | 99 | 80 – 85 | | 90 – 95 |
| Extrapankreatisch | 1 | 15 – 20 | | 5 – 10 |
| *Auftreten* (%) | | *Intra-pankreatisch* | *Extra-pankreatisch* | |
| Solitär | 90 | 40 – 60 | > 90 | 100 |
| Multipel | 10 | 40 – 60 | Selten | – |
| *Malignität* (%) | < 10 | Solitäre Tumoren 60 – 70 Multiple Tumoren > 90 | > 90 | > 40 |

stologisch und funktionell gleiche Tumoren treten gelegentlich auch außerhalb des Pankreas, v. a. im Dünndarm auf.

Die Unterscheidung von benignen und malignen Formen aufgrund histologischer Eigenschaften ist bei differenzierten Tumoren oft unmöglich. Einziges Kriterium für die Malignität ist in diesen Fällen die Metastasierung. 20 – 50% der malignen Inselzelltumoren (Inselzellkarzinome) zeigen klinisch keine Zeichen endokriner Aktivität.

Bei Verdacht auf das Vorliegen eines endokrinen Pankreastumors kann die Diagnose heute durch die radioimmunologische Bestimmung der Serumkonzentration des entsprechenden Hormons, evtl. nach Stimulation, gestellt werden. Problematischer ist noch immer die präoperative Lokalisationsdiagnostik. Die meist kleinen Tumoren entziehen sich oft der Darstellung mit Ultraschall, Computertomographie oder selektiver und superselektiver Angiographie. Präoperativ können Insulinome in 80−90%, Gastrinome aber nur in 20−40% der Fälle lokalisiert werden.

## Therapie

*Chirurgie.* Nur die vollständige chirurgische Resektion des Tumors bietet Aussicht auf Heilung. Eine solche Resektion ist aber oft schwierig oder unmöglich, v. a. beim Vorliegen von multiplen oder nicht lokalisierbaren Tumoren sowie bei infiltrativem Wachstum oder Metastasierung. Auf blinde Resektionen nicht lokalisierter Tumoren sollte verzichtet werden. Die subtotale Resektion des Primärtumors und von großen Metastasen hat gelegentlich palliative Wirkung bei medikamentös nicht zu kontrollierenden endokrinen Symptomen.

*Medikamentöse Therapie.* Es kann unterschieden werden zwischen einer antihormonalen Therapie zur Behandlung der endokrinen Symptome und einer zytostatischen Therapie mit Wirkung auf das Tumorwachstum.

*Antihormonale Therapie.* Die symptomatische, antihormonale Therapie des *Insulinoms* beruht in erster Linie auf dem Einsatz von Insulinantagonisten zur Vermeidung der rezidivierenden hypoglykämischen Episoden. Bewährt hat sich das nicht diuretisch wirkende Benzothiadiazinderivat Diazoxid (Proglicem) in einer täglichen Dosis von 100−600 mg. Als Nebenwirkung ist eine Natriumretention mit Hypertonie und Ödemen zu erwarten. Diese kann durch ein ebenfalls leicht hyperglykämisierendes Diuretikum aus der Benzothiadiazinreihe korrigiert werden. Andere Nebenwirkungen sind gastrointestinale Symptome sowie die Entwicklung einer starken, v. a. bei Frauen und Kindern störenden Lanugobehaarung. Glucokortikoide sind weniger wirksam als Diazoxid; ihre Wirkung auf die Hypoglykämie läßt nach wenigen Wochen nach. Glukagon kann in hypoglykämischen Krisen nützlich sein, für die Langzeittherapie wird es gelegentlich als Retardpräparat eingesetzt. Zur antihormonalen Therapie der *Gastrinome* werden $H_2$-Rezeptorantagonisten eingesetzt. Damit gelingt in den meisten Fällen eine Langzeitkontrolle der Magensäuresekretion und damit der Ulzerationen und Durchfälle; eine Gastrektomie ist nur noch in Ausnahmefällen nötig. Als wirksamster und nebenwirkungsarmer $H_2$-Antagonist gilt Ranitidin. Die Dosierung ist beim Zollinger-Ellison-Syndrom höher als beim gewöhnlichen Ulcus pepticum zu wählen und die Tagesdosis auf 4 Einzeldosen aufzuteilen. Die schweren, wäßrigen, kaliumreichen Diarrhöen der *Vipome* sind äußerst therapierefraktär. Prednison (20−75 mg täglich) und Lithiumkarbonat (300 mg peroral 2mal täglich) werden therapeutisch empfohlen.

*Zytostatische Therapie der Inselzellkarzinome.* Inselzellkarzinome sind i. allg. langsam wachsende Tumoren. Eine zytostatische Therapie ist erst dann indiziert, wenn endokrine Symptome mit antihormonalen Maßnahmen nicht mehr kontrolliert werden können, oder bei mechanischen Problemen als Folge progredienten Tumorwachstums.

Zytostatika mit Tumorwirksamkeit gegenüber Inselzellkarzinomen sind 5-FU, DTIC, Streptozotocin und Adriamycin. Bei Streptozotocin handelt es sich um eine Substanz mit relativ spezifischer Wirkung auf das Inselzellgewebe, mit der im Tierexperiment regelmäßig, beim Menschen aber nur ausnahmsweise ein Diabetes mellitus ausgelöst wird.

Prospektiv zeigte sich die Kombination von 5-FU und Streptozotocin der Wirkung von Streptozotocin als Einzelsubstanz deutlich überlegen. Mit der Kombination wurde bei über 60% der Patienten eine oft vollständige Tumorrückbildung erreicht. Die mittlere Überlebenszeit nach Therapiebeginn betrug über 2 Jahre. Endokrin aktive wie inaktive Tumoren sprechen auf die Chemotherapie gleich an, erstere unabhängig von der Art des vom Tumor produzierten Hormons. Die Rückbildung der endokrinen Symptomatik und der Tumormasse gehen parallel.

*Empfohlene Chemotherapie*
Streptozotocin 500 mg/m² i. v. und 5-Fluoruracil 400 mg/m² i. v., beides täglich an 5 aufeinanderfolgenden Tagen, alle 6 Wochen zu wiederholen.


# Karzinoide


## Vorkommen, Klinik, Prognose


Karzinoide sind langsam wachsende, aber eindeutig maligne Tumoren der serotoninsynthetisierenden, zum APUD-System gezählten enterochromaffinen Zellen. In Obduktionsserien beträgt ihre Häufigkeit etwa 1%. Karzinoide sind die häufigsten Neoplasmen des Dünndarms. Sie werden außer im Dünndarm in der Appendix und im Rektum gefunden, selten auch in den Bronchien oder anderen Organen. Sie metastasieren in regionale Lymphknoten und in die Leber. Bei Tumoren mit einem Durchmesser unter 1 cm finden sich in 2%, bei solchen über 2 cm bereits in 80% Metastasen.

Serotonin wird in der Leber inaktiviert und als 5-Hydroxyindolessigsäure im Urin ausgeschieden. Die Bestimmung dieses Metaboliten ist für Diagnose und Verlaufskontrolle wichtig.

Das *Karzinoidsyndrom* ist charakterisiert durch das anfallsweise Auftreten von Flush, Hypotonie, Durchfällen, kolikartigen Abdominalschmerzen und Asthma bronchiale sowie durch die langsame Entwicklung von Teleangiektasien und Endokardfibrosen. Ein Karzinoidsyndrom wird bei etwa 10% aller Dünndarmkarzinoide, meist erst bei Lebermetastasierung, beobachtet. Karzinoide des Magens und der Bronchien können zu atypischen Karzinoidsyndromen führen. Im Fall ektoper Serotoninbildung findet sich das klinische Bild des Karzinoidsyndroms auch bei anderen Apudomen.


## Therapie


*Chirurgie.* Durch chirurgische Resektion können praktisch alle Appendixkarzinoide geheilt werden. Bei den übrigen Karzinoiden hängen die Heilungschancen davon ab, ob bereits Metastasen vorliegen. Bei ausgeprägtem Karzinoidsyndrom wird die palliative Resektion von Metastasen gelegentlich empfohlen, bei der Indikation zu diesem Eingriff ist das erhöhte Anästhesie- und Operationsrisiko zu berücksichtigen.

Das Karzinoid gilt als ausgesprochen strahlenresistent. Eine *Radiotherapie* kommt deshalb nur in seltenen Fällen, etwa für die Palliation einer schmerzhaften Skelettmetastase in Frage.


**Tabelle 6.** Symptomatische Therapie des Karzinoidsyndroms

| Symptom | Medikament | Wirkungsmechanismus des Medikaments |
|---|---|---|
| Hypotone Krisen | Angiotensin (*keine* $\beta$-adrenergen Substanzen wie Adrenalin!) | Vasokonstriktion |
| Flush | Phenothiazine | $\alpha$-Rezeptorblockade, Bradykininantagonismus |
|  | Phentolamin (Regitin) | $\alpha$-Rezeptorblockade |
|  | Prednison | Hemmung der Kallikreinaktivierung |
|  | Clemastin (Tavegyl) *und* Ramitidin (Zantic) | Kombinierte Hemmung von $H_1$- und $H_2$-Rezeptoren |
|  | Cyproheptadin (Periactin), Pizotifen (Sandomigran) | Histamin- und Serotoninantagonismus |
|  | Methysergid (Deseril) | Serotoninantagonismus |
|  | Indometacin (Indocid) | Prostaglandinhemmung |
| Bronchospasmus | Theophyllin-Äthylendiamin (Aminophyllin) |  |
|  | Salbutamol (Ventolin) | $\beta_2$-Stimulation |
| Diarrhö | Loperamid (Imodium) | Peristaltikhemmung |
|  | Cyproheptadin (Periactin), Pizotifen (Sandomigran) | Histamin- und Serotoninantagonismus |
|  | Methysergid (Deseril) | Serotoninantagonismus |
|  | Fenclonin (nicht im Handel) | Tryptophanhydroxylasehemmung |

Die *medikamentöse Therapie* richtet sich in erster Linie gegen das Karzinoidsyndrom. Seine Symptome werden durch Serotonin, Histamin, Prostaglandine, Kallikrein und andere Produkte des Tumorgewebes hervorgerufen. Diese Substanzen sind an den verschiedenen Symptomen nicht in gleicher Weise beteiligt. Die Auswahl der Medikamente für die *symptomatische Behandlung* des Karzinoidsyndroms richtet sich deshalb nach den im Vordergrund stehenden Manifestationen. Meist müssen mehrere der in Tabelle 6 angegebenen Medikamente kombiniert und in hoher Dosierung gegeben werden; auch dann ist die Behandlung nicht immer erfolgreich.

*Zytostatische Therapie.* Beim Karzinoid ist große Zurückhaltung mit dem Einsatz der zytostatischen Therapie angezeigt. Eine solche kommt nur in Frage bei mechanischen Symptomen von seiten rasch progredienter Metastasen oder bei einem Karzinoidsyndrom, dessen Symptome durch andere medikamentöse Maßnahmen nicht kontrolliert werden können.

5-Fluoruracil, Streptozotocin, Methotrexat, Cyclophosphamid, DTIC und Adriamycin sind beim Karzinoid wirksam. Am besten geprüft ist die Kombination von 5-Fluoruracil und Streptozotocin, mit der eine Remissionsrate von 33% bei einer mittleren Remissionsdauer von 7 Monaten erreicht wurde. Bei einigen Patienten wurde zu Beginn der Chemotherapie eine akute Verstärkung der endokrinen Symptome beobachtet. Dies wird auf das Freisetzen von Serotonin und ähnlichen Substanzen aus dem zerstörten Tumorgewebe zurückgeführt. Bei schwerem Karzinoidsyndrom wird deshalb empfohlen, die Chemotherapie mit einer reduzierten Dosis einzuleiten.

*Empfohlene Chemotherapie*
Streptozotocin 500 mg/m² i. v. und 5-Fluoruracil 400 mg/m² i. v., beides täglich an 5 aufeinanderfolgenden Tagen, alle 6 Wochen zu wiederholen.


# Medulläres Schilddrüsenkarzinom


## Vorkommen, Klinik, Prognose


Das medulläre Schilddrüsenkarzinom hat seinen Ursprung in den ebenfalls zum APUD-System gehörenden, kalzitoninproduzierenden C-Zellen. Es macht 3–11% aller Schilddrüsenkarzinome aus. 10–20% der Fälle treten im Rahmen einer familiären multiplen endokrinen Neoplasie (MEN, Typ 2) auf. Obwohl im Serum der Patienten exzessiv hohe Kalzitoninkonzentrationen gemessen werden können, werden klinisch keine Störungen des Kalzium- oder Knochenstoffwechsels manifest. Die Ursache der häufig beobachteten Durchfälle ist unklar. Kalzitonin selbst, wie auch andere vom Tumor produzierte Substanzen, können dabei eine ätiologische Rolle spielen. Das medulläre Schilddrüsenkarzinom metastasiert früh in die regionalen Lymphknoten. Lymphknotenmetastasen sind der wichtigste prognostische Faktor. Patienten ohne Lymphknotenbefall werden in der Regel durch die Operation geheilt, bei Patienten mit befallenen Lymphknoten beträgt die Fünfjahresüberlebensrate 40−60%.

Kalzitonin, evtl. auch CEA, sind beim medullären Schilddrüsenkarzinom klinisch wichtige Tumormarker. Wiederholte Bestimmungen der Serumkonzentration erlauben eine Beurteilung des Operationserfolgs. Es können ferner Familienuntersuchungen bei Angehörigen von Patienten mit hereditären Formen durchgeführt werden. Durch pathologische Kalzitoninwerte werden okkulte Frühformen des medullären Karzinoms entdeckt und mit großer Aussicht auf Heilung der Operation zugeführt.

## Therapie

Die Behandlung ist operativ. Das Ausmaß des chirurgischen Eingriffs ist individuell festzulegen. Es richtet sich nach der Art des Karzinoms (familiär/sporadisch) und nach dem Ausmaß des Lymphknotenbefalls. Das im Rahmen der MEN häufige Phäochromozytom ist vor der Operation auszuschließen, um Narkosezwischenfälle zu vermeiden.

Bei tastbaren nichtfamiliären Tumoren kann postoperativ in etwa 40−50% der Fälle eine Normalisierung des Serumkalzitonins erwartet werden, bei tastbaren familiären Tumoren aber nur in 17%. Bei klinisch okkulten familiären Karzinomen wird eine Normalisierung in praktisch allen Fällen erreicht. Das Vorgehen bei asymptomatischen Patienten, die nach adäquatem Eingriff noch konstant erhöhte Kalzitoninwerte aufweisen, ist problematisch. In den meisten Fällen ist ein abwartendes Verhalten sinnvoll, da solche Patienten jahrelang ohne klinische Zeichen eines Rezidivs beschwerdefrei bleiben können. Im Einzelfall ist der Verlauf aber nicht vorauszusehen. Eine Bestrahlung der regionalen Lymphknotenstationen wird deshalb von einigen Autoren bei dieser Patientengruppe empfohlen.

Eine *Zytostatikabehandlung* ist nur bei ausgedehnten, meist pulmonalen Metastasen indiziert. Bei asymptomatischen Patienten ist von einer Zytostatikatherapie abzusehen, insbesondere ist ein erhöhter Kalzitoninwert allein keine Indikation für eine Chemotherapie. Als wirksamstes Zytostatikum gilt Adriamycin. Bei etwa 30−40% der Patienten können damit Remissionen von mehreren Monaten Dauer erreicht werden. Bei gegebener Indikation kann folgende Chemotherapie versucht werden: Adriamycin 60−75 mg/m² i.v., alle 3 Wochen.

## Phäochromozytom

Phäochromozytome sind seltene katecholaminsynthetisierende Tumoren des Nebennierenmarks oder des Nebennierenlagers; sie gehören zum APUD-System. 10–20% der Phäochromozytome sind maligne. Einziges Kriterium für die Malignität ist das invasive oder metastasierende Wachstum.

Die *Therapie* besteht aus der radikalen operativen Entfernung des Tumors. Zur Operationsvorbereitung und bei inoperablen Fällen ist eine palliative Behandlung der durch die Katecholaminüberproduktion bedingten Symptome nötig. Dazu werden α-Rezeptorenblocker und Metyrosin (Demser), eine die Katecholaminsynthese hemmende Substanz, eingesetzt. Metyrosin scheint besonders für die Langzeittherapie geeignet. Bei malignen Phäochromozytomen wird ein Therapieversuch mit Zytostatika – v. a. Cyclophosphamid oder Adriamycin – empfohlen; größere Erfahrungen mit dieser Behandlung fehlen. Bei schmerzhaften Metastasen kann eine Bestrahlung helfen.

## Parathyreoideakarzinom

Das Parathyreoideakarzinom ist sehr selten. Es ist meistens endokrin aktiv und manifestiert sich als Hyperparathyreoidismus. Eine Assoziation mit malignen Neoplasien anderer endokriner Organe ist nicht beschrieben worden, im Unterschied zum gutartigen Adenom oder der Hyperplasie der Parathyreoidea, die oft im Rahmen des Syndroms der multiplen endokrinen Neoplasien (MEN) auftreten.

Parathyreoideakarzinome sind langsam wachsende, lokal infiltrierende Tumoren. Sie metastasieren in regionale Lymphknoten, später auch in Lunge und Leber. Die Behandlung ist chirurgisch, auch beim häufigen lokoregionalen Rezidiv. Chemotherapeutische Erfahrungen fehlen. Die internistische Behandlung bei inoperablen Fällen zielt in erster Linie auf die Kontrolle des Hyperparathyreoidismus. Die mittlere Überlebenszeit beträgt mehr als 5 Jahre.

## Multiple endokrine Neoplasien (MEN) (multiple endokrine Adenopathien)

Man versteht darunter in bekannten Kombinationen auftretende, genetisch bestimmte Hyperplasien oder Tumorbildungen in mehreren endokrinen Organen, die bei einem Patienten gleichzeitig oder zeitlich gestaffelt auftreten. Der Vererbungsmodus ist bei allen Formen autosomal-dominant. Es handelt sich um seltene Krankheitsbilder. Aus der Kenntnis ihrer typischen morphologischen und klinischen Eigenschaften ergeben sich wichtige therapeutische Konsequenzen (Tabelle 7).

**Tabelle 7.** Übersicht über die multiplen endokrinen Neoplasien (MEN). (Nach Heitz u. Steiner 1981)

| MEN-Typ / Befallene Organe | Typ 1 (Synonym: Wermer-Syndrom) | | Typ 2 A (Synonym: Sipple-Syndrom) | | Typ 2 B (Synonym: Typ 3) | |
|---|---|---|---|---|---|---|
| | Symptome | Häufigkeit [%] | Symptome | Häufigkeit [%] | Symptome | Vorkommen [%] |
| Parathyreoidea | Hauptzellhyperplasie | $\geq 90$ | Hauptzellhyperplasie | 60 | Hauptzellhyperplasie | Sehr selten |
| Schilddrüse | | | C-Zell-Hyperplasie, medulläres Karzinom meist bilateral | $\geq 90$ | C-Zell-Hyperplasie, medulläres Karzinom, meist bilateral | $\geq 90$ |
| Chromaffines System | | | Hyperplasie des Nebennierenmarks, Phäochromozytom, meist beidseitig | 20 – 40 | Hyperplasie des Nebennierenmarks, Phäochromozytom, meist beidseitig | 20 – 40 |
| Peripheres Nervensystem | | | | | Neuronome von Mundschleimhaut und Zunge, wulstige Lippen, myelinisierte Nerven der Kornea | Obligat |
| Endokrines Pankreas | Hyperplasie und multiple Tumoren, oft kombiniert:<br>Gastrinome (50%)<br>Insulinome (30%)<br>VIP-ome (12%) | 50 – 85 | | | | |
| Adenohypophyse | Adenome (inaktiv oder mit ACTH-, Prolaktin-, GH-Sekretion) | 30 – 65 | | | | |

# Thymom

## Pathologie, Klinik, Prognose

Das Thymom ist eine Neoplasie des Thymusepithels. Histologisch finden sich darin zwar in unterschiedlichem Ausmaß auch lymphozytäre Elemente, das Thymom als epithelialer Tumor ist jedoch strikt abzugrenzen von malignen Lymphomen mit primärer oder sekundärer Lokalisation im Thymus.

Entsprechend der Lage des Thymus findet sich das Thymom fast ausschließlich im vorderen Mediastinum. Fälle von ektopischen Thymomen in der Halsregion wurden beschrieben.

Das Thymom ist ein seltener Tumor. Am häufigsten wird es zwischen dem 40. und 60. Lebensjahr gesehen, unter dem 20. Lebensjahr ist es sehr selten. Beide Geschlechter sind gleich häufig betroffen.

30–40% der Thymome sind asymptomatisch und werden aufgrund eines Routinethoraxröntgenbildes diagnostiziert. Mechanische *Symptome* wie Husten, Dysphagie oder Thoraxschmerzen führen bei etwa 30% der Patienten zur Abklärung. Verschiedene Systemerkrankungen kommen bei Thymomen gehäuft vor, wobei die pathogenetischen Zusammenhänge nur teilweise geklärt sind: Etwa 30% der Patienten weisen Symptome einer Myasthenia gravis auf, bei etwa 5% besteht eine aplastische Anämie. Gehäuft kommen auch „Autoimmunerkrankungen" vor wie Lupus erythematodes, perniziöse Anämie, M. Addison u. a. Seltener findet sich eine Hypogammaglobulinämie, oft mit schweren Infekten. Eine Häufung von Zweitmalignomen, v. a. der Schilddrüse, wurde beschrieben.

Für die *Prognose* entscheidend ist das Wachstumsverhalten des Tumors: Das *nichtinvasive Thymom* weist eine intakte, nichtinfiltrierte fibröse Kapsel auf. Diese nichtinvasiven Thymome werden auch als benigne Thymome bezeichnet; dazu gehören etwa ⅔ aller Thymome. Nach vollständiger chirurgischer Entfernung des Tumors werden Lokalrezidive oder Fernmetastasen in weniger als 5% der Fälle gesehen.

Wesentlich schlechter ist die Prognose der *invasiven Thymome.* Eine Kapsel fehlt, oder sie ist infiltriert. Der Tumor wächst infiltrierend in das mediastinale Fettgewebe, die Pleura, das Perikard oder andere mediastinale Strukturen wie Trachea, Nerven oder Gefäße. Eine radikale Resektion ist deshalb oft unmöglich. Auch Implantationsmetastasen an Pleura oder Perikard, Lymphknotenmetastasen und hämatogene Metastasen können beim invasiven Thymom auftreten, ausnahmsweise auch beim nichtinvasiven Thymom.

Histologisch kann das Thymom nach dem Grad der lymphozytären Infiltration sowie nach der Form der malignen epithelialen Zellen eingeteilt werden. Entsprechende Klassifikationen korrelieren jedoch schlecht mit dem invasiven oder nichtinvasiven Wachstum und erlauben keine Aussage über die Malignität des Tumors und seine Prognose.

Die oben erwähnten Begleiterkrankungen, in erster Linie die Myasthenia gravis, treten unabhängig vom Wachstumsverhalten des Tumors bei invasiven

**Tabelle 8.** Prognostische Faktoren und Überlebensraten des Thymoms (Daten der Mayo-Klinik und des Massachusetts General Hospital)

| Prognostische Kriterien | Überlebensrate [%] | | |
|---|---|---|---|
| | 5 Jahre | 10 Jahre | 15 Jahre |
| *Wachstum* | | | |
| Nichtinvasiv | 75 | 65 | 47 |
| Invasiv | 55 | 30 | 12 |
| *Begleiterkrankung* | | | |
| Ohne Myasthenie | 73 | 67 | |
| Mit Myasthenie | 57 | 43 | |
| *Kombiniert* | | | |
| Nichtinvasiv, ohne Myasthenie | 92 | 86 | |
| Invasiv, mit Myasthenie | 46 | 20 | |

und nichtinvasiven Thymomen auf, sie beeinflussen ihrerseits die Prognose (Tabelle 8).

## Therapeutische Grundsätze

Das *nichtinvasive Thymom* kann in der Regel chirurgisch mit der Kapsel reseziert und dadurch geheilt werden. Fibröse Verbindungen der Kapsel mit anliegenden mediastinalen Strukturen verschlechtern die Prognose nicht. Eine postoperative Strahlen- oder Chemotherapie ist nicht indiziert.

Auch das *invasive Thymom* sollte wenn möglich chirurgisch radikal operiert werden, wobei von einzelnen Autoren ein aggressives Vorgehen empfohlen wird. Oft erweist sich der Tumor aber als inoperabel. Sowohl nach radikaler Operation als auch bei Inoperabilität sollte beim invasiven Thymom eine Radiotherapie mit kurativer Absicht angeschlossen werden. Nach Operation und Nachbestrahlung überleben etwa 50% der Patienten 5 Jahre, ein Teil davon kann als geheilt gelten.

Die Rolle der *Chemotherapie* beschränkt sich in der Regel auf die palliative Behandlung von Fernmetastasen oder Rezidiven nach Chirurgie und Radiotherapie. Vereinzelt wird bei sehr ausgedehnten, inoperablen invasiven Tumoren eine Chemotherapie schon vor Operation oder Bestrahlung empfohlen. Die Beurteilung der Wirksamkeit einzelner Zytostatika oder Kombinationen ist schwierig, da wegen der Seltenheit der Erkrankung keine größeren Erfahrungen gesammelt werden können. In kleineren Serien wurden mit Steroiden, Alkylanzien, Adriamycin und Cisplatin als Einzelsubstanzen meist kurzdauernde partielle Remissionen erreicht. Einzelne komplette Remissionen wurden nach Cisplatin als Einzelsubstanz sowie nach Kombinationen von Cyclophosphamid und Adriamycin mit und ohne Cisplatin beschrieben.

*Empfohlene Chemotherapieschemata*
- Adriamycin 50 mg/m² i. v., Tag 1;
- Cyclophosphamid 750 mg/m² i. v., Tag 1;
- Prednison 50 mg/m² p. o., Tage 1−5;
Zyklen alle 3 Wochen wiederholen.

Oder:
- Adriamycin 80 mg/m² i. v., Tag 1;
- Cisplatin 120 mg/m² i. v., Tag 1 (max. Einzeldosis 200 mg);
Zyklen alle 4 Wochen wiederholen.


# Literatur


Benker G, Reinwein D (1983) Ergebnisse der Chemotherapie des Schilddrüsenkarzinoms. Dtsch Med Wochenschr 108:403

Block MA, Jackson CE, Greenawald KA et al. (1980) Clinical characteristics distinguishing hereditary from sporadic medullary thyroid carcinoma. Treatment implications. Arch Surg 115:142

Chahinian AP, Bhardwaj S, Meyer RJ et al. (1981) Treatment of invasive or metastatic thymoma. Cancer 47:1752

EORTC Brain Tumor Group (1978) Effect of CCNU on survival, rate of objective remission and duration of free interval in patients with malignant brain glioma. Eur J Cancer 14:851

Gemsenjäger E (1978) Zur chirurgischen Therapie der differenzierten Schilddrüsenkarzinome. Dtsch Med Wochenschr 103:749

Heitz PU, Steiner H (1981) Multiple endokrine Adenopathie. In: Doerr W, Seifert G (Hrsg) Pathologie der endokrinen Organe. Springer, Berlin Heidelberg New York, p 1138

Hogan TF, Citrin DL, Johnson BM et al. (1978) o,p'-DDD (Mitotane) therapy of adrenal cortical carcinoma. Cancer 42:2177

Klöppel G, Seifert G, Heitz PU (1979) Endokrine Pankreastumoren. Dtsch Med Wochenschr 104:1571

Mengel CE (1982) The carcinoid syndrome. In: Holland JF, Frei E (eds) Cancer medicine. Lea & Febiger, Philadelphia, p 1818

Moertel CG, Hanley JA, Johnson LA (1980) Streptozocin alone compared with streptozocin plus fluorouracil in the treatment of advanced islet-cell carcinoma. N Engl J Med 303:1189

Neracher H, Hedinger C (1975) Klassifizierung der Schilddrüsenmalignome nach der Nomenklatur der WHO 1974. Schweiz Med Wschr 105:1000

Seiler RW (1981) Late results of multimodality therapy of high-grade supratentorial astrocytomas. Surg Neurol 15:88

Walther E (1980) Das Thymom: Therapeutische und prognostische Aspekte. Schweiz Med Wochenschr 110:1764

# 28 Malignome der Haut

T. RUFLI

## Allgemeines

Tumoren weisen in der Dermatologie einige Besonderheiten auf: Obwohl die malignen und semimalignen Tumoren der Haut sehr häufig sind, führen sie — verglichen mit Primärtumoren anderer Organe — nur selten zum Tod. Dies wiederum hat mehrere Gründe. Viele Tumoren der Haut metastasieren erst sehr spät oder überhaupt nicht; sie sind ihrer besonderen Lage wegen früh erkennbar und einfach zugänglich; Präkanzerosen erlauben wirksame Vorbeugungsmaßnahmen. Wirksame lokale Behandlungsmaßnahmen stehen zur Verfügung.

Das maligne Melanom macht eine Ausnahme. Die zunehmende Häufigkeit dieses Tumors und seine Gefährlichkeit rechtfertigen eine eingehendere Darstellung. Die frühzeitige, korrekte Diagnostik bleibt die Hauptaufgabe des Dermatologen, während das therapeutische Vorgehen interdisziplinär festgelegt werden muß.

## Präkanzerosen der Haut

Aus den Präkanzerosen des Integuments, dem M. Bowen, der Keratosis actinica mit der hyperkeratotischen Variante des Cornu cutaneum, den Teer- und Arsenkeratosen, entsteht ein Großteil der Hautkarzinome. 10–25% der Präkanzerosen gehen früher oder später in ein Karzinom über.

### Klinik

Der M. Bowen präsentiert sich als scharf abgesetzter, rot bis rot-bräunlicher, flacher Herd, der manchmal schuppt, manchmal krustöse Auflagerungen zeigt.

Die Keratosis actinica, die „senile" Keratose, weist eine umschriebene, festhaftende tastbare Schuppenauflagerung auf, die ohne Verletzung der Unterlage nicht entfernt werden kann. Rötung und Teleangiektasien gehören mit zum klinischen Bild.

### Histologie

Der M. Bowen, das Carcinoma in situ der Epidermis, hat ein uniformes histologisches Bild, während die feingeweblichen Veränderungen der aktinischen Keratose vielgestaltig sind.

Therapie

Ziel jeder therapeutischen Maßnahme ist die vollständige Zerstörung des erkrankten Epithels. Elektrokauterisationen (Fulguration) sind Therapie der ersten Wahl, während Exzision, Röntgentherapie und Kryochirurgie selten eingesetzt werden müssen.

Präkanzerosen stellen eine hervorragende Indikation für die topische Chemotherapie dar. Die 5%ige Salbenpräparation mit 5-Fluoruracil (Efudix) wird 2mal täglich unter einem Verband (*cave:* phototoxische Reaktion bei Sonnenbestrahlung) oder aber okklusiv (Verstärkung der Wirkung) über 3−4 Wochen appliziert, bis eine eindeutig erosive Reaktion der erkrankten Haut eintritt. Diese Therapieform kann bei unübersichtlichen Verhältnissen diagnostisch genutzt werden. Im Zeitraum von 3−4 Wochen erodiert nur die erkrankte Haut, die gesunde Haut zeigt erst nach 6−7 Wochen eine erosive Reaktion. Ausdehnung und Umgrenzung der präkanzerösen Prozesse werden somit eindeutig sichtbar.

# Basaliom

Definition

Das Basaliom (im englischen Sprachraum meist „basal cell carcinoma") ist ein semimaligner Tumor, der lokal destruierend wächst, dessen Metastasierungstendenz aber außerordentlich gering ist. Basaliome bestehen aus einem epithelialen und einem bindegewebigen Anteil.

Basaliome stellen den größten Anteil der malignen Hauttumoren dar, in unserem Patientengut 79% (neben 7% Melanomen und 14% Spinaliomen).

Histopathologische Klassifizierung

Die histologische Klassifizierung ist zwar aufgrund der Mikromorphologie durchaus möglich, läßt aber als alleinige Grundlage keine prognostischen Rückschlüsse zu. Das histologische Bild zeigt solide Basaliome in 53%, zystische Basaliome in 16%, adenoide in 3% der Fälle.

Klinik

Prädilektionsstelle des Basalioms ist der Kopfbereich. In unserem Patientengut sind 85,6% aller Basaliome im Gesicht lokalisiert. Eine systematische Einteilung der Basaliome ist in Tabelle 1 wiedergegeben.

Der Formenreichtum der Basaliome ist groß. Der histologischen Sicherung der Diagnose muß deshalb große Bedeutung beigemessen werden. Jede klinische Diagnose ist vor der Therapie histologisch zu bestätigen.

**Tabelle 1.** Einteilung und Prognose der Basaliome. (Nach Salfeld 1981)

| Basaliomtypen | Neigung zu Rezidiv |
|---|---|
| 1) *Knotige Basaliome* (häufig ulzerierend) | |
| – Nodulär, noduloulzerös (multiple, feine, peripher perlartig aufgereihte Knötchen) | – |
| – Ulcus rodens (rasches zentrifugales Wachstum mit früher Ulzeration) | – |
| – Ulcus terebrans (wächst rasch und aggressiv, Gesicht und behaarter Kopf) | Hoch |
| – Vegetierendes Basaliom (exophytisches Wachstum, häufig große exulzerierende Tumoren) | – |
| 2) *Plane Basaliome* (selten ulzerierend) | |
| – Planes zikatrisierendes Basaliom (späte zentrale Induration mit peripheren, perlartig aufgereihten Knötchen) | Hoch |
| – Dem M. Paget ähnelndes Basaliom (Arning-Tumor) (rötlich, feinknotig mit polyzyklischer Begrenzung, gelegentlich exophytisch) | – |
| – Sklerodermiformes Basaliom (gelbweißliche scharfbegrenzte Platte mit knotigem Rand; häufig Teleangiektasien) | Hoch |
| 3) *Sonderformen* | |
| – Basalzellnävussyndrom | |
| – Intraepitheliales Epitheliom | |
| – Epithelioma calcificans Malherbe (Pilomatrixom) | |
| – Fibroepithelioma Pinkus | |

## Prognose

Der überwiegende Anteil der Basaliome hat eine absolut gute Prognose. Vor allem bei noch kleinen Basaliomen ergeben alle therapeutischen Methoden hervorragende Resultate mit einer Heilungsrate von über 95%. Die etwa in 5% auftretenden Basaliomrezidive werden v. a. bei den stromareichen szirrhösen, klinisch sklerodermiformen Basaliomen und bei dem rasch wachsenden Ulcus terebrans sowie bei planen zikatrisierenden Basaliomen gesehen.

Die Rezidivbasaliome zeigen mit jeder therapeutischen Methode wiederum höhere Rezidivraten. Sie werden zu den eigentlichen Problembasaliomen, die mit immer wiederkehrenden Rezidiven zu unbehandelbaren Tumoren werden, welche durch lokal destruktives Wachstum zum Tod führen können.

Basaliome können metastasieren, sie tun dies allerdings sehr selten. Etwa 130 Fälle sind bis heute publiziert (Kerl 1981). Die Metastasierung erfolgt in die regionären Lymphknoten, in Lunge, Leber und Knochen. Häufig gehen der Metastasierung nichtkurative Strahlentherapien voran.

Therapie

Ziel der Basaliomtherapie ist in jedem Fall die vollständige Entfernung des pathologisch veränderten Tumorgewebes. Dafür stehen verschiedene Methoden zur Verfügung, die bei sachgerechter Anwendung Heilungsraten von 95–98% ergeben. Die verschiedenen Methoden der Behandlung, ihre Indikationen und Grenzen sind in Tabelle 2 zusammengefaßt.

## Spinaliom (verhornendes Plattenepithelkarzinom der Haut)

Definition

Das Spinaliom ist ein maligner Tumor, der als verhornendes Plattenepithelkarzinom von den Keratinozyten des Stratum spinosum der Epidermis ausgeht.

Ätiologie

Die energiereichen Anteile des Sonnenspektrums, welche die Erdoberfläche erreichen (UVB), sind zusammen mit einigen chemischen Verbindungen (Arsen, Teerpräparate) die wohl wichtigsten kanzerogenen Noxen. Die Spinaliome treten selten auf unveränderter Haut, sehr viel häufiger jedoch auf Präkanzerosen (aktinische, Teer-Arsen-Keratosen und M. Bowen) auf. Narben (Verbrennungen, Erfrierungen), narbige Prozesse nach granulomatösen Entzündungen (Lupus vulgaris, Osteomyelitis, Lues, Lepra) sind weitere Vorveränderungen.

Klinik

Prädilektionsstellen sind aufgrund der überwiegend aktinischen Ätiologie die lichtexponierten Partien des Integuments, das Gesicht und die Handrücken. Spinaliome wachsen innerhalb von Monaten und präsentieren sich initial als Knötchen, deren Oberfläche stark verhornt. Spinaliome exulzerieren rasch. Die Ulzera zeigen nicht selten unterminierte, durch das Tumorwachstum verdickte Ränder. Spinaliome metastasieren lymphogen.

Histologie

Das verhornende Plattenepithel besteht aus epithelialen Strängen, Zapfen und Knoten, die das häufig lymphozytär infiltrierte Corium durchwachsen. Es finden sich neben dyskeratotischen Einzelzellverhornungen zwiebelschalenartig zusammengesetzte Verhornungszentren mit zentraler Hornperle. Alle Ausreifungsgrade kommen vor.

**Tabelle 2.** Behandlungsmethoden beim Basaliom

| Methoden | Hervorragende Indikation | Grenzen der Methode, schlechte Indikation, Kontraindikation |
|---|---|---|
| 1) *Elektrodesikkation und Kürettage:*<br>Elektrokauter und scharfer Löffel | Kleine und flache, in ihrer Ausdehnung gut erkennbare Basaliome,<br>Basaliome bei älteren Menschen, Rumpfhautbasaliome | – Sklerodermiforme, tiefreichende Basaliome,<br>– Rezidivbasaliome<br>– Basaliome mit unscharfer Begrenzung (histologische Kontrolle angezeigt) |
| 2) *Chirurgie*<br>Einfache chirurgische Exzision | Kleine Basaliome, Sicherheitsabstand von 3 – 5 mm, | |
| Lappenplastik, Transpositionslappen, Rotationsplastik, freie Hauttransplantation | Basaliome mit schwierig zu beurteilender Tiefenausdehnung (histologische Kontrolle notwendig) z. B.<br>– Nasolabialfalte,<br>– Kieferwinkel,<br>– medialer Augenwinkel,<br>Rezidivbasaliome, ausbestrahlte Basaliome | Allgemeinzustand des Patienten, mögliches kosmetisches Ergebnis |
| 3) *Strahlentherapie:*<br>Weichstrahlen 10 – 15 kV, Totaldosen von 30 – 50 Gy | Alle nodösen und exulzerierenden Basaliome, vorwiegend Gesichtsbasaliome (gute kosmetische Resultate),<br>Stamm und Extremitäten (weniger geeignet) | Sklerodermiformes Basaliom,<br>Basalioma terebrans,<br>Basalzellnävussyndrom,<br>Basaliome mit Notwendigkeit der histologischen Kontrolle,<br>Basaliome über Thyreoidea, über Knorpel, mit unbekannter Tiefenausdehnung |

| | | |
|---|---|---|
| 4) *Mohssche mikroskopisch kontrollierte Chirurgie:*<br>– Fixation des Gewebes in vivo mit Zinkchlorid (Chemochirurgie)<br>– Frischgewebetechnik mit histologischer Aufarbeitung von horizontalen Stufenschnitten (farbige Markierung) | Problembasaliome (sklerodermiforme und ausgedehnte und lange Zeit bestehende Basaliome, die zu weit größerer Ausdehnung neigen, als klinisch erkennbar) | Großer Aufwand |
| 5) *Lokale Chemotherapie:*<br>5-Fluoruracil-Salbe 5% | Nur extrem oberflächliche Basaliome, pagetoide Basaliome, bei nävoiden Basaliomen als palliative Therapie | Alle tiefergreifenden Basaliome (Penetration!) |
| 6) *Kryochirurgie mit flüssigem Stickstoff (−196,5 °C):*<br>rasches Einfrieren des Tumors unter −25 °C,<br>langsames Auftauen in 2 – 3 Zyklen | Tumoren über Knorpel,<br>Lidtumoren,<br>ausbestrahlte Tumoren | Ödeme,<br>langsame Heilungstendenz, deren Dauer kraniokaudal zunimmt,<br>unübersichtliche Ausdehnungen des Tumors,<br>Tiefenwachstum: nasolabial, Kieferwinkel, retroaurikulär, sklerodermiforme Basaliome,<br>Kontraindikation bei Tumor über A. temporalis |

Differentialdiagnose

Das Spinaliom kann klinisch manchmal nur schwer, histologisch dagegen leicht von einem Basaliom unterschieden werden.


Prognose

Spinaliome der Lippen, des Genitales und des Anus metastasieren früher und häufiger (35%) als die Spinaliome des übrigen Integuments.


Therapie

Da auch beim Spinaliom das gleiche Ziel, die vollständige Tumorvernichtung, angestrebt wird, sind die therapeutischen Maßnahmen identisch mit jenen beim Basaliom. Die Therapie wird jedoch entsprechend der biologischen Wertigkeit des Spinalioms aggressiver und radikaler durchgeführt. Chirurgische Exzision, Radiotherapie und Kryochirurgie sind die bevorzugten Maßnahmen (s. Tabelle 2).


# Malignes Melanom


## Epidemiologie und Ätiologie

Die malignen Melanome stellen nur etwa 5% der Hautkrebse dar, sie sind aber Ursache von 1% aller Karzinomtodesfälle. Das maligne Melanom ist neben dem Lungenkarzinom der einzige Tumor, dessen Inzidenz stark zugenommen hat und immer noch zunimmt. Die Morbiditätszunahme betrug in den USA für die letzten 4−5 Jahrzehnte etwa das 3,5fache und wird in einigen europäischen, v. a. den skandinavischen Ländern, noch höher veranschlagt.

Einige Angaben zu Morbidität und Ätiologie sind in der folgenden Übersicht zusammengefaßt.

*Morbidität und Ätiologie des malignen Melanoms*
- Höchste Morbidität: weiße Bevölkerung Australiens (16 : 100 000);
- Ätiologie: Umweltfaktoren (v. a. UV-Strahlung) und genetische Disposition; ferner hormonelle und immunologische Faktoren;
- Risikopatienten: hellhäutige, zu Sommerprossen neigende, schlecht pigmentierende Individuen mit häufigen Sonnenbränden;
- Anzahl der massiven intermittierenden Lichtexpositionen wichtiger als deren Gesamtdauer.

**Klinik und histologische Klassifikation der Melanomtypen**

Die malignen Melanome werden heute nach dem Vorschlag von Clark et al. (1969) aufgrund von klinischen und histologischen Kriterien klassifiziert. Das unterschiedliche biologische Verhalten, die „Bösartigkeit" der einzelnen Melanomtypen, hängt mit ihren unterschiedlichen Wachstumsphasen zusammen. Das erst horizontale, auf das Epithel beschränkte Wachstum ist gegenüber der von Anbeginn an vertikalen, ins Corium penetrierenden Proliferation abzugrenzen. Die Wachstumsrichtungen beeinflussen nicht nur Prognose und Verlauf entscheidend, sondern bedingen weitgehend auch das klinische Bild, dem typische histologische Veränderungen zugrundeliegen. Wenn auch der klinische Typ als Prognosefaktor nicht die − wie früher angenommen − große Rolle spielt, so ist doch diese Klassifikation für die Diagnostik im klinischen Alltag eine große Hilfe.

Die einzelnen Melanomtypen und ihre Merkmale sind in Tabelle 3 dargestellt.


**Prognostische Faktoren**

a) Invasionstiefe (nach Clark)

Nach dem Vorschlag von Clark et al. (1969) wird die Infiltrationstiefe an den normalen anatomischen Strukturen gemessen:

Level I: Melanomzellen auf Epithel beschränkt, keine Überschreitung der Basalmembran (Melanosis circumscripta praeblastomatosa Dubreuilh, Lentigo maligna); Heilungschance praktisch 100%.

Level II: Die Basalmembran wird von proliferierenden Melanomzellen in Nestern durchbrochen, diese liegen im Papillarkörper; Heilungschance 72−100%.

Level III: Infiltration des gesamten Stratum papillare des Coriums; Heilungschance 47−88%.

Level IV: Infiltration auch ins Stratum reticulare des Coriums; Heilungschance 32−65%.

Level V: Infiltration bis in die Subkutis; Heilungschance 12−29%.

Die Clarksche Infiltrationstiefe, der „Clark-Level", ist theoretisch einfach, praktisch aber schwierig zu bestimmen. Zu viele Interpretationen sind möglich, auch scheint der Raster etwas zu wenig fein zu sein. Vor allem unterliegen die Level III−V großen Streubreiten.


b) Tumordicke (nach Breslow)

Eine klare Verbesserung brachte der Vorschlag von Breslow (1970). Die dickste Stelle eines Melanoms wird von der am tiefsten gelegenen, als solche sicher erkennbaren Melanomzelle senkrecht nach oben zur obersten Schicht des Stratum

**Tabelle 3.** Charakterisierung der Melanomtypen[a]

| Melanomtyp | Lentigo-maligna-Melanom | „Superficial-spreading"-Melanom | Noduläres Melanom | Akral lentiginöses Melanom |
|---|---|---|---|---|
| Häufigkeit [%] | 5 (Lentigo maligna viel häufiger) | 70 | 15 | 5 – 10 (häufiger bei dunkel-häutigen Rassen) |
| Prädilektions-stelle | Bei beiden Geschlechtern Gesicht, selten andere lichtexponierte Areale | Bei Männern am Rumpf, bei Frauen an Unterschenkeln; alle Körperstellen möglich | Alle Körperstellen möglich | Handteller, Fußsohlen, Nagelbett |
| Alter | Höhere Lebensalter | Mittlere Lebensalter | Mittlere Lebensalter | Mittlere Lebensalter |
| Palpations-befund | Zunächst nicht tastbare Lentigo maligna | Immer palpable Fläche | Primär kleines Knötchen | Flächiger Herd mit früh-auftretendem Knötchen |
| Farbe | Braun bis braun-schwarz | Braun bis braun-schwarz, rosa, grau bis grau-braune Töne, weiße Areale | Schwarz bis blau-schwarz, rötlich bei amelanotischen Anteilen | Braun- bis blau-schwarz |
| Morphologische Besonderheiten | Aufgehellte Zonen, feinbogig begrenzt | Oberflächlich feine, herd-förmige Schuppung, sonst glatt grob bogig begrenzt | Rasches Wachstum, blutet leicht (vorstehend, lädierbar) | Hohe Ulzerationstendenz |
| Verlauf | Nach Jahren und Jahr-zehnten Knötchen in der Lentigo maligna | Nach jahrelangem horizon-talem Wachstum Knötchen mit Tiefenwachstum | Von Anfang an vertikales Wachstum, Ulzeration früh und häufig | Relativ früher Umschlag der horizontalen Wachstums-richtung in die vertikale |
| Histologie | Atypische Melanozyten im Stratum basale der ganzen Follikelzirkumferenz; nach Überschreiten der Basalmembran Ausbildung kleiner Tumornester mit spindeligen Zellen | pagetoide Zellen im Epithel, im Corium Nester, seitliche intraepitheliale Abspreitung | Umschriebene Proliferation pigmentbildender Zellen mit früher Absiedelung in die Tiefe, scharfe seitliche Begrenzung | Atypische Melanozyten im Stratum basale und im juxta-basalen Stratum spinosum; Penetration kleiner Knötchen in die Tiefe, Lymphozyten-reichtum im Corium |
| Fünfjahresüber-lebensrate [%] (Clark et al. 1969) | 55 | 46 | 27 | |

[a] Eine Reihe von Melanomen lassen sich nicht klassifizieren (1 – 5%) oder können seltenen Formen zugewiesen werden.

**Tabelle 4.** Zehnjahresüberlebensrate in Abhängigkeit von der Tumordicke

| Tumordicke [mm] | Zehnjahresüberlebensrate [%] |
| --- | --- |
| < 0,76 | 85 |
| 0,76 – 1,49 | 65 |
| 1,5  – 2,49 | 45 |
| 2,5  – 3,99 | 40 |
| > 4,0 | 30 |

granulosum oder bei exulzerierten Tumoren bis zum Ulkusgrund in Millimetern ausgemessen (Tabelle 4). Diese Messung bedarf eines geeichten Meßokulars.

Melanome mit intermediärer Dicke von 0,76−1,5 mm zeigen ein Risiko von 25 bzw. 8%, innerhalb von 3 Jahren Lymphknotenmetastasen bzw. innerhalb von 5 Jahren klinisch viszerale Metastasen zu entwickeln. Für die Melanome mit einer Dicke von 1,51−4,0 mm liegt dieses Risiko mit 57 bzw. 15% höher. Bei dicken Melanomen von über 4 mm beträgt das Risiko, Lymphknotenmetastasen zu entwickeln, 62%, für viszerale Metastasen 72%.

Neben der Infiltrationstiefe nach Clark oder der Tumordicke nach Breslow gibt es viele andere histomorphologische und klinische Merkmale, die, einzeln betrachtet, einen Einfluß auf die Prognose haben. Diese Faktoren sind in Tabelle 5 dargestellt.

Unterzieht man alle prognostischen Faktoren, einschließlich der Invasionstiefe, einer multifaktoriellen Analyse, so zeigen die Tumordicke nach Breslow, die initiale Therapieform, die Ulzeration und geringgradig auch die anatomische Lokalisation einen selbständigen, nicht mit anderen Faktoren assoziierten Einfluß auf die Fünfjahresüberlebensrate (Balch u. Seng-Jaw 1983).

Die Resultate der deutschen „Arbeitsgemeinschaft malignes Melanom", erhoben an 1191 Patienten mit primärem Melanom ohne Hinweise auf Lymphknotenmetastasen, zeigen ebenfalls die Tumordicke als wichtigstes prognostisches Kriterium (Kühnl-Petzoldt et al. 1983). Mit der Tumordicke sind Exophytie, Level, Melanomtyp, Dichte der Lymphozyteninfiltration und Melanomzelltyp korreliert. Lokalisation und Geschlecht sind eng verknüpft mit überwiegendem Einfluß des Geschlechts − im Unterschied zu anderen Studien, die dem Geschlecht keinen unabhängigen Einfluß auf die Prognose zuordnen lassen. Die unterschiedlichen Resultate sind bis heute nicht geklärt worden. Als dritter unabhängiger Faktor wurde die Exulzeration gefunden. Die Resultate der deutschen Studie sind v.a. auch deshalb bedeutungsvoll, weil sie unsere mitteleuropäischen Verhältnisse wiedergeben. Fünf prognostische Gruppen wurden aufgrund der 3 unabhängigen Prognosefaktoren gefunden (Abb. 1).

Das Stadium (Lymphknotenmetastasen) ist ein von der Melanomdicke abhängiger Faktor. 537 Stadium-I-Melanome zeigten nach 8 Jahren eine Überlebensrate von 71% (Balch u. Seng-Jaw 1983).

**Tabelle 5.** Andere prognostische Faktoren neben der Invasionstiefe (Balch u. Seng-Jaw 1983)

| Faktoren | Prognostische Bedeutung |
|---|---|
| 1) Geschlecht | Bessere Prognose für Frauen nur bei Melanomen der unteren Extremität |
| 2) Lokalisation | Bessere Prognose für Extremitätenmelanome als für Stammmelanome, v. a. bei Dicke über 0,76 mm |
| 3) Alter | Schlechtere Prognose im höheren Alter |
| 4) Exulzeration | Bei Ulzeration Fünfjahresüberlebensrate 55%, ohne Ulzeration 80%. Korreliert mit Invasionstiefe |
| 5) Melanomtyp (vgl. Tab. 3) | Beeinflußt Überlebensrate nicht signifikant als selbständiger Faktor, sondern nur über Invasionstiefe |
| 6) Lymphozytäre Infiltration, Pigmentgehalt | Kein signifikanter Einfluß |
| 7) Stadien | |
| • Stadium I (keine Lymphknotenmetastasen) | Fünfjahresüberlebensrate 55 – 80% |
| • Stadium II (Lymphknotenmetastasen) | Fünfjahresüberlebensrate 14 – 39% |
| • Stadium III (Fernmetastasen) | Unheilbar; gelegentlich chronische Verläufe über mehr als 5 Jahre |
| 8) Chirurgisches Vorgehen (Lymphadenektomie) | Insgesamt statistisch kein Vorteil für die prophylaktische Lymphadenektomie, dagegen nach einigen Berichten bei Melanomdicke zwischen 0,76 – 3,99 mm |

82 Patienten mit Stadium IIa (Lymphknotenmetastasen bei der Diagnose des Primärmelanoms bereits festgestellt) wiesen eine Dreijahresüberlebensrate von 37% auf.

82 Patienten im Stadium IIb (die Lymphknotenmetastasen werden erst später diagnostiziert) wiesen eine Dreijahresüberlebensrate von 60% auf. Ein Unterschied zeigt sich aber nicht mehr, wenn die Überlebensraten vom Zeitpunkt der Diagnose von Lymphknotenmetastasen an verglichen werden. Die Prognose ändert sich mit dem Auftreten von Lymphknoten- und Fernmetastasen drastisch: Im Stadium IIc (21 Patienten mit Lymphknotenmetastasen eines malignen Melanoms bei unbekanntem Primärtumor) betrug die Dreijahresüberlebensrate 50%.

Im klinischen Stadium III zeigten 200 beobachtete Patienten eine mittlere Überlebenszeit von 6 Monaten.


## Therapiegrundsätze beim malignen Melanom

Die *Chirurgie* ist die Therapie der Wahl des melanotischen Primärtumors und eventueller verdächtiger oder zytologisch gesicherter Lymphknotenmetastasen. Dabei empfiehlt es sich, das in Abb. 2 beschriebene Vorgehen einzuhalten. Von

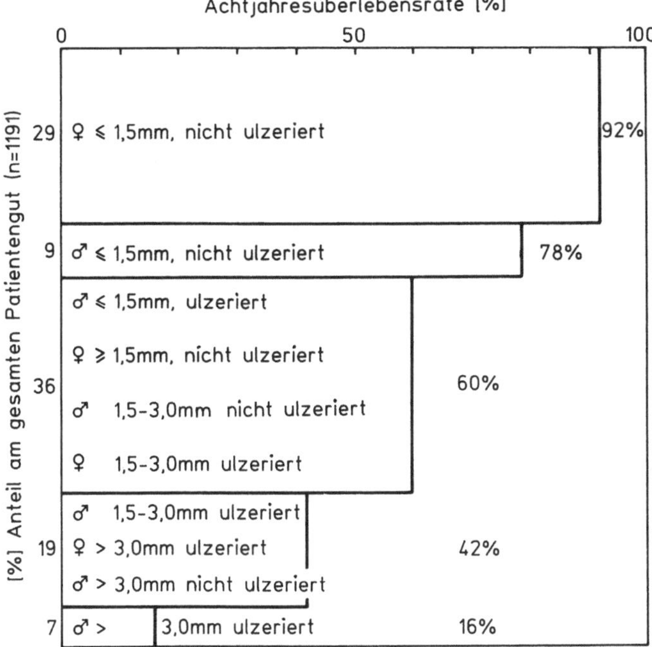


**Abb. 1.** Prognostische Gruppen beim Stadium-I-Melanom. (Nach Kühnl-Petzoldt et al., 1983)

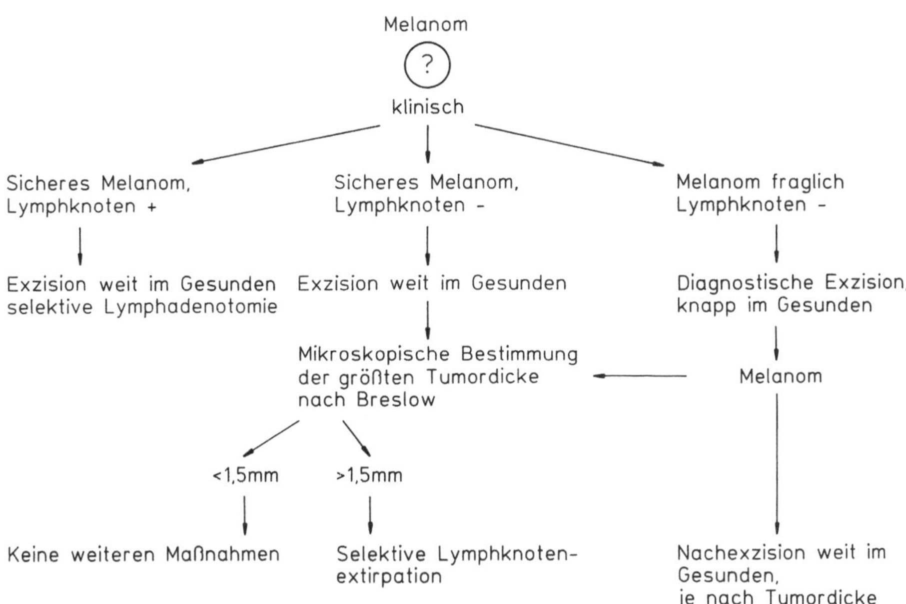


**Abb. 2.** Vorgehen bei klinisch sicherem Melanom oder bei Verdacht auf ein malignes Melanom der Haut

Probebiopsien ist abzusehen, nicht nur wegen der früher eher überschätzten Gefahr der Propagation. Die diagnostische Exzision hat den Vorteil, genügendes Material für die histologische Diagnose und die exakte Bestimmung der Tumordicke zu liefern. Ist die Diagnose schon vorher gesichert, so sollte von vornherein die Exzision nach Möglichkeit 5 cm allseits im Gesunden angestrebt werden. Andernfalls ist an die diagnostische Exzision nach Sicherung der Diagnose die Nachexzision weit im Gesunden je nach Tumordicke anzuschließen.

Umstritten ist, wie bereits erwähnt, die möglichst radikale Resektion der regionären Lymphknoten. Dies steht praktisch nur bei Extremitätenmelanomen zur Diskussion. Obwohl nach gewissen Untersuchungen die „prophylaktische" Lymphadenektomie global die Heilungsrate nicht verbessert, weisen andere Studien nach, daß bei Melanomen über 1,5 mm Dicke die selektive Lymphknotenexzision Vorteile bietet, namentlich wenn sie en bloc mit Entfernung des Primärtumors erfolgen kann. Dieses Vorgehen hat zudem den Vorteil, eine genaue und prognostisch wichtige Stadienzuordnung zu gestatten. Eine sachgemäße chirurgische Behandlung des Primärtumors erfordert in den meisten Fällen eine plastische Deckung des Hautdefekts.

Die Breite der Exzision beeinflußt in erster Linie die Häufigkeit des Lokalrezidivs in Form von Hautsatelliten und die weitere lymphogene Ausbreitung. Treten später trotzdem Lymphknotenmetastasen auf, so sollten diese möglichst radikal exzidiert werden.

Die *Strahlentherapie,* entweder als postoperative oder als präoperative Bestrahlung, ist heute fast vollständig verlassen. Sie vermag die Langzeitprognose nicht zu beeinflussen. Die Ursache hierfür ist nicht so sehr die Tatsache, daß das Melanom als wenig strahlensensibel gilt, sondern die Erkenntnis, daß das Schicksal der Patienten mit Melanom in erster Linie durch die bei der Diagnose schon latent vorhandene Metastasierung bestimmt wird. Als palliative Maßnahme hat die Strahlentherapie im metastasierenden Stadium durchaus ihren Platz, so v. a. bei Hirnmetastasen, schmerzhaften Skelettmetastasen oder anderen Komplikationen an Körperteilen, die mit einer hohen Strahlendosis belastet werden können.

Als *Systemtherapien* stehen die Immuntherapie, die Chemotherapie und neuerdings vielleicht die Hormontherapie zur Verfügung.

Die zahlreichen Versuche mit *Immuntherapien,* namentlich in Form der adjuvanten Immuntherapie nach Chirurgie bei der Primärbehandlung oder die Kombination von Immun- und Chemotherapie im metastasierenden Stadium, wurden durch die Erkenntnis ausgelöst, daß sowohl bei der Entstehung wie auch im Verlauf immunologische Faktoren beim Melanom wahrscheinlich eine große Rolle spielen. Dies wird auch durch die Beobachtung unterstützt, daß die intraläsionale Applikation von BCG und anderen Immunstimulantien zur Melanomrückbildung führen können. Als Immuntherapien werden hauptsächlich BCG-Skarifikationen, Corynebacterium parvum, Levamisol, Transferfaktor und Melanomzellextrakte benutzt. Viele Studien mit solchen Immuntherapien haben eine Besserung der Prognose im Vergleich zu historischen Kontrollgruppen gezeigt. In prospektiv geplanten randomisierten Untersuchungen konnte dagegen bis heute kein sicherer Vorteil gegenüber der alleinigen chirurgischen Therapie nachgewiesen werden.

**Tabelle 6.** Übersicht über die Therapiegrundsätze beim malignen Melanom

| Stadium, klinisches Bild | Empfohlene Therapie | Experimentelle Therapie[a] |
|---|---|---|
| *Stadium I* | Diagnose fraglich: Exzisionsbiopsie im Gesunden, dann große Nachexzision mit plastischer Deckung (allseits 5 cm) | Arterielle Extremitätenperfusion mit Zytostatika |
| | Diagnose gesichert: große Exzision wie oben | Adjuvante Immun-, Chemo- oder Immunchemotherapie |
| | Bei Melanom an Oberarm oder Oberschenkel evtl. En-bloc-Lymphadenektomie bei Melanomtiefe über 1,5 mm | |
| *Stadium II a* | Breite Exzision wie oben und radikale Lymphadenektomie | Arterielle Extremitätenperfusion |
| | Letztere auch bei später auftretenden Lymphknotenmetastasen (Stadium II b) oder wenn Primärtumor nicht gefunden wird (Stadium II c) | Adjuvante Immun-, Chemo- oder Immunchemotherapie |
| *Stadium III* | | |
| Extremitätensatellitose | Exzision (wenn möglich) und arterielle Extremitätenperfusion | Zusätzliche systemische Chemo-, Immun-, oder Immunchemotherapie |
| Fernmetastasen | Chirurgische Exzision, wenn immer möglich und sinnvoll (v. a. Weichteilmetastasen) | |
| | Chemotheapie mit: DTIC, Me-CCNU CCNU | Polychemotherapie, Östrogene, Tamoxifen, Immuntherapie |
| Hirnmetastasen, schmerzhafte Skelettmetastasen, andere lokale Komplikationen | Palliative Strahlentherapie (zusätzlich zu Chemotherapie) | |

[a] *Experimentell:* noch im Versuchsstadium in kontrollierten Studien oder zu wenig gesicherte Ergebnisse.

Die *Chemotherapie,* auf die noch in einem besonderen Abschnitt eingegangen wird, ist bis heute beim malignen Melanom unbefriedigend, sowohl bezüglich der Remissionsraten wie auch der Wirkungen auf die Überlebenszeit. Auch ihre adjuvante postoperative Anwendung zeigt bis jetzt keinen gesicherten Einfluß auf den natürlichen Krankheitsverlauf, wobei allerdings Detailanalysen in prognostischen Untergruppen bei dieser sehr heterogen verlaufenden Krankheit noch fehlen.

Eine *Hormonabhängigkeit* des malignen Melanoms oder gewisser Untergruppen desselben ist noch völlig ungewiß. Gewisse klinische und experimentelle Beobachtungen sprechen dafür. Im Melanomgewebe konnten auch verschiedentlich Östrogen-, Progesteron-, Androgen- und Kortikosteroidrezeptoren in allerdings niedriger Konzentration nachgewiesen werden, wobei ungewiß bleibt, ob es sich um eine spezifische Rezeptorbindung handelt. Versuche mit Hormontherapie blieben bis jetzt fragmentarisch. Die Remissionsrate liegt wahrscheinlich unter 10%. Im Vordergrund stehen Östrogene und Antiöstrogene (Tamoxifen), mit denen in kleinen Serien Remissionsraten zwischen 16 und 22% beschrieben wurden. Die am häufigsten untersuchten Gestagene kommen über eine Remissionsrate zwischen 6 und 7% nicht hinaus. Weitere Untersuchungen sind dringend erforderlich. Die Zusammenfassung der Therapiegrundsätze findet sich in Tabelle 6.

## Chemotherapie

Die meisten Untersuchungen über Mono- und Polychemotherapien wurden beim disseminierten, metastasierenden Melanom durchgeführt.

## Monochemotherapie

Die globalen Remissionsraten für die wichtigsten Zytostatikagruppen und einzelne Zytostatika sind in Tabelle 7 dargestellt. Die Erfolgsraten liegen allesamt unter 30%, bei den meisten Zytostatika sogar unter 20%. Am besten untersucht

**Tabelle 7.** Aktive Zytostatika beim malignen Melanom

|  | $n^a$ | Remissions-rate[b] [%] |
|---|---|---|
| Alkylierende Substanzen | 102 | 9 – 21 |
| ThioTEPA, L-PAM, Chlorambucil, Cyclophosphamid |  |  |
| Antimetaboliten | 117 | 5 – 11 |
| Methotrexat, Ara-C, 5-FU, 6-MP |  |  |
| Antibiotika |  |  |
| Mitomycin C | 65 | 14 |
| Bleomycin | 40 | 3 |
| Actinomycin D | 23 | 35 |
| Vincaalkaloide |  |  |
| Vincristin, Vinblastin | 84 | 8 – 12 |
| Vindesin | 75 | 17 |
| Cisplatin | 11 | 27 |
| Hydroxyureaderivate |  |  |
| BCNU | 122 | 0 – 19 |
| CCNU | 257 | 0 – 33 |
| Me-CCNU | 314 | 0 – 21 |
| DTIC (Dacarbazin) | 1379 | 8 – 28 |

[a] Zusammenfassung mehrer Studien.
[b] Streuung oder Mittelwert.

sind die alkylierenden Substanzen, die Nitrosoureaderivate sowie Imidazol-carboxamid (DTIC, Dacarbazin). Am regelmäßigsten werden Remissionsraten mit DTIC beschrieben, die durchschnittlich um 20% liegen. DTIC ist allerdings mit Nebenwirkungen wie Nausea und Erbrechen belastet. Dabei sind diese Erscheinungen 3 h nach der ersten Applikation des Medikaments am stärksten, in den darauffolgenden Tagen in der Regel etwas weniger stark ausgeprägt. Leuko- und Thrombozytopenie treten vorwiegend zwischen dem 20. und 25. Tag auf, sind aber selten dosislimitierend.

Mit den Nitrosoureaderivaten liegen die Remissionsraten wahrscheinlich etwas niedriger, die Applikation an einem Tag alle 4−6 Wochen ist aber für den Patienten wesentlich angenehmer.

Cisplatin scheint beim Melanom zu den wirksamsten Substanzen zu gehören, leider aber auch zu den nebenwirkungsreichsten.

Dibromodulcitol, Procarbazin und Hydroxyurea sind weitere, in Tabelle 7 nicht erwähnte Zytostatika, bei denen eine Remissionsrate zwischen 10 und 20% angenommen werden darf.

Die Faktoren, welche beim Melanom gelegentlich ein gutes Ansprechen auf Chemotherapie bestimmen, sind nicht bekannt. In der Regel wird lediglich über höhere Remissionsraten bei Haut-, Lymphknoten- und Weichteilmetastasen als bei viszeralen Metastasen berichtet.


Polychemotherapie

Beim malignen Melanom wurden bis heute zahlreiche Polychemotherapien untersucht, namentlich solche, die entweder DTIC oder Nitrosoureaderivate enthalten. In großen Serien mit über 100 Patienten liegen die Remissionsraten mit den verschiedensten Kombinationen zwischen 15 und 25%, also nicht signifikant höher als mit DTIC oder Nitrosoureaderivaten allein. Nur in kleinen Serien wurden bisher Remissionsraten über 40% beschrieben, am häufigsten bei Kombinationen, die Cisplatin enthalten. Dazu gehört die Kombination Cisplatin/Velbe/Bleomycin und Cisplatin/Ifosfamid (76 bzw. 53% Remissionen). Eine Überprüfung dieser Resultate ist dringend erforderlich. Diese mit starken Nebenwirkungen behafteten Zytostatikakombinationen wären nur gerechtfertigt, wenn sie nicht nur mit einer höheren Remissionsrate, sondern auch mit einer signifikant längeren Remissionsdauer und Überlebenszeit verbunden wären.

Die Polychemotherapie des malignen Melanoms befindet sich somit noch in einem experimentellen Stadium. Bis jetzt gibt es noch kein einzelnes Zytostatikum und keine Polychemotherapie, die beim metastasierenden Melanom eindeutig bessere Ergebnisse zu erzielen vermag als DTIC allein.


Chemoimmuntherapie

Die Kombination von Chemo- und Immuntherapie versus Chemotherapie allein oder Immuntherapie allein ist beim metastasierenden Melanom in mehreren Studien untersucht worden. Einige derselben berichten über eine höhere Remissionsrate mit der Chemoimmuntherapie. Eine Wirkung auf Remissionsdauer oder Überlebenszeit konnte aber nicht beobachtet werden, außer in einzelnen retrospektiv ausgewerteten Untergruppen, wie Patienten mit Lungenmetastasen oder − in einer anderen Studie − solche über 60 Jahre. Solche retrospektiv ermittelten Ergebnisse können aber auf Zufall beruhen und bedürfen der gezielten Nachuntersuchung.

## Adjuvante Chemo- und Chemoimmuntherapie

Als einzige adjuvante Therapie zur chirurgischen Exzision behauptet sich an gewissen Zentren die *arterielle Perfusion* mit Zytostatika mit oder ohne Hypothermie bei Extremitätenmelanomen im Stadium I oder nach exzidierten Satellitenmetastasen. Zur Technik sei auf Kap. 6 verwiesen. Am häufigsten erfolgt die arterielle Perfusion mit Melphalan oder einer Kombination von Melphalan und Actinomycin D. Prospektive randomisierte Studien gibt es bis heute nicht. Alle Zentren, die diese Technik benutzen, können nur auf eine mit historischen Kontrollen verglichen signifikant höhere Fünfjahresüberlebensrate hinweisen. Für die Wirksamkeit der Technik spricht außer diesen historischen Vergleichen die Beobachtung von vollständigen und langdauernden Tumorrückbildungen bei Satellitenmetastasen.

In mehreren Studien wurde auch die *adjuvante Chemotherapie,* v.a. mit DTIC, oder die *adjuvante Chemoimmuntherapie* oder *Immuntherapie* allein untersucht. Am bekanntesten und größten ist die WHO-Studie mit 761 Patienten. 185 Patienten wurden nur chirurgisch behandelt, 192 Patienten erhielten DTIC, 203 Patienten erhielten BCG und 181 Patienten BCG plus DTIC. Während nach einer mittleren Beobachtungsdauer von 30 Monaten sowohl die Gruppe mit DTIC als auch diejenige mit BCG plus DTIC bessere Ergebnisse aufwies, zeigen die Resultate nach 5 Jahren keinerlei signifikante Unterschiede zugunsten irgendeiner Form der Nachbehandlung. Die Rezidivrate betrug nach 5 Jahren in allen Gruppen zwischen 72 und 76%. Weitere Untersuchungen haben diese Ergebnisse inzwischen bestätigt. Dem stehen nur wenigen Studien mit positiven Resultaten für eine adjuvante Immun- oder Immunchemotherapie gegenüber.

Es besteht somit keine gesicherte Indikation für eine adjuvante Chemo- oder Chemoimmuntherapie beim malignen Melanom. Es fehlen allerdings detaillierte Auswertungen oder Studien in den prognostisch sehr verschiedenen Untergruppen.

## Empfohlene Chemotherapie

1) DTIC: 200−300 mg/m² i.v. tgl. während 5 Tagen, wiederholt alle 3−4 Wochen.
2) Methyl-CCNU: 200 mg/m² p.o. an einem Tag, wiederholt alle 6 Wochen.
3) CCNU: 130 mg/m² p.o. an einem Tag, wiederholt alle 6 Wochen.

4) In gewissen Situationen kann das Antiöstrogen Nolvadex in der Dosierung von 20—40 mg tgl. versucht werden, v. a. bei älteren Frauen mit Melanom.
5) Polychemotherapie: nur im Rahmen kontrollierter Studien.

# Mycosis fungoides

## Definition

Die Mycosis fungoides (MF) ist ein T-Zell-Lymphom der Haut niedrigen Malignitätsgrades. Eine überwiegende Mehrzahl der Patienten zeigt bis ins Terminalstadium hochgradige epikutane Hypersensitivität, v. a. gegenüber Metallen, was ein Argument für die Hypothese liefert, es könnte sich bei der Mycosis fungoides um eine proliferativ-neoplastische Entgleisung des Immunsystems handeln. Für die Mycosis fungoides ist deshalb der Begriff „Immunom" geprägt worden.

## Klinik

Frühstadien präsentieren sich als ekzematöse oder psoriasiforme Hautherde, gelegentlich auch als erythematöse Plaques. In fortgeschrittenen Stadien erscheinen die Hautherde als ausgedehnte Infiltrate, die schließlich in fakultativ exulzerierende Tumoren übergehen. Schließlich geht die MF in ein systemisches Stadium mit Befall von Lymphknoten und Milz und zuletzt der Viszera über.

Der Verlauf ist im Einzelfall schwer vorauszusagen. Fälle mit schleichender Entwicklung stehen solchen mit rascher Generalisation gegenüber.

Die mittlere Überlebenszeit der Patienten nach der histologischen Diagnosestellung beträgt 4—5 Jahre; einzelne Fälle werden jedoch erst nach jahre- bis jahrzehntelangem Verlauf diagnostiziert. Bei Patienten unter 50 Jahren ist die Prognose besser. Die Lebenserwartung sinkt auf 2 Jahre, wenn einmal Tumoren aufgetreten oder die Lymphknoten befallen sind. Nur wenige Monate bleiben den Patienten mit klinisch diagnostiziertem Befall von Milz, Leber oder anderen inneren Organen.

## Therapie

Mit verschiedenen Therapieformen gelingt es, Tumorrückbildungen, oft komplette Remissionen, zu erreichen. Bisher fehlt jedoch der Beweis, daß gute Soforterfolge auch zu verlängerten Überlebenszeiten führen; auch scheint die initiale Behandlungsform — Strahlentherapie oder Chemotherapie — keinen Einfluß auf den Ausgang späterer Therapieversuche zu haben. Dennoch vermag die Therapie die Lebensqualität der meisten Kranken entscheidend zu verbessern.

Mit der *Strahlentherapie* werden in Frühstadien bis zu 90% Remissionen erreicht, etwa 50% sind komplett. Besonders eindrucksvolle Ergebnisse liefert die frühzeitige Bestrahlung der gesamten Körperoberfläche.

Mit der *Photochemotherapie* (PUVA), d. h. mit UVA-Strahlen (365 nm) und interner oder externer Applikation des Photosensibilisators 8-Methoxypsoralen (8-MOP) werden v. a. bei frühen Stadien in einem hohen Prozentsatz lang anhaltende Totalremissionen erreicht.

Mit der *topischen Anwendung von Stickstofflost („nitrogen mustard")* bei ausschließlichen Hautmanifestationen wurden über 50% komplette Remissionen erzielt. Zur topischen Behandlung wird Mustargen üblicherweise in einer Konzentration von 10 mg/20 – 60 ml Wasser auf die Tumorherde oder auch auf die ganze Haut einmal täglich während 4 – 7 Tagen, dann 1- bis 3mal pro Woche, später nur noch 1mal pro Woche, aufgetragen. Pflegepersonal und Patient bedürfen ausgedehnter, die praktische Durchführbarkeit dieser Methode stark einschränkender Schutzmaßnahmen. Eine weitere Schwierigkeit besteht in der Entwicklung einer kontaktallergischen Reaktion in 30 – 50%.

Die Indikation zur *systemischen Chemotherapie* ist i. allg. erst nach Versagen lokaler Maßnahmen, bei rasch fortschreitender, den Patienten schwer belastender Krankheit und bei viszeraler Metastasierung gegeben. Monotherapien werden vorwiegend palliativ eingesetzt. Die Kombination von Cyclophosphamid, Vincristin, Prednison und Bleomycin erreichte bei 29% der behandelten Patienten eine komplette Remission mit einer mittleren Dauer von 4 – 7 Wochen (Edelson 1983).

Im wesentlichen können die gleichen Chemotherapieschemata angewendet werden, wie sie im Kap. 16 beschrieben wurden. Gelegentlich verschafft auch eine Metothrexatmonochemotherapie in einem der üblichen Dosierungsschemata (s. Kap. 2) dem Patienten über einige Zeit Erleichterung.

## Kaposi-Sarkom

Das Kaposi-Sarkom ist eine multizentrische, progressive Angioneoplasie mit variablem Malignitätsgrad. Nicht immer führt die Erkrankung zum Tod, jahrelanger Verlauf ist die Regel. Schlechte Prognose hat die Erkrankung junger Patienten mit viszeralen Manifestationen.

### Epidemiologie

Das Kaposi-Sarkom war bis jetzt in Mittel- und Nordeuropa sowie in den USA eine sehr seltene Erkrankung. Eine rassische Disposition (Juden Osteuropas, Mittelmeeranrainer) sowie das epidemische Auftreten in Zentralafrika (Kenia, Tansania, Uganda und Zaire) waren schon lange bekannt. Neuere Beobachtungen sind Kaposi-Sarkome bei Patienten mit iatrogener Immunsuppression (Nierentransplantation) oder mit malignen Lymphomen und Autoimmunerkrankungen.

Seit 1981 erschrecken die Berichte über das epidemische Auftreten eines *erworbenen immundefizitären Syndroms (AIDS)* bei homosexuellen jungen Männern, bei Haitianern, bei Hämophilen, bei Drogenabhängigen und auch bei Kontaktpersonen von Angehörigen dieser Gruppen. Grundlegende immunologische Störung ist ein fast vollständiger Verlust der T-„helper"-Zellen. Die Patienten erkranken an opportunistischen, häufig tödlichen Infektionen, welche mit oder ohne Entwicklung eines Kaposi-Sarkoms oder von malignen Lymphomen einhergehen.

## Klinik

Die klassische Form, von Kaposi schon 1872 beschrieben, beginnt akral am Fußrücken, an den Unterschenkeln oder über den Handrücken als Ödem, das chronisch wird, induriert und blau-rötlich infiltriert wird. Tumoren wachsen vorerst über längere Zeit lokalisiert. Diese Form spricht recht gut auf Chemotherapie und Bestrahlung an.

Ein mehr disseminiertes, lymphadenopathisches und häufig rasch fatal verlaufendes Kaposi-Sarkom wird bei den jungen männlichen Angehörigen der zentralafrikanischen Völker gefunden.

Disseminierte Formen mit viszeralen Manifestationen wurden bei Nierentransplantierten und Immunsupprimierten beobachtet.

Das klinische Bild des Kaposi-Sarkoms bei AIDS, das inzwischen auch in einigen Fällen in Europa entdeckt wurde, ist atypisch. Ein bis mehrere vollständig asymptomatische, blau-rötliche, manchmal pigmentierte Flecken, Plaques, Papeln oder Noduli verschiedener Größe werden an allen möglichen Orten des Integuments gefunden. Dazu gesellt sich eine lokale oder disseminierte Lymphadenopathie.

## Histologie

Die Herkunft der proliferierenden Zellen ist nach wie vor umstritten. Möglicherweise handelt es sich um Abkömmlinge der pluripotenten mesenchymalen Zellen mit Differenzierung zu vaskulärem Gewebe oder Fibroblasten. Auch die Herkunft aus Perizyten wird diskutiert. Im frühen Stadium findet sich histologisch ein mehr entzündliches Bild mit histiozytären, lymphozytären und plasmazellulären Infiltraten im Bereich von Kapillarsprossen, die von Extravasaten umgeben sind. Im späteren proliferativen Stadium werden neben vaskulärer Proliferation v. a. auch Fibroblasten gefunden. Die vaskuläre Komponente zeigt viele Kapillarlumina, die von einem Endothel ausgekleidet werden. Fibroblasten liegen zwischen diesen Gefäßkonglomeraten. Mitosen und Kernatypien wurden in beiden Gewebskompartimenten gefunden.

Therapie

Die Exzision einzelner Knoten ist möglich. Mit Weichstrahlen wurden gute Resultate erzielt. Die Chemotherapie wird bei progredienten und disseminierten Formen eingesetzt. Je jünger der Patient und je rascher das Tumorwachstum, um so aggressiver sollte die Behandlung sein. Strahlentherapierefraktäre und disseminierte Tumoren sowie der Lymphknotentyp sind solche Indikationen. Kombinationstherapie von Actinomycin D und Vincristin oder Adriamycin, Bleomycin und Vinblastin werden empfohlen. Vepesid (VP-16-213) wird als Therapie der ersten Wahl wegen der geringen Toxizität bei asymptomatischen Formen empfohlen (150 mg/m²/Tag an 3 Tagen alle 4 Wochen).

## Literatur


Albright SD (1982) Treatment of skin cancer using multiple modalities. J Acad Dermatol 7:143

Balch CM, Seng-Jaw S (1983) Characteristics of melanoma that predict the risk of metastases. In: Costanzi JJ (ed) Malignant melanoma 1. Cancer treatment and research, vol 9. Nijhoff, The Hague

Breslow A (1970) Thickness, cross-sectional areas and depth of invasion in the prognosis of cutaneous melanoma. Ann Surg 172:902

Cajacob A (1982) Dermatologische Kryotherapie. Dermatologia 165:369

Clark WH, From L, Bernardino EA, Mihm MC (1969) The histogenesis and biological behaviour of primary human malignant melanoma of the skin. Cancer Res 29:705

Costanzi JJ (1983) The chemotherapy of human malignant melanoma. In: Costanzi JJ (ed) Malignant melanoma 1. Cancer treatment and research, vol 9. Nijhoff, The Hague

Edelson RL (1983) Cutaneous T-cell lymphoma (Mycosis fungoides, Sézary syndrome, and related presentations). In: Fitzpatrick TB, Eisen AZ, Wolff K, Freedberg IM, Austen KF (eds) Update: Dermatology in general medicine. McGraw-Hill, New York

Hjorth N, Schmidt H (1982) Epitheliale Tumoren. In: Luger A, Gschnait F (Hrsg) Dermatologische Onkologie. Urban & Schwarzenberg, München

Kerl H (1981) Können Basaliome metastasieren? In: Eichmann F, Schnyder UW (Hrsg) Das Basaliom. Der häufigste Tumor der Haut. Springer, Berlin Heidelberg New York

Kühnl-Petzoldt C, Wiebelt H, Berger H (1983) Prognostic groups of patients with stage I melanoma. Arch Dermatol 119:816–819

Salfeld K (1981) Die klinische Vielfalt der Basaliome. In: Eichmann F, Schnyder UW (Hrsg) Das Basaliom. Der häufigste Tumor der Haut. Springer, Berlin Heidelberg New York

Sim FM (1979) Invited commentary. World J Surg 3:285

Veronesi U, Adamus J, Bandiera DC et al. (1977) Inefficacy of immediate node dissection in stage I melanoma of the limb. N Engl J Med 297:627

Wanebo HJ (1979) Invited commentary. World J Surg 3:286

# 29   Solide Tumoren im Kindesalter

H.-J. PLÜSS

## Vorkommen und Pathologie

Die malignen Tumoren im Kindesalter sind trotz ihrer Seltenheit von großer
praktischer Bedeutung. Einerseits stellen sie diejenige Krankheitsgruppe dar,
die bei Kindern am häufigsten zum Tod führt (nur Unfälle sind noch häufiger).
Andererseits kann bei optimaler Behandlung heute mit einer Heilung von mehr
als der Hälfte dieser Patienten gerechnet werden. Trotz der erwähnten Bedeutung für Morbidität und Mortalität sind sie absolut gesehen selten: Ihre Häufigkeit liegt etwa bei 12,5 pro 100 000 Kinder unter 16 Jahren pro Jahr. Es wird
nur etwa 1 malignomkrankes Kind auf 75 Erwachsene mit Krebs beobachtet. In
der Schweiz muß mit etwa 180−200 Neuerkrankungen pro Jahr gerechnet werden. Die Häufigkeit ist in den ersten 5 Lebensjahren am größten (ungefähr die
Hälfte der Patienten). Nur ⅕ entfällt auf die 11- bis 16jährigen. Knaben haben
ein leicht erhöhtes Tumorrisiko (1,26:1).
   Die häufigste Malignomgruppe im Kindesalter sind die akuten Leukämien.
An 2. Stelle (und damit die häufigsten soliden Neoplasien) sind die Tumoren
des ZNS, gefolgt von den malignen Lymphomen. Tumoren der Nieren, der Nebennieren, des Bindegewebes und der Knochen sind etwas seltener, diejenigen
der Gonaden und der Leber sind selten. Es handelt sich meistens um Sarkome;
Karzinome sind selten. Auch die Organverteilung ist anders als bei Erwachsenen: Im Verdauungstrakt, in den Lungen, in der Mamma und im Uterus werden
bei Kindern Malignome nur äußerst selten beobachtet. Tabelle 1 zeigt die Tu-
morstatistik der Universitätskinderklinik Zürich und als Vergleich die Zahlen
des „Manchester tumor registry". Diese Zahlen geben allerdings nur beschränkt
Auskunft über die allgemeine Häufigkeit, da sie von der Art und dem Einzugs-
gebiet der betreffenden Kliniken abhängen.

## Klinik, Diagnostik und Stadieneinteilung

Wegen der geringen Häufigkeit der einzelnen Tumoren kommt im Kindesalter
ein *Screening* von Risikogruppen kaum in Frage. Beim Neuroblastom könnten
mit einem Katecholaminschnelltest ca. ⅘ der Patienten erfaßt werden. Die absolute Häufigkeit ist aber selbst im 1. Lebensjahr zu gering (und die Prognose
in dieser Altersgruppe ohnehin gut). Dagegen sollten Kinder mit Aniridie oder
Hemihypertrophie regelmäßig auf das Auftreten eines Nephroblastoms untersucht werden. Kinder aus Familien mit genetisch erfaßbarem Retinoblastom (s.
dort) sollten regelmäßig ophthalmologisch überwacht werden.

**Tabelle 1.** Häufigkeit kindlicher Malignome in 2 regionalen Zentren (Universitätskinderklinik Zürich bzw. Kinderklinik Manchester)

| Tumortypen | Zürich | | Manchester | |
|---|---|---|---|---|
| | 1963 – 1971 $n$ | Neue Patienten pro Jahr | 1954 – 1968 $n$ | Neue Patienten pro Jahr |
| Tumoren des ZNS | 159 | 22,7 | 252 | 19,5 |
| Retinoblastome | 15 | 2,1 | 55 | 3,7 |
| Neuroblastome | 22 | 3,1 | 115 | 7,7 |
| Nephroblastome | 20 | 2,9 | 87 | 3,8 |
| Maligne Lymphome | | | | |
|   M. Hodgin | 7 | 1 | 48 | 3,2 |
|   Non-Hodgkin-Lymphome | 25 | 3,6 | 49 | 3,3 |
| Disseminierte Histiozytosen | 7 | 1 | 43 | 2,9 |
| Weichteilsarkome | 17 | 2,4 | 155 | 10,3 |
| Knochensarkome | | | | |
|   Ewing-Sarkom | 6 | 0,8 | 28 | 1,9 |
|   Osteosarkome | 12 | 1,7 | 30 | 2,0 |
| Malinge Teratome | 2 | 0,3 | 50 | 3,3 |
| Gonadentumoren | 4 | 0,6 | 14 | 0,9 |
| Andere sollide Malignome | 7 | 1 | 151 | 10,1 |
| Leukämien | 108 | 15,4 | 464 | 30,9 |
| Gesamt | 411 | 58,7 | 1580 | 105,6 |

Die *Symptomatik* der kindlichen Malignome ist oft uncharakteristisch: Reduzierter Allgemeinzustand und Blässe stehen vor der lokalen Schwellung meist im Vordergrund. Da zu wenig bekannt ist, daß auch bei Kindern Malignome vorkommen, ergeben sich von seiten der Eltern und der Ärzte oft Verzögerungen. Jede pathologische Resistenz bei Kindern muß aber als malignomverdächtig angesehen und rasch abgeklärt werden. Bei positiver Diagnose ist die weitere Abklärung und das Aufstellen des Behandlungsplans an einem auf pädiatrische Onkologie spezialisierten Zentrum durchzuführen. Oft kann dann die Behandlung in Zusammenarbeit von Hausarzt und Klinik weitgehend ambulant und peripher ausgeführt werden.

Die folgende Übersicht zeigt Lokalisation und Altersprädilektion der wichtigsten Tumorarten und Metastasierungsorte unter Berücksichtigung wichtiger benigner Erkrankungen. Primärtumoren sind am häufigsten im Kopf-Hals-Bereich lokalisiert. Metastasen sind v. a. in den Lungen, im Knochen(mark) und in den regionären Lymphknoten zu finden.

*Die wichtigsten kindlichen Malignome nach Lokalisation und Altersprädilektion* (Differentialdiagnostisch wichtige benigne Tumoren in Klammern. Die Zahlen beziehen sich auf Altersangaben)

*A. Hirntumoren*

a) Infratentoriell:      Medulloblastom (0 – 14), zerebelläres Spongioblastom (ab 4), Ependymom (2 – 7)

b) Supratentoriell:     Astrozytom (Grad I) und Astroblastom (Grad II, alle Alter), Glioblastom (Astroblastom Grade III und IV, ab 12), Ependymom (ab 5), (Kraniopharyngeom, ab 2), Pinealom (alle Alter), undifferenzierte Sarkome (alle Alter).

c) Rückenmark:  Non-Hodgkin-Lymphom (ab 3), Neuroblastom (0−5), Ewing-Sarkom (ab 7), Astrozytom (alle Alter).

**B. Gesichts-Hals-Bereich**

a) Halslymphknoten:  (Unspezifische entzündliche Vergrößerungen sehr häufig), Non-Hodgkin-Lymphom (ab 3), akute lymphatische Leukämie (2−8), M. Hodgkin (ab 10), Neuroblastom (1−6), Thyreoideakarzinom (ab 10), (Histiocytosis X: 2−10), (zystische Lymphangiome und andere Halszysten, 0−3).

b) Nasen-Rachen-Raum:  Rhabdomyosarkom (alle Alter), Non-Hodgkin-Lymphom (ab 3), akute lymphatische Leukämie (2−8), Lymphoepitheliom (ab 9), Nasen-Rachen-Fibrom (8−16).

c) Orbita:  Intraokulär: Retinoblastom (0−4), extraokulär: Rhabdomyosarkom (0−7), Neuroblastom (1−5), akute Leukämien (0−3), (Optikusgliome, alle Alter).

**C. Thoraxtumoren**

a) Mediastinum:  Vorderes: T-Zell-Leukämie (ab 5), Non-Hodgkin-Lymphom (ab 5), („Thymushyperplasie", 0−2), mittleres: M. Hodgkin (ab 7), (Teratome, alle Alter), Non-Hodgkin-Lymphome (ab 2), hinteres: Neuroblastom (oder Ganglioneurom, 3−7).

b) Lungen:  Fast immer Metastasen: Nephroblastom, Osteosarkom, Ewing-Sarkom, malignes Teratom, Rhabdomyosarkom u. a.

c) Brustwand:  Neuroblastommetastasen (2−6), Ewing-Sarkom (ab 6), Rhabdomyosarkom (alle Alter), malignes Synoviom (ab 4).

**D. Abdominale Tumoren**

a) Niere/Nebenniere:  Nephroblastom (1−8), Neuroblastom (0−5), (Nebennierenrindentumoren: zu 50% benigne, alle Alter), Nierenadeno-Karzinom (ab 8), (mesoblastisches Nephrom, 0−5).

b) Retroperitoneal:  Non-Hodgkin-Lymphom (ab 3), Neuroblastom (0−5), Rhabdomyosarkom (alle Alter), malignes Teratom (alle Alter).

c) Leber:  Neuroblastommetastasen (0−1), akute Leukämie (alle Alter), Hepatoblastom (alle Alter), Hämangioendotheliom, 0−5), generalisierte Histiozytose (unter 2).

d) Genitalorgane:       Rhabdomyosarkom (0−6), Dottersacktumor (0−5),
                        embryonales Karzinom/Teratom (alle Alter), leuk-
                        ämische Infiltrate (alle Alter), (Ovarien: vorwiegend
                        benigne Zysten).

*E. Extremitäten*
a) Knochen:             (Histiocytosis X: 3−8), (aneurysmatische Knochen-
                        zyste, ab 5), (Osteoidosteom, ab 4), leukämische
                        Veränderungen (3−10), Neuroblastommetastasen
                        (1−5), Osteosarkom (ab 10), Ewing-Sarkom (ab 7).
b) Weichteile:          (Juvenile Fibromatose, alle Alter), Rhabdomyosar-
                        kom (ab 10), malignes Synoviom (ab 5), Liposarkom
                        (ab 7).

Für die erste Abklärung genügen meist einfache *diagnostische Untersuchun-*
*gen.* Als nichtinvasive Methode ist dabei ganz besonders die Ultrasonographie
in den Vordergrund getreten. Allerdings erfordern korrekte Durchführung und
Interpretation eine außerordentlich große Erfahrung. Für die weitere Abklärung, v. a. für die Stadieneinteilung, sind allerdings fast immer eingreifendere
Methoden notwendig. Die folgende Übersicht faßt die Indikationen der wichtigsten in der Pädiatrie gebräuchlichen Methoden zusammen. Klinisch-chemi-
sche Untersuchungen sind natürlich auch bei Kindern wichtig, tragen aber leider nur bei wenigen Tumorarten Wesentliches zur Diagnostik (und manchmal
zur Verlaufskontrolle) bei.

*Diagnostische Untersuchungen*

ZNS-Tumoren:        1) Computertomographie (CT): heute absolut unentbehr-
                       lich;
                    2) Angiographie: nur selten nötig (wenn zuwenig Infor-
                       mation im CT);
                    3) EEG: trägt nur selten zur Hirntumordiagnose bei;
                    4) Lumbalpunktion: bei Hirndruck verboten;
                    5) Kontrastmittelmyelographie: bei Rückenmarktumoren
                       meist notwendig, da CT zu wenig genau.
Kopf-Hals-Bereich:  1) CT gibt über Ausdehnung, Operabilität, Beziehung
                       zum ZNS am besten Auskunft.
Thorax:             1) Röntgenbilder p. a. und seitlich, gelegentlich Durch-
                       leuchtung nützlich;
                    2) CT: besonders zur Metastasensuche (da viel präziser
                       als die Tomographie).
Abdominaltumoren:   1) Ultrasonographie: nichtinvasiv, beliebig wiederholbar,
                       erlaubt oft schon präzise Diagnose;
                    2) Abdomenleerbild: Verkalkungen beim Neuroblastom;
                    3) i. v.-Pyelogramm: beim Nephroblastom für Chirurgie
                       notwendig;
                    4) CT: gelegentlich für die Erfassung retroperitonealer
                       Lymphknoten und für Tumoren im kleinen Becken
                       notwendig;

5) Angiographie: nur noch ausnahmsweise nötig, wenn im CT Beziehung zu den großen Gefäßen nicht gut dargestellt ist.

6) Blutchemische Untersuchungen: Alphafetoprotein bei Hepatoblastomverdacht und malignen Teratomen. Choriongonadotropin (HCG) bei Gonadentumoren, Teratomen. CEA ohne Bedeutung.

7) Urin: Katecholaminausscheidung bei Neuroblastomverdacht.

Extremitäten:

1) Röntgenbilder (Knochen- und Weichtteilstruktur);
2) Ultrasonographie: Gewebestruktur und Tumorausdehnung;
3) Knochenszintigraphie: zur genauen Bestimmung der Ausdehnung von Knochenmalignomen.

Die *Stadieneinteilung* der Malignome ist auch im Kindesalter für die Behandlungsplanung unentbehrlich. Allerdings ist die bei Karzinomen übliche TNM-Einteilung in der Pädiatrie erst bei wenigen Tumorarten eingeführt. Meist werden tumorspezifische Klassifizierungen verwendet, die auf der operativ gefundenen Ausdehnung basieren (z.B. beim Neuroblastom und Nephroblastom). Mit modernen Untersuchungsmethoden wie Computertomographie, Knochenszintigraphie und Angiographie ist heute aber auch präoperativ meist eine sehr zuverlässige Feststellung der Tumorausdehnung möglich.

Jede Diagnose eines kindlichen Malignoms muß histologisch gesichert werden. Nur in Sonderfällen (Neuroblastomverdacht und positiver Katecholaminbefund im Urin; Histiocytosis X mit radiologisch typischen Knochenherden) genügt die Zytologie. Oft (v.a. bei Lymphomen) kann aber die Zytologie bei der Interpretation der Histologie helfen. Das Material dazu ergeben luftgetrocknete Tupfpräparate, der Biopsie, in Sonderfällen (Lymphknoten, höchstwahrscheinlich benigne Knochenläsionen) genügt eine Zytologie, zumindest für die Feststellung der Dignität. Bei Nierentumoren ist eine Nadelbiopsie absolut verboten.


**Behandlungsprinzipien der Malignome im Kindesalter**

Behandlungsziel ist die Heilung. Dies ist heute bei mehr als der Hälfte aller Kinder mit Malignom möglich. Tabelle 2 vermittelt einen Überblick über die Therapiemodalitäten und Heilungsraten.

Kommt dies nicht oder nicht mehr in Frage, sind an die palliative Behandlung folgende Anforderungen zu stellen:

– Erzielen von Schmerzfreiheit,
– Verhindern einer Entstellung des Patienten,
– möglichst wenig und nur kurze Hospitalisationen,
– das Kind soll ein einigermaßen normales Leben führen können,
– Zeitgewinn zum Etablieren einer für die Beteiligten tragbaren Situation gegenüber der unheilbaren Krankheit.

**Tabelle 2.** Therapiemodalitäten und Heilungsraten bei kindlichen Malignomen

| Tumorart | Behandlung | | | Heilungs-rate [%] | Bemerkungen |
|---|---|---|---|---|---|
| | Chirurgie | Radio-therapie | Chemo-therapie | | |
| *ZNS-Tumoren* | | | | | |
| Medulloblastom | +(radikal) | +(ZNS) | evtl. intrathekal | 30 – 50 | i.v.-Chemotherapie? |
| Astrozytom | +(radikal) | – | – | 75 – 90 | |
| Ependymom | + | +(lokal) | experimentell | 20 – 50 | |
| Glioblastom III/IV | + | +? | experimentell | 10 – 20 | Nutzen der Bestrahlung? |
| Pinealom | evtl. + | + | eher + | 25 – 50 | Oft Generalisierung |
| Kraniopharyngeom | evtl. + oder | + | – | 70 – 80 | Hormonsubstitution |
| Retinoblastom | +(einseitig) | +(bilateral) | evtl. + | 80 – 90 | Bei großen: Chemotherapie |
| *Neuroblastom* | | | | | |
| 1. Lebensjahr | + | eher – | milde! | 50 – 80 | Oft nur Primärtumoroperation |
| Ab 2. Jahr | + | nur evtl. + | + | 3 – 10 | Praktisch nur Palliation |
| *Nephroblastom* | | | | | |
| Bilkateral | +(radikal) | +(III/IV) | + | 80 – 90 | Lungenmetastasen: 40% heilbar |
| | + | eher – | + | 50 – 70 | Einseitig: Resektion |
| *Histiocytosis X* | | | | | |
| Disseminiert | Biopsie | – | +Kombination | 25 – 70 | Prognose nach Organbefall |
| Lokalisiert | Biopsie | evtl. + | evtl. + | 90 – 100 | Einzelherde: nur Operation |
| *Weichteilsarkome* | | | | | |
| Rhabdomyosarkom | +(radikal) | evtl. + | +Kombination | 35 – 65 | Keine verstümmelnde Operation |
| Malignes Synoviom | +(radikal) | – | experimentell | 35 – 60 | Heilung: nur Radikaloperation |
| Fibrosarkom | +(radikal) | – | – | 50 – 70 | Rezidive: Reoperation |
| *Knochensarkome* | | | | | |
| Osteosarkom | +(radikal) | – | +hochdosiert | 40 – 70 | Amputation/„limb saving" |
| Ewing-Sarkom | +(subtotal) | +(lokal) | +Kombination | 35 – 65 | Chemotherapie lange |
| *Malignes Teratom* | +(radikal) | – | +Kombination | 40 – 60 | Keine verstümmelnde Operation |
| *Gonadentumoren* | | | | | |
| Dottersacktumor | +(radikal) | + | +Kombination | 50 – 70 | Keine Lymphadenektomie |
| Malignes Teratom | +(radikal) | – | +Kombination | 40 – 65 | Regionäre Lymphknoten oft + |
| *Hepatoblastom* | +(radikal) | heikel | +Kombination | 20 – 35 | Inoperable Hepatoblastome infaust |

Für die kurative Behandlung ist nach wie vor die *Chirurgie* die wichtigste Behandlungsform. Kinder ertragen auch größere Eingriffe erstaunlich gut. Aber auch sie müssen, v. a. vor verstümmelnden Eingriffen, voll orientiert werden. Nicht in Frage kommt eine radikale Operation bei den meisten malignen Lymphomen (ausgenommen leicht operierbare zervikale und ileozoekale Lokalisationen). Auch sind verstümmelnde Operationen bei urogenitalen Tumoren zu unterlassen.

An 2. Stelle der Behandlungsmöglichkeiten steht auch im Kindesalter die *Radiotherapie.* Sie ist allerdings wegen der wachstumsschädigenden Wirkung und wegen der bei Kindern ganz besonders folgenschweren Möglichkeit der Zweitmalignominduktion einer besonders strengen Indikationsstellung zu unterwerfen. Ganz prinzipiell sollen nur gesicherte Malignome bestrahlt werden. Indikationen zur Vorbestrahlung bestehen (dank der hier fast gleichwertigen Wirkung der Zytostatika) kaum mehr. Bei kurativen Bestrahlungen (die im Kindesalter die Regel darstellen) sind bei der Planung die Besonderheiten der wachsenden Gewebe zu berücksichtigen. Dabei spielt natürlich das Alter auch eine Rolle (z. B. bei Bestrahlungen des ZNS oder langer Röhrenknochen). Palliativbestrahlungen kommen bei Kindern in Frage für entstellende Tumoren, bei schmerzenden Knochenmetastasen, und v. a. bei Paraplegiegefahr durch Metastasen (oder Primärtumoren) bei bereits gesicherter Malignomdiagnose.

Die meisten kindlichen Malignome sprechen auf *Chemotherapie* sehr gut an. Zytostatika sind deshalb in der pädiatrischen Onkologie sehr wichtig. Meistens sind die Nebenwirkungen (v. a. Erbrechen und Hämatotoxizität) eher geringer als bei Erwachsenen.

Eine Ausnahme bilden aber die *Säuglinge,* wo die üblichen Zytostatikadosierungen generell zu *halbieren* sind. Meistens werden Zytostatika bei Kindern mit den andern Therapiemodalitäten kombiniert. Bei malignen Lymphomen bestehen allerdings (ähnlich wie bei den akuten Leukämien) auch mit Chemotherapie allein Heilungschancen.

Bei Kombinationen mit Radiotherapie sind für die Anwendung radiosensibilisierender Medikamente (wie Actinomycin D und Adriamycin) Vorsichtsmaßnahmen nötig. Bei Verabreichung von höheren Methotrexatdosen kurz nach einer ZNS-Bestrahlung ist die Gefahr einer Leukoenzephalopathie sehr groß; diese Kombination ist zu vermeiden, oder, wenn nötig, darf Methotrexat frühestens nach einigen Monaten i. v. gegeben werden.

Alopezien können auch kleine Kinder schon sehr belasten. Eine Perücke ist deshalb oft (aber nicht immer) schon vom 5.–6. Lebensjahr an notwendig. Ein anderes pädiatriespezifisches Problem ist die Injektionstechnik. Wegen der technischen Schwierigkeiten (besonders bei Säuglingen und Kleinkindern) sind Übung und Erfahrung nötig. Meistens sind Flügelnadeln zu empfehlen (v. a. für die Injektion mehrerer Substanzen hintereinander, sowie für Kurzinfusionen bis 24 h). In ganz seltenen Fällen nur ist ein implantierbarer Katheter (z. B. ‚Porth-a-cath‘ ®) notwendig. Experimentelle Chemotherapien sind bei Kindern aus ethischen Gründen sehr problematisch.

*Dauer zytostatischer Behandlungen.* Bei akuten Leukämien hat sich gezeigt, daß nach etwa 2½ Jahren das Komplikationsrisiko (Immunsuppression) größer ist als der Nutzen. Bei den soliden Tumoren ist es üblich, Therapien ohnehin nicht länger als 1−1½ Jahre lang weiterzuführen. Dauertherapien sind zu vermeiden, nicht zuletzt deshalb, weil über die Spätfolgen nur ungenügende Kenntnisse vorliegen.

Spezifische Gefahren der Chemotherapie im Kindesalter stellen gewisse interkurrente Infektionskrankheiten dar. Besonders gefährlich sind Varizellen bei Leukämien, malignen Lymphomen und unter Actinomycin-D-Therapie. Bei Exposition muß sofort (spätestens innerhalb von 2−3 Tagen) Zosterhyperimmunglobulin gegeben werden. Bei Krankheitsausbruch ohne vorherige passive Immunisierung kann Acyclovir den (sonst oft letalen) Verlauf wesentlich mitigieren. Nutzen und Risiko der aktiven Varizellenimmunisierung bei Malignompatienten sind noch umstritten. Masern können durch gewöhnliches Gammaglobulin (0,1−0,2 mg/kg KG i. m.) mitigiert werden, Rubeolen und Mumps sind nicht gefährlicher als bei nichtimmunsupprimierten Kindern. Impfungen mit Lebendviren sind aber bis mindestens 1 Jahr nach Therapiestop kontraindiziert (Ausnahme: Polio p. o., evtl. Varizellen).

Während der sehr intensiven Therapiephasen und bei Granulozytenzahlen unter $0,5-1,0 \cdot 10^9/l$ ist eine Prophylaxe mit Co-Trimoxazol empfehlenswert, die zumindest das Risiko einer Pneumocystis-carinii-Pneumonie wesentlich vermindert. Bei sehr starker Immunsuppression ist die Verwendung von Blut zytomegaliefreier Spender zu empfehlen.

Der *Schmerzbekämpfung* ist bei Kindern große Aufmerksamkeit zu schenken, ganz besonders in Spätstadien der Tumorkrankheit. Oft genügen frei rezeptierbare Substanzen wie Novaminsulfon während längerer Zeit. Falls nötig, sind Betäubungsmittel anzuwenden, mit individueller Dosisanpassung (die angegebenen Maximaldosen sind meistens zu wenig wirksam). Dosiseinsparungen sind oft durch Kombinationen von Psychopharmaka (wie Clomipramin), gewöhnlichen Analgetika und Benzomorphanen zu erreichen. Die Applikation sollte wenn immer möglich peroral erfolgen. So ist auch die meistens gewünschte Pflege terminal kranker Kinder zu Hause etwas leichter.

# Tumoren des ZNS

### Vorkommen, Pathologie, Klinik, Prognose

Die Tumoren des ZNS stellen bei Kindern die zweithäufigste Malignomgruppe (nach den akuten Leukämien) und die häufigsten soliden Malignome dar. Ihre Nomenklatur ist uneinheitlich. Wir verwenden im Folgenden v. a. diejenige von Zülch. Tabelle 3 zeigt die Fälle der Neurochirurgie und des Kinderspitals Zürich, Tabelle 4 die Altersverteilung der wichtigsten Arten. Es erkranken mehr Knaben als Mädchen (ausgenommen an zerebellärem Astrozytom). Rund die Hälfte der Tumoren ist in der hinteren Schädelgrube lokalisiert, ca. ⅕ in Dienzephalon und Mesenzephalon, der Rest im Großhirn.

**Tabelle 3.** Kinder mit Hirntumoren, diagnostiziert 1965 – 1971 an der neurochirurgischen Abteilung und der Kinderklinik der Universität Zürich

| Tumorarten | Supra-tento-riell | Infratentoriell | | Rücken-mark | Unklare Lokali-sation | Gesamt |
|---|---|---|---|---|---|---|
| | | Klein-hirn | Pons und Mesenze-phalon | | | |
| Medulloblastome | – | 22 | 4 | – | 2 | 28 |
| Astrozytome I/II | 18 | 20 | 4 | 5 | – | 47 |
| Ependymome | 8 | 11 | 4 | 1 | – | 24 |
| Kraniopharyngeome | 12 | – | – | – | – | 12 |
| Astroblastome III/IV | 5 | 1 | 4 | – | 1 | 11 |
| Pinealome, Teratome | 11 | – | – | – | – | 11 |
| Andere und nicht klassifizierbare Tumoren | 10 | 4 | 9 | 3 | – | 26 |
| Gesamt | 64 | 58 | 25 | 9 | 3 | 159 |

**Tabelle 4.** Altersverteilung der 1965 – 1971 an den Universitätskliniken in Zürich diagnostizierten Kinder mit Hirntumoren

| Tumorarten | 1. Lebens-jahr | 2. – 5. Lebens-jahr | 6. – 10. Lebens-jahr | 11. – 16. Lebens-jahr |
|---|---|---|---|---|
| Medulloblastome | 3 | 11 | 10 | 3 |
| Astrozytome I/II | – | 18 | 22 | 10 |
| Ependymome | 1 | 10 | 6 | 8 |
| Astroblastome III/IV | 1 | 2 | 3 | 5 |
| Pinealome, Teratome | – | 3 | 3 | 4 |
| Andere Tumoren | 1 | 2 | 2 | 4 |
| Gesamt | 6 | 46 | 46 | 34 |

Die *Malignität* hängt nicht nur vom histologischen Bild und vom biologischen Verhalten ab (s. Tabelle 5), sondern auch von Lokalisation und Operabilität.

*Symptomatik.* Die wichtigsten Symptome sind auf den erhöhten Hirndruck zurückzuführen (v. a. bei Tumoren der hinteren Schädelgrube): Übelkeit, Erbrechen (besonders frühmorgens), Sehstörungen (Doppelbilder durch Abduzenslähmung, Gesichtsfeldeinschränkungen durch Papillenödem) und Kopfschiefhaltung. Abdominalbeschwerden, oft mit Obstipation, sind nicht selten. Auch Persönlichkeitsveränderungen (meist im Sinne einer Regression) sind häufig, und schließlich kann auch eine Kopfumfangzunahme beobachtet werden (besonders bei Säuglingen, aber auch bei Kleinkindern).

Zwei akute Komplikationen können bei verzögerter Diagnose dazukommen: 1) das akute *Herniationssyndrom:* Nacken- und Hinterkopfschmerzen, Opisthotonushaltung, Parästhesien der oberen Extremitäten, Lähmung des N.

**Tabelle 5.** Malignitätsgrad von Hirntumoren ( nach Koos und Miller), basierend auf histologischem Befund, Lokalisation und biologischem Verhalten

| Tumorarten | Supratentorielle Tumoren | Infratentorielle Tumoren |
| --- | --- | --- |
| Medulloblastom | – | Hochmaligne |
| Astrozytom I (Spongioblastom) | (Benigne) | Benigne |
| Astrozytom II | Semimaligne | Semimaligne |
| Astozytom III/IV (Glioblastom) | Hochmaligne | (Maligne) |
| Ependymom | Semimaligne–maligne (Seitenventrikel: benigne) | Semimaligne |
| Kraniopharyngeom | Benigne | – |
| Pinealom | Semimaligne-maligne | – |
| Oligodendrogliom | Semimaligne | – |
| Plexuspapillom | (Benigne) | (Benigne) |

accessorius sowie Blutdrucksteigerungen mit Bradykardie, Atemstörungen und Fieber und schließlich bulbäre Symptome (Dysphagie, Dysarthrie). Bewußtseinsstörungen sind selten. 2) Das akute *mesenzephale Syndrom* (Kompression des Mittelhirns an der Incisura tentorii): periphere Augenmotilitätsstörungen, Pupillenverengung (später -erweiterung), Pyramidensymptome, beschleunigte Atmung, Hyperthermie, Tachykardie, dann Lungenödem, Extensorrigidität und Bewußtseinsverlust.

Zur *Diagnostik* trägt das Schädelleerbild wenig bei (Nahtsprengungen und Sella-turcica-Veränderungen sind wichtig, nicht aber vermehrte Impressiones digitatae). Heute ist die Computertomographie die wichtigste und meist entscheidende Untersuchung. Da die bleibenden Schäden bei Hirntumorpatienten weitgehend durch den Hirndruck und nicht durch Operation und nachfolgende Radiotherapie verursacht werden, darf heute bei Hirntumorverdacht mit computertomographischer Abklärung nicht abgewartet werden. Angiographien sind nur noch selten notwendig und Pneumenzephalogramme kaum mehr. Für Tumoren im Rückenmarkbereich bleibt dagegen die Kontrastmittelmyelographie unentbehrlich. Selbstverständlich haben diagnostische Lumbalpunktionen bei Hirndruckverdacht zu unterbleiben.

## Therapie

Wichtigste Maßnahme ist die Operation, die möglichst radikal sein soll. Dies ist natürlich nicht immer möglich, v. a. bei Hirnstammtumoren bzw. Einwachsen in den Hirnstamm. Ob bei inoperablen Tumoren eine Biopsie gemacht werden soll, ist umstritten, da bis jetzt noch keine wesentliche therapeutische Entscheidung von der präzisen Diagnose abhängt.

Eine ganz wichtige Rolle kommt der Radiotherapie zu. Außer bei radikal operierten Tumoren der Malignitätsgrade I und II ist sie immer notwendig. Meist muß nur die Tumorregion bestrahlt werden, wobei beim noch nicht ausgereiften Gehirn (d. h. in den ersten 3–4 Lebensjahren) der erhöhten Empfindlichkeit durch eine Dosisreduktion Rechnung getragen werden muß. Bei den im ZNS disseminierenden Tumoren des Malignitätsgrads IV (Medulloblastome, Pinealome und gewisse Ependymomtypen) ist die ganze Neuraxis zu bestrahlen.

Da trotz Operation und Bestrahlung die Behandlungsresultate vieler Hirntumoren sehr unbefriedigend sind, ist der Einsatz der Chemotherapie naheliegend. Bis zur Einführung der Computertomographie fehlte aber ein meßbares Erfolgskriterium.

Man war auf die Auswertung der (auch in ungünstigen Fällen) oft jahrelangen Überlebenszeit angewiesen. Deshalb existieren nur wenige brauchbare Chemotherapieresultate. Diese basieren dazu meistens auf spät (erst 2–3 Monate nach Bestrahlungsabschluß) begonnenen und meist „milden" Zytostatikakombinationen. Auch zur peroperativen und postoperativen intrathekalen Zytostatikaapplikation fehlen noch schlüssige Daten.

Sehr wichtig ist bei diesen Kindern, die fast alle eine bleibende definitive Hirnschädigung haben und deshalb unter einer einschneidenden Einbuße ihrer Lebensqualität leiden, die *Nachsorge*. Zwar ist die Intelligenz meistens unverändert, sie sind aber geistig sehr ermüdbar. Die schulische Ausbildung muß deshalb ihren Möglichkeiten angepaßt werden. Dasselbe gilt später für Berufswahl und Wahl des Ausbildungsplatzes. Für eine optimale Betreuung von Hirntumorpatienten ist deshalb heute ein Team von Neurologen, Onkologen, Neuroradiologen und speziell geschulten Psychologen notwendig. Nur so können diese Kinder befriedigend in ihre Familie und Umwelt integriert werden.

## Medulloblastome

Das Medulloblastom hat die höchste Wachstumsrate aller Tumoren der hinteren Schädelgrube und eine ausgeprägte Tendenz zur Ausbreitung in die Liquorräume. Oft werden bei Rezidiven die basalen Meningen diffus durchwachsen, was zu ganz uncharakteristischen Symptomen führt. Die Computertomographie ist deshalb nicht nur für die primäre Diagnostik, sondern auch für die Rezidiverkennung unentbehrlich. Die folgende Übersicht faßt die wichtigsten diagnostischen und therapeutischen Daten zusammen.

*Diagnostische und therapeutische Daten des Medulloblastoms*

Häufigkeit:        Circa 30% der Hirntumoren im Kindesalter.
Altersverteilung: Klein- und Schulkinder. Im 1. und 2. Lebensjahr selten.
Ätiologie:         Unbekannt.
Symptome:       Früh Hirndrucksymptome, Ataxie und Pyramidenzeichen; Anfälle und Bewußtseinsveränderungen selten.

| | |
|---|---|
| Diagnostik: | *Keine* Lumbalpunktion; sofort CT (Hirnstamm genügend tief schneiden). Angiographie usw. meist unnötig. |
| Histologie: | Wenig charakteristisch: kleine, runde, undifferenzierte (neuronale?) Zellen. |
| Behandlung: | Shunt bringt Gefahr der Ausbreitung ins Peritoneum; Operation (wenn möglich radikal);<br>evtl. MTX intrathekal (15 mg/m², 1mal pro Woche, 4mal wiederholen), anschließend Bestrahlung der ganzen Neuraxis (mit erhöhter Tumorbettdosis); Dosisreduktion im 1. und 2. Lebensjahr;<br>Chemotherapie während Bestrahlung gefährlich (Toxizität); Beginn üblicherweise 6−8 Wochen nach Bestrahlungsende (VCR und Nitrosoharnstoffe oder MOPP). Nachgewiesener Nutzen nur bei „High-risk"-Patienten (1. + 2. Lebensjahr, Hirnstamminfiltration, nichtradikale Operation). |
| Metastasen: | Im ganzen ZNS (oft in vordere Liquorräume oder basale Zysten), selten (außer bei Shunt) ins Peritoneum, Knochenmark. |
| Prognose: | Defektheilung in 40% (in wenigen Zentren 50−55%). Rezidive können auch noch nach 5 und mehr Jahren auftreten. |

Die unbefriedigende Heilungsrate und die Tatsache, daß fast alle geheilten Patienten durch die beträchtlichen motorischen und koordinatorischen Defekte stark behindert sind, sollte zu vermehrten Anstrengungen für eine Behandlungsoptimierung führen. Dem stehen leider die oft sehr divergierenden Ansichten der an der Medulloblastomtherapie beteiligten Subspezialitäten entgegen.

## Kleinhirnastrozytome bzw. -spongioblastome

Diese gutartigen Tumoren lassen sich meistens radikal operieren und haben dann eine ganz ausgezeichnete Prognose. Sie sind allerdings nur wenig strahlensensibel, und eine Zytostatikatherapie kommt nicht in Frage. 80−90% dieser Kinder können geheilt werden, meist mit geringer Ataxie als einzigem Defekt.

## Kraniopharyngeome

Diese gutartigen, aber lokal expansiv wachsenden Tumoren, die meist zu einer Ausweitung der Sella turcica und zu endokrinologischen Ausfällen führen, können entweder radikal operiert oder durch Punktion entleert und dann nachbestrahlt werden. Mit beiden Methoden können etwas 60% der Kinder geheilt werden. Bei den bestrahlten Patienten scheint der als Hauptkomplikation zu betrachtende Diabetes insipidus etwas weniger häufig aufzutreten. Eine zyto-

statische Behandlung kommt nicht in Frage, alle diese Patienten müssen natürlich endokrinologisch überwacht und substituiert werden.


## Astroblastome Grad III – IV, Glioblastome, maligne Gliome


Diese im Kindesalter nicht sehr häufigen Tumoren mit teilweise enormer Malignität rezidivieren meistens lokal trotz scheinbar radikaler Operation. Sie
werden deshalb nachbestrahlt, obwohl ein Rezidiv dadurch weder verhindert
noch wesentlich verzögert wird. Obwohl eine Zytostatikabehandlung deshalb
naheliegend ist, liegen erst wenige Erfahrungen vor, die zeigen, daß einzelne
Substanzen, z. B. CDDP, wirksam sind (Dosierung: je 60 mg/m² an 2 aufeinanderfolgenden Tagen i. v. oder 100 mg/m² intraarteriell. Wiederholung jeweils
nach 3 – 4 Wochen. Gefahr des Hirnödems wegen der notwendigen Hydrierung!). Ob die Behandlungsresultate dadurch signifikant besser werden, ist allerdings noch offen.
   Gliome im Bereich des N. opticus (die oft im Rahmen eines M. Recklinghausen auftreten) sind dagegen sehr langsam wachsende, wenig maligne Tumoren. Wegen der Lokalisation sind sie oft inoperabel, aber erstaunlich strahlensensibel. Zytostatika kommen nicht in Frage.


## Pinealome


Diese teils benignen, teils hochmalignen Tumoren (histologisch zur Hälfte Dysgerminome) kommen im Pinealisbereich und ektopisch vor. Maligne Formen
müssen (ähnlich den Medulloblastomen) ausgedehnt bestrahlt werden, bei Dys-
germinomen empfiehlt sich wegen der Möglichkeit systemischer Metastasierung auch eine Chemotherapie (z. B. mit VAC: s. „Rhabdomyosarkom").


## Ependymome


Auch hier spielen Differenzierungsgrad und Lokalisation eine Rolle. Gut differenzierte infratentorielle Ependymome haben mit operativer Therapie gute
Heilungschancen. Supratentorielle Ependymome sind meist weniger gut differenziert und sollten nachbestrahlt werden. Zytostatika (meist dieselben wie
beim Medulloblastom) wurden gelegentlich eingesetzt, verwertbare Angaben
über ihren Nutzen fehlen aber. Die Prognose ist, mit ca. 40% Heilungen, unbefriedigend.

## Rundzellsarkome

Es handelt sich dabei um eine sehr heterogene Gruppe von Tumoren, die z. T.
den Knochenretikulosarkomen, z. T. den malignen Lymphomen, evtl. den Neu-
roblastomen zuzurechnen sind. Behandlung und Prognose entsprechen der betreffenden Tumorart.

## Retinoblastome

Die Retinoblastome sind zwar die häufigsten malignen Tumoren des Bulbus im
Kindesalter, absolut sind sie aber sehr selten, und ihre Behandlung benötigt besondere Kenntnisse. Es ist deshalb dringend zu empfehlen, diese Patienten an
ein Zentrum mit Retinoblastomerfahrung zu überweisen. Die wichtigsten Besonderheiten und Behandlungsrichtlinien sind in der folgenden Übersicht zusammengefaßt. Der Tumor gehört zu denjenigen mit den besten Behandlungs-
aussichten.

*Diagnostische und therapeutische Daten des Retinoblastoms*

| | |
|---|---|
| Häufigkeit: | 1 auf 23 000 Lebendgeborene. |
| Altersverteilung: | 1. und 2. Lebensjahr (jenseits des 6 Jahrs sehr selten). |
| Ätiologie: | Angeborener Tumor, in 94% sporadisch auftretend, in 6% familiär (Vererbung: autosomal-dominant mit ca. 90% Penetranz). 8% der sporadischen und unilateralen Retinoblastome und 50% der bilateralen Tumoren vererben die Krankheit (Chromosomenmarker 13q− meist vorhanden). Wiederholungsrisiko für Kinder gesunder Eltern: 6%. Risiko gesunder Geschwister, ein Anomalieträger zu sein: 1% (genetische Beratung wichtig). |
| Symptome: | Symptome der angeborenen Amblyopie. „Amaurotisches Katzenauge" (z. B. bei Blitzlichtphotos). |
| Diagnostik: | Nur fachärztlich: stereoskopische bilaterale Ophthalmoskopie in Narkose. Computertomographie erlaubt Evaluation der Ausdehnung. Zusätzlich Lumbalpunktion und Knochenmark und evtl. Skelettröntgenbilder oder -szintigraphie. |
| Histologie: | Dicht gepackte undifferenzierte Rundzellen. Teilweise Rosettenbildung als Differenzierungszeichen. |
| Behandlung: | Je nach intraokulärer Ausdehnung. Unilateral: Enukleation (Ausnahme höchstens bei sehr kleinen Tumoren). Bestrahlung nur bei Befall des N. opticus oder Sklerainfiltration. (Spätfolge: erhebliche Gesichtsasymmetrie). Bilateral: Enukleation des stärker befallenen Auges und Bestrahlung des weniger befallenen (Lichtkoagulation und Kryotherapie noch umstritten). Zytostatika: bei sehr großen Tumoren, Glaskörperaussaat, Skleradurchbruch oder Befall von N. opticus oder ZNS: Vincristin 2,0 mg/m² + Cyclophosphamid |

|                    |                                                                                                          |
|--------------------|----------------------------------------------------------------------------------------------------------|
|                    | 300 mg/ m² i. v. in 14täglichen Abständen, dazu Methotrexat (12 mg/ m² intrathekal). |
| Metastasierung:    | ZNS (direktes Wachstum via N. opticus), Skelett (besonders Hand- und Fußwurzelknochen). |
| Prognose:          | 85–90% Heilung möglich (meist mit adäquatem Visus). Bei ZNS-Befall und Fernmetastasen höchstens 10–20% Heilung bei intensiver Chemotherapie. |

# Neuroblastome (Sympathogoniome)

## Vorkommen, Pathologie, Klinik, Prognose

Die heute gegenüber dem Synonym „Sympathogoniom" bevorzugte Bezeichnung „ Neuroblastom" umfaßt die malignen Tumoren des sympathischen Nervengewebes. Altersverteilung, Lokalisation und Symptomatik sind in der folgenden Übersicht zusammengefaßt. Mädchen und Knaben sind gleich häufig befallen. Übergangsformen zu den benignen Ganglioneuromen kommen vor. Sie werden oft „Ganglioneuroblastome" genannt und sind von nicht voraussehbarer Dignität. Bei Sektionen von Totgeburten werden häufig kleine Neuroblastome gefunden, die darauf hinweisen, daß der Tumor perinatal (und im 1. Lebensjahr noch) eine große spontane Regressionstendenz zeigt.

*Diagnostik und Klinik des Neuroblastoms*

|                    |                                                                                                          |
|--------------------|----------------------------------------------------------------------------------------------------------|
| Häufigkeit:        | 7–14% der kindlichen Malignome (bzw. 1 auf 10 000–40 000 Kinder). |
| Altersverteilung:  | Diagnose zu 33% im 1. Lebensjahr, weitere 33% im 2. und 3. Jahr. Jenseits des 6. Altersjahrs sehr selten. |
| Ätiologie:         | Angeborener Tumor. Geschwistererkrankungen kommen vor. Assoziation mit M. Recklinghausen und Irisheterochromasie. |
| Lokalisation:      | Überall, wo sympathisches Gewebe: ca. 66% in den Nebennieren (häufiger rechts), ferner retroperitoneal (im Abdomen und im hinteren Mediastinum), selten im kleinen Becken oder am Hals. |
| Symptome:          | Sehr vielfältig, meistens durch die Metastasen: im 1. Lebensjahr riesige (evtl. rasch wachsende) Leber (sog. Pepper-Typ), gelegentlich Hautknötchen. Später: Blässe und Müdigkeit (Knochenmarkbefall), Exophthalmus (ein- oder beidseitig) und oft große Lymphknotenpakete (sog. Hutchinson-Typ). Knochenschmerzen, radiologisch lytische Knochenherde (besonders häufig im Schädel). Gelegentlich (in allen Altersgruppen) Paraparese oder Paraplegie. |
| Diagnose:          | 1) Katecholaminausscheidung im Urin (möglichst 24-h-Urin): „Spot"-Test (nach LaBrosse) erfaßt z. B. Dopamin nicht und damit nur ca. 75%. Bei quantitativer Bestimmung |

von Vanillinmandelsäure, Homovanillinsäure und Dopamin werden ca. 95%, mit zusätzlichen Metaboliten ca. 99% erfaßt.
2) Knochenmarkpunktion: Wenn Zellverbände vorhanden und Urinkatecholamine positiv, ist die Diagnose gesichert.
3) Primärtumorsuche mit Abdomenultrasonographie, evtl. Abdomenleerbild (Verkalkungen). i. v.-Pyelogramm meist nicht notwendig, CT meist nur bei Tumoren im kleinen Bekken und evtl. für sog. „Sanduhrtumoren".
4) Bei paravertebralen Tumoren: Kontrastmittelmyelographie.
5) Knochenszintigraphie und/oder Skelettübersichtsröntgen.

**Histologie:** Es können völlig undifferenzierte Tumoren (aus kleinen uncharakteristischen Zellen), Pseudorosettenbildung und weitere Differenzierung zu Ganglienzellen und Neurofibrillenbildung vorkommen.

**Metastasierung:** Sehr früh und regelmäßig; im 1. Lebensjahr: Leber und Haut (und oft Knochenmark), später Knochenmark und Knochen, Lymphknoten (regionär und meist auch Gegenseite), Orbita und evtl. Brustwand. Lungen: selten.

**Prognose:** Abhängig von Alter und Ausdehnung:
1. Lebensjahr: 50−75% Heilung trotz Lebermetastasen (Todesursache meist Komplikationen, nicht der Tumor).
2. Lebensjahr: Heilung nur, wenn Primärtumor radikal entfernbar und keine Knochenherde und distanten Lymphknoten vorhanden sind.
Jenseits des 2. Lebensjahrs Heilung nur in Einzelfällen mit Stadium III (siehe Tabelle 6) möglich, v. a. bei mediastinalem Primärtumor.

*Therapeutisches Vorgehen bei oft beobachteten klinischen Konstellationen des Neuroblastoms*

1) Säugling mit langsamer Zunahme der Lebergröße und Hautmetastasen: Operation des Primärtumors, dann Abwarten (unter Katecholaminkontrolle). Höchstens „milde" Chemotherapie (wie beim Retinoblastom).
2) Rasche Lebervergrößerung (um 1−2 cm/Tag) beim kleinen Säugling: kurze Leberbestrahlung (500−800 cGy) + Vincristin 1,2 mg/m$^2$/Woche, Operation des Primärtumors nach 2−4 Wochen. Anschließend Beobachtung; Zytostatika nur bei eindeutiger weiterer Progression.
3) Makroskopisch radikal operierte Patienten im 2. Lebensjahr, mediastinale Tumoren und Ganglioneuroblastome: Behandlungsserien mit Cyclophosphamid (150 mg/m$^2$/Tag p. o., evtl. i. v. an 5 aufeinanderfolgenden Tagen), am Tag 6 Adriamycin 35 mg/m$^2$ i. v., 1 Zyklus alle 3 Wochen). Falls Katecholaminverlauf unbefriedigend: Umstellung auf: CDDP 90 mg/m$^2$i. v., dann (48 h später) VM-26 100 mg/m$^2$ i. v. (ebenfalls 1 Zyklus in 3 Wochen).
4) Generalisierte Neuroblastome mit lytischen Knochenherden: Zyklen aus: CDDP 90 mg/m$^2$ i. v., Tag 1, dann VM-26 (100 mg/m$^2$ i. v.); an

**Tabelle 6.** Stadieneinteilungen des Neuroblastoms

| Stadium | Ausdehnung |
|---|---|

**1) *Einteilung nach Evans***

| | |
|---|---|
| I | Tumor auf das Ursprungsorgan beschränkt |
| II | Überschreiten der Organgrenzen, aber nicht der Mittellinie, evtl. mit Befall der gleichseitigen regionären Lymphknoten |
| III | Tumor überschreitet Mittellinie, oder kontralaterale Lymphknoten positiv |
| IV | Fernmetastasen |
| IV S | Stadium I oder II mit Metastasen nur in der Leber und/oder Haut oder Muskeln sowie mikroskopischer Knochenmarkbefall |

**2) *Einteilung der POG (Pediatric Oncology Group)***

| | |
|---|---|
| A | Vollständig resezierbarer Tumor ohne regionäre Lymphknoten und ohne Leberbefall |
| B | Nicht vollständig resezierbarer Tumor. Leber und Lymphknoten frei |
| C | Befallene Lymphknoten in der betreffenden Körperhöhle, bei ganz oder teilweise resezierbarem Primärtumor; Leber frei |
| D | Dissemination in Leber oder außerhalb befallener Körperhöhle |

den Tagen 4–10: Cyclophosphamid 150 mg/m² i. v. (evtl. p. o.) und schließlich Adriamycin 35 mg/m² i. v., Tag 11 (1 Zyklus in 3 Wochen).

5) Sanduhrtumoren mit Paraparesesymptomatik: bei rascher Progredienz im 1. Lebensjahr: Laminektomie, bei geringer und wenig progredienter Symptomatik: Zytostatika (wie unter 3) + Steroide. Bei Kindern über 2 Jahren und Auftreten erst im Krankheitsverlauf: lokale Bestrahlung.

Wegen des sehr vielfältigen klinischen Erscheinungsbildes und des unterschiedlichen biologischen Verhaltens im 1. Lebensjahr und später (sowohl was die Metastasierung als auch was das Ansprechen auf die Behandlung betrifft) hat die Stadieneinteilung immer große Probleme gemacht. Tabelle 6 faßt die verbreitetste Einteilung (nach Evans) und eine neuere, die von der POG (Pediatric Oncology Group) verwendet wird, zusammen.


## Therapie

Die Behandlung des Neuroblastoms ist, wegen des unterschiedlichen biologischen Verhaltens, vom Alter abhängig. Im 1. Lebensjahr sind die Heilungsaussichten gut, auch bei rascher Tumorprogredienz. Die Gefahr tödlicher Behandlungskomplikationen ist aber groß, so daß ein Mittelweg zwischen akzeptabler Zytostatikawirkung und Toxizität gefunden werden muß. Jenseits des 1. Jahrs sind die Heilungsaussichten (außer bei mediastinalem Primärtumor) sehr schlecht (nur vereinzelte Heilungen). Es wurden deshalb sehr viele, z. T. unkonventionelle Behandlungsversuche gemacht (z. B. mit Vitamin $B_{12}$, Papaverin und mit sonst wenig verwendeten Zytostatika wie DTIC), bisher allerdings ohne Erfolg. Auch die allogene und v. a. die autologe Knochenmarktransplantation (neuerdings mit „Reinigung" des Marks durch neuroblastomspezifische monoklonale Antikörper; s. Treleaven et al. 1984) wird an einigen Zentren praktiziert. Richtlinien für eine „konventionelle" Behandlung sind in der Übersicht S. 606 zusammengefaßt. Sie bringt, außer bei den (heilbaren) Säuglingen, eine Lebensverlängerung von 6−12 Monaten, wobei die Vermeidung von Knochenschmerzen und von Entstellung wichtige Aspekte sind. Das Neuroblastom stellt zweifellos z. Z. die therapeutisch unbefriedigendste maligne Erkrankung des Kindesalters dar.


## Nephroblastome (Wilms-Tumoren)


Die Nephroblastome sind nahezu gleich häufig wie die Neuroblastome. Sie stellen auch die wichtigste Differentialdiagnose dar, wobei allerdings Altersverteilung und Symptomatologie verschieden sind (s. folgende Übersicht). Die Kenntnisse dieses Tumors und die Behandlungsprinzipien sind dank der amerikanischen Intergroup-Studien sehr gut bekannt, und die Heilungschance entsprechend ausgezeichnet.

*Diagnostik und Klinik des Nephroblastoms (Wilms-Tumor)*

| | |
|---|---|
| Häufigkeit: | 7,5 pro 1 Mio. Kinder pro Jahr. Häufigster Nierentumor. |
| Altersverteilung: | 2.−4. Lebensjahr, 90% der Kinder sind unter 7 Jahre alt. |
| Ätiologie: | Wahrscheinlich Entstehung aus dem metanephrischen Blastem, familiäre Formen möglich (bis 40%?, autosomal-dominant mit geringer Penetranz). Assoziation mit Anomalien häufig: Wilms-Tumor bei 1 von 3 Kindern mit Aniridie. Hemihypertrophie bei fast 2% der Wilms-Tumor-Patienten. Bei diesen Kindern wird oft eine Chromosomenanomalie (11p−, interstitielle Deletion) gefunden. Urogenitale Anomalien werden bei ca. 5% der Patienten gefunden; bilaterale Tumoren bei 5% (diese sind hereditär). |
| Symptome: | Meist (80%) nur Tumor im Abdomen, oft zufällig entdeckt; in ca. 30% Bauchschmerzen, in 20% Hämaturie. |
| Diagnostik: | Ultrasonographie erlaubt fast immer die Diagnose, i. v.-Pyelogramm für die Operationsplanung zweckmäßig, Angiographie nur in Ausnahmefällen (z. B. bilaterale Wilms-Tumoren). |
| Stadieneinteilung: | *I*  Tumor auf die Niere beschränkt, radikal operiert; Kapsel intakt, keine peroperative Ruptur. |
| | *II*  Ausdehnung in perirenales Fettgewebe, aber radikal operiert; Tumorthromben in den Gefäßen oder Ruptur ins Tumorbett. |
| | *III*  Residueller Tumor (nur im Abdomen): befallene Nierenhilus- oder paraaortale Lymphknoten, Peritonealmetastasen oder mikro- oder makroskopisch inkomplett operiert. |

*IV* Ausdehnung außerhalb Abdominalhöhle oder in die Leber.

*V* Bilateraler Tumor.

Histologie:

Sehr wechselnd: in 8% anaplastische Formen (mit großen hyperchromatischen Kernen, viel häufiger sind gut differenzierte Formen (mit tubulären und angedeuteten glomerulären Strukturen). Es existieren auch „sarkomatöse" Formen (5%), die als klarzellige oder als „rhabdoide" Variante auftreten.

Metastasierung:

Meist in die Lungen (oft schon vor Diagnosestellung), selten in die Leber. Klarzellige Variante oft ins Skelett, rhabdoide ins ZNS.

Behandlung:

Stadien I und II unter 2 Jahre, sofern Histologie günstig (s. u.): keine Bestrahlung. Chemotherapie mit Vincristin 1,5 mg/m²/Woche i. v., 8mal, dann Vincristin + Actinomycin D 2 mg/m² i. v. (evtl. in mehreren Einzeldosen), alle 3 Wochen, 6 Monate lang.

Stadien II (über 2 Jahre alt) und III: lokale Bestrahlung (II nur Tumorbett, III mit vergrößertem Feld). Chemotherapie: wie bei I/II, aber Adriamycin und Actinomycin D alternieren (Adriamycindosis: 40 mg/m²); Therapiezyklen 3wöchentlich, 1 Jahr lang.

IV und alle ungünstigen Histologien: VAC-Schema: alternierend Zyklen mit Vincristin 1,5 mg/m² + Actinomycin D 2 mg/m², Tag 1 und Cyclophosphamid 600 mg/m² i. v., Tag 2, bzw. Vincristin wie oben + Adriamycin 40 mg/m² i. v., Tag 1 und Cyclophosphamid wie oben, Tag 2. 1 Zyklus in 3 Wochen, 1 Jahr lang. *Im 1. Lebensjahr sind alle Zytostatikadosen zu halbieren.*

Prognose:

Im ganzen sehr gut: Über 80% der Patienten sind heilbar (Stadium I: über 90%). Anaplastische etwas schlechter, rhabdoide und klarzellige: 75% Rezidive. 40–45% mit Lungenmetastasen sind noch heilbar.

Nephroblastome sollen schnellstmöglich (und ohne vorherige Punktion!) operiert werden. Falls (z. B. wegen extrem großem Tumor) eine *Vorbehandlung* als notwendig angesehen wird, sollen Zytostatika gegeben werden (Actinomycin D 15 µg/kg/Tag an den Tagen 1, 2, 3 und 15, 16, 17 und Vincristin 1,5 mg/m² an den Tagen 1, 8, 15 und 22: Schema der SIOP).

Auch bei Auftreten von Lungenmetastasen können noch fast die Hälfte der Kinder mit Nephroblastom erfolgreich behandelt werden. Dazu sollen möglichst viele Metastasen (evtl. nach zytostatischer Verkleinerung) operiert werden. Bestrahlt werden soll hier nur in Ausnahmefällen, da durch Lungenfibrose sonst eine Invalidisierung zu befürchten ist.

Ungünstiger sind die Heilungsaussichten bei einem Lokalrezidiv. Nach zytostatischer Vorbehandlung soll auch hier versucht werden, operativ den Resttumor zu entfernen.

Ein besonders schwieriges Problem stellen die *bilateralen Nephroblastome*
dar. Sie zeigen allerdings oft ein langsames, relativ benignes Wachstum mit geringer Metastasierungstendenz. Hier soll einseitig (evtl. beidseitig) der Tumor
nur reseziert werden, und es sollen Zytostatika verabreicht werden (bei großen
Tumoren evtl. schon präoperativ). Von einer Bestrahlung der Restniere ist abzuraten!

# Weichteilsarkome

Die Weichteilsarkome stellen eine heterogene Gruppe von Malignomen dar,
die aus dem undifferenzierten Mesenchym entstehen. Sie können überall im
Körper auftreten und sind deshalb oft schwierig zu diagnostizieren. Ihre Häufigkeit liegt bei etwa 0,85 pro 100 000 Kinder pro Jahr, sie sind damit etwas seltener als die Neuro- und Nephroblastome und etwa gleich häufig wie die Knochensarkome. Knaben erkranken etwas häufiger (1,23:1). Mehr als die Hälfte
sind Rhabdomyosarkome. Maligne Synoviome werden hie und da beobachtet,
maligne Gefäßtumoren, Liposarkome, fibröse Histiozytome und andere Varianten sind selten.

## Rhabdomyosarkome

Sie werden gelegentlich auch embryonale Sarkome genannt, was zwar histologisch oft zutreffender ist, aber zu Verwechslungen mit den gelegentlich auch so
bezeichneten Nephroblastomen führen kann. Symptomatik, Diagnose, Differentialdiagnose, und Metastasierung sind in der folgenden Übersicht zusammengefaßt.

*Klinik und Diagnostik der Rhabdomyosarkome*

| | |
|---|---|
| Häufigkeit: | 4–8% der kindlichen Malignome. |
| Altersverteilung: | Alle Alter, gehäuft in der frühen Kindheit (Urogenital- und Gesichtsbereich) und bei Adoleszenten (paratestikulär und Extremitäten). |
| Ätiologie: | Unbekannt. |
| Symptome: | Symptomarme Schwellung mit unscharfer Begrenzung. Auge: Exophthalmus, evtl. Verfärbung. Kopf-Hals: Polypen, rezidivierende Otitis, Fazialislähmung usw. Urogenital: Harnverhaltung, Polypen, evtl. Hämaturie. |
| Diagnostik: | Ultrasonographie: evtl. für retroperitoneale Tumoren, Extremitäten. Kopf-Hals-Bereich und urogenital: CT unentbehrlich; i.v.-Pyelogramm evtl. zur Frage der Harnretention. Paratestikuläre Tumoren: evtl. Lymphographie. Zystoskopie |

bei Tumoren der Blasengegend. Knochenmark, evtl. Leberszintigraphie zur Abklärung der Metastasierung. Lumbalpunktion (mit Zytologie) immer bei Tumoren im Kopf-
Hals-Bereich (ausgenommen Orbita).

Stadieneinteilung: I lokalisiert (evtl. lokal infiltrierend), radikal operiert; II regionäre Ausdehnung: mikroskopisch nicht radikal reseziert,
oder regionäre Lymphknoten befallen, diese vollständig
(mikroskopisch und makroskopisch) entfernt; III unvollständige Resektion mit makroskopischem Resttumor; IV Fernmetastasen nachweisbar.

Histologie: Sehr verschieden zellreich, mit meist zytoplasmareichen,
sehr unterschiedlich großen Zellen. Querstreifung (mit Spe-
zialfärbung) in 30% zu finden, im Elektronenmikroskop sind
aber Myofibrillen und Z-Streifen sehr viel häufiger. Subty-
pen: embryonaler Typ: Zellen meist spindelförmig, mit ova-
len Kernen (v. a. im Kopf-Hals- und Urogenitalbereich.
Wachstum in Körperhöhlen: sog. Botryosarkom). Alveo-
lärer Typ: alveoläre Hohlräume vorhanden. Oft mehrker-
nige Riesenzellen (besonders bei Adoleszenten, an Extremitäten); pleomorpher Typ: v. a. am Stamm, Extremitäten
bei Erwachsenen.

Differentialdiagn.: Neuroblastom (Orbita), Adenoide, Otitis media, Gehör-
gangpolypen, Parotitis. Urogenital: hämorrhagische Zystitis,
Harnwegkonkremente, Fremdkörper (Vagina), Hodentorsion usw.

Metastasierung: Häufig (20% bei Diagnose): Lymphknoten (besonders retroperitoneal und Nebenhoden, selten: Orbita), Lungen, ZNS
(Tumoren des Kopf-Hals-Bereichs, durch direkte Ausbreitung), Leber, Knochenmark (selten „leukämisches" Knochenmark) und Weichteile.

Die Behandlung ist wegen der vielfältigen Lokalisation, der sehr verschiedenen Histologie und der unterschiedlichen Ausbreitungsart sehr komplex.
Abb. 1 zeigt einige vereinfachte Richtlinien. Folgendes ist dazu zu ergänzen:

Extremitätentumoren sind zwar meist radikal operierbar, haben aber (da
meist vom alveolären Typ) trotzdem eine eher ungünstige Prognose, auch bei
Amputation. Es ist deshalb von zu ausgedehnten Operationen abzuraten und
dafür intensiv mit Zytostatika zu behandeln. Tumoren im Kopf-Hals-Bereich
(nahe der Schädelbasis) neigen zu früher Metastasierung durch die Foramina
ins Schädelinnere. Diese Tatsache ist, auch bei scheinbar radikaler Operation,
zu berücksichtigen, und die Schädelbasis ist in die Behandlung einzubeziehen
durch entsprechende Bestrahlung und intrathekale Chemotherapie. Eigenar-
tigerweise gilt dies nicht für die Orbita, wo eine lokale Bestrahlung (auch bei
nur biopsiertem Tumor), gefolgt von einer milden Chemotherapie, zu Heilung
in ca. 90% der Fälle führt. Von verstümmelnden Operationen im Urogenitalbereich wird heute, in Anbetracht des guten Ansprechens auf eine Kombinationstherapie, fast überall abgesehen. Zu empfehlen ist allerdings eine Reevaluation

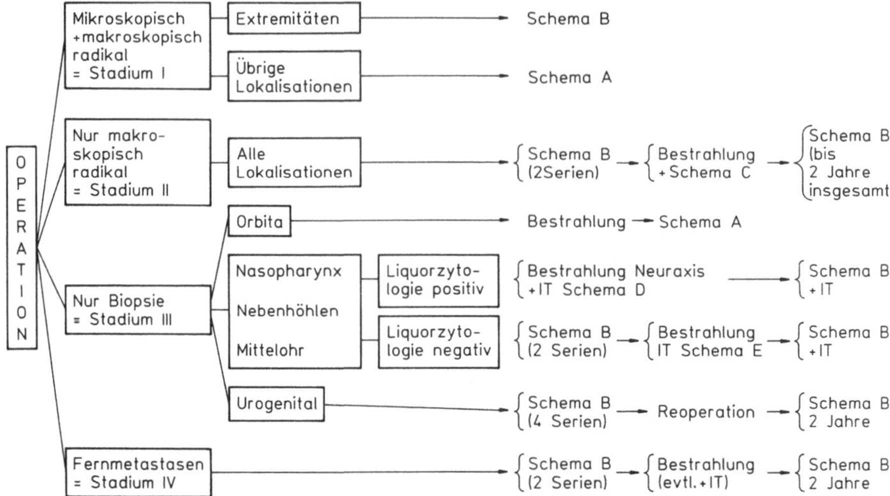

**Abb. 1.** Behandlungsstrategien beim Rhabdomyosarkom (Grundlage: U.S. Rhabdomyosarcoma Intergroup Study). *IT,* intrathekale Chemotherapie

*Therapieschemata*

| | |
|---|---|
| Schema A: | Vincristin 2 mg/m²/Woche i. v., 12mal + Actinomycin D 2 mg/m² i. v., Tage 1, 84, 168, 252 und 336.<br>Cyclophosphamid 2,5 mg/kg/Tag p. o., ab Tag 42 bis insgesamt 2 Jahre. |
| Schema B: | Alternierende Zyklen von „VActDC" bzw. „VADMC" im Abstand von 4 Wochen (zwischen 1. und 2. Zyklus nur 3 Wochen). Dosierungen: V = Vincristin 2 mg/m² i. v., ActD = Actinomycin D 2 mg/m² i. v., ADM = Adriamycin: 1. Dosis: 60 mg/m² i. v., später: 35 mg/m² i. v., C = Cyclophosphamid: 1. und 2. Zyklus: 45 mg/kg i. v., später: 35 mg/kg i. v., V + ActD bzw. ADM: Tag 1 des Zyklus i. v., C bzw. Cyclophosphamid Tag 2 als Kurzinfusion. |
| Schema C: | Cyclophosphamid 20 mg/kg i. v., Tage 42 und 63. |
| IT-Schema D: | Cytosin-Arabinosid 60 mg/m² intrathekal + Hydrokortison 30 mg/m², Methotrexat 15 mg/m² (maximal 15 mg) intrathekal (hintereinander geben) 1mal/Woche bis Liquor o. B., dann 4wöchentlich bis Bestrahlungsende, dann 8wöchentlich für insgesamt 2 Jahre. |
| IT-Schema E: | Intrathekale Injektionen (Medikamente und Dosierung wie bei IT-Schema D, 4wöchentlich, 4mal, dann 8wöchentlich, 8mal). |

nach 13–14 Wochen, mit eventueller Reoperation von Resttumoren. Die paratestikulären Rhabdomyosarkome gehen meist vom Nebenhoden oder vom Funiculus spermaticus aus und infiltrieren kaum je den Hoden, metastasieren aber zu 40% in die retroperitonealen Lymphknoten, die deshalb evaluiert (und ggf. operiert und lokal bestrahlt) werden müssen. Auch Patienten mit Fernmetastasen sind heute bei individualisiertem kombiniertem Vorgehen durchaus heilbar.

Die Prognose ist v. a. vom Stadium, aber auch vom Histologietyp (alveoläre ungünstiger) und von der Lokalisation abhängig. Im Stadium I sind 80–85%, im Stadium II etwa 75% (Orbita mehr) und im Stadium III etwa 65% heilbar. Patienten mit Fernmetastasen sind in 20–30% der Fälle erfolgreich zu behandeln. Rezidive bzw. Metastasierungen erfolgen meist innerhalb von 2 Jahren.

## Maligne Synoviome

Diese derben, langsam wachsenden Tumoren kommen v. a. bei größeren Kindern vor, vorwiegend gelenknah, aber auch im Brustwandbereich. Die histologische Diagnose basiert auf einem biphasischen Bild: fibroblastäre Zellbündel, dazwischen epitheliale Zellreihen, die mehr oder weniger deutliche Hohlräume umschließen. Die lokale Rezidivgefahr ist sehr groß, eine Metastasierung erfolgt aber meist spät (vorwiegend pulmonal).

Zur Behandlung steht die *Chirurgie* im Vordergrund: Ohne radikale Operation ist eine Heilung kaum möglich. Deshalb ist an den Extremitäten eine Amputation meist unumgänglich. Die Strahlenempfindlichkeit ist sehr gering. Eher empfiehlt sich noch eine *Chemotherapie* (z. B. mit VAC wie beim Rhabdomyosarkom) oder mit einer anderen hochdosierten Kombination (wie beim Dottersacktumor beschrieben). Damit sind zumindest Remissionen zu erzielen. Über den Nutzen einer adjuvanten Therapie fehlen Erfahrungen. Entsprechend der Operabilität ist die Prognose der Extremitätentumoren gut, diejenige der Brustwandsynoviome schlecht.

## Fibrosarkome und Liposarkome

Diese seltenen Weichteilsarkome zeichnen sich durch lokal invasives Wachstum und späte (oder keine) Metastasierung aus. Differentialdiagnostisch sind die Fibromatosen wichtig, die histologisch ebenfalls sehr zellreich sind, aber weniger Zellatypien zeigen und als semimaligne Tumoren nie metastasieren. Oft erlaubt erst der Verlauf die richtige Diagnose.

Therapeutisch ist wie beim Synoviom die Operation die einzige erfolgreiche Behandlung. Die Fibrosarkome sind sehr wenig strahlenempfindlich, die Liposarkome etwas besser. Mit Zytostatika existieren praktisch keine positiven Erfahrungen. Üblicherweise wird deshalb bei den (beim Fibrosarkom häufigen) Rezidiven nachoperiert (evtl. mehrmals) wobei die langfristige Prognose dann nicht gut ist. Fibrohistiozytosen sind zwar auf Zytostatikakombinationen empfindlich, Heilungen sind aber auch bei diesem Tumor nur chirurgisch möglich.

## Knochensarkome

### Vorkommen, Pathologie, Klinik, Prognose

Maligne Knochentumoren sind nicht sehr häufig im Kindesalter. Sie gehören fast ausschließlich 2 Gruppen an: dem *Ewing-Sarkom* und dem *osteogenen Sar-*

**Tabelle 7.** Symptome und Diagnostik der Knochensarkome

| Parameter | Ewing-Sarkom | Osteosarkom |
|---|---|---|
| Häufigkeit | Nur 3,2% der kindlichen Malignome, aber 3/100 000 Adoleszenten<br>7% aller Knochenmalignome | 28% aller Knochenmalignome |
| Altersverteilung | 2/3 sind Kinder von 7 – 16 Jahren,<br>Knaben:Mädchen bis 2:1 | 2/3 sind 10- bis 25jährig,<br>Männer:Frauen = 1,6:1 |
| Ätiologie | Nichtossär: von unreifen<br>Retikulumzellen | Assoziation mit verstärktem<br>Knochenwachstum und -umbau,<br>virale Genese diskutiert |
| Lokalisation<br>(nach Häufig-<br>keit) | Meta- und diaphysär: in Femur<br>Becken, Tibia, Rippen usw.<br>(alle Knochen möglich) | Meist diaphysär: zu 50% im Femur<br>(80% distal) sowie im<br>proximalen Humerus, Tibia |
| Symptome | Lokale, meist überwärmte<br>Schwellung, oft Allgemein-<br>symptome (Fieber, Gewicht) | Meist schmerzhafte Schwellung,<br>selten pathologische Fraktur,<br>kaum Allgemeinsymptome |
| Diagnostik | Röntgenbilder der befallenen Knochen (inkl. Gelenke);<br>zentrale Lyse mit reaktiver<br>periostaler Neubildung;<br>Knochenszintigraphie (da Tumor größer als im Röntgenbild),<br>Thoraxröntgenbilder und -Computertomographie;<br>blutchemisch: Senkung, alkalische Phosphatase, LDH;<br>Lumbalpunktion: bei Tumoren<br>am Schädel, neurologischen<br>Symptomen; | unregelmäßige Knochenlyse und<br>-neubildung;<br><br><br><br>Angiographie: vor jeder glied-<br>erhaltenden Operation; |
| | BIOPSIE unentbehrlich | |
| Histologie | Dicht gepackte, undifferen-<br>zierte dimorphe (große und<br>kleine) Zellen, oft PAS-positiv | Pleomorphe, oft bizarre osteo-<br>blastäre und osteoklastäre Zellen<br>mit Osteoidbildung. Tele-<br>angiektatische Komponente<br>prognostisch ungünstiger |
| Metastasierung: | In 15 – 35% der Fälle schon bei<br>Diagnose in die Lungen, andere<br>Knochen, Lymphknoten und ZNS | In 15 – 25% der Fälle schon bei<br>Diagnose, zu 80% in die Lungen,<br>evtl. in andere Knochen |

*kom.* Andere, wie Chondrosarkome oder periostale Fibrosarkome, sind sehr selten. Die Symptomatik und die für die Diagnose wichtigen Untersuchungen sind in Tabelle 7 zusammengefaßt. Die etwas unterschiedliche Altersverteilung, Lokalisation und (radiologische) Symptomatik erlauben oft eine klinische Wahrscheinlichkeitsdiagnose, die aber unbedingt durch eine *Biopsie* gesichert werden muß, bevor die sehr eingreifende Therapie begonnen wird. Insbesondere eine Vorbestrahlung kann eine zuverlässige Diagnose unmöglich machen.

Wegen der sehr aufwendigen und eingreifenden Behandlung und der Häufigkeit nichtmaligner Knochenläsionen ist die exakte *Differentialdiagnostik* besonders wichtig: So können Osteomyelitiden, aber auch nichterkannte Frakturen histologisch sehr ähnliche Bilder erzeugen, und benigne Tumoren (wie eosinophile Granulome, Riesenzelltumoren, aneurysmatische Knochenzysten und evtl. Osteoidosteome) sind radiologisch oft nicht von Malignomen abzugrenzen. Sogar Hyper- und Hypoparathyreoidismus können ähnliche Bilder verursachen und ausnahmsweise manifestieren sich akute Leukämien initial als Knochenläsionen.

Für die oft schwierige histologische Diagnose ist der Pathologe auf klinische Informationen und die Röntgenbefunde angewiesen. Da beide Malignome oft sehr früh (v. a. in die Lungen) metastasieren, ist schon initial für die Behandlungsplanung eine computertomographische Untersuchung der Lungen indiziert.

Die *Prognose* beider Knochentumoren hat sich in den letzten Jahren stark verbessert. Sie ist aber, v. a. beim Ewing-Sarkom, noch nicht befriedigend: Nach 3 Jahren sind nur 40−60% der Patienten ohne Rezidiv, und die Heilungsquoten sind (u. a. wegen später Metastasierung ins ZNS) noch niedriger. Mädchen haben eine etwas bessere Prognose als Knaben, ebenso ältere Kinder als jüngere. Distale Läsionen verlaufen günstiger, besonders ungünstig sind Bekken- und Sakrumtumoren. Beim Osteosarkom können heute, bei Behandlung in einem spezialisierten Zentrum, in über 60% der Fälle Heilungen erzielt werden. Auch Lungenmetastasen können in bis zu 25% noch erfolgreich behandelt werden.

**Therapie**

Die Behandlung des osteogenen Sarkoms ist beim Kind und beim Erwachsenen identisch. Sie ist in Kap. 26 beschrieben. Beim Ewing-Sarkom ist eine radikale *Operation* nicht so entscheidend wie beim Osteosarkom. Immerhin ist man heute der Auffassung, daß doch so viel Tumorgewebe entfernt werden soll, wie ohne verstümmelnden Eingriff möglich ist. Vor allem bei den primär meist inoperablen Beckentumoren muß eine Nachresektion nach 1−2 Chemotherapiestößen in Betracht gezogen werden. Für die lokale Tumorkontrolle ist die *Radiotherapie* unentbehrlich. Dosis und Feldgröße sind umstritten; es kommen auch nach 6000−7000 cGy noch Lokalrezidive vor. Die *Chemotherapie* ist ebenfalls absolut indiziert, da sonst fast immer eine Metastasierung erfolgt. Ein weitverbreitetes Therapieschema ist in der folgenden Übersicht zusammengefaßt. Die Therapiedauer muß beim Ewing-Sarkom auf mehr als 1 Jahr festgelegt werden. Die Frage, in welchen Situationen eine ZNS-Prophylaxe mit intrathekaler Chemotherapie notwendig ist, ist noch umstritten.

*Behandlungsrichtlinien für das Ewing-Sarkom*
(Grundlage: U. S. Intergroup Ewing-Sarkom Study)
Schema A: Tag 1: Vincristin 1,5 mg/m² (maximal 2 mg) i. v. + Actinomycin D
           2 mg/m² i. v.,
           Tag 2: Cyclophosphamid 500 mg/m² i. v.
Schema B: Tag 1: Vincristin 1,5 mg/m² (maximal 2 mg) i. v.,
           Tag 2: Cyclophosphamid 500 mg/m² i. v.
Schema C: Tag 1: Vincristin 1,5 mg/m² (maximal 2 mg) i. v.,
           Tag 2: Cyclophosphamid 500 mg/m² i. v. + Adriamycin 60 mg/m²
           i. v.

Jeder Zyklus besteht aus: Schema A zu Beginn der 1. Woche, dann Schema B zu Beginn der Wochen 2, 3, 4 und 5 und Schema C zu Beginn der Woche 6.
Beginn eines Zyklus: Behandlungswochen 1, 10, 20, 30, 40, 50, 60 und 70.
Dosismodifikationen: Bei großen Bestrahlungsfeldern kein Actinomycin D während der Bestrahlung. Bei Feldern, die das Herz einschließen: nur 6 Dosen Adriamycin insgesamt. Bei Granulozytopenie während der Bestrahlung: Cyclophosphamid reduzieren, Vincristin und Adriamycin möglichst volldosiert geben.

# Maligne Teratome

### Vorkommen, Pathologie, Klinik, Prognose

Die Teratome machen 3−4% der kindlichen Tumoren aus, aber nur etwa ⅕ ist maligne. Mädchen erkranken fast doppelt so häufig. In fast 10% der Fälle werden andere assoziierte Anomalien gefunden. Die häufigste *Lokalisation* ist sakrokokzygeal (⅔ der Teratome, aber nur 20% der malignen); mediastinal und gonadal treten sie je in gut 10% auf (wobei 20% der mediastinalen, gut ⅓ der ovarialen und die meisten testikulären maligne sind). Die selten beobachteten zervikalen und retroperitonealen Teratome scheinen immer benigne zu sein.

Die *Symptome* sind von der Lokalisation abhängig. Die sakrokokzygealen Teratome sind meistens von außen sichtbar, gut ¼ wächst auch nach innen, wobei Darm- oder Blasensymptome vorwiegend bei malignen Formen vorkommen. Ovarialteratome erzeugen oft Schmerzen. Die mediastinalen Tumoren können Dyspnoe erzeugen. Zur *Diagnostik* sind normale Röntgenaufnahmen oft genügend. Mediastinalteratome sind im mittleren Mediastinum lokalisiert. Verkalkungen lassen nicht auf Benignität schließen. Für intraabdominelle Tumoren sind Ultraschall und evtl. Computertomographie indiziert. Wichtig ist die AFP-Bestimmung im Serum, das bei malignen Teratomen meist deutlich erhöht ist und als Verlaufsparameter dienen kann. Die Teratome sind oft teilweise zystisch und können histologisch Strukturen aller Keimblätter umfassen. Die malignen Anteile können aus adenokarzinomatösen oder aus neuroblastomähnlichen Zellen bestehen. Die Metastasierung erfolgt v. a. pulmonal, aber auch in Leber oder Knochenmark.

### Therapie

Teratome sollten möglichst radikal operiert werden. Wichtig ist die rasche Operation bei sakrokokzygealen Tumoren (da über ¾ im Alter von 4−6 Wochen bereits maligne sind). Eine Nachbestrahlung bringt nichts. Dagegen sind die malignen Teratome auf Zytostatika überraschend empfindlich, wobei mindestens 4 Medikamente kombiniert werden sollten. Bewährt hat sich das VAC-Schema (s. Übersicht „Diagnostik und Klinik des Nephroblastoms"), aber auch Kombinationen, wie sie beim Dottersacktumor verwendet werden (s. folgende Übersicht). Die Prognose, auch der früher infausten, nicht radikal operierten malignen Teratome hat sich mit dieser kombinierten Therapie entscheidend verbessert.

*Behandlung von Keimzelltumoren der Gonaden (Dottersacktumoren und Chorionkarzinome).* (Mod. nach Flamant u. Lemerle 1982)

Zyklus A:  Actinomycin D 2 mg/m² i. v., Tag 1,
            Cyclophosphamid 300 mg/m² i. v., Tag 2.
Zyklus B:  Vincristin 2 mg/m² (maximal 2 mg)
            i. v. + Adriamycin 60 mg/m² i. v., Tag 1,          ⎫ Alle 4 Wochen alter-
            Bleomycin 15 mg/m² i. v., Tage 3 und               ⎬ nierend je 1 Zyklus A
            4 + CDDP 100 mg/m² i. v., Tag 4.                    ⎭ bzw. Zyklus B

# Tumoren der endokrinen Organe

Malignome der endokrinen Organe kommen im Kindesalter vor, sind aber, mit Ausnahme der Testestumoren, sehr selten. Im folgenden werden nur pädiatriespezifische Aspekte besprochen, für die übrigen Tumoren wird auf Kap. 27 verwiesen.

# Tumoren der Testes

## Vorkommen, Pathologie, Klinik, Prognose

Testesmalignome treten im Kindesalter v. a. in den 3 ersten Lebensjahren auf, später sind sie seltener. Die Gesamthäufigkeit beträgt ca. 2/100 000 Knaben. Die Symptome sind diejenigen eines meist schmerzlos vergrößerten Hodens (anders als bei der viel häufigeren Hodentorsion). Eine Begleithydrozele kann die Diagnose erschweren.

Am häufigsten sind Dottersacktumoren (= „yolk sac tumor" = „endodermal sinus tumor" = Orchioblastom). Sie bilden typischerweise ein lockeres Netz undifferenzierter epithelialer Zellen mit extra- und intrazytoplasmatischen eosinophilen Strukturen, die Alphafetoprotein enthalten. Embryonale Karzinome (die oft Choriongonadotropin enthalten) kommen ebenfalls vor (sowie Übergangsformen dieser 2 Tumoren). Selten dagegen sind bei Kindern Seminome. Rhabdomyosarkome sind eigentlich nicht testikuläre, sondern paratestikuläre Tumoren (s. den betreffenden Abschnitt).

**Therapie**

Die Primärtherapie besteht in der Orchiektomie mit möglichst viel Samenstrang. Eine (einseitige) paravertebrale Lymphknotenausräumung soll nur bei (mittels Computertomographie) nachgewiesenem Lymphknotenbefall angeschlossen werden. Eine Bestrahlung ist (außer bei nachgewiesenem regionärem Lymphknotenbefall) nicht notwendig, dagegen eine adjuvante Chemotherapie, da v. a. die Dottersacktumoren oft und früh in die Lungen metastasieren. Als Kombination hat sich VAC (s. Übersicht „Diagnostik und Klinik des Nephroblastoms") einigermaßen, besser aber die in der Übersicht zur Behandlung von Keimzelltumoren der Gonaden beschriebene Kombination bewährt. Als Verlaufsparameter kann oft das Alphafetoprotein oder das Choriongonadotropin dienen.

# Ovarialtumoren

Sie sind häufiger als Testestumoren, aber in 85% der Fälle benigne. Sie sind oft zystisch und endokrin aktiv. Als Malignome kommen Teratome (Dysgerminome) und Dottersacktumoren vor. Als Symptome stehen abdominale Schmerzkrisen und gelegentlich endokrine Symptome wie Pubertas praecox im Vordergrund. Zur Abklärung wird primär die Ultrasonographie eingesetzt. Die Alphafetoprotein- und Choriongonadotropinbestimmung dürfen keinesfalls vergessen werden.

**Therapie**

Im Vordergrund steht die Operation, wobei etwaiger Aszites zytologisch untersucht und bei Malignomverdacht die iliakalen und retroperitonealen Lymphknoten biopsiert werden sollten. Dysgerminome sind sehr strahlenempfindlich und machen oft Lymphknotenmetastasen, so daß eine Bestrahlung mit großen Feldern hier indiziert ist. Dottersacktumoren und Chorionkarzinome sollen zytostatisch nachbehandelt werden (s. Abschnitt „Testestumoren"), nur die (seltenen) lokalen Rezidive benötigen nach der Zweitoperation eine Bestrahlung. Die Prognose maligner Ovarialtumoren war bisher schlecht (wenige Heilungen), sie dürfte mit der adjuvanten Kombinationschemotherapie sehr viel besser werden.

# Nebennierenrindentumoren

Tumoren der Nebennierenrinde sind im Kindesalter selten. Etwa die Hälfte sind Adenome, die Hälfte Karzinome. Adenome sind immer, Karzinome fast immer hormonal aktiv, wobei vorwiegend Androgene, seltener andere Steroidhormone produziert werden. Ein M. Cushing oder eine Pubertas praecox mit Wachstumsknick sind immer auf Nebennierenrindentumor verdächtig. Die Tumoren sind selten palpierbar. Zur Abklärung stehen heute die Computertomographie und die exakte Steroidbestimmung im Urin an erster Stelle.

Therapie der Wahl ist die Operation. Oft können Adenom und Karzinom histologisch nicht eindeutig unterschieden werden. Bei intakter Kapsel ist die Prognose aber für beide gut, und es bedarf keiner weiteren Behandlung.

# Lymphoepitheliome

Lymphoepitheliome (Schmincke-Tumoren, nasopharyngeale Karzinome) kommen bei größeren Kindern gelegentlich vor. Erstes Symptom sind nicht selten zervikale Lymphknotenmetastasen. Eine radikale Operation ist entsprechend meist nicht möglich. Der Tumor ist aber strahlensensibel. Die Bestrahlung des Primärtumors und der regionären Lymphknoten beidseits ist die Methode der Wahl. Über den Nutzen von Zytostatika ist wenig bekannt, Cyclophosphamid scheint wirksam zu sein.

Die Prognose ist auch bei ausgedehnten Tumoren gut: man kann mit über 50% Zehnjahresüberlebenden rechnen. Sie wird durch Lymphknotenbefall kaum verschlechtert, aber durch die lokale Ausdehnung des Tumors. Kleine Primärtumoren haben 75% Heilungschance, große, mit Ausdehnung zur Schädelbasis, nur ca. 30% (vergleiche Kap. 24).

# Histiocytosis X

## Vorkommen, Pathologie, Klinik, Prognose

Bei der Histiocytosis X handelt es sich um eine Gruppe ätiologisch unklarer Krankheitsbilder, deren Einteilung uneinheitlich und verwirrend ist. Die einzelnen Krankheitsgruppen haben auch eine ganz verschiedene Prognose.

Der *M. Abt-Letterer-Siwe* ist eine disseminierte Histiozytose, die typischerweise die Haut und oft ein bis mehrere innere Organe befällt. Es handelt sich fast immer um Säuglinge oder Kleinkinder, die Prognose ist sehr oft ungünstig. Der *M. Hand-Schüller-Christian* wurde ursprünglich als Kombination von Exophthalmus, multiplen Kalottenherden und Diabetes insipidus beschrieben. Heute wird die Bezeichnung oft auf Kleinkinder mit disseminierter Histiozytose ohne Hautbefall ausgedehnt. Das *eosinophile Granulom* schließlich besteht aus einzelnen oder multiplen Knochenherden mit typischer Histologie.

Die *Symptome* sind entsprechend vielfältig. Säuglinge mit disseminierten Formen sind meist schwer krank und können Blutbildveränderungen, Atemnot und Infektanfälligkeit zeigen. Später werden Symptome von seiten des Skeletts beobachtet. Nicht selten verbirgt sich hinter einer chronischen Otitis eine Histiocytosis X. Die Symptome des Diabetes insipidus treten oft erst im weiteren Krankheitsverlauf auf.

Die *Differentialdiagnose* ist oft schwierig. Eine „Graft-versus-host"-Reaktion bei kombiniertem Immundefekt und die erythrophagozytäre Retikulohistiozytose können bei Säuglingen praktisch dasselbe schwere Krankheitsbild erzeugen. Xanthogranulome (besonders der Skrotalhaut) imitieren die Hautläsionen, sind aber benigne. Ewing-Sarkome und Osteomyelitiden können radiologisch sehr ähnliche Knochenherde verursachen. Und schließlich sind unspezifische reaktive Lymphknotenhistiozytosen kaum von neoplastischen zu unterscheiden.

Die *Gewebsdiagnose* stützt sich auf histologische und zytologische Veränderungen: zahlreiche Histiozyten (oft mehrkernig; bei längerem Krankheitsverlauf entstehen durch Lipideinlagerung Schaumzellen). Elektronenoptisch charakteristisch sind die „Langerhans-Zellgranula". Eosinophile sind rein sekundär und fehlen oft.

*Diagnostische Untersuchungen.* Ganzes Blutbild, Knochenmark, Muramidase (Lysozym) in Serum und Urin, Thoraxbild und radiologischer Skelettstatus oder Skelettszintigraphie. Lumbalpunktion, endokrinologische Abklärung der Hypothalamus-Hypophysen-Achse und bei abnormen Serumenzymen Leberbiopsie.

Die *Prognose* hängt von Alter und Krankheitsausdehnung ab. Kinder im 1. und 2. Lebensjahr haben oft ausgedehnte, prognostisch ungünstige Formen. Besonders schlecht ist der Verlauf bei Vorliegen einer Anämie und einer Thrombopenie oder bei pulmonalem Befall. Schulkinder zeigen meist nur einen oder wenige Herde und einen sehr guten Verlauf mit praktisch 100% Heilung. Der Diabetes insipidus beeinträchtigt die Prognose kaum, bleibt aber natürlich bestehen.


## Therapie

Die Chirurgie beschränkt sich bei der Histiocytosis X auf die Biopsie und auf die Kürettage einzelner Knochenherde. Größere Eingriffe sind nicht gerechtfertigt. Eine Strahlentherapie kommt bei den disseminierten Formen nur ausnahmsweise in Frage. Die lokalisierten Formen sind als benigne zu betrachten und sollten deshalb, trotz guter Strahlensensibilität der Krankheit, nicht bestrahlt werden. Die wichtigste Behandlung ist die *Chemotherapie*, deren Art und Intensität sich nach der Ausdehnung der Krankheit richtet. Das z. Z. übliche Vorgehen ist in der folgenden Übersicht zusammengefaßt.

*Behandlungsrichtlinien für die Histiocytosis X*
(nach dem Protokoll der schweizerischen pädiatrischen Onkologie-Gruppe [SPOG] der SAKK)

| | | |
|---|---|---|
| Ausdehnung der Krankheit: | 1) | Solitäre Knochenläsionen, |
| | 2) | multiple Knochenherde, |
| | 3) | extraossäre Herde (Haut, Schleimhäute, Lymphknoten), aber keine Organdysfunktionszeichen, |
| | 4) | Blutbildveränderungen (Hb 100 g/l bzw. Thrombozyten 100−109/l) oder Lungenbefall oder Leberbefall. |
| Induktionsbehandlung: | 1) | Keine Behandlung nötig; |
| | 2) | −4) Vinblastin 6 mg/m²/Woche i.v. (Gruppe 2): 4mal, Gruppe 3): 6mal, Gruppe 4): 8mal) und Prednison 40 mg/m²/Tag über 28 Tage. |
| Erhaltungstherapie: | 2) | 6-Mercaptopurin 75−90 mg/m²/Tag p.o. für 2 Jahre; |
| | 3) | 6-Mercaptopurin 75−90 mg/m²/Tag p.o. für 2 Jahre, Vinblastin 6 mg/m² i.v., 1mal pro Monat über 6 Monate, dann 1mal pro Vierteljahr, jeweils mit Prednison 40 mg/m² p.o. an 4 Tagen (nach Vinblastin muß 6-Mercaptopurin 1 Woche lang suspendiert werden); |
| | 4) | 6-Mercaptopurin 90 mg/m² und Methotrexat 15 mg/m²/Tag p.o., Vinblastin 6 mg/m² i.v., 1mal in 2 Wochen über ein halbes Jahr, jeweils mit Prednison 40 mg/m²/Tag über 4 Tage. Anschließend für 1 ½ Jahre Vinblastin (gleiche Dosis und mit Prednison) alle 3 Wochen. Kein Methotrexat, wenn Vinblastin gegeben wird, 6-MP nach Möglichkeit weiter geben. |
| Rezidive: | | Vincristin 2 mg/m² (maximal 2 mg) i.v. + Adriamycin 50 mg/m² i.v., Tag 1, Cyclophosphamid 750 mg/m², Tag 2 + Prednison 40 mg/m²/Tag, 1−5. Wiederholung alle 3 Wochen. |
| ZNS-Befall: | | Tripelintrathekaltherapie: Methotrexat 12 mg/m² (maximal 15 mg) + Hydrokortison 25 mg/m² + Cytosin-Arabinosid 50 mg/m² intrathekal wöchentlich bis Liquor normal, dann alle 4−6 Wochen bis zum Therapieabschluß. |

# Hepatoblastome

### Vorkommen, Pathologie, Klinik, Prognose

Lebervergrößerungen durch Malignome sind im Kindesalter nicht selten. Meistens handelt es sich aber um Metastasen: beim Säugling um ein Neuroblastom, beim Kleinkind um eine akute Leukämie, beim Schulkind um ein Lymphom, ein Rhabdomyosarkom o. a. Primäre Lebermalignome machen nur 1,5–2% aller kindlichen Malignome aus. Die meisten primären Lebertumoren sind benigne: kavernöse Hämangiome, Hamartome, Adenome. Maligne sind die Hepatoblastome; auch Leberzellkarzinome und primäre mesenchymale Lebersarkome kommen vor.

Die Symptomatik ist durch die Lebervergrößerung bedingt. Die Abklärung erfolgt mit Leberfunktionsproben, Alphafetoproteinbestimmung, Sonogramm und Computertomogramm. Zur Operationsvorbereitung ist eine Angiographie notwendig. Selbstverständlich sind andere metastasierende Tumoren und v. a. eine akute Leukämie auszuschließen.

### Therapie

Bisher ist nur durch radikale Operation eine Heilung zu erzielen. Dies ist in höchstens 20% der Fälle möglich, da auch scheinbar gut abgekapselte Tumoren weit infiltrieren. Die Radiotherapie bringt keine Verbesserung der Resultate, meist ist sie nach den großen Eingriffen auch nicht möglich. Auch für die postoperative adjuvante Chemotherapie bestehen noch keine gesicherten positiven Resultate, obwohl bekannt ist, daß Vincristin, Adriamycin, Cyclophosphamid, CDDP, Bleomycin und vielleicht auch 5-Fluoruracil allein und in Kombination wirksam sind. Zur Zeit wird experimentell eine Kombination aller dieser Zytostatika geprüft.

## Literatur

D'Angio GJ, Evans AE (eds) (1983) Bone tumors and soft tissue sarcomas. Arnold, London
Evans AE, D'Angio GJ, Randolph J (1971) A proposal staging for children with neuroblastoma. Cancer 27:374–378
Eys J van, Sullivan MP (eds) (1982) Status of curability of childhood cancer. Raven, New York
Flamant F, Lemerle J (1982) Aggressive treatment of stages III and IV yolk sac tumors. XIVth Meeting of the Int. Soc. of Pediat. Oncology, Bern. p 54
Greer RO, Meiran GW, Favara BE (1983) Tumors of the head and neck in children. Praeger, New York
Koos WT, Miller MH (1971) Intracranial tumors of infants and children. Thieme, Stuttgart
Lampert F (1980) Krebs im Kindesalter, 5. Aufl. Urban & Schwarzenberg, München
Marsden HB, Steward JK (1976) Tumours in children, 2nd edn. Recent Results Cancer Res 13:

Oehme J, Gutjahr P (1981) Krebs bei Kindern und Jugendlichen. Deutscher Ärzte-Verlag, Köln

Pochedly C (ed) (1982) Neuroblastoma. Clinical and biological manifestations. Elsevier, Amsterdam

Raybaud C, Clement R, Lebreuil G, Bernard JL (eds) (1982) Pediatric oncology. Excerpta Medica, Amsterdam

Rubin P (ed) (1983) Clinical oncology for medical students and physicians, 6th edn. American Cancer Society

Schmid F (Hrsg) (1972) Tumoren im Kindesalter. Handbuch der Kinderheilkunde, Bd VIII/2. Springer, Berlin Heidelberg New York

Schweisguth O (1979) Tumeurs solides de l'enfant. Flammarion, Paris

Sutow WW (1982) Malignant solid tumors in children: A review. Raven, New York

Treleaven JG, Gibson FM, Ugelstad J, Rembaum A, Philip T, Caine GD, Kemshead JT (1984) Removal of neuroblastoma cells from bone marrow with monoclonal antibodies conjugated to magnetic microspheres. Lancet I:70−73

Weitzel D, Troeger J (Hrsg) (1982) Morphologische Abdominaldiagnostik im Kindesalter. Springer, Berlin Heidelberg New York

Zülch KJ (1965) Brain tumors, their biology and pathology, 2nd edn. Springer Berlin Heidelberg New York

# 30  Metastasen bei unbekanntem Primärtumor

G. A. Nagel

## Definition, Problemstellung

Von Metastasen bei unbekanntem Primärtumor wird geredet, wenn

- eine Biopsie ein Karzinom oder Sarkom ergeben hat,
- der Ort der Biopsie nicht Sitz des Primärtumors sein kann,
- Anamnese, klinische Untersuchung und einfache diagnostische Verfahren einschließlich Tumormarker, Suche nach okkultem Blut im Stuhl und Thoraxröntgen keinen Hinweis auf den Primärtumor erbracht haben,
- auch eine gezielte Suche nach dem wahrscheinlich vorliegenden Primärtumor (z. B. Magen-Darm-Diagnostik bei Lebermetastase eines Adenokarzinoms) negativ verlief.

Im angloamerikanischen Schrifttum spricht man von OPM („occult primary malignancy“).

Schätzungsweise 10—20% aller Tumoren, die sich zunächst nur durch ihre Metastasen äußern, lassen sich nicht rasch aufgrund von Metastasenlokalisation, histologischer Klassifikation, Tumormarkern, typischen Symptomen und Routinediagnostik einem bestimmten Primärtumor zuordnen.

Die Feststellung von Metastasen bei unbekanntem Primärtumor stellt eine Herausforderung an den Arzt dar, mit möglichst geringem Aufwand möglichst rasch zur Artdiagnose des Tumors zu kommen, was einiges Wissen über die Biologie von Tumoren, ihre Erscheinungsbilder, Metastasierungstypen, Häufigkeit und Klinik voraussetzt.

## Diagnostische Richtlinien

Das Vorgehen bei der Suche nach dem Primärtumor hat sich an folgenden Leitsätzen zu orientieren:

- Die am häufigsten vorkommenden Tumoren sind zunächst auszuschließen.
- Wenn sich therapeutische Konsequenzen ergeben, soll die Diagnostik weit vorangetrieben werden (z. B. entdifferenzierte kleinzellige Karzinome).
- Wenn sich keine therapeutischen Konsequenzen ergeben, soll man sich diagnostisch zurückhalten (z. B. differenzierte Plattenepithelkarzinome).
- Tumoren, die sich zunächst durch Metastasen äußern, passen oft nicht in das klassische Bild, sondern weisen vielfach ungewöhnlich kleine Primärtu-

moren, atypische Metastasentypen, eine spontan erstaunlich lange regionale Begrenzung sowie eine besondere Chemotherapieresistenz auf.

Meistens gelingt es, den Primärtumor zumindest zu vermuten, wenn Zusatzinformationen eingeholt und die gewonnenen Informationsfragmente richtig zusammengesetzt werden. Vor allem ist es wichtig, Informationen zu verwerten, die rasch gewonnen werden können und wenig kosten.

Nichts ist verfehlter, als sofort und ungezielt eine Vielzahl von kostspieligen Abklärungsuntersuchungen zu veranlassen, die alle Organsysteme umfassen, wenn durch eine präzise Anamnese, klinische Untersuchung sowie einige Laborbefunde die Differentialdiagnose und damit das weitere diagnostische Vorgehen sehr weit eingeschränkt werden können.

Die Diagnostik soll sich danach richten, welcher Primärtumor im gegebenen Fall am wahrscheinlichsten vorliegen dürfte, oder welche Tumoren eher unwahrscheinlich oder a priori auszuschließen sind.

Informationen, welche meistens eine gute, nur wenige Tumoren umfassende Differentialdiagnose ermöglichen, können aus folgenden Quellen bezogen werden:

- Anamnese,
- Begleiterkrankungen,
- Histologie,
- Metastasierungstyp, Metastasenlokalisation,
- Screeninguntersuchungen, Tumormarker.


## Anamnese

Bei der anamnestischen Befragung der hier zur Diskussion stehenden Patienten ist v. a. zu achten auf:

- die Möglichkeit eines Rezidivtumors,
- eine mögliche familiäre Belastung,
- Leitsymptome, die auf den Primärtumor oder weitere Metastasen hinweisen.

Ein *Rezidivtumor* muß immer in Erwägung gezogen werden, auch wenn Patienten nichts von einem früheren Tumorleiden wissen oder wissen wollen. Beim Erheben der Anamnese muß man deswegen nicht nur nach früheren Eingriffen – auch Bagatelleingriffen, Entfernung eines Knötchens der Haut, Kürettage – fahnden, sondern u. U. auch weiter nachfragen, wenn der Patient von einer Gallenblasenoperation, Zystenentfernung der Brust, Darmverschlußoperation usw. spricht. In solchen Fällen ist immer der frühere Operations- und/oder Histologiebericht zu konsultieren oder das Präparat zur Nachbefundung anzufordern.

Auch wenn die Operation des Primärtumors lange zurückliegt, ist ein Spätrezidiv nicht von der Hand zu weisen, insbesondere wenn es sich um ein malignes Melanom, ein Mamma- oder Kolonkarzinom oder um ein Dünndarmkarzinoid gehandelt hat.

Die *Heredität* verschiedener Tumoren oder zu Tumor prädestinierender Zweiterkrankungen ist bekannt. Die wichtigsten sind

- Retinoblastome,
- Phäochromozytom, evtl. vergesellschaftet mit Schilddrüsenkarzinom,
- Kolonkarzinome bei Polyposis intestinalis,
- Ösophaguskarzinome und Palmoplantarkeratose (Tylose),
- Neurofibromatose von Recklinghausen (Sarkome, Gliome, Phäochromozytom),
- tuberose Sklerose (Hirntumoren),
- Hippel-Lindau-Syndrom (Angiome, Hypernephrom, Phäochromozytom, Ependymom),
- Peutz-Jeghers-Syndrom (Ovar, evtl. Dünndarm),
- Xeroderma pigmentosum (Hautkarzinome, Sarkome),
- Progerie (Werner-Syndrom), (Sarkome).

Eine familiäre Häufung zeigen

- Mammakarzinome,
- Lungenkarzinome (Raucherfamilien),
- Tumoren des Darmtrakts

sowie gelegentlich
- maligne Melanome,
- maligne Lymphome,
- Endometriumkarzinom,
- Prostatakarzinom.

Die anamnestische Suche nach *Leitsymptomen,* die auf den Primärtumor hinweisen, muß sehr systematisch erfolgen. Im Grunde handelt es sich um eine erweiterte detaillierte Anamnese, bei welcher sich nicht nur der Patient spontan äußert, sondern der Untersucher gezielt Fragen stellt.


## Begleitkrankheiten


Begleitkrankheiten bei Tumor sind entweder Ursache, Vorläufer, Folge des Tumorgeschehens, oder sie haben nichts mit ihm zu tun. In diesem Zusammenhang ist immer nach *tumorassoziierten Krankheiten* zu suchen. Solche Krankheiten und deren zugehörige Tumoren sind:

| | |
|---|---|
| Colitis ulcerosa | – Kolonkarzinom, |
| Blasenpapillome | – Blasenkarzinom, |
| M. Paget | – Knochentumoren, |
| Kryptorchismus | – Hodentumoren, |
| perniziöse Anämie | – Magenkarzinom, |
| Hämochromatose | – Leberkarzinom, |
| Syndrom Fettsucht – Infertilität – Diabetes | – Uteruskarzinom, |

Trisomien, Bloom- und Fanconi-Syndrom     — Leukämien,
primäre und sekundäre Immundefekte        — (s. Kap. 7).

Eine besondere Form von Begleitkrankheiten sind *paraneoplastische Syndrome* (PNS), die in Tabelle 1 angeführt werden. Lungenkarzinome, Urogenitalkarzinome und Tumoren des Darmtrakts, v. a. des Pankreas, gehen am häufigsten mit PNS einher. Besonders typische PNS-Tumor-Konstellationen sind:

Acanthosis nigricans                       — Magenkarzinom,
Flush                                      — Karzinoidsyndrom,
Pruritus                                   — M. Hodgkin (auch Polyzythämie, Pankreas, Magen-, Hirntumoren),
Fieber + Polyglobulie                      — Hypernephrom,
Gynäkomastie                               — Hoden-, Ovarialkarzinom,
Hyperkalzämie                              — Lungen-, Mammakarzinom.

## Histologie

Es muß in diesem Abschnitt betont werden, wie wichtig das Gespräch zwischen Kliniker und Pathologen ist. Manch ein Primärtumor bleibt lange Zeit unerkannt oder wird wochenlang mit enormem diagnostischem und finanziellem Aufwand gesucht, nur weil sich beide nützliche Informationen vorenthalten.

Das Dilemma, von dem hier die Rede ist, beginnt, wenn der Pathologe eine maligne Erkrankung diagnostiziert, aber keine Angaben über den Ursprungsort der Geschwulst machen kann. Äußert der Kliniker jedoch einen bestimmten Verdacht, kann der Pathologe sein Präparat nochmals eingehender betrachten, anders färben oder immun- oder histochemischen Analysen, die nicht zur Routine gehören, unterziehen. Umgekehrt kann der Kliniker aufgrund von Hinweisen positiver oder negativer Art oft gezielt diese oder jene Abklärung vornehmen oder sie unterlassen.

*Beispiel:* Das sog. amelanotische maligne Melanom kann histologisch mit den üblichen Färbungen verkannt werden. Anamnestisch mag der Patient jedoch angeben, vor vielen Jahren wegen eines Muttermals oder eines anderen Hautbefunds in Behandlung gewesen zu sein oder beobachtet zu haben, daß sich ein Nävus zunächst vergrößert, dann aber spontan völlig zurückgebildet habe. Erhält der Pathologe diese für ein Melanom recht charakteristische Information, wird er die Elektronenmikroskopie zu Hilfe nehmen und im amelanotischen undifferenzierten Tumor doch die das maligne Melanom beweisenden Promelanosomen suchen.

Oft erleichtert dem Pathologen auch die *Biopsie aus einem anderen Tumorknoten* die Diagnose. Metastasen ändern je nach befallenem Organ ihr Aussehen: Knochenmarkmetastasen eines Tumors können z. B. oft nicht zugeordnet werden, während Zellverbände aus einer soliden Hautmetastase dies viel eher zulassen; zudem können verschiedene Zelltypen eines aus mehreren Elementen

**Tabelle 1.** Paraneoplastische Syndrome (PNS)

*Unspezifische PNS*
- Fieber
- Schmerzen
- Müdigkeit
- Inappetenz
- Gewichtsverlust (selten Gewichtszunahme, z.B. Pankreaskarzinom)
- Kachexie

*Hämatologische PNS*
- Leukozytose mit Links- oder Rechts- verschiebung
- Leukämoide Reaktion
- Eosinophile Leukozytose
- Basophile Leukozytose
- Lymphozytose
- Polyglobulie
- Anämien
- Thrombopenie
- Thrombozytose
- Monozytose
- Panzytopenie

*Kardiovaskuläre PNS*
- Thrombophlebitis
- Thrombophlebitis migrans
- Marantische Endokarditis
- Gerinnungsstörungen
- Nephrotisches Syndrom
- Hyper-/Hypotonie

*Neurologische PNS*
- Progressive multifokale Leukoenze- phalopathie
- Limbische Enzephalitis
- Bulbäre Enzephalitis
- Pseudoencephalitis haemorrhagica superior Wernicke
- Kleinhirnrindendegeneration
- Optikusneuritis

*Neuropathien*
- Sensorische Neuropathie
- Sensomotorische Neuropathie
- Polyneuritis (Guillain-Barré)

*Myelopathien*
- Spinale Muskelatrophie
- Amyotrophische Lateralsklerose
- Subakute nekrotisierende Myelopathie

*Myopathien*
- Dermatomyositis
- Polymyositis
- Pseudomyasthenie (Lambert-Eaton- Syndrom)

*Dermatologische PNS*
- Erythema gyratum repens
- Acrodermatosis psoriasiformis
- Acanthosis nigricans
- Hypertrichosis lanuginosa aquisita
- Leser-Trelat-Zeichen
- Glukagonomsyndrom
- Flushsyndrom
- Exfoliative Dermatitis
- Systemische noduläre Pannikulitis (Weber-Christian)
- Porphyria cutanea tarda
- Pruritus

*Metabolische PNS*
- Hyperkalzämie, Hypokalzämie
- Hyperviskositätssyndrom
- Dysproteinämie
- Paraproteinämie
- Hypoglykämie, Hyperglykämie
- Hyperurikämie
- Hypourikämie + Hyperurikurie
- Hypokaliämie
- Amyloidose
- Hyperkaliämie
- Stauffer-Syndrom
- Hypalbuminämie
- Laktazidose
- Hyperlipidämie
- Amyloidose

*Gastrointestinale PNS*
- Zollinger-Ellison-Syndrom
- Hepatosplenomegalie
- Ulcus ventriculi et duodeni
- Malabsorption
- Exsudative Enteropathie

*Ossäre PNS*
- Osteoarthropathie
- Polyarthritis
- Myelofibrose
- Osteomalazie

*Immunologische PNS*
(s. Kap. 7)

*Endokrinologische PNS*
(s. Kap. 3)

bestehenden Tumors (z.B. Hodenkarzinome) getrennt metastasieren, so daß wiederholte Biopsien, wenn möglich aus verschiedenen Organen, zusätzliche Informationen liefern.

Diskutiert der Pathologe mehrere Möglichkeiten eines Primärtumors, so suche man darunter zunächst den, der am häufigsten vorkommt.

## Metastasierungstyp und Metastasenlokalisationen

Auch aus dem metastatischen Verhalten des Tumors lassen sich wertvolle Schlüsse auf den Primärtumor ziehen, obwohl nochmals zu sagen ist, daß gerade Tumoren, die sich erst durch Metastasen äußern, atypisch metastasieren.

*Nichtmetastasierend*
- Hauttumoren (ausgenommen malignes Melanom),
- Hirntumoren.

*Spätmetastasierend*
- Uteruskarzinome (Zervix und Korpus),
- Leberkarzinome,
- Retinoblastome,
- Tumoren im HNO-Bereich, einschließlich Karzinome der Speicheldrüsen und Parotis (ausgenommen regionale Metastasierung),
- differenzierte Schilddrüsentumoren,
- Leiomyosarkome (z.B. Dünndarm),
- Dünndarmkarzinoid,
- Blasenkarzinome.

*Frühmetastasierend*
Eine dritte Gruppe von Primärtumoren äußert sich schließlich nicht so selten zunächst durch ihre Metastasen. Sie bleiben klinisch lange Zeit stumm oder sind noch mikroskopisch klein, wenn die Metastasen schon Faustgröße haben oder werden sogar nie gefunden. Dazu gehören:

- Pankreaskarzinome,
- Gallenwegkarzinome,
- Mammakarzinome,
- maligne Melanome,
- Lungenkarzinome (v.a. kleinzellige),
- Hodentumoren,
- Chorionkarzinom,
- Magenkarzinome.

Weitere Rückschlüsse auf den Primärtumor können aus den *Metastasenlokalisationen* gezogen werden. Folgende Aufstellung zeigt, welche Körpergegenden von welchen Tumoren bevorzugt werden.

*Hirn:* Lunge, Mamma, malignes Melanom, Niere, Schilddrüse, HNO-Tumoren, Non-Hodgkin-Lymphom.

*Hals:* Maligne Lymphome, HNO-Tumoren, Bronchialkarzinom, Magen (Virchow-Drüse), Darm, Pankreas, Thyreoidea.

*Lunge:* Mamma, Ovar, Niere, Schilddrüse, Prostata, Hoden, Gastrointestinaltrakt, Bronchial-, Knochen- und Weichteilsarkome.
- Scharf begrenzte Rundherde: Hypernephrom, Sarkom, Hodentumoren (Männer unter 40 Jahren!), Chorionkarzinom (Herde wegen Blutungen gelegentlich verwaschen);
- Solitärherde: Bronchial-, Kolonkarzinom;
- Rundherde pleuranah, gelegentlich mit Pneumothorax: Osteosarkom (junge Leute), Leukämie, Mesotheliom;
- Lymphangiosis carcinomatosa, Kerley-Linien mit oder ohne Erguß: Mamma, Ovar, Gastrointestinaltrakt;
- Lungen- und Mediastinalbefall: Lunge, maligne Lymphome, retroperitoneale Tumoren.

*Leber:* Darmtrakt, v. a. Magen und Rektum, Mamma, Lunge.

*Haut:* Malignes Melanom (auch amelanotisch), Mamma, Lunge, Darmtrakt.

*Knochen:* - Osteolytisch: Myelom, Mamma, Niere, Lunge, Schilddrüse, seltener Blase, Darmtrakt, Ovar;
- osteoplastisch: Prostata, Mamma, Lunge, Magen, Pankreas, Blase.

## Screeninguntersuchungen

Screeninguntersuchungen sollen zunächst zurückgestellt werden, in der Hoffnung, daß die oben erwähnten diagnostischen Anhaltspunkte weiterhelfen. In diesem Fall wird man der Untersuchung, die wahrscheinlich am schnellsten zum Ziel führt, den Vorzug geben.

Diagnostische Probleme tauchen auf, wenn der Primärtumor in der Lunge oder im Abdomen vermutet wird, aber im Thoraxröntgenbild oder in der Kontrastmitteluntersuchung des Darms nicht zur Darstellung kommt.

Bei der Diagnostik von *Lungentumoren* dürfte die Mediastinoskopie bei negativem Thoraxbild und ergebnisloser Bronchoskopie am weitesten führen, bei vermuteten *Intestinaltumoren* ist es u. U. sinnvoller, zu laparotomieren und das Abdomen unter Sicht direkt zu revidieren, als zunächst alle anderen Möglichkeiten der Abdominaldiagnostik auszuschöpfen. Eine Probelaparatomie bei Verdacht auf Adenokarzinom mit Primärtumor im Abdominalbereich ist aber selten indiziert und sollte nur dann durchgeführt werden, wenn sich daraus therapeutische Konsequenzen für den Patienten ergeben. Eine wichtige Screeninguntersuchung ist der Nachweis von okkultem Blut im Stuhl.

Einige Tumoren können sicher, andere relativ genau durch ihre *Ausscheidungsprodukte* oder *Tumormarker* erkannt werden. Eine Übersicht findet sich im Kap. 7. Routinemäßig sollten bei jedem unbekannten Primärtumor, bei dem einfache Abklärungen nicht weiter führen, das CEA, das AFP und das β-HCG bestimmt werden, namentlich, wenn es sich nicht um eindeutige Plattenepithel- oder Adenokarzinome handelt. Das CEA gestattet evtl. Tumoren auszuschließen, bei denen eine CEA-Erhöhung nicht oder sehr selten vorkommt, z.B. ein malignes Melanom, undifferenzierte großzellige Lymphome, Sarkome etc. Mit AFP und/oder β-HCG lassen sich Primärtumoren des Hodens, Teratokarzinome des Ovars oder primäre Germinalzellmalignome des Retroperitoneums oder des Mediastinums erfassen.

Eine Reihe sog. „Krebstests" sind darüber hinaus im Handel. Sie beruhen auf Analysen von Aminosäuren, Eiweiß, Fermenten, Polypeptiden, Spurenelementen u.a. Sie entbehren alle jeglicher Spezifität und sind daher wertlos.

## Therapeutische Richtlinien

### Praktisches Vorgehen

In der Praxis stellt sich immer wieder die Frage, wie weit bei Nachweis von Metastasen bei unbekanntem Primärtumor eingreifende Abklärungsuntersuchungen eingeleitet werden sollen, wenn aufgrund des oben angegebenen Vorgehens der Primärtumor nicht gefunden werden kann. In mehreren Untersuchungen hat sich gezeigt, daß in der Regel ungezielte breite Abklärungen nach allen möglich Primärtumoren zu keinem Ergebnis führen und wegen der geringen Ausbeute nicht durchgeführt werden sollten. Dies gilt insbesondere für Adenokarzinome unbekannten Ursprungs, welche die häufigste Gruppe unbekannter Primärtumoren darstellen. Bei diesen Adenokarzinomen kommt noch dazu, daß selbst bei Auffinden des Primärtumors die therapeutischen Konsequenzen gering sind, wenn ein Schilddrüsenkarzinom, ein Prostatakarzinom, ein Mammakarzinom oder ein Teratokarzinom mit Adenokarzinomanteilen ausgeschlossen werden kann. Etwas weiter wird man bei der Abklärung eines völlig undifferenzierten Malignoms gehen. Dabei sollte man sich vom Grundsatz leiten lassen, in der Abklärung so weit zu gehen, bis ein mit den heute zur Verfügung stehenden Hormon- und Chemotherapien mit guten Erfolgsaussichten zu behandelnder Tumor ausgeschlossen werden kann.

Wie zur Diagnostik lassen sich auch zur Therapie eines metastatischen Geschehens ohne bekannten Primärtumor nur generelle Hinweise geben.

Die nachfolgend beschriebenen Richtlinien gelten nur für Metastasen, deren Primärtumor trotz adäquater Diagnostik nicht lokalisiert werden konnte. Bei Rezidiven (Lokalrezidive oder Spätmetastasen), die einem früheren Tumor zugeordnet werden können, und immer dann, wenn der Primärtumor bekannt wird, ist die Behandlung analog den Richtlinien der entsprechenden Spezialkapitel durchzuführen.

Die *Indikationen zur Therapie* entsprechen i.allg. den in Kap. 5 besprochenen. Es ist jedoch zu berücksichtigen, daß die Remissionsraten mit einer empirischen Therapie, wie sie bei unbekanntem Primärtumor in Frage kommt, meist niedriger sind.

Aufgrund der allgemeinen Kriterien muß entschieden werden, ob überhaupt behandelt werden soll. Wird zunächst nicht behandelt, so muß der Patient je nach Situation in kurzen oder längeren Intervallen nachkontrolliert, ggf. auf Komplikationen hin untersucht und psychologisch gut geführt werden.

Für alle anderen Fälle dürfte eine der folgenden Ausgangslagen mit entsprechender Therapiemöglichkeit zur Anwendung kommen:

### Primärtumor nicht gefunden, solitäre Metastasen

Diese Situation wird am häufigsten im HNO-Bereich, aber auch im ZNS oder in der Lunge angetroffen. In diesen Fällen muß stets die radikale Resektion oder die kurative Strahlentherapie erwogen werden. Manchmal erfolgt erstaunlicherweise Heilung, und der Primärtumor bleibt unbekannt und tritt nie in Erscheinung. Es kann sich dann bei der vermuteten Metastase um den Primärtumor gehandelt haben. Aber auch echte Heilungen bei Resektion einer gesicherten Metastase sind bekannt. Eine empirische adjuvante medikamentöse Nachbehandlung ist nicht zu empfehlen.

### Primärtumor nicht gefunden, multiple Metastasen

Lokale Symptomatik im Vordergrund, Systemtherapie abgelehnt:

- lokale Strahlentherapie (Hautmetastasen, Schmerzen usw.),
- operative Versorgung (Laminektomie, Frakturbehandlung usw.).

Systemtherapie indiziert:
In diesem Fall wird die Chemotherapie, wenn immer möglich, auf die Histologie des Tumors abgestimmt:

### Adenokarzinome

Therapie wie Adenokarzinome des Gastrointestinaltrakts (s. Kap. 23).

### Solide undifferenzierte Tumoren

| | | |
|---|---|---|
| *Oncovin* | 1,2 mg/m² | Körperoberfläche 1mal wöchentlich i. v.; |
| *Endoxan* | 500 mg/m² | Körperoberfläche 1mal wöchentlich i. v.; |
| *Methotrexat* | 25 mg/m² | Körperoberfläche 1mal wöchentlich i. v. |
| oder | | |
| Vincristin | 1,2 mg/m² | Körperoberfläche 1mal alle 3 Wochen; |
| (Oncovin) | | |
| Adriamycin | 60 mg/m² | Körperoberfläche 1mal alle 3 Wochen; |
| Cyclophosphamid | 500 mg/m² | Körperoberfläche 1mal alle 3 Wochen. |

Plattenepithelkarzinome

Therapie wie Plattenepithelkarzinome des HNO-Bereichs (s. Kap. 24).

Sarkome

*Adriamycin* 60 mg/m² Körperoberfläche als Einzeldosis, wiederholt nach 2−3 Wochen, je nach Toxizität.

Primärtumor nicht gefunden, aber vermutet

Diese Situation ergibt sich zumeist, wenn die Diagnostik wegen zu schlechten Allgemeinzustands des Patienten oder sehr raschen Krankheitsverlaufs nicht weitergetrieben werden kann.

*Beispiele:* Aszitespunktion ergibt Tumorzellen, Ovarialkarzinom vermutet, Probelaparotomie ausgeschlossen; oder: Lungenmetastasen, respiratorische Insuffizienz, rasche Tumorprogredienz, Mammakarzinom wegen jahrelang zurückliegender Ablatio mammae möglich.

Es wird so therapiert, als handle es sich um den vermuteten Tumor. Manchmal kommen jedoch mehrere Tumoren in Frage; im oben gewählten Beispiel der Tumordiagnose aus dem Aszites z. B. ein Ovarialkarzinom, ein Uteruskarzinom oder ein Gastrointestinalkarzinom. In diesem Fall versucht man eine Medikamentenkombination, die alle in Erwägung stehenden Tumoren abdeckt.

Metastasierender Tumor ohne Histologie

In diesem Fall soll nur behandelt werden, wenn keine andere als die Diagnose eines malignen Tumors in Frage kommt.

Fehlt jeglicher Hinweis auf den primären Organbefall, so wird empirisch auf Zusehen hin vorgegangen, d. h. eine Therapie eingeleitet, während 4 Wochen durchgeführt und dann aufgrund einer erneuten Krankheitsbilanz je nach Erfolg oder Mißerfolg weitergeführt, geändert oder abgebrochen.

Weil sie fast alle therapiesensiblen Tumoren trifft, gut verträglich und ambulant durchführbar ist sowie nur alle 6−8 Wochen verabreicht werden muß, bevorzugen wir folgende Zytostatikakombination:

Mitomycin C  15 mg/m² Körperoberfläche i.v. 1mal,
CCNU        80 mg! p.o. 1mal,
Methotrexat  30 mg/m² Körperoberfläche i.v. (diese Kombination alle 6 Wochen).

Diese Dosen gelten für normale Leukozyten- und Thrombozytenwerte und müssen von Zyklus zu Zyklus unter Berücksichtigung der Knochenmark-, Lungen- und Nierenfunktion modifiziert werden.

## Literatur

Delpre G, Ilie B, Papo J, Streifler C, Gefel A (1979) Hypernephroma with nonmetastatic liver dysfunction (Stauffer's syndrom) an hypercalcemia. Am J Gastroenterol 72/3:239–247

Hall TC (ed) (1974) Paraneoplastic syndromes. Ann NY Acad Sci 230:1–577

Heyden HW von, Hansen D, Kaboth U, Nagel GA, Hoffmann H, Schneider B (1984) Metastasierendes Adeno-Ca. bei unbekanntem Primärtumor. Dtsch Med Wochenschr 1:15

Minna JD, Bunn PA (1982) Paraneoplastic syndromes. In: De Vita VT, Hellman S, Rosenberg SA (eds) Cancer – Principles and practice of oncology. Lippincott, Philadelphia Toronto, pp 1476–1517

Moertel CG, Reitemeier RJ, Schutt AJ, Hahn RG (1972) Treatment of the patient with adenocarcinoma of unknown origin. Cancer 30:1469

Nystrom JS, Weiner JM, Heffelfinger-Juttner et al. (1977) Metastatic and histologic presentations in unknown primary cancer. Semin Oncol 4:53

Ultmann JE, Philips TL (1982) Management of the patient with cancer of unknown primary site. In: De Vita VT Jr, Hellman S, Rosenberg SA (eds) Cancer – Principles and practice of oncology. Lippincott, Philadelphia Toronto, pp 1518–1533

# Sachverzeichnis

Stichworte mit *kursiv* gedruckten Seitenzahlen weisen darauf hin, daß das betreffende Thema dort schwerpunktmäßig abgehandelt wird.